神経系の構造と機能

自律神経系に作用する薬

体性神経系・筋の疾患と薬

中枢神経系の疾患と薬

循環器系の疾患と薬

腎・泌尿器系の疾患と薬

索　引

《注　意》
- 本書の一部あるいは全部を，無断で転載，インターネット等へ掲載することは，著作者および出版社の権利の侵害となります．予め小社に許諾をお求め下さい．
- 本書を無断で複写・複製する行為（コピー，スキャン，デジタルデータ化などを含む）は，「私的使用のための複製」など著作権法上の限られた例外を除き，禁じられています．代行業者などの第三者に依頼して上記の複製行為を行うことや，自らが複製を行った場合でも，その複写物やデータを他者へ譲渡・販売することは違法となります．また，大学，病院，企業などにおいて，業務上使用する目的（教育活動，研究活動，診療などを含む）で上記の複製行為やイントラネット上での掲載を行うことも違法となります．
- これらの違法行為を行った場合は，著作権法に則り，損害賠償請求などの対応をとらせていただく場合がございますことを予めご了承ください．

薬がみえる

Pharmacology : An Illustrated Reference Guide

第1版

vol. 1

神経系の疾患と薬
循環器系の疾患と薬
腎・泌尿器系の疾患と薬

MEDIC MEDIA

〈本書をご利用いただく前に〉
　本書は，初学者を対象とした薬学および薬物治療の学習を目的として企画されたものであり，実臨床で薬物治療を行う上でのマニュアルではありません．このため，各薬剤の添付文書には多くの情報が記載されていますが，本書は，必ずしもその全てを掲載しているわけではなく，読者諸氏の理解のしやすさを考慮して，適宜，重要性が高いと判断した情報を選択して掲載しております．また，各薬の用法・用量・適応・禁忌・副作用・注意事項など，および各疾患の診断基準や治療法などの記載に関しては，出版時の最新知識に沿うよう努めておりますが，これらの情報は更新される場合がございます．実際の薬の使用にあたっては，本書のみならず最新の添付文書などを参照していただき，読者ご自身で十分にご注意されますようお願いいたします．

「薬」と「病気」をつなげて学ぶ

私たちが10年以上前に刊行をスタートさせた『**病気がみえる**』シリーズは，医学生，看護師・薬剤師その他の医療系職種の方々と学生の方々を中心に，望外のご好評をいただくことができました．

このたび『薬がみえる』という新たなシリーズを立ち上げるにあたり，本シリーズも『病気がみえる』で培った経験を応用しながら，「**分かりやすく，かゆいところに手が届く**」ような本に近づけられるよう編集方針の骨子を決めていきました．主要な方針を下に示します．

①**生理**（正常）→**病態生理**（病気）→**薬理**（治療）を“**つなげて**”分かるようにすること．
②主要疾患は，その疾患の**病態・症状・検査・診断・治療**といった**全体像**を十分把握できるような記載にすること．
③疾患ごとに**薬物療法の目的と位置づけ**を明確にすること．
④薬物を個々に解説するだけでなく，できるだけ「**まとめ**」の表をいれて整理すること．
⑤**欄外における商品名**（**実務実習**で役立つよう），**用語解説，略語のフルスペル**の掲載．
⑥本書内や別巻，『病気がみえる』への細やかな**参照ページ**の掲載．
⑦**薬理学の先生**だけでなく，**各疾患の専門医の先生**にも監修陣に加わっていただくこと．
⑧**過去10年の薬剤師国家試験**における「薬理」「病態・薬物治療」の出題内容を反映．

企画開始にあたり，まず薬理学や薬物治療学の教科書・参考書を読みながら初学者の学習を体験してみたのですが，そのとき強く感じたのが「**薬理**」と「**病気**」**を別々に学ぶのではなくつなげて学びたい**，**薬理学と薬物治療学を統合させて学ぶ教科書**が必要なのではないかということでした．

この方針を選択すると，それらを1冊に収めることは不可能であるため，必然的に分冊形式となり，利便性は落ちてしまいます．このため一時悩みましたが，薬学生の方々や諸先生方へのインタビューを重ねたところ，ご賛同をいただくことが多く，2013年3月，分冊形式として制作を始動させました．幸運にも，その年の12月に発表された「**薬学教育モデル・コアカリキュラム 平成25年度改訂版**」において，従来別々に扱われていた「**薬理**」と「**病態・薬物治療**」**が統合**される形が示され（平成27年度より実施予定），結果的に今後の薬学教育のながれに沿うことができたのではないかと思います．薬学生・薬剤師の方はもちろん，医学生や看護師，MRの皆様のお役に立つことができれば幸いです．

もちろんこれで完璧だなどとは思いません．ぜひ忌憚なきご意見をお寄せください．また，まだ1巻目であり，シリーズ完成までにはしばらくお時間くださいますようお願い申し上げます．

最後に，本書のコンセプトをご理解くださり，ご多忙な中ご指導くださった監修・監修協力の先生方にこの場を借りて厚くお礼申し上げます．

2014年10月吉日

編者一同

監修者一覧

監　修
(掲載順)

野元　正弘	（のもと　まさひろ）	愛媛大学大学院 医学系研究科 薬物療法・神経内科 教授
渡邉　裕司	（わたなべ　ゆうじ）	浜松医科大学 医学部 臨床薬理学講座 教授
野澤　玲子	（のざわ　れいこ）	明治薬科大学 臨床薬剤学教室 講師
袴田　晃央	（はかまた　あきお）	浜松医科大学 医学部 臨床薬理学講座
小田切　圭一	（おだぎり　けいいち）	浜松医科大学 医学部 臨床薬理学講座
三田　充男	（みた　みつお）	明治薬科大学 薬効学教室 准教授
髙田　真二	（たかだ　しんじ）	帝京大学 医学部 麻酔科学講座・医学教育センター 准教授
栗原　順一	（くりはら　じゅんいち）	帝京大学 薬学部 臨床薬学講座 医薬品作用学研究室 教授
三井　良之	（みつい　よしゆき）	近畿大学 医学部 神経内科 准教授
山田　圭輔	（やまだ　けいすけ）	金沢大学 医薬保健研究域医学系 麻酔・蘇生学講座 准教授
鈴木　勉	（すずき　つとむ）	星薬科大学 薬学部 薬品毒性学教室 教授
重藤　寛史	（しげとう　ひろし）	九州大学大学院 医学研究院神経内科学 診療准教授
金田　大太	（かねだ　だいた）	日本赤十字社 大阪赤十字病院 神経内科 副部長
田中　耕太郎	（たなか　こうたろう）	富山大学附属病院 神経内科 教授
平田　幸一	（ひらた　こういち）	獨協医科大学 内科学（神経）教授 獨協医科大学病院 副院長
中村　純	（なかむら　じゅん）	産業医科大学 医学部 精神医学教室 教授
内山　真	（うちやま　まこと）	日本大学 医学部 精神医学系 主任教授

赤石　誠	北里大学 北里研究所病院 副院長 臨床教授・循環器内科部長
井上　博	富山大学 理事・副学長
渡辺　重行	筑波大学附属病院水戸地域医療教育センター・水戸協同病院 教授
苅尾　七臣	自治医科大学 循環器内科 教授
岡本　洋	カレスサッポロ時計台記念病院 健診センター長 北海道大学大学院 医学研究科 客員准教授
奥村　謙	弘前大学大学院 医学研究科 循環呼吸腎臓内科学 教授
和田　健彦	東京大学医学部附属病院 腎臓・内分泌内科 特任講師
門川　俊明	慶應義塾大学 医学部 医学教育統轄センター 教授
藤垣　嘉秀	帝京大学 医学部 内科学講座 病院教授
後藤　百万	名古屋大学大学院 医学系研究科 泌尿器科学 教授

監修協力

(掲載順)

水谷　隆史	南永田診療所
村山　繁雄	東京都健康長寿医療センター 高齢者ブレインバンク
宇高　不可思	住友病院 内科系副院長（神経内科）

本書の使い方

薬と病気をつなげて理解する

本書は，人体の生理→疾患の病態生理→薬理をつなげて構成することで，暗記ではなく「理解」として薬の情報を学べるようになっています．

また薬だけでなく疾患の症状・病態・検査や薬物療法以外の治療も示すことで「全体像」がつかめ，その中での薬物療法の「位置づけ」を把握できます．

『薬がみえる』で病態と薬理の結びつけ

生理→病態生理→薬理作用と順を追って理解することで，疾患と薬剤の対応が理解できます．

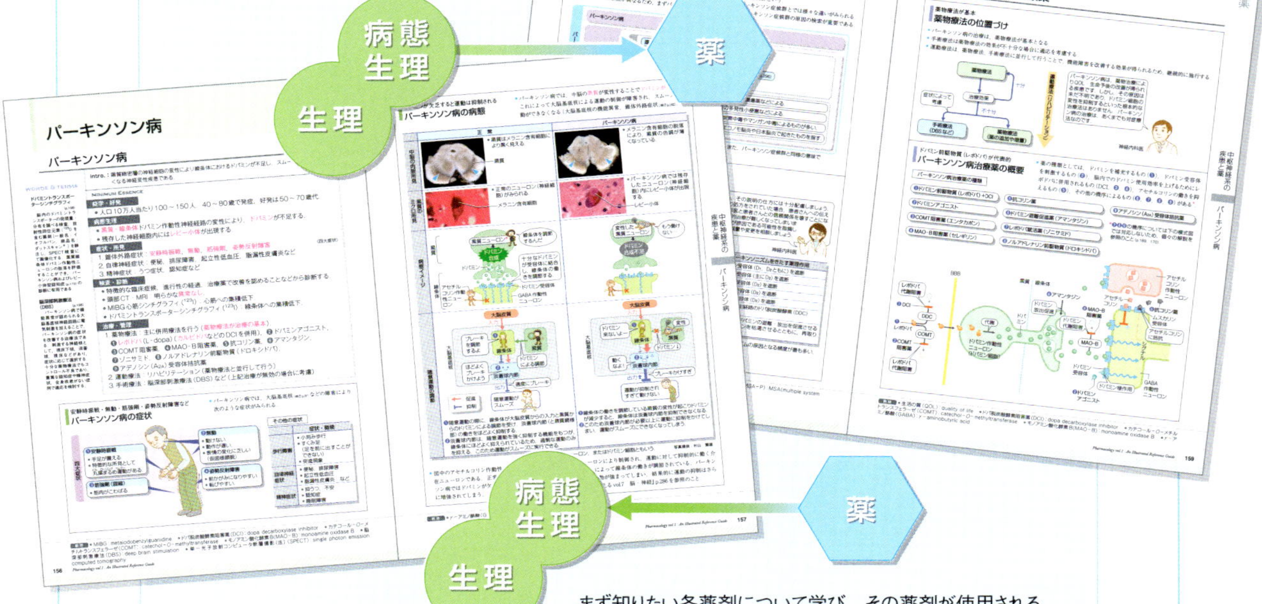

病態生理
生理
薬
パーキンソン病
パーキンソン病治療薬
薬
病態生理
生理

まず知りたい各薬剤について学び，その薬剤が使用される疾患や生理に立ち返ることで，理解を深めることができます．

薬学生・薬剤師の利用法

「薬物の作用機序」を学ぶのには，「生理」と「病態生理」の理解も重要になります．これらを“つなげて，わかる”ようにするのが本書のコンセプト．また，イラスト満載で“みて，わかる”ようにしているため，知りたい情報にぱっとアクセスでき，自習時はもちろん，講義中や実習時など，いつでも役に立ちます．

加えて『病気がみえる』を併用すると，検査や薬物療法以外の治療法など，より幅広く深い知識を得ることができるため，実習時に他のスタッフとやり取りをする際に効果的です．

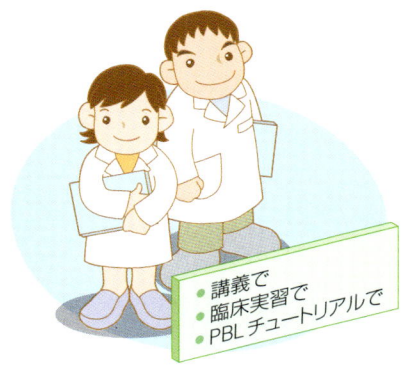

講義で
臨床実習で
PBLチュートリアルで

つなげる工夫で広がる・わかる

本書では，いたるところで他の章や別巻，または『病気がみえる』で参照した方がよいページを明示してあります．これによって「なぜなのか」がわかったり，知識を広げたりすることができます．

本書から本書へ

本書p.84「局所麻酔薬」……リドカインの心毒性

- リドカインは心室性不整脈に有効な抗不整脈薬として用いられる．その一方で過量投与になると心毒性のため心停止が生じる．（p.298）

心毒性
- 不整脈
- 収縮力低下
- 血圧低下　など

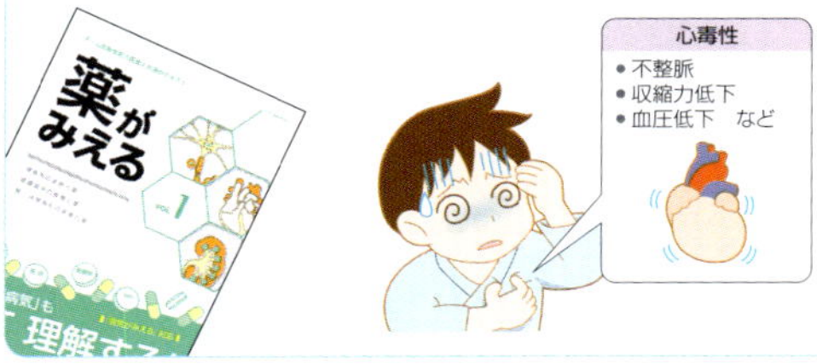

本書p.298「循環器疾患治療薬」……リドカインの副作用

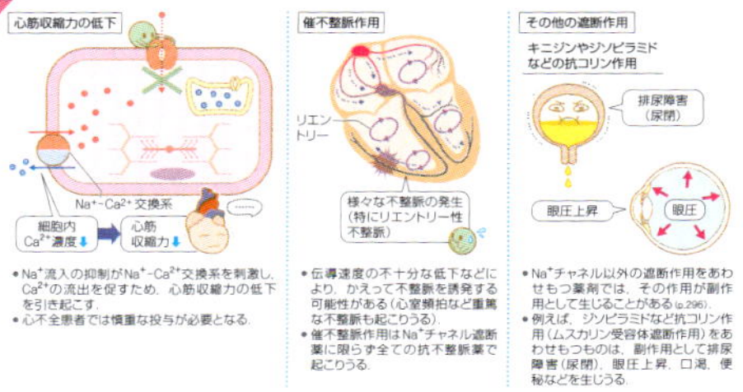

本書から他書籍へ

本書p.396「利尿薬」……糸球体濾過膜の選択性

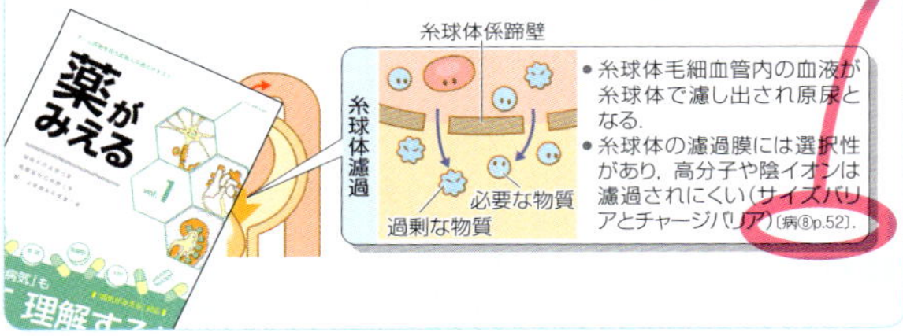

- 糸球体毛細血管内の血液が糸球体で濾し出され原尿となる．
- 糸球体の濾過膜には選択性があり，高分子や陰イオンは濾過されにくい（サイズバリアとチャージバリア）（病⑧p.52）．

vol.8 p.52「尿生成」……大きさによる選択と荷電による選択

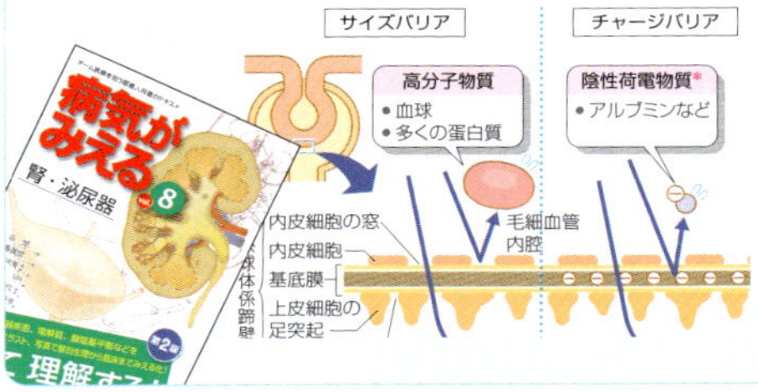

表記	参照する巻	
(p.○)	『薬がみえる vol.1』	第1版（本書）
(薬②)	『薬がみえる vol.2』（2015年発行予定）	未刊
(薬③)	『薬がみえる vol.3』（2016年発行予定）	未刊
(病①p.○)	『病気がみえる vol.1 消化器』	第4版
(病②p.○)	『病気がみえる vol.2 循環器』	第3版
(病③p.○)	『病気がみえる vol.3 糖尿病・代謝・内分泌』	第4版
(病④p.○)	『病気がみえる vol.4 呼吸器』	第2版
(病⑤p.○)	『病気がみえる vol.5 血液』	第1版
(病⑥p.○)	『病気がみえる vol.6 免疫・膠原病・感染症』	第1版
(病⑦p.○)	『病気がみえる vol.7 脳・神経』	第1版
(病⑧p.○)	『病気がみえる vol.8 腎・泌尿器』	第2版
(病⑨p.○)	『病気がみえる vol.9 婦人科・乳腺外科』	第3版
(病⑩p.○)	『病気がみえる vol.10 産科』	第3版

※他の巻の参照ページは，その巻が改訂された場合には一致しません．

薬学生・薬剤師以外の利用法

- 担当した患者さんの薬物療法についての理解に
- 担当チームでのカンファレンスに備えて
- インフォームド・コンセントの補助に

各職種特有の専門知識は習うことができても，薬剤の知識についてはなかなか学ぶ機会がない……．

そんなときは『薬がみえる』を開いてください．その職業の専門に関わる教科書などと連携して使うことで，"薬"と自分の仕事を結びつけた学習を意図的に行うことができます．

Pharmacology vol.1 : An Illustrated Reference Guide

誌面の見方（疾患編）

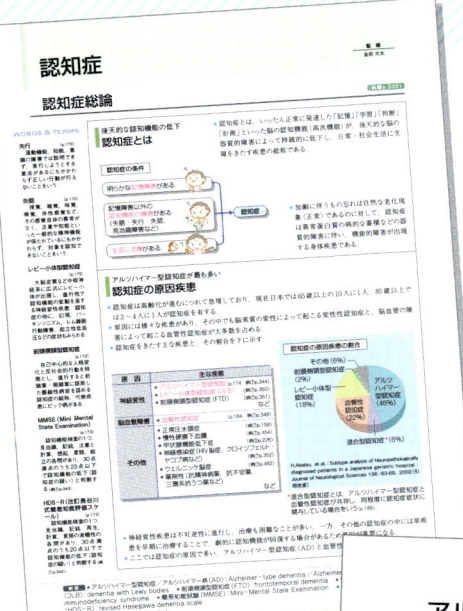

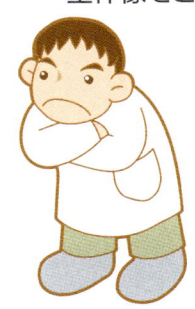

1 基礎をおさえる
総論で解剖・生理や，関連する様々な病気の全体像をとらえる

2 臨床をおおきくとらえる
"MINIMUM ESSENCE"で病気の大まかなながれを把握する

intro.
大まかな疾患概念の解説です．

『病気がみえる』参照ページ
『病気がみえる』で同じ疾患が解説されているページを明示しています．

words & terms
初学者には難しいと思われる語彙を，概略のみでも理解できるように解説しました．

MINIMUM ESSENCE
疾患についての必須の知識を最小化・単純化した，医療従事者共通の核（コア）となるものです．
- 疫学・好発，病態生理，症状・所見など，項目ごとに整理して記載しています．
- 特に重要なキーワードを太めの赤字で記載しました．
- 〈　〉を用い，関連のあるキーワード同士を，病態や臓器所見などでグループ化している場合があります．

補足事項
MINIMUM ESSENCEに掲載しきれなかった重要な部分をフォローします．

略　語
本文の見開き中に使用されている略語の正式名称と英語のフルスペルを記載しています．

　症状・病態・検査・診断・治療などの疾患の全体像と，クローズアップすべき個々のテーマが一目で理解できる

3 臨床的な理解を深める
個別ビジュアル資料で具体的に理解する

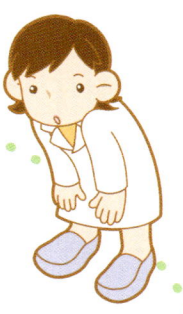

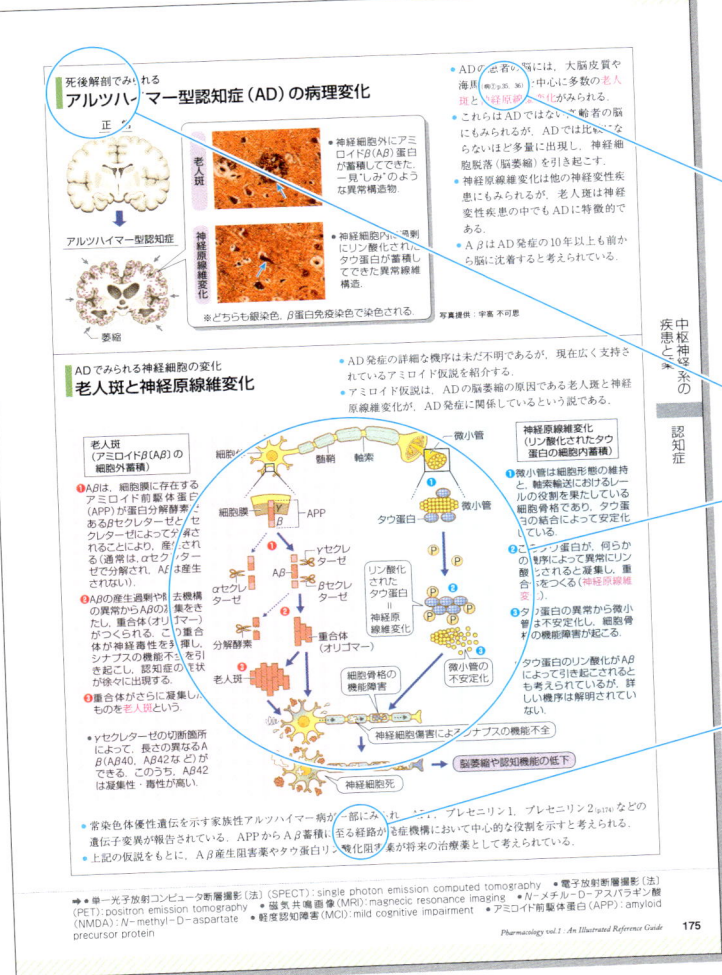

参照ページ
その記載に関連する内容が掲載されているページを明示しています．
各テーマが参照ページの明示によって様々に関連付けられているため，基礎と臨床を結びつけた学習や各テーマ間の横断的な学習が可能となります．

タイトル
項目の内容と，この資料の意義やポイントを示します．

ビジュアル資料
ポイントとなる内容を，イラストや表，画像などを用いてわかりやすく表しました．
資料を一つ一つおさえることにより，"MINIMUM ESSENCE"で一覧した全体像に，詳細な理解を重ねていくことができます．

解説
ビジュアル資料をフォローするための解説です．または，ビジュアル資料中に含めるのは困難でも，関連のある重要なポイントを述べていたりします．

4 本文の知識を補完する
関連する補足的資料でさらに理解を深める

Supplement
その章の主題とは別に，補足的に補っておいてほしい情報を扱っています．

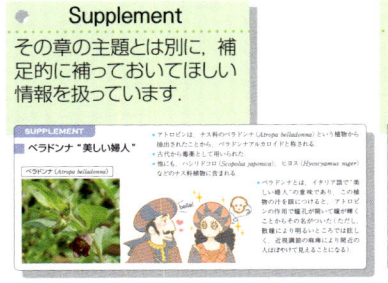

Advanced Study
発展的な内容を示しました．

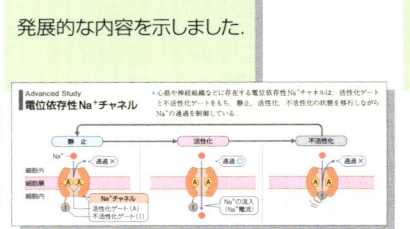

column
監修者等によるコラムを掲載しています．

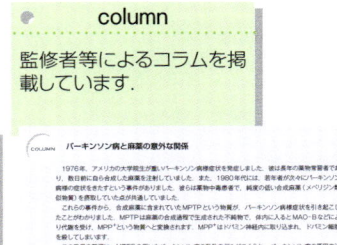

誌面の見方（薬剤編）

病態生理と薬理作用をつなげる学び方で，
みて，理解して，
薬剤の知識を記憶するスムーズな構成

1 全体をおおきくおさえる
個々の薬剤の位置づけや分類をとらえる

2 各薬剤の重要事項について学ぶ
薬剤の "MINIMUM ESSENCE" で重要な Drug Information（DI）を確認する

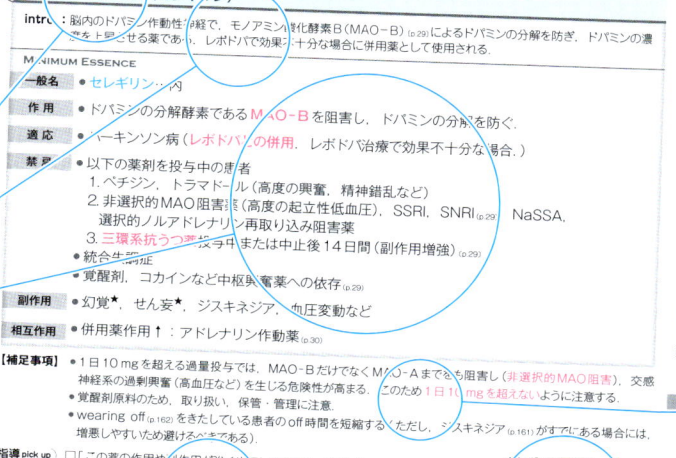

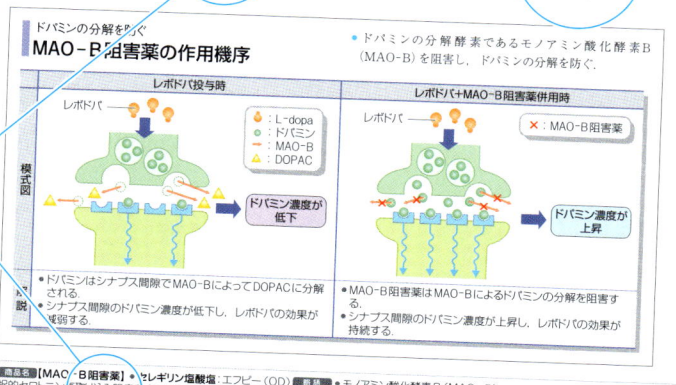

薬効分類
効果の分類を記しています．

intro.
薬剤の大まかな解説です．

MINIMUM ESSENCE
薬剤についての必須の知識を最小化・単純化した，医療従事者共通の核（コア）となるものです．
- 一般名，作用，適応，禁忌など，項目ごとに整理して記載しています．
- 一般名の項目に記載してある投与経路についてはp.xiの表を参照してください．
- 適応外使用については，〔適外〕と記してあります．
- 重大な副作用については，★を記してあります．
- 特に重要なキーワードを太めの赤字で記載しました．

指導 pick up
処方時に特に重要な指導内容の一部を紹介しています．

商品名
本文の見開き中で解説している薬剤について，
【薬効分類】－一般名：商品名（剤形）を記してあります．剤形についてはp.xiの表を参照してください．

Pharmacology vol.1 : An Illustrated Reference Guide

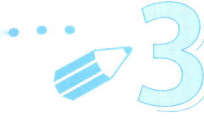

薬剤に関連した内容を理解する

各薬剤の詳細な作用機序や副作用，服薬方法などを理解する

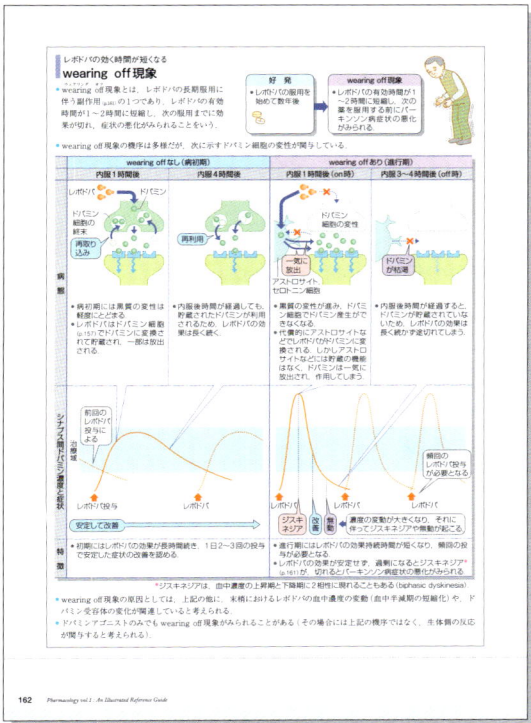

補足事項
MINIMUM ESSENCEに掲載しきれなかった重要な部分をフォローします．

構造式
主要な構造式を掲載しています．

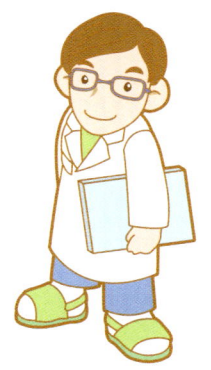

MINIMUM ESSENCE内，欄外で使用されている投与経路と剤形の略語一覧

投与経路（ME内）		剤形（欄外商品名）	
略語	全 文	略語	全 文
内	経口投与する製剤	錠	錠 剤
		OD	口腔内崩壊錠
		RM	口腔内速溶錠
		チュ	チュアブル錠
		腸溶	腸溶錠／カプセル
		徐顆	徐放性顆粒剤
		徐錠	徐放性錠剤
		カ	カプセル
		徐カ	徐放性カプセル
		顆	顆粒剤
		細	細粒剤
		散	散 剤
		末	原末，末
		液	液 剤
		ビ	ビスカス
		シ	シロップ剤
		エ	エリキシル剤
		DS	ドライシロップ剤
		ゼ	ゼリー剤
口腔	口腔内に適用する製剤	口錠	口腔用錠剤
		トロ	トローチ
		舌下	舌下錠
		ス	スプレー剤
		軟	軟膏剤
		ク	クリーム剤
		ゲ	ゲル剤
		含	含嗽剤
注	注射により投与する製剤	注	注射剤
吸	気管支・肺に適用する製剤	吸入	吸入剤
眼	目に投与する製剤	点眼	点眼剤
		眼軟	眼軟膏
耳	耳に投与する製剤	点耳	点耳剤
鼻	鼻に適用する製剤	点鼻	点鼻剤
直腸	直腸に適用する製剤	坐	坐 剤
		直	直腸用半固形剤
		腸	注腸剤
腟	腟に適用する製剤	腟錠	腟 錠
		腟坐	腟用坐剤
皮	皮膚などに適用する製剤	外	外用剤
		液	液剤
		ス	スプレー剤
		軟	軟膏剤
		ク	クリーム剤
		ゲ	ゲル剤
		ゾ	ゾル剤
		貼	貼付剤
		テ	テープ剤
		パ	パップ剤
		ゼ	ゼリー剤

薬がみえる vol.1 目次 contents

はじめに……… iii　監修者一覧…… iv　本書の使い方… vi　誌面の見方…… viii　掲載薬剤一覧… xviii

神経系の構造と機能

神経系総論	2
神経系の構造と機能	2
刺激の伝導	6
刺激の伝達（神経伝達物質と受容体）	10
筋組織	14

自律神経系に作用する薬

自律神経総論	18

交感神経に作用する薬	26

アドレナリン作動薬	30
総論	30
直接型アドレナリン作動薬	31
αβ受容体刺激薬	31
アドレナリン	31
ノルアドレナリン	31
$α_1$受容体刺激薬	34
非選択的β受容体刺激薬	35
$β_1$受容体刺激薬	36
$β_2$受容体刺激薬	37
混合型アドレナリン作動薬	38
エフェドリン	38
ドパミン	39
間接型アドレナリン作動薬	40
アメジニウム	40
メタンフェタミン	40

抗アドレナリン薬	43
アドレナリン受容体遮断薬	43
α受容体遮断薬	44
非選択的α受容体遮断薬	44
選択的$α_1$受容体遮断薬	44
β受容体遮断薬	46
非選択的β受容体遮断薬	46
選択的$β_1$受容体遮断薬	46
αβ受容体遮断薬	47
アドレナリン作動性神経遮断薬	48
ノルアドレナリン枯渇薬	49
中枢性交感神経抑制薬（$α_2$受容体刺激薬）	50
アドレナリン作動薬と抗アドレナリン薬のまとめ	51

副交感神経に作用する薬	54

コリン作動薬	59
直接型コリン作動薬	59
コリンエステル類	60
コリン作動性アルカロイド	60

間接型コリン作動薬	62	**抗コリン薬**	68
可逆的コリンエステラーゼ阻害薬	63	抗ムスカリン薬	68
非可逆的コリンエステラーゼ阻害薬	67	ベラドンナアルカロイド	69
		アトロピン	69
		アトロピン代用薬	71
		ニコチン受容体遮断薬（抗ニコチン薬）	74

体性神経系・筋の疾患と薬

局所麻酔薬	76	中枢性筋弛緩薬	94
エステル型局所麻酔薬	78	**体性神経系・筋の疾患**	98
コカイン	78	総　論	98
アミド型局所麻酔薬	79	筋萎縮性側索硬化症（ALS）	99
筋弛緩薬	86	ギラン・バレー症候群（GBS）	100
総　論	86	重症筋無力症（MG）	101
末梢性筋弛緩薬	87	筋ジストロフィー（デュシェンヌ型）	104
競合性筋弛緩薬（競合性神経筋接合部遮断薬）	88		
脱分極性筋弛緩薬（脱分極性神経筋接合部遮断薬）	89		
ダントロレン	90		
ボツリヌス毒素	91		

中枢神経系の疾患と薬

全身麻酔薬	106	**オピオイド**	120
総　論	106	麻薬とは	122
吸入麻酔薬	109	オピオイド鎮痛薬	124
揮発性吸入麻酔薬	109	モルヒネ	124
ハロタン	109	コデイン	126
ハロゲン化エーテル系吸入麻酔薬	109	トラマドール	127
ガス性吸入麻酔薬	110	拮抗性鎮痛薬	128
亜酸化窒素（笑気）	110	ペンタゾシン	128
静脈麻酔薬	112	オピオイド受容体拮抗薬	130
バルビツール酸系全身麻酔薬	112	オピオイド受容体拮抗薬	130
ベンゾジアゼピン系全身麻酔薬	113	オピオイド治療の実際	131
イソプロピルフェノール系全身麻酔薬	114	非オピオイド鎮痛薬	132
フェンシクリジン系全身麻酔薬	115	非ステロイド性抗炎症薬（NSAIDs）	132
ブチロフェノン系全身麻酔薬	116	アセトアミノフェン	135
鎮痛薬	118	神経障害性疼痛治療薬	136
痛みと鎮痛薬	118	プレガバリン	136

中枢神経疾患治療薬 138

てんかん 140
- てんかん 140
- 抗てんかん薬 143
  - カルバマゼピン 148
  - バルプロ酸 149
  - フェニトイン 150
  - フェノバルビタール 150
  - ラモトリギン 152
  - レベチラセタム 152
  - ジアゼパム 154

パーキンソン病 156
- パーキンソン病 156
- パーキンソン病治療薬 159
  - レボドパ（L-dopa） 160
  - ドパミン受容体作動薬（アゴニスト）―麦角系 164
  - ドパミン受容体作動薬（アゴニスト）―非麦角系 165
  - COMT阻害薬（エンタカポン） 166
  - MAO-B阻害薬（セレギリン） 167
  - 抗コリン薬 168
  - ドパミン遊離促進薬（アマンタジン） 169
  - レボドパ賦活薬（ゾニサミド） 169
  - ノルアドレナリン前駆物質（ドロキシドパ） 170

認知症 172
- 総論 172
- アルツハイマー型認知症（アルツハイマー病）〔AD〕 174
- アルツハイマー型認知症治療薬 178
  - コリンエステラーゼ阻害薬（ChE阻害薬） 178
  - NMDA受容体拮抗薬 181
- 血管性認知症 184

多発性硬化症 186
- 多発性硬化症（MS） 186

脳血管障害 188
- 総論 188
- 脳血管と髄膜 190

脳梗塞 192
- 脳梗塞 192
- 急性期の治療 194
- 血栓溶解療法 195
- 抗血小板療法と抗凝固療法 196
  - オザグレルナトリウム 197
- 抗脳浮腫療法 198
- 脳保護療法 199
  - 脳保護薬（エダラボン） 199
- 慢性期の治療 200
- 脳梗塞治療薬のまとめ 202

一過性脳虚血発作（TIA） 204
- 一過性脳虚血発作（TIA） 204

脳出血 205
- 脳出血 205

くも膜下出血 206
- くも膜下出血 206
- 治療薬と手術 208
  - ファスジル 209

片頭痛 210
- 片頭痛 210
- 片頭痛治療薬 211
  - トリプタン製剤 213
  - エルゴタミン製剤 213

精神疾患治療薬 216

統合失調症 218
- 統合失調症 218
- 抗精神病薬の作用 221
- 抗精神病薬の副作用 223
- 従来型（定型）抗精神病薬 226
  - フェノチアジン系抗精神病薬 226
  - ブチロフェノン系抗精神病薬 227
  - ベンズアミド系抗精神病薬 228

新規（非定型）抗精神病薬	229
セロトニン・ドパミン拮抗薬（SDA）	229
多元受容体作用抗精神病薬（MARTA）	231
ドパミン受容体部分作動薬（DPA）	233

気分障害　236

うつ病（DSM-5）／大うつ病性障害　238

うつ病（DSM-5）／大うつ病性障害	238
抗うつ薬	240
第一世代抗うつ薬	243
三環系抗うつ薬（TCA）	243
第二世代抗うつ薬	244
アモキサピン（三環系）	244
四環系抗うつ薬	245
トラゾドン	245
第三世代抗うつ薬	246
選択的セロトニン再取り込み阻害薬（SSRI）	246
第四世代抗うつ薬	247
セロトニン・ノルアドレナリン再取り込み阻害薬（SNRI）	247
第五世代抗うつ薬	248
ノルアドレナリン作動性・特異的セロトニン作動性抗うつ薬（NaSSA）	248

双極性障害　250

双極性障害	250
気分安定薬	252
炭酸リチウム	252

不眠症・神経症性障害　254

総論	254
ベンゾジアゼピン（BZ）系薬	255
睡眠	260
不眠症	262
睡眠薬（催眠薬）	264
神経症性障害	266
神経症性障害の治療	268

ストレス関連障害・心身症　271

ストレス関連障害	271
心身症	272

精神刺激薬の適応疾患　273

薬物中毒・依存症　274

総論	274
エタノール	275
アルコール依存症	276
その他の依存性薬物	277

循環器系の疾患と薬

循環器の構造と機能　280

循環器疾患治療薬　288

総論	288
Ca拮抗薬（Ca^{2+}チャネル遮断薬）	290
ジヒドロピリジン系Ca拮抗薬（DHP系Ca拮抗薬）	290
ベラパミル	291
ジルチアゼム	291
交感神経抑制薬（抗アドレナリン薬）	294
α受容体遮断薬（α遮断薬）	294
αβ受容体遮断薬（αβ遮断薬）	294
β受容体遮断薬（β遮断薬）	294
Na$^+$チャネル遮断薬	296
Na$^+$チャネル遮断薬／Ⅰa群	296
Na$^+$チャネル遮断薬／Ⅰb群	297
Na$^+$チャネル遮断薬／Ⅰc群	297
K$^+$チャネル遮断薬	300
アミオダロン	300
ニフェカラント	300
ソタロール	301
硝酸薬	302
硝酸薬	302
レニン・アンジオテンシン（RA）系阻害薬	308
アンジオテンシン変換酵素（ACE）阻害薬	311
アンジオテンシンⅡ受容体拮抗薬（ARB）	314

強心薬	316	QT延長症候群（LQTS）	351
ジギタリス製剤（強心配糖体）	317	洞不全症候群（SSS）	352
ホスホジエステラーゼⅢ（PDEⅢ）阻害薬	320	房室ブロック	353
利尿薬	323	不整脈の薬物治療	354
心房性ナトリウム利尿ペプチド（ANP）製剤	323	不整脈の非薬物治療	358
抗血栓薬	324		
末梢血管拡張薬	328	**虚血性心疾患**	**360**
		総　論	360
心不全	**330**	労作性狭心症	362
心不全	330	冠攣縮性狭心症	364
心不全の概要	331	急性冠症候群（ACS）	366
心不全の症状・所見	334	不安定狭心症	367
心不全の治療	336	急性心筋梗塞（AMI）	368
		虚血性心疾患の治療	371
不整脈	**340**		
総　論	340	**血圧異常**	**374**
心房期外収縮（APC）	342	血圧の概要	374
発作性上室頻拍（PSVT）	342	高血圧総論	376
心房細動（AF）	344	血圧測定と評価	378
心房粗動（AFL）	347	本態性高血圧	381
WPW症候群	347	高血圧の治療	385
心室期外収縮（VPC）	348	低血圧	388
心室頻拍（VT）	348		
心室細動（VF）	350	**その他の循環器疾患**	**390**

腎・泌尿器系の疾患と薬

利尿薬	**396**	**糸球体疾患**	**410**
尿生成	396	総　論	410
利尿薬	398	ネフローゼ症候群	413
ループ利尿薬	403	糸球体疾患の治療	416
チアジド（サイアザイド）系利尿薬	404		
炭酸脱水酵素阻害薬	405	**腎不全**	**418**
K保持性利尿薬	406	総　論	418
抗アルドステロン薬	406	急性腎不全（ARF）	420
Na^+チャネル遮断薬	406	慢性腎臓病（CKD）/慢性腎不全	422
浸透圧利尿薬	408	腎不全の治療	425
バゾプレシン受容体拮抗薬	409	腎不全治療薬	428

尿路結石 430

過活動・低活動膀胱 432
下部尿路機能（排尿と蓄尿） 432
過活動膀胱 433
低活動膀胱 435

前立腺肥大症（BPH） 436
前立腺肥大症（BPH） 436
前立腺肥大症の治療 437
前立腺肥大症治療薬 438
　5α還元酵素阻害薬 438

勃起不全（ED） 439
　PDE5阻害薬 440

---

supplement

薬としてのカテコールアミン	30
チラミン	41
アドレナリン反転を代表とする刺激薬と遮断薬の関係	43
自律神経系の中枢による調節	48
ムスカリン様作用による血管拡張	59
ベラドンナ "美しい婦人"	69
薬物と薬剤	70
麻痺の種類	98
離脱症状（退薬症候）	129
血液脳関門（BBB）	139
熱性けいれん	155
悪性高熱症	155
周辺症状（BPSD）出現の一因	183
脳ヘルニア	199
脳浮腫の発生機序	201
CYP誘導または阻害による相互作用	215
統合失調症の服薬指導	222
抗精神病薬とアドレナリン	224
せん妄の治療	227
身体疾患と気分障害	236
ベプリジル	293
ニコランジル	305
レニン阻害薬	310
ブラジキニン	313
コルホルシンダロパート	322
ブクラデシン	322
前負荷と後負荷	333
NYHA分類	338
抗不整脈薬Ⅰ〜Ⅳ群の比較	356
電気生理学的検査	359
動脈硬化	360
冠動脈造影（CAG）	363
不安定プラークと安定したプラークの比較	365
家庭血圧の測定	379
妊娠高血圧症候群	384
高血圧緊急症	384
ヒドララジン	386
心原性ショック	389
感染性心内膜炎（IE）	391
肺高血圧症	394
血漿蛋白と薬物動態	400
尿路結石の積極的治療	431
その他の蓄尿障害治療薬	434

---

column

マンガで慣れよう！交感神経	25
てんかんと自動車免許	153
パーキンソン病と麻薬の意外な関係	165
抗精神病薬開発の歴史	234

索引 441

掲載薬剤一覧

- 各薬物について，薬理作用など主たる解説が掲載されているページもしくは巻数を青字で示した．
- ある薬物が複数の章で掲載されている場合は，その章の略称（下記の凡例を参照）と，その章が掲載されている本書のページ数，または掲載予定である続巻の巻数を示した．（vol.2は2015年，vol.3は2016年発行予定）

凡例

略称	治療薬分類	掲載巻
交感	交感神経に作用する薬	vol.1
副交感	副交感神経に作用する薬	vol.1
局麻	局所麻酔薬	vol.1
筋弛緩	筋弛緩薬	vol.1
鎮痛	鎮痛薬	vol.1
てんかん	抗てんかん薬	vol.1
パーキン	パーキンソン病治療薬	vol.1
認知症	認知症治療薬	vol.1
脳梗塞	脳梗塞治療薬	vol.1

略称	治療薬分類	掲載巻
片頭痛	片頭痛治療薬	vol.1
うつ	抗うつ薬	vol.1
不安	抗不安薬	vol.1
不眠	不眠症治療薬	vol.1
依存	依存症治療薬	vol.1
循環	循環器疾患治療薬	vol.1
不整脈	抗不整脈薬	vol.1
利尿	利尿薬	vol.1
尿路結石	尿路結石治療薬	vol.1
膀胱	過活動・低活動膀胱治療薬	vol.1
前立肥大	前立腺肥大症治療薬	vol.1

略称	治療薬分類	掲載巻
ED	勃起不全治療薬	vol.1
糖尿	糖尿病治療薬	vol.2
高尿酸	高尿酸血症治療薬	vol.2
ホルモン	ホルモン関連薬	vol.2
産婦	産婦人科疾患治療薬	vol.2
血栓	抗血栓薬	vol.2
炎症	抗炎症薬	vol.2
緑内	緑内障治療薬	vol.2
散瞳	散瞳薬	vol.2
消化器	消化器疾患治療薬	vol.3
呼吸	呼吸器疾患治療薬	vol.3

章	薬効分類	薬物名	ページ数
交感神経に作用する薬	$\alpha\beta$受容体刺激薬	アドレナリン	
		ノルアドレナリン	31
		エチレフリン	
	α_1受容体刺激薬	ナファゾリン	34
		フェニレフリン	34
		ミドドリン	34
	非選択的β受容体刺激薬	イソプレナリン	35
		イソクスプリン	35（産婦→vol.2）
	β_1受容体刺激薬	ドブタミン	36
		デノパミン	36
	β_2受容体刺激薬	サルブタモール	
		フェノテロール	
		プロカテロール	
		ホルモテロール	37（呼吸→vol.3）
		ツロブテロール	
		サルメテロール	
		インダカテロール	
		クレンブテロール	37（膀胱→434）
		リトドリン	37（産婦→vol.2）
	β_3受容体刺激薬	ミラベグロン	52（膀胱→434）
	混合型アドレナリン作動薬	エフェドリン	38
		メチルエフェドリン	38
		ドパミン	39
		ドカルパミン	39
	間接型アドレナリン作動薬	アメジニウム	40
		メタンフェタミン	40
		アンフェタミン	40
		チラミン	41
	非選択的α受容体遮断薬	フェントラミン	44
		エルゴタミン	44（片頭痛→213）
		エルゴメトリン	44（産婦→vol.2）
	選択的α_1受容体遮断薬	ブナゾシン	44
		ドキサゾシン	44
		テラゾシン	44（前立肥大→437）
		ウラピジル	44（前立肥大→437, 膀胱→435）
		プラゾシン	44（前立肥大→437）
		タムスロシン	44（前立肥大→437）
		シロドシン	44（前立肥大→437）
		ナフトピジル	44（前立肥大→437）
	非選択的β受容体遮断薬	プロプラノロール	46（循環→295, 片頭痛→211）
		カルテオロール	46（循環→295）

章	薬効分類	薬物名	ページ数
交感神経に作用する薬	非選択的β受容体遮断薬	チモロール	46
		アルプレノロール	46
		オクスプレノロール	46
		ブフェトロール	46
		ピンドロール	46（循環→295）
		ナドロール	46（循環→295）
		ニプラジロール	46（循環→295）
		チリソロール	46
	選択的β_1受容体遮断薬	アテノロール	46（循環→295）
		ビソプロロール	46（循環→295）
		メトプロロール	46（循環→295）
		ベタキソロール	46（循環→295）
		アセブトロール	46（循環→295）
		セリプロロール	46（循環→295）
		ランジオロール	46
		エスモロール	46
	$\alpha\beta$受容体遮断薬	アロチノロール	47（循環→294）
		カルベジロール	47（循環→295）
		ラベタロール	47（循環→295）
		アモスラロール	47（循環→295）
		ベバントロール	47
	ノルアドレナリン枯渇薬	レセルピン	49
	中枢性交感神経抑制薬（α_2受容体刺激薬）	メチルドパ	50
		クロニジン	50
		グアナベンズ	50
副交感神経に作用する薬	コリンエステル類	アセチルコリン	60
		ベタネコール	60（膀胱→435）
		カルバコール	60
		カルプロニウム	60
		アクラトニウム	60
	コリン作動性アルカロイド	ピロカルピン	60（緑内→vol.2）
	その他のコリン作動薬	セビメリン	60
	可逆的コリンエステラーゼ阻害薬	ネオスチグミン	63
		ジスチグミン	63（膀胱→435）
		ピリドスチグミン	63
		アンベノニウム	63
		エドロホニウム	63
		フィゾスチグミン	63
		アコチアミド	63
		ドネペジル	58（認知症→178）
		リバスチグミン	
		ガランタミン	
	非可逆的コリンエステラーゼ阻害薬	サリン	67
		パラチオン	
		ジクロルボス	
		マラチオン	

xviii Pharmacology vol.1 : An Illustrated Reference Guide

章	薬効分類	薬物名	ページ数
副交感神経に作用する薬	ニコチン受容体刺激薬	ニコチン	58 (依存→277)
		バレニクリン	
	ベラドンナアルカロイド	アトロピン	69
		スコポラミン	
	アトロピン代用薬	ブチルスコポラミン	72 (尿路結石→431)
		プロパンテリン	72 (消化器→vol.3)
		チメピジウム	
		ブトロピウム	
		プリフィニウム	
		メベンゾラート	
		ピレンゼピン	
		チオトロピウム	72 (呼吸→vol.3)
		イプラトロピウム	
		オキシトロピウム	
		グリコピロニウム	
		トルテロジン	72 (膀胱→434)
		ソリフェナシン	
		イミダフェナシン	
		オキシブチニン	
		プロピベリン	
		トリヘキシフェニジル	72 (パーキン→168)
		ビペリデン	
		プロフェナミン	
		トロピカミド	72 (散瞳→vol.2)
		シクロペントラート	
	脱分極性神経筋接合部遮断薬	スキサメトニウム	66 (筋弛緩→89)
局所麻酔薬	エステル型局所麻酔薬	プロカイン	78
		テトラカイン	78
		アミノ安息香酸エチル	78
		オキシブプロカイン	78
		コカイン	78
	アミド型局所麻酔薬	リドカイン	79 (不整脈→297)
		ジブカイン	79
		メピバカイン	79
		ブピバカイン	79
		レボブピバカイン	79
		ロピバカイン	79
		オキセサゼイン	79
筋弛緩薬	競合性筋弛緩薬	ツボクラリン	88
		パンクロニウム	88
		ベクロニウム	88
		ロクロニウム	88
	脱分極性筋弛緩薬	スキサメトニウム	89 (副交感→66)
	ダントロレン	ダントロレン	90
	ボツリヌス毒素	A型ボツリヌス毒素	91
		B型ボツリヌス毒素	91
	筋弛緩回復薬	スガマデクス	93
	中枢性筋弛緩薬	クロルフェネシンカルバミン酸エステル	96
		バクロフェン	96
		チザニジン	96
		トルペリゾン	96
		エペリゾン	96
		アフロクアロン	96
		ジアゼパム	97 (不安→269, てんかん→154)
		エチゾラム	97 (不安→255)
全身麻酔薬	揮発性吸入麻酔薬	ハロタン	109
		イソフルラン	
		セボフルラン	
		デスフルラン	
	ガス性吸入麻酔薬	亜酸化窒素 (笑気)	110
	バルビツール酸系全身麻酔薬	チオペンタール	112
		チアミラール	112
	ベンゾジアゼピン系全身麻酔薬	ミダゾラム	113

章	薬効分類	薬物名	ページ数
全身麻酔薬	イソプロピルフェノール系全身麻酔薬	プロポフォール	114
	フェンシクリジン系全身麻酔薬	ケタミン	115
	ブチロフェノン系全身麻酔薬	ドロペリドール	116
鎮痛薬	オピオイド鎮痛薬	モルヒネ	124
		オキシコドン	124
		フェンタニル	124
		レミフェンタニル	124
		メサドン	124
		タペンタドール	124
		コデイン	126
		ジヒドロコデイン	126
		ペチジン	126
		トラマドール	127
	オピオイドκ受容体作動薬	ナルフラフィン	121
	拮抗性鎮痛薬	ペンタゾシン	128 (尿路結石→431)
		ブプレノルフィン	128
	オピオイド受容体拮抗薬	ナロキソン	130
		レバロルファン	130
	非ステロイド性抗炎症薬 (NSAIDs)	アスピリン	132 (循環→325, 炎症→vol.2)
		イブプロフェン	132 (炎症→vol.2)
		ジクロフェナク	132 (尿路結石→431, 炎症→vol.2)
		インドメタシン	132 (尿路結石→431, 炎症→vol.2)
		ロキソプロフェン	132 (炎症→vol.2)
		エトドラク	
		セレコキシブ	
		エテンザミド	
		サリチルアミド	
		メフェナム酸	
		アセメタシン	
		インドメタシン ファルネシル	
		スリンダク	
		ナブメトン	
		ナプロキセン	
		メロキシカム	
		アンピロキシカム	
		ピロキシカム	
		ロルノキシカム	
	アニリン系解熱鎮痛薬	アセトアミノフェン	135
	ピリン系解熱鎮痛薬	スルピリン	132
	神経障害性疼痛治療薬	プレガバリン	136 (糖尿→vol.2)
	下行性疼痛抑制系賦活型疼痛治療剤	ワクシニアウイルス接種家兎炎症皮膚抽出液	137
てんかん	イミノスチルベン系薬	カルバマゼピン	148
	分子脂肪酸系薬	バルプロ酸	149 (片頭痛→212)
	ヒダントイン系薬	フェニトイン	150
		ホスフェニトイン	
	バルビツール酸系薬	フェノバルビタール	150
		プリミドン	
	ベンズイソキサゾール系薬	ゾニサミド	151 (パーキン→169)
	サクシミド系薬	エトスクシミド	151
	ベンゾジアゼピン系薬	ジアゼパム	154 (筋弛緩→97, 不安→269)
		クロナゼパム	151 (不眠→263)
		クロバザム	151
	新規抗てんかん薬	ラモトリギン	152
		レベチラセタム	152
		ガバペンチン	153
		トピラマート	153

章	薬効分類	薬物名	ページ数
パーキンソン病	レボドパ含有製剤	レボドパ	160
	ドパミン受容体作動薬（麦角系）	ブロモクリプチン	164
		ペルゴリド	
		カベルゴリン	
	ドパミン受容体作動薬（非麦角系）	プラミペキソール	165(不眠→263)
		ロピニロール	165
		タリペキソール	165
		アポモルヒネ	165
		ロチゴチン	165(不眠→263)
	COMT阻害薬	エンタカポン	166
	MAO-B阻害薬	セレギリン	167
	抗コリン薬	トリヘキシフェニジル	168（副交感→72）
		ビペリデン	
		プロフェナミン	
	ドパミン遊離促進薬	アマンタジン	169（脳梗塞→201）
	レボドパ賦活薬	ゾニサミド	169（てんかん→140）
	ノルアドレナリン前駆物質	ドロキシドパ	170
	アデノシン（A₂A）受容体拮抗薬	イストラデフィリン	170
認知症	コリンエステラーゼ阻害薬（ChE阻害薬）	ドネペジル	178（副交感→58）
		ガランタミン	
		リバスチグミン	
	NMDA受容体拮抗薬	メマンチン	181
多発性硬化症	多発性硬化症再発予防薬	インターフェロンβ	187
		フィンゴリモド	187
		ナタリズマブ	187
脳梗塞	血栓溶解薬	アルテプラーゼ (rt-PA)	195（循環→327, 血栓→vol.2）
		ウロキナーゼ (u-PA)	
	抗血小板薬	オザグレルナトリウム	197（血栓→vol.2）
		クロピドグレル	196（循環→325, 血栓→vol.2）
		シロスタゾール	196（循環→325, 血栓→vol.2）
		アスピリン	196（循環→325, 血栓→vol.2）
	抗凝固薬	アルガトロバン	196（血栓→vol.2）
		ヘパリン	196（循環→326, 血栓→vol.2）
	脳浮腫治療薬	高張グリセロール（濃グリセリン）	198（利尿→408）
		マンニトール	
	脳保護薬	エダラボン	199
	脳循環代謝改善薬	イフェンプロジル	201
		イブジラスト	201
		ニセルゴリン	201
		アマンタジン	201（パーキン→169）
		チアプリド	201
くも膜下出血	Rhoキナーゼ阻害薬	ファスジル	209
片頭痛	抗てんかん薬	バルプロ酸	212（てんかん→149）
	三環系抗うつ薬	アミトリプチリン	211（うつ→243）
	Ca拮抗薬	ロメリジン	211
	β受容体遮断薬	プロプラノロール	211（交感→46）
	トリプタン製剤	スマトリプタン	213
		ゾルミトリプタン	
		リザトリプタン	
		エレトリプタン	
		ナラトリプタン	
	エルゴタミン製剤	ジヒドロエルゴタミン	213
		エルゴタミン・カフェイン合剤	213（交感→44）

章	薬効分類	薬物名	ページ数
統合失調症	フェノチアジン系抗精神病薬	クロルプロマジン	226
		フルフェナジン	
		プロペリシアジン	
	ブチロフェノン系抗精神病薬	ハロペリドール	227
		ブロムペリドール	
		スピペロン	
	ベンズアミド系抗精神病薬	スルピリド	228
		スルトプリド	
	セロトニン・ドパミン拮抗薬（SDA）	リスペリドン	229
		パリペリドン	
		ペロスピロン	
		ブロナンセリン	
	多元受容体作用抗精神病薬（MARTA）	クロザピン	231
		オランザピン	
		クエチアピン	
	ドパミン受容体部分作動薬（DPA）	アリピプラゾール	233
うつ病（DSM-5）／大うつ病性障害	三環系抗うつ薬（TCA）	イミプラミン	243
		クロミプラミン	243
		アミトリプチリン	243（片頭痛→211）
		ノルトリプチリン	243
	アモキサピン	アモキサピン	244
	四環系抗うつ薬	マプロチリン	245
		ミアンセリン	
		セチプチリン	
	トラゾドン	トラゾドン	245
	選択的セロトニン再取り込み阻害薬（SSRI）	フルボキサミン	246
		パロキセチン	
		セルトラリン	
		エスシタロプラム	
	セロトニン・ノルアドレナリン再取り込み阻害薬（SNRI）	デュロキセチン	247
		ミルナシプラン	
	ノルアドレナリン作動性・特異的セロトニン作動性抗うつ薬（NaSSA）	ミルタザピン	248
双極性障害	気分安定薬	炭酸リチウム	252
不眠症・神経症性障害	ベンゾジアゼピン系睡眠薬	トリアゾラム	255
		ブロチゾラム	255
		ニトラゼパム	255
		フルラゼパム	255
		ロルメタゼパム	264
		リルマザホン	264
		フルニトラゼパム	264
		エスタゾラム	264
		ハロキサゾラム	264
		クロナゼパム	263（てんかん→151）
		クアゼパム	264
	非ベンゾジアゼピン系睡眠薬	ゾピクロン	265
		ゾルピデム	
		エスゾピクロン	
	ベンゾジアゼピン系抗不安薬	エチゾラム	255（てんかん→97）
		フルタゾラム	269
		クロチアゼパム	269
		ロラゼパム	255
		アルプラゾラム	269
		ブロマゼパム	269
		オキサゾラム	255
		クロルジアゼポキシド	269
		メダゼパム	269
		ジアゼパム	269（筋弛緩→97, てんかん→154）
		フルジアゼパム	269
		メキサゾラム	269
		クロラゼプ酸ニカリウム	269

章	薬効分類	薬物名	ページ数
不眠症・神経症性障害	ベンゾジアゼピン系抗不安薬	クロキサゾラム	269
		ロフラゼプ酸エチル	255
		フルトプラゼパム	269
	ドパミン受容体作動薬	プラミペキソール	263（てんかん→165）
		ロチゴチン	263（てんかん→165）
	GABA誘導体	ガバペンチン エナカルビル	263
	5-HT$_{1A}$受容体作動薬	タンドスピロン	270
	H1受容体拮抗薬	ヒドロキシジン	270
ストレス関連障害・心身症	精神刺激薬	メチルフェニデート	273
		アトモキセチン	
薬物中毒・依存症	嫌酒薬	ジスルフィラム	275
		シアナミド	
	アルコール依存症治療薬	アカンプロサート	276
	ニコチン依存症治療薬	ニコチン	277
		バレニクリン	277
循環器疾患治療薬	Ca拮抗薬（Ca^{2+}チャネル遮断薬）	ニフェジピン	290
		ニカルジピン	290
		ニトレンジピン	290
		マニジピン	290
		フェロジピン	290
		シルニジピン	290
		アムロジピン	290
		ベラパミル	291
		ジルチアゼム	291
		ベプリジル	293
	αβ受容体遮断薬	ラベタロール	295（交感→47）
		カルベジロール	
		アモスラロール	
		アロチノロール	
	非選択的β受容体遮断薬	プロプラノロール	295（交感→46,片頭痛→211）
		ナドロール	295（交感→46）
		ニプラジロール	295（交感→46）
		ピンドロール	295（交感→46）
		カルテオロール	295（交感→46）
	選択的β$_1$受容体遮断薬	メトプロロール	295（交感→46）
		アテノロール	
		ビソプロロール	
		ベタキソロール	
		アセブトロール	
		セリプロロール	
	Na$^+$チャネル遮断薬	キニジン	296
		プロカインアミド	
		ジソピラミド	
		シベンゾリン	
		ピルメノール	
		リドカイン	297（局麻→79）
		メキシレチン	297
		アプリンジン	
		プロパフェノン	
		フレカイニド	
		ピルシカイニド	
	K$^+$チャネル遮断薬	アミオダロン	300
		ニフェカラント	300
		ソタロール	301
	硝酸薬	ニトログリセリン	302
		硝酸イソソルビド	
		一硝酸イソソルビド	
		ニコランジル	305
	レニン阻害薬	アリスキレン	310

章	薬効分類	薬物名	ページ数
循環器疾患治療薬	アンジオテンシン変換酵素阻害薬（ACE阻害薬）	カプトプリル	311
		エナラプリル	
		アラセプリル	
		リシノプリル	
		イミダプリル	
		テモカプリル	
		ペリンドプリル	
	アンジオテンシンII受容体拮抗薬（ARB）	カンデサルタン シレキセチル	314
		ロサルタン	
		バルサルタン	
		テルミサルタン	
		オルメサルタン メドキソミル	
		イルベサルタン	
		アジルサルタン	
	ジギタリス製剤	ジゴキシン	317
		メチルジゴキシン	
		デスラノシド	
	ホスホジエステラーゼIII阻害薬（PDE III阻害薬）	オルプリノン	320
		ミルリノン	
		ピモベンダン	
	その他の強心薬	コルホルシン ダロパート	322
		ブクラデシン	
	心房性ナトリウム利尿ペプチド製剤（ANP製剤）	カルペリチド	323
	抗血小板薬	アスピリン	325（脳梗塞→196,血栓→vol.2）
		チクロピジン	
		クロピドグレル	
		シロスタゾール	
	抗凝固薬	ヘパリン	326（脳梗塞→196,血栓→vol.2）
		ワルファリン	326（血栓→vol.2）
		ダビガトラン	
		リバーロキサバン	327（血栓→vol.2）
		アピキサバン	
		エドキサバン	
	血栓溶解薬	アルテプラーゼ（rt-PA）	327（脳梗塞→195,血栓→vol.2）
		モンテプラーゼ（rt-PA）	327（血栓→vol.2）
		ウロキナーゼ（u-PA）	327（脳梗塞→195,血栓→vol.2）
	プロスタグランジン製剤	アルプロスタジル アルファデクス	328（血栓→vol.2）
		アルプロスタジル	
		リマプロスト アルファデクス	
		エポプロステノール	
		ベラプロスト	
	PDE5阻害薬	シルデナフィル	329（ED→440）
		タダラフィル	
	エンドセリン受容体拮抗薬	ボセンタン	329
		アンブリセンタン	
	血管拡張薬	ヒドララジン	386
利尿薬	ループ利尿薬	フロセミド	403
		ブメタニド	403
		トラセミド	403
		ピレタニド	399
		アゾセミド	399
	チアジド系利尿薬	ヒドロクロロチアジド	404（尿路結石→431）
		トリクロルメチアジド	
		メフルシド	404
		インダパミド	404

章	薬効分類	薬物名	ページ数
利尿薬	抗アルドステロン薬	スピロノラクトン	406
利尿薬	抗アルドステロン薬	エプレレノン	(ホルモン→vol.2)
利尿薬	抗アルドステロン薬	カンレノ酸カリウム	
利尿薬	Na$^+$チャネル遮断薬	トリアムテレン	406
利尿薬	炭酸脱水酵素阻害薬	アセタゾラミド	405
利尿薬	浸透圧利尿薬	マンニトール	408 (脳梗塞→198)
利尿薬	浸透圧利尿薬	イソソルビド	408
利尿薬	浸透圧利尿薬	高張グリセロール (濃グリセリン)	408 (脳梗塞→198)
利尿薬	バゾプレシン受容体拮抗薬	トルバプタン	409 (ホルモン→vol.2)
尿路結石	非ステロイド性抗炎症薬 (NSAIDs)	インドメタシン	431 (鎮痛→132, 炎症→vol.2)
尿路結石	非ステロイド性抗炎症薬 (NSAIDs)	ジクロフェナク	
尿路結石	非麻薬性鎮痛薬	ペンタゾシン	431 (鎮痛薬→128)
尿路結石	鎮痙薬	ブチルスコポラミン	431 (副交感→72)
尿路結石	クエン酸製剤	クエン酸K・クエン酸Na配合	431
尿路結石	尿酸合成阻害薬	アロプリノール	431 (高尿酸→vol.2)
尿路結石	キレート剤	チオプロニン	431
尿路結石	チアジド系利尿薬	ヒドロクロロチアジド	431 (利尿→404)
尿路結石	チアジド系利尿薬	トリクロルメチアジド	
尿路結石	チアジド系利尿薬	ベンチルヒドロクロロチアジド	431
尿路結石	マグネシウム製剤	酸化マグネシウム	431 (消化器→vol.3)
尿路結石	結石排出促進薬	ウラジロガシエキス	431

章	薬効分類	薬物名	ページ数
過活動・低活動膀胱	抗コリン薬	プロピベリン	434 (副交感→72)
過活動・低活動膀胱	抗コリン薬	オキシブチニン	434 (副交感→72)
過活動・低活動膀胱	抗コリン薬	ソリフェナシン	434 (副交感→72)
過活動・低活動膀胱	抗コリン薬	フェソテロジン	434
過活動・低活動膀胱	抗コリン薬	イミダフェナシン	434 (副交感→72)
過活動・低活動膀胱	抗コリン薬	トルテロジン	434 (副交感→72)
過活動・低活動膀胱	β_3受容体刺激薬	ミラベグロン	434 (交感→52)
過活動・低活動膀胱	β_2受容体刺激薬	クレンブテロール	434 (交感→37)
過活動・低活動膀胱	平滑筋弛緩薬	フラボキサート	434
過活動・低活動膀胱	コリンエステラーゼ阻害薬	ジスチグミン	435 (副交感→63)
過活動・低活動膀胱	直接型コリン作動薬	ベタネコール	435 (副交感→60)
過活動・低活動膀胱	α_1受容体遮断薬	ウラピジル	435 (交感→44)
前立腺肥大症	選択的α_1受容体遮断薬	タムスロシン	437 (交感→44)
前立腺肥大症	選択的α_1受容体遮断薬	ナフトピジル	437 (交感→44)
前立腺肥大症	選択的α_1受容体遮断薬	シロドシン	437 (交感→44)
前立腺肥大症	選択的α_1受容体遮断薬	テラゾシン	437 (交感→44)
前立腺肥大症	選択的α_1受容体遮断薬	ウラピジル	437 (交感→44, 膀胱→435)
前立腺肥大症	選択的α_1受容体遮断薬	プラゾシン	437 (交感→44)
前立腺肥大症	5α還元酵素阻害薬	デュタステリド	438
前立腺肥大症	抗アンドロゲン薬	クロルマジノン	437 (ホルモン→vol.2)
前立腺肥大症	抗アンドロゲン薬	アリルエストレノール	
勃起不全(ED)	PDE5阻害薬	シルデナフィル	440 (循環→329)
勃起不全(ED)	PDE5阻害薬	バルデナフィル	
勃起不全(ED)	PDE5阻害薬	タダラフィル	

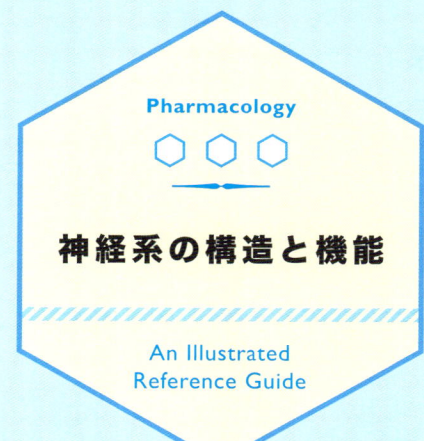

神経系の構造と機能

神経系総論

監修
野元 正弘

神経系の構造と機能

神経系全体の地図をみてみよう
中枢神経系と末梢神経系

- 神経系は，中枢神経系（CNS）と末梢神経系（PNS）とから構成される．

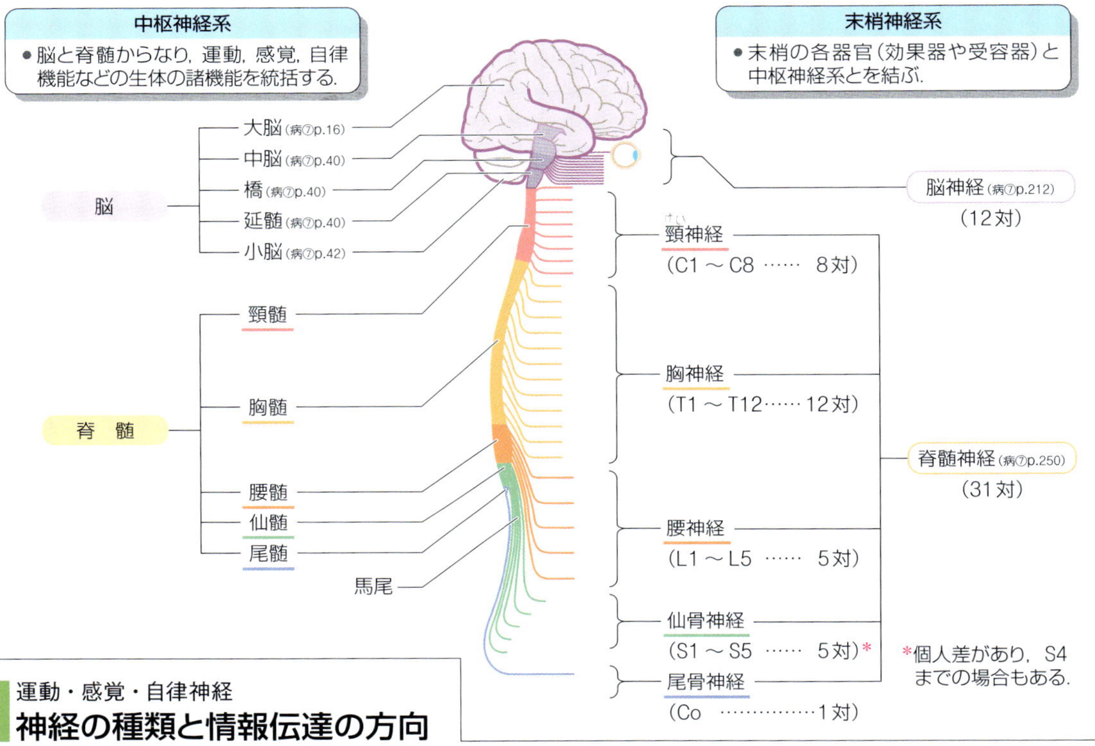
中枢神経系
●脳と脊髄からなり，運動，感覚，自律機能などの生体の諸機能を統括する．
末梢神経系
●末梢の各器官（効果器や受容器）と中枢神経系とを結ぶ．
脳
大脳（病⑦p.16）
中脳（病⑦p.40）
橋（病⑦p.40）
延髄（病⑦p.40）
小脳（病⑦p.42）
脊　髄
頸髄
胸髄
腰髄
仙髄
尾髄
馬尾
脳神経（病⑦p.212）
（12対）
頸神経
（C1 ～ C8 …… 8対）
胸神経
（T1 ～ T12…… 12対）
腰神経
（L1 ～ L5 …… 5対）
仙骨神経
（S1 ～ S5 …… 5対）*
尾骨神経
（Co ……………1対）
脊髄神経（病⑦p.250）
（31対）
*個人差があり，S4までの場合もある．

運動・感覚・自律神経
神経の種類と情報伝達の方向

- 神経は様々な情報を中枢（脳，脊髄）や末梢（身体の各器官）に伝える働きをしている．このうち代表的なものが，大脳からの運動指令を骨格筋などへ伝える運動神経，感覚受容器でとらえた情報を大脳へ伝える知覚神経（感覚神経），無意識的に働き，呼吸・循環・体温・消化などのホメオスタシスの維持に関わる自律神経である．
- 中枢から末梢へ情報を伝える経路を遠心路，末梢から中枢へ情報を伝える経路を求心路という（病⑦p.161）．
- 運動神経は遠心路，知覚神経は求心路である．自律神経は定義によって異なり，狭義には主に内臓の動きを司る遠心路を指す（下記も参照のこと）．

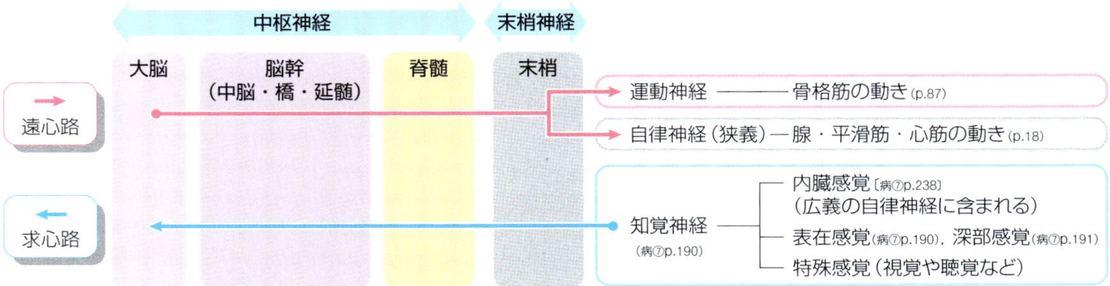
中枢神経
末梢神経
大脳
脳幹
（中脳・橋・延髄）
脊髄
末梢
遠心路
求心路
運動神経 ── 骨格筋の動き（p.87）
自律神経（狭義）─ 腺・平滑筋・心筋の動き（p.18）
知覚神経
（病⑦p.190）
内臓感覚〔病⑦p.238〕
（広義の自律神経に含まれる）
表在感覚（病⑦p.190），深部感覚（病⑦p.191）
特殊感覚（視覚や聴覚など）

[略語] ●中枢神経系（CNS）：central nervous system　●末梢神経系（PNS）：peripheral nervous system

中枢神経系の構成
大まかな役割をみてみよう

- 中枢神経系の基本的な構成とその役割は下図のようになっている．

大脳半球

- 大脳は左右の2つの半球に分かれている．
- それぞれの半球は主に体の対側の運動，感覚を司る．
- 言語機能などに関しては，左右の大脳半球で司る機能が異なる（病⑦p.19）．

中枢神経系の基本的構成

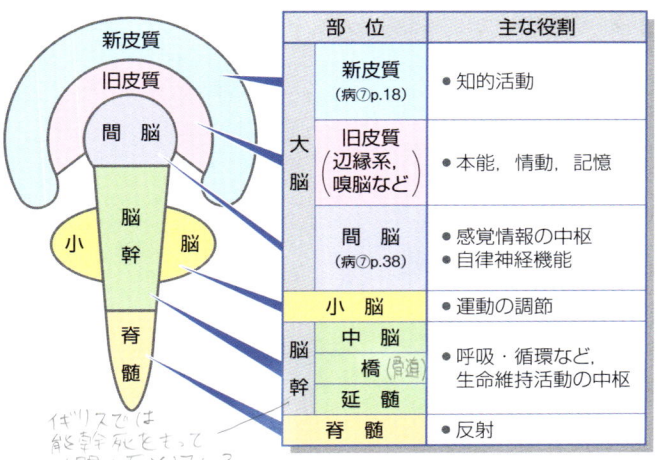

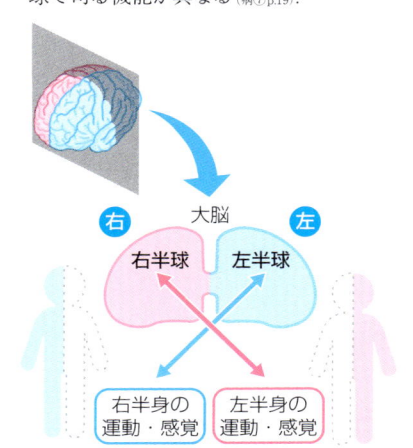

イギリスでは脳幹死をもって人間の死としている

神経系に作用する薬
多くの薬物の標的

- 神経系の機能は，人の活動，臓器の働きの全てに関わることから，神経系を標的とする薬は数多くある．

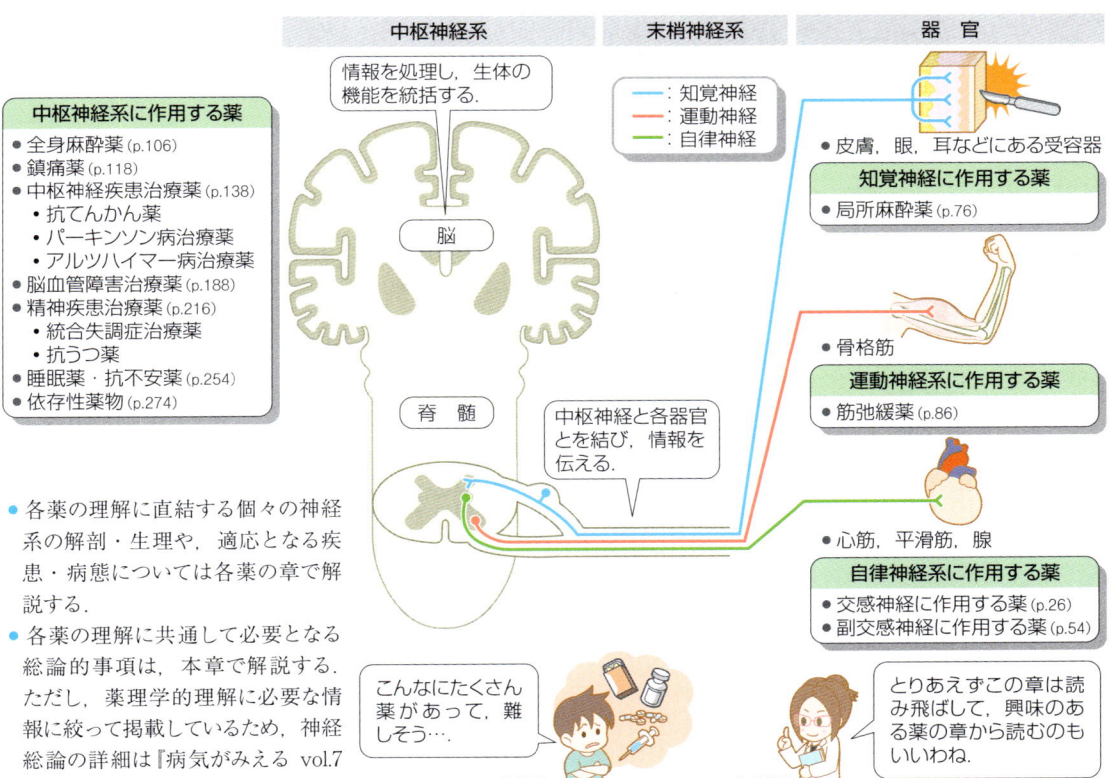

中枢神経系に作用する薬
- 全身麻酔薬（p.106）
- 鎮痛薬（p.118）
- 中枢神経疾患治療薬（p.138）
  - 抗てんかん薬
  - パーキンソン病治療薬
  - アルツハイマー病治療薬
- 脳血管障害治療薬（p.188）
- 精神疾患治療薬（p.216）
  - 統合失調症治療薬
  - 抗うつ薬
- 睡眠薬・抗不安薬（p.254）
- 依存性薬物（p.274）

- 各薬の理解に直結する個々の神経系の解剖・生理や，適応となる疾患・病態については各薬の章で解説する．
- 各薬の理解に共通して必要となる総論的事項は，本章で解説する．ただし，薬理学的理解に必要な情報に絞って掲載しているため，神経総論の詳細は『病気がみえる vol.7 脳・神経』を参照のこと．

WORDS & TERMS

シナプス [p.10]
　ニューロン同士またはニューロンと効果器との接合部．シナプスでは接合する細胞同士の細胞膜は密着しておらず，わずかな隙間（シナプス間隙）がある．神経伝達物質を分泌する側（軸索の最末端，神経終末）がシナプス前膜，神経伝達物質の受容体が存在する側（情報を受け取るニューロンや効果器の細胞）がシナプス後膜である．なお，運動神経と，骨格筋のシナプスを神経筋接合部という．

リガンド [p.4]
　受容体に結合する生理活性物質の総称．結合すると受容体を活性化するアゴニストと，結合しても受容体を活性化しないアンタゴニストに分類される．

リガンド依存性イオンチャネル [p.12]
　ある生理活性物質が結合するかどうかにより開閉が調節されるイオンチャネル．例として，AMPA受容体（グルタミン酸の結合で開く陽イオンチャネル），$GABA_A$受容体（GABAの結合で開くCl^-チャネル），ニコチン性アセチルコリン受容体（アセチルコリンの結合で開くNa^+チャネル）がある．

電位依存性イオンチャネル [p.7]
　細胞膜の電位により開閉が調節されるイオンチャネル．例として脱分極により開く電位依存性Na^+チャネル，電位依存性L型Ca^{2+}チャネルなどがある．

ギャップジャンクション [p.15]
　細胞同士の結合様式の1つ．結合部には，内部にイオンを通す孔をもつ蛋白質（コネクソンチャネル）が多数存在し，電気的連絡路が形成されている．内臓平滑筋や心筋などの限られた臓器の細胞に認められ，これらの細胞では，細胞内のイオンが隣の細胞へ自由に移動でき，1つの細胞の活動電位が隣の細胞へ伝播する．

ニューロンとグリア細胞
神経系を構成する細胞

- 神経系は，ニューロン（神経細胞）とそれを支持・保護しているグリア細胞（神経膠細胞）によって構成される．
- ニューロンは情報の伝達や処理を行う．
- グリア細胞はニューロンを保護したり，ニューロンに栄養物質が行き渡るよう調節したり，免疫に関与したりすることで，神経系が正常に機能するのを助けている．

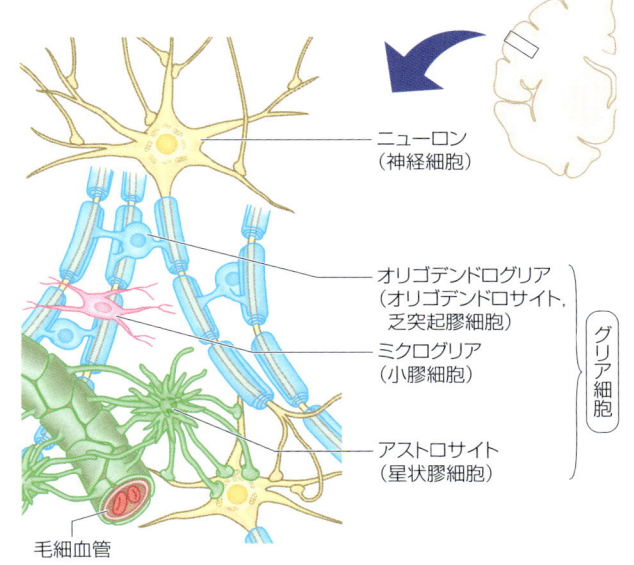

信号を伝達する細胞
ニューロン（神経細胞）

- ニューロンの形態には様々なものがあるが，以下では運動ニューロンと感覚ニューロンを例にとり，基本的な構造を説明する．

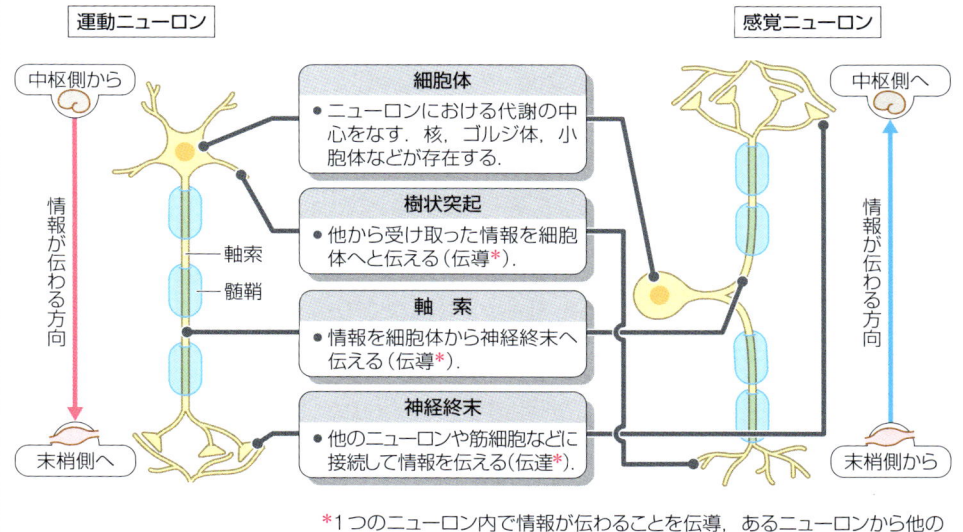

*1つのニューロン内で情報が伝わることを伝導，あるニューロンから他のニューロン・筋細胞へ情報が伝わることを伝達という（p.6）．

- 髄鞘はニューロン由来ではない．髄鞘を形成する細胞については，p.5を参照のこと．

略語 ● α-アミノ-3-ヒドロキシ-5-メチルイソオキサゾール-4-プロピオン酸（AMPA）: α-amino-3-hydroxy-5-methylisoxazole-4-propionic acid ● ガンマアミノ酪酸（GABA）: γ-aminobutyric acid

ニューロンを様々な面から助ける細胞
グリア細胞（神経膠細胞）

- グリア細胞は，ニューロンが正常に機能するように，物理的・代謝的な側面から支持・保護している．
- 以下に中枢神経系におけるグリア細胞の具体的な働きを説明する．

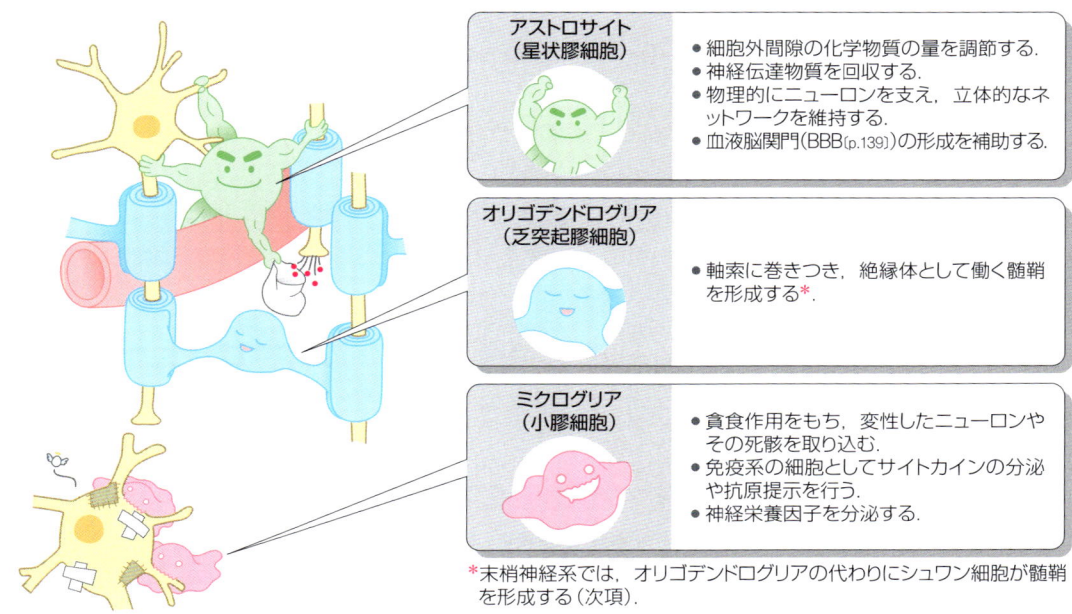

アストロサイト（星状膠細胞）
- 細胞外間隙の化学物質の量を調節する．
- 神経伝達物質を回収する．
- 物理的にニューロンを支え，立体的なネットワークを維持する．
- 血液脳関門（BBB p.139）の形成を補助する．

オリゴデンドログリア（乏突起膠細胞）
- 軸索に巻きつき，絶縁体として働く髄鞘を形成する*．

ミクログリア（小膠細胞）
- 貪食作用をもち，変性したニューロンやその死骸を取り込む．
- 免疫系の細胞としてサイトカインの分泌や抗原提示を行う．
- 神経栄養因子を分泌する．

*末梢神経系では，オリゴデンドログリアの代わりにシュワン細胞が髄鞘を形成する（次項）．

髄鞘は中枢と末梢で異なる
オリゴデンドログリアとシュワン細胞

- 軸索は，中枢神経ではオリゴデンドログリアに，末梢神経ではシュワン細胞によって取り囲まれている．

有髄神経		無髄神経
中枢神経系	末梢神経系	
オリゴデンドログリア（オリゴデンドロサイト）	シュワン細胞	
・1つのオリゴデンドログリアが複数の軸索に対し，髄鞘をつくる．	・1つのシュワン細胞が1つの軸索に対し，髄鞘をつくる．	・1つのシュワン細胞が，細胞質だけで複数の軸索を包んでいる．

- 髄鞘（ミエリン鞘）は，脂質を主成分とするミエリンからなる．
- 中枢神経系では，ほとんどの軸索に髄鞘が存在する．

髄鞘の形成（末梢神経）
- シュワン細胞の細胞膜が軸索の周りに何重にも巻きつき，脂質や蛋白質が蓄積して髄鞘を形成する（中枢神経系でも同様に，オリゴデンドログリアの突起により髄鞘がつくられる）．

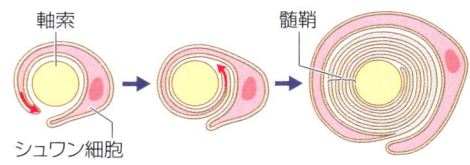

略語 ・血液脳関門（BBB）：blood-brain barrier

刺激の伝導

電流と化学物質で情報を伝える
神経の興奮，伝導と伝達

- 情報（刺激）は，ニューロンを❶興奮させ，そのニューロン上（軸索）を❷伝導し，別のニューロンに❸伝達される，という3段階を経て伝えられる．

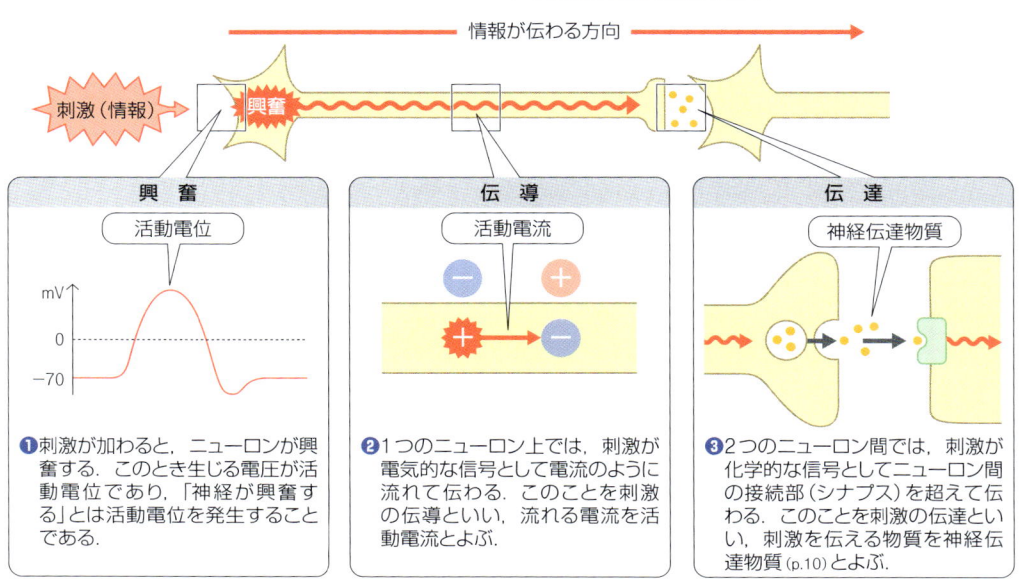

❶刺激が加わると，ニューロンが興奮する．このとき生じる電圧が活動電位であり，「神経が興奮する」とは活動電位を発生することである．

❷1つのニューロン上では，刺激が電気的な信号として電流のように流れて伝わる．このことを刺激の伝導といい，流れる電流を活動電流とよぶ．

❸2つのニューロン間では，刺激が化学的な信号としてニューロン間の接続部（シナプス）を超えて伝わる．このことを刺激の伝達といい，刺激を伝える物質を神経伝達物質（p.10）とよぶ．

細胞は電気エネルギーを蓄える
膜電位

- 生体の細胞には，細胞膜の外側と内側の間に電位差があり，これを膜電位という（外側を基準とした内側の電位で表現される）．
- 興奮していない状態（刺激がない状態，静止時）の膜電位が静止膜電位，興奮時の電位が活動電位である．
- 静止膜電位は負に維持されており，この値が上昇することを脱分極，低下することを過分極という．
- 静止膜電位の状態から，何らかの刺激により脱分極が起こり，活動電位が発生する．

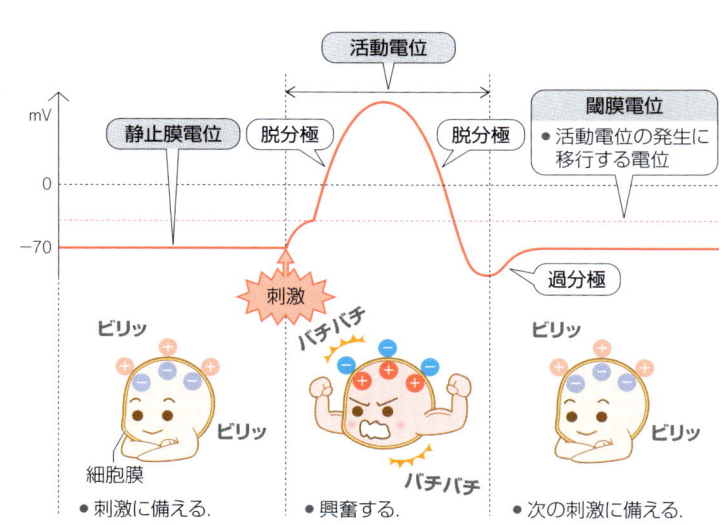

細胞の興奮と反応

- 静止膜電位を形成することで，電気エネルギーが細胞に蓄えられ，刺激を受けて活動電位を発生することができる．これにより細胞は様々な反応を起こす．
- 生体の全ての細胞は，静止膜電位を負に維持する機能を有している．一方，活動電位を発生する機能（興奮性）は，ニューロンの他，筋細胞（骨格筋，心筋，平滑筋），内分泌細胞などの限られた細胞だけが有する．

興奮性のある細胞	興奮時の反応
ニューロン	刺激の伝導，伝達
筋細胞	収縮
内分泌細胞	ホルモンなどの分泌

細胞内は細胞外に対して負電位
静止膜電位

- 興奮していない状態（刺激がない状態，静止時）での，細胞膜内外の電位差を静止膜電位という．
- 静止時の生体細胞には，細胞膜を隔てて内側が負（−），外側が正（＋）の電位差があり，静止膜電位は負である．
- この電位差は，主としてNa$^+$とK$^+$の，❶イオンポンプの能動輸送と，❷膜透過性の違い（イオンチャネルの開閉）により生じる．

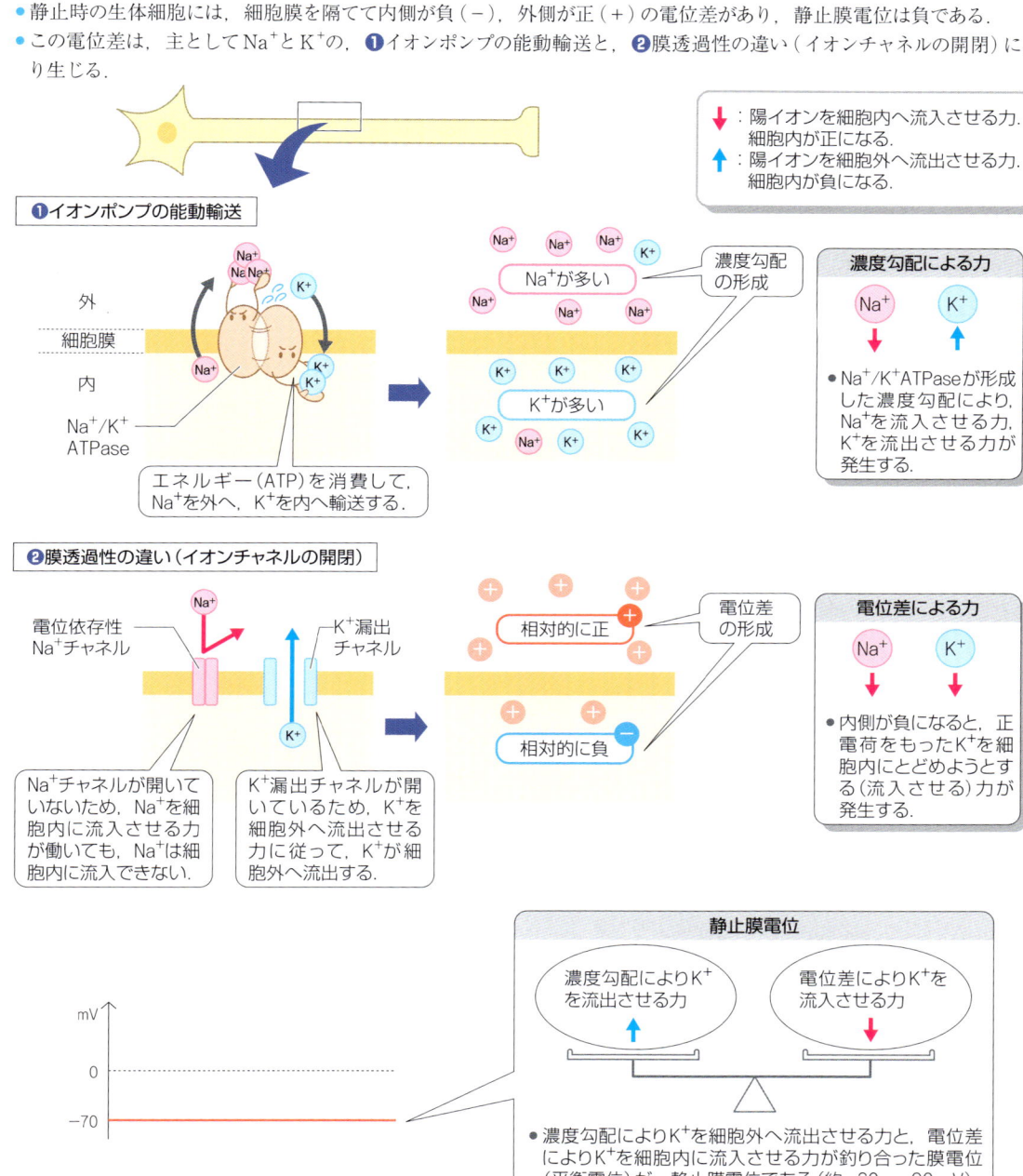

- 体液中には様々なイオン（Na$^+$，K$^+$，Ca^{2+}，Cl$^-$など）が存在するが，通常の静止膜電位付近におけるイオンの膜透過性はK$^+$が最も高いため，静止膜電位は主にK$^+$の平衡電位により決定される（他のイオンの影響は少ない）．
- 脳の消費エネルギーの約50％は，静止膜電位維持などのための能動輸送に使用されている．脳虚血などにより十分なエネルギーが供給されない状態に陥ると，Na$^+$/K$^+$ATPaseが働かなくなり，様々な細胞機能障害が生じることになる．

Na⁺流入で脱分極，K⁺流出で再分極
活動電位

- 膜電位の一過性の上昇を活動電位という．
- 活動電位は，主に❶脱分極相と，❷再分極相からなり，❶は電位依存性Na⁺チャネル開口によるNa⁺の流入により，❷は電位依存性K⁺チャネルの開口によるK⁺の流出により形成される．
- なお，チャネルが開口したときに，イオンが流入するか流出するかは，前項で解説した濃度勾配と電位差による力がどちらの方向に働いているかにより決定される（活動電位の発生には，静止膜電位が維持されていることが必要である）．

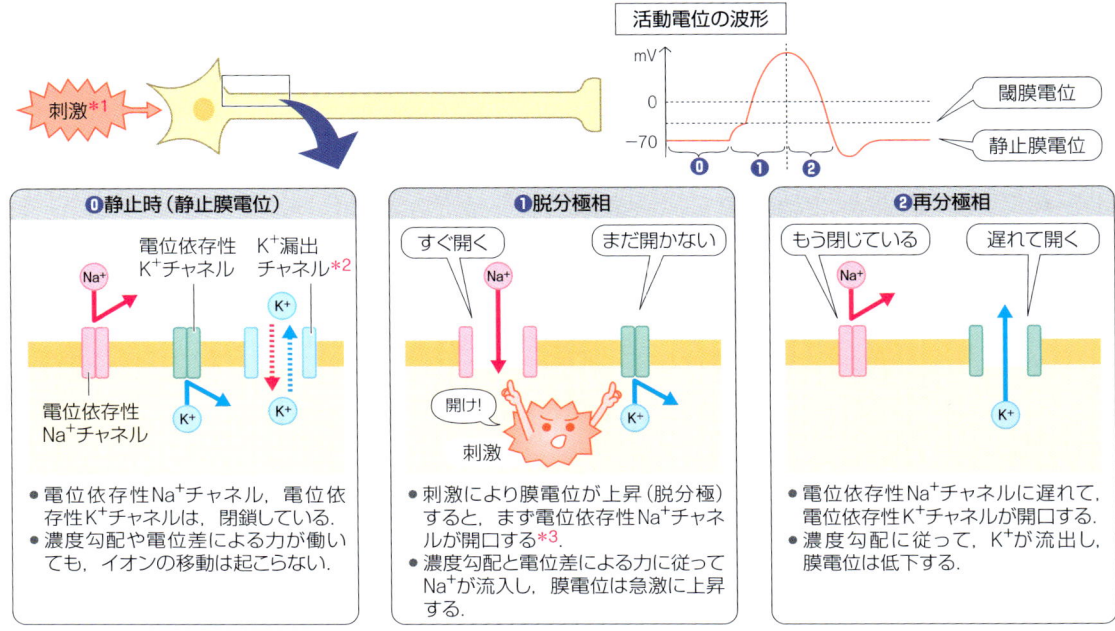

- *1 ニューロンを脱分極させる刺激には，神経伝達物質によるもの(p.10)や，機械的刺激，感覚受容器における音・光刺激などがある．
- *2 K⁺漏出チャネルは，電位非依存性であり，静止膜電位でも開口している．ただし，p.7の解説のように，K⁺を流出させる力と流入させる力が釣り合っているため，正味のK⁺の出入りは0である．活動電位におけるイオンの移動に寄与するのは主として電位依存性イオンチャネル(p.4)であるため，❶，❷の図ではK⁺漏出チャネルは省略した．
- *3 開口した電位依存性Na⁺チャネルは，一定時間後に不活性化状態となり，次の刺激には反応しない（不応期）．詳細はp.9を参照のこと．

- 筋細胞では，Na⁺，K⁺だけでなく，Ca^{2+}も活動電位の形成に重要な役割を果たす(p.15)．

ドミノ倒しのように伝わる
活動電位の伝導

- Na⁺（正電荷）が流入し，細胞膜内外の電位が逆転すると，隣接する部位との間に電位差が生じるため，活動電流が流れる．

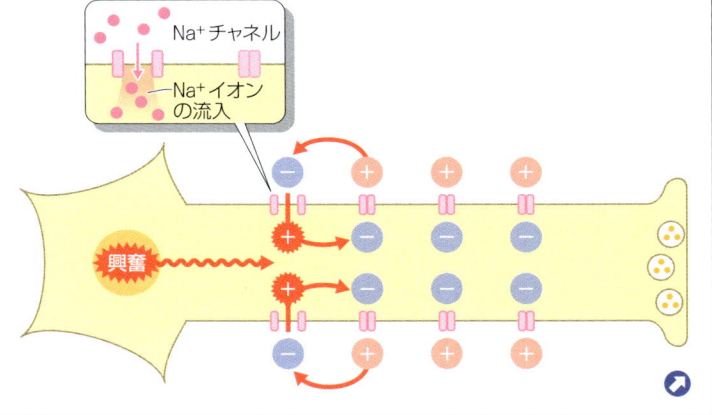

活動電位の伝導

- 軸索では，活動電位が隣接する部位に次々に伝播することによって興奮が伝導される．

静止膜電位	・Na⁺/K⁺ATPaseなどの働きにより，細胞内は細胞外に対し電気的に負の状態（静止膜電位）に保たれている．	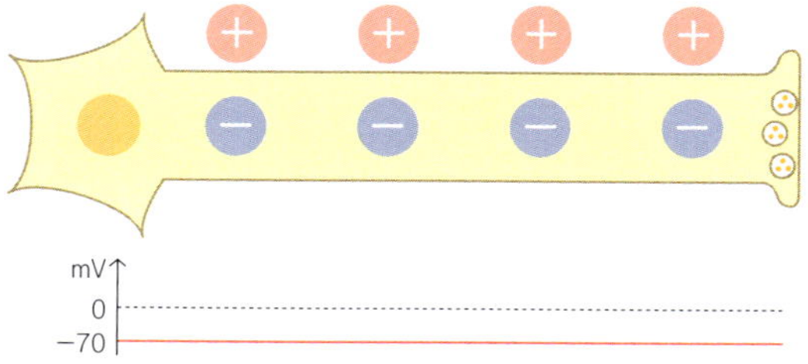
活動電位	・細胞体から閾値（閾膜電位）を超えた刺激が軸索に伝わると，まずNa⁺チャネルが，次にK⁺チャネルが開口し，活動電位が発生する（p.8）．このとき隣接する部位との間に電位差があるため，活動電流が生じる．	
活動電位	・活動電流が刺激となってNa⁺チャネルが開口し，隣接する部位で新たに活動電位が発生する．一方，興奮後のNa⁺チャネルは不活性化するため，活動電位が発生した後の細胞膜は不応期に入る．そのため活動電位は逆行しない．	
	・このように活動電位が連鎖的に発生することにより，興奮が神経終末へ伝導される．	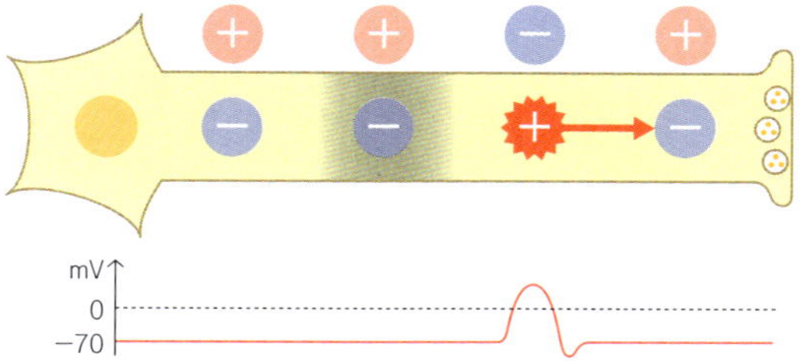
シナプス伝達	・神経終末まで興奮が伝導されると，神経終末から神経伝達物質が放出され，次のニューロン（もしくは筋細胞などの効果器）へ刺激が伝達される．	

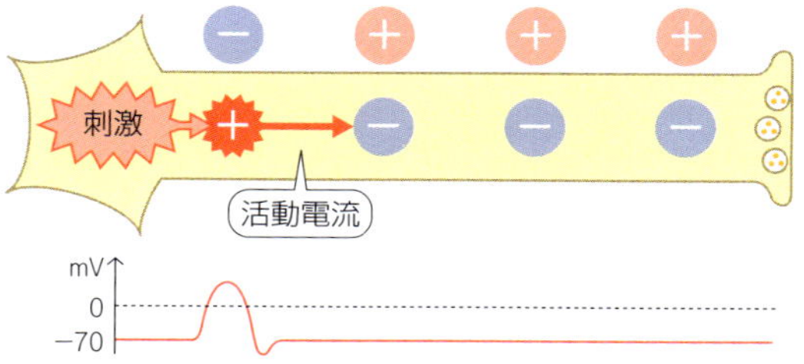

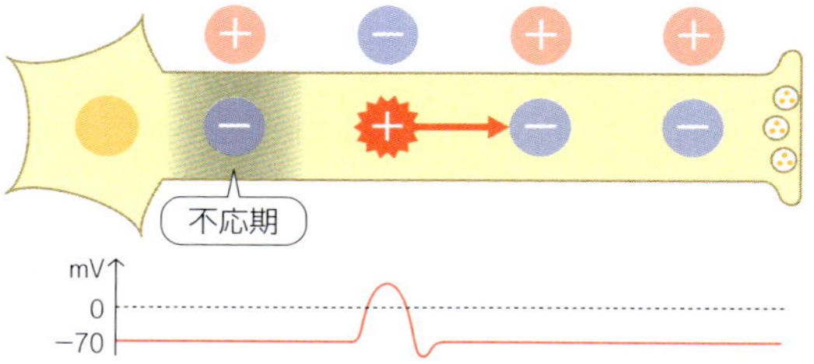

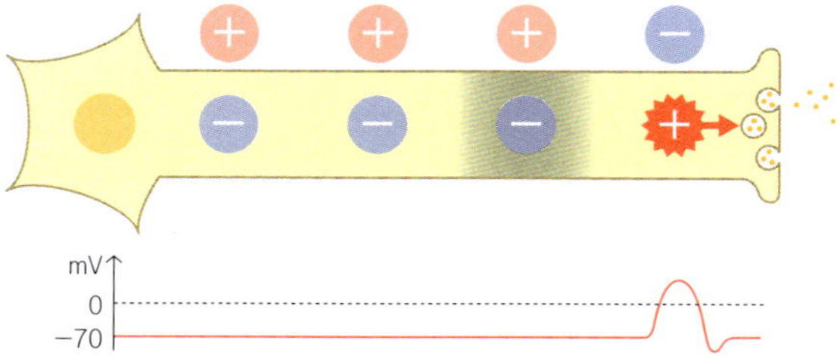

- 跳躍伝導に関しては，『病気がみえる vol.7 脳・神経』p.13を参照のこと．

刺激の伝達（神経伝達物質と受容体）

シナプスにおける情報の伝達
■神経伝達物質を介して情報はニューロン間を伝わる

- ニューロン間の情報伝達は，シナプスを介して行われる．
- ニューロン上を伝わってきた電気的な情報は，シナプスにおいて神経伝達物質による化学的な信号へと変換され，次のニューロンへと伝達される．

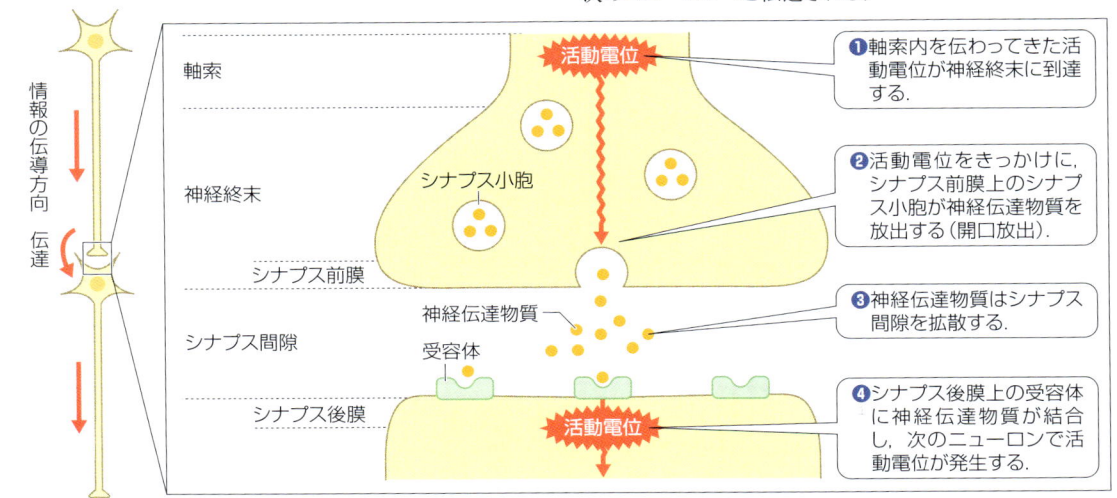

❶軸索内を伝わってきた活動電位が神経終末に到達する．

❷活動電位をきっかけに，シナプス前膜上のシナプス小胞が神経伝達物質を放出する（開口放出）．

❸神経伝達物質はシナプス間隙を拡散する．

❹シナプス後膜上の受容体に神経伝達物質が結合し，次のニューロンで活動電位が発生する．

- ニューロン同士だけでなく，ニューロンから効果器への情報伝達も，神経伝達物質による化学的な情報伝達である．
- 上図では，情報を受けとる側（シナプス後膜側）の細胞を脱分極させ，活動電位を発生させる例を示した．神経伝達物質の種類によっては，シナプス後膜側の細胞を過分極させ，活動電位を発生しにくくする情報伝達も存在する (p.11)．

神経伝達物質
■様々な物質がある

- 神経伝達物質は数十種類以上存在し，ニューロン同士あるいはニューロンと効果器との情報伝達を仲介している．これらの神経伝達物質は，ニューロンの種類や存在部位によって異なる機能をもつ．

主な神経伝達物質			作　用
低分子伝達物質	アミノ酸系	興奮性	グルタミン酸	● 中枢神経系（脳）にてニューロンを興奮させる．
		抑制性	GABA	● 中枢神経系（脳）にてニューロンの興奮を抑制する．
			グリシン	● 脊髄・下位脳幹にてニューロンの興奮を抑制する．
	モノアミン系		アセチルコリン	● ニューロン・骨格筋の脱分極など様々．
			ヒスタミン*	● 覚醒状態の維持に補助的な役割を果たす．
		カテコールアミン	ドパミン	● 身体の運動，意欲，学習などを引き起こす．
			ノルアドレナリン	● 中枢神経系（脳）の興奮や，交感神経系の刺激など．
			アドレナリン**	● 交感神経系を刺激する．
		インドールアミン	セロトニン	● 気分，食欲，睡眠を制御する．
神経ペプチド	オピオイド		エンケファリン	● 痛覚の情報伝達を抑制する (p.120)．
			ダイノルフィン	
			β-エンドルフィン	
	タキキニン		サブスタンスP	● 脊髄にて痛覚の情報伝達を行う (p.118)．

「○○作動性ニューロン」という言い方をする場合があります．例えば，ドパミン作動性ニューロンは，神経伝達物質としてドパミンを分泌するニューロンのことを指します．ドパミンが作用する神経という意味ではないので気をつけましょうね．

生理学者

*ヒスタミンは，肥満細胞（マスト細胞）でも産生・分泌され，アレルギーや炎症反応に関わっている (病⑥p.34)．
**アドレナリンは，副腎髄質で産生され，ホルモンとして血液中に分泌される．

- 受容体は，薬物への親和性の違いや生じる細胞反応の違いにより，サブタイプに分類され，同じ神経伝達物質であっても，結合する受容体サブタイプによって異なる細胞反応を起こす．
- 上記は，それぞれの神経伝達物質の作用の一例であり，作用部位や受容体サブタイプにより様々な作用を発揮する．

略語 ● γ-アミノ酪酸（GABA）：γ-aminobutyric acid

興奮しやすくするか，しにくくするか
興奮性と抑制性のシナプス伝達

- シナプス伝達が起こると，シナプス後膜側の細胞（シナプス後ニューロン）の膜電位が変化する．
- 膜電位の変化には，脱分極（マイナスに維持されている静止膜電位が0に近づく）と，過分極（静止膜電位がさらにマイナス方向に変化する）の2種類がある．
- 脱分極を起こすシナプス伝達を興奮性シナプス伝達といい，興奮性の神経伝達物質にはグルタミン酸やアセチルコリン（ACh）などがある．
- 過分極を起こすシナプス伝達を抑制性シナプス伝達といい，抑制性の神経伝達物質にはGABAやグリシンなどがある．

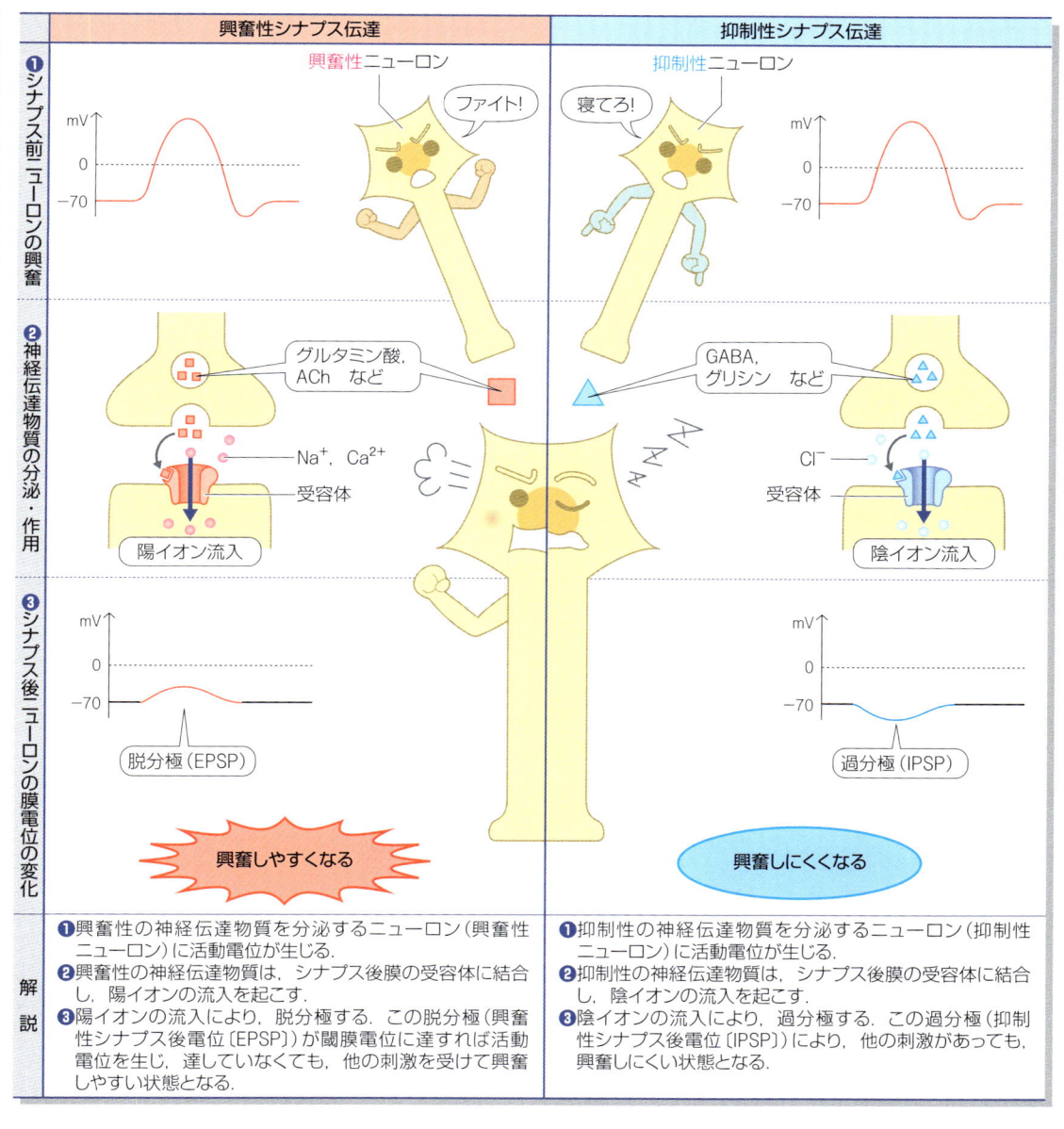

略語 ● アセチルコリン（ACh）：acetylcholine ● 興奮性シナプス後電位（EPSP）：excitatory postsynaptic potential ● 抑制性シナプス後電位（IPSP）：inhibitory postsynaptic potential

神経伝達物質と受容体
陽イオンを通すか，陰イオンを通すか

- シナプス伝達が興奮性であるか，抑制性であるかは，シナプス前ニューロンが分泌する神経伝達物質と，その受容体の作用で決まる．
- ここでは，中枢神経系における代表的な神経伝達物質の受容体であるグルタミン酸受容体と，GABA受容体を解説する．
- 末梢神経系における代表的な神経伝達物質の受容体であるACh受容体，アドレナリン受容体に関しては自律神経総論(p.20)の章を参照のこと．

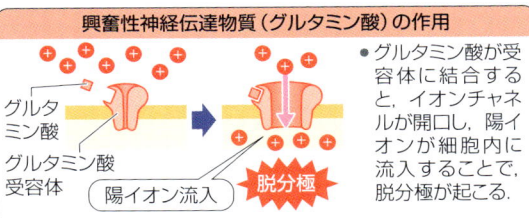

- グルタミン酸が受容体に結合すると，イオンチャネルが開口し，陽イオンが細胞内に流入することで，脱分極が起こる．

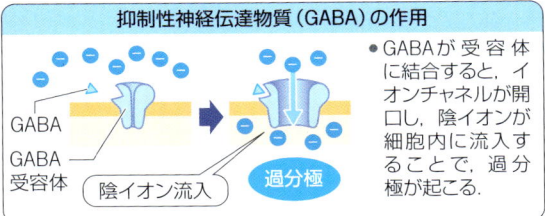

- GABAが受容体に結合すると，イオンチャネルが開口し，陰イオンが細胞内に流入することで，過分極が起こる．

- 上記では，神経伝達物質が膜電位を変化させる機序のうち，受容体自体がイオンチャネルとして機能するという，直接的な作用を解説した．この他にも，受容体自体はイオンチャネルとして機能せず，G蛋白質などの細胞内情報伝達系を介して細胞膜のイオン透過性を変化させるという，間接的な作用もある(p.22, 23)．

グルタミン酸受容体のサブタイプ
大事なのはイオンチャネル型

- グルタミン酸受容体サブタイプは，大きくイオンチャネル型受容体と，代謝型受容体に分けられる．
- 薬物の主要な標的は，イオンチャネル型受容体である．

	サブタイプ	情報伝達系	神経機能との代表的な関わり	主な関連薬（いずれも拮抗薬）
イオンチャネル型	non-NMDA受容体 （AMPA受容体，カイニン酸受容体）	Na^+, K^+ チャネル内蔵型（速いEPSP）	・中枢神経系における興奮性シナプス伝達の大部分	・抗てんかん薬(p.143)
	NMDA受容体	Ca^{2+}, Na^+, K^+ チャネル内蔵型（遅いEPSP）	・記憶・学習，神経回路の形成 ・虚血時などの神経細胞死 ・痛覚過敏	・メマンチン（アルツハイマー型認知症治療薬(p.181)） ・ケタミン（全身麻酔薬(p.115)） ・アマンタジン（パーキンソン病治療薬(p.169)）
	代謝型*	G蛋白質共役型	・視覚，嗅覚の情報伝達 ・シナプス可塑性	

*代謝型はさらに8種類のサブタイプに分類されるが，ここでは省略する．

AMPA受容体とNMDA受容体
AMPA受容体はNa^+，NMDA受容体はCa^{2+}

- ここでは主要なイオンチャネル型グルタミン酸受容体であるAMPA受容体とNMDA受容体を解説する．
- いずれも，グルタミン酸の結合により開く陽イオンチャネルを内蔵している．

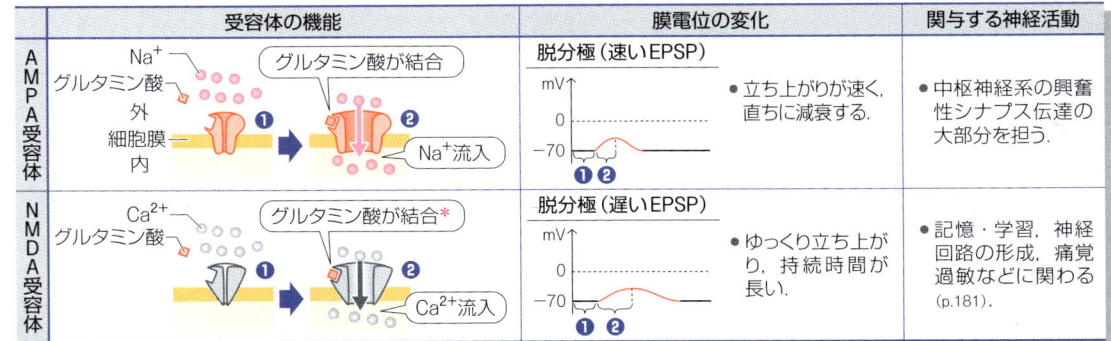

*NMDA受容体の開口には，グルタミン酸の結合に加えて，グリシンの結合と脱分極（Mg^{2+}の解離）が必要である．この脱分極はAMPA受容体の開口により起こり，海馬などにおいて，NMDA受容体はAMPA受容体と共に局在している．

略語 ・γ-アミノ酪酸（GABA）：γ-aminobutyric acid ・アセチルコリン（ACh）：acetylcholine ・α-アミノ-3-ヒドロキシ-5-メチルイソオキサゾール-4-プロピオン酸（AMPA）：α-amino-3-hydroxy-5-methylisoxazole-4-propionic acid ・N-メチル-D-アスパラギン酸（NMDA）：N-methyl-D-aspartate

大事なのはGABA_A受容体
GABA受容体のサブタイプ

- GABA受容体は，以下の3つのサブタイプに分類される．
- GABA_A受容体は，発現量が最も多く，主要な薬物の標的として重要である．

サブタイプ	情報伝達系	神経機能との代表的な関わり	主な関連薬（いずれも促進薬）
GABA_A受容体	Cl⁻チャネル内蔵型 （速いIPSP）	●中枢および末梢神経系の抑制性シナプス伝達の大部分 （鎮静・催眠，健忘，抗不安，抗けいれんなど）	●ベンゾジアゼピン系薬 (p.113, 154, 255) ●バルビツール酸系薬 (p.112) ●揮発性麻酔薬 (p.109)
GABA_B受容体	G蛋白質共役型 （遅いIPSP）	●脊髄反射の抑制性調節	●バクロフェン（中枢性筋弛緩薬 (p.96)）
GABA_C受容体	Cl⁻チャネル内蔵型 （遅いIPSP）	●機能の詳細は不明 （網膜，脊髄，上丘，下垂体などに限局して存在）	

Cl⁻チャネル内蔵型
GABA_A受容体

- ここでは，主要なGABA受容体であるGABA_A受容体を解説する．
- GABA_A受容体は，GABAの結合により開くCl⁻チャネルを内蔵している．
- GABA_A受容体には，GABAが結合する部位の他にも，ベンゾジアゼピン系などの薬物や，アルコールなどが結合する部位がある．
- 内因性のGABAによる抑制性シナプス伝達は，GABA_A受容体に結合する様々な因子により調節され，神経機能を修飾（主として抑制）する薬の主要な標的となる．

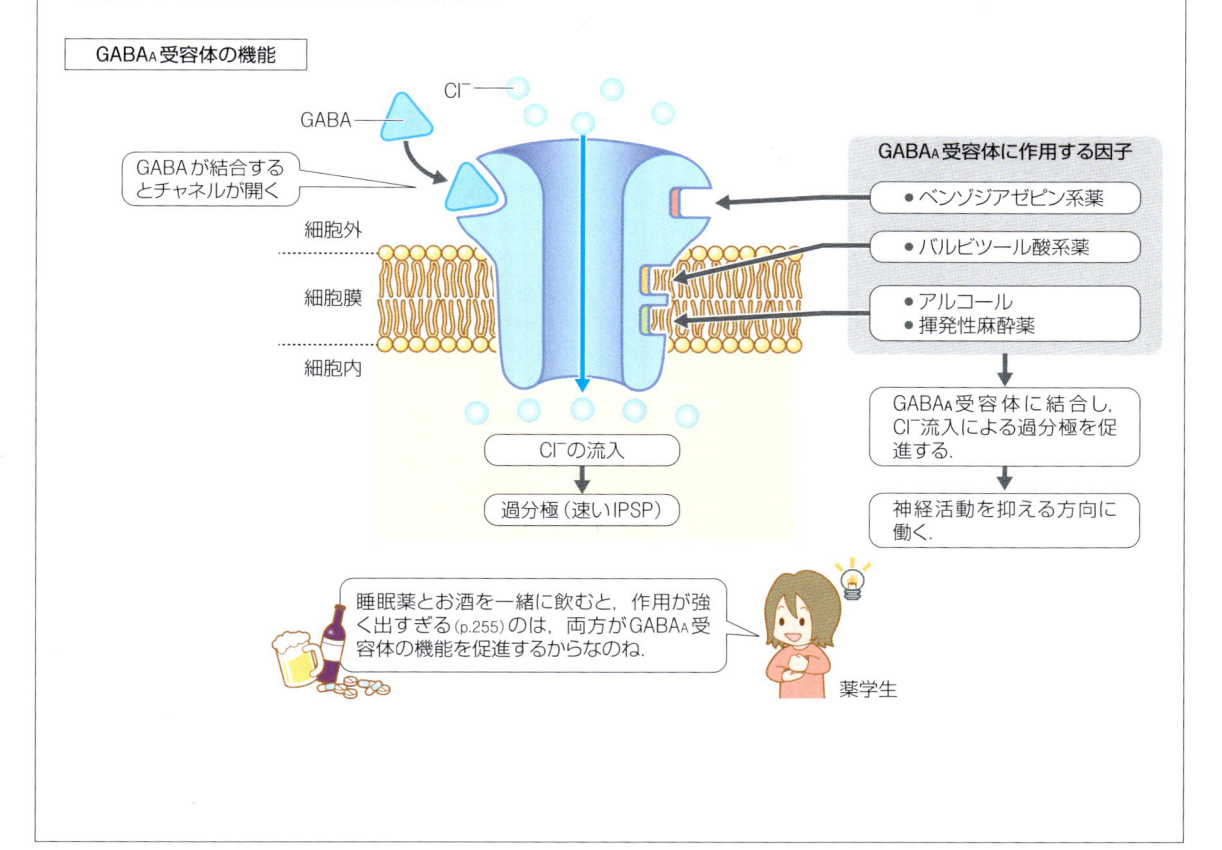

GABA_A受容体の機能

- GABAが結合するとチャネルが開く
- Cl⁻の流入 → 過分極（速いIPSP）

GABA_A受容体に作用する因子
- ベンゾジアゼピン系薬
- バルビツール酸系薬
- アルコール
- 揮発性麻酔薬

→ GABA_A受容体に結合し，Cl⁻流入による過分極を促進する．
→ 神経活動を抑える方向に働く．

> 睡眠薬とお酒を一緒に飲むと，作用が強く出すぎる (p.255) のは，両方がGABA_A受容体の機能を促進するからなのね．　――薬学生

略語 ●抑制性シナプス後電位（IPSP）：inhibitory postsynaptic potential

筋組織

筋肉の分類
大きく3種類

- 筋肉は組織学上の形態から，骨格筋，心筋，平滑筋の3種類に分けられる．
- また，支配神経により随意筋と不随意筋に分けられる．

組織学的分類

- 筋組織
  - 横紋筋
    - 骨格筋：関節を動かしたり，表情をつくったりする．
    - 心筋：心臓のポンプ機能に関わる．
  - 平滑筋：血管径の調節や，消化管の運動などに関わる．

支配神経による分類

- 随意筋（運動神経支配）：命令に従います／意志により収縮を調節できる．
- 不随意筋（自律神経支配）：まかせといて／意志では収縮を調節できない．

- 平滑筋は，血管，消化管，気管支，膀胱，子宮，眼など，様々な臓器に存在し，平滑筋の収縮・弛緩により各臓器の機能が調節されている．
- 本章では総論として，様々な臓器の疾患治療薬に関わる平滑筋の収縮機構を解説する．
- 骨格筋の収縮機構は筋弛緩薬(p.87)，心筋の収縮機構は循環器に作用する薬(p.283)の各章で解説する．

平滑筋の収縮
ミオシン軽鎖のリン酸化

- 平滑筋細胞内には，ミオシン主体の太いフィラメントとアクチン主体の細いフィラメントがあり，これらの相互反応により収縮運動が起こる（横紋筋と同様）．
- アクチンとミオシンの相互反応（滑り込みまたは架橋形成ともいう）は，ミオシン軽鎖のリン酸化により促進され，脱リン酸化により抑制される．
- ミオシン軽鎖をリン酸化する酵素（収縮させる酵素）はミオシン軽鎖キナーゼ（MLCK），脱リン酸化する酵素（弛緩させる酵素）はミオシン軽鎖ホスファターゼ（MLCP）である．

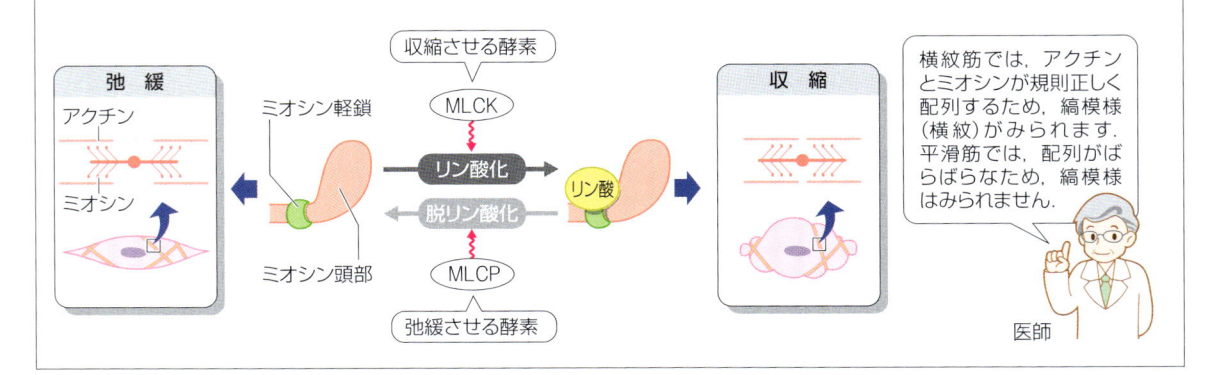

弛緩：アクチン／ミオシン／ミオシン軽鎖／ミオシン頭部
収縮させる酵素：MLCK　リン酸化
弛緩させる酵素：MLCP　脱リン酸化
収縮：リン酸

医師：横紋筋では，アクチンとミオシンが規則正しく配列するため，縞模様（横紋）がみられます．平滑筋では，配列がばらばらなため，縞模様はみられません．

略語
- ミオシン軽鎖キナーゼ（MLCK）：myosin light-chain kinase
- ミオシン軽鎖ホスファターゼ（MLCP）：myosin light-chain phosphatase

平滑筋を収縮させる因子
細胞内 Ca^{2+} 濃度を上昇させる

- 平滑筋の収縮は，細胞内 Ca^{2+} 濃度上昇によって起こる．
- 細胞内で増加した Ca^{2+} が，カルモジュリンに結合し，これが MLCK を活性する．その結果，ミオシン軽鎖のリン酸化が促進され，平滑筋が収縮する．
- 細胞内 Ca^{2+} 濃度の上昇は，❶筋小胞体から Ca^{2+} が放出されるか，❷細胞外から Ca^{2+} が流入することによる．

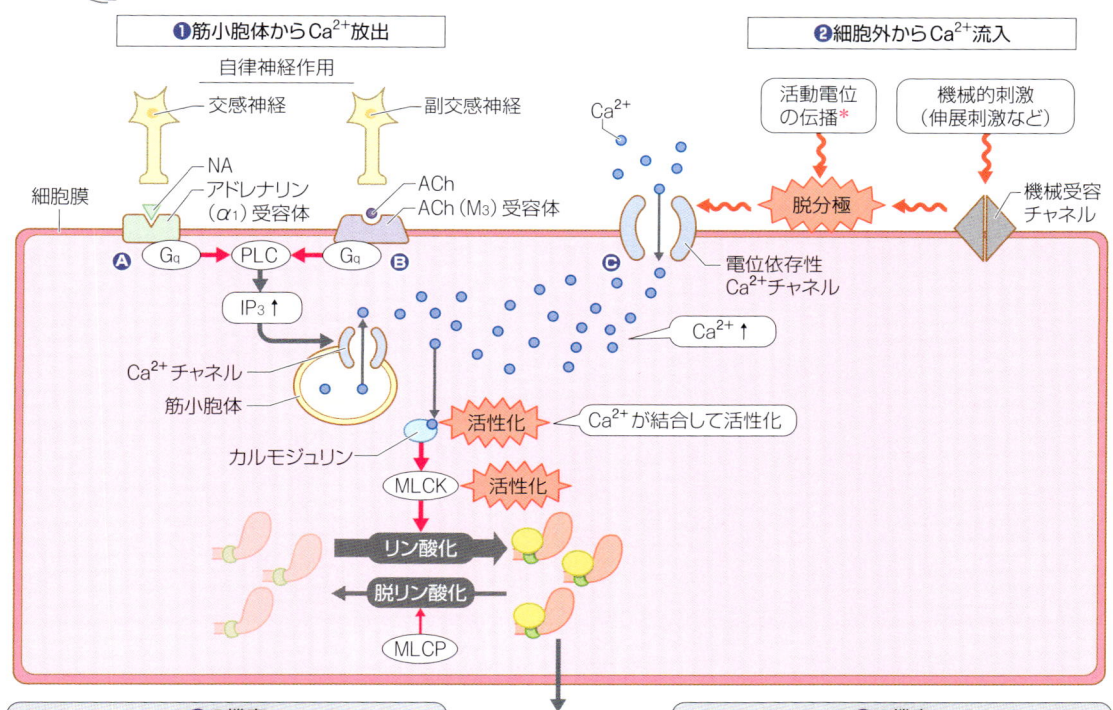

❶ 筋小胞体から Ca^{2+} 放出

自律神経作用：交感神経（NA，アドレナリン（α1）受容体）／副交感神経（ACh，ACh（M3）受容体）
Ⓐ Gq → PLC → IP3↑ → Ca^{2+} チャネル（筋小胞体）
Ⓑ Gq → PLC

❷ 細胞外から Ca^{2+} 流入

活動電位の伝播*，機械的刺激（伸展刺激など）→ 脱分極 → Ⓒ 電位依存性 Ca^{2+} チャネル／機械受容チャネル

Ca^{2+}↑ → カルモジュリン（Ca^{2+} が結合して活性化）→ MLCK 活性化 → リン酸化 ⇄ 脱リン酸化（MLCP）→ 収縮

❶ の機序
- 自律神経終末から分泌された神経伝達物質などが，それぞれの受容体に結合する．
- 細胞内反応によりイノシトール三リン酸（IP3）濃度が上昇し，筋小胞体の Ca^{2+} チャネルが開口する．
- 筋小胞体に貯留されていた Ca^{2+} が放出され，細胞内 Ca^{2+} 濃度が上昇する．

❷ の機序
- 活動電位の伝播や機械的刺激により，平滑筋細胞が脱分極する．
- 細胞膜に存在する電位依存性 Ca^{2+} チャネルが開口する．
- 細胞外から Ca^{2+} が流入し，細胞内 Ca^{2+} 濃度が上昇する．

*平滑筋細胞は隣接する細胞とギャップジャンクション（p.4）により接合されており，1つの細胞の興奮で生じた活動電位が，隣の細胞に伝播する．

- 筋小胞体からの Ca^{2+} 放出を起こす因子には，自律神経系の神経伝達物質以外に，アンジオテンシンⅡ，エンドセリン，トロンボキサン（TXA2）などがある．これら因子の受容体は，主に血管平滑筋に発現しており，血管収縮因子として重要である．(p.286)

薬との関連
- 平滑筋を収縮させる因子を刺激・促進する薬は平滑筋を収縮させる薬であり，遮断・阻害する薬は平滑筋を弛緩させる薬である．
- 代表的な薬を示す．

作用部位	刺激薬・促進薬 平滑筋を**収縮**させる薬	遮断薬・阻害薬 平滑筋を**弛緩**させる薬
Ⓐ α1 受容体	・αβ受容体刺激薬 (p.31) ・α1 受容体刺激薬 (p.34)	・非選択的α受容体遮断薬 (p.44) ・選択的α1 受容体遮断薬 (p.44) ・αβ受容体遮断薬 (p.47)
Ⓑ M3 受容体	・直接型コリン作動薬 (p.59) ・間接型コリン作動薬（ChE阻害薬）(p.62)	・抗ムスカリン薬 (p.68)
Ⓒ 電位依存性 Ca^{2+} チャネル	—	・Ca拮抗薬 (p.290)

略語
- ノルアドレナリン（NA）：noradrenaline
- アセチルコリン（ACh）：acetylcholine
- ホスホリパーゼC（PLC）：phospholipase C
- イノシトール三リン酸（IP3）：inositol triphosphate
- トロンボキサンA2（TXA2）：thromboxane A2
- コリンエステラーゼ（ChE）：cholinesterase

平滑筋を弛緩させる因子
cAMP, cGMPを上昇させる

- 平滑筋の弛緩は，収縮させていた刺激がなくなり，❶細胞内Ca^{2+}濃度が低下すること，または，平滑筋を弛緩させる因子により，❷cAMP上昇，❸cGMP上昇が起こり，リン酸化されたミオシン軽鎖が減少することによる．

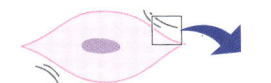

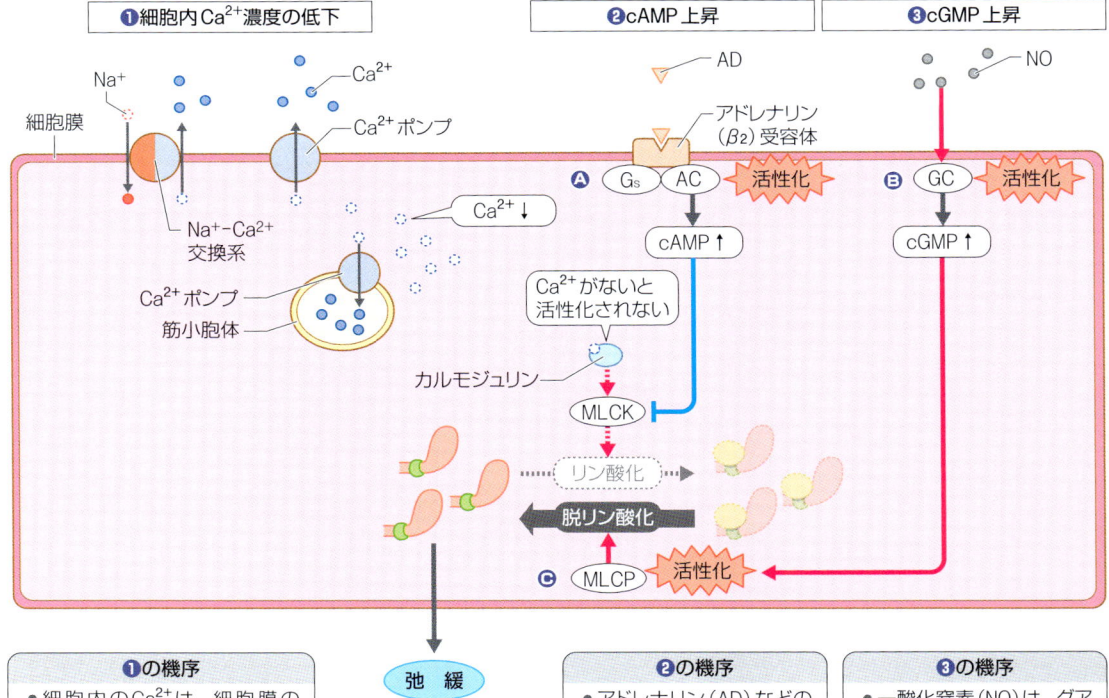

❶細胞内Ca^{2+}濃度の低下
❷cAMP上昇
❸cGMP上昇

❶の機序
- 細胞内のCa^{2+}は，細胞膜のCa^{2+}ポンプ，Na^+-Ca^{2+}交換系により細胞外へくみ出される．また，筋小胞体のCa^{2+}ポンプにより筋小胞体内へ戻される．
- Ca^{2+}濃度が低下すると，カルモジュリンが活性化されず，MLCK活性が促進されない．

❷の機序
- アドレナリン（AD）などの刺激で，アデニル酸シクラーゼ（AC）が活性化される．
- ACによりcAMPが産生される．
- 増加したcAMPがMLCKを抑制し，ミオシン軽鎖のリン酸化が阻害される．

❸の機序
- 一酸化窒素（NO）は，グアニル酸シクラーゼ（GC）を活性化する．
- GCによりcGMPが産生される．
- 増加したcGMPがMLCPを促進し，ミオシン軽鎖の脱リン酸化が促進される．

- cAMPを上昇させる因子には，アドレナリンの他に，プロスタサイクリン（PGI_2），ヒスタミンなどがある．また，cGMPを上昇させる因子には，NOの他に，心房性ナトリウム利尿ペプチド（ANP）(p.323)などがある．これら因子の受容体は，主に血管平滑筋に発現しており，血管拡張因子として重要である (p.286)．

薬との関連
- 平滑筋を弛緩させる因子を刺激・促進する薬は平滑筋を弛緩させる薬であり，遮断・阻害する薬は平滑筋を収縮させる薬である．
- 代表的な薬を示す．

作用部位	刺激薬・促進薬 平滑筋を弛緩させる薬	遮断薬・阻害薬 平滑筋を収縮させる薬
Ⓐ$β_2$受容体	・$αβ$受容体刺激薬(p.31) ・非選択的$β$受容体刺激薬(p.35) ・$β_2$受容体刺激薬(p.37)	・$αβ$受容体遮断薬(p.47) ・非選択的$β$受容体遮断薬(p.46)
Ⓑグアニル酸シクラーゼ	・硝酸薬(p.302)	―
ⒸMLCP	・ファスジル*(p.209)	―

*ファスジルのMLCP活性促進作用は，Rhoキナーゼを阻害することによる間接的な作用である．

略語 ●環状アデノシン一リン酸（cAMP）: cyclic adenosine monophosphate ●環状グアノシン一リン酸（cGMP）: cyclic guanosine monophosphate ●アドレナリン（AD）: adrenaline ●一酸化窒素（NO）: nitric oxide ●アデニル酸シクラーゼ（AC）: adenylate cyclase ●グアニル酸シクラーゼ（GC）: guanylate cyclase ●プロスタサイクリン／プロスタグランジンI_2（PGI_2）: prostacyclin／prostaglandin I_2 ●心房性ナトリウム利尿ペプチド（ANP）: atrial natriuretic peptide

Pharmacology

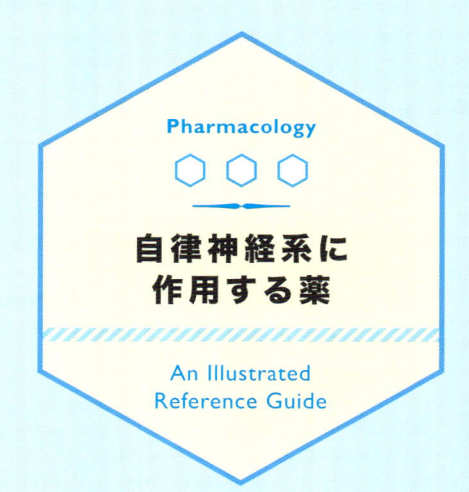

自律神経系に
作用する薬

An Illustrated
Reference Guide

自律神経総論

監修
医学： 渡邉 裕司
薬学： 野澤 玲子

基本的な生命活動機能を担う
自律神経系とは

- 循環，呼吸，消化，分泌，排泄，体温調節など，基本的な生命活動（自律機能）の維持に働いている神経系を自律神経系という．
- 自律神経系は，心筋，平滑筋（血管，消化管，瞳孔括約筋など），腺など，ほぼ全身に分布する．
- 自律神経系は，生体の恒常性（ホメオスタシス）の維持に重要な役割を果たしている．

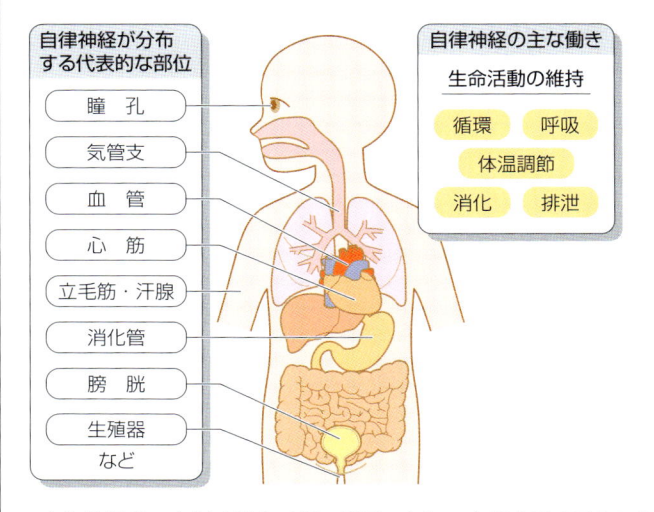

自律神経が分布する代表的な部位
- 瞳孔
- 気管支
- 血管
- 心筋
- 立毛筋・汗腺
- 消化管
- 膀胱
- 生殖器
- など

自律神経の主な働き
生命活動の維持
- 循環
- 呼吸
- 体温調節
- 消化
- 排泄

- 自律神経系の中枢は視床下部や脳幹にあり，大脳皮質は関与しない（p.19）．このため，自律神経系の調節は無意識（不随意）に行われる．

3つの特徴
自律神経支配の特徴

- 自律神経系の支配には，体性神経系と異なる次のような特徴がある．

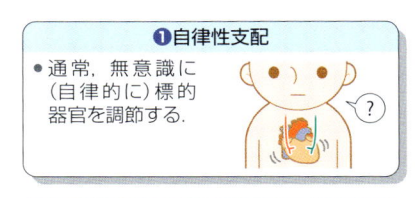

❶自律性支配
- 通常，無意識に（自律的に）標的器官を調節する．

❷二重支配
- 1つの標的器官は交感神経と副交感神経の両方から支配される．

❸拮抗支配
- 通常，同じ器官に対する交感神経と副交感神経の作用は拮抗する．

※❷，❸については例外あり（汗腺，立毛筋，瞳孔括約筋・散大筋など）．

エネルギー消費か，エネルギー確保か
交感神経系と副交感神経系

- 自律神経系には交感神経系と副交感神経系の2種類があり，互いに相反する役割を担っている．

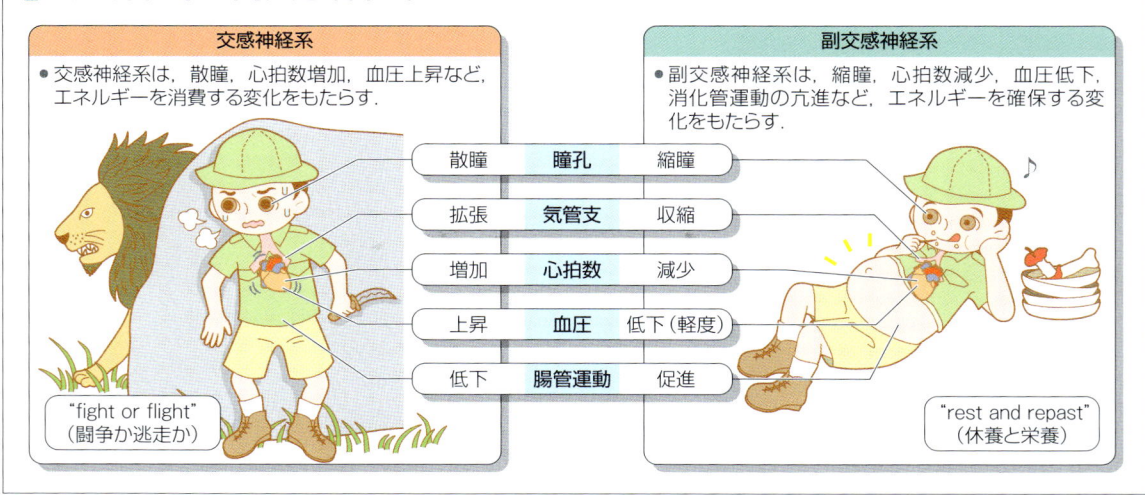

交感神経系
- 交感神経系は，散瞳，心拍数増加，血圧上昇など，エネルギーを消費する変化をもたらす．

"fight or flight"
（闘争か逃走か）

副交感神経系
- 副交感神経系は，縮瞳，心拍数減少，血圧低下，消化管運動の亢進など，エネルギーを確保する変化をもたらす．

"rest and repast"
（休養と栄養）

交感神経系		副交感神経系
散瞳	瞳孔	縮瞳
拡張	気管支	収縮
増加	心拍数	減少
上昇	血圧	低下（軽度）
低下	腸管運動	促進

アセチルコリンとノルアドレナリン
自律神経系の神経伝達物質と受容体

- 自律神経系は，中枢から神経節を経て効果器に分布する．
- 自律神経系では，主にアセチルコリン（ACh），ノルアドレナリン（NA）の2つの神経伝達物質によって刺激が伝えられる．交感神経系，副交感神経系の神経伝達物質と受容体について，以下に示す．

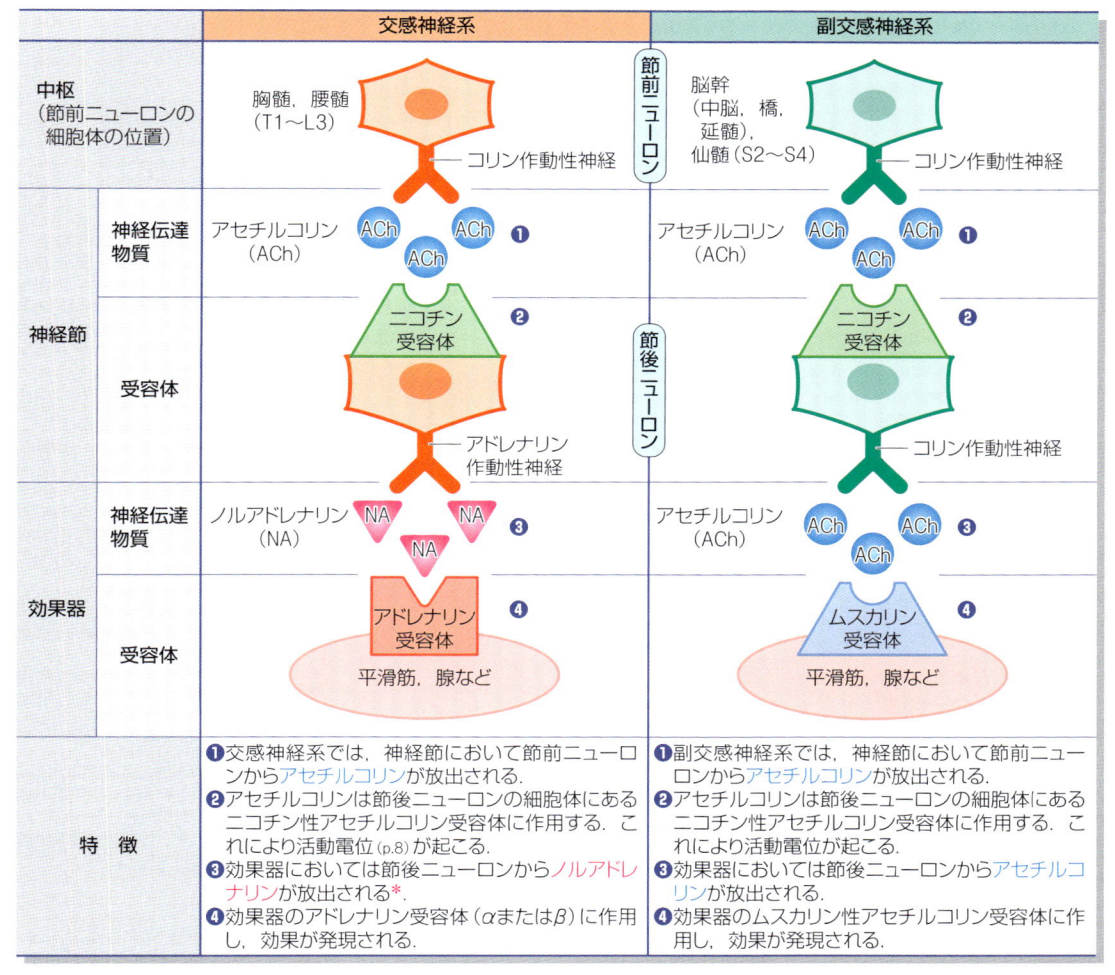

自律神経系に作用する薬　自律神経総論

		交感神経系	副交感神経系
中枢（節前ニューロンの細胞体の位置）		胸髄，腰髄（T1〜L3）	脳幹（中脳，橋，延髄），仙髄（S2〜S4）
神経節	神経伝達物質	アセチルコリン（ACh） ❶	アセチルコリン（ACh） ❶
	受容体	ニコチン受容体 ❷	ニコチン受容体 ❷
効果器	神経伝達物質	ノルアドレナリン（NA） ❸	アセチルコリン（ACh） ❸
	受容体	アドレナリン受容体 ❹ 平滑筋，腺など	ムスカリン受容体 ❹ 平滑筋，腺など
	特徴	❶交感神経系では，神経節において節前ニューロンからアセチルコリンが放出される． ❷アセチルコリンは節後ニューロンの細胞体にあるニコチン性アセチルコリン受容体に作用する．これにより活動電位（p.8）が起こる． ❸効果器においては節後ニューロンからノルアドレナリンが放出される*． ❹効果器のアドレナリン受容体（αまたはβ）に作用し，効果が発現される．	❶副交感神経系では，神経節において節前ニューロンからアセチルコリンが放出される． ❷アセチルコリンは節後ニューロンの細胞体にあるニコチン性アセチルコリン受容体に作用する．これにより活動電位が起こる． ❸効果器においては節後ニューロンからアセチルコリンが放出される． ❹効果器のムスカリン性アセチルコリン受容体に作用し，効果が発現される．

節前ニューロン／節後ニューロン／コリン作動性神経／アドレナリン作動性神経

*基本的に，交感神経節後ニューロンは，神経伝達物質としてノルアドレナリンを放出するアドレナリン作動性神経である．例外として，汗腺を支配する交感神経節後ニューロンは，アセチルコリンを分泌するコリン作動性神経である．また，副腎髄質を支配する交感神経は，節前ニューロン（コリン作動性神経）だけで構成されており，効果器である副腎髄質からホルモンとしてアドレナリンが分泌される（p.26）．

- 中枢から神経節までの神経細胞を節前ニューロン（節前線維），神経節から効果器までの神経細胞を節後ニューロン（節後線維）という．上図では示していないが，交感神経は節前ニューロンが短く節後ニューロンが長い，副交感神経は節前ニューロンが長く節後ニューロンが短いという形態学上の違いもある（柄⑦/p.204）．
- アドレナリン受容体およびアセチルコリン受容体は，刺激時の細胞内反応の違いや，薬物との結合のしやすさ（親和性）の違いにより，サブタイプに細分類されている．
- 発現している受容体サブタイプが効果器ごとに異なるために，自律神経の刺激に対し効果器ごとに異なる反応が起こる．
- 各効果器に発現しているサブタイプと反応や特徴はp.22，23を参照のこと．

略語 ●アセチルコリン（ACh）：acetylcholine ●ノルアドレナリン（NA）：noradrenaline

臓器と受容体サブタイプを覚えよう
自律神経系の作用のまとめ

● 自律神経系の各効果器に対する作用のまとめを以下に示す.

効果器 (臓器・器官)		交感神経		副交感神経	
		受容体	反応(作用)	受容体	反応(作用)
血管	平滑筋*1	α_1	収縮(血管収縮)	—	—
		β_2	弛緩(血管拡張)	—	—
	内皮	—	—	M_3	NO産生(血管拡張)
心臓	心筋	β_1	収縮力上昇	M_2	収縮力低下
	洞結節(洞房結節)	β_1	心拍数上昇	M_2	心拍数低下
肺	気管支平滑筋	β_2	弛緩(気管支拡張)	M_3	収縮(気管支収縮)
	気管支分泌細胞	α_1	分泌抑制	M_3	分泌促進
眼	瞳孔散大筋	α_1	収縮(散瞳)	—	—
	瞳孔括約筋	—	—	M_3	収縮(縮瞳)
	毛様体筋	β_2	弛緩(眼圧上昇)	M_3	収縮(眼圧低下)
	涙腺	—	—	M_3	分泌促進
膀胱	排尿筋	β_3	弛緩(蓄尿)	M_3	収縮(排尿)
	内尿道括約筋	α_1	収縮(蓄尿)	M_3	弛緩(排尿)
神経	自律神経節	N_N	脱分極(神経伝達)	N_N	脱分極(神経伝達)
	神経細胞 (交感神経系)	α_2	NA分泌抑制 (負のフィードバック)	—	—
消化管	平滑筋	β_2	弛緩(運動抑制)	M_3	収縮(運動促進)
	胃壁細胞	—	—	M_1*2	分泌促進(胃酸増加)
	腸管分泌細胞	—	—	M_3	分泌促進
	唾液腺	α_1	粘稠性分泌促進	M_3	漿液性分泌促進
肝臓	肝細胞	β_2	グリコーゲン分解促進	—	—
膵臓	β細胞	α_2	インスリン分泌抑制	M	インスリン分泌促進
		β_2	インスリン分泌促進		
副腎	髄質	N_N*3	分泌促進(AD, NA遊離)	—	—
腎臓	傍糸球体装置	β_1	レニン分泌促進	—	—
皮膚	汗腺(手掌)	α_1	分泌促進(局所的発汗)	—	—
	汗腺(全身)	M_3*4	分泌促進(全身的発汗)	—	—
	立毛筋	α_1	収縮	—	—
脂肪組織	脂肪細胞	α_2	脂肪分解抑制	—	—
		β_3	脂肪分解促進	—	—

*1 α_1, β_2のどちらが優位に発現しているかにより, 交感神経刺激に対する血管の反応は異なる. α_1が優位に発現している皮膚, 粘膜, 腹部内臓, 脳の血管は, 交感神経刺激で収縮する. 一方, β_2が優位に発現している心臓の冠動脈, 肺, 骨格筋の血管は, 交感神経刺激で拡張する(p.33).

*2 M_1受容体は胃壁細胞自体に発現するのではなく, ECL細胞(病①p.58)に発現しており, 間接的に胃壁細胞からの胃酸分泌に関わっている.

*3 副腎に分布する交感神経は, コリン作動性の節前ニューロンである(p.19).

*4 汗腺(全身)に分布する神経は, 交感神経の節後ニューロンであるがコリン作動性である(p.19).

生理的作用を修飾する
自律神経系に作用する薬

● 自律神経系に作用する薬は, 自律神経の生理的作用を修飾する薬である.
● 薬の修飾対象が交感神経系か副交感神経系か, 修飾作用が促進か抑制かによって4種類に分類される.
● 薬の効果は, 交感神経が優位になるか, 副交感神経が優位になるかの2種類である(交感神経と副交感神経は効果器に対して拮抗的に作用する(p.18)ため).

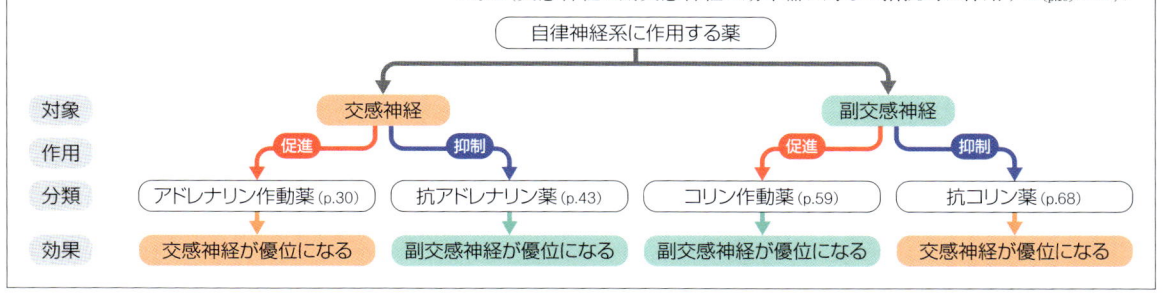

```
                    自律神経系に作用する薬
                    ↙               ↘
対象            交感神経              副交感神経
             ↙        ↘           ↙        ↘
作用       促進       抑制        促進       抑制
            ↓          ↓          ↓          ↓
分類   アドレナリン   抗アドレナリン  コリン作動薬   抗コリン薬
       作動薬(p.30)  薬(p.43)       (p.59)       (p.68)
            ↓          ↓          ↓          ↓
効果   交感神経が    副交感神経が   副交感神経が   交感神経が
       優位になる    優位になる    優位になる    優位になる
```

略語 ● 一酸化窒素(NO): nitric oxide ● ノルアドレナリン(NA): noradrenaline ● アドレナリン(AD): adrenaline

薬理作用のまとめ
生理的作用と対応させよう

- 代表的な臓器に対する薬理作用と，適応を示す．
- □：治療薬として臨床で使用される作用
- □：他の臓器への作用を目的として使用した場合に出現しうる副作用
- □：薬の作用が現れないか，弱い作用しか現れない

自律神経系に作用する薬　自律神経総論

臓器	交感神経に作用する薬		副交感神経に作用する薬	
	アドレナリン作動薬	抗アドレナリン薬	コリン作動薬	抗コリン薬
血管	血管収縮 α1 血圧を上げたいときに使用 ➡ショックなど	血管拡張 血圧を下げたいときに使用 ➡高血圧など	血管弛緩 M3 治療薬として使用されない ➡コリン作動薬を使用したときの副作用として生じうる	作用しない 副交感神経の血管に対する作用は，内皮細胞のNO産生を介している．この作用を遮断しても平滑筋には影響しない(p.59)．
心臓	収縮力↑，心拍数↑ β1 心臓をがんばらせるときに使用 ➡心原性ショックなど	収縮力↓，心拍数↓ 心臓を休ませるときに使用 ➡虚血性心疾患，頻脈など	収縮力↓，心拍数↓ M2 治療薬として使用されない ➡コリン作動薬を使用したときの副作用として生じうる	収縮力↑，心拍数↑ 心臓をがんばらせるときに使用 ➡徐脈など
肺	気管支平滑筋弛緩 β2 気管支を拡張させたいときに使用 ➡気管支喘息，COPDなど	気管支平滑筋収縮 治療薬として使用されない ➡抗アドレナリン薬を使用したときの副作用として生じうる	気管支平滑筋収縮 M3 治療薬として使用されない ➡コリン作動薬を使用したときの副作用として生じうる	気管支平滑筋弛緩 気管支を拡張させたいときに使用 ➡気管支喘息，COPDなど
眼（瞳孔）	瞳孔散大筋収縮 α1 散瞳させたいときに使用 ➡眼底検査時など	瞳孔散大筋弛緩 治療薬として使用されない ➡抗アドレナリン薬を使用したときの副作用として生じうる	瞳孔括約筋収縮 M3 縮瞳させたいときに使用 ➡緑内障など	瞳孔括約筋弛緩 散瞳させたいときに使用 ➡眼底検査時など
膀胱	排尿筋弛緩 β3 内尿道括約筋収縮 α1 しっかり尿を溜めたいときに使用 ➡頻尿など	排尿筋収縮 内尿道括約筋弛緩 尿を出したいときに使用 ➡排尿困難など	排尿筋収縮 内尿道括約筋弛緩 尿を出したいときに使用 ➡排尿困難など	排尿筋弛緩 M3 内尿道括約筋収縮 しっかり尿を溜めたいときに使用 ➡頻尿など
消化管	・消化管は，交感神経，副交感神経の二重支配(p.18)を受けているが，副交感神経支配が優位である（交感神経を促進しても抑制しても，消化管機能への影響は小さい）． ・このため，消化管機能を調節することを目的として交感神経に作用する薬を使用することはなく，副交感神経に作用する薬を使用する． ・ただし，交感神経に作用する薬を，他の臓器への効果を目的に使用した際に，副作用として消化器症状が出現することはある．		消化管運動促進 腸管を動かしたいときに使用 ➡腸管麻痺	消化管運動抑制 M3 腸管の動きを止めたいときに使用 ➡腸の収縮による痛みなど

略語 ● 慢性閉塞性肺疾患（COPD）：chronic obstructive pulmonary disease

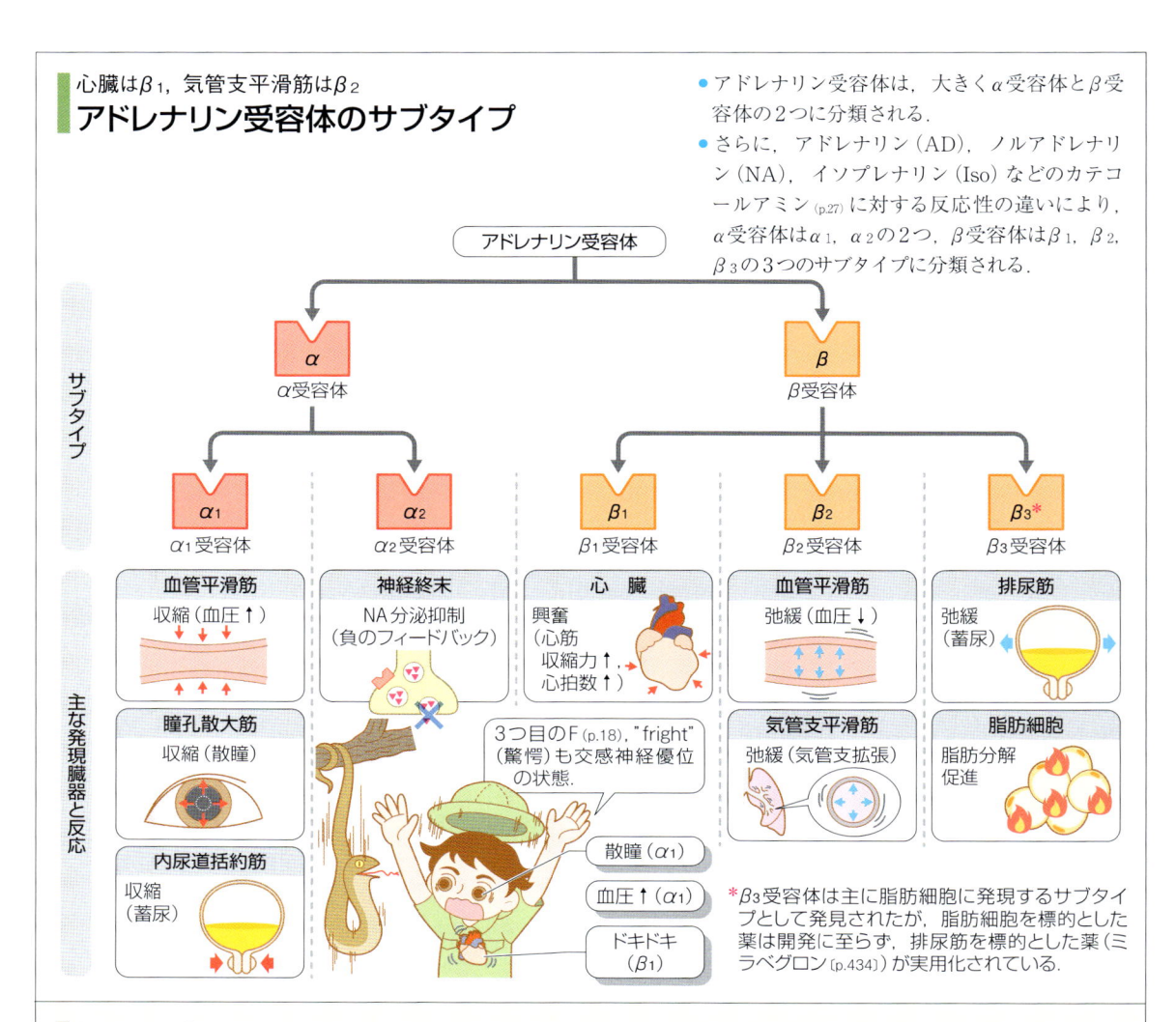

アドレナリン受容体のサブタイプ
心臓はβ₁, 気管支平滑筋はβ₂

- アドレナリン受容体は，大きくα受容体とβ受容体の2つに分類される．
- さらに，アドレナリン（AD），ノルアドレナリン（NA），イソプレナリン（Iso）などのカテコールアミン(p.27)に対する反応性の違いにより，α受容体はα₁，α₂の2つ，β受容体はβ₁，β₂，β₃の3つのサブタイプに分類される．

サブタイプ

アドレナリン受容体 → α受容体 / β受容体
- α受容体 → α₁受容体, α₂受容体
- β受容体 → β₁受容体, β₂受容体, β₃受容体*

主な発現臓器と反応

- α₁受容体:
  - 血管平滑筋：収縮（血圧↑）
  - 瞳孔散大筋：収縮（散瞳）
  - 内尿道括約筋：収縮（蓄尿）
- α₂受容体:
  - 神経終末：NA分泌抑制（負のフィードバック）
- β₁受容体:
  - 心臓：興奮（心筋収縮力↑，心拍数↑）
- β₂受容体:
  - 血管平滑筋：弛緩（血圧↓）
  - 気管支平滑筋：弛緩（気管支拡張）
- β₃受容体:
  - 排尿筋：弛緩（蓄尿）
  - 脂肪細胞：脂肪分解促進

3つ目のF(p.18), "fright"（驚愕）も交感神経優位の状態．
- 散瞳（α₁）
- 血圧↑（α₁）
- ドキドキ（β₁）

*β₃受容体は主に脂肪細胞に発現するサブタイプとして発見されたが，脂肪細胞を標的とした薬は開発に至らず，排尿筋を標的とした薬（ミラベグロン(p.434)）が実用化されている．

Advanced Study
アドレナリン受容体の情報伝達系

- アドレナリン受容体のサブタイプによって，刺激により起こる細胞内反応が異なる．これは，受容体に共役している情報伝達系が異なるためである．

サブタイプ		情報伝達系*	細胞内反応	主な発現組織	効果	作用の強さ
α	α₁	Gq	細胞質内Ca²⁺濃度上昇	平滑筋	収縮	AD≧NA≫Iso
	α₂	Gi/o	cAMP産生抑制 K⁺チャネル開口（過分極）	交感神経終末	NA分泌抑制	AD≧NA≫Iso
				膵β細胞	インスリン分泌抑制	
				脂肪組織	脂肪分解抑制	
β	β₁	Gs	cAMP産生促進	心筋・洞結節	興奮	Iso＞AD＝NA
				腎傍糸球体装置	レニン分泌促進	
	β₂	Gs	cAMP産生促進	平滑筋	弛緩	Iso＞AD≫NA
				膵β細胞	インスリン分泌促進	
				肝細胞	グリコーゲン分解促進	
	β₃	Gs	cAMP産生促進	平滑筋	弛緩	Iso＝NA＞AD
				脂肪組織	脂肪分解促進	

*リガンド(p.4)が受容体に結合すると，Gタンパク質やイオンチャネル，チロシンキナーゼなどの情報伝達因子を介して細胞内反応が起こる．

略語 ● アドレナリン（AD）：adrenaline ● ノルアドレナリン（NA）：noradrenaline ● イソプレナリン／イソプロテレノール（Iso）：isoprenaline／isoproterenol ● 環状アデノシン一リン酸（cAMP）：cyclic adenosine monophosphate

副交感神経に関わるのはM
アセチルコリン受容体のサブタイプ

- アセチルコリン受容体は，大きくムスカリン受容体（M受容体）とニコチン受容体（N受容体）の2つに分類される．さらにM受容体にはM_1，M_2，M_3の3つ，N受容体にはN_N，N_Mの2つのサブタイプがある．

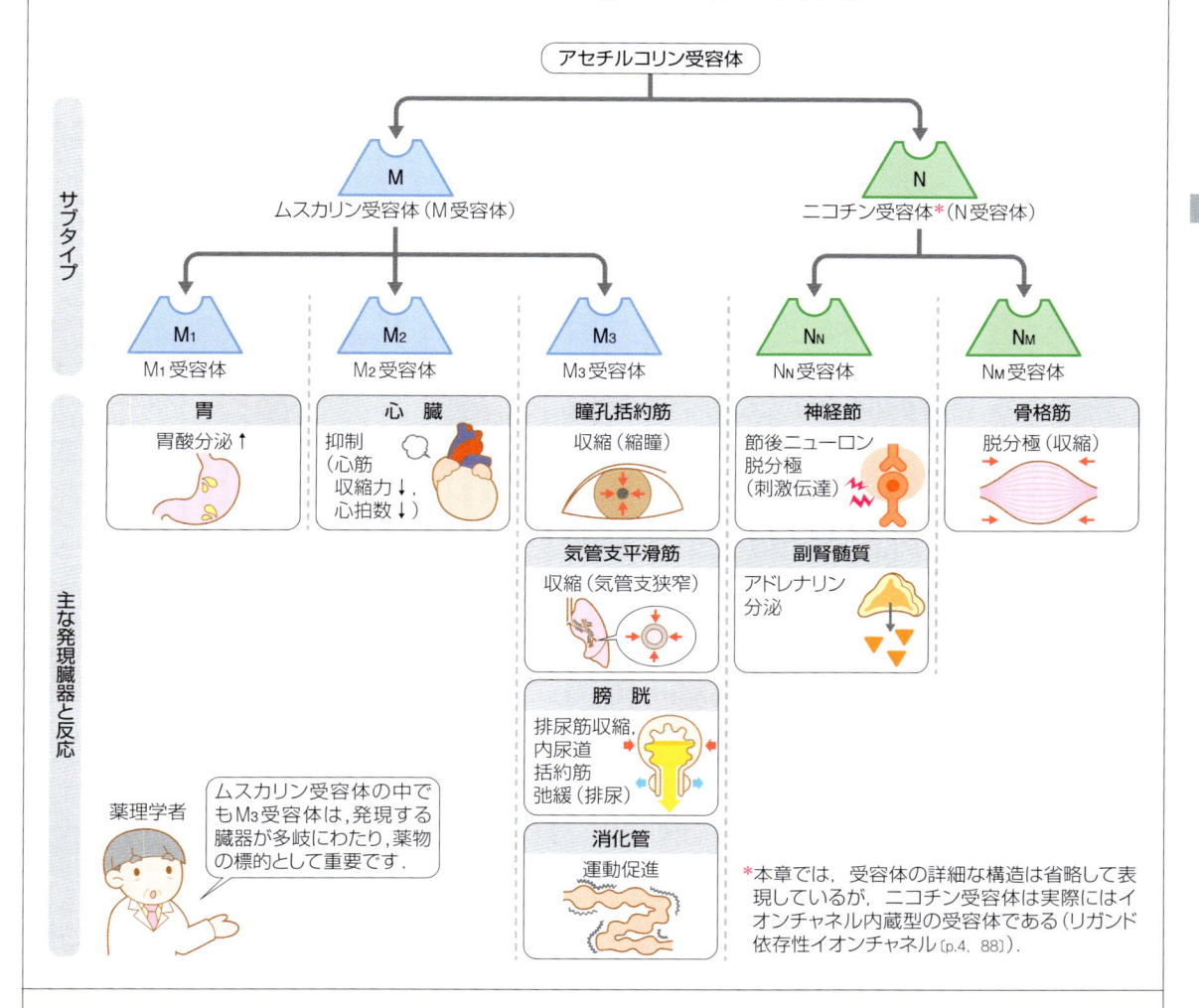

アセチルコリン受容体

- M：ムスカリン受容体（M受容体）
  - M_1：M_1受容体
  - M_2：M_2受容体
  - M_3：M_3受容体
- N：ニコチン受容体*（N受容体）
  - N_N：N_N受容体
  - N_M：N_M受容体

サブタイプ

主な発現臓器と反応

- M_1：胃 — 胃酸分泌↑
- M_2：心臓 — 抑制（心筋収縮力↓，心拍数↓）
- M_3：瞳孔括約筋 — 収縮（縮瞳）／気管支平滑筋 — 収縮（気管支狭窄）／膀胱 — 排尿筋収縮，内尿道括約筋弛緩（排尿）／消化管 — 運動促進
- N_N：神経節 — 節後ニューロン脱分極（刺激伝達）／副腎髄質 — アドレナリン分泌
- N_M：骨格筋 — 脱分極（収縮）

（薬理学者）ムスカリン受容体の中でもM_3受容体は，発現する臓器が多岐にわたり，薬物の標的として重要です．

*本章では，受容体の詳細な構造は省略して表現しているが，ニコチン受容体は実際にはイオンチャネル内蔵型の受容体である（リガンド依存性イオンチャネル[p.4, 88]）．

Advanced Study
アセチルコリン受容体の情報伝達系

- アセチルコリン受容体のサブタイプによって，刺激により起こる細胞内反応が異なる．これは，受容体に共役している情報伝達系が異なるためである．
- 副交感神経の効果器（心筋，平滑筋，腺細胞）に発現する受容体はM受容体である．

サブタイプ		情報伝達系	細胞内反応	主な発現組織	効果
M	M_1	Gq	細胞質内Ca^{2+}濃度上昇	胃壁細胞	胃酸分泌促進
	M_2	Gi/o	cAMP産生抑制 K^+チャネル開口（過分極）	心筋・洞結節	抑制
	M_3	Gq	細胞質内Ca^{2+}濃度上昇	平滑筋	収縮
				腺細胞	分泌促進
				血管内皮細胞	NO産生促進
N	N_N	Na^+チャネル	Na^+チャネル開口（脱分極）	神経節	節後ニューロン興奮
				副腎髄質	AD分泌促進
	N_M	Na^+チャネル	Na^+チャネル開口（脱分極）	骨格筋	収縮

略語 ● 一酸化窒素（NO）：nitric oxide

COLUMN　マンガで慣れよう！交感神経

ノルがつくと不器用？

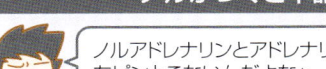

ノルアドレナリンとアドレナリンの違いって、いまいちピンとこないんだよなぁ……。

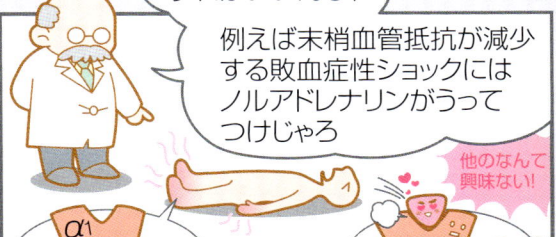

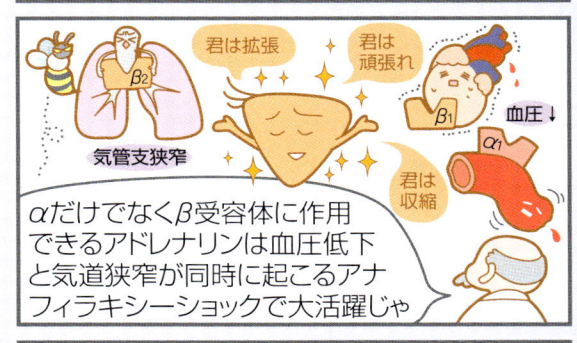

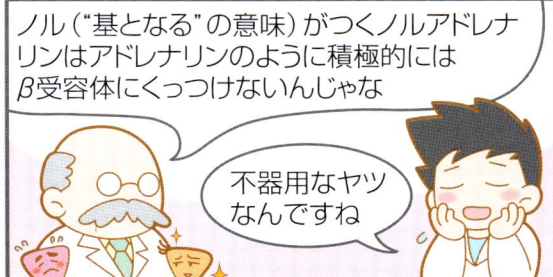

α_1 命!
α_1 も β_1 も β_2 もみんな好きサ♥
ノルアドレナリン　アドレナリン

適応疾患の病態と関連させて理解すればいいんじゃ

例えば末梢血管抵抗が減少する敗血症性ショックにはノルアドレナリンがうってつけじゃろ

α_1　拡張　血圧↓　→　収縮　血圧↑　他のなんて興味ない！

君は拡張　β_2　気管支狭窄
君は頑張れ　β_1　血圧↓
君は収縮　α_1

α だけでなく β 受容体に作用できるアドレナリンは血圧低下と気道狭窄が同時に起こるアナフィラキシーショックで大活躍じゃ

ノル（"基となる"の意味）がつくノルアドレナリンはアドレナリンのように積極的には β 受容体にくっつけないんじゃな

不器用なヤツなんですね

α_2 だけ盛り下げる

交感神経系の受容体である α_2 を刺激する薬がなんで抗アドレナリン薬に分類されるの！？

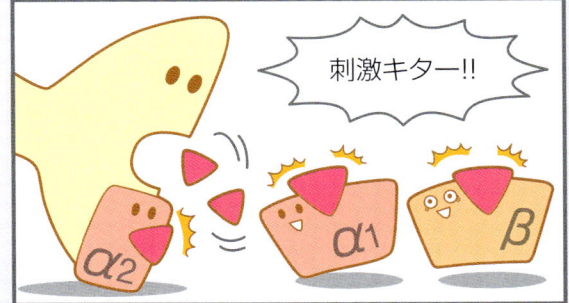

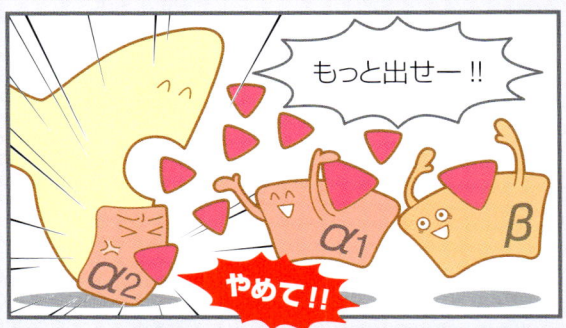

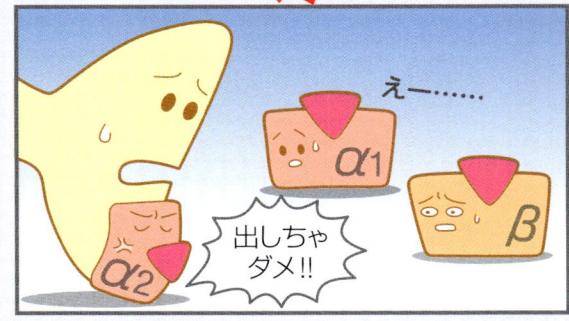

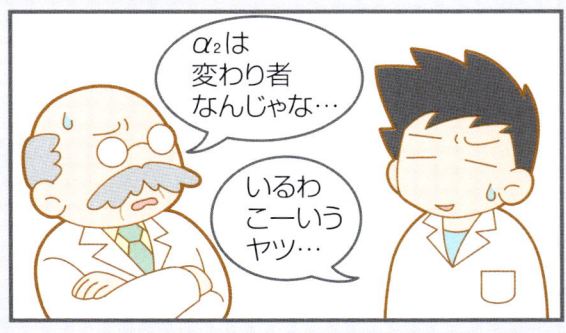

刺激キター!!
α_2　α_1　β

もっと出せー!!
やめて!!

出しちゃダメ!!
えー……
α_2　α_1　β

α_2 は変わり者なんじゃな…
いるわこーいうヤツ…

選択できてよかった

受容体のサブタイプまで覚えなくてもいいんじゃない？　非選択的な薬を使えばいいんだから.

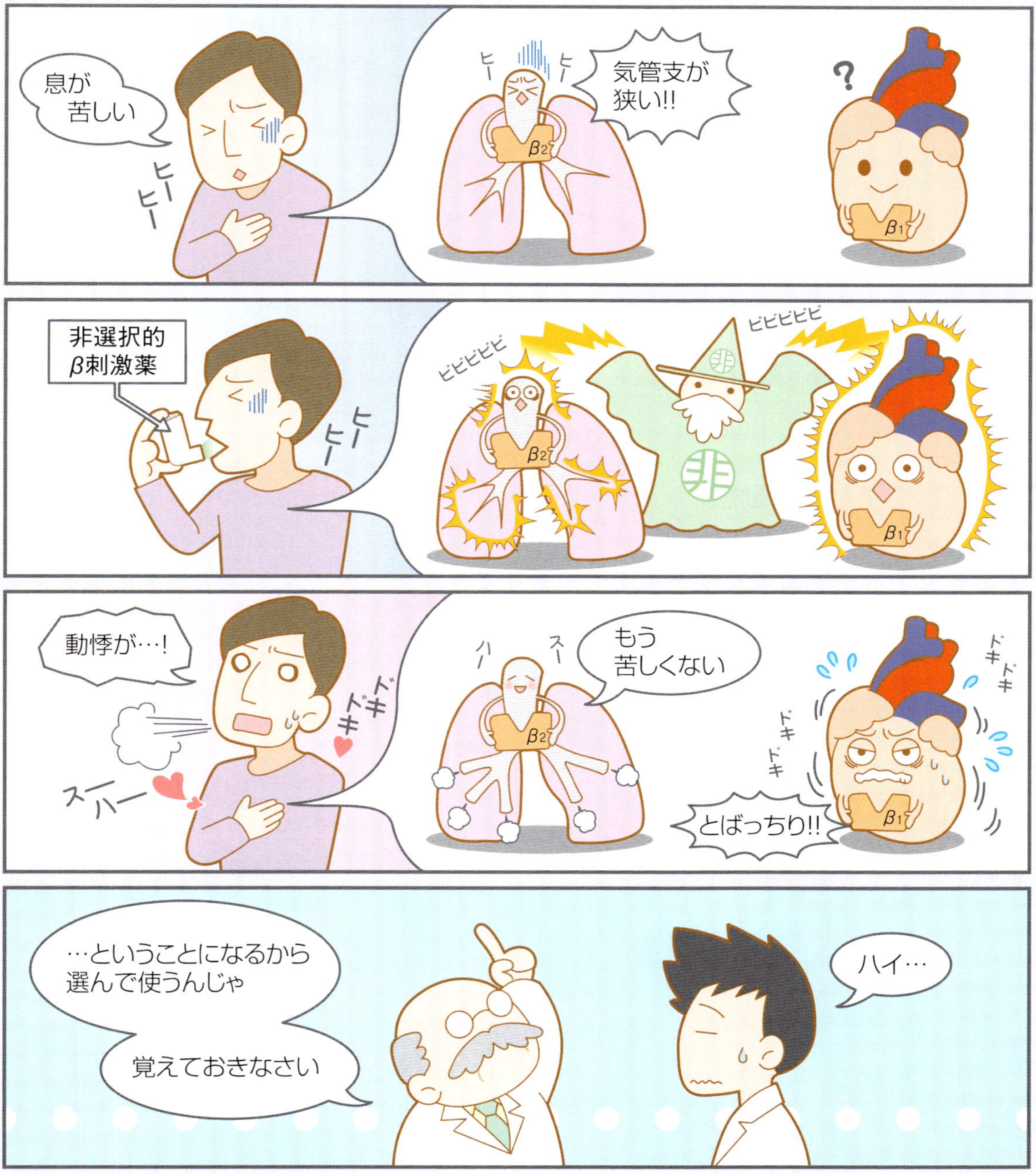

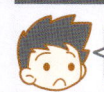

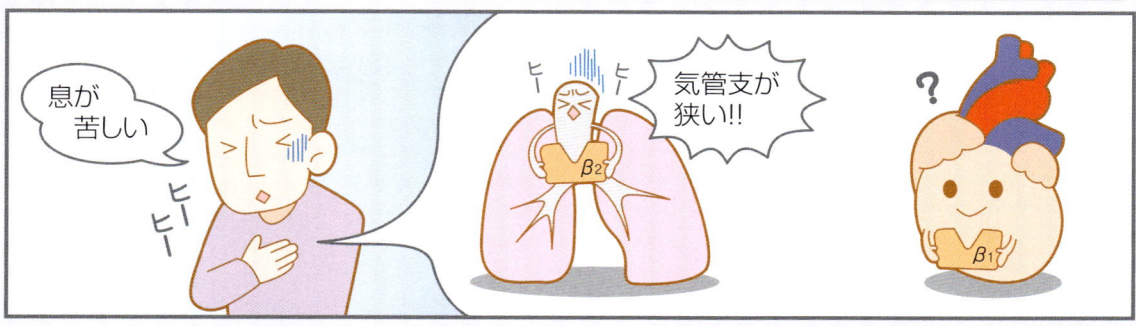

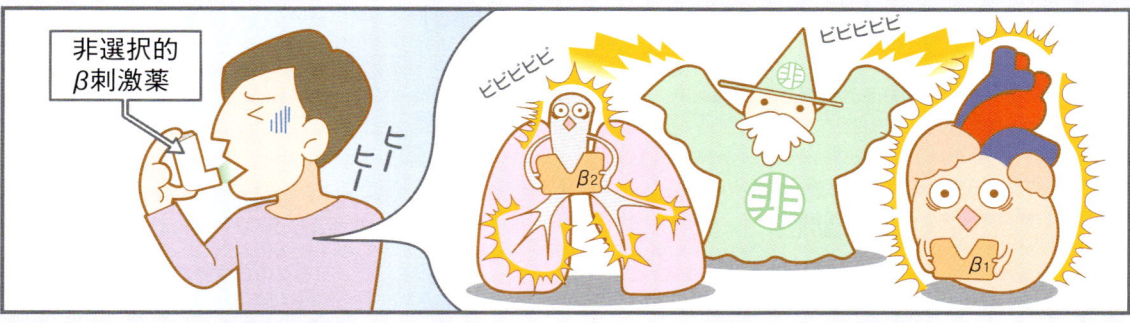

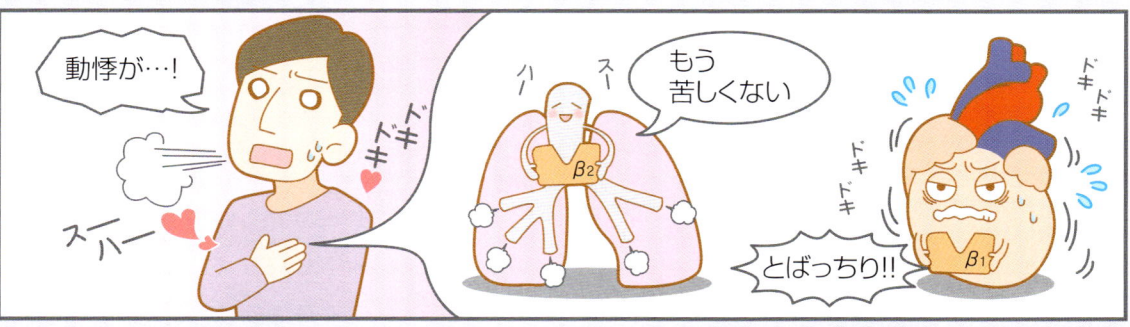

交感神経に作用する薬

監修
医学： 袴田 晃央
薬学： 野澤 玲子

神経伝達物質とホルモンによる
交感神経系の情報伝達

- 交感神経系が興奮すると，アドレナリン受容体が刺激され，結果として交感神経系のイメージである「闘争か逃走か(p.18)」に適した変化が起こる．
- 生体内でアドレナリン受容体を刺激する物質（内因性のリガンド，アゴニスト）で重要なものは，ノルアドレナリン（NA）とアドレナリン（AD）の2つである． 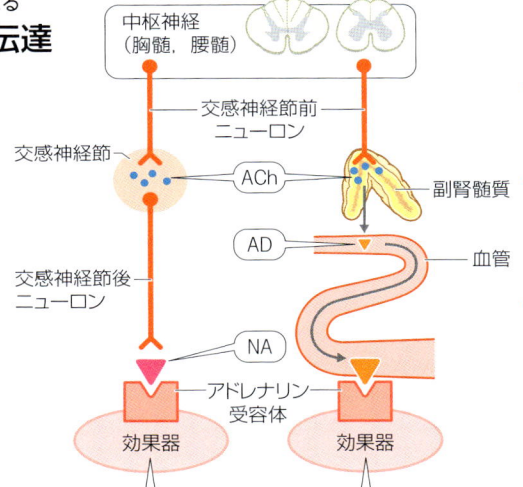
- ノルアドレナリンとアドレナリンは，化学構造上，カテコールアミンに分類される (p.27)．
- 内因性カテコールアミンであるノルアドレナリンとアドレナリンを基本に，様々な薬が開発されている．
- 分泌される伝達物質が，交感神経節後ニューロン（NA）と副腎髄質（AD）で異なるのは，それぞれの細胞で発現しているカテコールアミン合成酵素の違いによる (p.27)．

（図：中枢神経（胸髄，腰髄）— 交感神経節前ニューロン — 交感神経節 — ACh — 副腎髄質 — AD — 血管 — 交感神経節後ニューロン — NA — アドレナリン受容体 — 効果器）

交感神経節後ニューロンから，主としてNAが神経伝達物質として分泌され，支配効果器のアドレナリン受容体に作用する．

副腎髄質から，主としてADがホルモンとして血液中に分泌され，全身効果器のアドレナリン受容体に作用する．

合成，分泌，受容体刺激，再取り込み，分解
ノルアドレナリンの動態

- ノルアドレナリンが作用し，作用が消失するまでの過程を以下に示す．

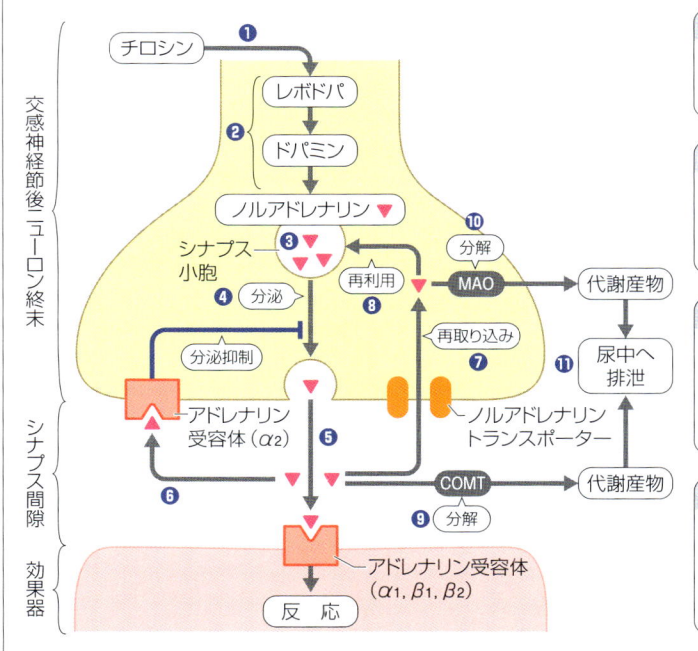

（図：チロシン → レボドパ → ドパミン → ノルアドレナリン → シナプス小胞 → 分泌 → アドレナリン受容体（α2）→ アドレナリン受容体（α1, β1, β2）→ 反応；再取り込み，MAO分解，COMT分解，代謝産物，尿中へ排泄）

合成
1. 交感神経節後ニューロン終末にチロシンが取り込まれる．
2. チロシンから種々の合成酵素の作用を受けてノルアドレナリンが合成される．

分泌
3. ノルアドレナリンはシナプス小胞内に貯蔵される．
4. 交感神経の興奮が伝わると，ノルアドレナリンがシナプス間隙に開口分泌される．

受容体刺激
5. 効果器のアドレナリン受容体に結合し刺激することにより細胞内反応を起こす．
6. 神経終末上のα2受容体に結合し，ノルアドレナリン分泌を抑制する（負のフィードバック）．

再取り込み
7. シナプス間隙のノルアドレナリンは，ノルアドレナリントランスポーターによって神経終末に再取り込みされる．
8. 再取り込みされたノルアドレナリンの一部は，シナプス小胞に輸送され再利用される．

分解
9. シナプス間隙で，あるいは体循環へ拡散した後，COMTにより分解され不活性化代謝物となる．
10. 再取り込みされたノルアドレナリンの一部は，MAOで分解される．
11. 代謝産物は尿中へ排泄される．

略語 ● ノルアドレナリン（NA）：noradrenaline ● アドレナリン（AD）：adrenaline ● アセチルコリン（ACh）：acetylcholine ● カテコール-O-メチルトランスフェラーゼ（COMT）：catechol-O-methyltransferase ● モノアミン酸化酵素（MAO）：monoamine oxidase

構造上の分類
カテコールアミンとは

- カテコール環とアミンからなる化合物を総称してカテコールアミンとよぶ．
- カテコールアミンは，アドレナリン受容体を刺激する作用をもち（アゴニスト），ノルアドレナリン，アドレナリン，ドパミン，イソプレナリン，ドブタミンの5つが，薬物として利用されている．
- ノルアドレナリン，アドレナリン，ドパミンの3つは，神経伝達物質あるいはホルモンとして生体内で作用している内因性カテコールアミンである．

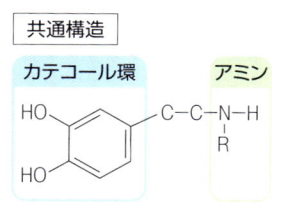

共通構造：カテコール環 ＋ アミン

分類	カテコールアミン	作用する受容体
内因性	ノルアドレナリン	$\alpha_1, \alpha_2, \beta_1$
	アドレナリン	$\alpha_1, \alpha_2, \beta_1, \beta_2$
	ドパミン	α_1, β_1, D_1
外因性	イソプレナリン	β_1, β_2
	ドブタミン	β_1

チロシンからつくられる
カテコールアミンの代謝

- カテコールアミンの合成は，アミノ酸の1つであるチロシンから，一連の酵素反応を経て行われる．組織・細胞によって，発現している合成酵素の種類が異なるため，分泌されるカテコールアミンの種類が異なる（黒質神経細胞ではドパミン，交感神経節後ニューロンではノルアドレナリン，副腎髄質ではアドレナリン）．
- カテコールアミンの分解は，COMTやMAOなどの分解酵素(p.29)によって行われ，代謝産物は尿中に排泄される．

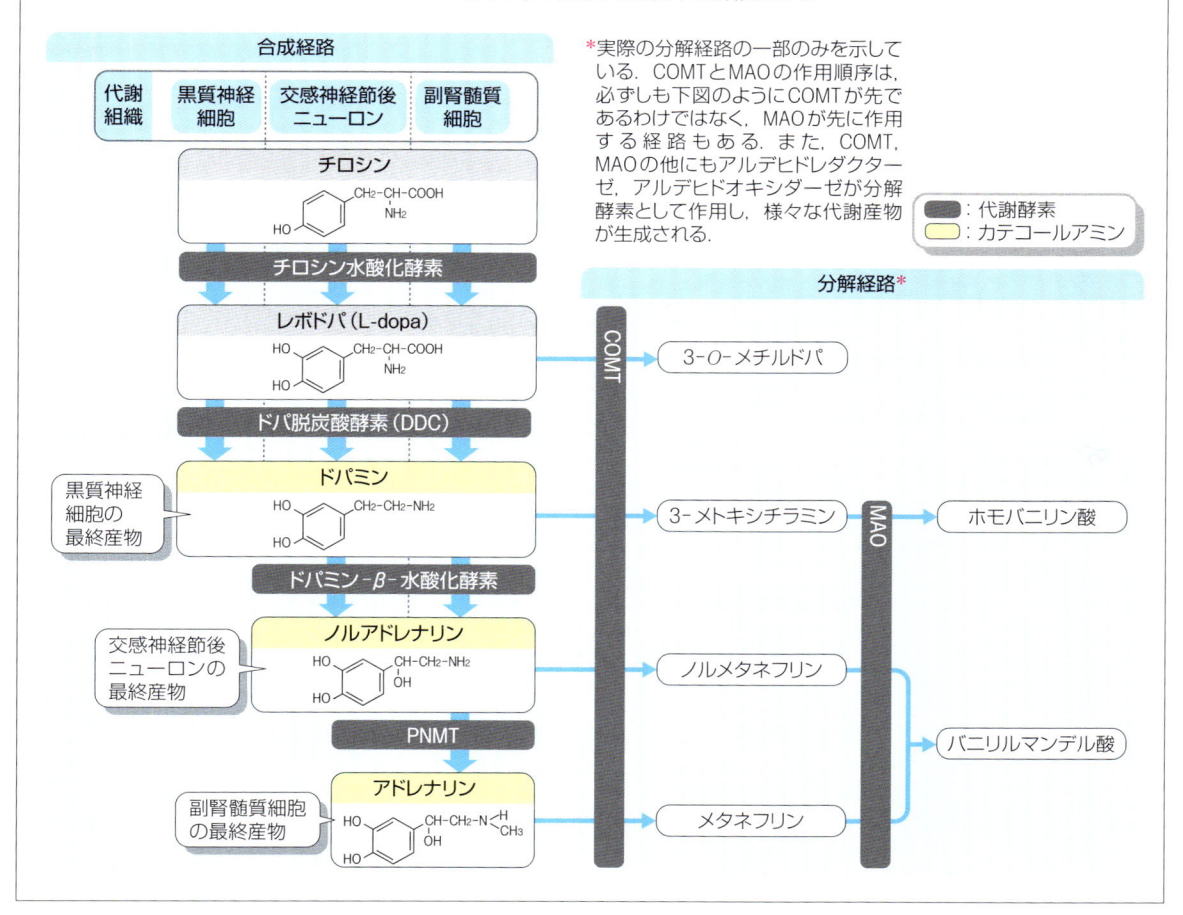

合成経路

代謝組織	黒質神経細胞	交感神経節後ニューロン	副腎髄質細胞

チロシン → チロシン水酸化酵素 → レボドパ（L-dopa） → ドパ脱炭酸酵素（DDC） → ドパミン（黒質神経細胞の最終産物） → ドパミン-β-水酸化酵素 → ノルアドレナリン（交感神経節後ニューロンの最終産物） → PNMT → アドレナリン（副腎髄質細胞の最終産物）

*実際の分解経路の一部のみを示している．COMTとMAOの作用順序は，必ずしも下図のようにCOMTが先であるわけではなく，MAOが先に作用する経路もある．また，COMT，MAOの他にもアルデヒドレダクターゼ，アルデヒドオキシダーゼが分解酵素として作用し，様々な代謝産物が生成される．

■：代謝酵素
■：カテコールアミン

分解経路*

- レボドパ → [COMT] → 3-O-メチルドパ
- ドパミン → [COMT] → 3-メトキシチラミン → [MAO] → ホモバニリン酸
- ノルアドレナリン → [COMT] → ノルメタネフリン → バニリルマンデル酸
- アドレナリン → [COMT] → メタネフリン → バニリルマンデル酸

略語
- レボドパ（L-dopa）：levodopa
- ドパ脱炭酸酵素（DDC）：dopa decarboxylase
- フェニルエタノールアミン N-メチルトランスフェラーゼ（PNMT）：phenylethanolamine N-methyltransferase

自律神経系に作用する薬／交感神経に作用する薬

まずは枠組みをおさえる
分類

- 交感神経に作用する薬は，交感神経作用を促進するアドレナリン作動薬と，交感神経作用を抑制する抗アドレナリン薬に大別される．
- それぞれ，作用機序により以下のように分類されている．

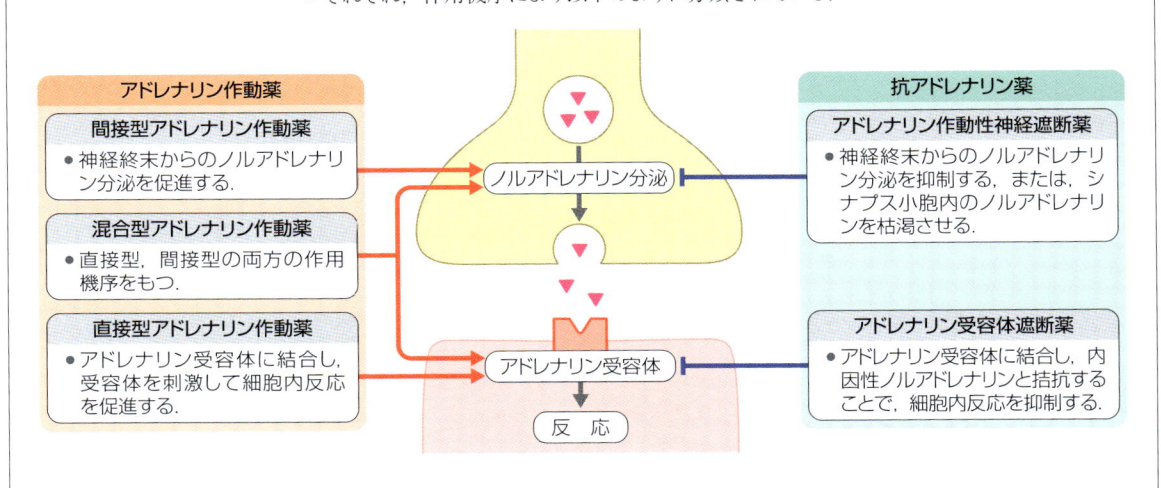

アドレナリン作動薬

間接型アドレナリン作動薬
- 神経終末からのノルアドレナリン分泌を促進する．

混合型アドレナリン作動薬
- 直接型，間接型の両方の作用機序をもつ．

直接型アドレナリン作動薬
- アドレナリン受容体に結合し，受容体を刺激して細胞内反応を促進する．

抗アドレナリン薬

アドレナリン作動性神経遮断薬
- 神経終末からのノルアドレナリン分泌を抑制する，または，シナプス小胞内のノルアドレナリンを枯渇させる．

アドレナリン受容体遮断薬
- アドレナリン受容体に結合し，内因性ノルアドレナリンと拮抗することで，細胞内反応を抑制する．

各薬物がどこに分類されるかをおさえる
まとめ

- 交感神経に作用する主な薬を以下に示す．

アドレナリン作動薬	直接型アドレナリン作動薬	αβ受容体刺激薬	・アドレナリン	・ノルアドレナリン	・エチレフリン
		α₁受容体刺激薬	・ナファゾリン	・フェニレフリン	・ミドドリン
		非選択的β受容体刺激薬	・イソプレナリン		
		β₁受容体刺激薬	・ドブタミン	・デノパミン	
		β₂受容体刺激薬	・サルブタモール ・サルメテロール ・フェノテロール ・プロカテロール	・クレンブテロール ・インダカテロール ・リトドリン ・イソクスプリン	・ツロブテロール ・ホルモテロール
		β₃受容体刺激薬	・ミラベグロン (p.434)		
	混合型アドレナリン作動薬		・エフェドリン ・ドパミン	・メチルエフェドリン ・ドカルパミン	
	間接型アドレナリン作動薬		・チラミン ・アンフェタミン	・メタンフェタミン ・アメジニウム	
抗アドレナリン薬	アドレナリン受容体遮断薬	非選択的α受容体遮断薬	・フェントラミン ・エルゴメトリン	・エルゴタミン ・トラゾリン	
		選択的α₁受容体遮断薬	・プラゾシン ・タムスロシン ・ウラピジル	・ドキサゾシン ・テラゾシン ・ナフトピジル	・ブナゾシン ・シロドシン
		非選択的β受容体遮断薬	・プロプラノロール ・ニプラジロール	・チモロール ・カルテオロール	・ピンドロール
		選択的β₁受容体遮断薬	・アテノロール ・アセブトロール ・ランジオロール	・ベタキソロール ・メトプロロール ・エスモロール	・ビソプロロール ・セリプロロール
		αβ受容体遮断薬	・アモスラロール ・アロチノロール	・カルベジロール ・ラベタロール	
	アドレナリン作動性神経遮断薬	ノルアドレナリン枯渇薬	・レセルピン		
		ノルアドレナリン遊離阻害薬	・グアネチジン		
		中枢性交感神経抑制薬	・メチルドパ	・グアナベンズ	・クロニジン

WORDS & TERMS

モノアミン [p.29]
カテコールアミン，セロトニン，ヒスタミンなどの神経伝達物質の総称．1つのアミノ基が炭素鎖により芳香環と結合した化学構造をもつ．

モノアミントランスポーター [p.29]
カテコールアミンなどのアミン類を輸送する膜蛋白質の総称．ノルアドレナリントランスポーター，ドパミントランスポーター，セロトニントランスポーターなどがある．アミントランスポーター，アミンポンプともよばれる．

迷走神経 [p.32]
迷走神経は，解剖学的には延髄から起こる第X脳神経である．機能的には，心臓・血管，腹部内臓などを支配する副交感神経成分と，これらの内臓感覚を伝える知覚神経成分などを含む（病⑦p.238）．

迷走神経反射 [p.32]
疼痛やストレス，排泄行動などの刺激が，迷走神経（副交感神経成分）の活動を反射性に上昇させ，心拍数低下や血圧低下などをきたすことを迷走神経反射という．

再取り込みと分解
カテコールアミンの除去とその阻害薬

- カテコールアミンの作用が停止する機序に，神経終末への再取り込みと，酵素による分解がある（生体内で神経伝達物質として適切に機能するために必要なものである）．
- 再取り込みにはモノアミントランスポーターが，分解にはMAO，COMTなどの分解酵素が働いている．
- これらの働きを阻害する薬は，シナプス間隙のカテコールアミン濃度を上昇させる作用がある．

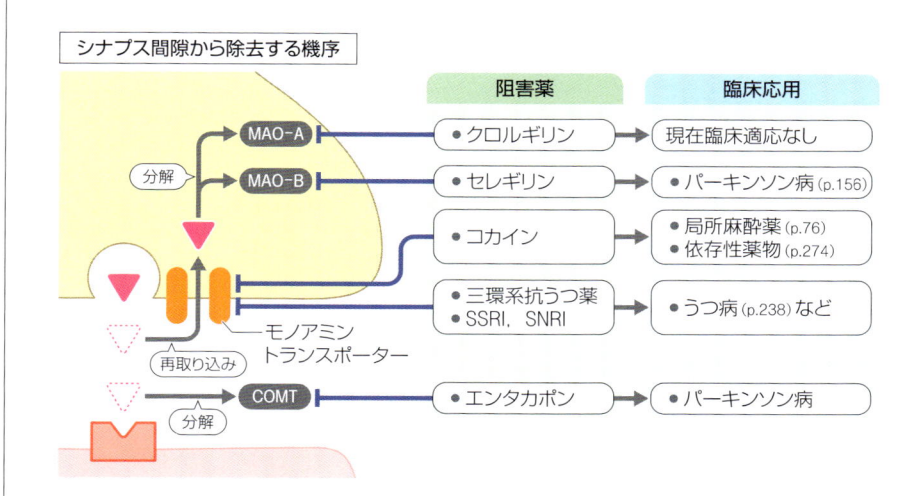

シナプス間隙から除去する機序	阻害薬	臨床応用
MAO-A	クロルギリン	現在臨床適応なし
MAO-B	セレギリン	パーキンソン病(p.156)
モノアミントランスポーター	コカイン	局所麻酔薬(p.76)／依存性薬物(p.274)
モノアミントランスポーター	三環系抗うつ薬／SSRI，SNRI	うつ病(p.238) など
COMT	エンタカポン	パーキンソン病

- ここで挙げた薬は，末梢効果器への効果よりも中枢神経系への効果が大きい．このため，中枢神経疾患や精神疾患の治療を目的に使用されている（副作用として血圧変動などの自律神経系の症状がある）．

MAOとCOMT
モノアミンの分解酵素

- カテコールアミンを始めとするモノアミンを分解する酵素で重要なものに，モノアミン酸化酵素（MAO-AとMAO-Bの2種類がある）とカテコール-O-メチルトランスフェラーゼ（COMT）がある．

	MAO-A	MAO-B	COMT
主な基質（分解されるもの）	・ノルアドレナリン／・アドレナリン／・セロトニン	・ドパミン／・ヒスタミン	・レボドパ／・ドパミン／・アドレナリン／・ノルアドレナリン
存在部位	細胞内	細胞内	細胞外*
分布組織	・ノルアドレナリン作動性神経／・内分泌腺	・中脳，視床下部神経細胞／・腸管／・血小板／・リンパ球	・体内に広く分布する（肝臓，腎臓に豊富）

*一部細胞内にも存在している．

- 分解酵素の基質には，生体物質のみを示してある．
- 生体物質と類似構造をもつ薬（外因性カテコールアミンなど）も分解され，COMTの作用を受けにくい構造をもつ薬ほど作用持続時間が長くなる．

略語 ● モノアミン酸化酵素（MAO）：monoamine oxidase ● カテコール-O-メチルトランスフェラーゼ（COMT）：catechol-O-methyltransferase ● 選択的セロトニン再取り込み阻害薬（SSRI）：selective serotonin reuptake inhibitor ● セロトニン・ノルアドレナリン再取り込み阻害薬（SNRI）：serotonin noradrenaline reuptake inhibitor

アドレナリン作動薬

監修
医学： 袴田 晃央
薬学： 野澤 玲子

総 論

交感神経系の作用を促進する
アドレナリン作動薬の分類

- アドレナリン作動薬とは，交感神経系の作用を促進する薬である．
- その作用様式により，直接型，間接型，およびその両方の作用をもつ混合型に分類される．

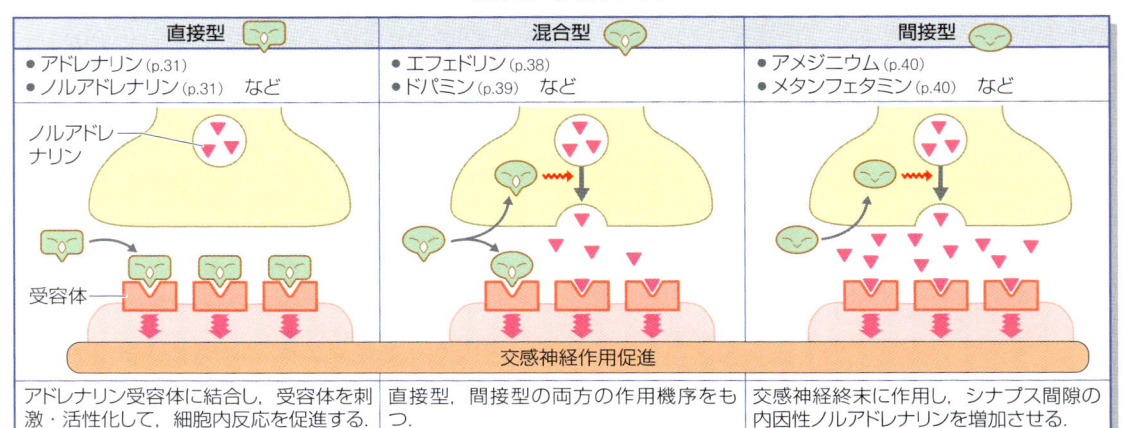

直接型	混合型	間接型
● アドレナリン(p.31) ● ノルアドレナリン(p.31) など	● エフェドリン(p.38) ● ドパミン(p.39) など	● アメジニウム(p.40) ● メタンフェタミン(p.40) など
アドレナリン受容体に結合し，受容体を刺激・活性化して，細胞内反応を促進する．	直接型，間接型の両方の作用機序をもつ．	交感神経終末に作用し，シナプス間隙の内因性ノルアドレナリンを増加させる．

- 直接型アドレナリン作動薬は，受容体刺激薬（アゴニスト）ともよばれる．

結合しやすさが異なる
受容体選択性とは

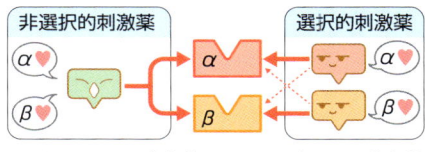

- アドレナリン受容体にはサブタイプがある．受容体に作用するアドレナリン作動薬（直接型と混合型）では，薬物によって各サブタイプへの親和性（結合しやすさ）が異なる．
- 特定のサブタイプには結合しやすい（作用しやすい）が，別のサブタイプには結合しにくい（作用しにくい）という性質を受容体選択性という．
- 例として，α受容体とβ受容体に対する選択性の有無による作用の違いを左に示す．
- アドレナリン受容体サブタイプは，α受容体の中でもα_1とα_2，β受容体の中でもβ_1とβ_2などのように細分類されており(p.22)，実際の薬物はこのレベルでの選択性で区別される（α_1受容体刺激薬，β_1受容体刺激薬など）．
- 受容体選択性は，相対的なものであり，絶対的なものではない（例えば，β_2に「選択的」な薬も，薬の量が増加すれば，β_1作用も出現する）(p.36, 37)．
- 受容体選択性の概念は，刺激薬だけでなく，受容体遮断薬（抗アドレナリン薬）でも重要である．

SUPPLEMENT

薬としてのカテコールアミン

特 徴	解 説
❶受容体刺激作用が強い	アドレナリン受容体の生理的リガンド(p.4)（あるいは類似化合物）であるため．
❷作用発現が速い	
❸作用持続時間が短い	COMT，MAOにより分解されやすいため．
❹経口投与では無効	腸管，肝臓に発現するCOMT，MAOで不活性化されるため．
❺中枢神経への作用がない	血液脳関門(p.139)を通過しないため．

- 薬として利用されているカテコールアミンには，アドレナリン，ノルアドレナリン，イソプレナリン，ドパミン，ドブタミンの5つがあり，左記のような特徴がある．

薬剤師：薬物として利用する際は，これらの特徴が欠点になることもあります．このため，カテコールアミンの構造を変化させ，作用時間を長くする，経口投与を可能にする，受容体選択性を高めるなど，種々の工夫がなされた非カテコールアミン系の薬が合成されています．

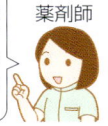

略語 ● カテコール-O-メチルトランスフェラーゼ（COMT）：catechol-O-methyltransferase ● モノアミン酸化酵素（MAO）：monoamine oxidase

直接型アドレナリン作動薬

αβ受容体刺激薬

intro.：α受容体とβ受容体の両方を刺激する直接型アドレナリン作動薬．ここでは，主要な薬物であるアドレナリンとノルアドレナリンを解説する．この他のアドレナリンαβ受容体刺激薬としてエチレフリン(p.389)がある．

アドレナリン

intro.：生体内では副腎髄質細胞で産生され，ホルモンとして分泌されている．α受容体，β受容体の両方に作用することから様々な臓器に作用し，血管収縮，心臓刺激，気管支拡張などを目的として使用される．

MINIMUM ESSENCE

一般名	●アドレナリン…注，吸，鼻，皮，眼
作用	●〔血管〕α_1作用により収縮：皮膚，粘膜，腹部内臓，腎などの血管 　　　　　β_2作用により拡張：冠動脈（心臓），肺，骨格筋などの血管 ●〔心臓〕β_1作用により心拍数，心収縮力が上昇する． ●〔肺〕β_2作用により気管支が拡張する．
適応	●局所麻酔薬の作用時間延長(p.82)　●手術時の局所止血　●鼻出血 ●急性低血圧・ショック時の昇圧・心肺蘇生時　●気管支喘息，百日咳の気管支けいれん
禁忌	●カテコールアミン製剤投与中（不整脈・心停止のおそれ） ●閉塞隅角緑内障など，眼圧上昇の素因のある患者
副作用	●肺水腫★，呼吸困難★　●不整脈，心停止★　●心悸亢進(p.32)　●頭痛　●発疹　●悪心・嘔吐
相互作用	●併用禁忌：ブチロフェノン系，フェノチアジン系，α遮断薬（昇圧作用の反転により血圧低下）(p.43) ●本薬作用↑：MAO阻害薬，三環系抗うつ薬，SNRI(p.29)，甲状腺製剤 ●本薬作用↓：利尿薬

【補足事項】
- アナフィラキシーの第一選択薬である．詳細は『薬がみえるvol.2』（2015年発行予定）を参照のこと．
- ハロゲン化エーテル系吸入麻酔薬(p.109)投与中は，心筋の感受性が亢進し，頻脈，心室細動の危険性が高まることに注意する．

アドレナリン：構造図（カテコール環，アミン，H, OH, CH_3）

ノルアドレナリン

intro.：生体内ではアドレナリン作動性ニューロンで産生され，交感神経系，中枢神経系の神経伝達物質として分泌されている．α受容体への作用が強く，β受容体への作用は弱いことから，主として血管収縮を目的として使用される(p.32)．

MINIMUM ESSENCE

一般名	●ノルアドレナリン…注
作用	●〔血管〕α_1作用により収縮する． ●β_1作用による心機能亢進作用は弱い．また，β_2作用はほとんどなく，気管支拡張作用はない．
適応	●急性低血圧・ショック時の昇圧
禁忌	●ハロゲン化吸入麻酔薬投与中（頻脈，心室細動を起こすおそれ） ●他のカテコールアミン製剤投与中（不整脈・心停止のおそれ）
副作用	●徐脈★　●心悸亢進(p.32)，胸内苦悶　●頭痛，めまい　●羞明（散瞳による）
相互作用	●本薬作用↑：MAO阻害薬，三環系抗うつ薬，SNRI(p.29)，甲状腺製剤 ●本薬作用↓：利尿薬

ノルアドレナリン：構造図（カテコール環，アミン，OH, NH_2）

【補足事項】
- 敗血症性ショックの第一選択薬である．詳細は『薬がみえるvol.3』（2016年発行予定）を参照のこと．

商品名【αβ受容体刺激薬】 ●アドレナリン：ボスミン（注，外），エピペン（注）　●ノルアドレナリン：ノルアドレナリン（注）　●エチレフリン塩酸塩：エホチール（錠，注）　**略語** セロトニン・ノルアドレナリン再取り込み阻害薬（SNRI）：serotonin noradrenaline reuptake inhibitor

受容体選択性の違いからくる αβ受容体刺激薬の作用

- ノルアドレナリン（NA）とアドレナリン（AD）は，アドレナリン受容体サブタイプへの選択性が異なることから，循環，呼吸への効果が異なってくる．

ノルアドレナリンとアドレナリンの比較
参考：『グッドマン・ギルマン薬理学書・第12版〔上巻〕』，p347-350，廣川書店

ノルアドレナリン
- $α_1$作用が強く$β_1$作用は弱い．$β_2$作用はほとんどない．

血圧（mmHg）
- 末梢血管抵抗の上昇により，収縮期，拡張期ともに血圧が上昇する．

心拍数（/min）
- $α_1$作用により血圧が上昇すると，迷走神経反射(p.29)が起こり，M_2作用が上昇する．$β_1$作用はM_2作用に打ち消され，心拍数は低下する．

末梢血管抵抗
- $α_1$作用で血管が収縮し，$β_2$作用は非常に弱いため，末梢血管抵抗は上昇する．

気管支
- $β_2$作用が弱いため，気管支への作用はほとんどない．

アドレナリン
- $α_1$, $β_1$, $β_2$作用がいずれも強い．

血圧（mmHg）
- 1回拍出量の増加により収縮期血圧は上昇する．
- 末梢血管抵抗が低下し，拡張期血圧は低下する（平均血圧はやや上昇）．

心拍数（/min）
- $β_1$作用により，心拍数が上昇する（心収縮力も上昇し，1回拍出量も増加）．

末梢血管抵抗
- $α_1$作用で血管は収縮するが，$β_2$作用で拡張する．結果として末梢血管抵抗は低下する*2．

気管支
- $β_2$作用により，平滑筋が弛緩し，気管支は拡張する．

---

*1 10 μg/minで静脈内投与の例．
*2 アドレナリンを投与した場合，$α_1$, $β_2$のどちらが優位に発現している血管であるかによって，収縮する血管（皮膚，粘膜など）もあれば拡張する血管（骨格筋など）もある(p.33)．ここでは$α_1$作用（血管収縮）が$β_2$作用（血管拡張）で相殺されて全末梢血管抵抗が低下した場合の例を示した．

- アドレナリンは，代謝への作用として，肝臓でのグリコーゲン分解・糖新生を促進する，脂肪組織のリパーゼを活性化し脂肪分解を促進する働きもある．

循環動態の変化のまとめ

薬物	ノルアドレナリン	アドレナリン
末梢血管抵抗	↑↑↑	↓〜↑ *3
心拍数	↓	↑
心筋収縮力	↑	↑↑
心拍出量	↑〜↓	↑↑
収縮期血圧	↑↑↑	↑↑
拡張期血圧	↑	↓
平均血圧	↑↑	↑

- 実際には，薬物の投与量や投与速度，投与する患者の状態（病態に応じて交感神経の緊張度などが異なる）によって様々な反応が起こる．

*3 前の図では『グッドマン・ギルマン薬理学書・第12版』（廣川書店）p.347〜350に準じて末梢血管抵抗が低下している場合を示しているが，臨床でアドレナリンの適応となる病態に対し，必要量投与した場合は，末梢血管抵抗は上昇する傾向にある．このため，本書におけるアドレナリンの効果は，低下から上昇まで，様々な場合があるとしている(p.42)．

略語 ・ノルアドレナリン（NA）：noradrenaline ・アドレナリン（AD）：adrenaline

切り札的存在
αβ受容体刺激薬の適応

- アドレナリン（AD）とノルアドレナリン（NA）は，投与経路が限られていること，作用持続時間が短いこと，受容体選択性が低いことなどから，臨床上の使用は限られたものになっている（これらの欠点を改善した薬物が数多く開発されている）(p.30).
- しかし，アドレナリン受容体の本来のリガンド(p.4)であることから，その作用は強力かつ速効性であり，以下のような病態・疾患に対しては非常に有用である．

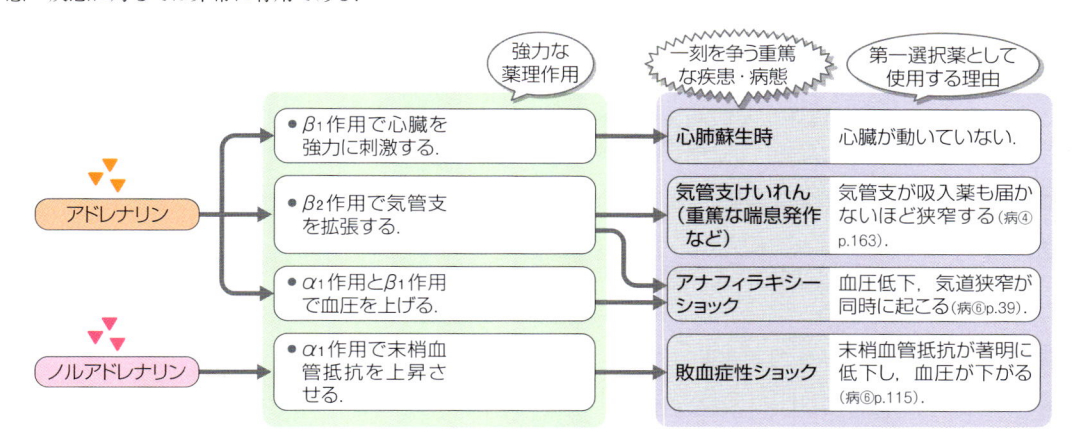

強力な薬理作用 / 一刻を争う重篤な疾患・病態 / 第一選択薬として使用する理由

アドレナリン
- β_1作用で心臓を強力に刺激する． → 心肺蘇生時：心臓が動いていない．
- β_2作用で気管支を拡張する． → 気管支けいれん（重篤な喘息発作など）：気管支が吸入薬も届かないほど狭窄する(病④p.163).
- α_1作用とβ_1作用で血圧を上げる． → アナフィラキシーショック：血圧低下，気道狭窄が同時に起こる(病⑤p.39).

ノルアドレナリン
- α_1作用で末梢血管抵抗を上昇させる． → 敗血症性ショック：末梢血管抵抗が著明に低下し，血圧が下がる(病⑥p.115).

- アドレナリンは，上記の他，局所止血（鼻出血，外創，手術時など）や，局所麻酔薬の作用延長(p.82)に使用される．

α_1が多いか，β_2が多いかによる
交感神経興奮時の血管の反応

- 血管平滑筋は，α_1作用により収縮（血管収縮）し，β_2作用により弛緩（血管拡張）する(p.22)．
- ある臓器の血管がα_1とβ_2のどちらを優位に発現しているかによって，その臓器の血管の反応が異なってくる．

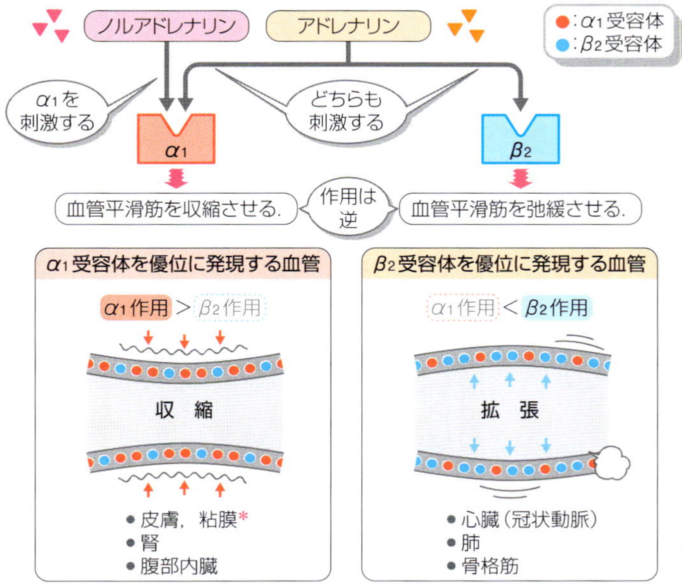

ノルアドレナリン → α_1を刺激する → α_1：血管平滑筋を収縮させる．
アドレナリン → どちらも刺激する → β_2：血管平滑筋を弛緩させる．
（作用は逆）

●：α_1受容体　●：β_2受容体

α_1受容体を優位に発現する血管（α_1作用 > β_2作用）収縮
- 皮膚，粘膜＊
- 腎
- 腹部内臓

β_2受容体を優位に発現する血管（α_1作用 < β_2作用）拡張
- 心臓（冠状動脈）
- 肺
- 骨格筋

＊皮膚，粘膜の血管は，α_1受容体のみを発現している．このためアドレナリンは，皮膚，粘膜の血管に対しては，純粋に血管収縮薬として作用する．アドレナリンがこれらの部位の局所止血（鼻出血時など）や，局所麻酔薬の作用時間延長目的にも使用されるのはこのためである．

- 交感神経興奮時には，神経終末からNA，副腎髄質からADが分泌され，β_1作用により心拍出量が増加する．
- このとき，"闘争や逃走"(p.18)に重要でない臓器（消化管，皮膚，粘膜）の血管はα_1受容体を優位に発現するため収縮して血流は減少し，"闘争や逃走"に必要な臓器（心臓，肺，骨格筋）への血流が優先的に増加しやすいようになっている（NAの作用）．
- なお，心臓，肺，骨格筋の血管は，β_2受容体を優位に発現しており，交感神経興奮時には拡張する（ADの作用）．これは"闘争や逃走"に必要な臓器への血流が保たれやすくなるという点で合理的である．

自律神経系に作用する薬　アドレナリン作動薬

α₁受容体刺激薬

intro.：α₁受容体を選択的に刺激する直接型アドレナリン作動薬である．

MINIMUM ESSENCE

一般名 適応	一般名	投与経路	適 応
	❶ ナファゾリン	眼，鼻	充血の改善など
	❷ フェニレフリン	注	急性低血圧・ショック，局所麻酔薬の作用時間延長など
		眼	散瞳（眼底検査時など）
	❸ ミドドリン	内	本態性低血圧，起立性低血圧

作用	● **α₁受容体を刺激**する． ● 血管平滑筋に作用し，収縮させる ➡ **血圧上昇**，充血改善 ● 瞳孔散大筋に作用し，収縮させる ➡ **散瞳**
禁忌	●〔眼〕閉塞隅角緑内障（眼圧上昇のおそれ）など
副作用	● 目的としないα₁作用が副作用として現れる． ● 投与経路，投与部位により注意すべき副作用が異なる． ●〔眼〕眼圧上昇，〔注，内，鼻〕異常高血圧
相互作用	● 本薬作用↑：MAO阻害薬(p.29)
注意	● 血管収縮作用により，冠動脈疾患，閉塞性動脈硬化症(p.393)が増悪する危険がある． ● 交感神経作用が過剰になる疾患（甲状腺機能亢進症(病③p.216)，褐色細胞腫(p.377)など）では，病態を悪化させてしまう．

ナファゾリン硝酸塩

フェニレフリン塩酸塩

【補足事項】
● 投与経路が注，内，鼻，眼の順に血中濃度が上がりやすい（この順で全身への作用・副作用が出やすい）．
● 眼，鼻などへの局所投与では，投与した部位の薬物濃度が高くなるため，局所の副作用に注意を要する．

▍α₁作用がほしいときに使う
特徴と適応

● α₁受容体を選択的に刺激するため，以下のような疾患・病態に使用される．
● 作用はアドレナリンより弱いが，COMT(p.29)で代謝されないことから，作用持続時間が長く，製剤によっては経口投与することもできる．

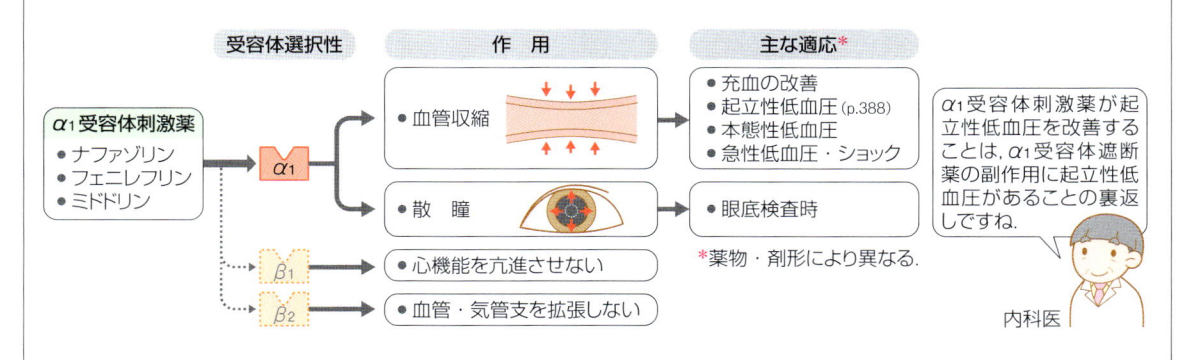

受容体選択性　作用　主な適応*

α₁受容体刺激薬
・ナファゾリン
・フェニレフリン
・ミドドリン

→ α₁ → 血管収縮 → ● 充血の改善　● 起立性低血圧(p.388)　● 本態性低血圧　● 急性低血圧・ショック
→ 散瞳 → ● 眼底検査時

⇢ β₁ → ● 心機能を亢進させない
⇢ β₂ → ● 血管・気管支を拡張しない

*薬物・剤形により異なる．

α₁受容体刺激薬が起立性低血圧を改善することは，α₁受容体遮断薬の副作用に起立性低血圧があることの裏返しですね．　内科医

● α₁受容体刺激薬は，ノルアドレナリンと同様(p.31)に，血圧上昇に対する迷走神経反射(p.29)により徐脈をきたしうる（特にフェニレフリン注射投与時）．この機序による徐脈は，心臓に対するM₂作用によるものであり，アトロピン（M受容体拮抗薬）(p.69)により回復する．また，この迷走神経反射を利用して，フェニレフリンを発作性上室頻拍(p.342)の治療に使用することもある．

【商品名】【α₁受容体刺激薬】● ナファゾリン硝酸塩：プリビナ（点眼，液）　● フェニレフリン塩酸塩：ネオシネジン（注，点眼）　● ミドドリン塩酸塩：メトリジン（錠，OD）　【略語】● モノアミン酸化酵素（MAO）：monoamine oxidase　● カテコール-O-メチルトランスフェラーゼ（COMT）：catechol-O-methyltransferase

非選択的β受容体刺激薬

intro.：α受容体，β受容体のうち，β受容体だけを刺激する直接型アドレナリン作動薬．$β_1$と$β_2$の両方を非選択的に刺激する．

MINIMUM ESSENCE

一般名
- イソプレナリン…注，吸，内

dl-イソプレナリン塩酸塩
（カテコール環，アミン）

作用
- $β_1$と$β_2$受容体を刺激する．
  - $β_1$作用：心臓を刺激し，心収縮力，心拍数を上昇させる．
  - $β_2$作用：血管平滑筋，気管支平滑筋を弛緩させる．

適応
- 高度の徐脈（特にアダムス・ストークス症候群）(p.341)
- 気管支けいれん（喘息，気管支炎などによるもの）など

禁忌
- 閉塞性肥大型心筋症（心収縮力の上昇により流出路狭窄が増悪）
- ジギタリス中毒（重篤な不整脈の可能性）(p.319)
- 頻脈性不整脈（心刺激作用により増悪）

副作用
- 低K血症★　・心筋虚血★　・頻脈　・頭痛　・振戦　など

相互作用
- 併用禁忌：カテコールアミン，エフェドリンなど（致死的不整脈のおそれ）

注意
- 心刺激作用により心筋酸素需要が増加し，心筋虚血に陥る可能性があるため，冠動脈疾患の有無に注意する．

【補足事項】
- イソプレナリンは合成カテコールアミンであり，イソプロテレノールともよばれる．
- $β_1$と$β_2$の選択性がないことは，欠点の1つであり，臨床での使用はまれである(p.25)．
- メニエール病(薬②)などの内耳障害によるめまいにも適応がある（実際の使用はまれ）．
- 上記の他，イソクスプリンがあり，切迫流・早産，月経困難症，閉塞性動脈硬化症などに適応がある．
- $β_2$受容体を刺激する薬物（非選択的β受容体刺激薬および$β_2$受容体刺激薬）は骨格筋にも作用するため，共通の副作用として振戦がある．逆に，$β_2$受容体遮断作用を持つ薬（プロプラノロールなど）は本態性振戦の治療に使用される．
- $β_2$受容体を刺激すると，主に骨格筋においてK^+の細胞内シフトが起こり，低K血症をきたすと考えられている．

$β_1$と$β_2$を両方刺激
イソプレナリンの作用と適応

- イソプレナリンは，$β_1$受容体と$β_2$受容体を刺激し，以下のような作用を発揮する．

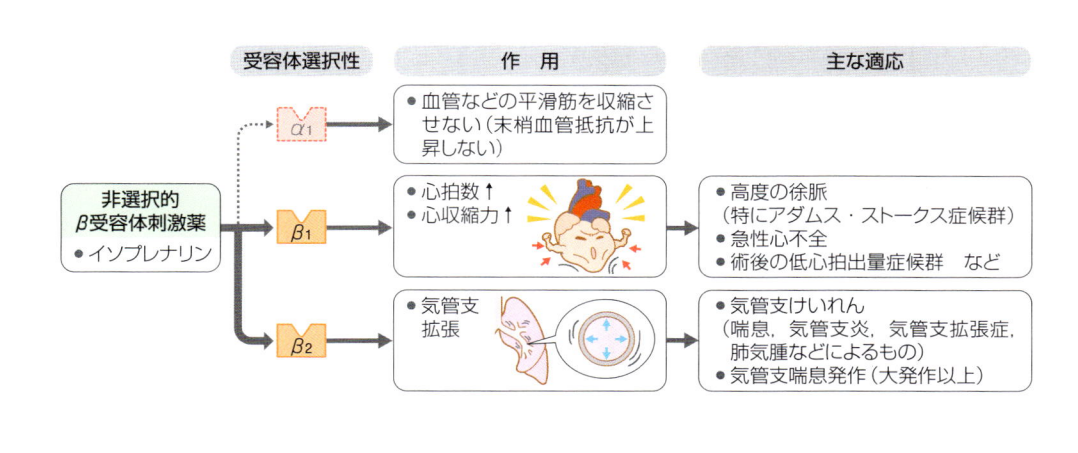

受容体選択性	作用	主な適応
$α_1$	血管などの平滑筋を収縮させない（末梢血管抵抗が上昇しない）	
$β_1$	心拍数↑　心収縮力↑	高度の徐脈（特にアダムス・ストークス症候群）・急性心不全・術後の低心拍出量症候群　など
$β_2$	気管支拡張	気管支けいれん（喘息，気管支炎，気管支拡張症，肺気腫などによるもの）・気管支喘息発作（大発作以上）

非選択的β受容体刺激薬
- イソプレナリン

商品名【非選択的β受容体刺激薬】●**イソプレナリン塩酸塩**：プロタノール（徐錠，注），アスプール（吸入）　●**イソクスプリン塩酸塩**：ズファジラン（錠，注）

β_1受容体刺激薬

intro.：β_1受容体を選択的に刺激する直接型アドレナリン作動薬．心機能を亢進させることを目的に使用される．

MINIMUM ESSENCE

一般名	❶ ドブタミン ……注	
	❷ デノパミン ……内	
作用	• β_1受容体を刺激 ➡ 心収縮力・心拍数上昇 ➡ 心拍出量増加	
適応	• 〔❶〕急性心不全	
	• 〔❷〕慢性心不全	
禁忌	• 〔❶〕閉塞性肥大型心筋症（心収縮力の上昇により流出路狭窄が増悪）	
副作用	• 頻脈，不整脈（心室頻拍★，期外収縮など）	
	• 動悸 • 胸部不快感 • 過度の血圧上昇　など	

ドブタミン塩酸塩

【補足事項】
- ドブタミンは合成カテコールアミン，デノパミンは非カテコールアミンである．
- 心不全の治療において，注射薬のドブタミンは急性期に，内服薬のデノパミンは，ドブタミンからの離脱期に使用される．

心臓を選択的に刺激
β_1受容体刺激薬の作用と適応

- β_1受容体は，主に心臓に発現しているアドレナリン受容体サブタイプである．
- 選択的にβ_1受容体を刺激することで，他の臓器に影響を与えることなく，心臓だけを刺激することができる．
- このことから，ドブタミン，デノパミンといったβ_1受容体刺激薬は，心不全（心臓の機能が弱っている状態）[p.330] に対して，心機能を亢進させる目的で使用される．

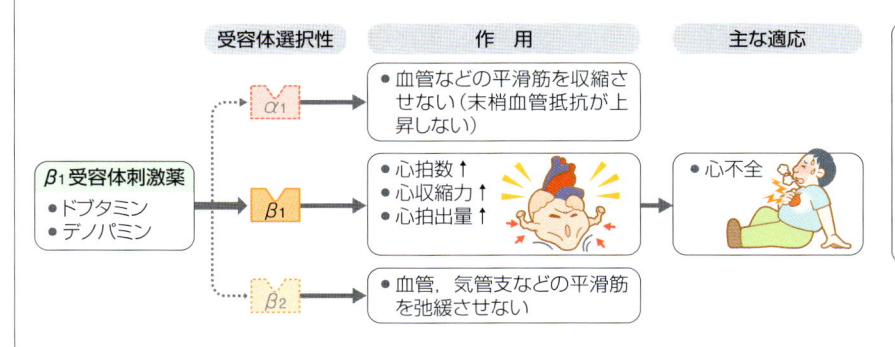

受容体選択性	作　用	主な適応
α_1	血管などの平滑筋を収縮させない（末梢血管抵抗が上昇しない）	
β_1	心拍数↑ 心収縮力↑ 心拍出量↑	心不全
β_2	血管，気管支などの平滑筋を弛緩させない	

β_1受容体刺激薬
• ドブタミン
• デノパミン

> 実際の急性心不全の治療では，β_1受容体を刺激すればうまくいくというわけではありません．血圧を程よい値に保ちながら，前負荷を減らしていく必要があり，α_1作用や，血管拡張作用，利尿作用のある薬を適宜調節しながら組み合わせて使用します[p.336]．――内科医

- α_1受容体を刺激しないため，末梢血管抵抗（後負荷）[p.333]は上昇しない．また，β_1受容体への選択性が高いものの，軽度ながらβ_2受容体刺激作用も有するため，末梢血管抵抗は低下傾向となる．このことから，心筋酸素需要が著しく増加しないという利点がある．

商品名【β_1受容体刺激薬】●ドブタミン塩酸塩：ドブトレックス（注）　●デノパミン：カルグート（細，錠）　【β_2受容体刺激薬】●サルブタモール硫酸塩：ベネトリン（錠，シ，吸入），サルタノール（吸入），アイロミール（吸入）　●フェノテロール臭化水素酸塩：ベロテック（錠，シ，吸入）　●プロカテロール塩酸塩水和物：メプチン（顆，錠，シ，DS，吸入）　●ホルモテロールフマル酸塩水和物：オーキシス（吸入）

β₂受容体刺激薬

intro.：β₂受容体を選択的に刺激する直接型アドレナリン作動薬．平滑筋を弛緩させる作用があり，主に気管支拡張薬，子宮収縮抑制薬として使用される．β₁作用（心機能亢進）に伴う副作用が少ない利点がある．

MINIMUM ESSENCE

一般名	● 気管支拡張薬	❶ サルブタモール ❷ フェノテロール ❸ プロカテロール ❹ ホルモテロール … 吸，内
		❺ ツロブテロール ………………………… 皮，内
		❻ サルメテロール ❼ インダカテロール … 吸
		❽ クレンブテロール (p.434) ………………… 内
	● 子宮収縮抑制薬	❾ リトドリン ……………………………… 内，注

サルブタモール硫酸塩（構造式）

作用：● β₂受容体を刺激 ➡ 気管支拡張，血管拡張，子宮収縮抑制

適応：
- 〔❶〜❽〕気管支喘息，COPD など 〈気管支拡張作用〉
- 〔❽〕腹圧性尿失禁
- 〔❾〕切迫流・早産 〈子宮収縮抑制作用〉

副作用：● 交感神経刺激症状が副作用として現れるが，非選択的刺激薬よりも安全性は高い．
● 振戦 ● 動悸 ● 頻脈 ● 低K血症★ (p.35)

注意：● 高血圧，糖尿病，甲状腺機能亢進症を増悪させるおそれがある．

【補足事項】
- β₂受容体を刺激すると，主に骨格筋においてK^+の細胞内シフトが起こり，低K血症をきたすと考えられている．
- クレンブテロールは，外尿道括約筋の収縮増強作用を有する．これにより蓄尿機能を改善するため，腹圧性尿失禁 (p.435) に適応がある（逆に排尿障害を増悪するため，下部尿路閉塞に対しては禁忌）．
- 気管支拡張薬として使用する際には，目的（発作の寛解か寛解維持）により，適した作用時間，剤形を選ぶ (薬③).
- 子宮収縮抑制薬（リトドリン）を使用する際には，子宮出血や子宮内感染を助長しないよう注意する．また，妊娠16週未満の妊婦に対しては禁忌である (病⑩p.353)．
- 使用する病態・疾患により異なる指導内容がある．詳細は各項を参照のこと．特に，吸入薬として使用する際には，それぞれの吸入用機器の使用方法を丁寧に指導する (薬③)．

平滑筋を弛緩
β₂受容体刺激薬の作用と適応

● β₂受容体刺激薬は，平滑筋を弛緩させる作用から，以下のような疾患に使用される．

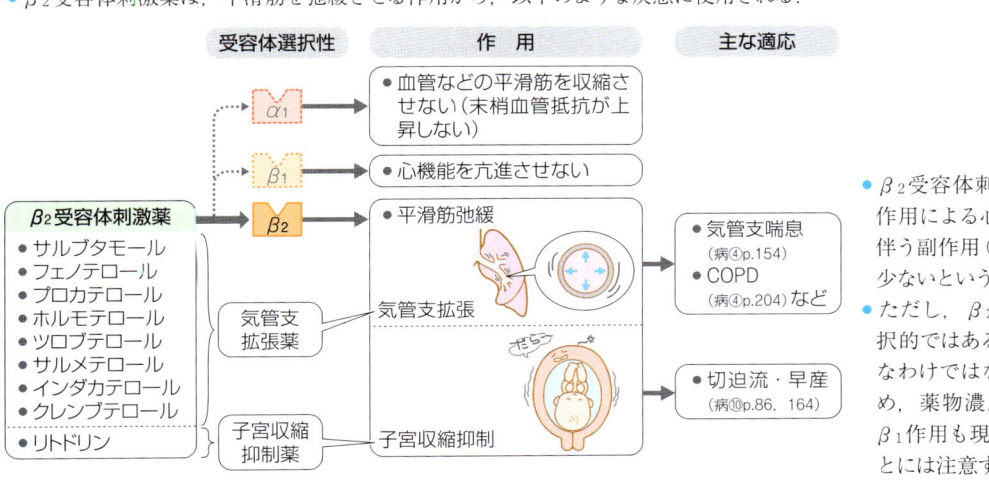

受容体選択性	作用	主な適応
α₁ ⤏	● 血管などの平滑筋を収縮させない（末梢血管抵抗が上昇しない）	
β₁ ⤏	● 心機能を亢進させない	
β₂ →	● 平滑筋弛緩 → 気管支拡張	気管支喘息 (病④p.154)・COPD (病④p.204) など
	子宮収縮抑制	切迫流・早産 (病⑩p.86, 164)

β₂受容体刺激薬：
- サルブタモール
- フェノテロール
- プロカテロール
- ホルモテロール
- ツロブテロール
- サルメテロール
- インダカテロール
- クレンブテロール

｝気管支拡張薬

- リトドリン ｝子宮収縮抑制薬

● β₂受容体刺激薬は，β₁作用による心機能亢進に伴う副作用（頻脈など）が少ないという利点がある．
● ただし，β₂受容体に選択的ではあるが，特異的なわけではない．このため，薬物濃度が上がればβ₁作用も現れてしまうことには注意する．

➡ ツロブテロール：ホクナリン（錠，DS，テ），ベラチン（錠，DS） ● サルメテロールキシナホ酸塩：セレベント（吸入） ● インダカテロールマレイン酸塩：オンブレス（吸入） ● クレンブテロール塩酸塩：スピロペント（顆，錠） ● リトドリン塩酸塩：ウテメリン（錠，注） 【略語】 ● 慢性閉塞性肺疾患（COPD）：chronic obstructive pulmonary disease

混合型アドレナリン作動薬

エフェドリン

intro.：β受容体刺激作用と，ノルアドレナリン分泌促進作用がある．非カテコールアミンであるためCOMT，MAOに分解されず，経口投与が可能で作用持続時間が長い．中枢神経系への作用もある（血液脳関門〔BBB〕を通過する）(p.30)．

WORDS & TERMS

タキフィラキシー [p.38]
短時間での反復投与により，薬物の効果が低下する現象．薬物の脱感作様式の1つである．機序としては，受容体数の減少，生体内貯蔵物質の枯渇などが考えられているが，詳細は不明なものもある．タキフィラキシーを示す薬物として，エフェドリン(p.38)，アンフェタミン(p.40)，コカイン(p.78)などがある．特にエフェドリンは，全身麻酔中の昇圧薬として頻回投与することがあり，その際はタキフィラキシーを考慮した効果判定，投与計画が必要となる．

MINIMUM ESSENCE

一般名
- エフェドリン…内，注

作用
- $β_1$，$β_2$受容体を直接刺激する．
- 交感神経終末からのノルアドレナリン分泌を促進することで，$α_1$作用を示す．
- 中枢神経にも作用し，弱い興奮作用を示す．
- 中枢性鎮咳作用を示す．

適応
- 気管支喘息，気管支炎，感冒，上気道炎に伴う咳嗽　〈気管支拡張，鎮咳〉
- 鼻粘膜の充血・腫脹　〈血管収縮〉
- 〔注〕麻酔時の血圧低下　〈血管収縮，心機能亢進〉

副作用
- 動悸　●血圧上昇　●心室細動★　●心室頻拍★　●振戦　●低K血症★
- 不眠　など
- 不安，幻覚，妄想　など　〈長期連用に伴う精神症状〉

相互作用
- 併用禁忌：アドレナリン，イソプレナリン，ドパミンなど（不整脈，心停止のおそれ）

【補足事項】
- エフェドリンは，漢方薬に用いられる天然植物マオウに含まれるアルカロイド(p.78)である．
- メチルエフェドリンは，エフェドリンのアミノ基にメチル基が入ったものであり，エフェドリンと比較して$β_2$作用が強く，その他の作用は弱い．
- 気管支拡張薬としては，$β_2$受容体刺激薬(p.37)の開発とともに使用頻度は減少した．
- エフェドリン，メチルエフェドリンは，総合感冒薬に一般的に配合されている．
- $α_1$作用はノルアドレナリン分泌促進によるもので，タキフィラキシーを生じる．
- $β_2$受容体を刺激すると，主に骨格筋においてK^+の細胞内シフトが起こり，低K血症をきたすと考えられている．

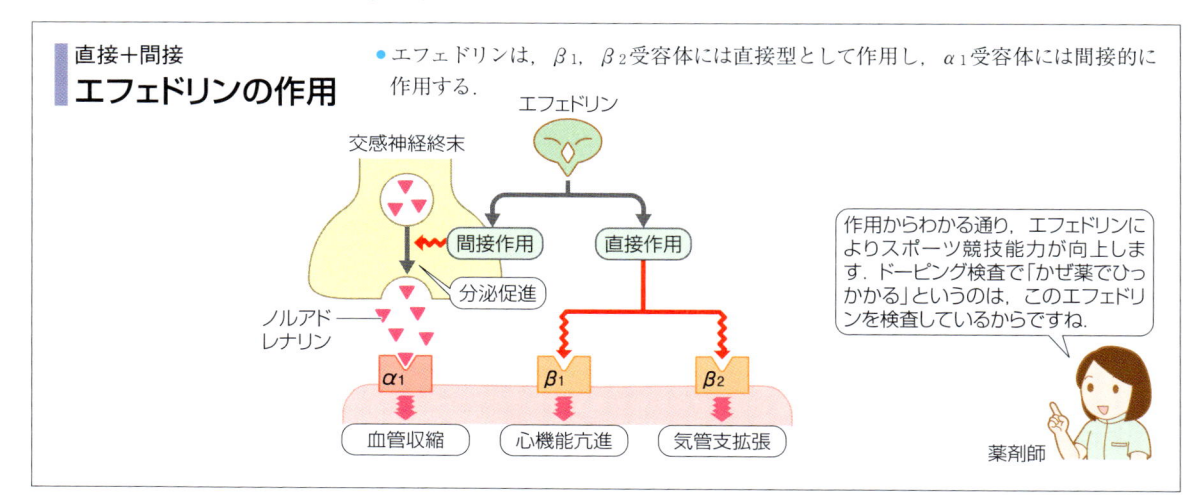

エフェドリン塩酸塩

直接＋間接
エフェドリンの作用

- エフェドリンは，$β_1$，$β_2$受容体には直接型として作用し，$α_1$受容体には間接的に作用する．

交感神経終末 → 間接作用 → 分泌促進 → ノルアドレナリン → $α_1$ → 血管収縮
エフェドリン → 直接作用 → $β_1$ → 心機能亢進／$β_2$ → 気管支拡張

作用からわかる通り，エフェドリンによりスポーツ競技能力が向上します．ドーピング検査で「かぜ薬でひっかかる」というのは，このエフェドリンを検査しているからですね．　―薬剤師

商品名【混合型アドレナリン作動薬】●エフェドリン塩酸塩：エフェドリン塩酸塩（散），エフェドリン「ナガヰ」（錠，注）●dl-メチルエフェドリン塩酸塩：メチエフ（散，注）　**略語**●カテコール-O-メチルトランスフェラーゼ（COMT）：catechol-O-methyltransferase　●モノアミン酸化酵素（MAO）：monoamine oxidase　●血液脳関門（BBB）：blood-brain barrier

ドパミン

intro.：中枢神経系の重要な神経伝達物質（内因性カテコールアミン）であるが，全身投与した場合は，中枢神経系への作用はなく（BBBを通過しない），末梢組織のD_1受容体，$β_1$受容体，$α_1$受容体を刺激する．また，ノルアドレナリン分泌促進作用をあわせもつ．

MINIMUM ESSENCE

一般名	●ドパミン…注
作用	●用量増加に伴い，D_1，$β_1$，$α_1$の順で作用が現れる． 　1.〔低用量〕D_1作用➡腎臓，腸間膜，冠動脈の血管拡張➡血流増加，利尿作用 　2.〔中用量〕$β_1$作用➡心拍数・心収縮力増加➡心拍出量増加 　3.〔高用量〕$α_1$作用➡血管収縮➡血圧上昇
適応	●急性循環不全（心原性ショック，敗血症性ショック，出血性ショック）
禁忌	●褐色細胞腫
副作用	●不整脈（心室期外収縮，心房細動など），動悸　●四肢冷感★　●麻痺性イレウス★
相互作用	●本薬作用↑：MAO阻害薬(p.29) ●本薬作用↓：ドパミン受容体遮断薬（フェノチアジン系薬(p.226)，ブチロフェノン系薬(p.227)）

【補足事項】
- ドパミンはカテコールアミンであり，作用持続時間が短く，経口投与では効かない．このため(p.30)，持続点滴静注で投与する．
- ドカルパミンはドパミンと類似作用を有する非カテコールアミンの薬である．ドパミン療法から経口薬への変更が必要な場合に使用されることがある．
- パーキンソン病の治療など，中枢神経系へのドパミン作用を目的とする場合は，血液脳関門（BBB）を通過するレボドパを使用する(p.160)．
- 高用量では$α_1$作用により腸間膜の血管が収縮し，消化管の血流低下により麻痺性イレウスをきたしうる．

ドパミン塩酸塩・HCl （アミン）（カテコール環）

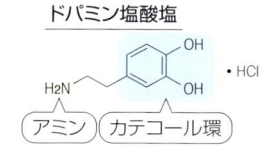

用量依存性がある
ドパミンの作用

- ドパミンの特徴は，アドレナリン受容体（$α_1$，$β_1$）に加えてドパミン受容体（D_1）を刺激すること，用量により優位に現れる作用が変わることである．
- 腎臓，腸間膜，冠動脈には，D_1受容体が発現しており，刺激により血管平滑筋が弛緩（血管拡張）し血流量が増加する．

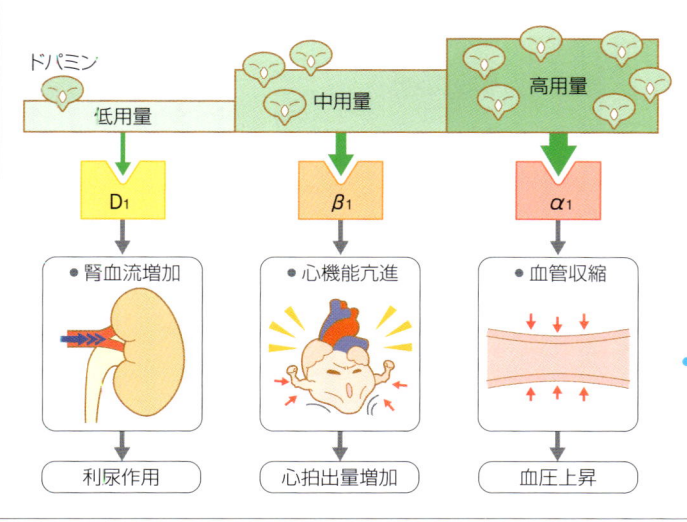

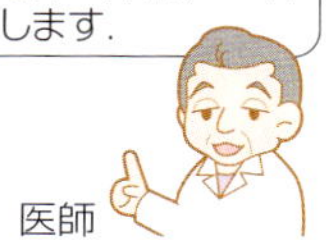

ドパミン　低用量→D_1→●腎血流増加→利尿作用
　　　　　中用量→$β_1$→●心機能亢進→心拍出量増加
　　　　　高用量→$α_1$→●血管収縮→血圧上昇

慣習的にドパミン（dopamine）は「DOA」，ドブタミン（dobutamine）(p.36)は「DOB」とよばれることがあります．この2つは，心不全，ショック状態の治療に併用されることが多い薬で，血圧，脈拍，尿量などをみながら，それぞれの用量を調節することで，$α_1$作用，$β_1$作用，D_1作用を調節して使用します．
　　　　　　　　　　　　　　　　　医師

- 血圧が低下した状態（ショックなど）では，腎血流量が減少し，腎前性腎不全(p.420)に陥る危険がある．D_1作用により腎血流量増加，利尿作用が得られるドパミンは，そのような病態に適した薬である．

商品名【混合型アドレナリン作動薬】●ドパミン塩酸塩：イノバン（注）　●ドカルパミン：タナドーパ（顆）

間接型アドレナリン作動薬

アメジニウム

intro.：シナプス間隙のノルアドレナリンを増加させる間接型アドレナリン作動薬．交感神経機能を亢進させ，血圧上昇を目的に使用される．末梢の交感神経終末に作用し，中枢神経系への移行は極めて低い．

MINIMUM ESSENCE

一般名	● アメジニウム…内
作用	● ノルアドレナリンの代わりに（競合的に）交感神経終末に取り込まれ，ノルアドレナリンの再取り込みを阻害する．
	● 交感神経細胞内でのMAOによるノルアドレナリンの分解を阻害する．
	● 上記の作用により，シナプス間隙のノルアドレナリンが増加し，交感神経機能が亢進する．
適応	● 本態性低血圧症，起立性低血圧症 (p.388)　● 透析施行時の血圧低下
禁忌	● 高血圧症，甲状腺機能亢進症，褐色細胞腫
	● 狭隅角緑内障　● 残尿を伴う前立腺肥大 (p.437)
副作用	● 動悸，頻脈，血圧変動，不整脈
	● めまい，立ちくらみ，頭痛　● 排尿障害
相互作用	● 本薬および併用薬作用↑：ドロキシドパ，ノルアドレナリン（血圧の異常上昇のおそれ）

【補足事項】 ● 血圧上昇は，主に皮膚・骨格筋の血管収縮によると考えられている．

アメジニウムメチル硫酸塩

メタンフェタミン

intro.：シナプス間隙のノルアドレナリンを増加させる間接型アドレナリン作動薬．末梢交感神経終末だけでなく，中枢神経にも作用することから，強い中枢神経興奮作用を示す．中枢神経に対する作用を目的として使用されるが，実際に治療目的で使用されることは少ない（乱用薬物として問題となる）(p.277)．

MINIMUM ESSENCE

一般名	● メタンフェタミン…内，注
作用	● ノルアドレナリン分泌促進，再取り込み阻害，MAO阻害により，シナプス間隙のノルアドレナリンを増加させる➡血圧上昇（α_1刺激作用），心機能亢進（β_1刺激作用）
	● 中枢のノルアドレナリン作動性神経，ドパミン作動性神経終末に作用し，興奮作用を示す．
適応	● ナルコレプシー (p.273)　● 各種の昏睡，嗜眠，もうろう状態
禁忌	● 重篤な高血圧症，動脈硬化症（血圧上昇のおそれ）
	● 心疾患，甲状腺機能亢進症（心機能亢進作用が悪影響を及ぼすおそれ）
	● 不眠症　● 激越状態（不穏）　● 薬物乱用の既往
副作用	● 依存性★（連用時）　● 興奮，不眠　● 振戦　● 心悸亢進，頻脈，血圧上昇　● 口渇
相互作用	● 併用禁忌：MAO阻害薬 (p.29)
注意	● 覚醒剤に指定されており，許可のある医師のみ施用可能である．

【補足事項】
● 本薬は，アンフェタミンのメチル誘導体である．アンフェタミンは本薬と同様の作用を有するが臨床使用はない（覚醒剤指定あり）．
● メタンフェタミン，アンフェタミンの依存性は精神依存が強く，身体依存はない (p.278)．

メタンフェタミン塩酸塩

商品名【間接型アドレナリン作動薬】● アメジニウムメチル硫酸塩：リズミック（錠）　● メタンフェタミン塩酸塩：ヒロポン（錠，注）
略語 ● モノアミン酸化酵素（MAO）：monoamine oxidase

シナプス間隙のノルアドレナリンを増やす
作用機序

- 間接型アドレナリン作動薬は，アドレナリン作動性神経に作用し，シナプス間隙の内因性ノルアドレナリンを増加させる．
- 薬自身はアドレナリン受容体に結合せず，増加したノルアドレナリンを介して間接的に交感神経機能を促進する．
- ノルアドレナリンを増加させる機序には，❶分泌促進，❷MAOによる分解阻害，❸再取り込み阻害，の3つがある．

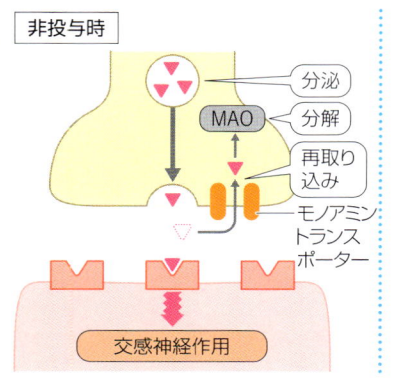

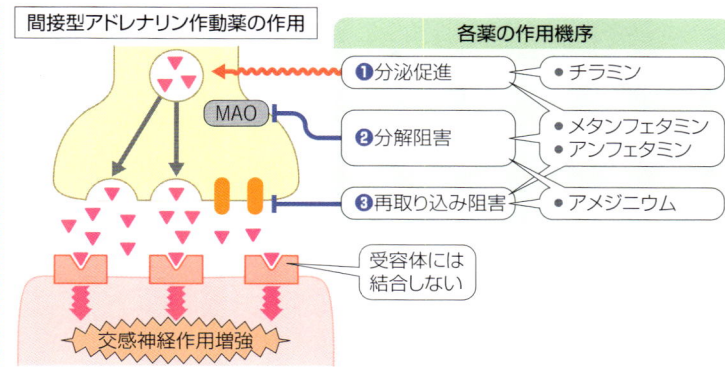

| 非投与時 | 間接型アドレナリン作動薬の作用 | 各薬の作用機序 |

❶分泌促進 → チラミン
❷分解阻害 → メタンフェタミン，アンフェタミン
❸再取り込み阻害 → アメジニウム

- 間接型アドレナリン作動薬は，受容体に直接結合するわけではないため受容体選択性(p.30)はない．各受容体サブタイプに対する促進作用の強さは，ノルアドレナリンの受容体選択性に従う(p.27)．
- アドレナリン作動薬には分類されないが，パーキンソン病治療薬のセレギリン(p.167)はMAO-Bを阻害，抗うつ薬のSNRI(p.247)や三環系抗うつ薬(p.243)はモノアミントランスポーターを阻害する(p.29)．

SUPPLEMENT

チラミン

- チラミンは赤ワインやチーズをはじめとする発酵食品，カカオ製品などに含まれる化合物（食餌性アミン）で，間接型アドレナリン作動薬の基本型である（医薬品ではない）．
- アミントランスポーターにより交感神経終末に取り込まれ，ノルアドレナリンの分泌を促進する．
- 摂取されたチラミンは，通常，腸管・肝臓のMAOで分解されるため交感神経刺激作用を示さない．しかし，MAO阻害薬(p.167)を使用時に多量のチラミンを摂取すると，交感神経が刺激され高血圧発作を起こすことがある．

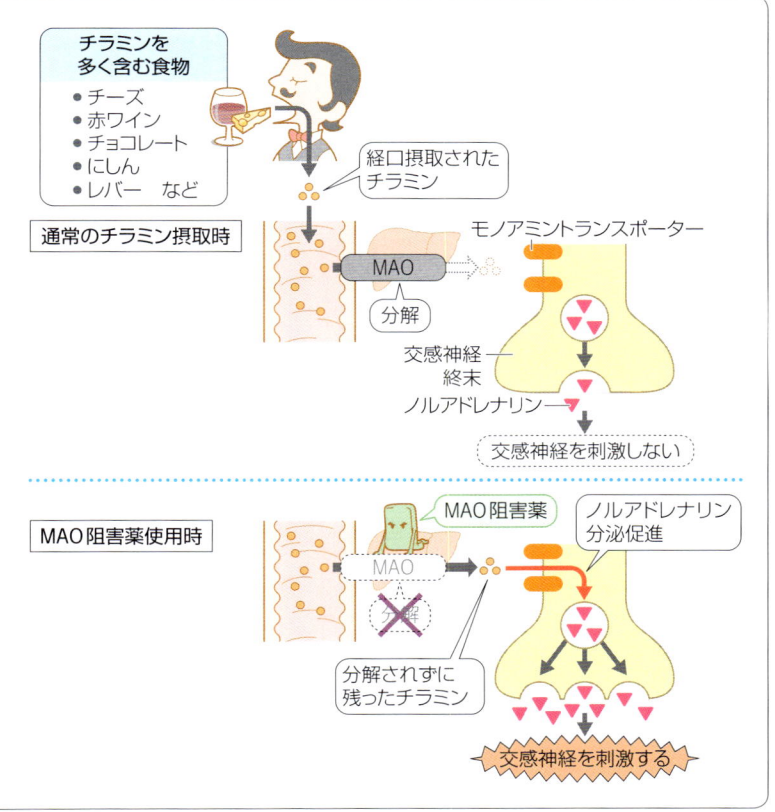

チラミンを多く含む食物
- チーズ
- 赤ワイン
- チョコレート
- にしん
- レバー　など

チラミン
HO—⟨ ⟩—CH2CH2NH2

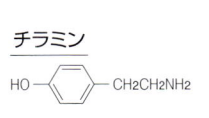

略語 ● セロトニン・ノルアドレナリン再取り込み阻害薬（SNRI）：serotonin noradrenaline reuptake inhibitor

受容体選択性から考える
カテコールアミンと循環動態の変化のまとめ

- カテコールアミンの受容体選択性，循環動態への作用を以下に示す．

薬物		ノルアドレナリン	アドレナリン	ドパミン	ドブタミン	イソプレナリン
各受容体への刺激作用	α_1	++	++	+（高用量）		
	β_1	+	+++	+（中用量）	++	+++
	β_2		+++			+++
	D_1			+（低用量）		
末梢血管抵抗		↑↑↑	↓〜↑*	↓（低用量） ↑（高用量）	↓〜→	↓↓↓
心拍数		↓	↑	↑	↑	↑↑↑
心筋収縮力		↑	↑↑	↑	↑↑↑	↑↑↑
心拍出量		↑〜↓	↑↑	↑↑↑	↑↑	↑↑↑
収縮期血圧		↑↑↑	↑↑	↑	↑	↑
拡張期血圧		↑	↓	↑	→	↓
平均血圧		↑↑	↑	↑	↑	↓
腎血流量		↓	↓	↑↑↑	↓〜→	↓〜↑
気管支拡張作用		―	+			+

*臨床でアドレナリンの適応となる病態に対し，必要量投与した場合は，末梢血管抵抗は上昇する傾向にある．

- 実際には，薬物の投与量や投与速度，投与する患者の状態（病態に応じて交感神経の緊張度などが異なる）によって様々な反応が起こる（用量依存性はドパミンにおいて顕著であるが，他のカテコールアミンでも認められる）．

重篤な病態で使用することが多い
カテコールアミンの作用と適応のまとめ

- カテコールアミンは，代表的なアドレナリン作動薬であり，その作用は強力である．
- それぞれの作用の特徴から主に以下のような疾患に使用される．

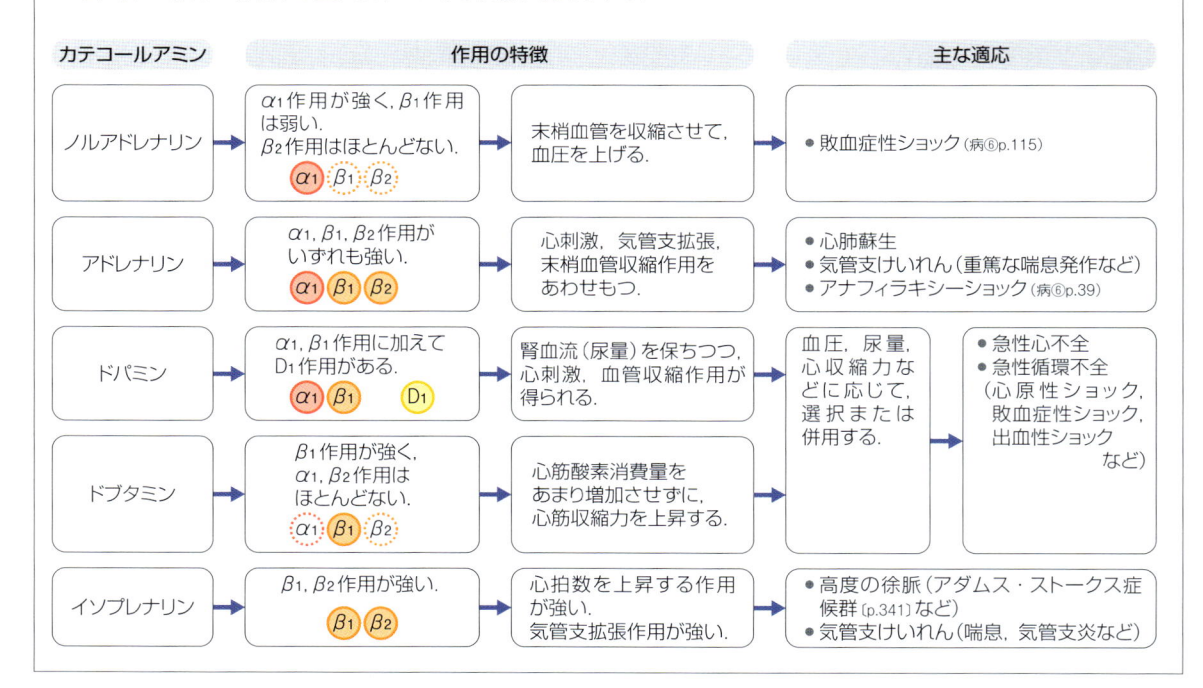

カテコールアミン	作用の特徴		主な適応
ノルアドレナリン	α_1作用が強く，β_1作用は弱い．β_2作用はほとんどない． （α_1）(β_1)(β_2)	→ 末梢血管を収縮させて，血圧を上げる．	● 敗血症性ショック（病⑥p.115）
アドレナリン	α_1，β_1，β_2作用がいずれも強い． （α_1）（β_1）（β_2）	→ 心刺激，気管支拡張，末梢血管収縮作用をあわせもつ．	● 心肺蘇生 ● 気管支けいれん（重篤な喘息発作など） ● アナフィラキシーショック（病⑥p.39）
ドパミン	α_1，β_1作用に加えてD_1作用がある． （α_1）（β_1）（D_1）	→ 腎血流（尿量）を保ちつつ，心刺激，血管収縮作用が得られる．	血圧，尿量，心収縮力などに応じて，選択または併用する． → ● 急性心不全 ● 急性循環不全（心原性ショック，敗血症性ショック，出血性ショックなど）
ドブタミン	β_1作用が強く，α_1，β_2作用はほとんどない． (α_1)（β_1）(β_2)	→ 心筋酸素消費量をあまり増加させずに，心筋収縮力を上昇する．	
イソプレナリン	β_1，β_2作用が強い． （β_1）（β_2）	→ 心拍数を上昇する作用が強い．気管支拡張作用が強い．	● 高度の徐脈（アダムス・ストークス症候群[p.341]など） ● 気管支けいれん（喘息，気管支炎など）

抗アドレナリン薬

アドレナリン受容体遮断薬

アドレナリン受容体遮断薬とは
内因性ノルアドレナリン，アドレナリンに拮抗

- アドレナリン受容体遮断薬は，アドレナリン受容体に結合するが，受容体を活性化しない．遮断薬が結合した受容体には，内因性のノルアドレナリン（NA）やアドレナリンが結合しにくくなり（拮抗され），交感神経機能が抑制されることになる．

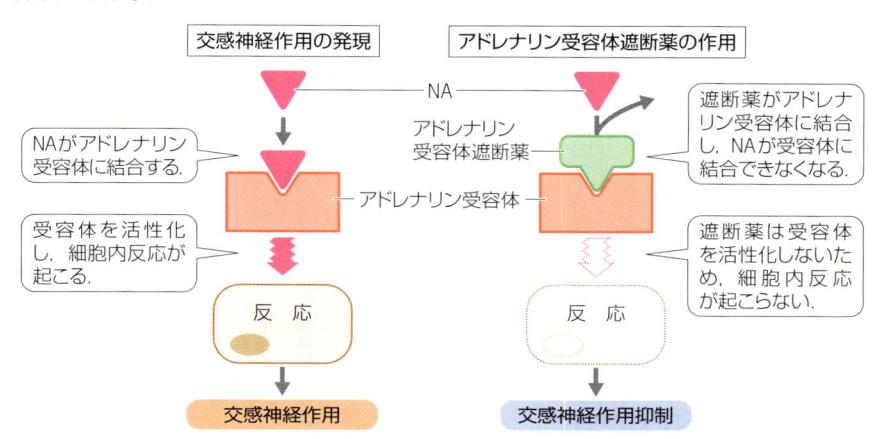

図中ラベル：
- 交感神経作用の発現／アドレナリン受容体遮断薬の作用
- NAがアドレナリン受容体に結合する．
- 受容体を活性化し，細胞内反応が起こる．
- アドレナリン受容体遮断薬／アドレナリン受容体
- 遮断薬がアドレナリン受容体に結合し，NAが受容体に結合できなくなる．
- 遮断薬は受容体を活性化しないため，細胞内反応が起こらない．
- 反応／反応
- 交感神経作用／交感神経作用抑制

- アドレナリン受容体遮断薬は，アドレナリン作動薬の直接型と逆の作用をもつが，受容体に直接作用するという点は共通している (p.30)．
- 直接型アドレナリン作動薬と同様に，アドレナリン受容体遮断薬も，各受容体サブタイプへの結合のしやすさ（選択性）によって分類される (p.45, 47)．

SUPPLEMENT
アドレナリン反転を代表とする刺激薬と遮断薬の関係

- 遮断薬は，内因性のアドレナリンやノルアドレナリンだけでなく，外因性に投与された刺激薬に対しても拮抗作用を示す．このため，遮断薬を前もって投与してから刺激薬を投与すると，刺激薬の作用が打ち消されることになる．
- 例として，$\alpha\beta$受容体刺激薬のアドレナリン (p.31) による平均血圧の変化が，遮断薬によりどのような影響を受けるのかを示す．

平均血圧の変化	❶アドレナリン（AD）を単独投与したとき	❷α遮断薬（フェントラミンなど）を前投与したとき	❸β遮断薬（プロプラノロールなど）を前投与したとき
	AD が α_1, β_1, β_2 に結合 → α_1作用・β_1作用による血圧上昇，β_2作用による降圧	α遮断薬＋AD → アドレナリン反転	β遮断薬＋AD → 血圧上昇反応の増強
解説	α_1作用とβ_1作用の血圧上昇効果が，β_2作用の血圧下降効果を上回り，血圧は上昇する (p.32)．	α遮断薬によってα_1受容体が遮断された後にADを投与すると，β_1作用の血圧上昇効果をβ_2作用の血圧下降効果が上回るため，血圧は低下する．	β遮断薬によってβ受容体が遮断された後にADを投与すると，α_1作用の血圧上昇効果だけが現れるため，単独投与時（❶）よりも血圧が上昇する．

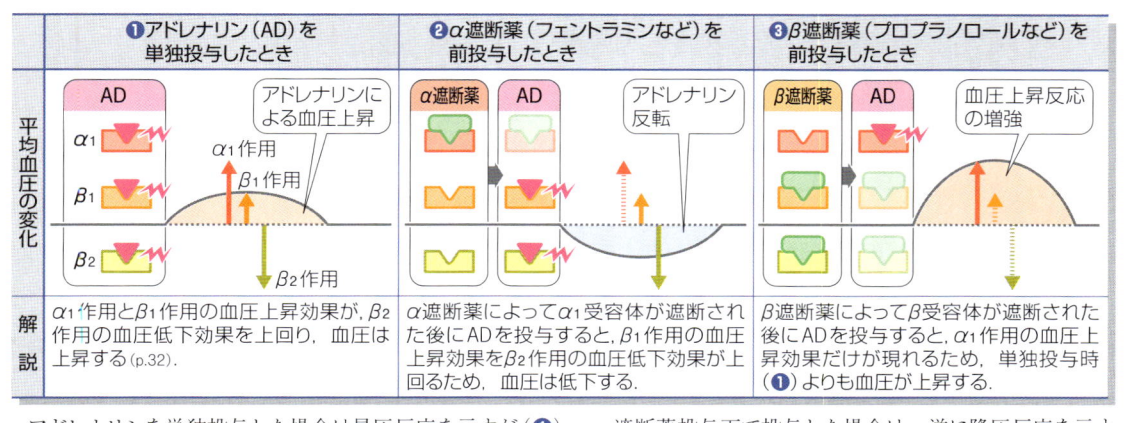

- アドレナリンを単独投与した場合は昇圧反応を示すが（❶），α_1遮断薬投与下で投与した場合は，逆に降圧反応を示す（❷）．このことをアドレナリン反転とよぶ．

略語 ● ノルアドレナリン（NA）：noradrenaline ● アドレナリン（AD）：adrenaline

α受容体遮断薬

intro.：アドレナリン受容体のうち，α受容体を遮断する薬．①$α_1$，$α_2$を遮断する薬（非選択的α受容体遮断薬），②$α_1$を選択的に遮断する薬（選択的$α_1$受容体遮断薬），の2つに分類される．

非選択的α受容体遮断薬

intro.：$α_1$，$α_2$の両方の受容体を非選択的に遮断する薬．血圧低下を目的に使用される．

MINIMUM ESSENCE

一般名	● フェントラミン…注
作用	● 血管平滑筋の$α_1$受容体遮断➡血管拡張➡血圧低下 ● 交感神経終末の$α_2$受容体遮断➡ノルアドレナリン（NA）分泌増加➡増加したNAが心臓の$β_1$受容体刺激➡心機能亢進
適応	● 褐色細胞腫（術前・術中の血圧管理，診断目的）
禁忌	● 心筋梗塞，狭心症（増加したNAによる頻脈により症状増悪）　など
副作用	● 急激な血圧低下　● 起立性低血圧　● 頻脈　● 不整脈　など

フェントラミンメシル酸塩（構造式）・CH_3SO_3H

【補足事項】
- 注射薬であることから，褐色細胞腫(p.377)の短期管理に適しているが，実際の使用機会は限られている．
- この他，麦角アルカロイドのエルゴタミン(p.213)とエルゴメトリン(薬②)もα受容体遮断薬に分類される．

選択的$α_1$受容体遮断薬

intro.：$α_1$受容体を選択的に遮断する．$α_2$遮断による二次的なノルアドレナリン分泌増加をきたさない．主に血圧低下，排尿障害の改善を目的に使用される．なお，$α_1$受容体は，主に血管平滑筋に発現する$α_{1B}$，主に泌尿器系に発現する$α_{1A}$，$α_{1D}$の3つのサブタイプに分類されている．

MINIMUM ESSENCE

作用	● $α_1$受容体遮断➡血管平滑筋弛緩➡血圧低下　〈$α_{1B}$遮断〉 ● 泌尿器（前立腺，内尿道括約筋）平滑筋弛緩➡排尿障害改善　〈$α_{1A}$，$α_{1D}$遮断〉

一般名 適応	一般名	投与経路	$α_1$受容体サブタイプ 選択性	適応：高血圧	適応：排尿障害	適応：緑内障	主な代謝 排泄経路
	❶ ブナゾシン	内，眼	$α_{1A}$，$α_{1B}$，$α_{1D}$	●		●	肝
	❷ ドキサゾシン	内	$α_{1A}$，$α_{1B}$，$α_{1D}$	●			肝
	❸ テラゾシン	内	$α_{1A}$，$α_{1B}$，$α_{1D}$	●	●		肝・腎
	❹ ウラピジル	内	$α_{1A}$，$α_{1B}$，$α_{1D}$	●	●		肝
	❺ プラゾシン	内	$α_{1A}$，$α_{1B}$，$α_{1D}$	●	●		肝
	❻ タムスロシン	内	$α_{1A}$，$α_{1D}$		●		肝・腎
	❼ シロドシン	内	$α_{1A}$		●		肝・腎
	❽ ナフトピジル	内	$α_{1D}$		●		肝

副作用	● 過度の血圧低下，起立性低血圧(p.45)　〈$α_{1B}$遮断作用の強い薬で多い〉 ● 射精障害（射精不能，逆行性射精など）　〈$α_{1A}$，$α_{1D}$遮断作用の強い薬で多い〉 ● 肝機能障害★（AST↑，ALT↑，γ-GTP↑，ALP↑など）　※肝代謝のため

【補足事項】
- 一般的な高血圧治療薬として使用されることは少なく(p.45)，褐色細胞腫などの交感神経作用が過剰になった病態や，前立腺肥大症などで排尿障害を合併した患者で使用される(p.437)．
- ブナゾシンは，房水流出を促進することによる眼圧下降作用があり，点眼で緑内障治療に使用される(薬②)．
- $α_1$受容体遮断薬が適応となる排尿障害の主なものは，前立腺肥大症によるものである(p.437)．
- 上記❶～❽の全ての薬で，肝機能障害は副作用としてあるが，重大な副作用としているのは❶❺以外である．
- 降圧薬（利尿薬を含む）(p.387)やPDE5阻害薬(p.440)との併用時は，相互作用による過度の血圧低下に注意する．

商品名【非選択的α受容体遮断薬】● フェントラミンメシル酸塩：レギチーン（注）　【選択的$α_1$受容体遮断薬】● ブナゾシン塩酸塩：デタントール（錠，徐放，点眼）　● ドキサゾシンメシル酸塩：カルデナリン（錠）　● テラゾシン塩酸塩水和物：ハイトラシン（錠），バソメット（錠）　● ウラピジル：エブランチル（カ）　● プラゾシン塩酸塩：ミニプレス（錠）　● タムスロシン塩酸塩：ハルナール（OD）　● シロドシン：ユリーフ（錠）　● ナフトピジル：フリバス（錠，OD）

α受容体遮断薬の比較
α₂も遮断するかどうか

- α受容体には，作用が大きく異なるα₁とα₂の2つのサブタイプがある (p.82).
- α₁，α₂を非選択的に遮断するのか，α₁だけを選択的に遮断するのかによって，循環動態への影響が異なる．

非選択的α受容体遮断薬（フェントラミンなど）

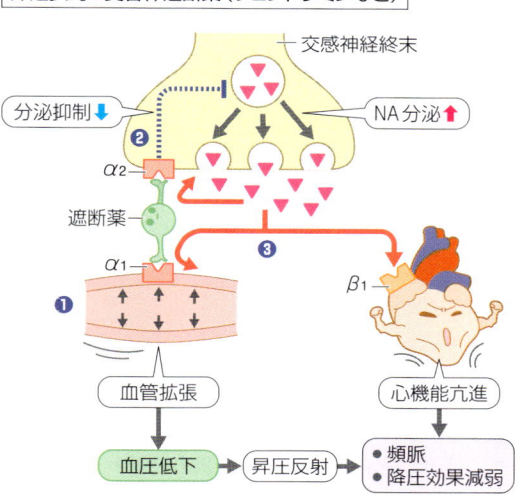

❶ α₁受容体の遮断効果により，血圧が低下する．
❷ α₂受容体を遮断することにより，内因性NA分泌が増加し，心機能が亢進する．
❸ α₁受容体が遮断されているため，NAのα₁作用は現れず，遮断されていないβ₁作用（本来はα₁作用より弱い）が現れる．

選択的α₁受容体遮断薬（プラゾシンなど）

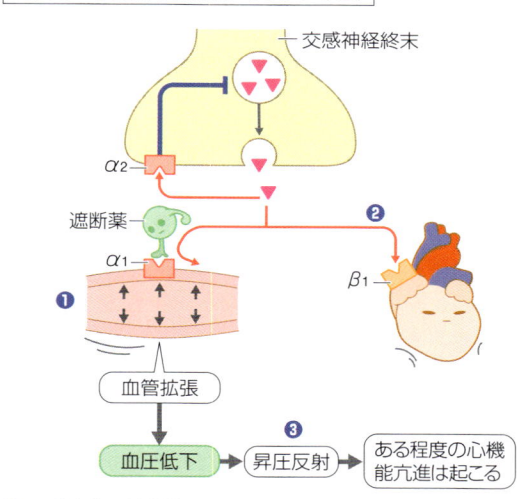

❶ α₁受容体の遮断効果により，血圧が低下する．
❷ α₂受容体は遮断しないため，内因性NA分泌は増加せず，心機能亢進をきたしにくい．
❸ ただし，血圧低下に対する昇圧反射がなくなるわけではないため，ある程度の心機能亢進は起こる．

- 高血圧治療においては，心機能亢進による悪影響（頻脈や降圧効果減弱）が少ない選択的α₁受容体遮断薬の方が，非選択的α受容体遮断薬よりも適している．
- しかし昇圧反射による心機能亢進があるため，高血圧治療にα受容体遮断薬が使用されることは少ない．現在，抗アドレナリン薬の中で，高血圧治療で一般的に用いられているものは，β₁受容体遮断作用をもつ薬である (p.47)．

α₁受容体のサブタイプ
血管と泌尿器で分かれる

- アドレナリン受容体サブタイプの1つであるα₁受容体は，さらに3つのサブタイプ（α₁A，α₁B，α₁D）に細分類される．
- 3つのサブタイプのうち，α₁Bは主に血管平滑筋に，α₁Aとα₁Dは主に泌尿器の平滑筋に発現している．
- 選択的α₁受容体遮断薬は，α₁受容体のサブタイプへの選択性から，高血圧の治療に適した薬と，排尿障害の治療に適した薬に分けられる．

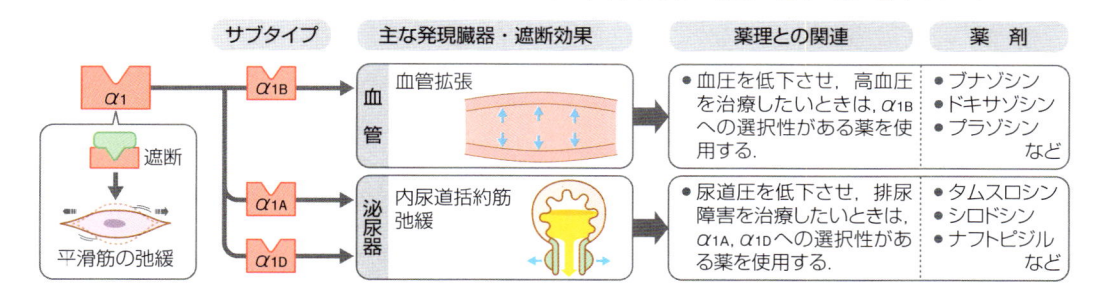

サブタイプ	主な発現臓器・遮断効果	薬理との関連	薬剤
α₁B	血管：血管拡張	血圧を低下させ，高血圧を治療したいときは，α₁Bへの選択性がある薬を使用する．	・ブナゾシン ・ドキサゾシン ・プラゾシン など
α₁A / α₁D	泌尿器：内尿道括約筋弛緩	尿道圧を低下させ，排尿障害を治療したいときは，α₁A，α₁Dへの選択性がある薬を使用する．	・タムスロシン ・シロドシン ・ナフトピジル など

- 選択的α₁受容体遮断薬は，高血圧治療薬 (p.387) としての使用機会は少ないが，排尿障害治療薬 (p.437) としての有用性は高い薬である．
- 排尿障害の治療には，血圧低下作用は不要であり，起立性低血圧などの副作用を減らすためにも，α₁A，α₁Dに選択性が高い薬が適している．

略語
- ノルアドレナリン（NA）：noradrenaline
- アスパラギン酸アミノトランスフェラーゼ（AST）：aspartate aminotransferase
- アラニンアミノトランスフェラーゼ（ALT）：alanine aminotransferase
- γ-グルタミルトランスペプチダーゼ（γ-GTP）：γ-glutamyl transpeptidase
- アルカリフォスファターゼ（ALP）：alkaline phosphatase
- ホスホジエステラーゼ5（PDE5）：phosphodiesterase 5

β受容体遮断薬

intro.：アドレナリン受容体のうち，β受容体を遮断する薬．①$β_1$，$β_2$を遮断する非選択的β受容体遮断薬，②$β_1$を選択的に遮断する選択的$β_1$受容体遮断薬，③βに加えて$α_1$も遮断するαβ受容体遮断薬，の3つに分類される．

非選択的β受容体遮断薬

intro.：$β_1$，$β_2$の両方を非選択的に遮断する薬．臨床上主に利用している作用は$β_1$受容体遮断作用である．

MINIMUM ESSENCE

一般名	❶ プロプラノロール …内，注 ❷ カルテオロール ……内，眼 ❸ チモロール …………眼
作用	・$β_1$受容体を遮断し，心機能を抑制する． ・$β_2$受容体を遮断し，気管支平滑筋を収縮させる（主に副作用）． ・眼房水産生を抑制し，眼圧を下げる．
適応	・高血圧，不整脈，狭心症などの循環器疾患(p.295) ・〔眼〕緑内障
禁忌	・気管支喘息（$β_2$遮断による気管支収縮のおそれ） ・高度徐脈，洞房ブロック，房室ブロック，急性心不全（$β_1$遮断による増悪のおそれ）　など
副作用	・喘息様症状★，呼吸困難★（$β_2$遮断によるもの）　〈末梢組織のβ遮断作用〉 ・徐脈★，心不全★の誘発・増悪（$β_1$遮断によるもの） ・眠気，不眠，悪夢，幻覚，抑うつ（❶などの脂溶性の高い薬で多い）(p.139)　〈中枢神経系への作用〉
注意	・異型狭心症では，冠動脈の拡張障害（$β_2$遮断作用）により症状が増悪しうる（❶は禁忌）．

【補足事項】
- 上記の他，アルプレノロール，オクスプレノロール，ブフェトロール，ピンドロール，ナドロール，ニプラジロール，チリソロールがある．
- プロプラノロールは，片頭痛の発作予防にも使用される(p.211)．
- 眼への作用の詳細は，緑内障治療薬(薬②)を参照のこと．
- ❷の内服剤では，喘息様症状，呼吸困難は副作用としてあるが，重大な副作用とはされていない．

指導 pick up　□「脈が遅くなるという副作用があります．これはめまいやふらつきといった症状で現れることもあります」

選択的$β_1$受容体遮断薬

intro.：$β_1$受容体を選択的に遮断する薬．$β_2$受容体遮断による気管支への影響が少ないことが特徴である．

MINIMUM ESSENCE

一般名	❶ アテノロール　❷ ビソプロロール　❸ メトプロロール　…内
作用	・$β_1$受容体を遮断し，心機能を抑制する．
適応	・高血圧，不整脈，狭心症などの循環器疾患(p.295)
禁忌	・高度徐脈，洞房ブロック，房室ブロック，急性心不全（$β_1$遮断による増悪のおそれ）
副作用	・徐脈★，心不全★の誘発・増悪（$β_1$遮断によるもの）　・肝機能障害（AST↑，ALT↑）
注意	・非選択的β受容体遮断薬に比べて気管支への影響は少ないが，喘息患者には慎重に使用する．

【補足事項】
- 上記の他，ベタキソロール，アセブトロール，セリプロロール，ランジオロール，エスモロールがある．
- ランジオロールとエスモロールは，短時間作用型の注射製剤で，手術時の上室性の頻脈（心房細動，心頻脈など）の緊急処置に使用される．

商品名【非選択的β受容体遮断薬】●プロプラノロール塩酸塩：インデラル（錠，注）　●カルテオロール塩酸塩：ミケラン（細，錠，点眼），ミケランLA（徐力，点眼）　●チモロールマレイン酸塩：チモプトール（点眼）　【選択的$β_1$受容体遮断薬】●アテノロール：テノーミン（錠）　●ビソプロロールフマル酸塩：メインテート（錠）　●メトプロロール酒石酸塩：ロプレソール（錠，徐錠），セロケン（錠，徐錠）　●ランジオロール塩酸塩：オノアクト（注），コアベータ（注）　●エスモロール塩酸塩：ブレビブロック（注）

αβ受容体遮断薬

WORDS & TERMS

内因性交感神経刺激作用（ISA） [p.47]
β受容体を弱く刺激する作用。ISAを有する薬には、カルテオロール、アセブトロール、ラベタロールなどがある。これらの薬は、強力な内因性カテコールアミンのアドレナリンやノルアドレナリンによるβ受容体刺激を遮断するが、弱い刺激作用を発揮するため、心拍数、心拍出量に対する作用が穏やかである。

膜安定化作用（MSA） [p.47]
Na^+チャネルを遮断し、細胞膜内外の電位変化を抑制する作用。MSAを有する薬には、プロプラノロール、メトプロロール、ラベタロールなどがある。局所麻酔薬や抗不整脈薬の一部と同様の作用である。

intro.：α受容体、β受容体の両方を遮断する。α受容体サブタイプに対しては$α_1$に選択性があり、β受容体サブタイプに対しては$β_1$、$β_2$を非選択的に遮断する。

MINIMUM ESSENCE

一般名	❶ アロチノロール …内 ❷ カルベジロール …内 ❸ ラベタロール ……内	カルベジロール
作用	・$α_1$受容体を遮断し、血管を拡張する。 ・$β_1$受容体を遮断し、心機能を抑制する。 ・$β_2$受容体を遮断し、気管支平滑筋を収縮させる（主に副作用）。	
適応	・高血圧、不整脈、狭心症などの循環器疾患（p.295）	
禁忌	・気管支喘息（$β_2$遮断による気管支収縮のおそれ） ・高度徐脈、洞房ブロック、房室ブロック、急性心不全（$β_1$遮断による症状増悪のおそれ）	
副作用	・起立性低血圧（$α_1$遮断によるもの） ・徐脈★、心不全★の誘発・増悪（$β_1$遮断によるもの） ・喘息様症状、呼吸困難（$β_2$遮断によるもの）	

【補足事項】
- 上記の他、アモスラロール、ベバントロールがある。
- アロチノロールは、本態性振戦にも適応がある。
- ベバントロールは、β受容体サブタイプに対して$β_1$に選択性がある。
- 〔適外〕$β_2$受容体遮断作用を持つ薬の多くは、妊婦に対して禁忌とされているが、ラベタロールは妊婦に対しても投与可能となっており、妊娠高血圧症候群に対する第一選択薬の一つに挙げられている。

β遮断薬の比較
$β_2$も遮断するかどうか

- β受容体サブタイプのうち、心臓には$β_1$が、気管支平滑筋には$β_2$が発現している（p.22）。
- $β_1$、$β_2$への選択性の有無により、主に気管支喘息に対する安全性が異なってくる。

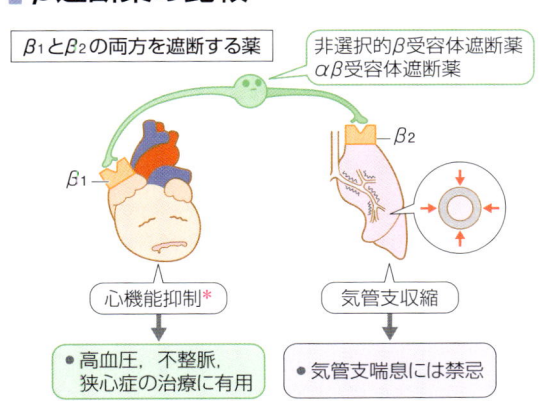

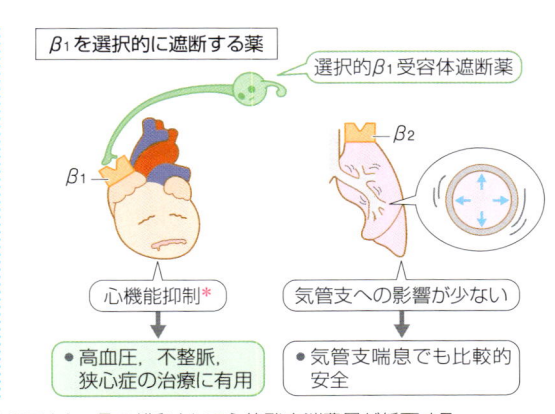

$β_1$と$β_2$の両方を遮断する薬 — 非選択的β受容体遮断薬 αβ受容体遮断薬
- 心機能抑制* → 高血圧、不整脈、狭心症の治療に有用
- 気管支収縮 → 気管支喘息には禁忌

$β_1$を選択的に遮断する薬 — 選択的$β_1$受容体遮断薬
- 心機能抑制* → 高血圧、不整脈、狭心症の治療に有用
- 気管支への影響が少ない → 気管支喘息でも比較的安全

＊心機能の抑制とは、収縮力、心拍数、伝導能を低下させる作用であり、その総和として心筋酸素消費量が低下する。各循環器疾患ごとに治療上利用される作用は異なる。詳細は、循環器疾患治療薬（p.294）を参照のこと。

- $β_2$受容体遮断作用により低血糖からの回復が遅れること、また、$β_1$受容体遮断作用により低血糖の発見を遅らせてしまうため、糖尿病患者への使用には注意する（薬②）。
- β遮断薬は、$β_1$、$β_2$への選択性の他、内因性交感神経刺激作用（ISA）や膜安定化作用（MSA）の有無によっても分類される。ただし、これら作用の臨床上の意義は明らかではない。

商品名【αβ受容体遮断薬】●アロチノロール塩酸塩：アロチノロール塩酸塩（錠）　●カルベジロール：アーチスト（錠）　●ラベタロール塩酸塩：トランデート（錠）　**略語**　●内因性交感神経刺激作用（ISA）：intrinsic sympathomimetic activity　●膜安定化作用（MSA）：membrane stabilizing action

アドレナリン作動性神経遮断薬

効果器の受容体ではなく, 神経細胞側に作用する
作用機序

- アドレナリン作動性神経遮断薬は, アドレナリン作動性神経に作用し, シナプス間隙の内因性ノルアドレナリンを減少させる.
- 薬自身が末梢効果器のアドレナリン受容体においてノルアドレナリンと拮抗するわけではなく, ノルアドレナリンの減少を介して間接的に交感神経機能を抑制する.
- ノルアドレナリンを減少させる機序には, ❶ノルアドレナリン枯渇, ❷ノルアドレナリン分泌阻害, ❸α_2受容体刺激, の3つがある.

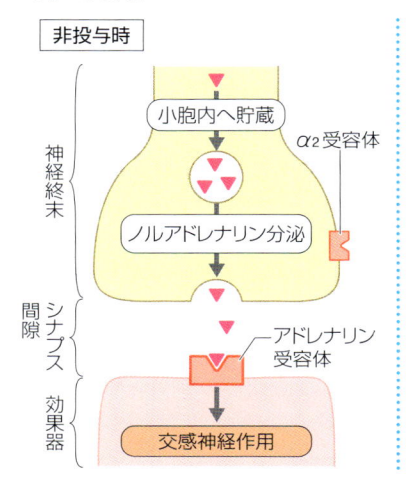

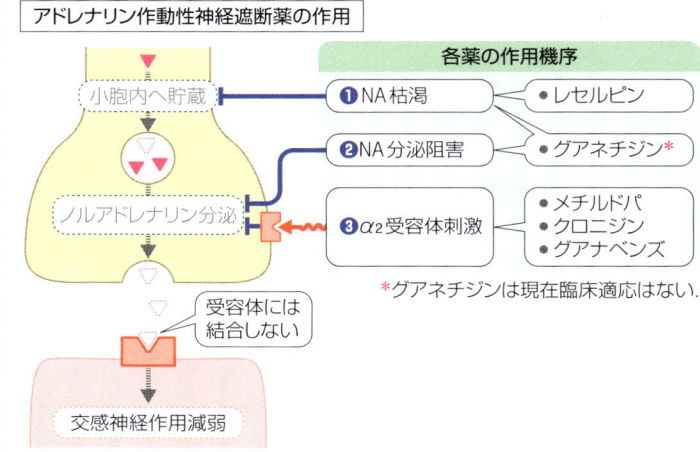

各薬の作用機序
- ❶NA枯渇 — レセルピン
- ❷NA分泌阻害 — グアネチジン*
- ❸α_2受容体刺激 — メチルドパ / クロニジン / グアナベンズ

*グアネチジンは現在臨床適応はない.

- アドレナリン作動性神経遮断薬は, アドレナリン作動薬の間接型と真逆の作用をもつが, 効果器の受容体に作用せずに, 神経細胞側に作用するという点は共通している.
- メチルドパ, クロニジン, グアナベンズは, α_2受容体に選択的に結合し, 刺激することから, 直接型アドレナリン作動薬に分類されることもある. 本書では, 末梢効果器のアドレナリン受容体を刺激するわけではないこと, また, 神経終末のα_2受容体を刺激すると交感神経作用は抑制されることから, アドレナリン作動性神経遮断薬に分類して解説する.

SUPPLEMENT
自律神経系の中枢による調節

中枢
- 視床下部
- 脳幹

環境(血圧, 体温など)の変化を判断し, 末梢神経の活動を調節する(促進したり抑制したりする).

末梢
- 交感神経
- 副交感神経

中枢の調節に従い, 活動が促進されると, 神経伝達物質(NAやACh)を分泌する.

効果器
- 心筋
- 平滑筋
- 腺など

神経伝達物質が受容体に結合し, 臓器の活動が環境の変化に適した方向に変化する.

- 末梢神経としての交感神経と副交感神経の活動は, 自律神経系の中枢である視床下部や脳幹で調節されている(血管運動中枢, 呼吸中枢, 排尿中枢などがある).
- 中枢が末梢の交感神経の活動を調節する例として, 血管運動中枢による血圧調節がある (p.287). 頸動脈洞や大動脈弓にある圧受容器が, 血圧の低下を知覚し, その情報が延髄にある血管運動中枢に伝えられると, 血管運動中枢の神経細胞が興奮する. その結果, 末梢交感神経細胞の活動が促進され, 交感神経作用(この場合は血圧を上昇させる反応)が起こる.

自律神経系に作用する薬の多くは, 効果器上の受容体や末梢神経に作用して, その機能を修飾するのですが, 中枢神経に作用する薬もあります. 後で解説する中枢性交感神経抑制薬(p.50)はその1つです.

略語 ノルアドレナリン(NA): noradrenaline ● アセチルコリン(ACh): acetylcholine

ノルアドレナリン枯渇薬

intro.：ノルアドレナリンを枯渇させ，交感神経作用を抑制する薬．

MINIMUM ESSENCE

一般名	● レセルピン…内，注
作用	● シナプス小胞の**モノアミントランスポーターを阻害**することにより，ノルアドレナリンのシナプス小胞内への貯蔵を阻害する． ● アドレナリン作動性神経終末の**ノルアドレナリンが枯渇**し，交感神経作用が減弱する．
適応	● 高血圧　● 統合失調症（フェノチアジン系薬物の使用が困難な場合）
禁忌	● **うつ病・うつ状態**，およびその既往 ● 消化性潰瘍，潰瘍性大腸炎（胃酸分泌が亢進するため）
副作用	● **うつ状態**★（自殺に至る場合がある）　● 胃潰瘍　● 下痢　● 口渇　● 徐脈　● 鼻閉
相互作用	● 併用禁忌：電気けいれん療法(p.238)（本薬がけいれん閾値を低下させ，重篤な反応が現れる） ● 併用薬作用↑：ジギタリス，キニジン（不整脈，徐脈のおそれ）

【補足事項】
- 本薬は，アドレナリン作動性神経だけでなく，ドパミン作動性神経，セロトニン作動性神経の神経終末での神経伝達物質も枯渇させる（ドパミン作用を抑制することは統合失調症に適用される理由，また，セロトニン作用を抑制することは副作用としてのうつ状態(p.239)の原因である）．
- 本薬の小胞モノアミントランスポーター阻害作用は不可逆的であり，その作用は使用中止後も数日から数週間持続する．
- 上記疾患に適応があるが，より効果が強く副作用が少ない薬があるため，使用頻度は少ない(p.226, 386)．

レセルピン

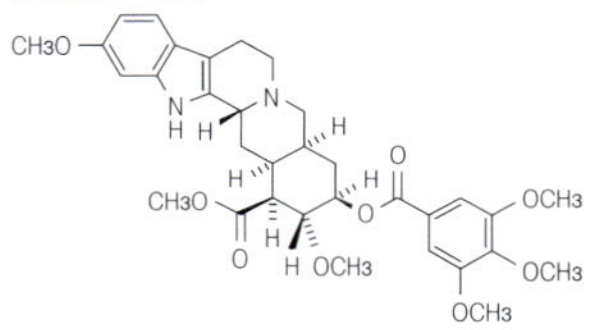

貯蔵を阻害して枯渇させる
レセルピンの作用機序

- レセルピンは，シナプス小胞のモノアミントランスポーターを阻害する薬である．
- 小胞モノアミントランスポーターが阻害されると，ノルアドレナリンの分泌が起こらず，交感神経作用が抑制される．

【ノルアドレナリンの貯蔵と分泌】 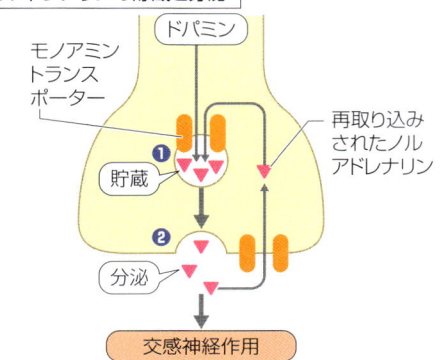
❶ シナプス小胞のモノアミントランスポーターにより，ノルアドレナリンの前駆物質であるドパミンや，再取り込みされたノルアドレナリンが小胞内へ輸送される．
❷ 交感神経が興奮し，分泌反応が起こると，シナプス小胞に貯蔵されていたノルアドレナリンがシナプス間隙へ分泌される．

【レセルピンの作用】 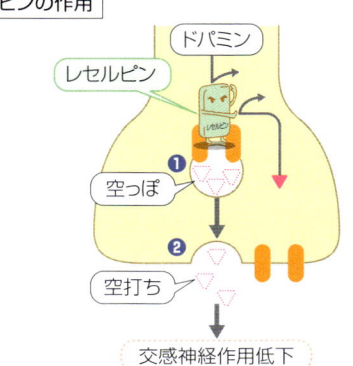
❶ レセルピンがシナプス小胞のモノアミントランスポーターを阻害する．このため，ドパミンやノルアドレナリンの輸送が行われず，シナプス小胞内にノルアドレナリンが貯蔵されない．
❷ 交感神経が興奮し，分泌反応が起こっても，シナプス小胞内にノルアドレナリンが存在しないため，シナプス間隙へのノルアドレナリン分泌は起こらない．

- シナプス小胞内へ輸送されず細胞質に留まったノルアドレナリンやドパミンは，MAO(p.29)によって分解されていき，神経細胞内のノルアドレナリンが枯渇する．

商品名【ノルアドレナリン枯渇薬】● レセルピン：アポプロン（散，錠，注）
略語 ● モノアミン酸化酵素（MAO）：monoamine oxidase

中枢性交感神経抑制薬（α₂受容体刺激薬）

intro.：血管運動中枢および交感神経終末のα₂受容体を刺激し，交感神経作用を抑制する薬．高血圧治療薬として使用される (p.384)．

MINIMUM ESSENCE

一般名	❶ メチルドパ …… 内	メチルドパ水和物
	❷ クロニジン …… 内	(化学構造式)
	❸ グアナベンズ … 内	

作用
1. 中枢神経系（脳幹部）の血管運動中枢のα₂受容体を刺激し，心血管系を支配する交感神経活動を抑制する（主な作用）．
2. 末梢交感神経終末のシナプス前α₂受容体を刺激し，ノルアドレナリン分泌を抑制する．
3. これらの結果，血管に対する交感神経作用が抑制され，血管が拡張する．

適応 ● 高血圧

禁忌 〔❶〕肝炎・肝硬変の活動期，非選択的MAO阻害薬投与中 (p.29)

副作用 ● 口渇 ● めまい，眠気 ● 徐脈 ● 起立性低血圧 ● 肝機能障害 ● 〔❶〕溶血性貧血★

【補足事項】● 高血圧に適応があるが，実際の使用頻度は低い（第一選択薬となることはまれ）．ただし，メチルドパは妊婦への安全性が確認されており，妊娠高血圧症候群 (病⑩p.98, 384) に対しては積極的に選択される．

指導 pick up □「内服中には眠気やめまいが現れることがあるため，高所作業や自動車運転などの危険を伴う作業には注意してください」

作用機序　刺激して抑制する

- 中枢神経系の血管運動中枢や，末梢の交感神経のシナプス前膜にはα₂受容体が存在し，これを刺激すると交感神経系は抑制される（内因性ノルアドレナリンの負のフィードバック機構）(p.22, 24)．
- α₂受容体刺激薬は，α₂受容体を刺激して，中枢性に交感神経活動を抑制し，末梢性にノルアドレナリン分泌を抑制することにより交感神経作用を抑制する（中枢性の作用が主であるため，中枢性交感神経抑制薬とよばれる）．

凡例：■：α₁受容体　■：α₂受容体

血圧上昇反応のながれ

血管運動中枢の神経細胞
- α₂受容体
- 血圧を上げたい！
❶ 延髄にある血管運動中枢の神経細胞が興奮する．
❷ 末梢の交感神経活動を促進する指令が出る．

指令：NAを出せ！

末梢の交感神経
- NAを分泌するぞ！
- α₂受容体
❸ 中枢の指令に従い，末梢の交感神経が興奮する．
❹ 交感神経終末からノルアドレナリンが分泌される．

NA分泌増加

効果器（血管）
- α₁受容体
- 血管収縮
❺ ノルアドレナリンが血管平滑筋のα₁受容体に結合し，血管が収縮する．
❻ 血管が収縮すると，末梢血管抵抗が上昇し，血圧が上がる．

→ 血圧 上昇

α₂受容体刺激薬の作用

血管運動中枢の神経細胞
- α₂受容体刺激薬
- 興奮しないで……
❶ 血管運動中枢のα₂受容体を刺激し，神経細胞の興奮を抑制する（中枢性の作用）．
❷ 末梢の交感神経活動を促進する指令が弱まる．

指令：……

末梢の交感神経
- NA出さないで……
❸ 中枢の指令が弱まるため，末梢の交感神経が興奮しない．
❹ 交感神経節後ニューロンの神経終末にあるα₂受容体を刺激し，ノルアドレナリンの分泌を抑制する（末梢性の作用）．
❺ 神経終末から分泌されるノルアドレナリンが減少する．

NA減少

効果器（血管）
- 血管拡張
❻ ノルアドレナリンによる血管平滑筋への刺激が減少し，血管が拡張する．
❼ 血管が拡張すると，末梢血管抵抗が低下し，血圧が下がる．

→ 血圧 低下

商品名【中枢性交感神経抑制薬（α₂受容体刺激薬）】● **メチルドパ水和物**：アルドメット（錠）● **クロニジン塩酸塩**：カタプレス（錠）● **グアナベンズ酢酸塩**：ワイテンス（錠）　**略語** ● モノアミン酸化酵素（MAO）：monoamine oxidase ● ノルアドレナリン（NA）：noradrenaline

アドレナリン作動薬と抗アドレナリン薬のまとめ

受容体選択性で分類
受容体に作用する薬のまとめ

- 各薬物が作用する受容体，主な臨床適応，主な副作用の対応を示す．
- 受容体への選択性が同じでも，適応の詳細は異なることに注意する．また，ここでの副作用は，受容体への作用に関連が強いものを示した．

直接型アドレナリン作動薬

受容体サブタイプ	α_2 *1	α_1	β_1	β_2
主な刺激作用	NA分泌減少	血管平滑筋収縮	心機能亢進	気管支平滑筋弛緩 / 子宮平滑筋弛緩
各薬物が刺激する受容体の範囲	**α_2受容体刺激薬** ・メチルドパ ・クロニジン ・グアナベンズ	**$\alpha\beta$受容体刺激薬**：・アドレナリン ・ノルアドレナリン（α_1, β_1 中心） **α_1受容体刺激薬** *2 ・フェニレフリン ・ミドドリン	**非選択的β受容体刺激薬** ・イソプロテレノール **β_1受容体刺激薬** ・ドブタミン	**β_2受容体刺激薬** ・サルブタモール ・プロカテロール ・ツロブテロール ・リトドリン
主な適応	・高血圧	・ショック ・低血圧	・急性心不全 ・ショック	・高度の徐脈*3	・気管支喘息 / ・切迫流・早産
主な副作用	・起立性低血圧	・異常高血圧	・頻脈　・不整脈　・動悸	・低K血症　・振戦

*1 α_2受容体を刺激すると，負のフィードバックによりノルアドレナリン（NA）分泌が減少し，交感神経作用は抑制される．このため，α_2受容体刺激薬は，抗アドレナリン薬としてp.50で解説している．
*2 ミドドリンは低血圧のみに適応がある．この他，ナファゾリンは目や鼻粘膜の充血改善に使用される．
*3 高度の徐脈（アダムス・ストークス症候群など）には，β_1刺激作用をもつ薬の中でも，イソプロテレノールだけに適応がある．

アドレナリン受容体遮断薬

受容体サブタイプ	α_2	α_1 (α_{1A}, α_{1D})	α_1 (α_{1B})	β_1	β_2
主な遮断作用	NA分泌増加	内尿道括約筋弛緩	血管拡張	心機能抑制	気管支収縮*5
各薬物が遮断する受容体の範囲		**非選択的α受容体遮断薬** ・フェントラミン*4		**非選択的β受容体遮断薬** ・プロプラノロール*5　・カルテオロール*6 ・チモロール*6　など	
		選択的α_1受容体遮断薬 ・プラゾシン　・テラゾシンなど ・タムスロシン ・シロドシン ・ナフトピジル		**選択的β_1受容体遮断薬** ・アテノロール ・ビソプロロール ・メトプロロールなど	
		$\alpha\beta$受容体遮断薬 ・アロチノロール*5　・カルベジロール　・ラベタロールなど			
主な適応		・排尿障害	・高血圧	・高血圧，狭心症，不整脈	*5
主な副作用	・頻脈　・不整脈 （NA分泌増加による）	・射精不能 ・逆行性射精	・過度の血圧低下 ・起立性低血圧	・徐脈 ・心不全の誘発・増悪	・気管支けいれん，呼吸困難

*4 フェントラミンは排尿障害に適応はない．
*5 プロプラノロールは片頭痛，アロチノロールは本態性振戦にも適応がある．その際の治療効果は，主にβ_2受容体を遮断することによると考えられている．
*6 点眼投与で緑内障治療薬としても使用される (p.46)．

- 高血圧，狭心症，不整脈などの循環器疾患への適応は，薬により異なる．同じ受容体を遮断するそれぞれの薬が，完全に同じ作用をもつわけではなく，その若干の違いや，薬物動態の違いにより，臨床効果の違いが現れるためである．

刺激する受容体を覚える
アドレナリン作動薬のまとめ

- 各薬物の主な適応，副作用を以下に示す．
- 適応・臨床効果，副作用の（ ）内に，それぞれの適応疾患に有効な臨床効果，副作用の発現に関わる受容体サブタイプを示す．

アドレナリン作動薬			受容体選択性				主な適応	主な副作用
直接型アドレナリン作動薬	αβ受容体刺激薬	●アドレナリン	$α_1$	$α_2$	$β_1$	$β_2$	●急性低血圧（$α_1, β_1$） ●アナフィラキシーショック（$α_1, β_1, β_2$） ●気管支けいれん（$β_2$） ●心肺蘇生（$β_1$） ●局所麻酔薬の作用時間延長，局所止血（$α_1$）	●肺水腫（$α_1, β_1, β_2$） ●不整脈（$β_1$） ●心悸亢進（$β_1$） ●振戦（$β_2$）
		●ノルアドレナリン	$α_1$	$α_2$	$β_1$		●急性低血圧（$α_1$） ●ショック（$α_1$）	●徐脈（$α_1$作用による血圧上昇に対して迷走神経反射が起こるため） ●心悸亢進（$β_1$） ●羞明（$α_1$）
	$α_1$受容体刺激薬	●ナファゾリン	$α_1$				●眼，鼻の充血（$α_1$）	●眼圧上昇（点眼）（$α_1$） ●異常高血圧（注射，内服，点鼻）（$α_1$）
		●フェニレフリン	$α_1$				●急性低血圧（$α_1$） ●ショック（$α_1$） ●散瞳（眼底検査時など）（$α_1$）	
		●ミドドリン	$α_1$				●本態性低血圧（$α_1$） ●起立性低血圧（$α_1$）	
	非選択的β受容体刺激薬	●イソプレナリン			$β_1$	$β_2$	●高度の徐脈（$β_1$） ●気管支けいれん（$β_2$）	●心筋虚血（$β_1$） ●頻脈（$β_1$） ●低K血症（$β_2$） ●振戦（$β_2$）
	$β_1$受容体刺激薬	●ドブタミン			$β_1$		●心不全（主に急性期）（$β_1$） ●ショック（$β_1$）	●頻脈（$β_1$） ●動悸（$β_1$） ●不整脈（$β_1$）
	$β_2$受容体刺激薬	●サルブタモール				$β_2$	●気管支喘息（$β_2$） ●COPD（$β_2$）	●低K血症（$β_2$） ●振戦（$β_2$）
		●プロカテロール				$β_2$		
		●ツロブテロール				$β_2$		
		●リトドリン				$β_2$	●切迫流・早産（$β_2$）	
	$β_3$受容体刺激薬	●ミラベグロン					$β_3$　●過活動膀胱（$β_3$）	●肝機能障害
混合型アドレナリン作動薬		●エフェドリン（間接作用により増加するNAの作用や，中枢性作用もある）			$β_1$	$β_2$	●気管支喘息，上気道炎などに伴う咳嗽（$β_2$） ●鼻粘膜の充血・腫脹（$α_1$） ●麻酔時の血圧低下（$α_1, β_1$）	●血圧上昇（$α_1, β_1$） ●動悸（$β_1$） ●不整脈（心室細動，心室頻拍など）（$β_1$） ●振戦（$β_2$） ●低K血症（$β_2$）
		●ドパミン（間接作用により増加するNAの作用もある）	$α_1$		$β_1$		D　●心不全（主に急性期）（$α_1, β_1, D$） ●ショック（$α_1, β_1, D$） ●腎血流・尿量低下（D）	●不整脈（心室性期外収縮，心房細動など）（$β_1$） ●頻脈（$β_1$）
間接型アドレナリン作動薬		●アメジニウム	受容体には作用せず，内因性ノルアドレナリン（NA）の分泌を増加させる．				●本態性低血圧 ●起立性低血圧 ●透析施行時の血圧低下	●動悸 ●頻脈 ●血圧変動 ●不整脈
		●メタンフェタミン					●ナルコレプシー	●興奮　●不眠 ●振戦　●口渇 ●心悸亢進 ●頻脈　●血圧上昇

略語 ●ノルアドレナリン（NA）：noradrenaline　●慢性閉塞性肺疾患（COPD）：chronic obstructive pulmonary disease

遮断する受容体を覚える
抗アドレナリン薬のまとめ

- 各薬物の主な適応，副作用を以下に示す．
- 適応・臨床効果，副作用の（ ）内に，それぞれの適応疾患に有効な臨床効果，副作用の発現に関わる受容体サブタイプを示す．

抗アドレナリン薬			受容体選択性				主な適応	主な副作用
α受容体遮断薬	非選択的α受容体遮断薬	● フェントラミン	$α_1$	$α_2$			● 褐色細胞腫（$α_1$）	● 急激な血圧低下（$α_1$） ● 起立性低血圧（$α_1$）
	選択的$α_1$受容体遮断薬	● ブナゾシン	$α_1$(A, B, D)				● 高血圧（$α_1$） ● 緑内障（$α_1$）	● 過度の血圧低下（$α_1$） ● 起立性低血圧（$α_1$） ● 肝機能障害
		● ドキサゾシン	$α_1$(A, B, D)				● 高血圧（$α_1$）	
		● テラゾシン	$α_1$(A, B, D)				● 高血圧（$α_1$） ● 排尿障害（$α_1$）	
		● ウラピジル	$α_1$(A, B, D)					
		● プラゾシン	$α_1$(A, B, D)					
		● タムスロシン	$α_1$(A, D)				● 排尿障害（$α_1$）	● 射精不能（$α_1$） ● 逆行性射精（$α_1$） ● 起立性低血圧（$α_1$）
		● シロドシン	$α_1$(A)					
		● ナフトピジル	$α_1$(D)					
β受容体遮断薬	非選択的β受容体遮断薬	● プロプラノロール			$β_1$	$β_2$	● 高血圧（$β_1$） ● 狭心症（$β_1$） ● 不整脈（$β_1$） ● 片頭痛（$β_2$）	● 喘息様症状（$β_2$） ● 呼吸困難（$β_2$） ● 徐脈（$β_1$） ● 心不全（$β_1$） ● 眠気，不眠，悪夢 ● 幻覚 ● 抑うつ
		● カルテオロール			$β_1$	$β_2$	● 狭心症（$β_1$） ● 不整脈（$β_1$） ● 緑内障（$β_2$）	● 呼吸困難（$β_2$） ● 喘息様症状（$β_2$） ● 徐脈（$β_1$） ● 心不全（$β_1$）
		● チモロール			$β_1$	$β_2$	● 緑内障（$β_2$）	
	選択的$β_1$受容体遮断薬	● アテノロール			$β_1$		● 高血圧（$β_1$） ● 狭心症（$β_1$） ● 不整脈（$β_1$）	● 徐脈（$β_1$） ● 心不全（$β_1$） ● 肝機能障害
		● ビソプロロール			$β_1$		● 高血圧（$β_1$） ● 狭心症（$β_1$） ● 不整脈（$β_1$） ● 慢性心不全	
		● メトプロロール			$β_1$		● 高血圧（$β_1$） ● 不整脈（$β_1$） ● 慢性心不全	
		● ランジオロール			$β_1$		● 術中・術後の頻脈性不整脈に対する緊急処置	● 血圧低下（$β_1$）
	αβ受容体遮断薬	● アロチノロール	$α_1$		$β_1$	$β_2$	● 高血圧（$α_1$, $β_1$） ● 狭心症（$α_1$, $β_1$） ● 不整脈（$β_1$） ● 本態性振戦（$β_2$）	● 喘息様症状（$β_2$） ● 徐脈（$β_1$） ● 心不全（$α_1$, $β_1$） ● 起立性低血圧（$α_1$, $β_1$）
		● カルベジロール	$α_1$		$β_1$	$β_2$	● 高血圧（$α_1$, $β_1$） ● 狭心症（$α_1$, $β_1$） ● 慢性心不全	
		● ラベタロール	$α_1$		$β_1$	$β_2$	● 高血圧（$α_1$, $β_1$） ● 妊娠高血圧症候群（$α_1$, $β_1$）	
アドレナリン作動性神経遮断薬	ノルアドレナリン枯渇薬	● レセルピン	受容体には作用せず，内因性ノルアドレナリン（NA）の分泌を減少させる．				● 高血圧 ● 統合失調症	● うつ状態 ● 胃潰瘍 ● 下痢 ● 口渇 ● 徐脈
	中枢性交感神経抑制薬 （$α_2$受容体刺激薬）	● メチルドパ					● 高血圧 ● 妊娠高血圧症候群	● 口渇 ● めまい，眠気 ● 徐脈 ● 起立性低血圧 ● 溶血性貧血 ● 肝障害
		● クロニジン ● グアナベンズ					● 高血圧	● 口渇 ● めまい，眠気 ● 徐脈 ● 起立性低血圧

副交感神経に作用する薬

監修
医学：小田切 圭一
薬学：三田 充男

アセチルコリンによる神経伝達
副交感神経系の情報伝達

- 副交感神経系が興奮すると，副交感神経節後ニューロンからアセチルコリン（ACh）が分泌され，効果器に発現するムスカリン性アセチルコリン受容体（M受容体）を刺激する．
- その結果，副交感神経系のイメージである「休養と栄養(p.18)」に適した生体変化が起こる．

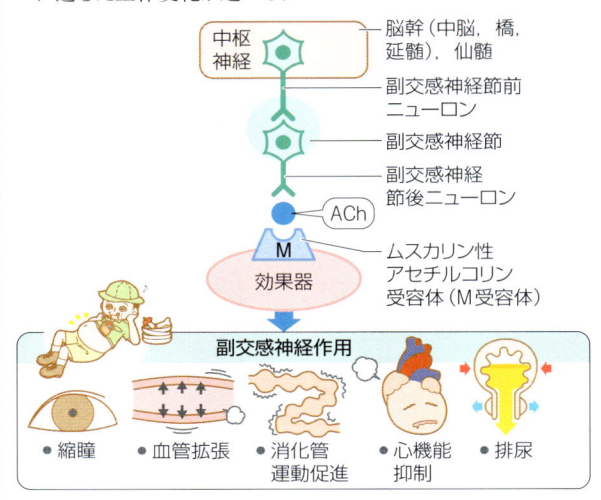

[図：中枢神経（脳幹（中脳，橋，延髄），仙髄）→副交感神経節前ニューロン→副交感神経節→副交感神経節後ニューロン→ACh→M（ムスカリン性アセチルコリン受容体（M受容体））→効果器／副交感神経作用：縮瞳・血管拡張・消化管運動促進・心機能抑制・排尿]

- アセチルコリン受容体のサブタイプについてはp.23を参照のこと．

副交感神経系ではないがAChが作用する
骨格筋へのアセチルコリンの作用

- アセチルコリン（ACh）は，副交感神経系の効果器に対してだけでなく，神経筋接合部においても，骨格筋への情報伝達物質として作用している．
- 運動神経が興奮すると，神経終末からAChが分泌され，骨格筋に発現するニコチン性アセチルコリン受容体（N_M受容体）を刺激する．
- ACh作用により筋細胞の脱分極が起こり，筋収縮が起こる．

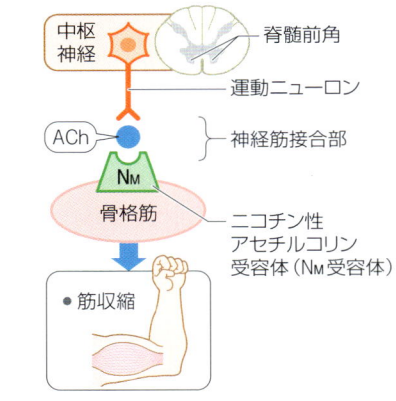

[図：中枢神経→脊髄前角→運動ニューロン→ACh→N_M（神経筋接合部）→骨格筋（ニコチン性アセチルコリン受容体（N_M受容体））→筋収縮]

- 骨格筋収縮機序の詳細はp.87を参照のこと．

いろんな場所で活躍
アセチルコリンが作用する部位

- アセチルコリン（ACh）は，副交感神経系の効果器に対してや神経筋接合部だけでなく，神経節，副腎髄質，中枢神経系においても神経伝達物質として作用している．

自律神経系		体性神経系
副交感神経／交感神経		運動神経

[図：節前ニューロン・節後ニューロン・神経節（N_N受容体）・M受容体・効果器・NA・アドレナリン受容体・AD・副腎髄質・血管・神経筋接合部・N_M受容体・骨格筋]

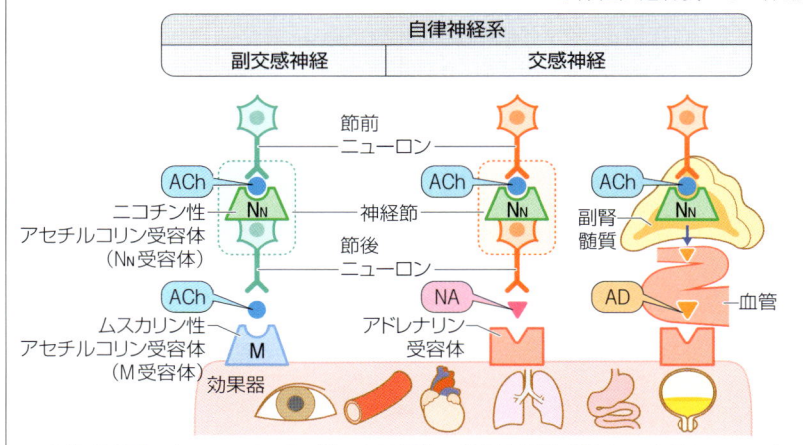

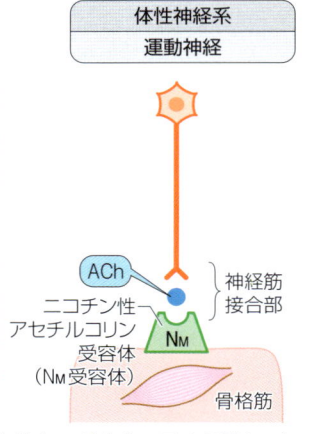

- 中枢神経系においてAChは，様々な神経路で神経伝達物質として作用している（M受容体とN受容体の両方が関わる）．代表的な部位として，大脳皮質（アルツハイマー型認知症治療薬の標的(p.178)）や大脳基底核－線条体経路（パーキンソン病治療薬の標的(p.157)）がある．

略語 ● アセチルコリン（ACh）：acetylcholine ● ムスカリン性アセチルコリン受容体（M受容体／mAch受容体）：muscarinic acetylcholine receptor ● ニコチン性アセチルコリン受容体（N受容体／nAch受容体）：nicotinic acetylcholine receptor ● ノルアドレナリン（NA）：noradrenaline ● アドレナリン（AD）：adrenaline

アセチルコリンの動態
合成，分泌，受容体刺激，分解，再利用

- アセチルコリン（ACh）が作用し，作用が消失するまでの過程を以下に示す．

副交感神経系におけるアセチルコリンの動態

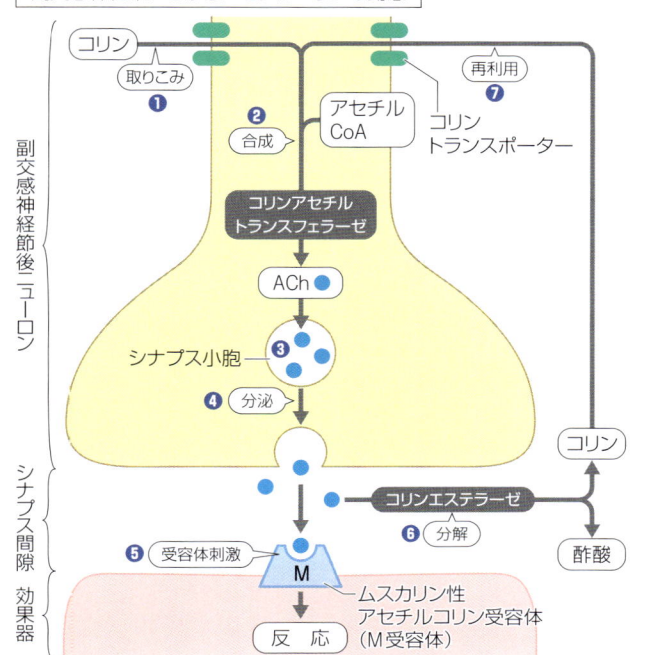

合成
1. 副交感神経節後ニューロンにコリンが取りこまれる．
2. コリンアセチルトランスフェラーゼにより，コリンとアセチルCoAからアセチルコリン（ACh）が合成される．

分泌
3. AChはシナプス小胞内に貯蔵される．
4. 副交感神経の興奮が伝わると，AChがシナプス間隙に分泌される．

受容体刺激
5. 効果器のムスカリン性アセチルコリン受容体（M受容体）に結合し刺激することで細胞内反応を起こす．

分解
6. コリンエステラーゼ（ChE）により，速やかにコリンと酢酸に分解され，作用が消失する．

再利用
7. 分解産物のコリンは，副交感神経節後ニューロンに取りこまれ，ACh合成に再利用される．

- p.54に示す通り，AChは，神経節や神経筋接合部などにおいても神経伝達物質として働いている．
- このとき副交感神経系とは関与するニューロン，受容体，効果器は異なるが(p.23)，合成から再利用に至る一連のながれは副交感神経系におけるAChの動態と同じである．

アセチルコリンの代謝
1つの酵素で合成，1つの酵素で分解

- アセチルコリンは，コリンとアセチルCoAからコリンアセチルトランスフェラーゼによって合成され，コリンエステラーゼ（アセチルコリンエステラーゼ，ブチリルコリンエステラーゼ）によってコリンと酢酸に分解される．

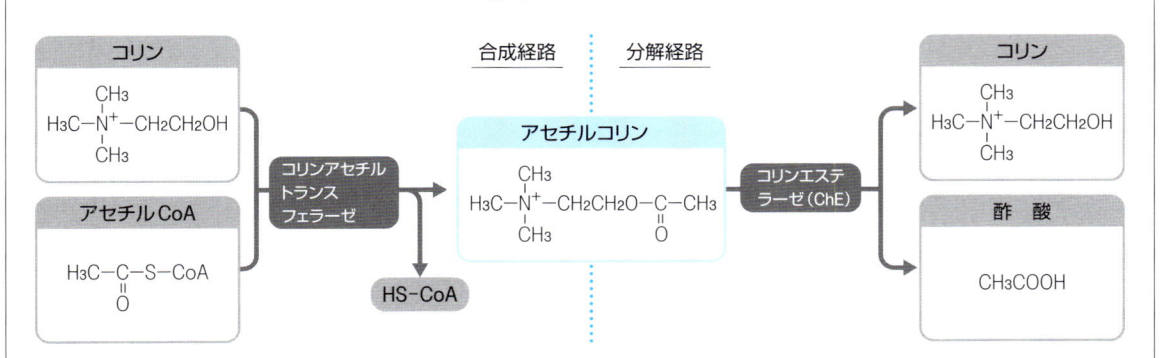

合成経路 / 分解経路

コリン: $H_3C-N^+(CH_3)_2-CH_2CH_2OH$

アセチルCoA: $H_3C-C(=O)-S-CoA$

→ コリンアセチルトランスフェラーゼ → アセチルコリン: $H_3C-N^+(CH_3)_2-CH_2CH_2O-C(=O)-CH_3$

HS-CoA

→ コリンエステラーゼ（ChE） → コリン + 酢酸（CH_3COOH）

- アセチルコリン合成の基質（材料）となるコリンは，食物から摂取または肝臓で合成される．アセチルCoAは，解糖系産物のピルビン酸からミトコンドリアで合成される(病③p.3)．

略語 ● コリンエステラーゼ（ChE）: cholinesterase

特異的なものと非特異的なもの
コリンエステラーゼの分類

- コリンエステラーゼ（ChE）には，❶アセチルコリンエステラーゼ（AChE）と，❷ブチリルコリンエステラーゼ（BuChE）の2種類がある．

種類	同義語	基質（ChEに分解されるもの）	存在部位	補足
❶アセチルコリンエステラーゼ（AChE）	・真性ChE ・特異的ChE	・アセチルコリン	・シナプス後膜 ・シナプス間隙 ・赤血球	・神経伝達におけるアセチルコリンの作用消失に重要である． ・コリンエステラーゼ阻害薬の主な標的である．
❷ブチリルコリンエステラーゼ（BuChE）	・偽性ChE ・非特異的ChE	・アセチルコリン ・スキサメトニウム(p.89) ・エステル型局所麻酔薬(p.78) など	・血漿 ・肝　など	・生理的な意義は少なく，薬物代謝において重要である．

- 一般に，「血液中のコリンエステラーゼ（血漿コリンエステラーゼ）」という場合は❷のことを指している．また，血液検査項目の「コリンエステラーゼ（ChE）」は，❷を測定している．

アセチルコリンの2つの作用
ムスカリン様作用とニコチン様作用

- アセチルコリン受容体は，ムスカリン性アセチルコリン受容体（ムスカリン受容体）とニコチン性アセチルコリン受容体（ニコチン受容体）の2つのサブタイプに大別される(p.23)．
- 副交感神経系の作用は，アセチルコリン受容体のうちムスカリン受容体（M受容体）を介して発現する（ムスカリン様作用）．一方，神経節，副腎髄質，神経筋接合部の情報伝達は，ニコチン受容体（N受容体）を介して行われる（ニコチン様作用）．

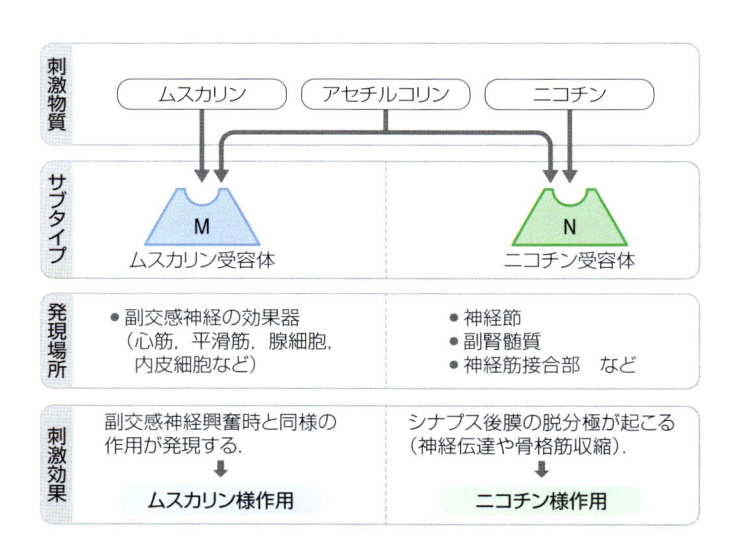

	ムスカリン受容体	ニコチン受容体
刺激物質	ムスカリン / アセチルコリン	アセチルコリン / ニコチン
サブタイプ	M　ムスカリン受容体	N　ニコチン受容体
発現場所	・副交感神経の効果器（心筋，平滑筋，腺細胞，内皮細胞など）	・神経節 ・副腎髄質 ・神経筋接合部　など
刺激効果	副交感神経興奮時と同様の作用が発現する． ↓ ムスカリン様作用	シナプス後膜の脱分極が起こる（神経伝達や骨格筋収縮）． ↓ ニコチン様作用

- ムスカリンとニコチンは，いずれもアルカロイド(p.78)に分類される物質であり，副交感神経系や骨格筋に関する研究初期から用いられている．当初，ムスカリンが刺激する受容体はムスカリン受容体，ニコチンが刺激する受容体はニコチン受容体と名づけられた．その後，アセチルコリンが両方の受容体に作用する内因性神経伝達物質であることが認識され，両受容体はアセチルコリン受容体のサブタイプとして位置づけられた．
- 中枢神経系の神経伝達には，M受容体とN受容体の両方が関わる．

略語 ・コリンエステラーゼ（ChE）：cholinesterase　・アセチルコリンエステラーゼ（AChE）：acetylcholinesterase　・ブチリルコリンエステラーゼ（BuChE／BChE）：butyrylcholinesterase　・ムスカリン性アセチルコリン受容体（M受容体／mAch受容体）：muscarinic acetylcholine receptor　・ニコチン性アセチルコリン受容体（N受容体／nAch受容体）：nicotinic acetylcholine receptor

まずは枠組みをおさえる
分類

- 副交感神経系に作用する薬は，副交感神経作用を促進するコリン作動薬(p.59)と，抑制する抗コリン薬(p.68)に大別される．

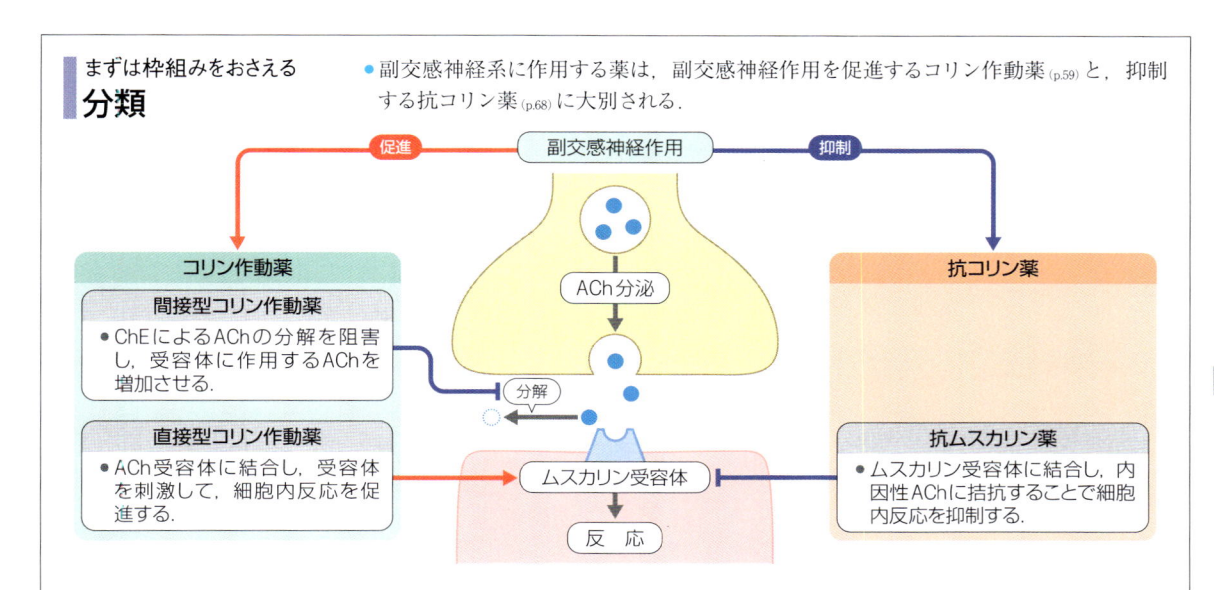

コリン作動薬
- **間接型コリン作動薬**
  - ChEによるAChの分解を阻害し，受容体に作用するAChを増加させる．
- **直接型コリン作動薬**
  - ACh受容体に結合し，受容体を刺激して，細胞内反応を促進する．

抗コリン薬
- **抗ムスカリン薬**
  - ムスカリン受容体に結合し，内因性AChに拮抗することで細胞内反応を抑制する．

副交感神経系への作用だけじゃない
アセチルコリンに関わる薬の全体像

- 本章は「副交感神経に作用する薬」と題してはいるが，次章以降の，「コリン作動薬」「抗コリン薬」の章では，副交感神経系とは関係のない作用，適応疾患も登場する．
- それは，AChが副交感神経系だけでなく，様々な部位で伝達物質として作用するため，コリン作動薬と抗コリン薬は，副交感神経系への作用以外にも様々な薬理作用を発現しうることによる．

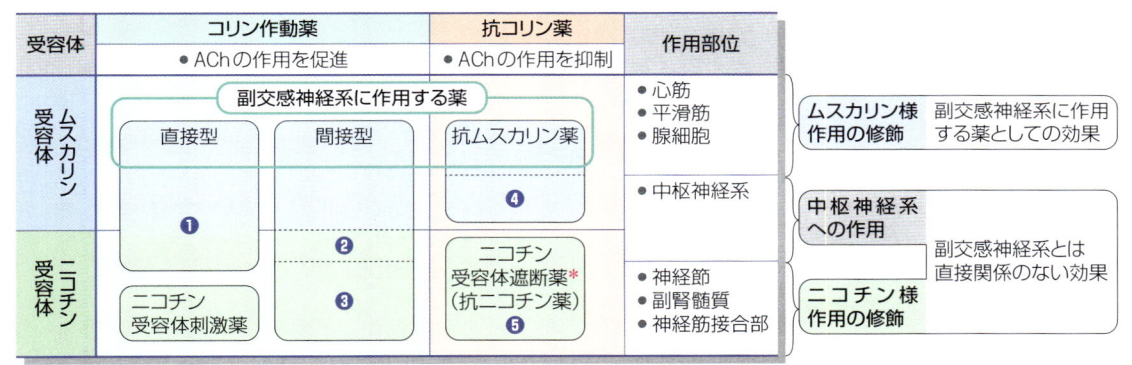

受容体	コリン作動薬		抗コリン薬	作用部位		
	●AChの作用を促進		●AChの作用を抑制			
ムスカリン受容体	副交感神経系に作用する薬			●心筋 ●平滑筋 ●腺細胞	ムスカリン様作用の修飾	副交感神経系に作用する薬としての効果
	直接型	間接型	抗ムスカリン薬 ❹			
	❶	❷		●中枢神経系	中枢神経系への作用	副交感神経系とは直接関係のない効果
ニコチン受容体		❸	ニコチン受容体遮断薬*(抗ニコチン薬) ❺	●神経節 ●副腎髄質 ●神経筋接合部	ニコチン様作用の修飾	
	ニコチン受容体刺激薬					

*作用部位による分類から，神経節遮断薬，神経筋接合部遮断薬(筋弛緩薬)ともよばれる．

❶直接型には，M受容体とN受容体の両方を刺激するもの(アセチルコリン)と，主にM受容体を刺激するもの(ベタネコール，ピロカルピン)がある．
❷間接型(ChE阻害薬)には，アルツハイマー型認知症治療薬(p.178)として使用されるものがある．
❸間接型(ChE阻害薬)は，筋弛緩薬の拮抗薬(p.88)や重症筋無力症治療薬(p.102)として，ニコチン様作用の促進を目的に使用されることが多い(p.65)．
❹抗ムスカリン薬には，中枢神経への作用を目的としてパーキンソン病治療薬(p.168)として使用されるものがある(パーキンソン病の症状として自律神経系障害による症状があるが，それらの改善を目的にしているわけではない)．
❺ニコチン受容体遮断薬は，筋弛緩薬(p.88)として，主に神経筋接合部に対する作用を目的として使用される(p.74)．

- コリン作動薬，抗コリン薬以外にも，(主に副作用として)副交感神経系への作用を有するものがある．ヒスタミン受容体遮断薬，フェノチアジン系薬，三環系抗うつ薬などは，抗コリン作用(抗ムスカリン作用)を示し，副作用として口渇，便秘，排尿障害などがある．

略語 ●アセチルコリン(ACh)：acetylcholine

各薬物と分類
まとめ

- コリン作動薬，抗コリン薬の全体像を示す（副交感神経系以外への作用を目的として使用される薬も含む）．

> 三：第三級アミン
> 四：第四級アンモニウム化合物
> 副：副交感神経系への作用を目的として使用される
> 他：副交感神経系以外への作用を目的として使用される
> ×：現在臨床適応がない

分類			主な薬物	用途
コリン作動薬	直接型（受容体刺激薬）	コリンエステル類	・アセチルコリン　・ベタネコール ・カルプロニウム　・アクラトニウム	副
			・カルバコール　・メタコリン	×
		コリン作動性アルカロイド	・ピロカルピン	副
			・ムスカリン	×
		その他	・セビメリン	副
	間接型（ChE阻害薬）	可逆的ChE阻害薬 四	・フィゾスチグミン（これのみ 三）	×
			・ネオスチグミン　・ジスチグミン	副 他
			・ピリドスチグミン ・アンベノニウム　・エドロホニウム	他
		アルツハイマー型認知症治療薬 三 (p.178)	・ドネペジル ・リバスチグミン　・ガランタミン	他
		非可逆的ChE阻害薬	・サリン　・パラチオン ・マラチオン	×
	ニコチン受容体刺激薬		・ニコチン　・バレニクリン	他
抗コリン薬	抗ムスカリン薬	ベラドンナアルカロイド 三	・アトロピン　・スコポラミン	副
		鎮痙薬 四 (p.72)	・ブチルスコポラミン　・プロパンテリン ・チメピジウム　・ブトロピウム ・プリフィニウム　・メペンゾラート	副
		消化性潰瘍治療薬 三 (薬③)	・ピレンゼピン	副
		気管支拡張薬 四 (薬③)	・チオトロピウム　・イプラトロピウム ・オキシトロピウム　・グリコピロニウム	副
		頻尿治療薬 三 (p.434)	・トルテロジン　・ソリフェナシン ・イミダフェナシン　・オキシブチニン ・プロピベリン　・フェソテロジン	副
	アトロピン代用薬（主な臨床適応で分類する）(p.71) パーキンソン病治療薬 三 (p.168)		・トリヘキシフェニジル ・ビペリデン　・プロフェナミン	他
		散瞳薬 三 (薬②)	・トロピカミド　・シクロペントラート	副
	抗ニコチン薬	神経節遮断薬	・ヘキサメトニウム　・トリメタファン	×
		神経筋接合部遮断薬（筋弛緩薬）(p.86) 競合性 (p.88)	・ツボクラリン	×
			・ベクロニウム　・ロクロニウム	他
		脱分極性 (p.89)	・スキサメトニウム（サクシニルコリン）	他

薬物の構造と適応疾患

- 第三級アミンの薬は脂溶性が高いため血液脳関門（BBB）を通過しやすく，第四級アンモニウム化合物の薬は脂溶性が低いためBBBを通過しにくい (p.139)．
- 可逆的ChE阻害薬の中で，アルツハイマー型認知症治療薬は，BBBを通過する必要があるため，第三級アミン構造である．
- 一方，末梢組織の疾患（排尿困難，重症筋無力症など）の治療薬は，BBBを通過する必要はない（通過すると中枢神経系への副作用を発現しうる）ため，第四級アンモニウム化合物である．
- この考え方は，ChE阻害薬だけでなく，他の疾患領域の薬にも当てはまり，抗ムスカリン薬の中でも，中枢神経疾患であるパーキンソン病の治療に使用する薬は，第三級アミンである．

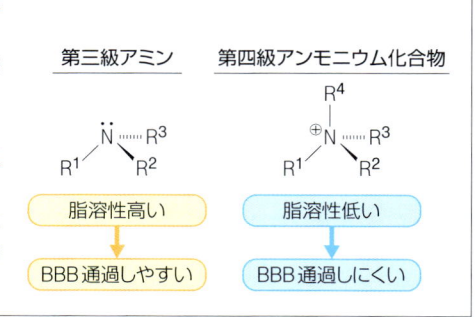

第三級アミン

R^1, R^2, R^3 に結合した N
→ 脂溶性高い → BBB通過しやすい

第四級アンモニウム化合物

R^1, R^2, R^3, R^4 に結合した N^+
→ 脂溶性低い → BBB通過しにくい

略語 ・コリンエステラーゼ（ChE）：cholinesterase　・血液脳関門（BBB）：blood-brain barrier

コリン作動薬

監修
医学：小田切 圭一
薬学：三田 充男

直接型コリン作動薬

受容体に結合して刺激する
直接型コリン作動薬とは

- 直接型コリン作動薬は，アセチルコリン受容体に結合し，受容体を刺激（活性化）する．その結果，内因性アセチルコリン（ACh）と同様の細胞内反応を起こす．
- 化学構造により，コリンエステル類と，アルカロイドに分類される．
- アセチルコリン受容体サブタイプへの選択性により，M受容体とN受容体の両方を刺激するものと，M受容体だけを刺激するものがある．

直接型コリン作動薬

コリンエステル類
- アセチルコリン
- カルバコール*
- メタコリン*
- ベタネコール
- カルプロニウム
- アクラトニウム

アルカロイド
- ピロカルピン
- ムスカリン*

- アセチルコリン・カルバコール*・メタコリン* → M受容体とN受容体の両方を刺激する → ムスカリン様作用／ニコチン様作用
- ベタネコール・カルプロニウム・アクラトニウム → M受容体を刺激 → ムスカリン様作用
- ピロカルピン・ムスカリン* → M受容体を刺激 → ムスカリン様作用

受容体に結合／受容体を活性化

*現在臨床適応がない．

SUPPLEMENT

ムスカリン様作用による血管拡張

- 血管内皮細胞のM_3受容体を刺激すると，血管内皮細胞が一酸化窒素（NO）を産生し，このNOが血管平滑筋に作用して弛緩させる．

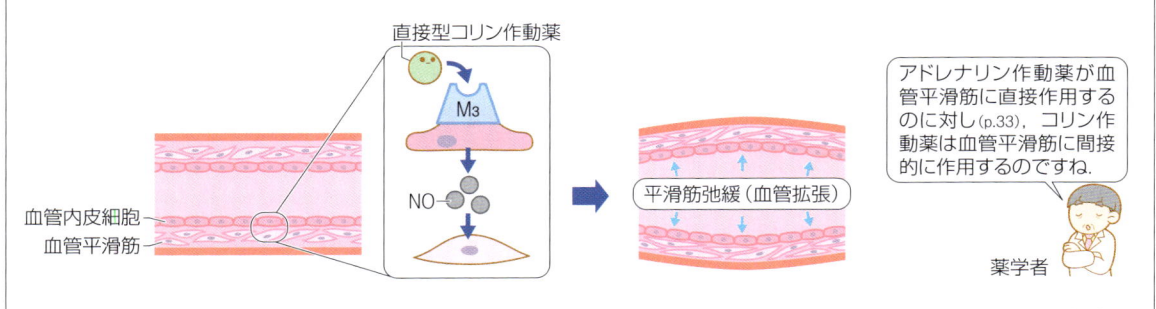

直接型コリン作動薬 → M_3 → NO → 平滑筋弛緩（血管拡張）

血管内皮細胞
血管平滑筋

> アドレナリン作動薬が血管平滑筋に直接作用するのに対し（p.33），コリン作動薬は血管平滑筋に間接的に作用するのですね．
> ——薬学者

- ただし，血管内皮細胞には副交感神経は分布しておらず，副交感神経系が興奮し内因性AChが分泌されても血管内皮細胞のM_3受容体は刺激されない．
- 上記の反応は，外因性にコリン作動薬を投与した場合にのみ認められる反応であり，血管内皮細胞がM_3受容体を発現し，副交感神経系の効果器としての性質を備えている生理的意義は不明である．
- 血管拡張薬として使用される硝酸薬は，薬から遊離したNOが血管平滑筋を弛緩させる (p.304).

略語 ● アセチルコリン（ACh）：acetylcholine ● ムスカリン性アセチルコリン受容体（M受容体／mACh受容体）：muscarinic acetylcholine receptor ● ニコチン性アセチルコリン受容体（N受容体／nACh受容体）：nicotinic acetylcholine receptor ● 一酸化窒素（NO）：nitric oxide

コリンエステル類

intro.：内因性神経伝達物質であるアセチルコリンと，その誘導体であるベタネコールなどがある．

MINIMUM ESSENCE

アセチルコリン塩化物　　ベタネコール塩化物

一般名	❶ アセチルコリン … 注
	❷ ベタネコール …… 内　など
作用	● アセチルコリン受容体を刺激する．
	● 心機能抑制(M_2)，血管拡張(M_3)，消化管運動亢進(M_3)，排尿促進(M_3)，縮瞳(M_3)，外分泌促進(M_3)などのムスカリン様作用を示す．
	●〔❶〕ニコチン様作用は大量・急速に静注しない限り現れない．
	●〔❷〕ニコチン様作用は示さない．
適応	● 腸管麻痺　●〔❷〕排尿困難（神経因性膀胱などの機能性のもの）
禁忌	● 気管支喘息（気管支狭窄，気道分泌促進による症状増悪）
	● 消化性潰瘍（胃酸分泌促進による症状増悪）
	● 器質的な腸閉塞（蠕動亢進による症状増悪），尿路閉塞（排尿筋収縮による症状増悪）
	● パーキンソン症候群（中枢神経のコリン作用の増強）
	● 重篤な心疾患，冠動脈閉塞（症状増悪）　● 甲状腺機能亢進症（不整脈のおそれ）
副作用	● 徐脈，血圧低下　● 発汗，流涙，唾液分泌増加　● 腹痛，下痢　● 縮瞳
相互作用	● 本薬作用↑：ChE阻害薬

【補足事項】
- アセチルコリンは，ChEにより速やかに分解され，作用持続時間は非常に短い（5〜30秒）．
- ベタネコールは，アセチルコリンに比べてChEにより分解されにくいため，作用持続時間が長い．
- 血液脳関門(p.139)を通過しにくいため，中枢神経系への作用は弱い．
- 上記の他に，カルバコール，カルプロニウム，アクラトニウムがある．カルバコールは現在臨床適応がない．カルプロニウムは血管拡張作用を利用して脱毛症などに外用で使用される．アクラトニウムは消化管機能低下などに内服で使用される．

コリン作動性アルカロイド

WORDS & TERMS

セビメリン [p.60]
直接型コリン作動薬．ムスカリン様作用を示す．経口投与する薬で，唾液腺のM_3受容体を刺激し，唾液分泌を促進する．唾液分泌が低下する疾患であるシェーグレン症候群(病⑥p.91)の口腔内乾燥症状の改善目的で使用される．

intro.：アセチルコリン受容体刺激作用のあるアルカロイドには，ムスカリンとピロカルピンがある．ムスカリン様作用が強く，ニコチン様作用は弱い．臨床適応があるものはピロカルピンで，主に毛様体筋収縮による眼圧低下を目的に使用される(薬②)．

MINIMUM ESSENCE

ピロカルピン塩酸塩

一般名	● ピロカルピン…眼
作用	● アセチルコリン受容体のうち，M受容体を刺激する．
	● 毛様体筋収縮(M_3)➡眼房水流出促進➡眼圧低下
適応	● 緑内障　● 診断・治療目的の縮瞳
禁忌	● 虹彩炎（縮瞳により虹彩の癒着を起こすおそれ）
副作用	● 局所（眼）の副作用：眼類天疱瘡★，結膜充血，瘙痒感，縮瞳
	● 全身性の副作用：下痢，発汗，唾液分泌増加，流涙

【補足事項】
- ムスカリンとピロカルピンは，コリンエステラーゼで分解されない．
- ピロカルピンには，点眼剤の他，内服用の錠剤もあり，唾液分泌促進を目的にシェーグレン症候群などに適応がある．ただし，この目的でピロカルピンを使用することは少ない（セビメリンを使う）．

指導 pick up □「縮瞳とは瞳が小さくなることです．暗がりでの視力が落ちてしまうため，夜間の自動車運転などには注意しましょう」

【商品名】【コリンエステル類】**アセチルコリン塩化物**：オビソート（注）　●**ベタネコール塩化物**：ベサコリン（散）　【コリン作動性アルカロイド】●**ピロカルピン塩酸塩**：サンピロ（点眼），サラジェン（錠）　【その他のコリン作動薬】●**セビメリン塩酸塩水和物**：エボザック（カ），サリグレン（カ）　【略語】●コリンエステラーゼ(ChE)：cholinesterase

各臓器に対する作用
副交感神経興奮時の変化から想像できる

- 直接型コリン作動薬は，ムスカリン受容体（M）を刺激する．
- その結果現れる作用の大部分は，副交感神経の興奮により各効果器（臓器）が刺激されたときと同じものである．

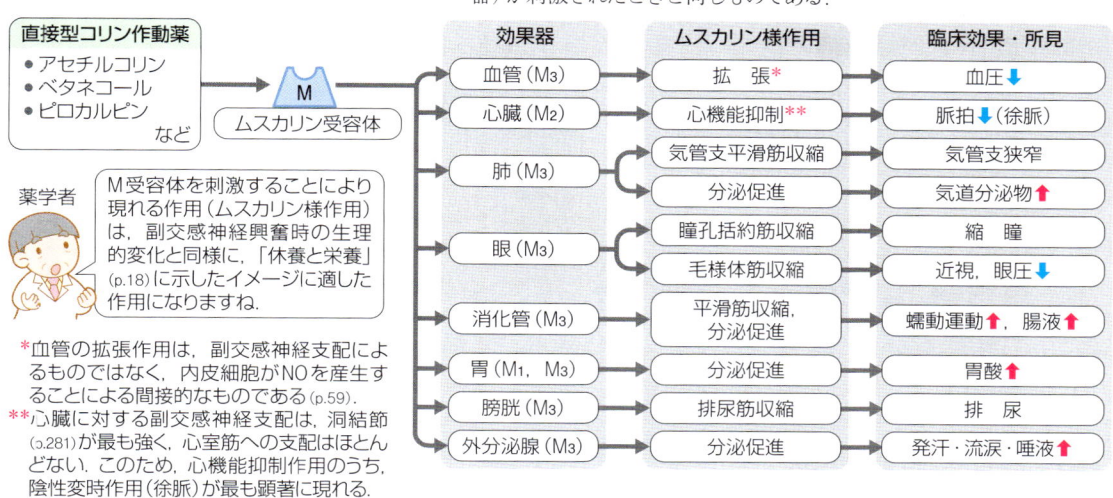

直接型コリン作動薬
- アセチルコリン
- ベタネコール
- ピロカルピン　など

→ M（ムスカリン受容体）

効果器	ムスカリン様作用	臨床効果・所見
血管（M_3）	拡張*	血圧↓
心臓（M_2）	心機能抑制**	脈拍↓（徐脈）
肺（M_3）	気管支平滑筋収縮	気管支狭窄
肺（M_3）	分泌促進	気道分泌物↑
眼（M_3）	瞳孔括約筋収縮	縮瞳
眼（M_3）	毛様体筋収縮	近視，眼圧↓
消化管（M_3）	平滑筋収縮，分泌促進	蠕動運動↑，腸液↑
胃（M_1, M_3）	分泌促進	胃酸↑
膀胱（M_3）	排尿筋収縮	排尿
外分泌腺（M_3）	分泌促進	発汗・流涙・唾液↑

薬学者：M受容体を刺激することにより現れる作用（ムスカリン様作用）は，副交感神経興奮時の生理的変化と同様に，「休養と栄養」（p.18）に示したイメージに適した作用になりますね．

*血管の拡張作用は，副交感神経支配によるものではなく，内皮細胞がNOを産生することによる間接的なものである（p.59）．

**心臓に対する副交感神経支配は，洞結節（p.281）が最も強く，心室筋への支配はほとんどない．このため，心機能抑制作用のうち，陰性変時作用（徐脈）が最も顕著に現れる．

ニコチン様作用
- アセチルコリンは，M受容体だけでなく，N受容体も刺激する（p.56）．
- N受容体刺激による作用（ニコチン様作用）としては，神経節における節後ニューロンの脱分極（N_N），副腎髄質におけるアドレナリン分泌促進（N_N），骨格筋収縮（N_M）などがある．
- ただし，薬物としてのアセチルコリンを投与する場合，ムスカリン受容体遮断薬を投与後に，大量に急速静注しない限りニコチン様作用は現れない．

適応と副作用
目的としない作用が副作用

- 直接型コリン作動薬は，ムスカリン受容体を刺激することで様々な臓器に多様な効果をもたらすという特徴がある．
- この特徴は，逆にいえば，特定の作用だけを選択的に得ることが難しいということである．
- 臨床上，複数の臓器のムスカリン様作用を同時に得たいという状況はほとんどなく，特定の作用だけが目的であることの方が多い．
- 治療効果を得るために目的としている作用以外の作用が，副作用として現れてしまうことから，直接型コリン作動薬の臨床適応は限られている．

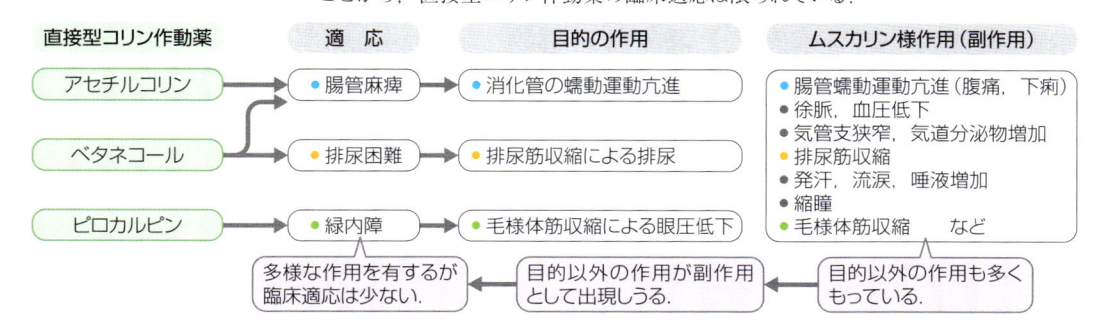

直接型コリン作動薬	適応	目的の作用	ムスカリン様作用（副作用）
アセチルコリン	腸管麻痺	消化管の蠕動運動亢進	・腸管蠕動運動亢進（腹痛，下痢） ・徐脈，血圧低下 ・気管支狭窄，気道分泌物増加 ・排尿筋収縮 ・発汗，流涙，唾液増加 ・縮瞳 ・毛様体筋収縮　など
ベタネコール	排尿困難	排尿筋収縮による排尿	
ピロカルピン	緑内障	毛様体筋収縮による眼圧低下	

多様な作用を有するが臨床適応は少ない．← 目的以外の作用が副作用として出現しうる．← 目的以外の作用も多くもっている．

- 上記の適応疾患のうち，臨床で直接型コリン作動薬を使用する機会が比較的多いものは排尿困難（p.435）であり，腸管麻痺，緑内障で直接型コリン作動薬を使用する機会は少ない．腸管麻痺にはプロスタグランジン$F_{2α}$製剤，緑内障にはプロスタグランジン$F_{2α}$製剤やβ受容体遮断薬（チモロールなど）が選択されることが多い．
- ピロカルピンを緑内障治療に使用する際は，点眼で投与する．これは，目的臓器（眼）での薬物濃度を高め，全身性の副作用を減らすためである．ただし，多量・頻回に投与した場合は，鼻涙管を通じて鼻腔へ薬物が流れて吸収され，全身性の副作用が出現する．

略語 ● 一酸化窒素（NO）：nitric oxide　● ニコチン性アセチルコリン受容体（N受容体／nAch受容体）：nicotinic acetylcholine receptor

間接型コリン作動薬

間接型コリン作動薬とは
シナプス間隙のアセチルコリンを増やす

- 間接型コリン作動薬は，シナプス間隙の内因性アセチルコリン（ACh）濃度を高める薬である．コリンエステラーゼ阻害薬（ChE阻害薬）がこれにあたる．

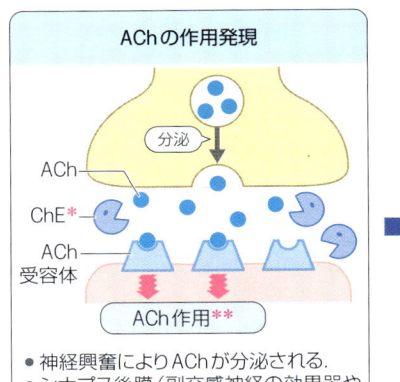

AChの作用発現
- 神経興奮によりAChが分泌される．
- シナプス後膜（副交感神経の効果器や骨格筋など）の受容体に結合し，細胞内反応を起こす．

生理的なAChの作用消失（ChE阻害薬なし）
- ChEがAChを分解し，シナプス間隙のACh濃度は急速に低下する．
- AChの作用は速やかに消失する．

ChE阻害薬投与時
- ChE阻害薬がChEによるAChの分解を阻害するため，シナプス間隙のACh濃度が高く保たれる．
- AChの作用が持続，増強する．

*ChEは実際にはシナプス後膜に結合して存在するが，ここでは分かりやすく表現するため，後膜から離して表現している．
**ACh受容体の種類により（M受容体かN受容体か），ムスカリン様作用とニコチン様作用があるが，ここではまとめてACh作用としている．

- 受容体に直接結合するわけではないため，受容体選択性(p.30)はなく，基本的にムスカリン様作用，ニコチン様作用の両方を促進する．

コリンエステラーゼ阻害薬の分類
可逆的と非可逆的

- コリンエステラーゼ（ChE）阻害薬は，可逆的ChE阻害薬と非可逆的ChE阻害薬に分類される．

間接型コリン作動薬

可逆的ChE阻害薬	非可逆的ChE阻害薬
・ネオスチグミン ・アンベノニウム ・ジスチグミン ・エドロホニウム ・ピリドスチグミン ・フィゾスチグミン* ・アコチアミド	・サリン* ・パラチオン* ・マラチオン* など

*現在臨床適応がない．

作用の比較

- ChE阻害薬は，AChと同様にChEに結合して，ChEにより分解される（ChEの基質となる）．
- ChEが基質を分解した後，基質の一部がChEの活性部位に結合したままになり，その間は次の基質を分解することができない（酵素活性がない）．
- AChと可逆的ChE阻害薬および非可逆的ChE阻害薬では，活性部位に結合した基質の一部が外れ，ChEが再活性化されるまでの時間が異なる．

基質	ChEの基質分解から再活性化の過程	解説
ACh	アセチル化 → 再活性化	・AChを分解後，ChEの活性部位はアセチル化され酵素活性はなくなる． ・アセチル基はすぐに（ミリ秒程度）解離し，ChEは再活性化する． ・酵素活性がない時間は非常に短いため，AChは速やかに分解されていく．
可逆的ChE阻害薬（ネオスチグミンの例）	カルバモイル化 → 再活性化（この分時間がかかる）	・ネオスチグミンを分解後，ChEの活性部位はカルバモイル化され酵素活性はなくなる． ・アセチル基が解離するよりも長い時間をかけてカルバモイル基が解離し，ChEは再活性化する（可逆的）． ・酵素活性がない間はAChを分解できず，AChが溜まる．
非可逆的ChE阻害薬（サリンの例）	リン酸化（長時間再活性化されない）	・サリンを分解後，ChEの活性部位はリン酸化され酵素活性はなくなる． ・リン酸基が解離するには非常に長い時間がかかり，新たなChEが産生されるまで酵素活性が回復しない（非可逆的）． ・酵素活性がない時間が長く，多量のAChが溜まる．

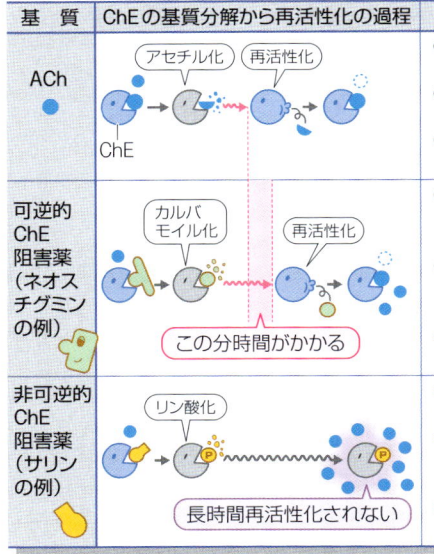

略語 ●アセチルコリン（ACh）：acetylcholine ●コリンエステラーゼ（ChE）：cholinesterase ●ムスカリン性アセチルコリン受容体（M受容体／mACh受容体）：muscarinic acetylcholine receptor ●ニコチン性アセチルコリン受容体（N受容体／nACh受容体）：nicotinic acetylcholine receptor

可逆的コリンエステラーゼ阻害薬

intro.：ChEを可逆的に阻害する薬．ムスカリン様作用の促進を利用して，腸管麻痺，排尿困難，緑内障に使用される．また，ニコチン様作用の促進を利用して，重症筋無力症，競合性筋弛緩薬の拮抗に使用される．

WORDS & TERMS

フィジスチグミン [p.62]
ChE阻害薬の原型となった天然のChE阻害薬．カラバル豆の種子に含まれるアルカロイドである．化学構造上，第三級アミンであり，血液脳関門を通過し，中枢神経系にも作用する．

アコチアミド [p.62]
機能性ディスペプシアに対して使用されるChE阻害薬．消化管におけるACh濃度を上昇し，ムスカリン様作用を促進する．これにより消化管運動が促進され，食後膨満感などの症状が改善する．

機能性ディスペプシア [p.63]
逆流性食道炎や消化性潰瘍などの器質的疾患がないにもかかわらず，胃もたれ，心窩部痛などの上腹部症状を呈する症候群．原因として，胃の運動機能異常，内臓知覚過敏，心理的因子などが関与すると考えられている（病①p.66）．

MINIMUM ESSENCE

一般名・適応

一般名	投与経路	適応 ムスカリン様作用			適応 ニコチン様作用	
		腸管麻痺	排尿困難	緑内障	重症筋無力症	競合性筋弛緩薬の拮抗
❶ ネオスチグミン	内，注	●	●		●	●
❷ ジスチグミン	内，眼		●	●	●	
❸ ピリドスチグミン	内				●	
❹ アンベノニウム	内				●	
❺ エドロホニウム	注				●（診断）	

作用
- 本薬はAChと同様にChEに結合し分解される．本薬の分解後，再度ChE活性が回復するまでには，ACh分解後よりも時間を要するため，内因性AChの分解が遅れ，シナプス間隙のACh濃度が上昇する．

禁忌
- 器質的な腸閉塞（蠕動亢進による症状増悪），尿路閉塞（排尿筋収縮による症状増悪）
- 迷走神経緊張症（副交感神経系作用促進による症状増悪）

副作用
- コリン作動性クリーゼ★ [p.64]
- 目的としていないACh作用が副作用として出現する．
- ムスカリン様作用：縮瞳，下痢，腹痛，流涙，発汗，気道分泌増加，気管支狭窄，徐脈，血圧低下
- ニコチン様作用：骨格筋の線維束性収縮，筋力低下

相互作用
- 併用禁忌：脱分極性筋弛緩薬（スキサメトニウム）[p.89]
（本薬がスキサメトニウムの分解を阻害し，作用を増強・持続させるため）
- 本薬および併用薬作用↑：コリン作動薬

注意
- 抗ムスカリン薬を使用中は，本薬のムスカリン様作用が現れにくくなる．このため，コリン作動性クリーゼの初期症状が不顕在化し，本薬の過量投与を招くおそれがある．
- 気管支喘息患者では，症状を悪化させるおそれがある．

【補足事項】
- 上記薬物は，化学構造上，第四級アンモニウム化合物であり，血液脳関門を通過しないため，中枢作用はほとんど示さない [p.139]．
- エドロホニウムは作用持続時間が短いため，治療には使用されず，重症筋無力症の検査・診断時のみ使用される（テンシロン®テスト）[p.103]．
- アルツハイマー型認知症治療薬として使用されるChE阻害薬（ドネペジルなど）は，第三級アミンであり血液脳関門を通過する．詳細はp.178を参照のこと．
- 上記の他，フィジスチグミン，アコチアミドがある．

指導 pick up
- □「腹痛や下痢がみられた場合，重大な副作用（クリーゼ）の初期症状であることがあります．すぐにご相談ください」

ネオスチグミンメチル硫酸塩（カルバモイル基）

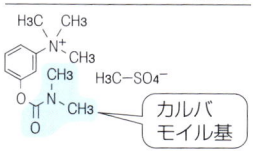

エドロホニウム塩化物

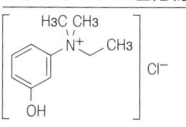

商品名【可逆的ChE阻害薬】●ネオスチグミン：ワゴスチグミン（散，注）●ジスチグミン臭化物：ウブレチド（錠，点眼）●ピリドスチグミン臭化物：メスチノン（錠）●アンベノニウム塩化物：マイテラーゼ（錠）●エドロホニウム塩化物：アンチレクス（注）●アコチアミド塩酸塩水和物：アコファイド（錠）

平滑筋を収縮させる
ムスカリン様作用を目的とした適応

- 可逆的ChE阻害薬は，副交感神経節後ニューロンと効果器のシナプス間隙でのACh濃度を高めることにより，ムスカリン性アセチルコリン受容体（M受容体）へのACh作用を増強する（ムスカリン様作用の促進）．
- 臨床上利用されるムスカリン様作用の多くは，M_3受容体を介した平滑筋収縮作用であり，腸管麻痺や排尿困難，緑内障(薬②)の治療に使用される．

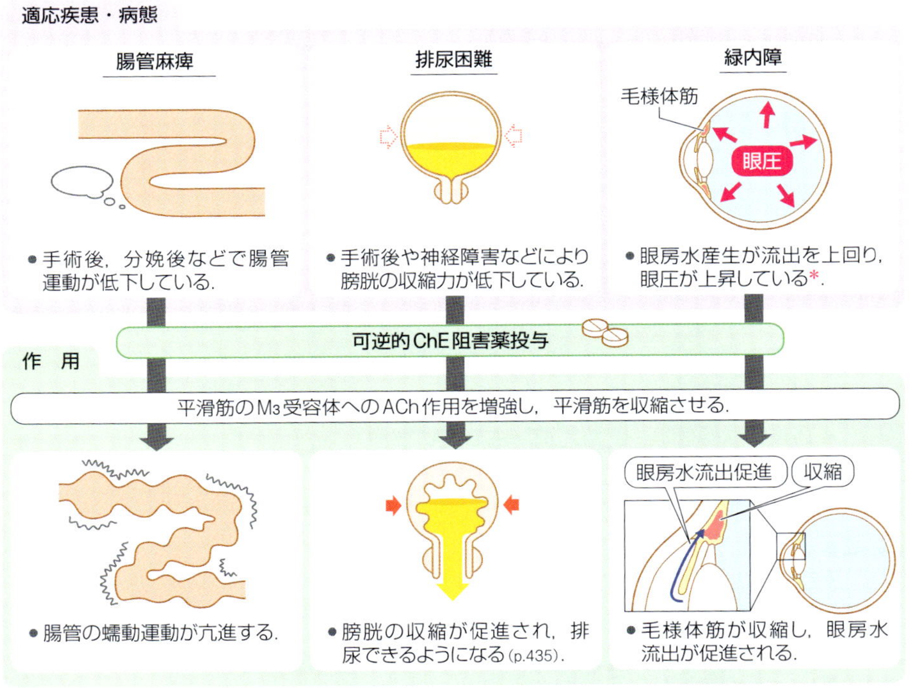

適応疾患・病態
腸管麻痺
排尿困難
緑内障
毛様体筋
眼圧
●手術後，分娩後などで腸管運動が低下している．
●手術後や神経障害などにより膀胱の収縮力が低下している．
●眼房水産生が流出を上回り，眼圧が上昇している*．
可逆的ChE阻害薬投与
作　用
平滑筋のM3受容体へのACh作用を増強し，平滑筋を収縮させる．
●腸管の蠕動運動が亢進する．
●膀胱の収縮が促進され，排尿できるようになる(p.435)．
眼房水流出促進
収縮
●毛様体筋が収縮し，眼房水流出が促進される．

*緑内障には様々な病型がある(薬②)．

- 上記の適応疾患のうち，臨床上の使用機会が比較的多いものは排尿困難であり，他の適応疾患での使用機会は少ない．通常，腸管麻痺にはプロスタグランジン$F_{2\alpha}$製剤，緑内障にはプロスタグランジン$F_{2\alpha}$製剤やβ受容体遮断薬が選択されることが多い．

重大な副作用
コリン作動性クリーゼ

- アセチルコリン作用（ムスカリン様作用とニコチン様作用）の過剰により，呼吸困難を伴う危険な状態となったものをコリン作動性クリーゼという(病⑦p.321)．
- 可逆的ChE阻害薬が，必要以上にChEを阻害することによるものが多く，重大な副作用である（直接型コリン作動薬でも起こりうる）．

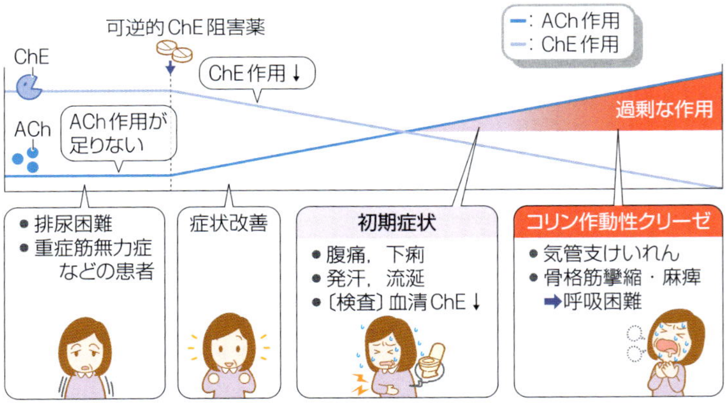

可逆的ChE阻害薬
ACh作用
ChE作用
ChE
ChE作用↓
ACh
ACh作用が足りない
過剰な作用
●排尿困難
●重症筋無力症などの患者
症状改善
初期症状
●腹痛，下痢
●発汗，流涎
●〔検査〕血清ChE↓
コリン作動性クリーゼ
●気管支けいれん
●骨格筋攣縮・麻痺
➡呼吸困難

- 発生する状況は異なるが，薬理学的機序，症状は非可逆的ChE阻害薬中毒（有機リン中毒）と同様である(p.67)．
- 治療は，ChE阻害薬の中止，呼吸管理（必要に応じて人工呼吸），ムスカリン様作用抑制のためのアトロピン(p.69)投与である．
- 重症筋無力症患者では，筋無力症性クリーゼとの鑑別に注意を要する（同様の呼吸困難をきたすが治療が異なる(p.103)）．
- ChE阻害薬を内服中の患者が，腹痛・下痢を訴えた場合，コリン作動性クリーゼの初期症状である可能性も念頭に置く必要がある．

[略語] ●コリンエステラーゼ（ChE）：cholinesterase　●アセチルコリン（ACh）：acetylcholine

骨格筋を収縮させる
ニコチン様作用を目的とした適応

- 可逆的ChE阻害薬は，神経筋接合部でのACh濃度を高めることにより，骨格筋のニコチン性アセチルコリン受容体（N_M受容体）へのACh作用（骨格筋の脱分極）を増強する．
- この作用を利用して，重症筋無力症(p.101)や競合性筋弛緩薬(p.88)の拮抗に使用される．

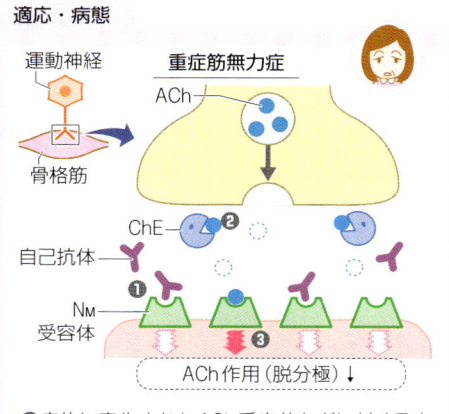

適応・病態

重症筋無力症
❶病的に産生されたACh受容体などに対する自己抗体により，神経筋接合部の伝達障害が生じる．
❷AChは，ChEにより速やかに分解される．
❸❶，❷の結果，N_M受容体へのACh作用が不足し，骨格筋の脱分極が不十分となる（筋力低下）．

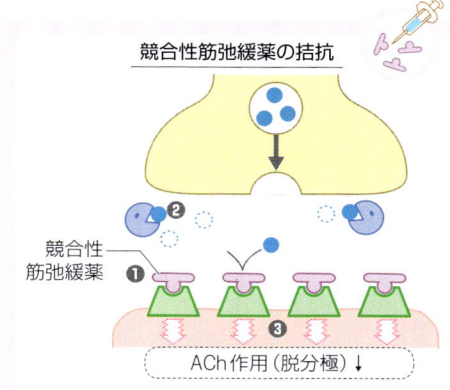

競合性筋弛緩薬の拮抗
❶競合性筋弛緩薬は，AChと同様に（競合的に）N_M受容体に結合する．
❷AChは，ChEにより速やかに分解されるため，N_M受容体には競合性筋弛緩薬が多く結合する．
❸❶，❷の結果，N_M受容体へのACh作用が不足し，骨格筋の脱分極が起こらない（筋弛緩）．

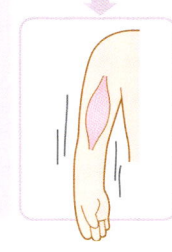

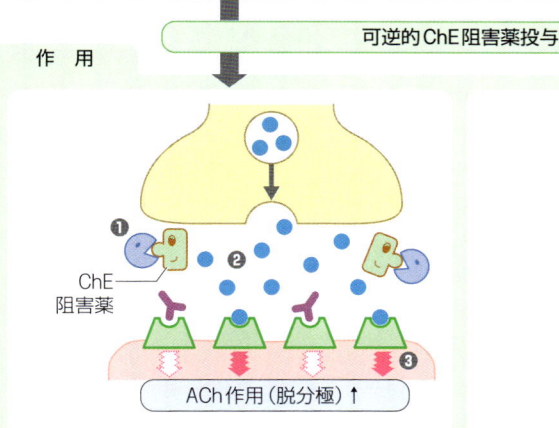

可逆的ChE阻害薬投与

作用

（左）
❶可逆的ChE阻害薬が，ChEによるAChの分解を阻害する．
❷神経筋接合部でのACh濃度が上昇する．
❸N_M受容体へのACh刺激が増加し，骨格筋の収縮力が改善する．

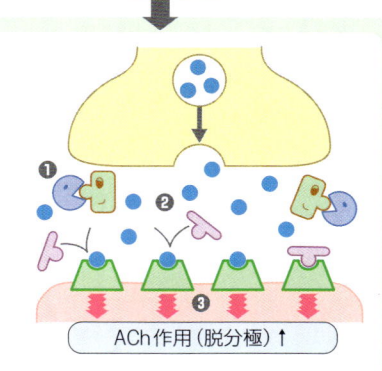

（右）
❶可逆的ChE阻害薬が，ChEによるAChの分解を阻害する．
❷神経筋接合部でのACh濃度が上昇する．
❸濃度の高いAChの方が，競合性筋弛緩薬よりもN_M受容体に結合しやすくなり，筋弛緩薬の作用が打ち消される．

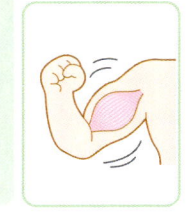

- 上記適応でChE阻害薬を使用する場合，目的はニコチン様作用の促進であるが，ムスカリン様作用が促進されることによる副作用が出現することに注意する．
- 競合性筋弛緩薬の拮抗薬として使用する際には，ムスカリン様作用（徐脈や血圧低下など）を抑制するためにアトロピンを併用することが多い(p.93)．
- 骨格筋収縮機序の詳細はp.87，重症筋無力症の治療の詳細はp.102，筋弛緩薬の作用機序の詳細はp.87を参照のこと．

自律神経系に作用する薬　コリン作動薬

■競合性には拮抗で適応だけど脱分極性には併用禁忌
脱分極性筋弛緩薬との相互作用

- 末梢性筋弛緩薬は，競合性筋弛緩薬と脱分極性筋弛緩薬（スキサメトニウム〔サクシニルコリン〕）に分類される．競合性筋弛緩薬は，N_M受容体を遮断し，骨格筋の脱分極を阻害することで筋弛緩作用を示す．一方，脱分極性筋弛緩薬は，いったんは骨格筋を強制的に脱分極させ，その後の刺激では脱分極できないようにする（Na^+チャネルの不応化，N_M受容体の脱感作による）ことで筋弛緩作用を示す．両者はN_M受容体に結合する点は共通しているが，脱分極を阻害するのか，脱分極させるのかという点では逆の作用をもつ．

- ChE阻害薬は，競合性筋弛緩薬の拮抗薬としての適応がある(p.63)．一方，脱分極性筋弛緩薬（スキサメトニウム）(p.89)に対する拮抗作用はなく，むしろその作用を増強・持続してしまうことから，併用禁忌である．

- スキサメトニウムとChE阻害薬の相互作用には，❶増加したAChが，スキサメトニウムと同様に骨格筋の脱分極を起こすこと（薬の作用に起因する相互作用）と，❷血液中のChE（BuChE）が阻害され，スキサメトニウムの分解が遅くなること（薬の代謝に起因する相互作用），の2つの機序が関わる．

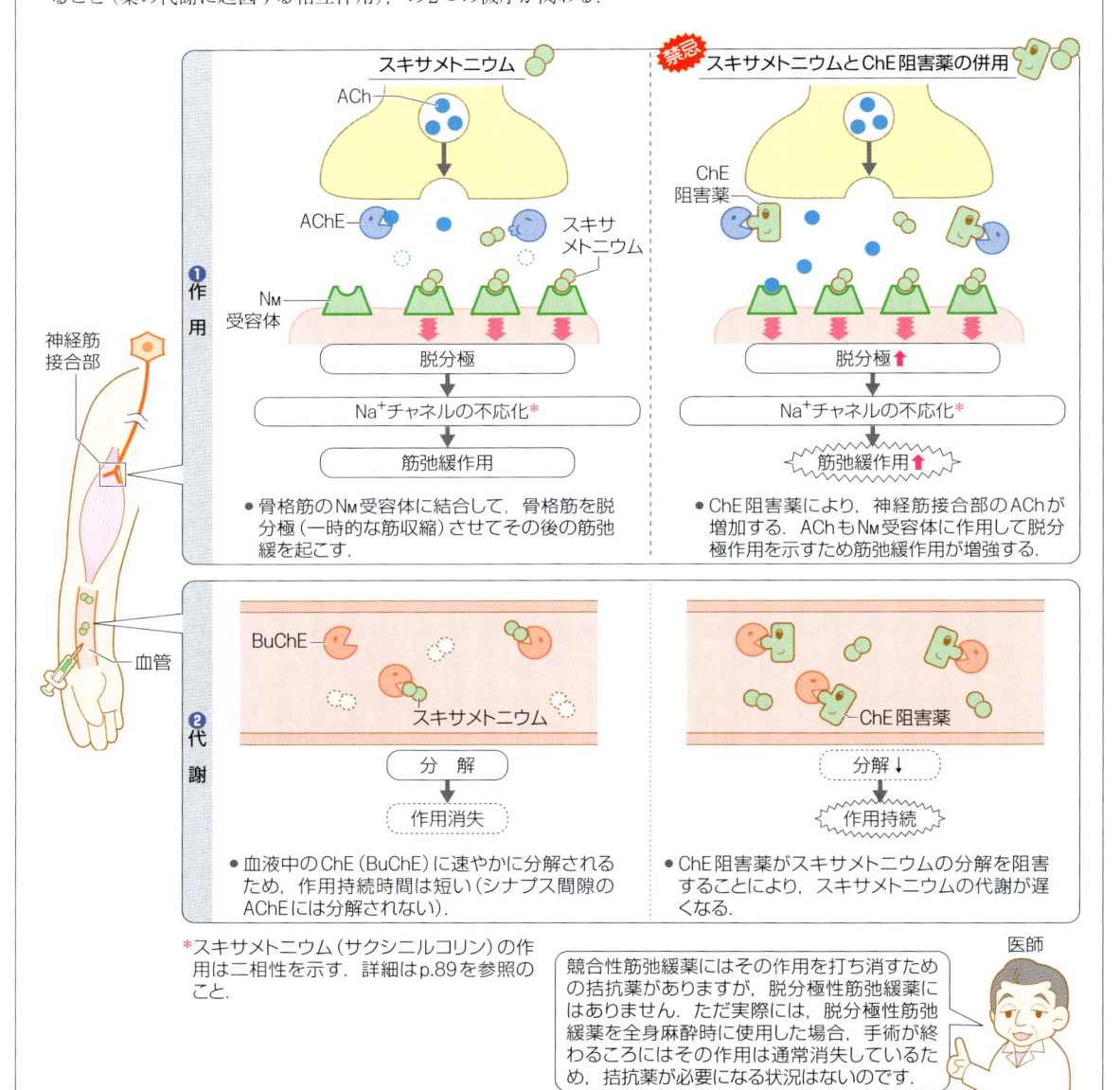

*スキサメトニウム（サクシニルコリン）の作用は二相性を示す．詳細はp.89を参照のこと．

> 競合性筋弛緩薬にはその作用を打ち消すための拮抗薬がありますが，脱分極性筋弛緩薬にはありません．ただ実際には，脱分極性筋弛緩薬を全身麻酔時に使用した場合，手術が終わるころにはその作用は通常消失しているため，拮抗薬が必要になる状況はないのです．　——医師

略語 ● ニコチン性アセチルコリン受容体（N受容体／nACh受容体）：nicotinic acetylcholine receptor ● コリンエステラーゼ（ChE）：cholinesterase ● アセチルコリン（ACh）：acetylcholine ● ブチリルコリンエステラーゼ（BuChE／BChE）：butyrylcholinesterase ● アセチルコリンエステラーゼ（AChE）：acetylcholinesterase

非可逆的コリンエステラーゼ阻害薬

intro.：ChEを非可逆的に失活させる薬．種々の有機リン化合物が含まれ，サリン，パラチオンなどがある（臨床使用されるものはない）．いずれも脂溶性が高く，皮膚，粘膜などからも吸収される．また，血液脳関門を通過し，中枢神経作用を示す(p.139)．

MINIMUM ESSENCE

一般名		
一般名	❶サリン	❷パラチオン　❸ジクロルボス　❹マラチオン
中毒症状	・ムスカリン様作用：縮瞳，眼痛，外分泌増加，気管支けいれん，腹痛，悪心・嘔吐，徐脈，血管拡張 ・ニコチン様作用：線維束性収縮，筋力低下，弛緩性麻痺 ・中枢神経作用：不安，振戦，運動失調，言語障害，錯乱，幻覚，けいれん，昏睡	
備考	・神経毒であり，化学兵器として開発された． ・テロ行為に使用された経緯があり，毒物学上重要である．	・❸❹は農薬，殺虫剤として使用される（❷は現在使用禁止）． ・散布・保存時などに不慮の事故で曝露したり，自殺企図で使用される可能性がある．

作用	・ChEの活性部位をリン酸化 ➡ **ChE失活** ➡ シナプス間隙ACh↑ ➡ **過剰なACh作用発現** ・リン酸化は非常に安定しているため，ChE活性は非可逆的に阻害される．
解毒薬	・アトロピン：ムスカリン様作用を減弱させる． ・**プラリドキシム（PAM）**：ChEを再活性化させる．

【補足事項】・ニコチン様作用により，初めは骨格筋の収縮が起こる（線維束性収縮）が，作用の持続により筋肉のATPが枯渇し，筋力低下，弛緩性麻痺に至る．

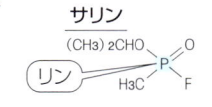

サリン：(CH3)2CHO-P(=O)(CH3)-F

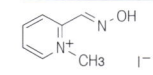

プラリドキシムヨウ化物：ピリジン環-CH=N-OH, N+-CH3, I−

非可逆的ChE阻害薬中毒の治療
プラリドキシムとアトロピン

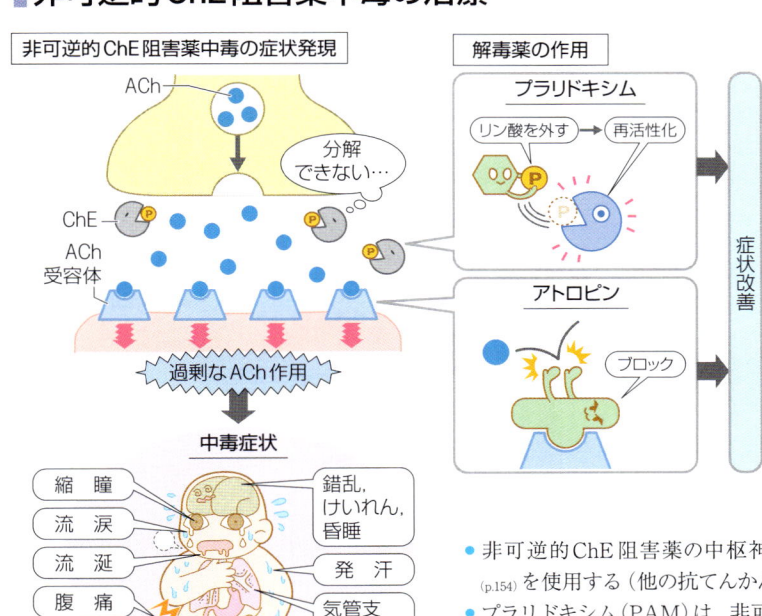

- 非可逆的ChE阻害薬は，臨床上使用される機会はないが，中毒の原因物質となることがあり（有機リン中毒），その中毒症状への対処法は重要である．
- 解毒薬としては，ChEを再活性化するプラリドキシム（PAM）と，ムスカリン受容体を遮断するアトロピンを主に使用する．
- アトロピンは，呼吸筋麻痺などのニコチン様作用には無効であるため，人工呼吸が必要になることもある．
- 非可逆的ChE阻害薬の中枢神経作用によるけいれんにはジアゼパム(p.154)を使用する（他の抗てんかん薬の有効性はない）．
- プラリドキシム（PAM）は，非可逆的ChE阻害薬の作用を打ち消すが，可逆的ChE阻害薬の作用を抑制することはできない．
- アトロピンの詳細は，抗コリン薬(p.69)を参照のこと．

中毒症状：縮瞳，流涙，流涎，腹痛，錯乱・けいれん・昏睡，発汗，気管支けいれん

略語 ・プラリドキシム（PAM）：pralidoxime ・アデノシン三リン酸（ATP）：adenosine triphosphate

抗コリン薬

抗ムスカリン薬

監修
医学：小田切 圭一
薬学：三田 充男

内因性アセチルコリンに拮抗する
抗ムスカリン薬とは

- 抗コリン薬は，ムスカリン性アセチルコリン受容体（ムスカリン受容体）を遮断する抗ムスカリン薬と，ニコチン性アセチルコリン受容体（ニコチン受容体）を遮断するニコチン受容体遮断薬（抗ニコチン薬）(p.74)に分類される．
- 抗ムスカリン薬は，ムスカリン受容体（M受容体）に結合するが，受容体を活性化しない．このため，抗ムスカリン薬が結合した受容体には，内因性のアセチルコリン（ACh）が結合しにくくなり（拮抗され），ムスカリン様作用が抑制される（遮断される）ことになる．

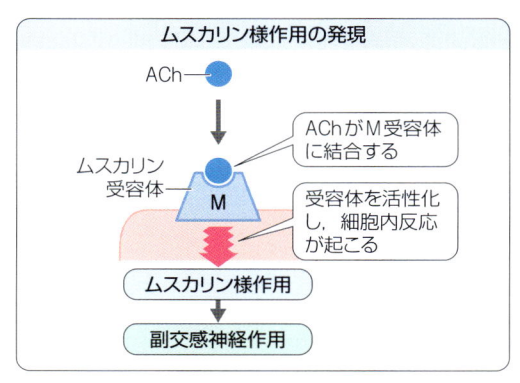

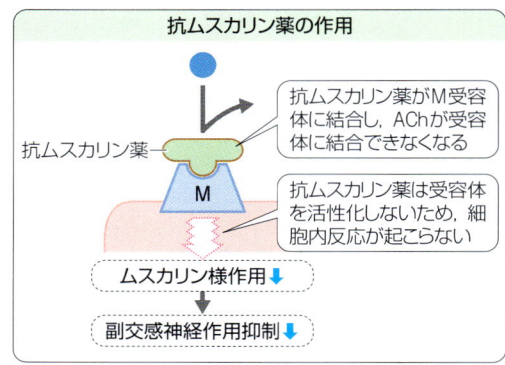

ムスカリン様作用の発現
- ACh
- ムスカリン受容体
- AChがM受容体に結合する
- 受容体を活性化し，細胞内反応が起こる
- ムスカリン様作用
- 副交感神経作用

抗ムスカリン薬の作用
- 抗ムスカリン薬
- 抗ムスカリン薬がM受容体に結合し，AChが受容体に結合できなくなる
- 抗ムスカリン薬は受容体を活性化しないため，細胞内反応が起こらない
- ムスカリン様作用↓
- 副交感神経作用抑制↓

- 抗ムスカリン薬は，副交感神経作用を抑制することから副交感神経遮断薬ともよばれる．
- なお，抗コリン薬には抗ムスカリン薬とニコチン受容体遮断薬（抗ニコチン薬）が含まれるが，抗ムスカリン薬を指して，単に抗コリン薬という場合も多い（同様に，抗コリン作用という場合には，厳密には抗ニコチン作用も含む表現ではあるが，一般的には抗ムスカリン作用のみを指していることが多い）．
- ニコチン受容体遮断薬は，神経節遮断薬と神経筋接合部遮断薬に分類される(p.74)．

アトロピンが原型
抗ムスカリン薬の分類

- 抗ムスカリン薬には，天然物質と合成物質がある．
- 天然物質にはベラドンナアルカロイドであるアトロピンとスコポラミンがあり，アトロピンは抗ムスカリン薬の原型かつ典型的な薬である．
- 合成物質は，アトロピンの作用を臨床で各疾患治療に利用しやすくしたものであり，アトロピン代用薬ともよばれる．

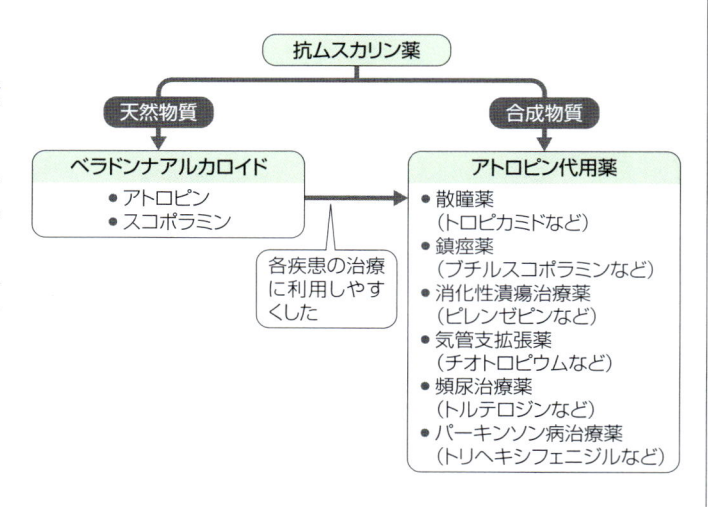

抗ムスカリン薬
- 天然物質：ベラドンナアルカロイド
  - アトロピン
  - スコポラミン
- 合成物質：アトロピン代用薬
  - 散瞳薬（トロピカミドなど）
  - 鎮痙薬（ブチルスコポラミンなど）
  - 消化性潰瘍治療薬（ピレンゼピンなど）
  - 気管支拡張薬（チオトロピウムなど）
  - 頻尿治療薬（トルテロジンなど）
  - パーキンソン病治療薬（トリヘキシフェニジルなど）

各疾患の治療に利用しやすくした

略語 ● アセチルコリン（ACh）：acetylcholine

ベラドンナアルカロイド

アトロピン

intro.：代表的な抗ムスカリン薬．作用は強力であるが，作用持続時間が長いことや，選択性がなく末梢性・中枢性の副作用があることが欠点である．

MINIMUM ESSENCE

一般名	● アトロピン……注，内
作用	● M受容体を遮断する（サブタイプ選択性はない）． ● 心拍数増加，気道分泌抑制，気管支拡張，消化管蠕動運動・分泌抑制，膀胱収縮抑制，散瞳・調節麻痺 ● 多量になると中枢性作用（興奮）が現れる．
適応	● 徐脈・房室ブロック（特に迷走神経の興奮によるもの） ● コリン作動薬および有機リン化合物によるムスカリン様作用の拮抗（解毒） ● 麻酔前投薬　● 消化性潰瘍　● 非薬物性パーキンソニズム
禁忌	● 緑内障，排尿障害（前立腺肥大によるもの），麻痺性イレウス(p.73)
副作用	● 末梢性の副作用：口腔内乾燥，眼圧上昇，頻脈，尿閉，便秘，発汗減少 ● 中枢性の副作用：情動不安，錯乱，幻覚，せん妄
相互作用	● 本薬および併用薬作用↑：抗コリン作用を有する薬(p.72) 　（三環系抗うつ薬，フェノチアジン系薬，イソニアジド，抗ヒスタミン薬など） ● 本薬作用↑：MAO阻害薬 ● 併用薬作用↑：強心配糖体（ジゴキシンなど）

【補足事項】
- アトロピンには，注射剤，経口剤の他にも，点眼剤，眼軟膏があり，診断・治療目的での散瞳と調節麻痺に適応があるが，この目的でアトロピンを使用することは少ない（トロピカミドやシクロペントラートなどを使用する）．
- 抗ムスカリン薬のベラドンナアルカロイドには，アトロピンの他にスコポラミンがある．
- 生薬のロートエキスには，アトロピンやスコポラミンが含まれており，胃炎や消化性潰瘍に使用される．
- かぜ薬にはベラドンナ総アルカロイドとして，胃腸薬にはロートエキスとして，OTC医薬品にも配合されている．

WORDS & TERMS

スコポラミン (p.68)
アトロピンと同様に天然の抗ムスカリン薬で，ベラドンナアルカロイドである．アトロピンに比べて中枢性作用が強く（アトロピンと逆で鎮静作用を有する），心臓への作用（心拍数増加）は弱い．心臓手術時の麻酔前投薬などに使用されることがある．

スコポラミン

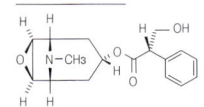

OTC医薬品 (p.69)
医師などの処方せんを必要とせずに購入することができる薬．「一般用医薬品」「市販薬」などと同義である．OTCは over the counter の略で，カウンター越しに薬を販売するかたちに由来する．処方せんを必要とする薬は「医療用医薬品」として法律上区別されている．

アトロピン硫酸塩水和物

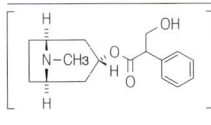

・H₂SO₄・H₂O

SUPPLEMENT

ベラドンナ "美しい婦人"

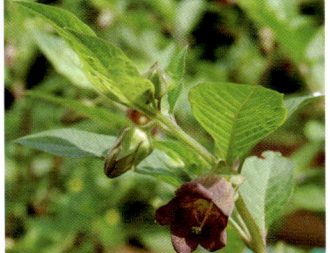

ベラドンナ (*Atropa belladonna*)

- アトロピンは，ナス科のベラドンナ (*Atropa belladonna*) という植物から抽出されたことから，ベラドンナアルカロイドと称される．
- 古代から毒薬として用いられた．
- 他にも，ハシリドコロ (*Scopolia japonica*)，ヒヨス (*Hyoscyamus niger*) などのナス科植物に含まれる．
- ベラドンナとは，イタリア語で"美しい婦人"の意味であり，この植物の汁を眼につけると，アトロピンの作用で瞳孔が開いて瞳が輝くことからその名がついた（ただし，散瞳により明るいところでは眩しく，近視調節の麻痺により間近の人はぼやけて見えることになる）．

商品名【ベラドンナアルカロイド】● アトロピン硫酸塩水和物：硫酸アトロピン（末），アトロピン硫酸塩（注）　● スコポラミン臭化水素酸塩水和物：ハイスコ（注）　**略語**● モノアミン酸化酵素（MAO）：monoamine oxidase

アトロピンの作用
副交感神経作用を抑制して交感神経作用が優位になる

- アトロピンは，副交感神経系の効果器のムスカリン受容体（M受容体）を遮断し，以下のような作用を発現する．

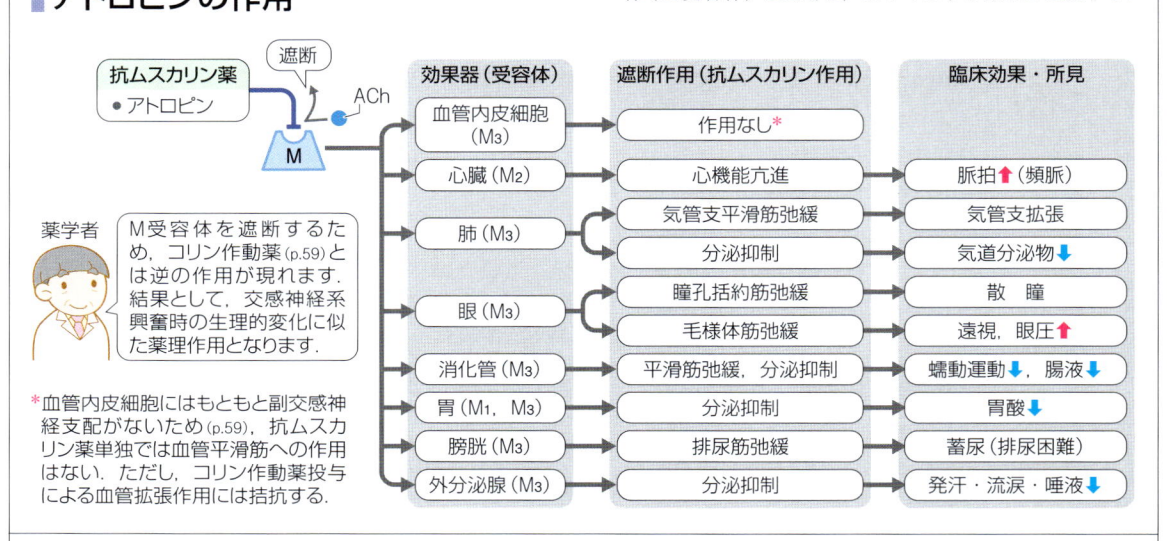

効果器（受容体）	遮断作用（抗ムスカリン作用）	臨床効果・所見
血管内皮細胞（M_3）	作用なし*	
心臓（M_2）	心機能亢進	脈拍↑（頻脈）
肺（M_3）	気管支平滑筋弛緩	気管支拡張
	分泌抑制	気道分泌物↓
眼（M_3）	瞳孔括約筋弛緩	散瞳
	毛様体筋弛緩	遠視，眼圧↑
消化管（M_3）	平滑筋弛緩，分泌抑制	蠕動運動↓，腸液↓
胃（M_1，M_3）	分泌抑制	胃酸↓
膀胱（M_3）	排尿筋弛緩	蓄尿（排尿困難）
外分泌腺（M_3）	分泌抑制	発汗・流涙・唾液↓

抗ムスカリン薬
- アトロピン

薬学者：M受容体を遮断するため，コリン作動薬（p.59）とは逆の作用が現れます．結果として，交感神経系興奮時の生理的変化に似た薬理作用となります．

*血管内皮細胞にはもともと副交感神経支配がないため（p.59），抗ムスカリン薬単独では血管平滑筋への作用はない．ただし，コリン作動薬投与による血管拡張作用には拮抗する．

アトロピンの適応
強力で幅広い作用を利用

- アトロピンは，強力で幅広い抗ムスカリン作用を有することから，以下の疾患・病態に使用される．

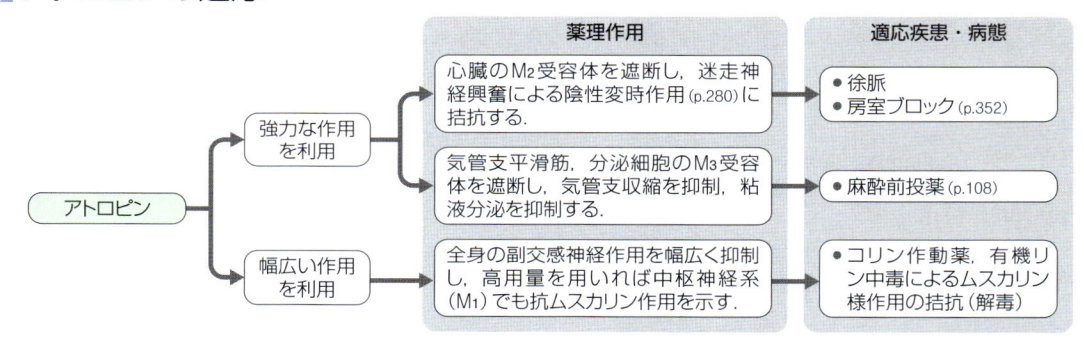

	薬理作用	適応疾患・病態
強力な作用を利用	心臓のM_2受容体を遮断し，迷走神経興奮による陰性変時作用（p.280）に拮抗する．	● 徐脈 ● 房室ブロック（p.352）
	気管支平滑筋，分泌細胞のM_3受容体を遮断し，気管支収縮を抑制，粘液分泌を抑制する．	● 麻酔前投薬（p.108）
幅広い作用を利用	全身の副交感神経作用を幅広く抑制し，高用量を用いれば中枢神経系（M_1）でも抗ムスカリン作用を示す．	● コリン作動薬，有機リン中毒によるムスカリン様作用の拮抗（解毒）

- アトロピンには上記の他にも，鎮痙（消化管，胆管，尿管など）や，散瞳でも適応があるが，これらの目的で使用される機会は少ない（通常はアトロピン代用薬が選択される）．

SUPPLEMENT
薬物と薬剤

- 「薬物」とは，生体の機能に何らかの変化（薬理作用）をもたらす単一の化学物質のことである．
- 「薬剤」とは，薬物に添加物（賦形剤，保存剤，安定剤など）を加えて，実際に使用できるように加工した製剤のことである．

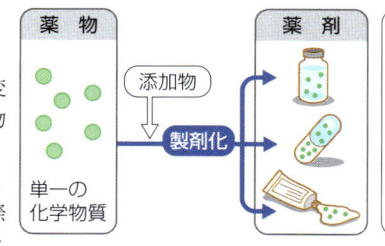

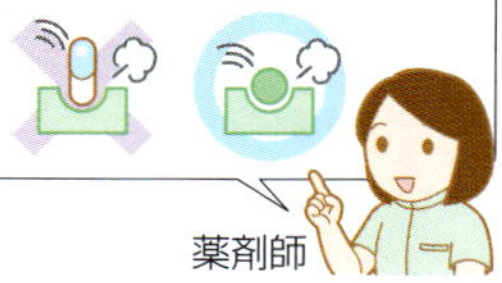

薬物（単一の化学物質）→ 添加物 → 製剤化 → **薬剤**

薬剤師：特に区別せず使用されることもある用語ですが，厳密には誤りとなる表現もあるため注意しましょう．例えば，「薬剤が受容体に結合する」は誤りで，正しくは「薬物が受容体に結合する」です．

- 「薬」は「薬物」と同義語であるが，狭義には治療に用いられる薬物（医療上有用な薬物）を指して用いられる．
- 製剤中に含まれる添加物と区別して，薬理作用を示す主体となる薬物を有効成分とよぶ．配合剤とは，有効成分を2つ以上含む薬剤のことである．

略語 ● アセチルコリン（ACh）：acetylcholine

アトロピン代用薬

使いやすく改良
アトロピン代用薬とは

- 副交感神経系を抑制することは，様々な疾患に有効である．
- すなわち，抗ムスカリン薬が適応となる病態は多く存在する．
- アトロピンは，抗ムスカリン薬の代表であり，強力な抗ムスカリン作用を有する．
- 一方，作用持続時間が長いことや，各効果器に対する選択性がないことが欠点である．
- この欠点を改善し，それぞれの疾患治療に利用しやすくしたものが合成抗ムスカリン薬であり，アトロピン代用薬とよばれる．

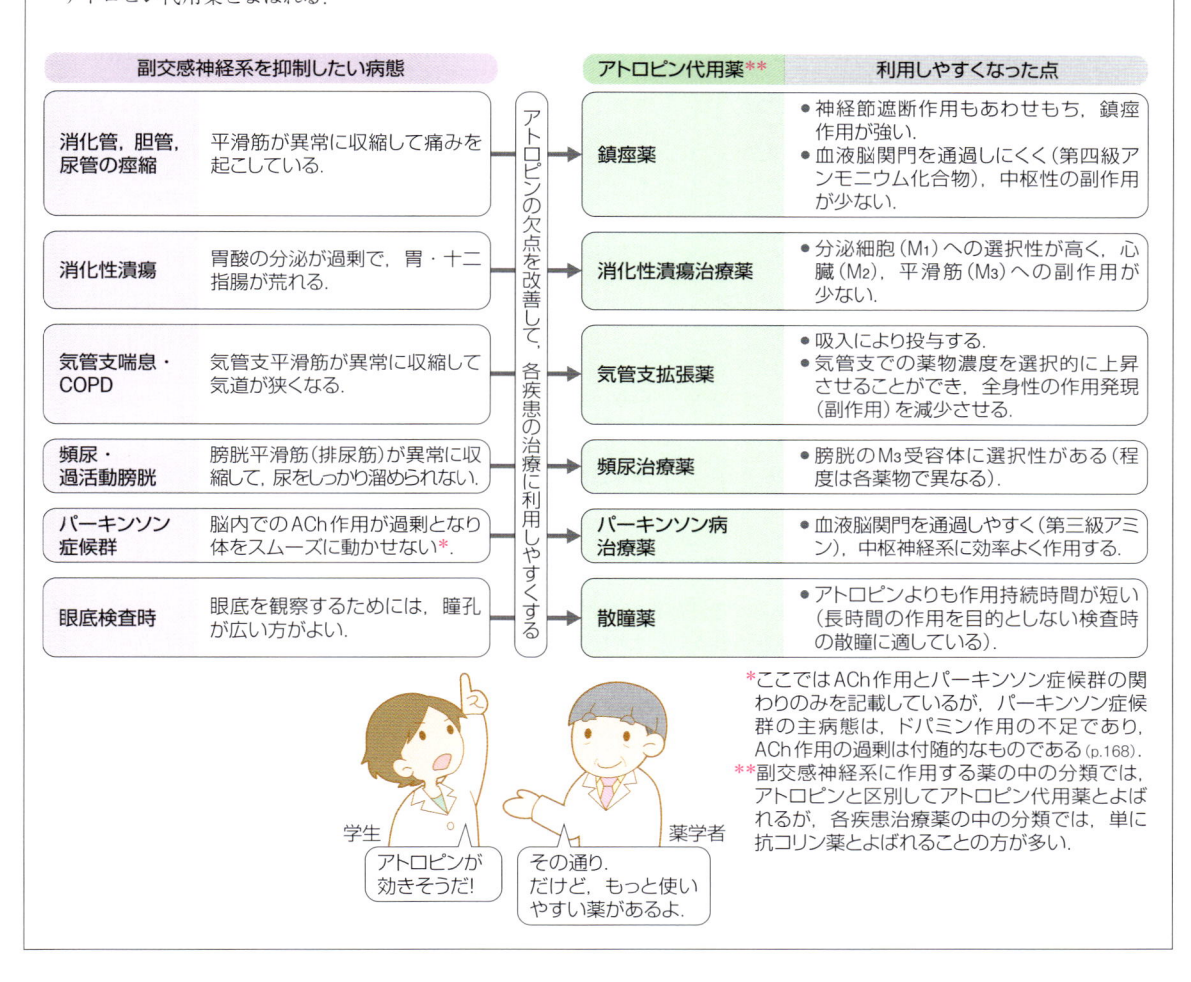

自律神経系に作用する薬 / 抗コリン薬

副交感神経系を抑制したい病態		アトロピン代用薬**	利用しやすくなった点
消化管，胆管，尿管の痙縮	平滑筋が異常に収縮して痛みを起こしている．	鎮痙薬	・神経節遮断作用もあわせもち，鎮痙作用が強い． ・血液脳関門を通過しにくく（第四級アンモニウム化合物），中枢性の副作用が少ない．
消化性潰瘍	胃酸の分泌が過剰で，胃・十二指腸が荒れる．	消化性潰瘍治療薬	・分泌細胞（M_1）への選択性が高く，心臓（M_2），平滑筋（M_3）への副作用が少ない．
気管支喘息・COPD	気管支平滑筋が異常に収縮して気道が狭くなる．	気管支拡張薬	・吸入により投与する． ・気管支での薬物濃度を選択的に上昇させることができ，全身性の作用発現（副作用）を減少させる．
頻尿・過活動膀胱	膀胱平滑筋（排尿筋）が異常に収縮して，尿をしっかり溜められない．	頻尿治療薬	・膀胱のM_3受容体に選択性がある（程度は各薬物で異なる）．
パーキンソン症候群	脳内でのACh作用が過剰となり体をスムーズに動かせない*．	パーキンソン病治療薬	・血液脳関門を通過しやすく（第三級アミン），中枢神経系に効率よく作用する．
眼底検査時	眼底を観察するためには，瞳孔が広い方がよい．	散瞳薬	・アトロピンよりも作用持続時間が短い（長時間の作用を目的としない検査時の散瞳に適している）．

中央縦書き：アトロピンの欠点を改善して，各疾患の治療に利用しやすくする

学生：アトロピンが効きそうだ！
薬学者：その通り．だけど，もっと使いやすい薬があるよ．

*ここではACh作用とパーキンソン症候群の関わりのみを記載しているが，パーキンソン症候群の主病態は，ドパミン作用の不足であり，ACh作用の過剰は付随的なものである(p.168)．
**副交感神経系に作用する薬の中の分類では，アトロピンと区別してアトロピン代用薬とよばれるが，各疾患治療薬の中の分類では，単に抗コリン薬とよばれることの方が多い．

略語 ・慢性閉塞性肺疾患（COPD）：chronic obstructive pulmonary disease

各薬物の特徴

適応疾患で分類

- アトロピン代用薬（合成抗ムスカリン薬）の特徴を以下に示す．

臨床適応上の分類		主な薬物	目的の作用	特　徴
鎮痙薬 （平滑筋の異常収縮〔痙縮〕に伴う痛みなどの諸症状を抑える薬）		・ブチルスコポラミン ・プロパンテリン ・チメピジウム ・ブトロピウム ・プリフィニウム	消化管, 胆管, 尿管などの平滑筋弛緩	・消化管のけいれん性の痛みや, 蠕動運動亢進に伴う下痢を改善する． ・胆石(病①p.254)や尿路結石(p.430)などは, 平滑筋収縮により管腔の内圧が上昇して痛みを生じるため, 平滑筋収縮を抑制することで内圧が低下し, 鎮痛効果が得られる．
	過敏性腸症候群治療薬	・メペンゾラート		・下部消化管に選択的に作用する． ・大腸の蠕動運動異常をきたした過敏性腸症候群(病①p.122)における腹痛, 下痢などの症状を改善する．
消化性潰瘍治療薬		・ピレンゼピン	胃酸分泌抑制	・胃壁細胞からの胃酸分泌を抑制し, 抗潰瘍効果を発揮する．
気管支拡張薬		・チオトロピウム ・イプラトロピウム ・オキシトロピウム ・グリコピロニウム	気管支平滑筋弛緩	・気管支喘息(病④p.154)や, COPD(病④p.204)などの気管支狭窄を伴う疾患に対する維持療法として使用される（主にCOPD）. ・アドレナリン作動薬が使用できない場合や, 副交感神経(迷走神経)刺激が過剰な病態に適している．
頻尿治療薬(p.433)		・トルテロジン ・ソリフェナシン ・イミダフェナシン ・オキシブチニン ・プロピベリン ・フェソテロジン	膀胱平滑筋（排尿筋）弛緩	・排尿筋の収縮を抑制することによって, 膀胱内圧が低下する． ・過活動膀胱をはじめ, 神経因性膀胱などによる頻尿, 尿意切迫感, 尿失禁などの症状が改善する．
パーキンソン病治療薬(p.168)		・トリヘキシフェニジル ・ビペリデン ・プロフェナミン	中枢ACh作用の抑制	・パーキンソン病, およびパーキンソン症候群（特に振戦）において相対的に亢進したコリン作用に拮抗し, 運動症状を改善する．
散瞳薬		・トロピカミド ・シクロペントラート	瞳孔括約筋の弛緩	・眼底検査時は, 散瞳させて広い範囲の眼底を観察する. 検査終了後には散瞳効果が速やかに消失した方がよいため, アトロピンよりも短時間作用型の散瞳薬が用いられる．

- 上記の薬物の他に, ピペリドレートがある. 子宮収縮抑制作用があることから切迫流・早産に適応がある. ただし, 子宮収縮抑制を目的にピペリドレートが選択されることは少なく, 通常はリトドリンや硫酸マグネシウムが選択される(薬②).

副作用

不要な作用も現れる

- 抗ムスカリン薬の代表的な副作用を以下に示す．
- これらの副作用は, 目的としない（目的であっても過剰な）抗ムスカリン作用が現れたものである．
- アトロピン代用薬（合成抗ムスカリン薬）は, 臓器, 受容体への選択性を改善することで, 副作用の軽減を目的としているが, 完全に副作用がなくなるわけではない．

末梢性の副作用
- かすみ目（遠近調節障害）
- 発汗減少（体温上昇）
- 口渇（唾液分泌減少）
- 動悸（心拍数増加）
- 便秘
- 排尿障害　など

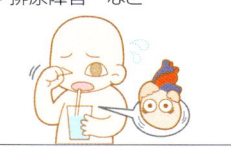

中枢性の副作用
- 幻覚
- 錯乱
- 興奮
- 不穏
- 不安　など

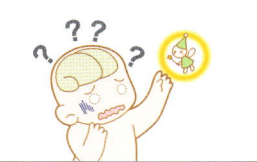

- 末梢性の副作用は, 副交感神経が支配する効果器のM受容体を遮断することによるもので, 全ての抗ムスカリン薬で生じうる. 一方, 中枢性の副作用は, 中枢神経のM受容体を遮断することによるもので, 血液脳関門を通過しやすい第三級アミン構造の薬でみられ, 第四級アンモニウム化合物の薬では少ない(p.139).
- これらの副作用は, 抗ムスカリン薬だけでなく, 抗コリン作用を有する薬（ヒスタミン受容体拮抗薬, フェノチアジン系薬, 三環系抗うつ薬など）でも生じうる．

商品名【鎮痙薬】●ブチルスコポラミン臭化物：ブスコパン（錠, 注）　●チメピジウム臭化物水和物：セスデン（細, カ, 注）　●ブトロピウム臭化物：コリオパン（顆, 錠, カ）　●メペンゾラート臭化物：トランコロン（錠）　【消化性潰瘍治療薬】●ピレンゼピン塩酸塩水和物：ガストロゼピン（錠）　【気管支拡張薬】●チオトロピウム臭化物水和物：スピリーバ（吸入）　●イプラトロピウム臭化物水和物：アトロベント（吸入）　●オキシトロピウム臭化物：テルシガン（吸入）　●グリコピロニウム臭化物：シーブリ（吸入）　【頻尿治療薬】●酒石酸トルテロジン：デトルシトール（徐カ）➡

症状が悪化する
禁忌疾患

- 抗ムスカリン薬の代表的な禁忌を次に示す．

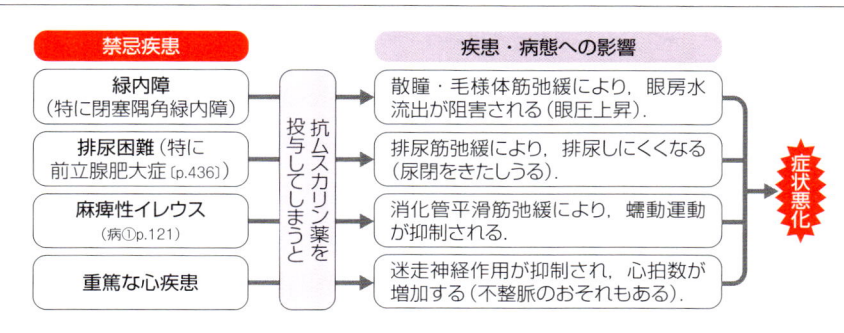

禁忌疾患		疾患・病態への影響
緑内障（特に閉塞隅角緑内障）	抗ムスカリン薬を投与してしまうと	散瞳・毛様体筋弛緩により，眼房水流出が阻害される（眼圧上昇）．
排尿困難（特に前立腺肥大症 p.436）		排尿筋弛緩により，排尿しにくくなる（尿閉をきたしうる）．
麻痺性イレウス（病①p.121）		消化管平滑筋弛緩により，蠕動運動が抑制される．
重篤な心疾患		迷走神経作用が抑制され，心拍数が増加する（不整脈のおそれもある）．

→ 症状悪化

- 各薬物，製剤により禁忌指定の詳細は若干異なる．ただし，禁忌に指定されているかいないかに関わらず，上記疾患・病態を合併する患者への使用は慎重に検討する．
- 点眼で用いる薬物（トロピカミド，シクロペントラートなど）の場合，全身性の作用は現れにくいため，排尿困難や麻痺性イレウスなどは禁忌として指定されていない．
- 三環系抗うつ薬 p.243 は抗コリン作用が強く，抗ムスカリン薬と同様に緑内障，排尿困難には禁忌である．

必ず確認しよう
既往歴確認の重要性

- 抗ムスカリン薬は，適応となる疾患が多く処方される機会も多い．また，眼底検査や消化器系の検査（バリウム検査，内視鏡検査）などでも頻繁に使用される．
- 加えて，禁忌となる緑内障や排尿困難は頻度の高い疾患である．このことから，禁忌疾患の有無を確認する重要性は高い．

処方時の例　COPD患者：「スピリーバ®*を出しておきますね」

検査時の例　胃の検診：「ブスコパン®**を注射しますよ」

医師：こんなときは…
必ずチェック！
☐「緑内障といわれたことはありませんか？」
☐「前立腺肥大症といわれたことはありませんか？」

*気管支拡張薬のチオトロピウムの商品名．COPD（病④p.204）の治療に一般的に使用される．
**鎮痙薬のブチルスコポラミンの商品名．消化管検査時に蠕動抑制のために一般的に使用される．

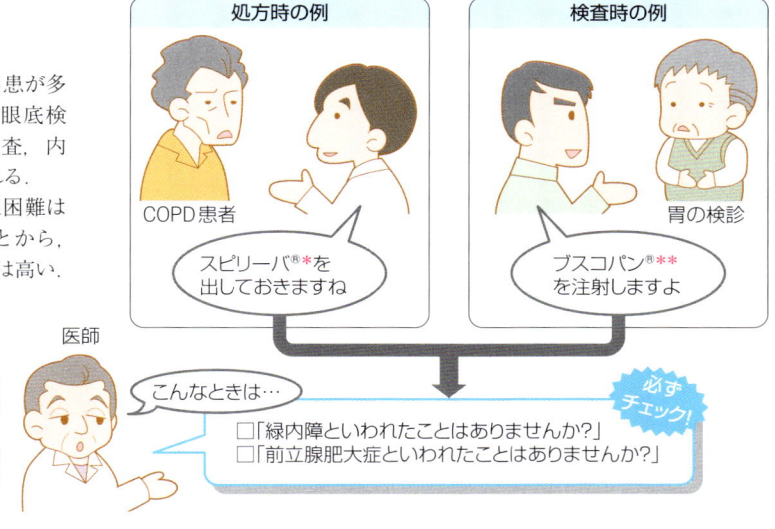

裏表の関係から理解する
コリン作動薬と抗コリン薬の適応と禁忌

- コリン作動薬と，抗コリン薬は，ムスカリン受容体に対して逆の作用を示す．
- このため，ある疾患に対してどちらかが適応になる場合，もう一方は禁忌（あるいは慎重投与）になることが多い．

| | 緑内障 | 気管支喘息・COPD | 消化性潰瘍 | 腸管 | | 排尿障害 | | パーキンソン症候群 |
				麻痺	けいれん	排尿困難	頻尿	
コリン作動薬	適応	禁忌	禁忌	適応		適応		禁忌
抗コリン薬	禁忌	適応	適応	禁忌	適応	禁忌	適応	適応

- 腸管，排尿障害に関しては，効果器の機能が亢進してしまう疾患（腸管痙縮，頻尿）と減弱してしまう疾患（腸管麻痺，排尿困難）というように，病態が逆の関係になっている．このため，亢進してしまう疾患に適応があれば，減弱してしまう疾患には禁忌となることが多い．

→ ●コハク酸ソリフェナシン：ベシケア（錠，OD）　●イミダフェナシン：ウリトス（錠，OD），ステーブラ（錠，OD）　●オキシブチニン塩酸塩：ポラキス（錠），ネオキシ（テ）（散，錠），トレミン（散，錠）　●プロピベリン塩酸塩：バップフォー（細，錠）　【パーキンソン病治療薬】●トリヘキシフェニジル塩酸塩：アーテン（散，錠），トレミン（散，錠）　●ビペリデン：アキネトン（細，錠，注）　●プロフェナミン：パーキン（散，錠）　【散瞳薬】●トロピカミド：ミドリンM（点眼）　略語 ●慢性閉塞性肺疾患（COPD）：chronic obstructive pulmonary disease

ニコチン受容体遮断薬（抗ニコチン薬）

ニコチン受容体遮断薬の分類
神経節遮断薬と神経筋接合部遮断薬

- ニコチン受容体遮断薬は，アセチルコリン（ACh）のニコチン様作用を遮断する薬である．抗コリン薬に含まれるが，直接的に副交感神経系に作用する薬ではない．
- ニコチン性アセチルコリン受容体（N受容体）は，自律神経節，副腎髄質，骨格筋，中枢神経に発現している (p.56)．
- ニコチン性受容体遮断薬は，作用するN受容体サブタイプにより，N_N受容体（末梢神経型）を遮断する神経節遮断薬と，N_M受容体（筋肉型）を遮断する神経筋接合部遮断薬に分類される．
- 神経節遮断薬は，現在臨床では使用されていない．しかし，神経節遮断効果を理解することは，自律神経系の二重支配 (p.18) を理解するうえで重要であるため，ここで解説する．
- 神経筋接合部遮断薬は，筋弛緩薬として手術時，呼吸管理時などに広く使用されている．詳細はp.87を参照のこと．

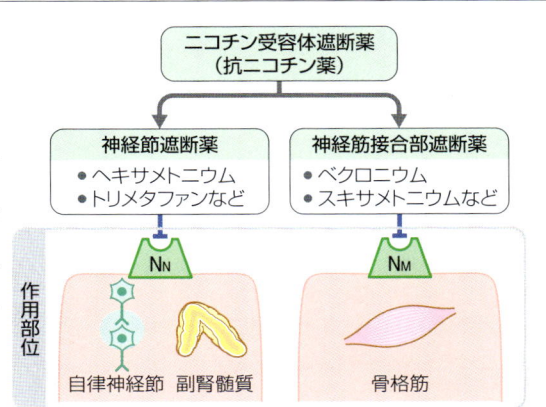

神経節遮断薬の作用
交感，副交感の両方を遮断

- 神経節遮断薬は，N_N受容体を遮断する薬である．
- 交感神経，副交感神経は，ともに神経節（それぞれ交感神経節，副交感神経節）を経由して効果器に作用する．また，どちらの神経節でもAChがN_N受容体に作用することで神経伝達が行われる（節後ニューロンが脱分極する）．
- よって，N_N受容体を遮断すると，交感神経，副交感神経のどちらの神経節も遮断されることになる．このため，神経節遮断薬により，交感神経，副交感神経両方の作用が低下する．

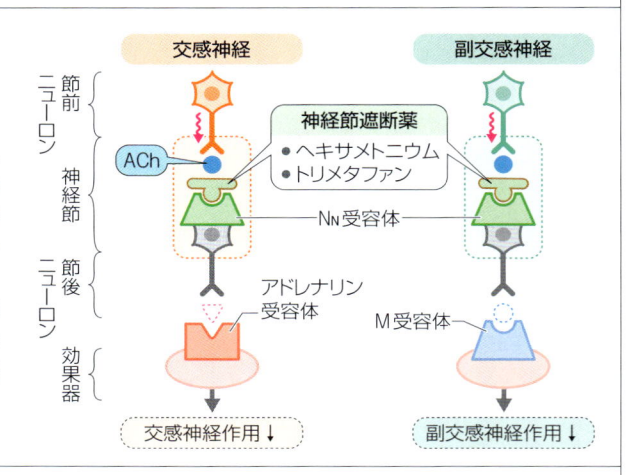

神経節遮断効果
効果器ごとに異なる

- 自律神経系支配の効果器には，多くの場合，交感神経と副交感神経の両方が分布している（拮抗的二重支配 (p.18)）．
- しかし，それぞれの効果器に対する支配の強さは，交感神経，副交感神経で同等なわけではなく，通常はどちらかの神経が優位に支配している．
- このため，神経節遮断による効果は，もともと優位に支配していた神経の作用が遮断された場合と同様になる．

効果器	優位な自律神経とその作用		神経節遮断の効果	
血管	交感神経	血管収縮	抗アドレナリン薬に類似	血管拡張（血圧低下）
汗腺	交感神経	発汗増加	抗ムスカリン薬に類似*	分泌減少（無汗症）
心臓	副交感神経	心拍数低下	抗ムスカリン薬に類似	心拍数増加
眼	副交感神経	縮瞳，眼圧低下		散瞳，眼圧上昇
消化管	副交感神経	蠕動運動亢進		蠕動運動低下
膀胱	副交感神経	排尿筋収縮		排尿筋弛緩（排尿困難，尿貯留）
唾液腺	副交感神経	分泌増加		分泌減少（口腔内乾燥）

*汗腺に分布する交感神経節後ニューロンはコリン作動性であるため (p.19)．

- 神経節遮断薬（ヘキサメトニウム，トリメタファン）は，血管拡張作用を示すことから，かつては高血圧治療に使用されていた．しかし，血管だけでなく，様々な効果器に対して，交感神経または副交感神経遮断作用を示し，副作用が多く出現する．このため，選択的に自律神経系に作用する薬が開発された現在では臨床上使用されることはなくなった．

略語 ● アセチルコリン（ACh）：acetylcholine

Pharmacology

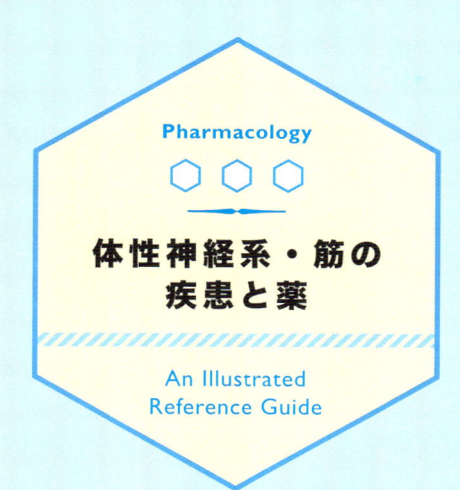

体性神経系・筋の疾患と薬

An Illustrated
Reference Guide

局所麻酔薬

監修
医学： 髙田 真二
薬学： 栗原 順一

痛覚の伝導路を遮断
局所麻酔とは

- 局所麻酔とは，末梢神経の伝導路を可逆的に遮断することで，神経支配領域の知覚（主に痛覚）を鈍麻させる方法である．
- 中枢神経系を抑制して意識を消失させる全身麻酔(p.106)と異なり，局所麻酔では意識は保たれる．

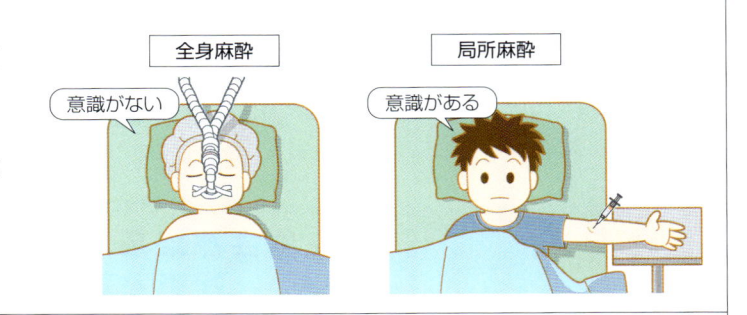

全身麻酔　意識がない
局所麻酔　意識がある

様々な用途がある
局所麻酔薬の用途

- 局所麻酔薬は，鎮痛や反射抑制などを目的として，外科的手技や内視鏡検査などの不快感を伴う処置，ペインクリニックなどにおいて用いられる．

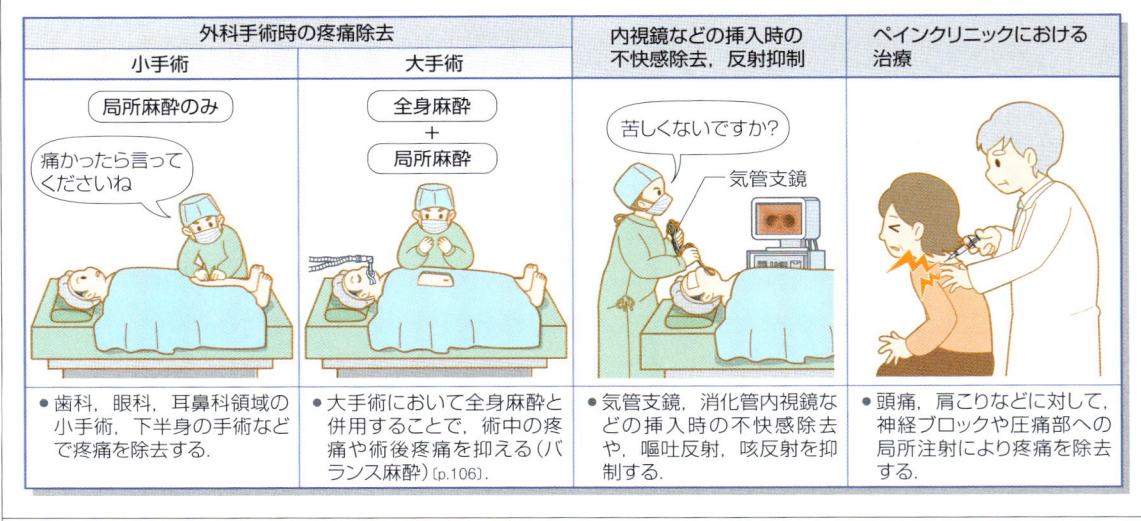

外科手術時の疼痛除去		内視鏡などの挿入時の不快感除去，反射抑制	ペインクリニックにおける治療
小手術	大手術		
局所麻酔のみ「痛かったら言ってくださいね」	全身麻酔＋局所麻酔	「苦しくないですか？」気管支鏡	
● 歯科，眼科，耳鼻科領域の小手術，下半身の手術などで疼痛を除去する．	● 大手術において全身麻酔と併用することで，術中の疼痛や術後疼痛を抑える（バランス麻酔）(p.106)．	● 気管支鏡，消化管内視鏡などの挿入時の不快感除去や，嘔吐反射，咳反射を抑制する．	● 頭痛，肩こりなどに対して，神経ブロックや圧痛部への局所注射により疼痛を除去する．

エステル型とアミド型
局所麻酔薬の分類

- 主な局所麻酔薬を次に示す．
- これらは構造の違いによって，エステル型とアミド型に分類される．

エステル結合
$-\overset{\text{O}}{\underset{\|}{\text{C}}}-\text{O}-$

エステル型
- プロカイン
- テトラカイン
- アミノ安息香酸エチル
- オキシブプロカイン
- コカイン

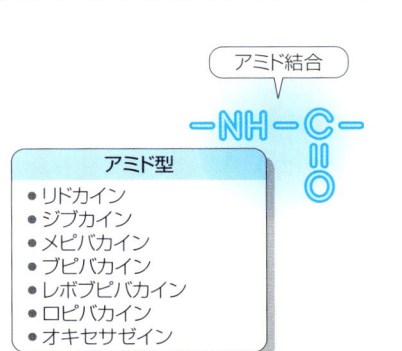

アミド結合
$-\text{NH}-\overset{\text{O}}{\underset{\|}{\text{C}}}-$

アミド型
- リドカイン
- ジブカイン
- メピバカイン
- ブピバカイン
- レボブピバカイン
- ロピバカイン
- オキセサゼイン

投与法 — 目的に応じて選択

- 局所麻酔薬は，痛みを取りたい部位や範囲に応じて，次のような方法で使用される．

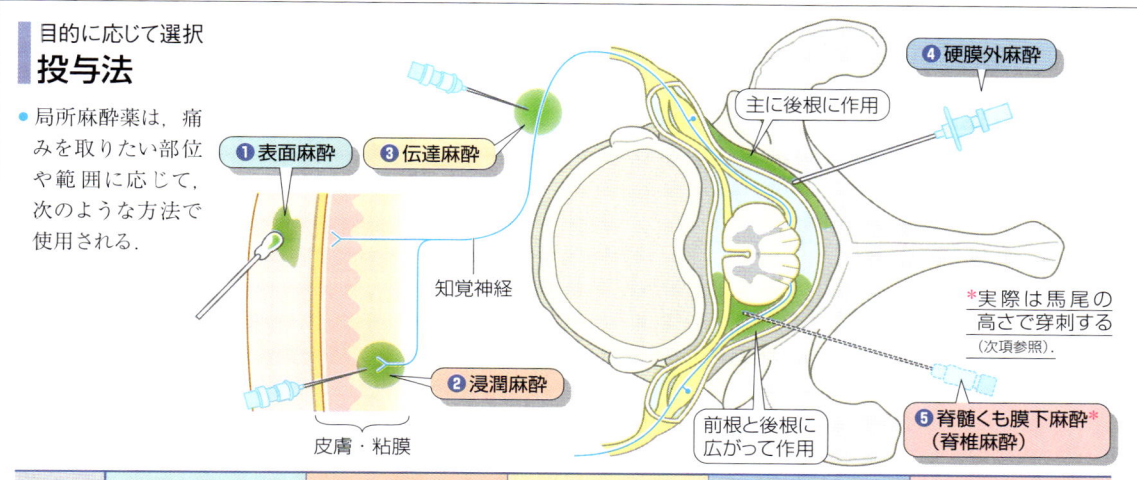

① 表面麻酔
② 浸潤麻酔
③ 伝達麻酔
④ 硬膜外麻酔（主に後根に作用）
⑤ 脊髄くも膜下麻酔（脊椎麻酔）*（前根と後根に広がって作用）

*実際は馬尾の高さで穿刺する（次項参照）．

投与法	①表面麻酔	②浸潤麻酔	③伝達麻酔	④硬膜外麻酔	⑤脊髄くも膜下麻酔（脊椎麻酔）
	塗布・噴霧・内服	注射			
作用部位	神経末端		神経幹，神経叢，末梢神経	後根**	前根・後根**
特徴	皮膚・粘膜など体表面からしみ込ませる．	目的部位の皮下，粘膜下などに投与する．	目的部位の中枢側に投与し，末梢側の支配領域を麻痺させる．	硬膜外腔に投与する．	くも膜下腔に投与する．
適応例	・傷口 ・眼 ・胃 ・口腔粘膜 など	範囲の狭い小手術	神経ブロック（三叉神経ブロック，骨折整復など）	腹部，胸部，下肢の手術（全身麻酔，脊髄くも膜下麻酔と併用）	下腹部，下肢の手術

**硬膜外麻酔は，背部から薬が広がりにくい結合組織に投与するため，主に後根（感覚系）に作用する．一方，脊髄くも膜下麻酔では髄液中への投与により，前根・後根に広がって作用するため，運動神経・自律神経系にも麻酔の効果が現れる．

硬膜外麻酔と脊髄くも膜下麻酔 — 穿刺部位と広がり

- 硬膜外麻酔は結合組織（硬膜外腔）に，脊髄くも膜下麻酔（脊椎麻酔）は髄液中（くも膜下腔）に投与される．
- このため，穿刺部位や麻酔薬の広がり方などに違いがある．

【麻酔時の体位】
- 坐位の場合
- 側臥位の場合

【麻酔薬の広がりの例*】
- 脊髄
- 第12胸椎（Th12）
- 第1腰椎（L1）
- 硬膜外腔
- くも膜・硬膜
- 馬尾
- くも膜下腔

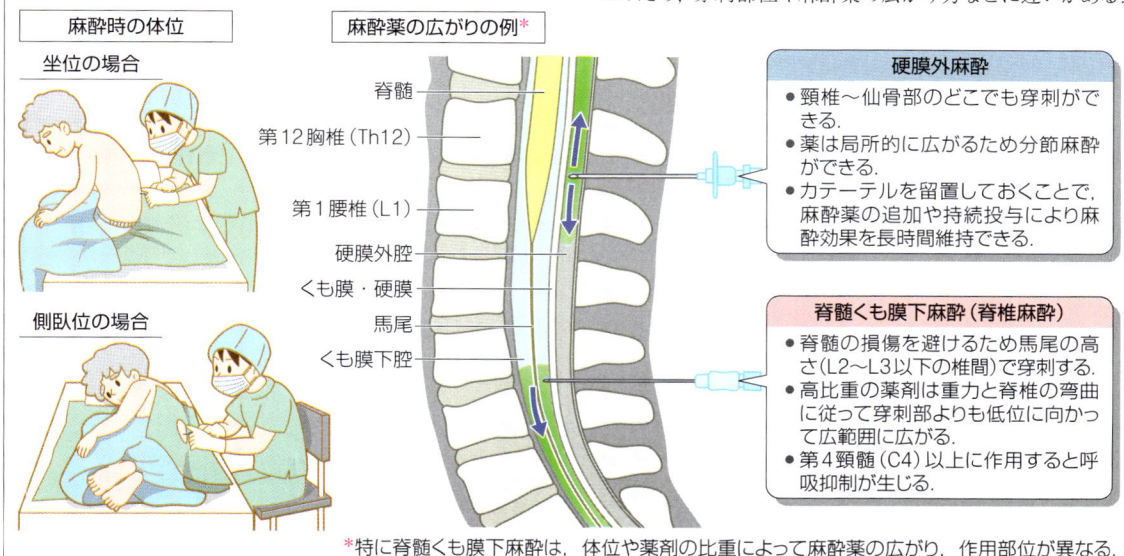

硬膜外麻酔
- 頸椎〜仙骨部のどこでも穿刺ができる．
- 薬は局所的に広がるため分節麻酔ができる．
- カテーテルを留置しておくことで，麻酔薬の追加や持続投与により麻酔効果を長時間維持できる．

脊髄くも膜下麻酔（脊椎麻酔）
- 脊髄の損傷を避けるため馬尾の高さ（L2〜L3以下の椎間）で穿刺する．
- 高比重の薬剤は重力と脊椎の弯曲に従って穿刺部よりも低位に向かって広範囲に広がる．
- 第4頸髄（C4）以上に作用すると呼吸抑制が生じる．

*特に脊髄くも膜下麻酔は，体位や薬剤の比重によって麻酔薬の広がり，作用部位が異なる．

エステル型局所麻酔薬

intro.: 芳香環とアルキル鎖がエステル結合している局所麻酔薬。作用持続時間は短いものが多く，全身性の副作用は少ないが，分解産物のパラアミノ安息香酸（PABA）によるアレルギーをきたすことがある (p.84)．

MINIMUM ESSENCE

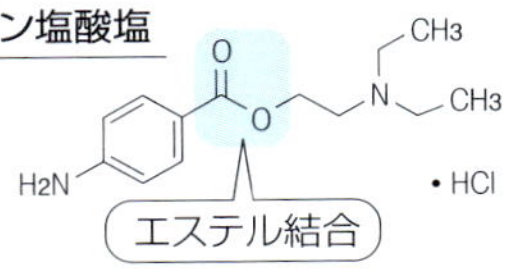

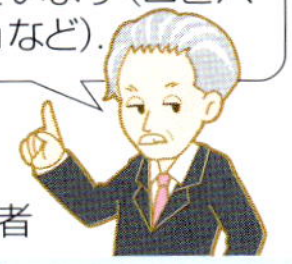

一般名
- ❶ プロカイン ……………… 注
- ❷ テトラカイン ……………… 注
- ❸ アミノ安息香酸エチル … 内，直腸，皮
- ❹ オキシブプロカイン ……… 眼

プロカイン塩酸塩（エステル結合）

作 用
- 末梢神経軸索のNa^+チャネルを遮断 ➡ 脱分極の抑制による局所麻酔作用．

適 応
- 〔❶〕浸潤麻酔，伝達麻酔，硬膜外麻酔，脊髄くも膜下麻酔
- 〔❷〕表面麻酔，浸潤麻酔，伝達麻酔，硬膜外麻酔，脊髄くも膜下麻酔
- 〔❸〕表面麻酔（胃炎・消化性潰瘍による疼痛・嘔吐，外傷，熱傷，痔疾などによる疼痛・瘙痒など）
- 〔❹〕表面麻酔（眼科領域）

禁 忌
- 安息香酸エステル系局所麻酔薬に対する過敏症 (p.84)
- 〔❶❷（脊髄くも膜下麻酔，硬膜外麻酔）〕重篤な出血，ショック状態，注射部位の炎症，敗血症，中枢神経疾患（髄膜炎など）
- 〔❶（浸潤麻酔，伝達麻酔，硬膜外麻酔）〕メトヘモグロビン血症
- 〔❸〕乳幼児（メトヘモグロビン血症の報告あり）

副作用
- ショック★ ●〔❶❷❸〕振戦・けいれんなどの中毒症状★
- 〔❶❸〕メトヘモグロビン血症 など

【補足事項】 ❷は❶より効力が約10倍強いが，神経毒性も強い．脊髄くも膜下麻酔や表面麻酔で使用されることが多い．

WORDS & TERMS

メトヘモグロビン血症 [p.78]
ヘモグロビンの代わりに，酸素運搬能力をもたないメトヘモグロビンが血中に増加し，酸素欠乏によるチアノーゼをきたす疾患．

エナンチオマー [p.79]
原子の並ぶ順は同じだが三次元的な配置が異なる異性体を立体異性体といい，そのうち原子の立体配置が鏡像の関係となるもの同士をエナンチオマー（鏡像異性体）という．立体異性体の区別に用いられるRS表示法では，不斉炭素原子に結合する原子・原子団（官能基）を原子番号の大きさなどで順位付けし，右回りに配置するものをR体，左回りのものをS体と表示する．

> 同じ構造式をもつ薬物であっても，R体かS体かによって薬理活性が異なる場合があり，副作用を軽減して効果を高めるために，片方のエナンチオマーだけを製剤化した薬剤が開発されています（ロピバカイン (p.79) など）．
> — 薬学者

コカイン

intro.: コカの葉から得られる天然のアルカロイドで，世界で初めて使用された局所麻酔薬．『麻薬及び向精神薬取締法』で麻薬指定されている (p.122)．現在，局所麻酔薬として使用されることは少ない．エステル結合の構造をもつため，エステル型に分類されるが，便宜上区別して解説する．

MINIMUM ESSENCE

一般名
- コカイン …眼，皮

作 用
- 末梢神経軸索のNa^+チャネルを遮断 ➡ 脱分極の抑制による局所麻酔作用．
- 神経終末のモノアミントランスポーター (p.29) を阻害．
  ➡ ノルアドレナリン再取り込み阻害 ➡ シナプス間隙のノルアドレナリン濃度↑
  ➡ 交感神経興奮様作用・中枢興奮作用

適 応
- 表面麻酔（組織浸透は良いが，毒性や依存性のため，他の投与法では用いない）

禁 忌
- 〔眼〕緑内障

副作用
- ショック★，振戦・けいれんなどの中毒症状★ ●〔眼〕角膜障害★

【補足事項】
- 交感神経興奮様作用による血管収縮作用をもつため，血管収縮薬の併用は不要である (p.82)．
- 中枢興奮作用による多幸感や精神発揚作用をもち，連用で精神依存をきたしやすい (p.278)．

WORDS & TERMS

アルカロイド [p.38, 78]
植物中に存在する含窒素の塩基性物質の総称．動物由来のものや非塩基性物質が含められることも多い．モルヒネ，ニコチン，アトロピンなどをはじめとして数百種存在し，生理活性も多様であり，医薬品として広く応用されている．

コカイン塩酸塩

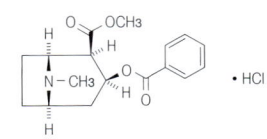

商品名【エステル型局所麻酔薬】● プロカイン塩酸塩：塩酸プロカイン（末，注），ロカイン（注） ● テトラカイン塩酸塩：テトカイン（注） ● アミノ安息香酸エチル：アミノ安息香酸エチル（末，軟） ● オキシブプロカイン塩酸塩：ラクリミン（点眼），ベノキシール（点眼） ● コカイン塩酸塩：コカイン塩酸塩（末） **略語** ● パラアミノ安息香酸（PABA）：para-aminobenzoic acid

アミド型局所麻酔薬

intro.: 芳香環とアルキル鎖がアミド結合している局所麻酔薬。作用持続時間は長いものが多い。肝臓で代謝されるため、肝疾患をもつ患者では、副作用が生じやすい。

MINIMUM ESSENCE

一般名
- ❶リドカイン ……………………………… 内, 注, 吸, 耳, 鼻, 眼, 皮
- ❷ジブカイン ……………………………… 注, 耳, 鼻, 眼, 皮
- ❸メピバカイン　　❹ブピバカイン ┐
- ❺レボブピバカイン　❻ロピバカイン ┤…注
- ❼オキセサゼイン ……………………………… 内

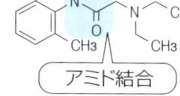

リドカイン（構造式）
CH₃ — NH — C(=O) — CH₂ — N(C₂H₅)（C₂H₅）
アミド結合

作用
- 末梢神経軸索のNa⁺チャネルを遮断 ➡ 脱分極の抑制による局所麻酔作用.

適応
- 〔❶〕表面麻酔（眼科領域や気管内挿管時など）, 浸潤麻酔, 伝達麻酔, 硬膜外麻酔
- 〔❷〕表面麻酔, 浸潤麻酔, 伝達麻酔, 硬膜外麻酔（仙骨麻酔）, 脊髄くも膜下麻酔
- 〔❸〕浸潤麻酔, 伝達麻酔, 硬膜外麻酔
- 〔❹〕伝達麻酔, 硬膜外麻酔, 脊髄くも膜下麻酔
- 〔❺❻〕伝達麻酔, 硬膜外麻酔, 術後鎮痛
- 〔❼〕表面麻酔（胃炎・消化性潰瘍による疼痛・嘔吐など）

禁忌
- アミド型局所麻酔薬過敏症
- 〔❶～❻（硬膜外麻酔, 脊髄くも膜下麻酔, 仙骨麻酔, 術後鎮痛）〕大量出血, ショック状態, 敗血症, 注射部位の炎症 など
- 〔❷❹（脊髄くも膜下麻酔）〕髄膜炎, 脊髄癆, 灰白脊髄炎などの中枢神経系疾患

副作用
- 〔❶～❻（眼除く）〕ショック★, 振戦・けいれんなどの中毒症状★, 異常感覚★, 知覚・運動障害★ など
- 〔❶〕悪性高熱症類似症状★, ショック（点眼液のみ）★　●〔❹（硬膜外麻酔）〕肝障害★

【補足事項】
- ❶はⅠb群の抗不整脈薬としても用いられる(p.297). 以前は脊髄くも膜下麻酔にも用いられていたが, 高濃度で神経毒性をもつため, 現在では使用されない. 添付文書に記載はあるが, 悪性高熱症誘発性は現在では否定されている.
- ❺❻はS体のみを製剤化したものであり, 心毒性が弱い(p.85).
- ❼は局所麻酔作用の他, ガストリン遊離抑制作用, 胃酸分泌抑制作用, 胃腸管蠕動運動抑制作用をもつ.

痛みの経路を末梢神経で遮断
局所麻酔薬の鎮痛作用

- 局所麻酔薬は, 知覚神経における興奮の伝導を遮断して, 疼痛を感じなくさせる薬物である.
- 局所麻酔薬のターゲットが末梢神経系であるのに対し, 全身麻酔薬(p.106)の主なターゲットは中枢神経系であり, 疼痛を感じる脳の機能自体を抑制する.

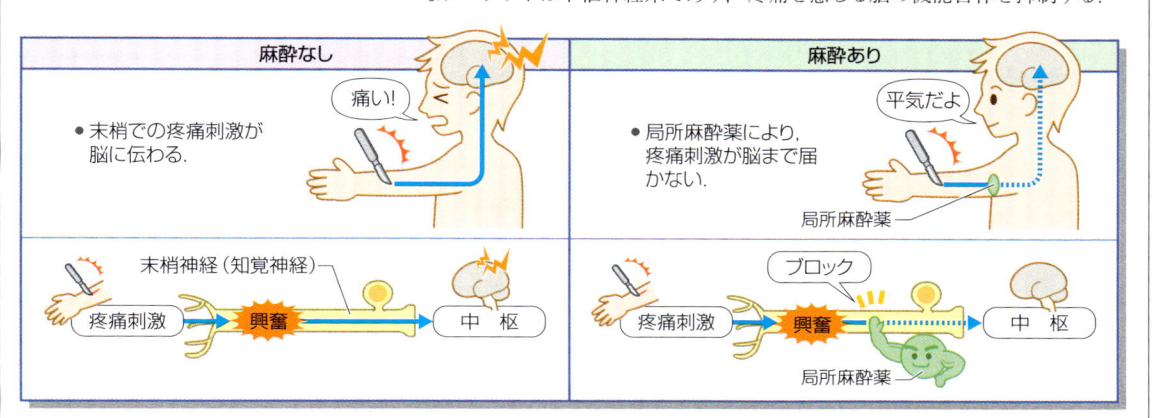

麻酔なし	麻酔あり
痛い！	平気だよ
・末梢での疼痛刺激が脳に伝わる.	・局所麻酔薬により, 疼痛刺激が脳まで届かない.
疼痛刺激 → 末梢神経（知覚神経）興奮 → 中枢	疼痛刺激 → 興奮 → ブロック → 中枢（局所麻酔薬）

商品名【アミド型局所麻酔薬】●リドカイン塩酸塩：キシロカイン（ゼ, 注, 点眼, ス, 液, ビ）　●リドカイン：ペンレス（テ）　●ジブカイン塩酸塩：ペルカミン（末）　●メピバカイン塩酸塩：カルボカイン（注）　●ブピバカイン塩酸塩水和物：マーカイン（注）　●塩酸レボブピバカイン：ポプスカイン（注）　●ロピバカイン塩酸塩水和物：アナペイン（注）　●オキセサゼイン：ストロカイン（錠, 顆）

Na⁺チャネル遮断
局所麻酔薬の作用機序

- 局所麻酔薬は，生体内で非イオン型（分子型）とイオン型の2つの形態による平衡状態となる．
- 形態を変化させ細胞膜を通過することで，神経細胞の内側からNa⁺チャネルを遮断し，興奮の伝導を抑制する．
- 局所麻酔薬のNa⁺チャネル遮断効果は可逆的であり，局所麻酔薬の濃度が低下すると神経機能は回復する．

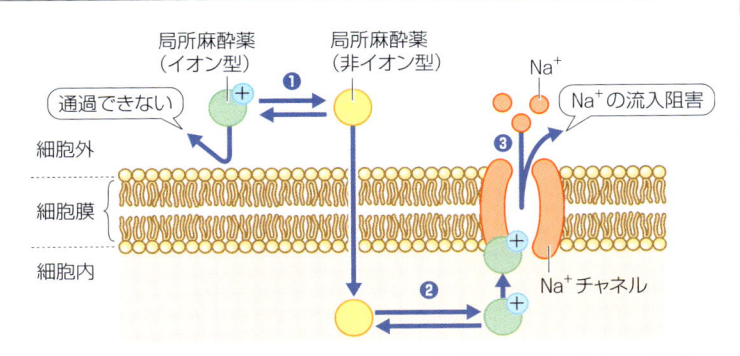

❶イオン型（水溶性）は，脂質二重層である細胞膜を通過できず，一部が非イオン型（脂溶性）に変化して細胞内に入る．
❷細胞内の非イオン型の一部が，再びイオン型に変化してからNa⁺チャネルに結合する．
❸局所麻酔薬がNa⁺の流入を阻害する．

ブロックするのは知覚神経だけじゃない
非特異的作用と作用順

局所麻酔薬の非特異的作用

- 局所麻酔薬は知覚神経のNa⁺チャネルだけでなく，他の末梢神経（自律神経や運動神経）や中枢神経，心筋，神経筋接合部などの細胞膜のNa⁺チャネルにも作用する．
- よって，主目的である痛みの伝導阻害だけでなく，触覚などの他の感覚麻痺や運動麻痺もきたすことになる．

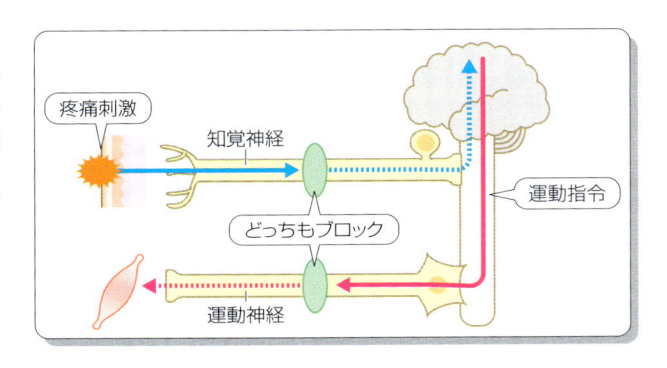

局所麻酔薬が効く順序

- 局所麻酔薬は神経の軸索が細いほど作用しやすいため，以下のような機能的分類の順で作用がもたらされる．

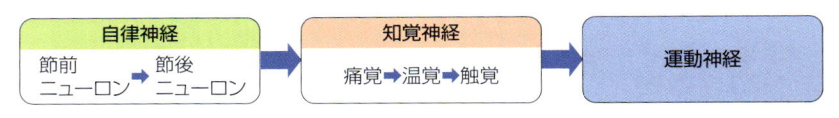

自律神経（節前ニューロン→節後ニューロン）→ 知覚神経（痛覚→温覚→触覚）→ 運動神経

- 局所麻酔の作用が切れるときは，上記と逆の順序になる．
- そのため，脊髄くも膜下麻酔が切れる過程で，足が動かせ（＝運動神経機能●），感覚もある（＝知覚神経機能●）が，排尿できずに尿閉となる（＝自律神経機能×）ことがある．

機能的分類		線維の分類	直径（μm）	髄鞘の有無
自律神経	節前	B線維	<3*	あり
	節後	C線維	0.3〜1.3*	なし
知覚神経	痛覚	C線維	0.4〜1.2	
	温覚	Aδ線維	2〜5	あり
	触覚	Aβ線維	5〜12	
運動神経		Aα線維	12〜20	

*B線維はC線維より太いが，例外的に局所麻酔薬が一番早く作用する．

麻酔科医：麻酔が効いたかどうかは，氷をあてて冷たく感じるかどうかで確認します．温覚が消失していれば痛覚は消失しているはずなので，手術を開始して大丈夫です．

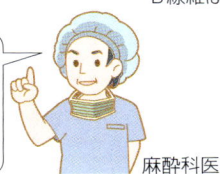

看護師：手術開始時には「触っている感じはわかるかもしれませんが，痛みは感じないので大丈夫ですよ」と声をかけてあげると，患者さんの不安をやわらげられます．

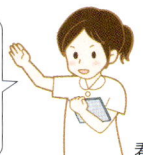

作用に影響する要素①
pHの影響

- 生体内で局所麻酔薬は、非イオン型とイオン型の平衡状態にあり、周囲のpHとそれぞれの薬物の酸解離定数（pKa）によってその比率が決められる.

pHとpKa

- 一般に局所麻酔薬は、pHが低い酸性部位（胃や感染・炎症部位）では作用が減弱し、同じpHの環境では、pKaが小さい薬物であるほど非イオン型が増えるため作用しやすい.

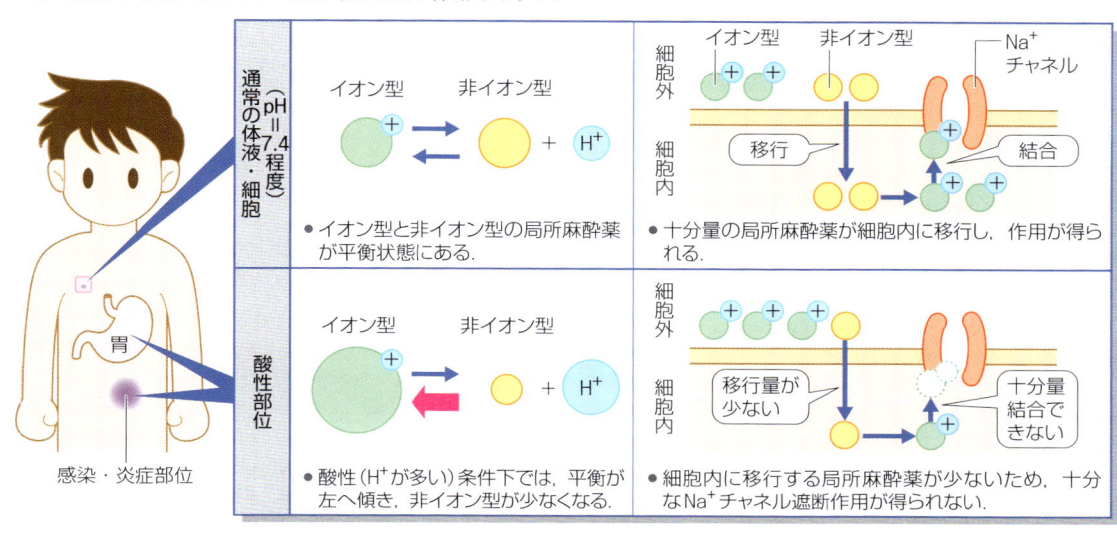

通常の体液・細胞（pH=7.4程度）
- イオン型と非イオン型の局所麻酔薬が平衡状態にある.
- 十分量の局所麻酔薬が細胞内に移行し、作用が得られる.

酸性部位
- 酸性（H^+が多い）条件下では、平衡が左へ傾き、非イオン型が少なくなる.
- 細胞内に移行する局所麻酔薬が少ないため、十分なNa^+チャネル遮断作用が得られない.

低pHでも作用する局所麻酔薬

- 多くの局所麻酔薬はpKaが7.6〜8.9の弱塩基性であるため、pHが低い胃内では作用しない.
- アミノ安息香酸エチルのような酸性薬物は、強酸性下でも十分な量が非イオン型として存在できるため胃内でも作用する.
- オキセサゼインは弱塩基性であるが、例外的に弱酸性下でもイオン化しにくいため胃内でも作用する.

- アミノ安息香酸エチル（エステル型）
- オキセサゼイン（アミド型） など

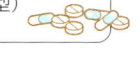

↓

適応
- 内服による胃粘膜局所麻酔
- 胃炎・胃潰瘍など消化管疾患に伴う疼痛

> 塩基性化合物の非イオン型とイオン型の比は、ヘンダーソン・ハッセルバルヒの式：
> $$\log\left(\frac{非イオン型}{イオン型}\right) = pH - pKa$$
> で表されます. この式から、pHが低ければ非イオン型が減り、pKaが小さければ非イオン型が増えることが理解できます.
> —薬学者

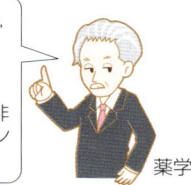

作用に影響する要素②
疼痛刺激と麻酔作用

- 神経細胞膜上のNa^+チャネルは、電位依存性イオンチャネル(p.4)であり、静止膜電位(p.7)である（刺激を受けていない）ときは休止状態にあり、刺激により開口して活性化状態となる.
- 局所麻酔薬は、休止状態のNa^+チャネルに比べ、開口状態およびその直後の不活性化状態のチャネルへの結合性が高い. このため疼痛刺激により活動頻度が上昇している神経の方が、他の神経より局所麻酔されやすい.

刺激を受けていない神経細胞
- 刺激を受けていない神経細胞では、休止状態のNa^+チャネルが多く、局所麻酔薬が効きにくい.

刺激を受けている神経細胞
- 刺激を受けている神経細胞では、開口（活性化）状態のNa^+チャネルが多く、局所麻酔薬が効きやすい.

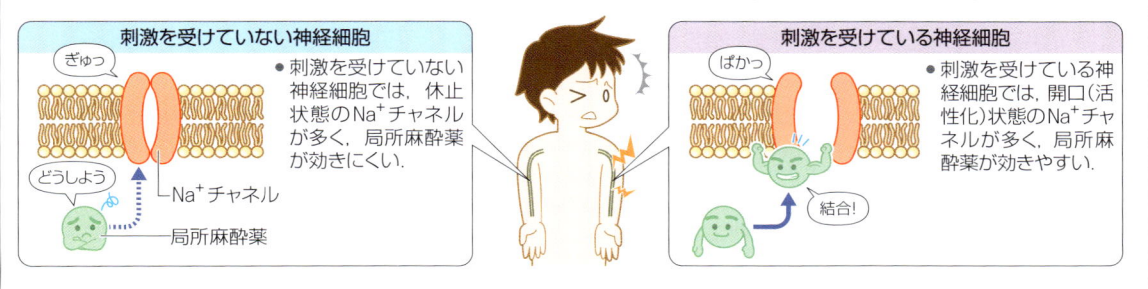

作用に影響する要素③
血管収縮薬の併用

- 局所麻酔薬は，作用部位である末梢神経周囲（組織局所）にとどまって作用するが，血中に移行・吸収されることで組織局所の濃度が低下し，作用が消失する．また，血流で運ばれ，全身性の副作用を示す．
- 多くの局所麻酔薬は血管拡張作用をもつため，血管収縮薬を併用して投与部位の血流を減少させることで，血管内への吸収を遅らせて作用時間を延長させ，全身性副作用を軽減することができる．さらに，手術部位の止血効果も得られる．
- 併用する血管収縮薬としては，アドレナリンやフェニレフリンなどが用いられる．

血流と持続時間・副作用の関係

	作用（局所）	副作用（全身）
局所麻酔薬の単独投与	❶局所麻酔薬の血管拡張作用により血流が増加する． ❷局所麻酔薬が血管内へ移行しやすくなり，局所に留まる量が減少し，作用時間が短くなる．	● 血中に吸収される局所麻酔薬が多いため，全身への副作用のリスクが上がる．
血管収縮薬の併用	❶血管収縮薬により血流が減少する． ❷局所麻酔薬は血管内へ移行しにくくなり，局所にとどまる量が増加し，作用時間が長くなる．	● 血中に吸収される局所麻酔薬が少ないため，全身への副作用のリスクが下がる．

- コカインは，局所麻酔薬自体が血管収縮作用をもつため，血管収縮薬の併用は不要とされる (p.78)．

血管収縮薬の併用禁忌

- 右の場合は併用禁忌となる．

	禁忌	理由
身体末端への使用	・手指　・足趾 ・陰茎　・耳介　など	● 身体の末端部は血流が少なく，血管収縮薬を併用すると，虚血による損傷・壊死の危険があるため．
合併疾患がある場合	・甲状腺機能亢進症 ・狭心症　・糖尿病 ・高血圧　など	● 血液中に吸収される血管収縮薬の作用（アドレナリン受容体刺激）により，血圧上昇，心拍数増加，血糖上昇をきたすため (p.22)．

エステル型とアミド型
構造による違い

- 局所麻酔薬は，脂溶性領域（芳香環）とイオン化領域（アミノ基）をもつが，この2つの領域の結合の違いによりエステル型とアミド型に分類され，それぞれ異なる特徴をもつ．

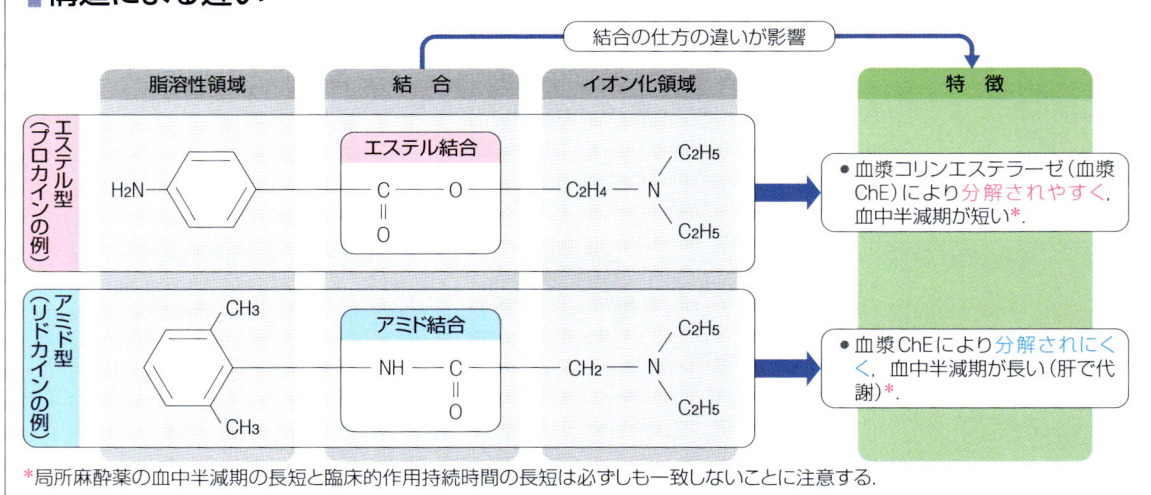

結合の仕方の違いが影響

	脂溶性領域	結合	イオン化領域	特徴
エステル型（プロカインの例）	H_2N-〈芳香環〉-	エステル結合 -C(=O)-O-	$-C_2H_4-N(C_2H_5)(C_2H_5)$	● 血漿コリンエステラーゼ（血漿ChE）により分解されやすく，血中半減期が短い*．
アミド型（リドカインの例）	〈2,6-ジメチルフェニル, CH_3／CH_3〉-	アミド結合 -NH-C(=O)-	$-CH_2-N(C_2H_5)(C_2H_5)$	● 血漿ChEにより分解されにくく，血中半減期が長い（肝で代謝）*．

*局所麻酔薬の血中半減期の長短と臨床的作用持続時間の長短は必ずしも一致しないことに注意する．

略語 ● コリンエステラーゼ（ChE）：cholinesterase

代謝経路
エステル型は分解が早い

- エステル型が血中で速やかに分解される一方で，アミド型は血中では安定して存在し，肝臓で代謝される．

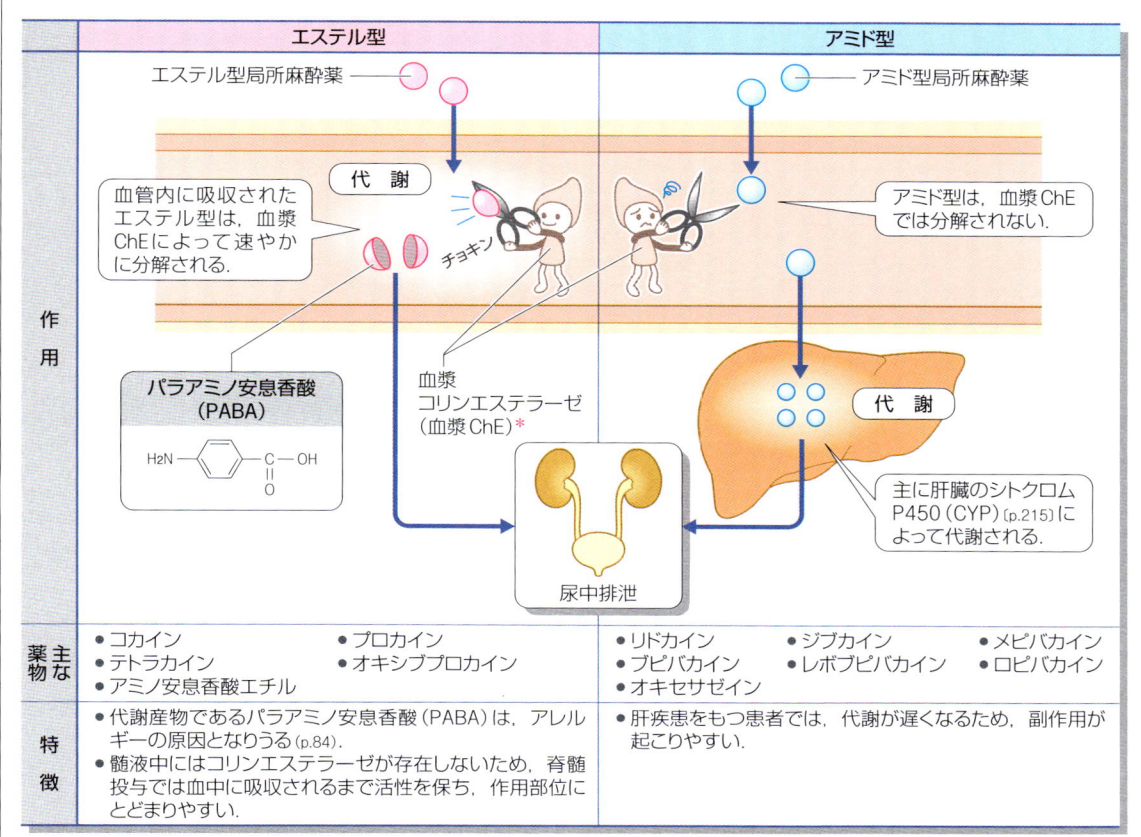

	エステル型	アミド型
作用	血管内に吸収されたエステル型は，血漿ChEによって速やかに分解される．／パラアミノ安息香酸（PABA）／血漿コリンエステラーゼ（血漿ChE）*	アミド型は，血漿ChEでは分解されない．／主に肝臓のシトクロムP450（CYP）[p.215]によって代謝される．／尿中排泄
主な薬物	・コカイン ・テトラカイン ・アミノ安息香酸エチル ・プロカイン ・オキシブプロカイン	・リドカイン ・ジブカイン ・メピバカイン ・ブピバカイン ・レボブピバカイン ・ロピバカイン ・オキセサゼイン
特徴	・代謝産物であるパラアミノ安息香酸（PABA）は，アレルギーの原因となりうる（p.84）．・髄液中にはコリンエステラーゼが存在しないため，脊髄投与では血中に吸収されるまで活性を保ち，作用部位にとどまりやすい．	・肝疾患をもつ患者では，代謝が遅くなるため，副作用が起こりやすい．

*コリンエステラーゼには，主に神経細胞のシナプス間隙でアセチルコリンを特異的に分解するアセチルコリンエステラーゼ（真性コリンエステラーゼ）と，主に肝臓で合成され，血中でエステル型局所麻酔薬などを分解するブチリルコリンエステラーゼ（偽性コリンエステラーゼ）の2つがある（p.56）．

副作用・合併症
中枢神経・心毒性とアレルギー反応

- 局所麻酔薬による主な副作用には，体循環系で麻酔薬の血中濃度が上昇することによる局所麻酔薬中毒と，代謝産物によるアレルギー反応がある．

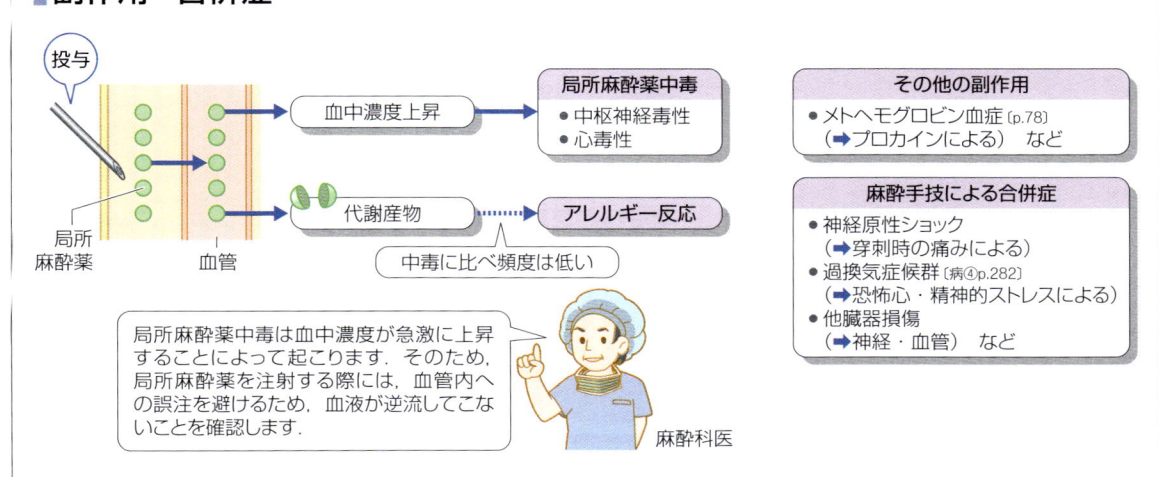

投与／局所麻酔薬／血管／血中濃度上昇 → **局所麻酔薬中毒**
- 中枢神経毒性
- 心毒性

代謝産物 → **アレルギー反応**（中毒に比べ頻度は低い）

その他の副作用
- メトヘモグロビン血症[p.78]（→プロカインによる）　など

麻酔手技による合併症
- 神経原性ショック（→穿刺時の痛みによる）
- 過換気症候群［病④p.282］（→恐怖心・精神的ストレスによる）
- 他臓器損傷（→神経・血管）　など

局所麻酔薬中毒は血中濃度が急激に上昇することによって起こります．そのため，局所麻酔薬を注射する際には，血管内への誤注を避けるため，血液が逆流してこないことを確認します．――麻酔科医

略語　●パラアミノ安息香酸（PABA）：*para*-aminobenzoic acid　●シトクロムP450（CYP）：cytochrome P450

中枢神経毒性
最後は呼吸抑制

- 血液中に流入した局所麻酔薬は，血液脳関門（BBB）(p.139)を通過し，中枢神経毒性をきたす．
- 血中濃度の上昇に伴い，以下のような症状がみられる．

初期症状
- 中枢神経刺激による症状が出現する．
  - めまい・耳鳴
  - 口周囲しびれ感

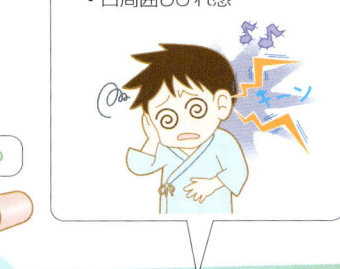

一過性興奮症状
- 皮質抑制系がブロックされ，興奮症状がみられる．
  - 不穏興奮
  - 全身けいれん

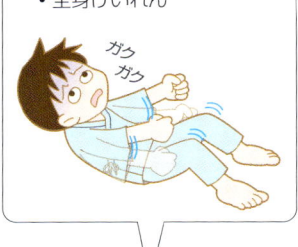

中枢抑制症状
- 抑制系に加え興奮系もブロックされる．
  - 昏睡
  - 呼吸抑制

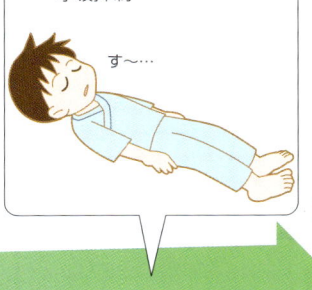

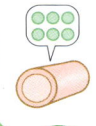

低 ← 血中濃度 → 高

- 治療は，ジアゼパムなどのベンゾジアゼピン系(p.154)によるけいれん抑制と，呼吸管理である．

心毒性
不整脈と血圧低下

- 局所麻酔薬は，心筋のNa^+チャネルを抑制し，心筋の刺激伝導速度を低下させる（心電図ではPQ間隔延長，QRS幅の増大などがみられる）．
- また，高濃度ではCa^{2+}チャネルも抑制し，収縮力の低下をきたす．
- 一般的に心筋では中枢神経系に比べて局所麻酔薬の毒性は生じにくい．心毒性は中枢神経毒性が生じる量の5倍以上の高用量で生じる．ただしブピバカインは，長時間作用型で作用も強いため，それ以下の量でも強い心毒性（難治性不整脈，心停止など）を示す．
- リドカインは心室性不整脈に有効な抗不整脈薬として用いられる．その一方で過量投与になると心毒性のため心停止が生じうる(p.298)．

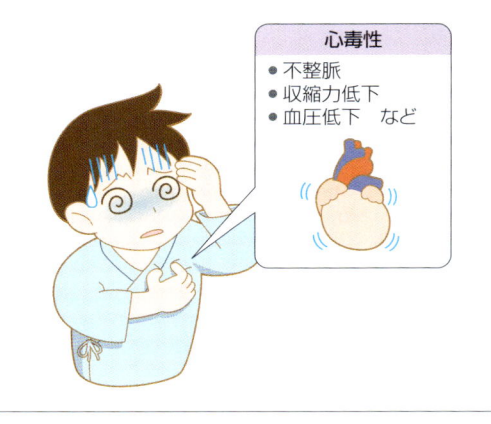

心毒性
- 不整脈
- 収縮力低下
- 血圧低下　など

アレルギー反応
エステル型に多い

- 局所麻酔薬によるアレルギー反応は，主にエステル型の代謝物であるパラアミノ安息香酸（PABA）が原因となる．
- アミド型によるアレルギーは非常にまれだが，メチルパラベン（注射液の保存剤としての成分）などが原因となり生じることもある．

アレルゲン PABA

アレルギー反応の出現
- 紅斑
- じんま疹
- 喘息様発作
- アナフィラキシーショック（血圧↓ 脈拍↑）

麻酔科医：アミド型による「アレルギー反応」とされているものは，注射時の神経原性ショックや併用される血管収縮薬が真の原因である場合が多いといわれています．

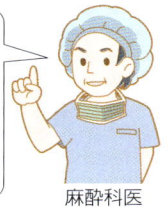

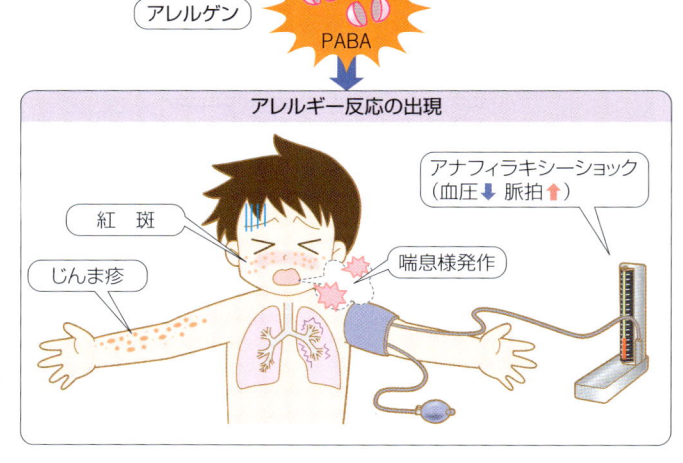

略語 ●パラアミノ安息香酸（PABA）：*para*-aminobenzoic acid　●血液脳関門（BBB）：blood-brain barrier

適用方法の違いをおさえる
局所麻酔薬のまとめ

- 局所麻酔薬の共通点は，Na^+チャネル遮断作用である．
- 以下に各局所麻酔薬の特徴を記載する．使用する際には，目的とする麻酔部位，必要な作用時間などに応じて選択する．

分類	一般名	持続時間	効力*	表面	浸潤	伝達	硬膜外	脊髄	特徴
エステル型	プロカイン	短	1		●	●	●	●	・アレルギー反応が多い． ・組織浸透性が低い．
エステル型	テトラカイン	長	16	●	●	●	●	●	・長時間作用型である． ・プロカインよりも効力，毒性が強い．
エステル型	アミノ安息香酸エチル	—	—	●					・低pHでも作用する． ・軟膏剤として皮膚のかゆみなどにも使用される．
エステル型	オキシブプロカイン	—	—	●					・点眼にて眼科領域の表面麻酔，分泌性流涙症に使用される．
エステル型	コカイン	中	2	●					・モノアミントランスポーター阻害作用を有する． ・血管収縮作用をもつ． ・中枢興奮作用をもつ． ・精神依存を起こす（麻薬指定）．
アミド型	リドカイン	中	4	●	●	●	●		・様々な剤形があり，最も広く用いられている． ・抗不整脈薬としても使用される(p.299)．
アミド型	ジブカイン	長	24	●	●	●	●（仙骨）	●	・効力が最も強いが，毒性も強い．
アミド型	メピバカイン	中	2		●	●	●		・弱い血管収縮作用をもつ．
アミド型	ブピバカイン	長	16			●	●	●	・心毒性が強い(p.84)．
アミド型	レボブピバカイン	長	16			●	●		・ブピバカインの鏡像異性体（エナンチオマー）(p.78)のうち$S(-)$体のみを製剤化したものである． ・ブピバカインと同等の効力があるが，中枢神経毒性や心毒性はブピバカインよりも弱い．
アミド型	ロピバカイン	長	16			●	●		・ブピバカインと同等の効力，持続時間をもつが，心毒性は弱い． ・$S(-)$エナンチオマーである．
アミド型	オキセサゼイン	—	—	●					・低pHでも作用する． ・胃粘膜表面麻酔として使用され，ガストリン遊離を抑制し，間接的に胃酸分泌を抑制する．

*プロカインを1としたときの力価．

局所麻酔薬の適用方法については，まず以下の2つのグループを覚えてしまいましょう．

全ての麻酔方法で使用可能
- テトラカイン
- ジブカイン

表面麻酔のみで使用可能
- アミノ安息香酸エチル
- オキシブプロカイン
- コカイン
- オキセサゼイン

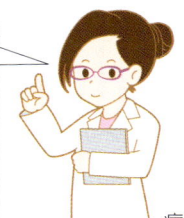

病院薬剤師

筋弛緩薬

監修
医学： 髙田 真二
薬学： 栗原 順一

総論

末梢性と中枢性
筋弛緩薬の分類

- 筋弛緩薬とは，中枢神経から骨格筋に至る経路を遮断，または抑制することで筋収縮を抑制する薬物である．
- 筋弛緩薬は，作用する部位により，末梢性筋弛緩薬と中枢性筋弛緩薬に分類される．

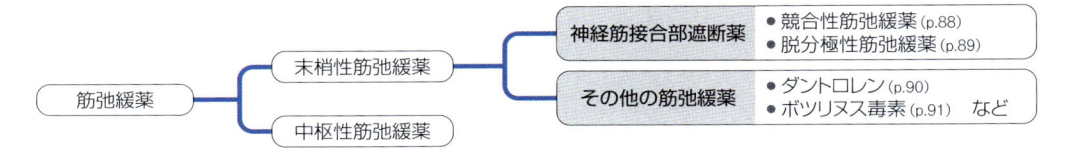

```
                                    ┌─ 神経筋接合部遮断薬 ─ ・競合性筋弛緩薬 (p.88)
                 ┌─ 末梢性筋弛緩薬 ─┤                      ・脱分極性筋弛緩薬 (p.89)
筋弛緩薬 ─┤                        └─ その他の筋弛緩薬   ─ ・ダントロレン (p.90)
                 │                                          ・ボツリヌス毒素 (p.91)  など
                 └─ 中枢性筋弛緩薬
```

神経筋接合部と脊髄に作用
筋弛緩薬の作用

- 末梢性筋弛緩薬と中枢性筋弛緩薬の作用は，以下のように異なっている．

末梢性筋弛緩薬
- 神経筋接合部*で，筋収縮に至る経路を遮断し，筋を弛緩させる．

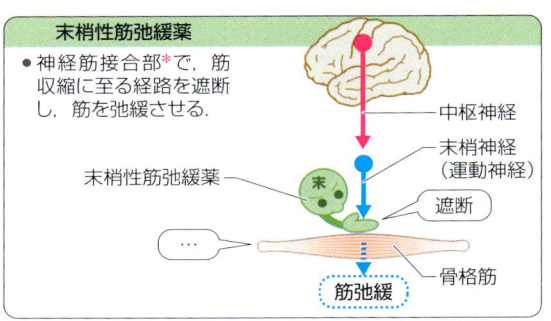

（中枢神経／末梢神経（運動神経）／遮断／骨格筋／筋弛緩）

中枢性筋弛緩薬
- 中枢神経系（主に脊髄）において，単および多シナプス反射を抑制し，過剰な筋収縮を抑制する (p.96)．

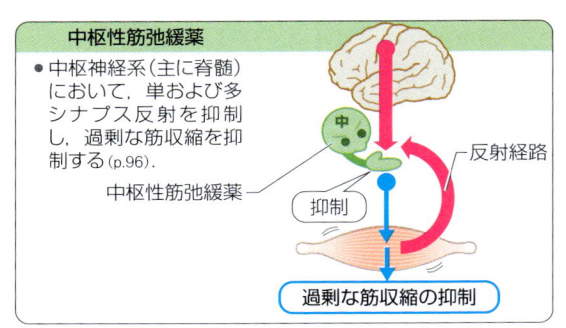

（中枢性筋弛緩薬／反射経路／抑制／過剰な筋収縮の抑制）

*末梢性筋弛緩薬のうちダントロレンは骨格筋の筋小胞体に直接作用する．

末梢性と中枢性で適応が大きく異なる
筋弛緩薬の適応

- 筋弛緩薬の主な適応には，以下のようなものがある．
- 末梢性筋弛緩薬と中枢性筋弛緩薬は，使用目的や危険性が大きく異なるので決して両者を混同してはならない．

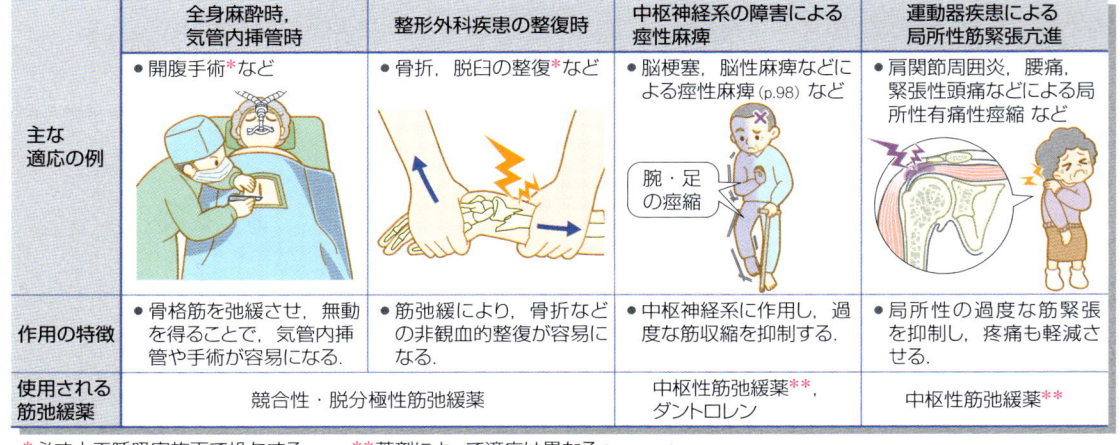

	全身麻酔時，気管内挿管時	整形外科疾患の整復時	中枢神経系の障害による痙性麻痺	運動器疾患による局所性筋緊張亢進
主な適応の例	・開腹手術*など	・骨折，脱臼の整復*など	・脳梗塞，脳性麻痺などによる痙性麻痺 (p.98) など（腕・足の痙縮）	・肩関節周囲炎，腰痛，緊張性頭痛などによる局所性有痛性痙縮 など
作用の特徴	・骨格筋を弛緩させ，無動を得ることで，気管内挿管や手術が容易になる．	・筋弛緩により，骨折などの非観血的整復が容易になる．	・中枢神経系に作用し，過度な筋収縮を抑制する．	・局所性の過度な筋緊張を抑制し，疼痛も軽減させる．
使用される筋弛緩薬	競合性・脱分極性筋弛緩薬		中枢性筋弛緩薬**，ダントロレン	中枢性筋弛緩薬**

*必ず人工呼吸実施下で投与する．　**薬剤によって適応は異なる (p.92, 97)．

末梢性筋弛緩薬

大脳皮質から骨格筋へ
随意運動

- 随意運動とは，自分の意思で行う運動であり，運動の指令が運動神経系によって大脳皮質から骨格筋に伝えられることによって行われる（病⑦p.164）．

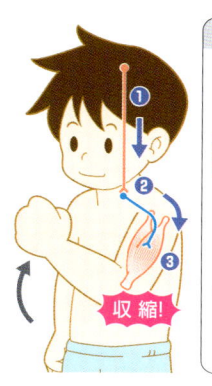

❶ 上位中枢（大脳皮質）

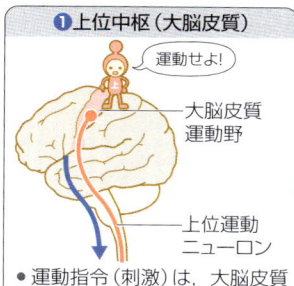

- 大脳皮質運動野
- 上位運動ニューロン
- 脊髄前角
- 運動指令（刺激）は，大脳皮質の運動野から脊髄を下降する上位運動ニューロンによって伝えられる．

❷ 下位中枢（脊髄）

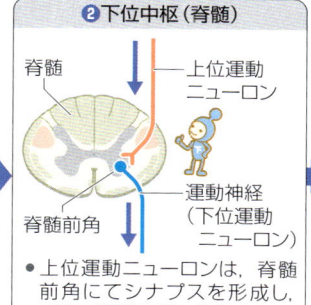

- 脊髄
- 上位運動ニューロン
- 運動神経（下位運動ニューロン）
- 上位運動ニューロンは，脊髄前角にてシナプスを形成し，刺激を運動神経に伝達する．

❸ 末梢（神経筋接合部）

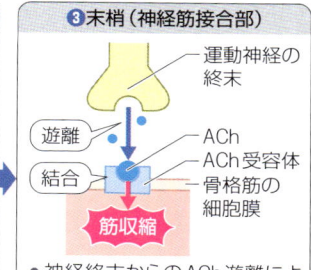

- 運動神経の終末
- 遊離
- 結合
- ACh
- ACh受容体
- 骨格筋の細胞膜
- 筋収縮
- 神経終末からのACh遊離により，刺激が骨格筋に伝達され，筋収縮が起こる．

アセチルコリンによる興奮の伝達
神経筋接合部と筋収縮

- 中枢からの運動指令（刺激）は，運動神経内を電気的に伝わった（＝伝導 p6）後，神経筋接合部でアセチルコリン（ACh）によって，化学的に伝えられ（＝伝達 p6），骨格筋の収縮を引き起こす．

神経筋接合部での神経筋伝達

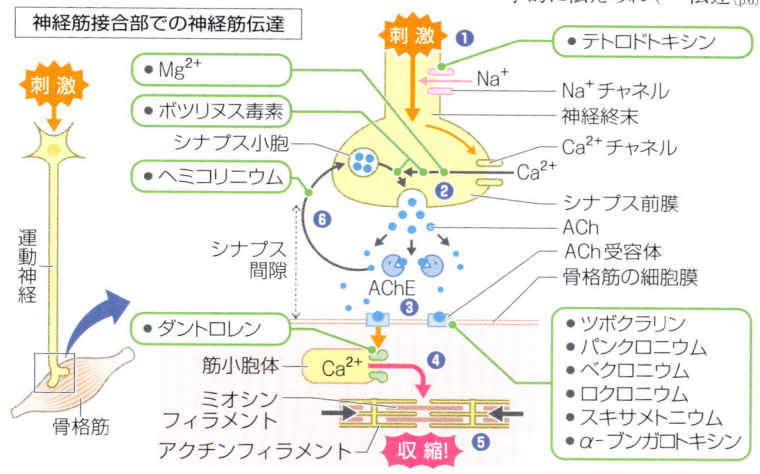

- 刺激
- Mg²⁺ → テトロドトキシン
- ボツリヌス毒素
- ヘミコリニウム
- シナプス小胞
- Na⁺ / Na⁺チャネル
- 神経終末
- Ca²⁺チャネル / Ca²⁺
- シナプス前膜
- ACh
- ACh受容体
- AChE
- 骨格筋の細胞膜
- ダントロレン
- 筋小胞体
- ミオシンフィラメント
- アクチンフィラメント
- 収縮！
- ツボクラリン / パンクロニウム / ベクロニウム / ロクロニウム / スキサメトニウム / α-ブンガロトキシン

❶運動神経では，中枢からの刺激がNa⁺チャネルを介して発生する活動電位により，神経終末まで伝導する．
❷神経終末のCa²⁺チャネルが開口し，細胞内Ca²⁺濃度が上昇すると，シナプス小胞がシナプス前膜に融合し，シナプス間隙にAChが遊離する．
❸AChがシナプス後膜のACh受容体に結合し，骨格筋で活動電位が発生する．
❹活動電位により，筋小胞体からCa²⁺が放出される．
❺Ca²⁺濃度が上昇すると，アクチンフィラメントがミオシンフィラメントの間に滑り込み，筋収縮が起こる（p.14）．
❻❷で遊離したAChは，シナプス間隙に存在するアセチルコリンエステラーゼ（AChE）によりコリンと酢酸に分解され，コリンは神経終末に取り込まれてACh合成の原料となる．

末梢性筋弛緩薬の作用部位・作用機序

骨格筋の興奮収縮連関（p.90）に直接作用するのはダントロレンのみと覚えておきましょう．

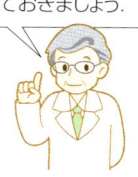

薬物	作用部位（上図の●部分）	作用機序
テトロドトキシン	神経終末	ACh遊離阻害（Na⁺チャネル遮断）
ボツリヌス毒素	神経終末	ACh遊離阻害（シナプス小胞の膜融合阻害）
マグネシウム（Mg²⁺）	神経終末	ACh遊離阻害（Ca²⁺との拮抗）
ヘミコリニウム	神経終末	コリン取り込み阻害
ツボクラリン	骨格筋終板のニコチン性ACh受容体（N_M受容体）	競合性遮断
パンクロニウム	骨格筋終板のニコチン性ACh受容体（N_M受容体）	競合性遮断
ベクロニウム	骨格筋終板のニコチン性ACh受容体（N_M受容体）	競合性遮断
ロクロニウム	骨格筋終板のニコチン性ACh受容体（N_M受容体）	競合性遮断
スキサメトニウム	骨格筋終板のニコチン性ACh受容体（N_M受容体）	脱分極性遮断
α-ブンガロトキシン	骨格筋終板のニコチン性ACh受容体（N_M受容体）	非競合性遮断
ダントロレン	筋小胞体のリアノジン受容体	筋小胞体からのCa²⁺放出抑制による興奮収縮連関（p.90）阻害

略語 ● アセチルコリン（ACh）：acetylcholine ● アセチルコリンエステラーゼ（AChE）：acetylcholinesterase

競合性筋弛緩薬（競合性神経筋接合部遮断薬）

intro.：神経筋接合部のニコチン性ACh受容体（N_M受容体）(p.23)を競合的に遮断する末梢性筋弛緩薬．脱分極性筋弛緩薬より重篤な副作用が出にくいため，臨床では頻用される．非脱分極性筋弛緩薬ともよばれる．

MINIMUM ESSENCE

一般名	❶ツボクラリン　❷パンクロニウム　❸ベクロニウム　❹ロクロニウム　…注
作用	●神経筋接合部で，骨格筋の細胞膜（終板）にあるN_M受容体に結合 ➡ AChの結合を競合的に遮断 ➡ 活動電位の発生を抑制．
適応	●麻酔時・気管内挿管時の筋弛緩
禁忌	●臭化物過敏症の既往歴　●重症筋無力症　●ランバート・イートン症候群（筋無力症候群）
副作用	●ショック★　●アナフィラキシー★　●遷延性呼吸抑制★　●横紋筋融解症★　●気管支痙攣★　など
解毒	●コリンエステラーゼ阻害薬（ChE阻害薬）(p.65)　●スガマデクス(p.93)
注意	●投与後，呼吸停止が速やかに起こるため事前にガス麻酔器・人工呼吸器などを準備しておく． ●作用・使用法を熟知した医師のみが使用すること．

ベクロニウム臭化物（構造式）

【補足事項】
- ❶は矢毒として用いられたクラーレ（ツヅラフジ科植物由来）から単離された薬物であり，神経筋接合部遮断薬の原型となった．
- ❶❷は，わが国では現在使用されていない．
- ❶❸❹はほとんどが胆汁中に排泄され，腎排泄量が少ないことから，腎不全患者でも使用できる．
- ❷❸❹はステロイド骨格をもつ．
- ❸の添付文書では妊婦への使用が禁忌とされているが，臨床的には全身麻酔下の産科手術でしばしば使用される．
- これらの薬物は，骨格筋の直接電気刺激により発生する収縮は抑制できない．
- これらの薬物は消化管から吸収されにくい四級アンモニウム化合物であるため，経口投与では無効である．また，血液脳関門(p.139)を通過しないため，中枢神経に作用しない．

作用機序　N_M受容体に結合

●競合性筋弛緩薬（競合性神経筋接合部遮断薬）の作用機序を以下に示す．

神経筋接合部でのAChの作用

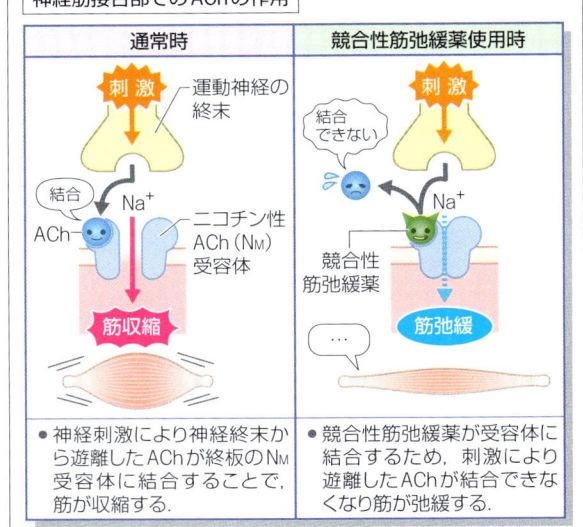

通常時	競合性筋弛緩薬使用時
刺激→運動神経の終末／ACh結合→ニコチン性ACh（N_M）受容体→Na^+流入→筋収縮	刺激→結合できない／競合性筋弛緩薬が受容体に結合→筋弛緩
●神経刺激により神経終末から遊離したAChが終板のN_M受容体に結合することで，筋が収縮する．	●競合性筋弛緩薬が受容体に結合するため，刺激により遊離したAChが結合できなくなり筋が弛緩する．

競合性筋弛緩薬の比較　特徴をおさえる

- ツボクラリンに比べて，パンクロニウム，ベクロニウムは，神経筋遮断作用（筋弛緩作用）が強く，自律神経遮断作用・ヒスタミン遊離作用は弱い．
- ロクロニウムは，ベクロニウムと同程度の作用持続時間をもちながら，作用発現までの時間が短いため，気管内挿管時に有用である．

	筋弛緩作用			自律神経遮断作用・ヒスタミン遊離作用
	作用の強さ	作用発現時間	作用持続時間	
❶ツボクラリン	＋	約6分	長い（約1時間）	＋
❷パンクロニウム	＋＋	3〜4分	長い（約1時間）	－〜±
❸ベクロニウム	＋＋＋	2〜3分	短い（20〜30分）	－〜±
❹ロクロニウム	＋	約1〜1.5分	短い（20〜30分）	－〜±

商品名【競合性筋弛緩薬】●ベクロニウム臭化物：マスキュラックス（注）　●ロクロニウム臭化物：エスラックス（注）　**略語**●アセチルコリン（ACh）：acetylcholine

脱分極性筋弛緩薬（脱分極性神経筋接合部遮断薬）

intro.：N_M受容体を持続的に刺激し，神経筋接合部の伝達を脱分極的に遮断する末梢性筋弛緩薬．副作用が多いため，臨床では競合性筋弛緩薬が使われることが多い．スキサメトニウムはAChが2個結合した構造をもつ．

MINIMUM ESSENCE

一般名	● スキサメトニウム（サクシニルコリン）… 注
作用	● 神経筋接合部で，骨格筋の細胞膜（終板）にあるN_M受容体に結合➡終板の持続的な脱分極によるNa^+チャネルの不活性化（第Ⅰ相）➡チャネルの脱感作（第Ⅱ相）➡持続的な筋弛緩作用
適応	● 筋弛緩（麻酔時・気管内挿管時，骨折・脱臼整復時，喉頭けいれんなど）
禁忌	● 緑内障（眼圧上昇作用） ● 重症熱傷，広範囲挫滅性外傷，四肢麻痺，尿毒症，ジギタリス中毒の既往・最近の投与歴（高K血症による心停止の危険性） ● 悪性高熱症の既往・家族歴
副作用	● ショック★ ● アナフィラキシー★ ● 悪性高熱症★ ● 気管支けいれん★ ● 心停止★ ● 呼吸抑制★ ● 横紋筋融解症★ ● 不整脈（小児では特に徐脈が生じやすい） ● 高K血症 など
相互作用	● 本薬作用↑：ChE阻害薬，競合性筋弛緩薬（遷延性無呼吸），揮発性吸入麻酔薬 など
注意	● 投与後，呼吸停止が速やかに起こるため事前にガス麻酔器・人工呼吸器などを準備しておく． ● 気管内挿管などに熟達した医師が使用しなければならない．

【補足事項】
- 骨格筋の直接電気刺激により発生する収縮は抑制できない．
- ChE阻害薬は，競合性筋弛緩薬に対しては解毒（拮抗）作用を示すが，本薬に対しては分解を抑制することで本薬の作用を増強する効果をもつ（第Ⅱ相ではChE阻害薬投与により筋力が一部回復する）(p.66)．

作用機序
脱分極期と非脱分極期

- スキサメトニウムは，AChと同様に筋終板のN_M受容体に作用するが，終板部のAChE（アセチルコリンエステラーゼ）では分解されない．そのため，脱分極状態が持続し，Na^+チャネルが不活性となる（第Ⅰ相）．
- 脱分極が解消された後も，N_M受容体はAChに反応しない状態（脱感作状態）が続く（第Ⅱ相）．
- スキサメトニウムは血中に拡散し，速やかに血漿中のChEによって分解されるため，作用時間は非常に短い．

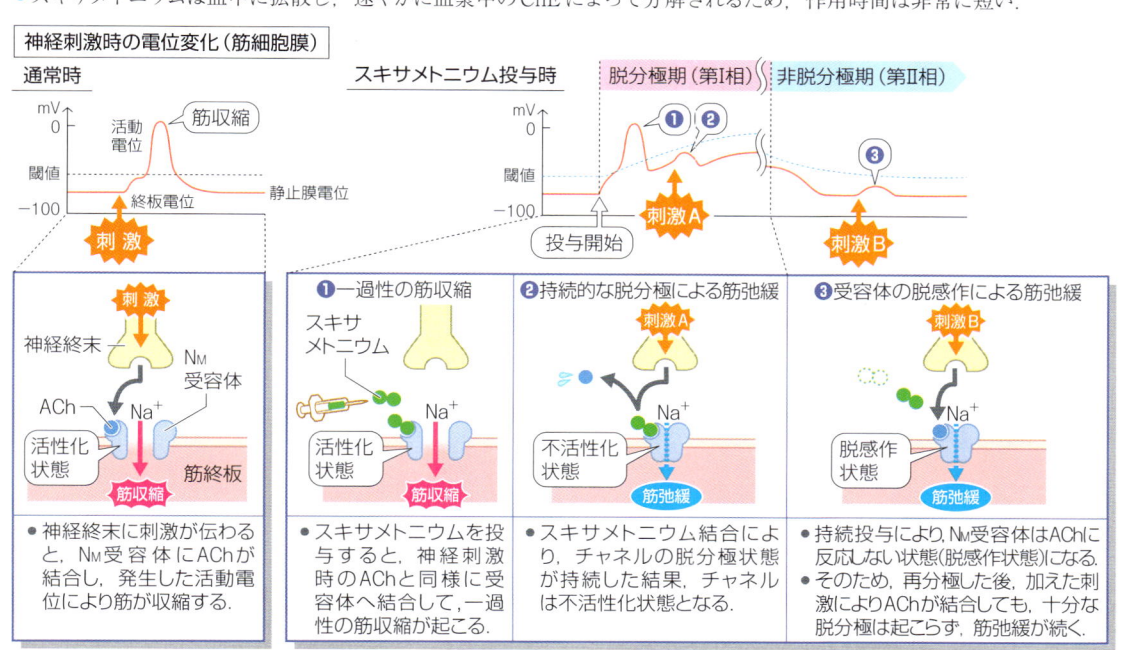

神経刺激時の電位変化（筋細胞膜）

通常時：刺激により活動電位が発生し筋収縮．
スキサメトニウム投与時：
① 一過性の筋収縮：スキサメトニウムを投与すると，神経刺激時のAChと同様に受容体へ結合して，一過性の筋収縮が起こる．
② 持続的な脱分極による筋弛緩：スキサメトニウム結合により，チャネルの脱分極状態が持続した結果，チャネルは不活性化状態となる．
③ 受容体の脱感作による筋弛緩：持続投与により，N_M受容体はAChに反応しない状態（脱感作状態）になる．そのため，再分極した後，加えた刺激によりAChが結合しても，十分な脱分極は起こらず，筋弛緩が続く．

商品名【脱分極性筋弛緩薬】● スキサメトニウム塩化物水和物：スキサメトニウム（注），レラキシン（注）　**略語**● コリンエステラーゼ（ChE）：cholinesterase

ダントロレン

intro.：骨格筋の興奮収縮連関を抑制して筋弛緩作用を示す．悪性症候群や悪性高熱症にも奏効する．

MINIMUM ESSENCE

一般名	● ダントロレン …内，注
作用	● リアノジン受容体に結合し，筋小胞体からのCa^{2+}放出を抑制する．
適応	● 悪性症候群　●〔注〕麻酔時の悪性高熱症 ●〔内〕中枢神経系疾患などに伴う痙性麻痺，全身こむら返り病
禁忌	●〔内〕心肺機能低下，筋無力症状，肝疾患
副作用	● 呼吸不全★　● ショック★，アナフィラキシー★　● イレウス★ ●〔内〕胸膜炎★，PIE症候群★，肝障害（黄疸など）★　など

ダントロレンナトリウム水和物

【補足事項】
- 本薬は，興奮収縮連関を抑制するため，骨格筋の直接刺激により発生する収縮も抑制できる．
- 悪性高熱症は，筋小胞体のリアノジン受容体変異によるCa^{2+}の過剰放出が原因であるため，本薬が特効薬として用いられる．また，同様の症状をきたす悪性症候群に対しても，本薬が第一選択薬となる（p.155, 163）．

指導 pick up　□「服薬中は，車の運転などの危険を伴う機械の操作は行わないでください」

WORDS & TERMS

興奮収縮連関 [p.87]
筋の収縮過程において，細胞膜の電位変化から収縮（フィラメントの滑り込み）に至る一連のながれのこと．

全身こむら返り病 [p.90]
進行性の全身の有痛性筋けいれん，脱毛，下痢などを特徴とする原因不明の疾患．

PIE症候群 [p.90]
胸部X線の浸潤影と末梢血の好酸球増多を特徴とする疾患の総称．

T管 [p.90]
筋細胞長軸に対して筋細胞膜が直角に陥入した管．内腔は細胞外液で満たされ，筋細胞表面で発生した活動電位を，細胞内側まで伝導する役割をもつ．

作用機序　リアノジン受容体を遮断する

リアノジン受容体と筋収縮

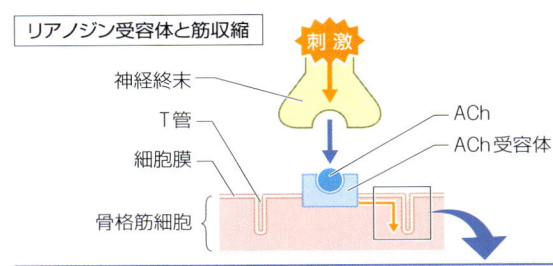

- リアノジン受容体（RYR）はT管のジヒドロピリジン（DHP）受容体の構造変化を感知して開口し，細胞質内にCa^{2+}を放出するイオンチャネルである．
- ダントロレンはRYRに結合して，筋小胞体からのCa^{2+}放出を抑制することで，筋収縮（特に異常な筋収縮）を抑制する．

通常時
❶ 活動電位が発生すると，T管上のL型電位依存性Ca^{2+}チャネル（DHP受容体）まで興奮が伝えられ，その構造が変化する．
❷ DHP受容体の構造変化を，隣接するリアノジン受容体（RYR）が感知すると，筋小胞体から細胞質へCa^{2+}が放出され，筋収縮が起こる．

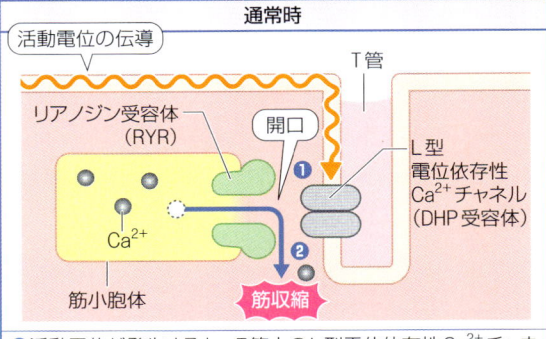

ダントロレン使用時
❶ 通常と同じように興奮が伝えられ，DHP受容体の構造が変化する．
❷ DHP受容体が変化しても，RYRにダントロレンが結合しているため*，RYRが開かない．そのため筋小胞体からCa^{2+}の放出も起こらず，筋収縮が抑制される．

*ダントロレンは，筋細胞膜を通過してRYRに結合する．

商品名【ダントロレン】● ダントロレンナトリウム水和物：ダントリウム（カ，注）　略語 ● PIE症候群：pulmonary infiltration with eosinophilia syndrome　● アセチルコリン（ACh）：acetylcholine　● リアノジン受容体（RYR）：ryanodine receptor　● ジヒドロピリジン（DHP）：dihydropyridine

ボツリヌス毒素

intro.：ボツリヌス菌によって産生される神経毒素．神経筋接合部において神経終末からのACh遊離を抑制することで筋弛緩作用を示す．眼瞼けいれんや痙性斜頸などに用いられる．

MINIMUM ESSENCE

一般名	❶A型ボツリヌス毒素 …注　❷B型ボツリヌス毒素 …注
作用	● 運動神経終末からの**ACh遊離を抑制**し，神経筋伝達を阻害する．
適応	●〔❶〕頭頸部のけいれん（眼瞼けいれん，痙性斜頸など），四肢の痙縮，65歳未満の成人における眉間の表情皺（ボトックスビスタ®のみ）など ● 〔❷〕痙性斜頸
禁忌	● 全身性の神経筋接合部障害，高度の呼吸機能障害　●〔❶〕妊婦・授乳婦，他のボツリヌス毒素による治療中（ボトックスビスタ®のみ）など
副作用	● アナフィラキシー★，呼吸障害★，嚥下障害★　●〔❶〕ショック★，血清病★，角膜傷害★ など
注意	● 用法・用量・適応を厳守し，講習を受けた十分な経験・知識がある医師のみが使用する． ● 投与部位・投与量により，呼吸困難・筋無力症が生じるため注意する．

〈適応や禁忌の詳細は，薬剤により異なる〉

【補足事項】
- ボツリヌス毒素にはA～G型の亜型があるが，最も作用が強いA型がわが国では用いられてきた．2013年に販売開始されたB型（適応は痙性斜頸のみ）は，神経終末からのACh遊離抑制という点ではA型と同じだが，詳細な作用点が異なると考えられており，A型が無効でも効果が得られる場合がある．
- いずれの場合も，指定された部位の筋肉内に注射する．

指導 pick up
- □「有効成分は，ボツリヌス菌が産生したボツリヌス毒素です」
- □「症状をやわらげるための薬であるため，繰り返し投与する必要があり，長期間では効果がなくなる場合もあります」
- □「投与後，息苦しさや脱力感などが認められた場合は，直ちに受診してください」

A型ボツリヌス毒素の作用機序

AChの遊離抑制

- A型ボツリヌス毒素は，重鎖と軽鎖からなる巨大な蛋白質である．
- 毒素は，この2つの分子を用いて筋弛緩作用を発揮する．

神経筋接合部でのAChの遊離

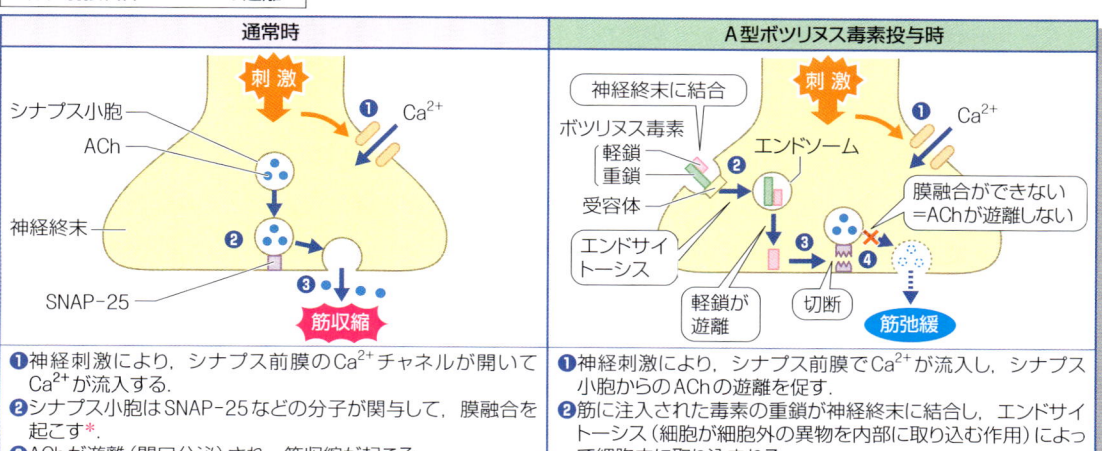

通常時
❶ 神経刺激により，シナプス前膜のCa²⁺チャネルが開いてCa²⁺が流入する．
❷ シナプス小胞はSNAP-25などの分子が関与して，膜融合を起こす＊．
❸ AChが遊離（開口分泌）され，筋収縮が起こる．

A型ボツリヌス毒素投与時
❶ 神経刺激により，シナプス前膜でCa²⁺が流入し，シナプス小胞からのAChの遊離を促す．
❷ 筋に注入された毒素の重鎖が神経終末に結合し，エンドサイトーシス（細胞が細胞外の異物を内部に取り込む作用）によって細胞内に取り込まれる．
❸ 軽鎖が細胞質内に遊離し，シナプス小胞のSNAP-25を切断する．
❹ シナプス小胞が膜融合できないため，ACh遊離が起こらず，筋収縮が起こらない．

＊SNAP-25以外にも，シナプス小胞とシナプス前膜の融合に関わる分子がある．

商品名【ボツリヌス毒素】● A型ボツリヌス毒素：ボトックス（注），ボトックスビスタ（注）　● B型ボツリヌス毒素：ナーブロック（注）　**略語**
● SNAP-25：synaptosomal associated protein-25

違いをおさえる

末梢性筋弛緩薬のまとめ

- 末梢性筋弛緩薬のまとめを以下に示す.

	末梢性筋弛緩薬	作　用	主な適応	禁　忌
競合性筋弛緩薬	ツボクラリン	●神経筋接合部のNM受容体に結合し，AChの結合を競合的に遮断する.	●現在，わが国では使用されていない.	
	パンクロニウム			
	ベクロニウム		●全身麻酔時・気管内挿管時の筋弛緩	●臭化物過敏症 ●重症筋無力症(p.101) ●筋無力症候群(ランバート・イートン症候群)〔病⑦p.322〕
	ロクロニウム		●全身麻酔時・気管内挿管時の筋弛緩	●臭化物過敏症 ●重症筋無力症 ●筋無力症候群
脱分極性筋弛緩薬	スキサメトニウム(サクシニルコリン)	●神経筋接合部のNM受容体に結合し，持続的な脱分極を起こす.	●全身麻酔時・気管内挿管時の筋弛緩 ●骨折・脱臼整復時の筋弛緩 ●喉頭けいれんの筋弛緩 ●精神神経科における電気けいれん療法時の筋弛緩など	●緑内障 ●骨格筋疾患患者(筋ジストロフィー〔p.104〕など) ●重症熱傷 ●広範囲挫滅性外傷 ●四肢麻痺 ●尿毒症(p.424) ●ジギタリス中毒の既往・最近の投与歴 ●悪性高熱症の既往または家族歴(p.155)
その他の末梢性筋弛緩薬	ダントロレン	●骨格筋の筋小胞体からのCa^{2+}の放出を抑制する.	●悪性症候群 ●麻酔時の悪性高熱症(注射薬のみ) ●中枢神経系疾患などに伴う痙性麻痺 }(内服薬のみ) ●全身こむら返り病 }(内服薬のみ)	●心肺機能低下 ●筋無力症状 ●肝疾患 }(内服薬のみ)
	A型ボツリヌス毒素	●運動神経終末からのAChの遊離を抑制する.	●頭頸部のけいれん(痙性斜頸など) ●四肢の痙縮 ●65歳未満の成人の眉間の表情皺(ボトックスビスタ®のみ)	●全身性の神経筋接合部障害 ●妊婦，授乳婦 ●高度の呼吸機能障害 ●他のボツリヌス毒素による治療中(ボトックスビスタ®のみ)
	B型ボツリヌス毒素		●痙性斜頸	●全身性の神経筋接合部障害 ●高度の呼吸機能障害

その他の末梢性筋弛緩作用をもつ薬物(p.87)

薬　物	作　用
テトロドトキシン(フグ毒) 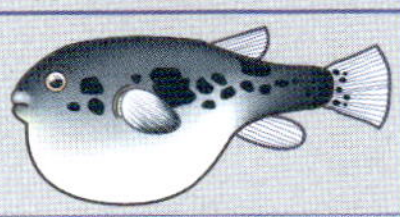	●骨格筋や神経のNa^+チャネルを遮断(Na^+流入を阻害)し，興奮伝導の抑制によりACh遊離を抑制する.
マグネシウム(Mg^{2+})	●運動神経終末へのCa^{2+}流入を阻害し，ACh遊離を抑制する.
ヘミコリニウム	●運動神経終末へのコリンの取り込みを阻害し，ACh合成を抑制する.
α-ブンガロトキシン(アマガサヘビ毒) 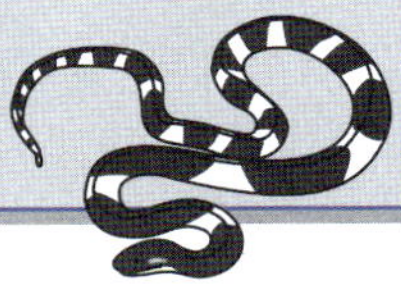	●神経筋接合部のNM受容体に結合し，AChの結合を非競合的に阻害する.

[略語] ●アセチルコリン(ACh)：acetylcholine

Advanced Study
スガマデクス

- スガマデクスは，ベクロニウム，ロクロニウムなどの競合性筋弛緩薬(p.88)に対する筋弛緩拮抗薬である．
- 従来，解毒薬(抗クラーレ薬)として用いられてきたコリンエステラーゼ(ChE)阻害薬(p.63)に比べ，迅速かつ確実な効果が得られるため，術後の速やかな筋弛緩回復などに有用である．
- また，ChE阻害薬と異なり，ムスカリン様作用(徐脈，低血圧，気管支攣縮，気道分泌物増加など)がないことも特長である．

スガマデクスによる競合性筋弛緩薬の不活性化(ロクロニウムの例)

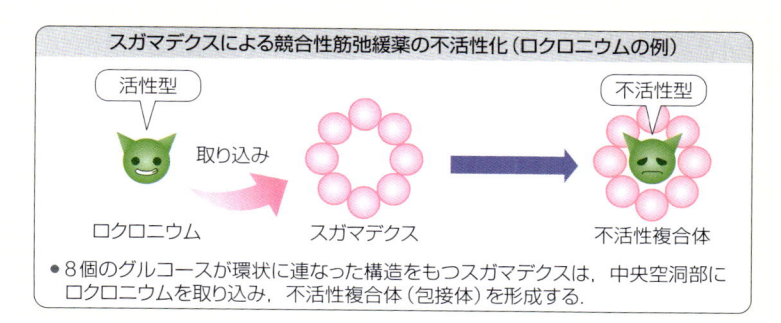

- 8個のグルコースが環状に連なった構造をもつスガマデクスは，中央空洞部にロクロニウムを取り込み，不活性複合体(包接体)を形成する．

ChE阻害薬とスガマデクスの筋弛緩拮抗作用の比較

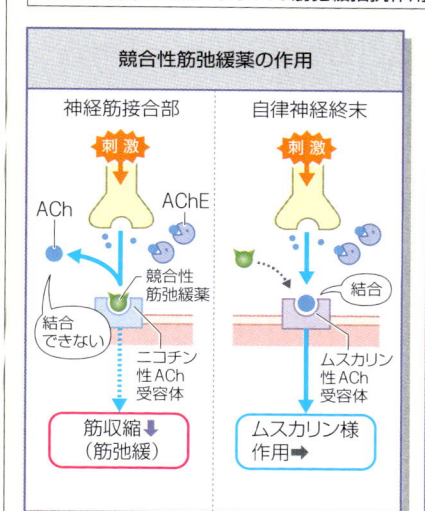

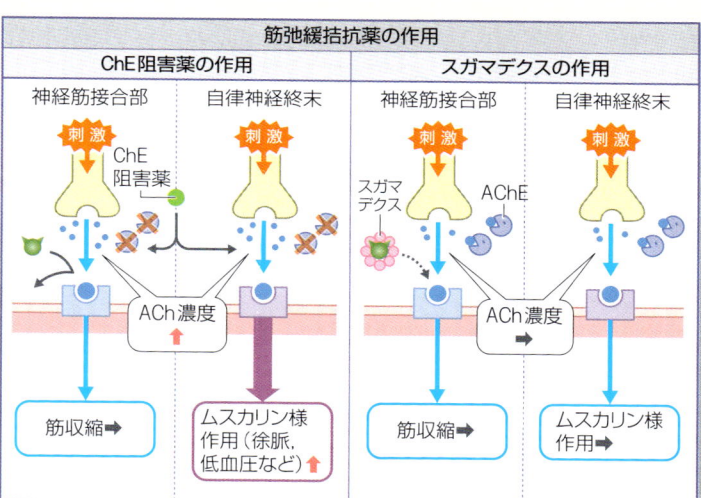

競合性筋弛緩薬の作用
- ロクロニウムなどの競合性筋弛緩薬は，主に神経筋接合部でACh拮抗作用を示すが，自律神経系(副交感神経終末)でのACh拮抗作用は弱い(p.88)．
- シナプス間隙のAChは，アセチルコリンエステラーゼ(AChE)によって分解され，不活性化する．

筋弛緩拮抗薬の作用

ChE阻害薬の作用
- ChE阻害薬により神経筋接合部のACh濃度が上昇するため，筋弛緩薬の作用が拮抗される．
- 一方，ChE阻害薬は自律神経系終末部のシナプス間隙のACh濃度も上昇させるため，強力なムスカリン様作用が現れる*．

スガマデクスの作用
- スガマデクスは，筋弛緩薬と結合して神経筋接合部の筋弛緩薬の濃度を低下させ，迅速で強力な筋弛緩拮抗作用を示す．
- 一方，AChEは正常に働くため，ACh濃度は上昇せず，過剰なムスカリン様作用は起こらない(特異的筋弛緩拮抗作用)．

*ChE阻害薬を使用する際は，抗コリン薬(アトロピンなど)(p.68)を併用し，ムスカリン様作用を抑制する．

商品名 【筋弛緩回復薬】 ● スガマデクスナトリウム：ブリディオン(注)　**略語** ● コリンエステラーゼ(ChE)：cholinesterase

中枢性筋弛緩薬

WORDS & TERMS

バビンスキー徴候 〔p.94〕

足底の皮膚の刺激によって，健常人では足趾が足底へ屈曲するのに対し，中枢神経系の器質的異常がある場合，母趾の伸展と他の指の外転がみられる病的反射．2歳未満の健常な乳幼児にもみられる．

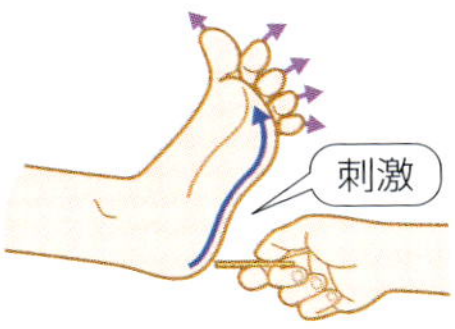

刺激

チャドック徴候 〔p.94〕

バビンスキー徴候の変法の1つ．外果（くるぶし）の下を後方から前方に刺激すると，母趾の背屈がみられる病的反射．

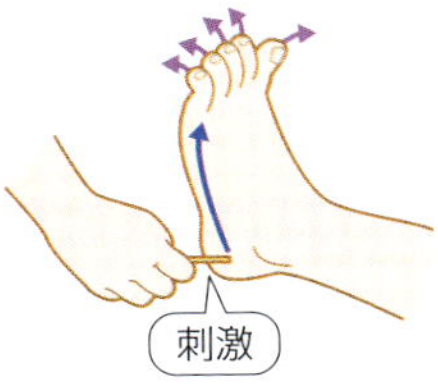

刺激

ホフマン反射 〔p.94〕

患者の中指爪部を屈曲させて，急に背側に放すと，手指（特に母指）の屈曲がみられる病的反射．

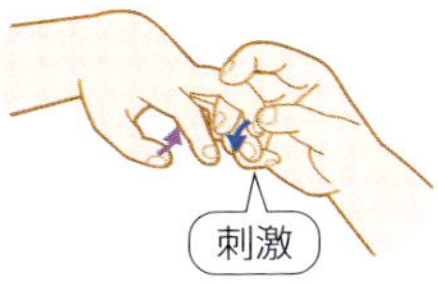

刺激

随意運動とは異なる 反射

● 反射とは，感覚入力（刺激）によって引き起こされる定型的な不随意の筋収縮である（病⑦p.178）．

反射の種類	特　徴	主な例
伸張反射（腱反射）	● 腱などを叩打（こうだ）し，筋が受動的に引き伸ばされると，伸ばされた筋肉が収縮する反射．	● 下顎反射 ● 膝蓋腱反射 ● アキレス腱反射
表在反射	● 皮膚・粘膜への刺激に対して筋が収縮する反射．	● 腹壁反射 ● 精巣挙筋反射 ● 咽頭反射
屈曲反射	● 皮膚・粘膜などの侵害刺激に対して，それを避けるように働く反射．	● 足底の侵害刺激（画鋲など）に対して，刺激側の足が屈曲し，対側の足は伸展する．
病的反射	● 正常ではみられない反射．	● バビンスキー徴候 ● チャドック徴候 ● ホフマン反射

※この他に内臓反射（対光反射など）があるが，ここでは体性反射（骨格筋に作用する反射）を主に取り上げる．

● 反射は随意運動と異なり，脊髄や脳幹が反射経路（反射弓）の中枢となるため，より短時間で反応が行われる．

● 伸張反射（腱反射）や屈曲反射は姿勢保持や危険の回避などに役立っている．

反射の経路 反射弓

● 反射は反射弓（反射の経路）を通り，以下のようにして起こる．

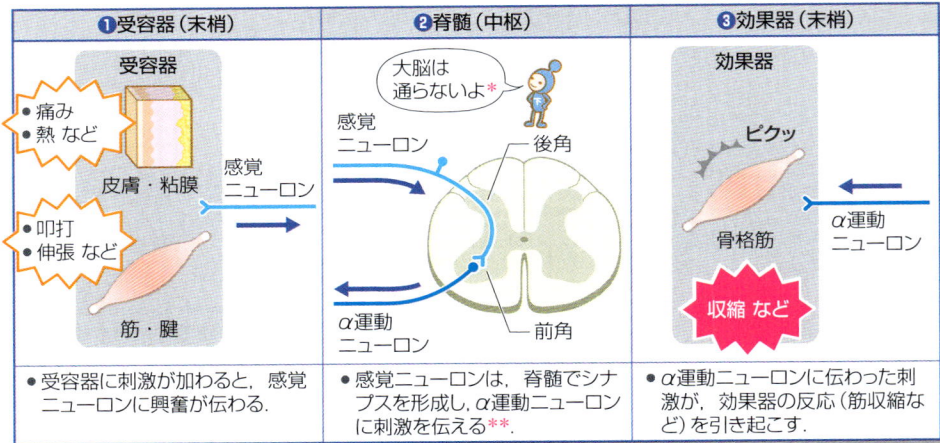

反射のながれ（体性反射の場合）

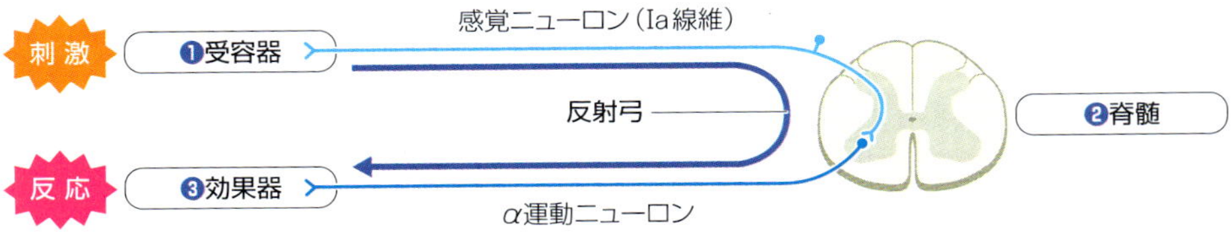

刺激
❶受容器
感覚ニューロン（Ia線維）
反射弓
❷脊髄
反応
❸効果器
α運動ニューロン

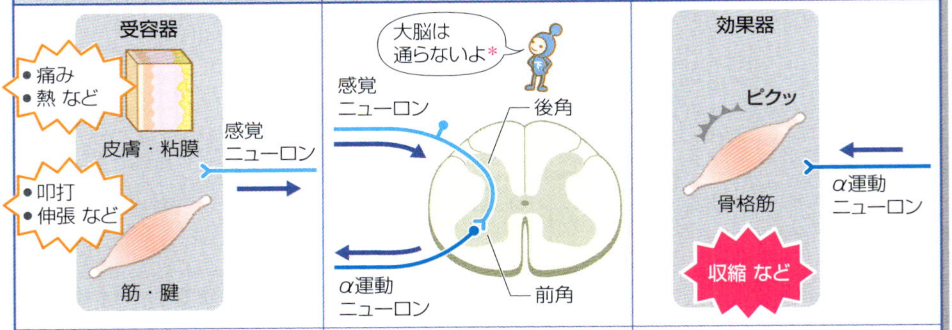

受容器
● 痛み
● 熱 など
皮膚・粘膜
● 叩打
● 伸張 など
筋・腱
感覚ニューロン
大脳は通らないよ*
感覚ニューロン
後角
α運動ニューロン
前角
効果器
ピクッ
骨格筋
収縮 など
α運動ニューロン

❶受容器（末梢）	❷脊髄（中枢）	❸効果器（末梢）
● 受容器に刺激が加わると，感覚ニューロンに興奮が伝わる．	● 感覚ニューロンは，脊髄でシナプスを形成し，α運動ニューロンに刺激を伝える**．	● α運動ニューロンに伝わった刺激が，効果器の反応（筋収縮など）を引き起こす．

*表在反射では実際には大脳が関与すると考えられている．
**感覚ニューロンが直接的にα運動ニューロンを刺激する単シナプス反射以外に，介在ニューロンを介する多シナプス反射もある（p.95）．

介在ニューロンを経由するか経由しないか
単シナプス反射と多シナプス反射

- 反射には，感覚ニューロンから直接，α運動ニューロンへ興奮を伝える単シナプス反射と，介在ニューロンを介して2つ以上のシナプスを通る多シナプス反射がある．
- 単シナプス反射は伸張反射（膝蓋腱反射など）で認められる．その他の反射（屈曲反射など）は主に多シナプス反射である．

単シナプス反射
伸張反射（例：膝蓋腱反射）

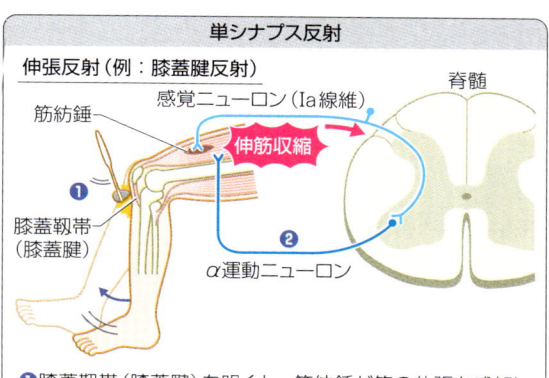

❶ 膝蓋靱帯（膝蓋腱）を叩くと，筋紡錘が筋の伸張を感知して，感覚ニューロン（Ia線維）に刺激を伝える．
❷ 脊髄で直接シナプスを形成するα運動ニューロンへ刺激が伝わり，伸筋が収縮して膝が伸展する．

多シナプス反射
屈曲反射

：抑制性介在ニューロン
：興奮性介在ニューロン

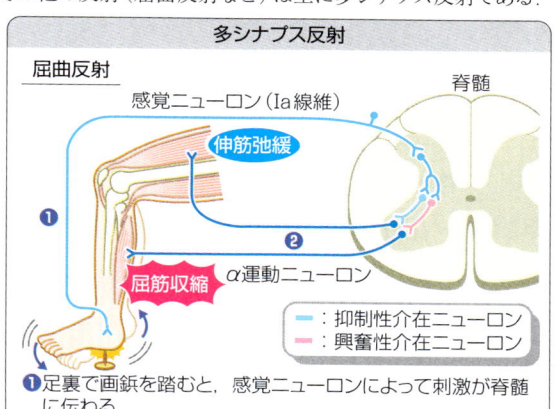

❶ 足裏で画鋲を踏むと，感覚ニューロンによって刺激が脊髄に伝わる．
❷ 抑制性介在ニューロンが伸筋を弛緩させる一方，興奮性介在ニューロンにより屈筋が収縮することで，足が上がる．

- 伸張反射では，実際には上記の伸筋の収縮と同時に，抑制性介在ニューロンを介した拮抗筋（屈筋）の弛緩も起きている．

筋の伸張度・筋張力を検出
筋紡錘

- 筋紡錘は，骨格筋の筋線維の間にあり，筋の伸張度や筋にかかる張力を検出する受容器である．
- 数〜十数本の筋線維（錘内筋線維）からなり，その中央部分には感覚ニューロン（Ia線維）の末端が存在している．
- 伸張反射では，筋紡錘が筋伸張を感知することで筋収縮が起こる．
- 筋紡錘の感受性（感度）はγ運動ニューロンにより調節されている．（次項参照）

筋紡錘と伸張反射

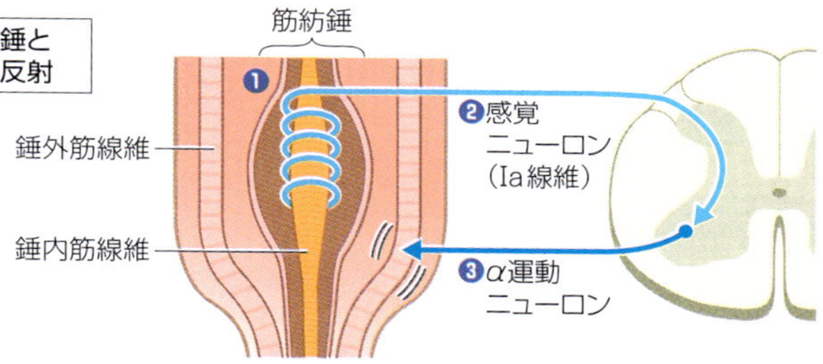

❶ 錐外筋線維の伸張に伴って錘内筋線維も受動的に伸張される．
❷ 錘内筋線維の伸張により筋紡錘が興奮し，Ia線維に興奮を伝える．
❸ 脊髄内でα運動ニューロンに興奮が伝わり，骨格筋（錘外筋線維）が収縮する．

α・γ運動ニューロンを同時に興奮
随意運動と筋緊張の調節

- 随意運動では，上位中枢からの筋収縮刺激はα運動ニューロン，γ運動ニューロンに同時に伝えられて筋収縮が起こる（αγ連関）．
- γ運動ニューロンの興奮により，錘内筋線維が収縮し，筋紡錘の感受性が調節される．これにより，錘外筋線維の収縮によって筋紡錘の伸長度が低下した状態でも，筋紡錘の筋緊張センサーとしての機能が保たれる．
- その一方で，γ運動ニューロンが過度に興奮すると，筋紡錘の感受性が過敏となり，過度の筋緊張を引き起こす．

随意運動時の筋緊張調節

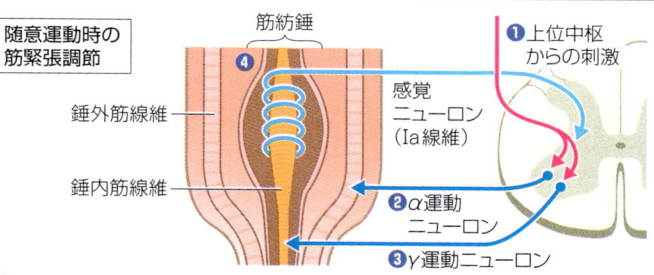

❶ 上位中枢からの刺激
❷ α運動ニューロン
❸ γ運動ニューロン

❶ 上位中枢からの刺激はαおよびγ運動ニューロンに同時に伝えられる（αγ連関）．
❷ α運動ニューロンは骨格筋（錘外筋線維）を収縮させる．
❸ 一方，γ運動ニューロンは錘内筋線維を収縮させ，筋紡錘が骨格筋の筋収縮を感知できるようにする．
❹ これによって骨格筋が収縮した状態でも筋紡錘は筋の伸長を感知でき，Ia線維とα運動ニューロンを介して，スムーズに連続的に骨格筋を収縮させることができる．

中枢性筋弛緩薬

intro.：脊髄の<u>単および多シナプス反射を抑制</u>することで，骨格筋を弛緩させる薬剤群．中枢神経系障害による<u>痙性麻痺</u>(p.98)や運動器・整形外科疾患による<u>局所性筋緊張</u>などに用いる．

Minimum Essence

一般名
- ❶ クロルフェネシンカルバミン酸エステル ……内
- ❷ バクロフェン ……………………………内，注（髄注）
- ❸ チザニジン ………………………………内
- ❹ トルペリゾン ……………………………内
- ❺ エペリゾン ………………………………内
- ❻ アフロクアロン …………………………内

クロルフェネシンカルバミン酸エステル

バクロフェン

作用：脊髄の単および多シナプス反射を抑制し，骨格筋を弛緩させる．

適応：脳血管障害，運動器疾患（腰痛症など）などによる筋緊張，痙性麻痺 など

禁忌：〔❶〕類似化合物過敏症 ・〔❶❸〕肝障害 など

副作用：ショック★ ・意識障害 ・〔❸❹〕呼吸障害★ ・めまい ・ふらつき など

〈適応，禁忌，副作用の詳細は薬物や剤形により異なる〉

【補足事項】
- エペリゾンは，トルペリゾンのメチル基をエチル基に置換したもので，筋弛緩作用が2倍以上強いなどの特徴をもつ．
- これらの他，ジアゼパムやエチゾラムなどのベンゾジアゼピン系薬は，GABA_A受容体(p.13)に結合し，シナプス前抑制により筋弛緩作用を示すため，中枢性筋弛緩薬としても用いられる (p.154, 255)．

指導 pick up
- □「服用中は，車の運転など危険を伴う機械の操作は行わないでください」
- □「急激に中止すると，幻覚，けいれん発作などが現れることがあるため，勝手に服用を中止しないでください」
- □「投与初期に，脱力感，立ちくらみなどが現れることがあるため注意してください」

筋緊張を抑制
作用のイメージ

- 中枢性筋弛緩薬は，中枢（主に脊髄）で以下のように作用し，過度の筋緊張を抑制する．

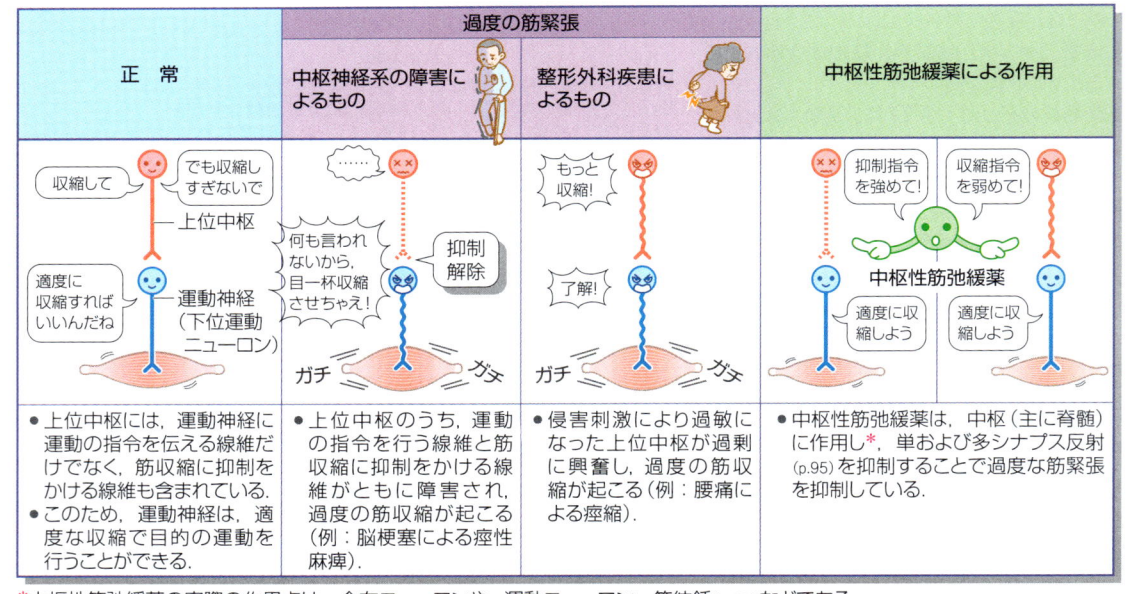

正常	過度の筋緊張		中枢性筋弛緩薬による作用
	中枢神経系の障害によるもの	整形外科疾患によるもの	
収縮して／でも収縮しすぎないで／上位中枢／適度に収縮すればいいんだね／運動神経（下位運動ニューロン）	何も言われないから，目一杯収縮させちゃえ！／抑制解除／ガチ	もっと収縮！／了解！／ガチ	抑制指令を強めて！／収縮指令を弱めて！／中枢性筋弛緩薬／適度に収縮しよう／適度に収縮しよう
・上位中枢には，運動神経に運動の指令を伝える線維だけでなく，筋収縮に抑制をかける線維も含まれている． ・このため，運動神経は，適度な収縮で目的の運動を行うことができる．	・上位中枢のうち，運動の指令を行う線維と筋収縮に抑制をかける線維がともに障害され，過度の筋収縮が起こる（例：脳梗塞による痙性麻痺）．	・侵害刺激により過敏になった上位中枢が過剰に興奮し，過度の筋収縮が起こる（例：腰痛による痙縮）．	・中枢性筋弛緩薬は，中枢（主に脊髄）に作用し*，単および多シナプス反射 (p.95)を抑制することで過度な筋緊張を抑制している．

*中枢性筋弛緩薬の実際の作用点は，介在ニューロンやα運動ニューロン，筋紡錘(p.95)などである．

商品名【中枢性筋弛緩薬】● クロルフェネシンカルバミン酸エステル：リンラキサー（錠） ● バクロフェン：リオレサール（錠），ギャバロン（錠，注） ● チザニジン塩酸塩：テルネリン（錠，顆） ● トルペリゾン塩酸塩：ムスカルム（錠，顆） ● エペリゾン塩酸塩：ミオナール（錠，顆） ● アフロクアロン：アロフト（錠） **略語** ● γ-アミノ酪酸（GABA）：γ-aminobutyric acid

痙性麻痺や筋緊張を改善
中枢性筋弛緩薬の特徴

- 中枢性筋弛緩薬の各薬剤の特徴を示す．

中枢性筋弛緩薬	作用		主な適応	禁忌
	主に抑制する反射	作用機序		
クロルフェネシンカルバミン酸エステル	多シナプス反射	●介在ニューロン，および筋紡錘の活動抑制により反射を抑制する．	●運動器疾患（腰背痛症，椎間板ヘルニアなど）に伴う有痛性痙縮	●類似化合物過敏症 ●肝障害
チザニジン		●中枢性α2受容体刺激作用（交感神経の興奮↓，ノルアドレナリン分泌↓など）をもち，反射抑制および疼痛緩和作用をもつ．	●頸肩腕症候群，腰痛症など ●痙性麻痺（脳血管障害，脳性麻痺，頸部脊椎症などによるもの）	●フルボキサミン，シプロフロキサシン投与中（本薬作用↑） ●重篤な肝障害
トルペリゾン		●脊髄から上位中枢にかけて作用し，反射を抑制すると考えられている．	●痙性麻痺（脳血管障害，脳性麻痺，頸部脊椎症などによるもの）	―
エペリゾン		●反射を抑制するとともにγ運動ニューロンを抑制し，筋紡錘の感度も低下させる．	●頸肩腕症候群，腰痛症など	―
バクロフェン	単シナプス反射および多シナプス反射	●GABA誘導体であり，GABA_B受容体(p.13)を刺激し，介在ニューロンなどに作用して反射を抑制する．*	●痙性麻痺（脳血管障害，脳性麻痺，頸部脊椎症などによるもの） ●〔髄注〕脳脊髄疾患に由来する重度の痙性麻痺	●〔髄注〕感染症罹患者へのポンプシステム植え込み術
ベンゾジアゼピン系** ジアゼパム(p.154)		●GABA_A受容体に作用し，GABAの作用を増強することで反射を抑制する．	●脳脊髄疾患に伴うけいれん，疼痛など	●重症筋無力症 ●急性狭隅角緑内障 ●リトナビル投与中 ●〔注〕ショック，昏睡，バイタルサインの悪い急性アルコール中毒
ベンゾジアゼピン系** エチゾラム(p.255)			●頸椎症，腰痛症，筋収縮性頭痛	●重症筋無力症 ●急性狭隅角緑内障
アフロクアロン		●介在ニューロンに作用して，反射を抑制する．	●痙性麻痺（脳血管障害，脳性麻痺，頸部脊椎症などによるもの） ●頸肩腕症候群，腰痛症など	―

*GABAとは異なり血液脳関門（BBB）(p.139)を通過し，中枢に移行して作用する．
**ここでは筋弛緩薬としての作用・適応・禁忌について述べており，それ以外についてはp.154，255参照のこと．

> バクロフェンの投与方法には，内服の他に，体内に薬剤注入ポンプを植え込み，直接くも膜下腔へ投与する髄注療法（ITB療法）があります．他の治療で効果不十分な重症痙縮に対して用いられます．内服に比べて強力な作用が得られる一方，機器操作手技の不具合に伴う過量投与や，離脱症状の出現および植え込み部位の感染症などに注意する必要があります．
>
> カテーテル / ポンプ — 整形外科医

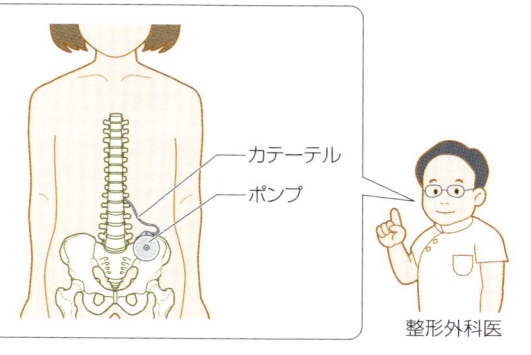

略語 ●血液脳関門（BBB）：blood-brain barrier ●バクロフェン髄腔内投与治療（ITB）：intrathecal baclofen therapy

体性神経系・筋の疾患

監 修
三井 良之

総 論

障害される部位をイメージ
各疾患の障害部位

- 体性神経には，運動神経と知覚神経（感覚神経）がある．

[運動系（運動神経および筋）の疾患]

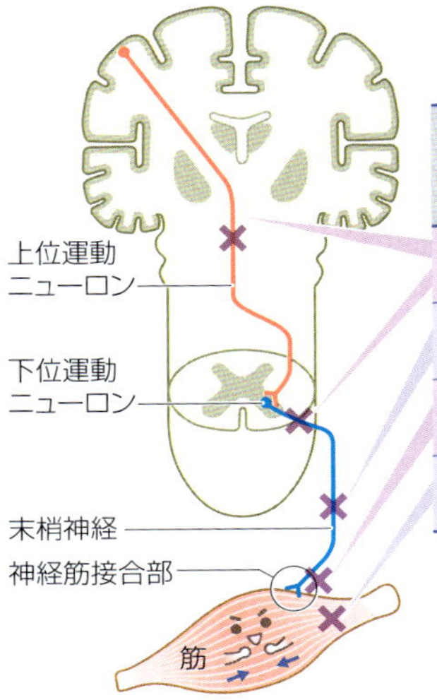
上位運動ニューロン
下位運動ニューロン
末梢神経
神経筋接合部
筋

疾 患	障害部位	主な病態	症 状		
			筋力低下	筋萎縮	感覚障害
筋萎縮性側索硬化症（ALS）	上位運動ニューロン，下位運動ニューロン	● 神経細胞の変性	●	●	
ギラン・バレー症候群（GBS）	末梢神経*	● 髄鞘・軸索に対する自己免疫反応	●		●
重症筋無力症（MG）	神経筋接合部	● 主にACh受容体に対する自己免疫反応	●		
筋ジストロフィー	筋細胞	● 筋細胞の変性	●	●	

- 上位運動ニューロンとは，運動指令を伝えるために大脳皮質から脊髄の前角細胞や脳幹の脳神経核まで軸索を伸ばし，シナプスを形成する中枢神経である（病⑦p.165）．
- 下位運動ニューロンとは，シナプスで上位運動ニューロンから運動指令を受け，その信号を手や足，顔面，舌などの骨格筋に伝える末梢神経である（病⑦p.165）．

*運動神経だけでなく，感覚神経や自律神経の末梢神経にも障害を認める．

[感覚系の疾患]

- 感覚系の疾患の代表例には，糖尿病性神経障害，家族性アミロイドポリニューロパチーなどがある（病⑦p.324）．

SUPPLEMENT

麻痺の種類

- 身体を自分の意思で動かす運動を随意運動（p.87）とよび，それが障害された状態を運動麻痺という．
- 運動麻痺には，弛緩性麻痺と痙性麻痺の2つの型がある（病⑦p.173）．
- 痙性麻痺は，運動障害としての症状の他，異常な筋緊張による痛みを伴う場合がある．この痛みは，中枢性筋弛緩薬（バクロフェン，ベンゾジアゼピン系薬など）で筋を弛めることにより軽減する．「麻痺」ではあるが，「筋弛緩薬」が治療に使用されるのはこのためである．
- 痙性麻痺には腱反射の亢進，弛緩性麻痺には腱反射の低下・消失を伴うことが多い．

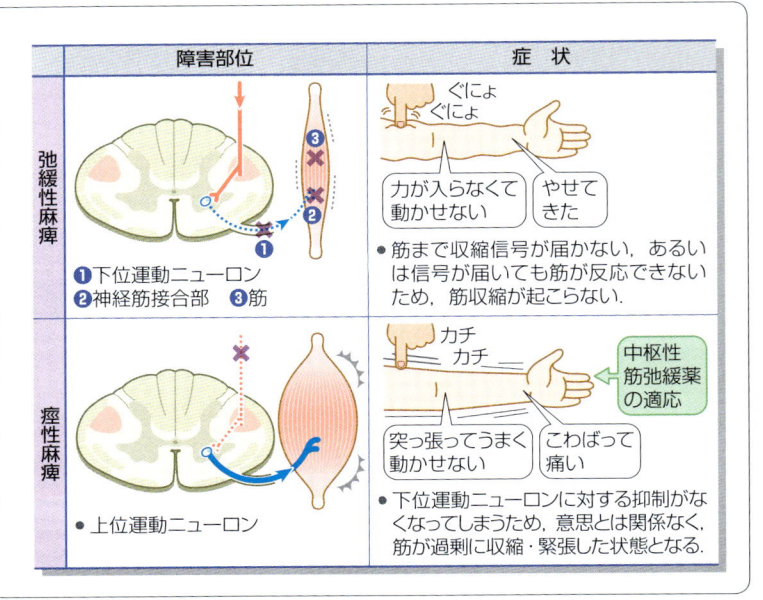

	障害部位	症 状
弛緩性麻痺	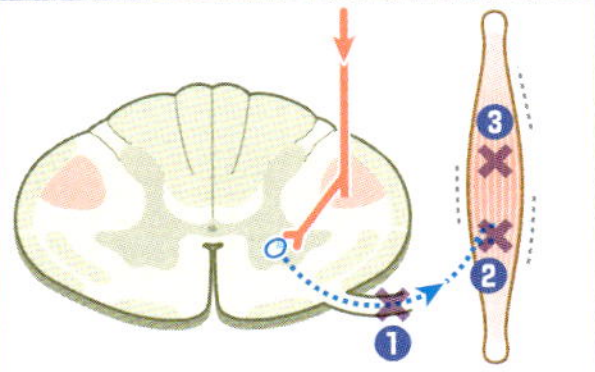 ❶ ❷ ❸ ❶下位運動ニューロン ❷神経筋接合部 ❸筋	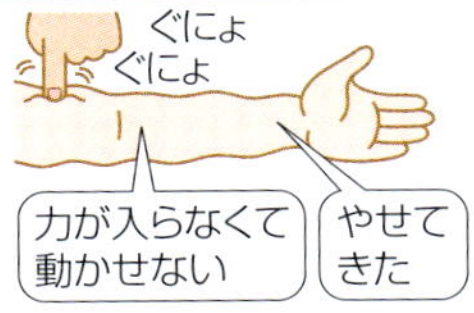 ぐにょ ぐにょ 力が入らなくて動かせない やせてきた ● 筋まで収縮信号が届かない，あるいは信号が届いても筋が反応できないため，筋収縮が起こらない．
痙性麻痺	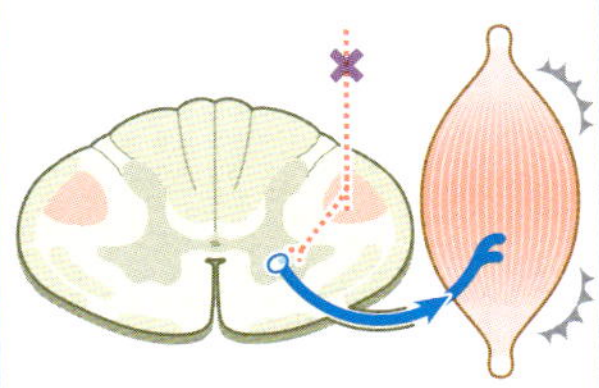 ● 上位運動ニューロン	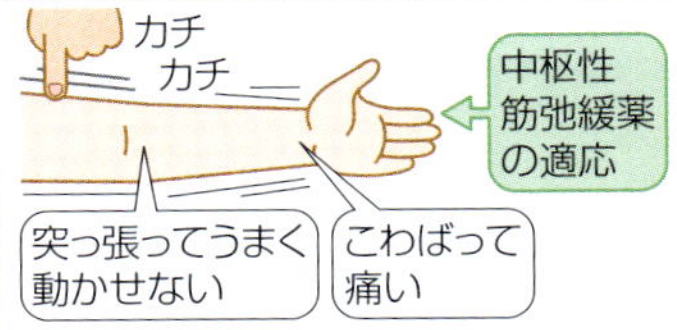 カチ カチ 中枢性筋弛緩薬の適応 突っ張ってうまく動かせない こわばって痛い ● 下位運動ニューロンに対する抑制がなくなってしまうため，意思とは関係なく，筋が過剰に収縮・緊張した状態となる．

[略語] ● 筋萎縮性側索硬化症（ALS）：amyotrophic lateral sclerosis ● ギラン・バレー症候群（GBS）：Guillain−Barré syndrome ● 重症筋無力症（MG）：myasthenia gravis ● アセチルコリン（ACh）：acetylcholine

筋萎縮性側索硬化症（ALS）

（病⑦p.268）

運動神経のみの障害
病態と症状

- ALSは，上位・下位運動ニューロンがともに変性し，全身の筋力低下・筋萎縮をきたす神経変性疾患である（病⑦p.268）．
- 易疲労性，軽微な筋力低下などで発症し，進行すると全身の筋が萎縮し，眼球を除いて自分の意思で体を動かすことができなくなる．

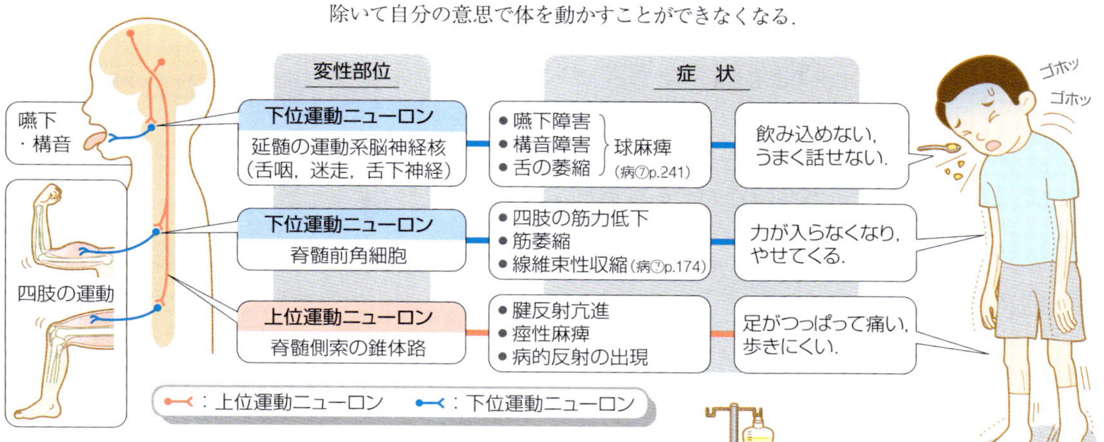
変性部位
症　状
嚥下・構音
下位運動ニューロン
延髄の運動系脳神経核（舌咽，迷走，舌下神経）
●嚥下障害
●構音障害
●舌の萎縮
球麻痺（病⑦p.241）
飲み込めない，うまく話せない．
ゴホッ
ゴホッ
四肢の運動
下位運動ニューロン
脊髄前角細胞
●四肢の筋力低下
●筋萎縮
●線維束性収縮（病⑦p.174）
力が入らなくなり，やせてくる．
上位運動ニューロン
脊髄側索の錐体路
●腱反射亢進
●痙性麻痺
●病的反射の出現
足がつっぱって痛い，歩きにくい．
：上位運動ニューロン
：下位運動ニューロン

- 眼筋麻痺，感覚障害，自律神経障害（膀胱直腸障害），褥瘡は生じにくい．
- 原則として認知機能障害は伴わない．
- 有病率は10万人に2～7人で，発症年齢は40～50歳代が多い．
- 神経細胞への異常蛋白の蓄積が原因とされるが，90～95％は孤発性であり詳細な機序は不明である．5～10％は家族性（常染色体優性遺伝が多く，*SOD1*などが責任遺伝子）である．
- 人工呼吸管理を行わない限り生存期間は発症後3～5年である．

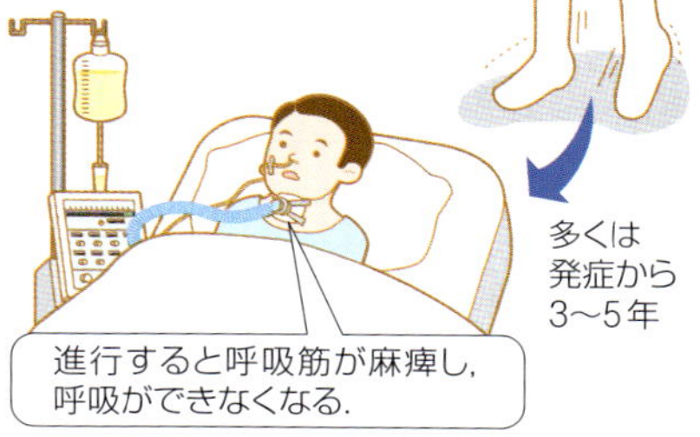
多くは発症から3～5年
進行すると呼吸筋が麻痺し，呼吸ができなくなる．

対症療法が中心
治療

- ALSは，軽度の筋力低下に始まり，進行するに従って様々な運動機能が失われていく（自分でできることが減っていく）．
- 進行の遅延に有効な薬物（リルゾール）はあるが，現時点で根治的な治療法はない．したがって，十分なインフォームド・コンセントに基づいて行われる経管栄養療法，人工呼吸療法およびコミュニケーションエイドによるQOLの維持が治療の目標となる．

病態・症状	治　療		
神経細胞の変性	薬物療法	●リルゾール	●進行の遅延に有効
痙性麻痺	薬物療法	●バクロフェン	●痙性麻痺に伴う痛みを緩和
痙性麻痺	●リハビリテーション		●廃用と関節拘縮の予防
嚥下障害	●食餌形態の工夫		●進行度に応じてとろみづけなど
嚥下障害	●経管栄養		●PEGが主流
構音・発話機能の低下	●コミュニケーションエイド		●眼球運動などの残存機能を利用
呼吸機能の低下	●NPPV		●早期導入によりQOLの改善
呼吸機能の低下	●人工呼吸		●導入にあたっては患者の意思を尊重

[リルゾール]

- 神経細胞変性の機序の1つとして，グルタミン酸（p.10）の過剰があるとされている．
- グルタミン酸は，中枢神経系の主要な興奮性神経伝達物質であり，その過剰な作用は，NMDA受容体などを介して細胞死を引き起こす（Ca^{2+}の過剰流入がひとつの機序と考えられている）．
- リルゾールは，グルタミン酸分泌阻害，グルタミン酸受容体遮断などの作用により，グルタミン酸の過剰な作用を抑制する薬である．
- 主な副作用に，悪心，下痢，肝機能障害（AST，ALT上昇）があるが，一般的に忍容性（p.140）は高い．

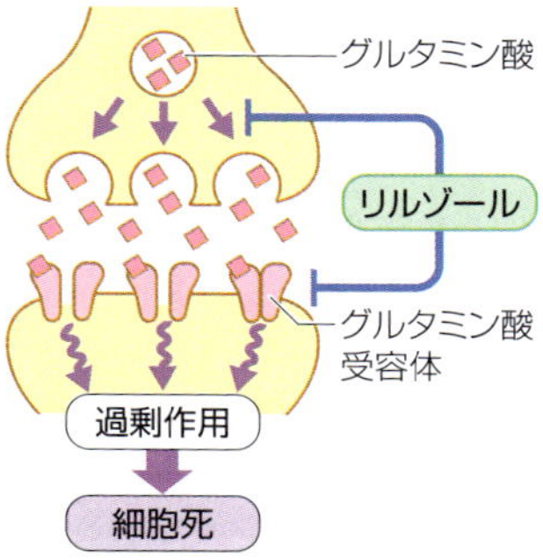
グルタミン酸
リルゾール
グルタミン酸受容体
過剰作用
細胞死

[商品名]【ALS治療薬】●リルゾール：リルテック（錠）　【中枢性筋弛緩薬】●バクロフェン：リオレサール（錠），ギャバロン（錠，注）　[略語]●経皮内視鏡的胃瘻造設術（PEG）：percutaneous endoscopic gastrostomy　●非侵襲的陽圧換気〔療法〕（NPPV）：noninvasive positive pressure ventilation　●N－メチル－D－アスパラギン酸（NMDA）：N－methyl－D－aspartate　●アスパラギン酸アミノトランスフェラーゼ（AST）：aspartate aminotransferase　●アラニンアミノトランスフェラーゼ（ALT）：alanine aminotransferase

ギラン・バレー症候群（GBS）

（病⑦p.326）

自己免疫反応による末梢神経障害

病態と症状

- ギラン・バレー症候群（GBS）は，急性発症の炎症性末梢神経障害である（病⑦p.326）．
- 複数の末梢神経が障害されるポリニューロパチーで，両側性の運動麻痺が主症状である．
- 先行感染の病原体に対する免疫反応が，自己の末梢神経構成成分に対しても生じて障害をきたすと考えられている．
- 液性免疫（抗ガングリオシド抗体）が主体と考えられているが，細胞性免疫の介在を示唆する知見もある．

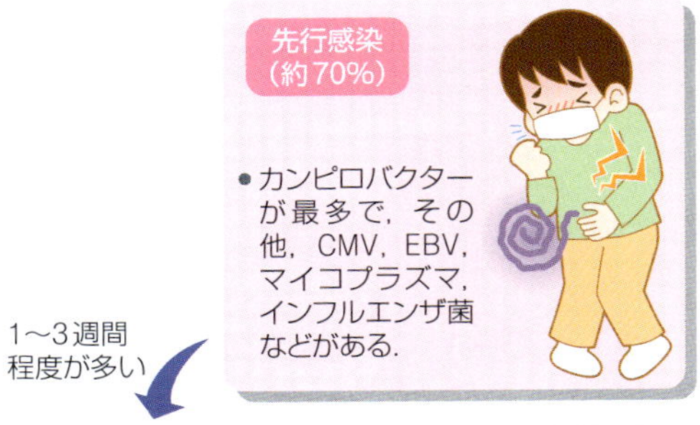

先行感染（約70%）
カンピロバクターが最多で，その他，CMV，EBV，マイコプラズマ，インフルエンザ菌などがある．
1～3週間程度が多い

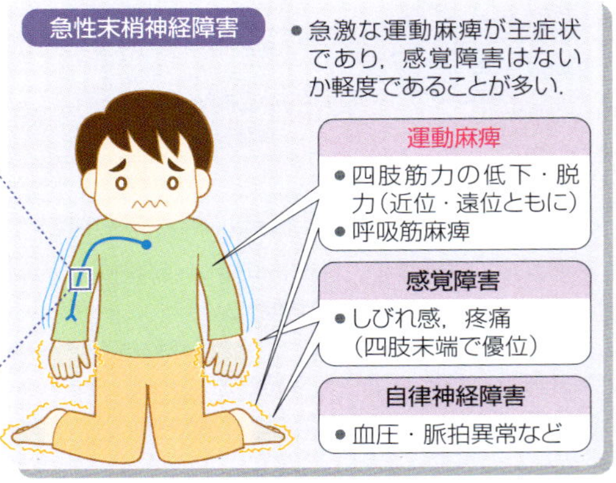

急性末梢神経障害
急激な運動麻痺が主症状であり，感覚障害はないか軽度であることが多い．
運動麻痺
四肢筋力の低下・脱力（近位・遠位ともに）
呼吸筋麻痺
感覚障害
しびれ感，疼痛（四肢末端で優位）
自律神経障害
血圧・脈拍異常など

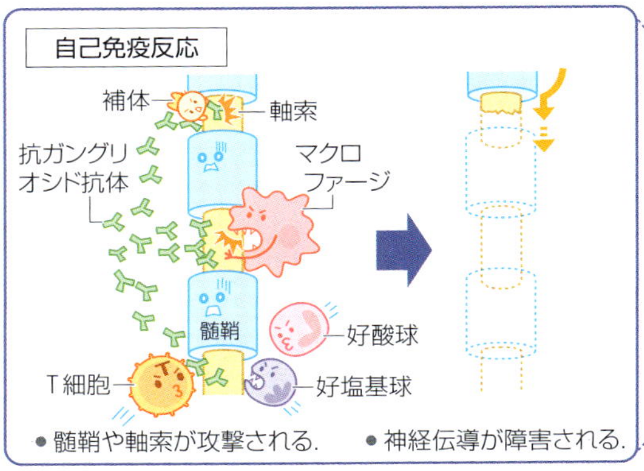

自己免疫反応
補体
軸索
抗ガングリオシド抗体
マクロファージ
髄鞘
好酸球
T細胞
好塩基球
髄鞘や軸索が攻撃される．
神経伝導が障害される．

- 症状は4週間以内に極期となり，その後軽快していく単相性の経過をとる．
- 多くは予後良好であるが，重症例では後遺症を残す．
- GBSによる死亡の原因は，自律神経障害による不整脈・心停止が多い．
- 小児から成人まで男女を問わず発症する（発症率：1～2人/10万人/年）が，1.5～2：1程度で男性に多い．
- 病原体と自己細胞の分子相同性（病⑦p.326）により自己免疫反応（液性免疫〔病⑥p.18〕・細胞性免疫〔病⑥p.24〕）が誘発されると考えられている．
- 感染以外の発症誘因としては，ワクチン接種（特に狂犬病ワクチン），外傷，大手術，ショックなどが報告されている．

免疫反応を抑える

治療

- GBSの病態の中心は自己免疫反応であるため，免疫調整療法を行う．
- 早期に治療を開始した方が効果が高く，症状の極期を過ぎた軽症例以外では積極的に治療を行う．
- この他，重症例では人工呼吸などの全身管理を要する．

免疫グロブリン静注（IVIg）療法	●明確な作用機序は特定されていないが，抗イディオタイプ抗体として自己抗体の作用を抑制する，マクロファージや補体の活性化を抑制するなどの作用が推察されている． ●血漿浄化療法に比べて合併症が少なく，簡便であることから，第一選択となることが多い．
血液浄化療法（単純血漿交換療法〔PE〕）	●自己免疫反応を起こしている抗体，サイトカイン，免疫細胞などを，血漿ごと交換することで除去する． ●施行中の血圧低下，カテーテル留置に伴う感染・血栓症，置換液（アルブミン製剤，FFP）に伴うアレルギー・感染などの副作用がありうる．

- 血液浄化療法の中では，PEの有効性が最も確立している．その他の血液浄化療法として，免疫吸着療法（IAPP），二重膜濾過法（DFPP）があり，これらの有効性も報告されている．
- 内服ステロイド（副腎皮質ステロイド）は，GBSの回復をかえって遅らせるため使用しない．大量静注療法はIVIg療法との併用で有効との報告はあるが，エビデンスとしては確立していない．

[略語] ●ギラン・バレー症候群（GBS）：Guillain－Barré syndrome ●サイトメガロウイルス（CMV）：cytomegalovirus ●エプスタイン・バー・ウイルス（EBV）：Epstein－Barr virus ●免疫グロブリン静注（IVIg）：intravenous immunoglobulin ●単純血漿交換療法（PE）：plasma exchange ●新鮮凍結血漿（FFP）：fresh frozen plasma ●免疫吸着療法（IAPP）：immunoadsorption plasmapheresis ●二重膜濾過血漿交換〔法〕（DFPP）：double filtration plasmapheresis

重症筋無力症（MG）

〔病⑦ p.318〕

intro.： 自己免疫機序により，神経筋接合部における刺激伝達障害が起こり，筋力低下をきたす疾患である．自己免疫反応の主な標的は，骨格筋のニコチン性アセチルコリン受容体（AChR）である．

WORDS & TERMS

抗MuSK抗体 〔p.101〕
筋特異的受容体型チロシンキナーゼ（MuSK）に対する抗体．抗AChR抗体陰性例の70%（MG全体の数%）でこの抗体がMGの病因であるとされる．抗MuSK抗体陽性例は，胸腺の異常を伴うことは少なく，胸腺摘除の適応はないとされる．また，コリンエステラーゼ阻害薬は効きにくい（増悪例もある）．免疫療法での寛解率は抗AChR抗体陽性例と同等である．

重症筋無力症の初期増悪 〔p.103〕
副腎皮質ステロイドによる治療導入時に，一過性に筋力低下症状が増悪することがある．筋無力症性クリーゼに至る場合もあるため注意する．ステロイドパルス療法でリスクが高く，経口ステロイドの少量からの導入や，血液浄化療法やIVIg療法を併用することでリスクを減らすことができる．

血液神経関門 〔p.102〕
末梢神経系を全身循環中の有害物質などから保護する機能．血液脳関門（p.139）と同じく，神経系の内部環境を維持する役割を果たす．

MINIMUM ESSENCE

疫学・好発
- 好発：5歳未満の小児，**20～40歳代の女性**，50～60歳代の男性．〈男女比 1：1.7〉
- 有病率は人口10万人当たり11.8人で近年増加（特に65歳以上の高齢発症が増加）．

原因・誘因
- 胸腺腫が全体の20%，胸腺過形成が50歳以下発症例の約半数に存在（病態に関与？）

病態生理
- **抗AChR抗体**などの産生➡神経筋接合部の伝達障害➡筋疲労現象，筋力低下

症状・所見
- **眼瞼下垂**，複視（眼球運動障害）〈初発症状として多い〉
- 全身の**筋力低下**，易疲労感，脱力感，重症例では呼吸障害
- 症状は，午前に軽度で午後に強くなる．〈症状の**日内変動**〉

検査・診断
- 血液検査：抗AChR抗体（80～85%で陽性），抗MuSK抗体（数%で陽性）
- **エドロホニウム試験**：一過性の症状改善
- 筋電図：waning現象（反復刺激による振幅の漸減）〔病⑦ p.320〕

※胸腺腫の有無を診断するため，胸部CTまたはMRIを行う．

治療・管理
1. 全身型：副腎皮質ステロイド，免疫抑制薬
2. 眼筋型：コリンエステラーゼ阻害薬（p.63），ステロイド
3. 重症例，クリーゼ：血液浄化療法，免疫グロブリン静注（IVIg）療法

※胸腺腫合併例では，**胸腺摘除術**を行う．

【補足事項】
- 成人期発症例では，完全寛解は難しく多くは生涯にわたり治療が必要である．高用量ステロイド治療（プレドニゾロン換算，50～60 mg/日）は，MGの生命予後を改善するが，完全寛解率は低く（15%以下），副作用（容姿の悪化，糖尿病，骨粗鬆症，抑うつなど）がQOLを低下させる．このため，治療目標は完全寛解ではなく，軽微症状（日常生活に支障がない状態）程度への改善をプレドニゾロン5 mg/日以下で達成することである．
- 小児期発症例では，適切な治療により完全寛解が得られる例が多い．

日内変動 症状

- 朝よりも夕方に症状が出現しやすい（日内変動）．
- 症状は，運動により増悪，休息により改善する（易疲労性）．

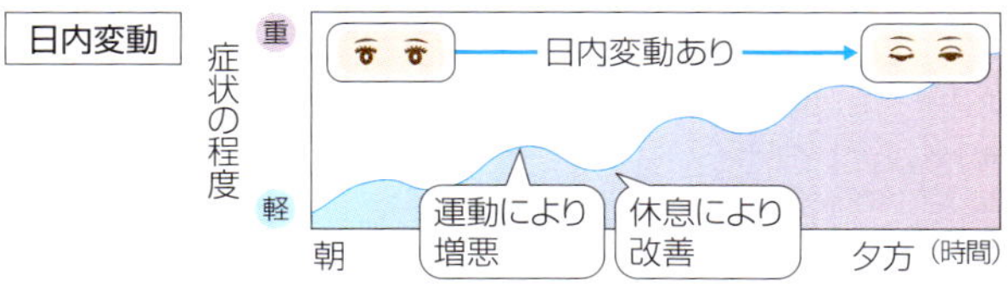

日内変動
症状の程度
重
軽
日内変動あり
運動により増悪
休息により改善
朝
夕方
（時間）

- 眼症状のみの眼筋型と，全身の筋力が低下する全身型がある．
- 初期症状として，眼症状（眼瞼下垂，複視）が多い．
- 重症例では，呼吸筋麻痺による呼吸困難が出現する．
- 治療法の進歩により，死亡率は劇的に低下した（死亡率は数%以下）．

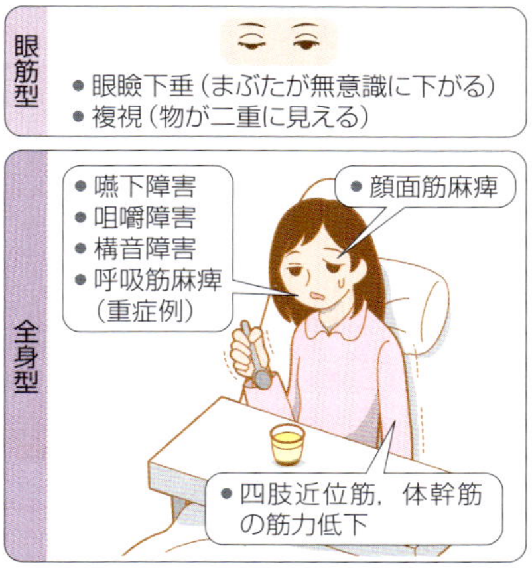

眼筋型
眼瞼下垂（まぶたが無意識に下がる）
複視（物が二重に見える）
全身型
嚥下障害
咀嚼障害
構音障害
呼吸筋麻痺（重症例）
顔面筋麻痺
四肢近位筋，体幹筋の筋力低下

略語 ●重症筋無力症（MG）：myasthenia gravis ●アセチルコリン受容体（AChR）：acetylcholine receptor ●筋特異的チロシンキナーゼ（MuSK）：muscle-specific tyrosine kinase ●コンピュータ断層撮影〔法〕（CT）：computed tomography ●磁気共鳴画像（MRI）：magnetic resonance imaging ●生活の質（QOL）：quality of life

病態生理
自己免疫疾患である

- 血液神経関門(p.101)のない神経筋接合部は自己抗体の標的となりやすい特徴がある．このため，アセチルコリン受容体（AChR）に対する自己抗体が血流を介して侵入し，神経伝達障害を引き起こす．

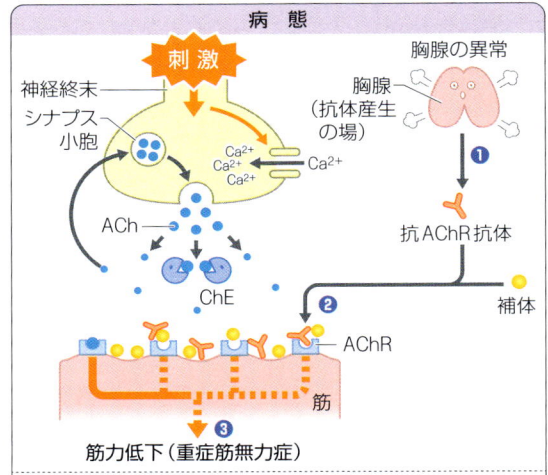

【病態図】
- 刺激 → 神経終末／シナプス小胞／Ca^{2+} → ACh → ChE → AChR → 筋
- 胸腺の異常 → 胸腺（抗体産生の場）
- ❶抗AChR抗体　❷補体　❸筋力低下（重症筋無力症）

❶胸腺などが抗AChR抗体産生に関与する．
❷抗AChR抗体がAChRに結合し，AChの結合を阻害する．さらに，補体を介してAChRを破壊する．
❸神経筋伝達が障害され，筋は脱分極できず，筋力が低下する．

治療法
免疫療法が基本である

- 自己免疫反応を抑制するための免疫治療（副腎皮質ステロイド，免疫抑制薬など）を基本とし，ChE阻害薬を補助的・対症的に用いる．

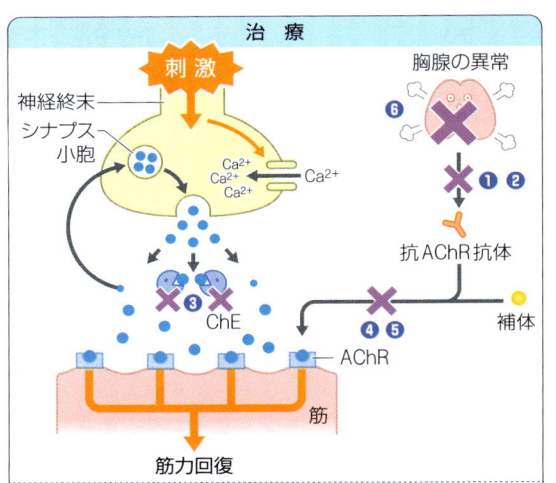

【治療図】
- 筋力回復
- 抗体産生を抑制：❶ステロイド，❷免疫抑制薬
- AChの分解を抑制：❸ChE阻害薬
- 抗体・補体の作用を阻害：❹免疫グロブリン静注（IVIg）療法
- 抗体・補体を除去：❺血液浄化療法
- 抗体産生に関与する部位を除去：❻胸腺摘除術

治療の目的と適応
併用が主流

- 病型，重症度に応じて以下の治療法を組み合わせ，プレドニゾロン（副腎皮質ステロイド）5 mg/日以下で日常生活に支障がない状態（軽微症状）の達成を目標に治療を行う．

	治療法	機　序	主な適応
薬物療法	❶副腎皮質ステロイド（薬②） ・プレドニゾロン ・メチルプレドニゾロン	免疫抑制作用 →自己抗体（抗AChR抗体，抗MuSK抗体など(p.101)）の産生を抑制する．	・全身型 ・眼筋型のChE阻害薬無効例
	❷免疫抑制薬（薬②） ・カルシニューリン阻害薬 　（タクロリムス，シクロスポリン）		・全身型 （副腎皮質ステロイドの必要量を減らすため積極的に併用）
	❸ChE阻害薬(p.63) ・ネオスチグミン ・ピリドスチグミン ・アンベノニウム	ChE阻害 →AChの分解を防ぐ． ※過量投与でコリン作動性クリーゼ	・眼筋型 ・全身型 （対症療法として補助的に使用する）
	❹免疫グロブリン静注（IVIg）療法	免疫グロブリンを大量に投与 →自己抗体のAChRへの結合を阻害したり，補体の活性化を阻害したりする．	・中等症から重症の全身型 ・筋無力症性クリーゼ発症時
その他	❺血液浄化療法	血漿交換，免疫吸着　など →血中から自己抗体を除去する．	
外科的治療	❻胸腺摘除術	胸腺の摘除 →自己免疫反応，抗体産生の場を除去する．	・胸腺腫合併例は絶対適応[*] ・胸腺腫非合併例では50歳以下発症の全身型で考慮

[*]胸腺腫自体に対する治療として必要であり，胸腺摘除がMGの治療として有効かどうかにかかわらず適応がある．

- 近年では，早期から積極的にIVIg療法，血漿交換療法などの強力な治療を行うことが増えている．
- 免疫抑制薬（カルシニューリン阻害薬）は，発症早期に使用した方が効果を得やすい．

略語　●アセチルコリン受容体（AChR）：acetylcholine receptor　●コリンエステラーゼ（ChE）：cholinesterase　●免疫グロブリン静注（IVIg）：intravenous immunoglobulin　●筋特異的チロシンキナーゼ（MuSK）：muscle-specific tyrosine kinase　●重症筋無力症（MG）：myasthenia gravis　**商品名**【競合性筋弛緩薬】●ベクロニウム臭化物：マスキュラックス（注）【ダントロレン】●ダントロレンナトリウム水和物：ダントリウム（カ，注）→

一過性に筋力が回復
エドロホニウム試験

- 重症筋無力症患者にエドロホニウム（アンチレクス®，テンシロン®）(p.63)を静脈注射し，症状が一過性に改善するときを陽性とする．
- エドロホニウムはChE阻害薬で，神経筋接合部のACh濃度上昇により，一過性に筋力を回復させる．
- 効果は超短時間であるため，治療には用いられず，検査にのみ用いる．

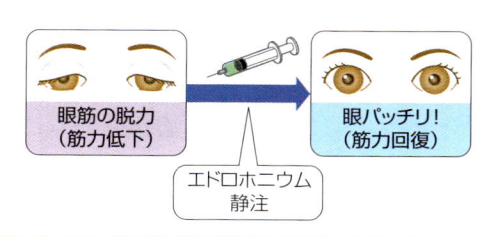

眼筋の脱力（筋力低下）→ エドロホニウム静注 → 眼パッチリ！（筋力回復）

治療不足でも過剰でも起こる
クリーゼ

- 本症の経過中に急激に筋力低下が増悪し，呼吸筋麻痺による呼吸困難，呼吸不全に至った状態をクリーゼという．
- 筋無力症性クリーゼと，コリン作動性クリーゼの2種類がある．

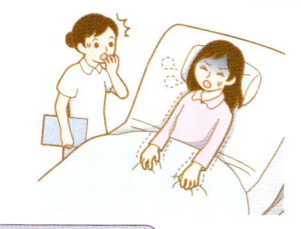

誘因	急激な筋力低下	エドロホニウムへの反応*		
・感染（最多，特に肺炎） ・薬物 ・外傷・手術 ・妊娠・出産 ・過労・精神的ストレス	・呼吸困難 ・嚥下障害 ・構音障害	改善 → **筋無力症性クリーゼ**：重症筋無力症そのものの悪化	→	**治療** ❶気管内挿管・人工呼吸管理 ❷ChE阻害薬の中止** ❸誘因の除去 ❹血液浄化療法
		増悪 → **コリン作動性クリーゼ**：ChE阻害薬の過剰作用	→	

*エドロホニウムへの反応をみることでクリーゼの原因を鑑別する方法は，MGの病態とChE阻害薬の薬理作用の関係を利用している．ただし，クリーゼ発症急性期には，直ちに呼吸管理を開始する必要があるため，必ずしも施行されるわけではない．
**ChE阻害薬は気道分泌過多などが呼吸管理の支障をきたすため，コリン作動性クリーゼではもちろん，筋無力症性クリーゼでも中止する．

- 重症筋無力症の経過中に10数％の患者がクリーゼを経験するとされる．治療薬の選択肢が増えた現在では，コリン作動性クリーゼは以前よりは減少したと考えられている．
- コリン作動性クリーゼは，重症筋無力症患者に限らず，他の疾患でChE阻害薬を内服中の患者にも起こりうる (p.64)．

クリーゼの原因にもなる
注意すべき薬

- 重症筋無力症を悪化させる薬は多くあり，病歴，服薬歴に十分注意する．

		注意すべき主な薬物	増悪させる機序
禁忌	筋弛緩薬	・パンクロニウム ・ベクロニウム	・神経筋接合部でAChと拮抗する．
		・ダントロレン	・筋小胞体からのCa^{2+}遊離を抑制する．
	睡眠薬・抗不安薬	・ベンゾジアゼピン系薬（ジアゼパム，エチゾラムなど） ・非ベンゾジアゼピン系薬（ゾピクロン，ゾルピデムなど）	・$GABA_A$受容体の機能を増強し，筋弛緩作用を示す (p.255)．
	パーキンソン病治療薬	・抗コリン薬（ビペリデン，トリヘキシフェニジルなど）	・AChの作用を減弱させる．
	排尿障害治療薬	・抗コリン薬（プロピベリン，トルテロジンなど）	
慎重投与	抗菌薬	・アミノグリコシド系薬 ・マクロライド系薬 ・テトラサイクリン系薬	・神経筋伝達阻害作用を示す．
	抗リウマチ薬	・ペニシラミン*	

*MGの症状増悪だけでなく，新たにMGを発症させる場合もある．

- ヨード造影剤も増悪因子となりうるため，画像検査時には注意する．
- MGの治療薬として使用する副腎皮質ステロイドは，導入時の初期増悪 (p.101) に注意する．
- 免疫抑制薬を服用中は，生ワクチン（結核，風疹，麻疹，水痘，ムンプスなど）の接種は禁忌である．一方，不活化ワクチン（インフルエンザウイルス，肺炎球菌など）の接種は可能である．

→【ベンゾジアゼピン系薬】●ジアゼパム：セルシン（散，錠，シ，注），ホリゾン（散，錠，注），ダイアップ（坐）●エチゾラム：デパス（細，錠）
【非ベンゾジアゼピン系薬】●ゾピクロン：アモバン（錠）【抗コリン薬】●ビペリデン：アキネトン（細，錠，注）●トリヘキシフェニジル塩酸塩：アーテン（散，錠），トレミン（散，錠）●プロピベリン塩酸塩：バップフォー（細，錠）●酒石酸トルテロジン：デトルシトール（徐力）【抗リウマチ薬】●ペニシラミン：メタルカプターゼ（力）

筋ジストロフィー（デュシェンヌ型）

(病⑦p.304)

病態　デュシェンヌ型が代表

- 筋ジストロフィーは，慢性・進行性に筋細胞の変性・壊死をきたす疾患である．
- ここでは，最も患者数が多く，重症型であるデュシェンヌ型筋ジストロフィーを中心に解説する．詳細は『病気がみえるvol.7脳・神経』p.304を参照のこと．
- デュシェンヌ型筋ジストロフィーの原因はジストロフィン遺伝子の異常であり，その結果，ジストロフィンが合成されず，細胞膜の安定性が失われ，筋細胞が変性・壊死してしまうことで，筋力低下をきたす．
- ジストロフィンは，細胞膜を裏打ちする巨大な蛋白質であるが，単に構造蛋白としての役割だけでなく，様々な蛋白質とジストロフィン複合体を形成し，Ca^{2+}の流入調節などの機能的な役割も果たしている．

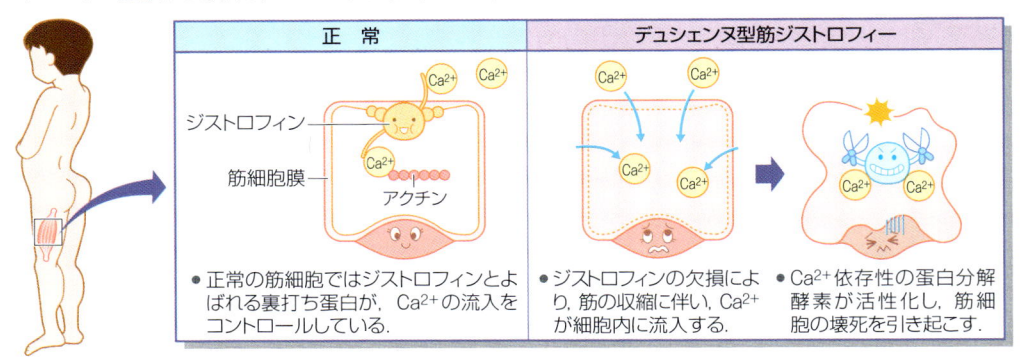

	正常	デュシェンヌ型筋ジストロフィー
	正常の筋細胞ではジストロフィンとよばれる裏打ち蛋白が，Ca^{2+}の流入をコントロールしている．	ジストロフィンの欠損により，筋の収縮に伴い，Ca^{2+}が細胞内に流入する． / Ca^{2+}依存性の蛋白分解酵素が活性化し，筋細胞の壊死を引き起こす．

- ジストロフィン遺伝子は，X染色体（Xp21.2）に存在し，デュシェンヌ型筋ジストロフィーは，X連鎖劣性遺伝の形式をとり，男子にのみ発症する（新生男児3,000〜3,500人に1人）．

検査・診断

- 遺伝子検査（ジストロフィン遺伝子の異常），筋生検（免疫染色でジストロフィン蛋白の欠損を確認）により確定診断する．
- 血液検査では，筋細胞の崩壊を反映してクレアチンキナーゼ（CK）↑，AST・ALT↑，LDH↑を認める．
- 筋電図では筋の異常を反映して低振幅・持続時間短縮（筋原性変化）を認める．

臨床経過　近位筋優位の筋力低下

- 進行性の筋力低下が主症状である．また，ジストロフィンは骨格筋の他，心筋，脳などにも存在するため，全ての患者で心筋障害（線維化，拡張型心筋症），一部の患者で知能障害も認める．

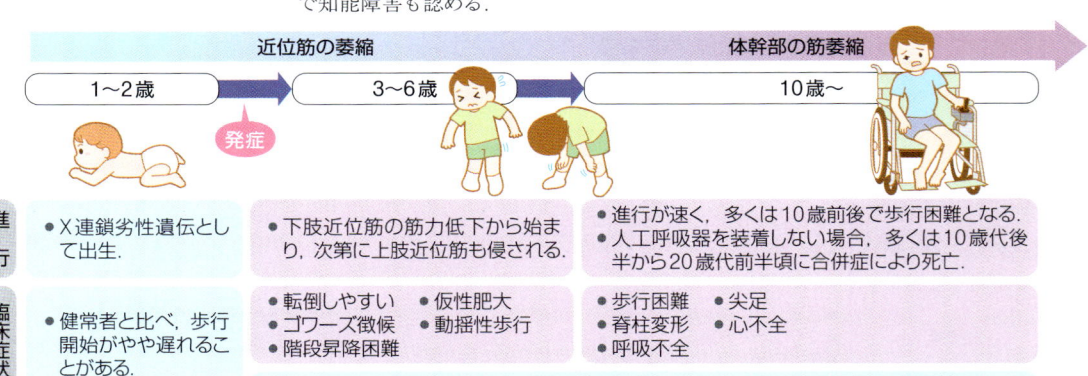

	1〜2歳（近位筋の萎縮）	3〜6歳 発症	10歳〜（体幹部の筋萎縮）
進行	・X連鎖劣性遺伝として出生．	・下肢近位筋の筋力低下から始まり，次第に上肢近位筋も侵される．	・進行が速く，多くは10歳前後で歩行困難となる． ・人工呼吸器を装着しない場合，多くは10歳代後半から20歳代前半頃に合併症により死亡．
臨床症状	・健常者と比べ，歩行開始がやや遅れることがある．	・転倒しやすい ・ゴワーズ徴候 ・階段昇降困難 ・仮性肥大 ・動揺性歩行	・歩行困難 ・脊柱変形 ・呼吸不全 ・尖足 ・心不全

- 手先の運動はわずかに可能（電動式車椅子のハンドル操作ができる程度）
- 同じくジストロフィン遺伝子の異常による疾患にベッカー型筋ジストロフィー（病⑦p.307）がある．短縮形の異常なジストロフィンは合成されるため，全く合成されないデュシェンヌ型に比べて軽症である．

治療

- 確立された根治療法はなく，リハビリテーション，呼吸管理，心不全の管理などを行う．
- 副腎皮質ステロイドが，一時的ではあるが，筋力・呼吸機能の回復，歩行可能期間の延長に有効である．

略語
- クレアチンキナーゼ（CK）：creatine kinase
- アスパラギン酸アミノトランスフェラーゼ（AST）：aspartate aminotransferase
- アラニンアミノトランスフェラーゼ（ALT）：alanine aminotransferase
- 乳酸脱水素酵素（LDH）：lactate dehydrogenase

Pharmacology

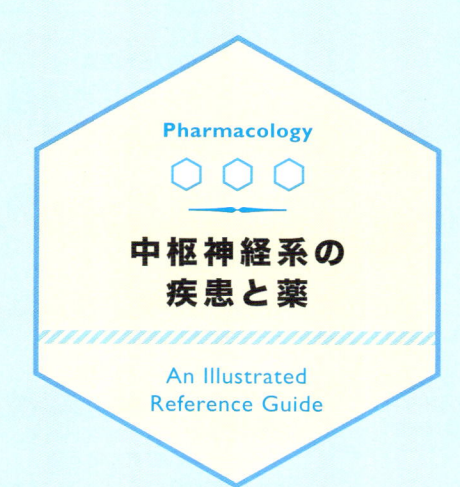

中枢神経系の疾患と薬

An Illustrated Reference Guide

全身麻酔薬

　　　　　　監　修
　　　医学：髙田 真二
　　　薬学：栗原 順一

総　論

鎮静・鎮痛・筋弛緩
全身麻酔とは

- 全身麻酔とは，侵襲を伴う治療法である外科手術を可能にするために，薬物を用いて患者の苦痛を取り除く方法の1つである．
- 通常，鎮痛，鎮静（意識消失），筋弛緩が全身麻酔の三大要素とされるが，有害反射の抑制を加えて四大要素とする場合もある．

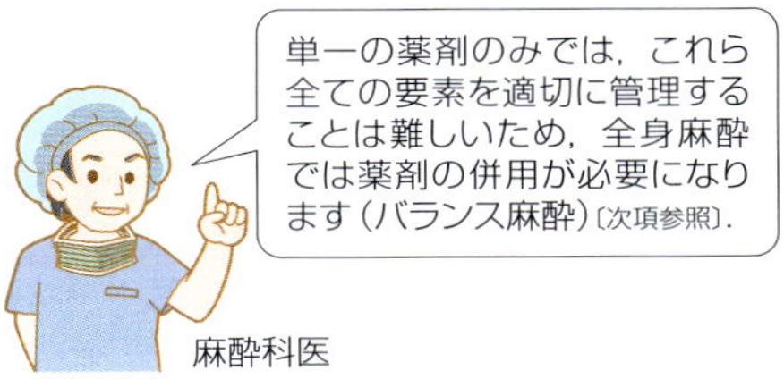

> 単一の薬剤のみでは，これら全ての要素を適切に管理することは難しいため，全身麻酔では薬剤の併用が必要になります（バランス麻酔）〔次項参照〕．

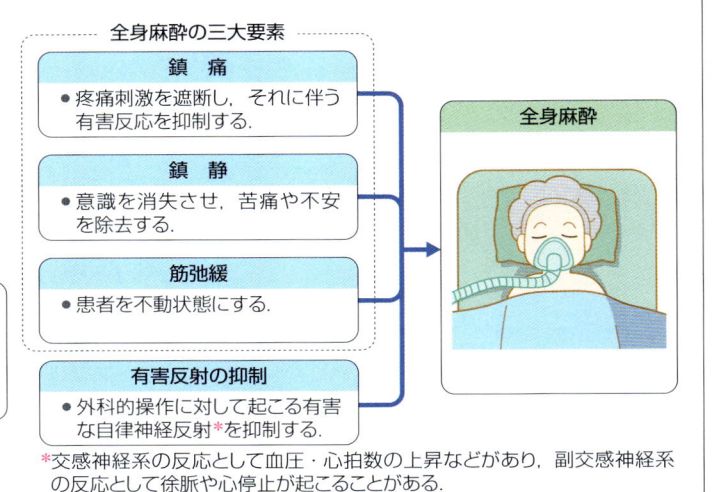

麻酔科医

全身麻酔の三大要素

- **鎮　痛**
  - 疼痛刺激を遮断し，それに伴う有害反応を抑制する．
- **鎮　静**
  - 意識を消失させ，苦痛や不安を除去する．
- **筋弛緩**
  - 患者を不動状態にする．

→ 全身麻酔

- **有害反射の抑制**
  - 外科的操作に対して起こる有害な自律神経反射*を抑制する．

*交感神経系の反応として血圧・心拍数の上昇などがあり，副交感神経系の反応として徐脈や心停止が起こることがある．

各要素を個別に管理する
バランス麻酔

- 全身麻酔の各要素が至適になるように，複数の薬剤を使用して，それらの要素を個別に管理する方法である．
- 全身麻酔薬は全身麻酔の各要素をあわせもつが，単一の薬剤のみで全ての要素を満たすように投与すると，過剰量となり重篤な副作用が生じる場合がある．
- 一方，バランス麻酔では，複数の薬剤（全身麻酔薬，筋弛緩薬，鎮痛薬など）を個別に調整することで個々の薬剤の投与量を少なくでき，副作用を抑えられる（ただし実際には，1つの薬剤が複数の作用をもつことや，薬剤相互の増強・減弱作用があることなどに注意する）．

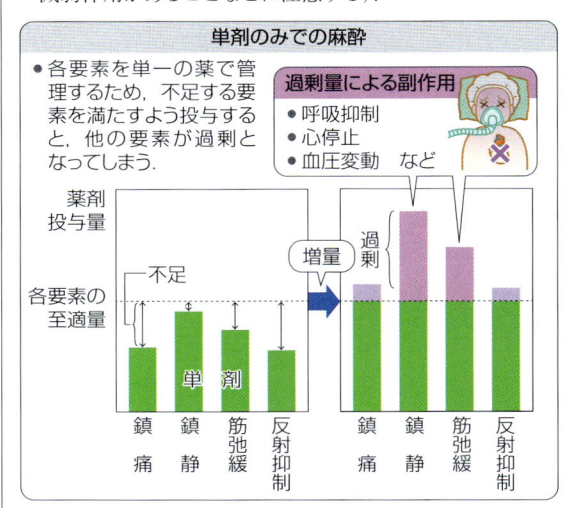

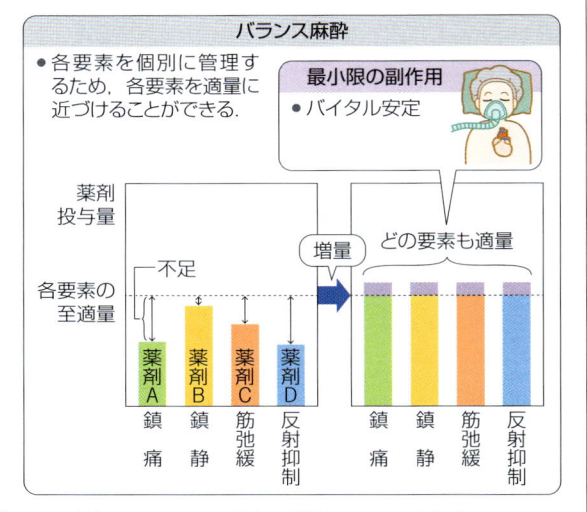

単剤のみでの麻酔

- 各要素を単一の薬で管理するため，不足する要素を満たすよう投与すると，他の要素が過剰となってしまう．

過剰量による副作用
- 呼吸抑制
- 心停止
- 血圧変動　など

バランス麻酔

- 各要素を個別に管理するため，各要素を適量に近づけることができる．

最小限の副作用
- バイタル安定

- 三大要素の中では特に鎮痛が重要であるため，局所麻酔薬による神経ブロック(p.76)などが併用されることもある．

中枢神経系への作用順序
全身麻酔薬の作用

- 血中に吸収された全身麻酔薬は全身に分布するが，特に脂肪成分を多く含む中枢神経系に作用して，可逆的な抑制作用を示す．
- この中枢神経系への作用順序は2種類あるが，全身麻酔薬として使用される薬物の多くは，不規則的下行性麻痺を示す．

モルヒネなどの薬物
- 作用は大脳皮質→間脳→中脳→延髄→脊髄（❶→❷→❸→❹）と進む（規則的下行性麻痺）．
- 脊髄に作用が及ぶ前に生命中枢である延髄に作用する．
- 特に呼吸中枢が強力に抑制されるので，呼吸停止をきたしやすい．

→ 厳重な呼吸管理下で，全身麻酔の補助薬として使用

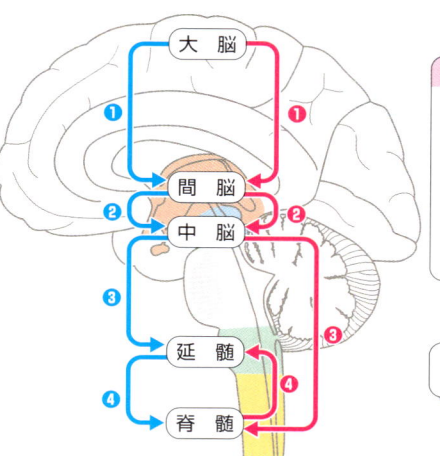

全身麻酔薬
- 作用は大脳皮質→間脳→中脳→脊髄→延髄（❶→❷→❸→❹）と進む（不規則的下行性麻痺）．
- 作用が延髄に及ぶ前に手術が実施可能な全身麻酔状態を達成できる（ただし意識消失に伴う気道閉塞や直接的心筋抑制のために，呼吸・循環抑制は必発）．

→ 厳重な呼吸循環管理下で，全身麻酔薬として使用

- 全身麻酔薬の作用機序は完全には解明されていないが，GABA$_A$受容体(p.13)の機能亢進やグルタミン酸NMDA受容体(p.12)の遮断などといった，イオンチャネル機能の変化が関与していると考えられている．

エーテルを基にした古典的分類
全身麻酔の経過

- 全身麻酔の経過は，中枢神経系の抑制の深さによって，第1期から第4期に分類されている．
- これはエーテル(p.109)の単独使用により観察された古典的な分類であり，現在は，複数の薬剤を併用して麻酔を急速に行うため，これらの経過が段階的には観察されない場合が多い．

■：主な作用部位
□：作用部位

経 過	作用部位（模式図）	意 識	呼 吸	筋緊張	血 圧	症 状
第1期（導入期）	大脳皮質（感覚野） 中脳 延髄 脊髄	混 濁	規則的	→	→	・痛覚が鈍麻する．
第2期（発揚期）	大脳皮質（全域）	消 失	不規則的	↑	↑	・意識が消失する． ・抑制系神経の抑制（脱抑制）により，見かけ上の興奮状態や筋緊張の増加がみられる． ・この時期が短い麻酔薬が望ましい．
第3期（手術期）	脊髄	消 失	規則的	↓	→	・多シナプス反射(p.95)の抑制により，骨格筋が弛緩する． ・手術に最も適する（鎮痛，意識消失，筋弛緩，反射抑制）．
第4期（中毒期）	延髄	消 失	抑 制	↓	↓	・延髄の呼吸中枢と血管運動中枢が抑制され，呼吸停止と循環虚脱が起こる*．

*呼吸停止に対しては人工呼吸を継続する．循環虚脱に対しては吸入麻酔薬の投与を中止するとともに，急速輸液と昇圧薬投与を行う．心停止に至った場合は胸骨圧迫を行い，アドレナリン(p.31)を投与する．

略語 ・γ－アミノ酪酸（GABA）：γ－aminobutyric acid ・N－メチル－D－アスパラギン酸（NMDA）：N－methyl－D－aspartate

導入・維持・覚醒
全身麻酔の管理

- 全身麻酔の管理は「導入」「維持」「覚醒」の3段階に分けて考えることができる．
- 手術を安全かつ円滑に行い，患者の苦痛を極力やわらげるために，それぞれの段階に応じて適切な処置を行う必要がある．

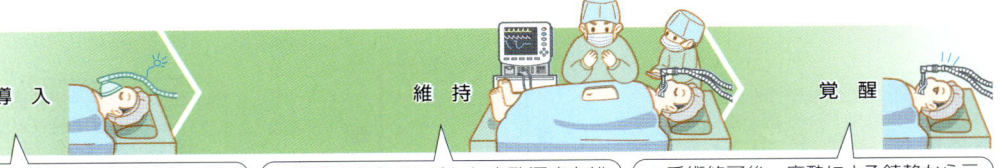

導入
- 患者を覚醒状態から麻酔状態にする．
- 静脈麻酔薬による急速導入と吸入麻酔薬による緩徐導入がある．

維持
- 手術を行うのに適した麻酔深度を維持する．
- 患者のバイタルサイン*や麻酔深度を常にモニタリングし，必要に応じて追加の薬剤を投与する．

覚醒
- 手術終了後，麻酔による鎮静から元の意識レベルまで戻す．
- 筋弛緩から回復し，バイタルサインが安定しており，意識が戻ったのを確認してから抜管する**．

*生命の維持に不可欠な循環と呼吸の状態を表す徴候（生命徴候）．意識状態，体温，脈拍，血圧，呼吸状態を指すことが多い．
**麻酔からの覚醒は，名前を呼んで開眼すること，指示に従うことにより確認する．

吸入麻酔薬と静脈麻酔薬
全身麻酔薬の分類

- 全身麻酔薬は，吸入麻酔薬（マスクや気管内挿管による投与）と静脈麻酔薬（注射による投与）に分類される．
- それぞれ，麻酔深度の調節や手術期までにかかる時間などに違いがあるため，通常は両者を併用する．

全身麻酔薬	長　所	短　所	用　途
吸入麻酔薬	● 麻酔深度の調節が容易 ➡ 長時間一定の深度を保つことができる．	● 静脈麻酔に比べ，手術期に達するまでに時間がかかる．	● 麻酔の維持 ● 麻酔の緩徐導入
静脈麻酔薬	● 導入期，発揚期が短く，速やかに手術期に達する．	● 麻酔深度の調節が困難* ➡ 急速注入により呼吸停止や循環抑制を生じることがある．	● 麻酔の急速導入 ● 鎮静（低濃度使用） ● 短時間手術（単独使用） ● 長時間手術における麻酔維持の補助

*プロポフォール(p.114)は導入・覚醒が速やかであるため，麻酔深度を調節しやすい．

必要に応じて投与する
麻酔前投薬（麻酔補助薬）

- 前投薬とは，麻酔導入を円滑にし，術中の副作用を防ぎ，麻酔が十分に効果を発揮できるように投与されるものである．必要に応じて以下のような薬剤が投与される．
- 施設により，前投薬を不要とする（手術室内で麻酔導入直前に投与すれば間に合うと考える）場合もあるが，目的に応じて薬剤を選択する．

目　的	薬　物
術前の鎮静・不安除去	● 鎮静薬（抗不安薬） ● ベンゾジアゼピン系薬（ジアゼパム，ニトラゼパム，ミダゾラム） ● 抗ヒスタミン薬（ヒドロキシジン） ● バルビツール酸系薬（ペントバルビタール）
気道分泌抑制・迷走神経反射抑制	● 抗コリン薬 ● アトロピン ● スコポラミン
鎮痛	● 麻薬・鎮痛薬 ● モルヒネ ● ペチジン ● ペンタゾシン
胃酸分泌抑制	● H₂受容体拮抗薬 ● シメチジン ● ラニチジン ● ファモチジン
制吐	● フェノチアジン系薬（D₂受容体拮抗薬） ● クロルプロマジン ● ドロペリドール

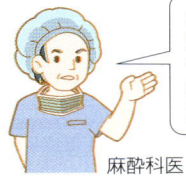

麻酔科医：かつて患者取り違え事故が社会問題化したこともあり，現在では本人確認を妨げるような鎮静作用の強い前投薬の使用は避けられる傾向にあります．

吸入麻酔薬

intro.：気体または揮発性液体の蒸気を吸入することで全身麻酔作用を発揮する薬．静脈麻酔薬より麻酔深度の調節が容易だが，手術期に至るまで時間がかかるため，主に麻酔の維持に用いられる．

揮発性吸入麻酔薬

ハロタン

intro.：吸入麻酔薬の原型となったハロゲン化麻酔薬である．麻酔作用が強い（MAC が低い (p.110)）が副作用も強いため，現在臨床ではあまり用いられない．

WORDS & TERMS

エーテル [p.107]
全身麻酔薬の普及に貢献した揮発性麻酔薬であるジエチルエーテルのこと．投与が行いやすく，比較的毒性は低いが，その爆発性などにより近年では臨床麻酔には用いられなくなった．

ED_{50} [p.110]
投与したヒトのうち50％に対して有効な効果が出る投与量であり，一般に医薬品の効力を示すために用いられる．ED_{50} が小さい薬剤は，ED_{50} が大きい薬剤に対し，少量の服用で十分な効果が得られる．

MINIMUM ESSENCE

一般名	● ハロタン …吸
作用	● 詳細な機序は不明である．
適応	● 全身麻酔
禁忌	● ハロゲン化麻酔薬による黄疸または発熱　● 悪性高熱症の既往・家族歴
副作用	● 悪性高熱症★　● 発熱を伴う重篤な肝障害（ハロタン肝炎）★ ● 呼吸抑制　● 重篤な不整脈　など
相互作用	● 併用薬作用↑：競合性筋弛緩薬 ● 不整脈などの誘発：カテコールアミン含有薬，キサンチン系薬
注意	● 心筋のカテコールアミン感受性増大による不整脈を誘発しやすい．

【補足事項】● 鎮痛作用は弱いため，亜酸化窒素 (p.110) などと併用する．

ハロゲン化エーテル系吸入麻酔薬

intro.：ハロタンと同様に麻酔作用が強いが，心毒性などの副作用が軽減されている．セボフルランとデスフルランは特に導入・覚醒が速やかである．

MINIMUM ESSENCE

一般名	❶ イソフルラン …吸　❷ セボフルラン …吸　❸ デスフルラン …吸
作用	● 詳細な機序は不明である．
適応	● 全身麻酔
禁忌	● ハロゲン化麻酔薬過敏症　● 悪性高熱症の既往・家族歴
副作用	● 悪性高熱症★，肝障害★，ショック★，アナフィラキシー★，重篤な不整脈★ ● 〔❶〕呼吸抑制★　● 〔❷❸〕横紋筋融解症★ ● 〔❷〕けいれん★，不随意運動★　● 〔❸〕高K血症★，喉頭けいれん★　など
相互作用	● 併用薬作用↑：競合性筋弛緩薬 ● 本薬および併用薬作用↑：中枢神経抑制薬　など ● 不整脈などの誘発：アドレナリンやノルアドレナリン

【補足事項】● 呼吸抑制はハロタンに比べて弱い．肝で代謝されないため，ハロタンより肝障害も生じにくい．また，カテコールアミンに対する感受性増大作用がハロタンより弱く，不整脈も生じにくい．
● セボフルランは気道刺激性が弱いため，導入に適している．
● デスフルランは血液/ガス分配係数 (p.111) は低いが，気道刺激性が強いため，導入には使用できない．

商品名【揮発性吸入麻酔薬】● ハロタン：フローセン（吸入）　● イソフルラン：フォーレン（吸入）　● セボフルラン：セボフレン（吸入）　● デスフルラン：スープレン（吸入）　**略語**　● 最小肺胞内濃度（MAC）：minimum alveolar concentration　● 50%有効量（ED_{50}）：50% effective dose

ガス性吸入麻酔薬

亜酸化窒素（笑気）

intro.：副作用が少なく比較的安全な気体の吸入麻酔薬．化学式は N_2O．麻酔導入・覚醒は速やかで，鎮痛作用が強いが，麻酔作用が弱い（MACが高い）ため他剤と併用する．

MINIMUM ESSENCE

一般名	● 亜酸化窒素 ……吸
作用	● 詳細な機序は不明である．
適応	● 全身麻酔　●鎮痛
禁忌	● タンポナーデガスが硝子体内に残存する眼手術後の患者（失明のおそれ）
副作用	● 造血機能障害★など
相互作用	● 本薬および併用薬作用↑：プロポフォール　●併用薬作用↑：吸入麻酔薬（MACの低下）
注意	● 高濃度での吸入が必要であり，酸素欠乏に陥りやすいため，吸入中の酸素濃度を20％以上に保つ．また，麻酔終了時には，100％酸素を5分以上吸入させることが望ましい． ● 耳管閉塞，気胸など，体内閉鎖腔がある患者への投与は注意する（内圧上昇，容積増大）．

吸入麻酔薬の作用の強さを表す
MAC（最小肺胞内濃度）

- MAC（最小肺胞内濃度）は，生体の皮膚に侵害刺激（切開など）を加えたとき，50％の動物（ヒト）が体動を示さなくなるのに必要な肺胞内の吸入麻酔薬の濃度であり，ED_{50}(p.109)に相当する．
- MACは吸入麻酔薬の麻酔作用の強弱を表しており，MACが低いほど麻酔作用が強く，MACが高いほど麻酔作用が弱いことを示す．

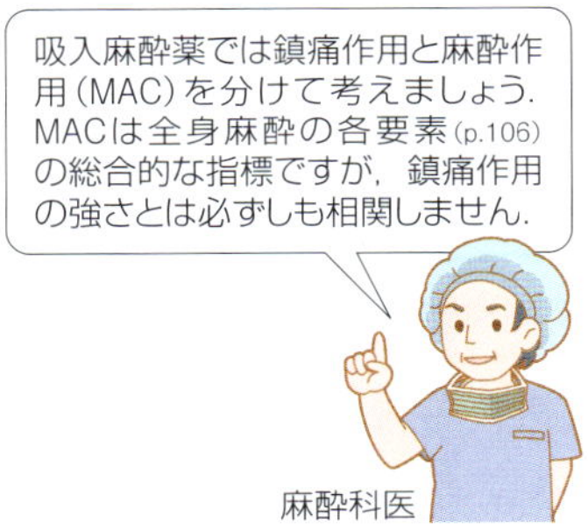

薬物別のMACの比較

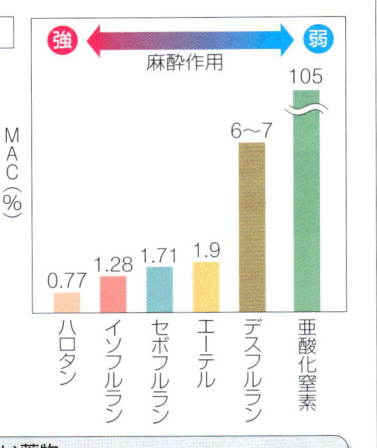

麻酔科医：吸入麻酔薬では鎮痛作用と麻酔作用（MAC）を分けて考えましょう．MACは全身麻酔の各要素(p.106)の総合的な指標ですが，鎮痛作用の強さとは必ずしも相関しません．

強 ← 麻酔作用 → 弱

MAC（％）：ハロタン 0.77／イソフルラン 1.28／セボフルラン 1.71／エーテル 1.9／デスフルラン 6〜7／亜酸化窒素 105

MACと麻酔作用

MACが低い薬物：低濃度 → 肺胞 → 脳　低濃度でも作用＝麻酔作用が強い

MACが高い薬物：低濃度 → 肺胞 → 脳　低濃度では作用しない／高濃度 → 肺胞 → 脳　作用には高濃度が必要＝麻酔作用が弱い

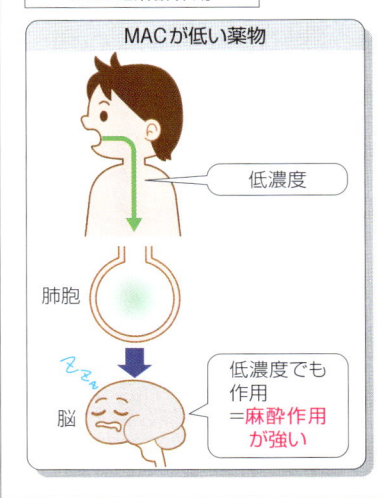

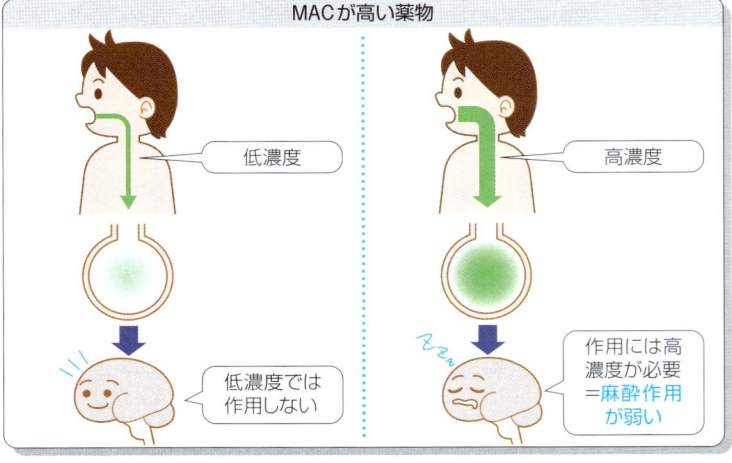

商品名【ガス性吸入麻酔薬】● **亜酸化窒素**：液化亜酸化窒素（吸入），笑気（吸入）　**略語**● 最小肺胞内濃度（MAC）：minimum alveolar concentration　● 50％有効量（ED_{50}）：50% effective dose

吸入麻酔薬の導入・覚醒の速さを表す
血液/ガス分配係数

- 血液/ガス分配係数は，37℃，760 mmHgにおいて血液1 mLに溶けるガスの量（mL）である．これは血液と肺胞内気体との間の濃度比であり，吸入麻酔薬の血液への溶解度を表す．
- 吸入麻酔薬は血中で飽和することで中枢に作用するため，血液/ガス分配係数が小さいほど血液に溶けにくく（飽和しやすく），導入および覚醒が速やかである．

薬物の血液/ガス分配係数の比較

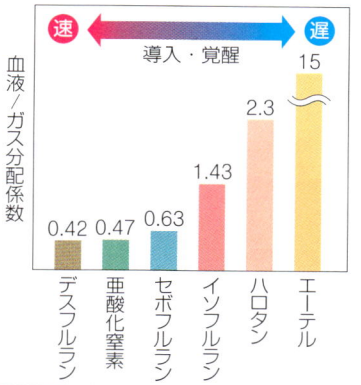

吸入麻酔薬	血液/ガス分配係数
デスフルラン	0.42
亜酸化窒素	0.47
セボフルラン	0.63
イソフルラン	1.43
ハロタン	2.3
エーテル	15

（速←導入・覚醒→遅）

血液/ガス分配係数と導入・覚醒

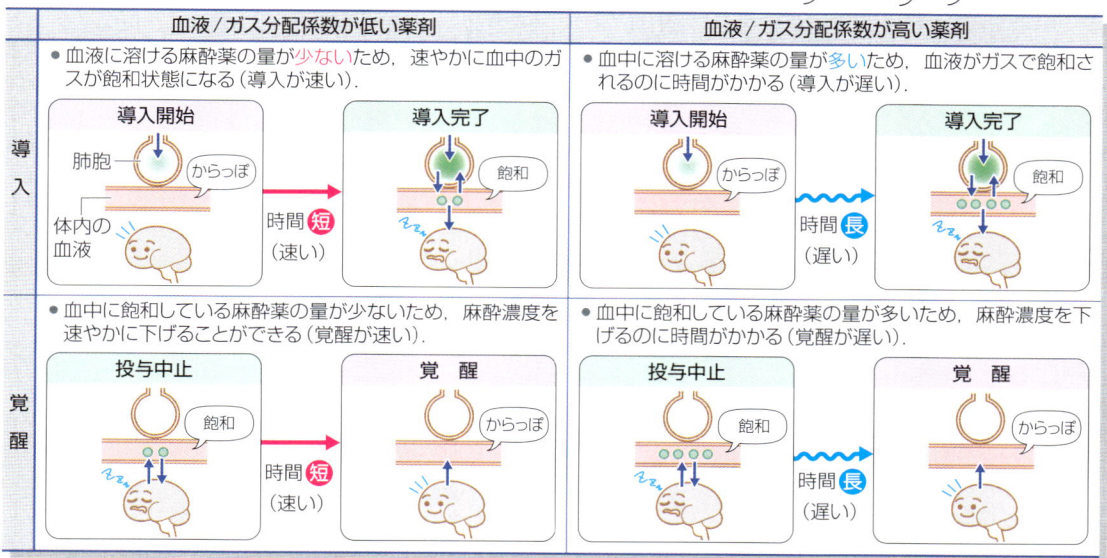

血液/ガス分配係数が低い薬剤

導入
- 血液に溶ける麻酔薬の量が少ないため，速やかに血中のガスが飽和状態になる（導入が速い）．

導入開始 → 導入完了　時間 短（速い）

覚醒
- 血中に飽和している麻酔薬の量が少ないため，麻酔濃度を速やかに下げることができる（覚醒が速い）．

投与中止 → 覚醒　時間 短（速い）

血液/ガス分配係数が高い薬剤

導入
- 血中に溶ける麻酔薬の量が多いため，血液がガスで飽和されるのに時間がかかる（導入が遅い）．

導入開始 → 導入完了　時間 長（遅い）

覚醒
- 血中に飽和している麻酔薬の量が多いため，麻酔濃度を下げるのに時間がかかる（覚醒が遅い）．

投与中止 → 覚醒　時間 長（遅い）

異なる特徴をもつ
吸入麻酔薬のまとめ

- 主な吸入麻酔薬の特徴を以下に示す．

吸入麻酔薬	MAC（%）〔作用の強さ〕	血液/ガス分配係数（導入・覚醒の速さ）	筋弛緩作用	カテコールアミンに対する感受性増大作用	肝毒性	特　徴
❶ハロタン	0.77（強い）	2.3（速い）	＋	＋＋	＋＋	・不整脈を誘発しやすいため，血圧低下時などのカテコールアミン投与には注意する． ・まれに肝障害を生じる．
❷イソフルラン	1.28（強い）	1.43（速い）			＋	・まれに肝障害を生じるが，その頻度は❶より低い．
❸セボフルラン	1.71（強い）	0.63（とても速い）	＋＋	＋		
❹デスフルラン	6〜7（やや弱い）	0.42（とても速い）			±	・ごくまれに肝障害を生じるが，その頻度は❷❸より低い．
❺亜酸化窒素（笑気）	105（弱い）	0.47（とても速い）	−	−	−	・麻酔作用が弱いため，他剤の併用が必要． ・鎮痛作用は強い．

中枢神経系の疾患と薬　全身麻酔薬

静脈麻酔薬

intro.： 静脈注射で用いられる麻酔薬であり，主に麻酔の導入に用いられる．近年は，静脈内投与の薬剤のみで麻酔の導入～維持を行う全静脈麻酔（TIVA (p.114)）も行われている．

バルビツール酸系全身麻酔薬

intro.： GABA_A受容体に結合して中枢神経系を抑制し，鎮静や催眠，抗けいれん作用などを発揮する薬物である．静脈麻酔薬としては主に導入の際に用いる（導入期・発揚期がほとんどなく手術期に入る）．

MINIMUM ESSENCE

チオペンタールナトリウム

一般名	❶ チオペンタール …注 ❷ チアミラール ……注
作用	● GABA_A受容体(p.13)に結合 ➡ GABAの作用を増強，Cl^-チャネルの開口時間延長などにより抑制性神経伝達を促進．
適応	● 全身麻酔の導入　● 短時間全身麻酔の維持　● 電気けいれん療法時の麻酔　など
禁忌	● 重症気管支喘息（ヒスタミン遊離作用により気管支けいれんを誘発） ● 急性間欠性ポルフィリン症　● 重篤な循環不全，心不全　● アジソン病　など
副作用	● 急性中毒（呼吸抑制★，循環不全）　● ショック★　● 〔❶〕アナフィラキシー
相互作用	● 本薬作用↑：中枢神経抑制薬，ジスルフィラム　など 併用薬作用↓：ワルファリンなどのクマリン系抗凝固薬など（薬物代謝酵素の誘導による）
解毒	● 炭酸水素ナトリウム（$NaHCO_3$）➡ 尿のアルカリ化により酸性薬物を排泄促進

【補足事項】
- 麻酔深度の調節が難しい．
- 中枢神経以外の脂肪組織に再分配されるため，作用時間が短い（代謝・排泄自体は遅い）．

> 動脈内や皮下に誤注入すると組織の壊死を起こすため，確実に静脈内に投与されていることを確認することが重要です．
> ―麻酔科医

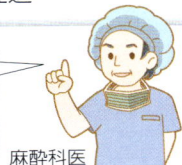

抗てんかん薬や睡眠薬
バルビツール酸系の用途

- バルビツール酸系は，静脈麻酔薬の他，抗てんかん薬としても使用される．
- バルビツール酸系の催眠作用では，レム（REM）睡眠が抑制される．これは自然の睡眠とは異なるため，覚醒時に不快感が残る．
- さらに，強い依存性，急性中毒，耐性を生じるため，現在は睡眠薬としての使用は少ない．

用途	薬物例	作用時間
静脈麻酔薬	チオペンタール チアミラール	超短時間型
抗てんかん薬	フェノバルビタール(p.150) など	長時間型
睡眠薬	ペントバルビタール など	短～長時間型

急性中毒や依存性
バルビツール酸系の副作用

- バルビツール酸系では，主に下のような副作用が現れる．
- 過量による重篤な急性中毒（呼吸抑制，血圧低下など）や，依存性などが問題となる．
- 麻酔薬として使用する場合は依存性の心配はないが，高用量であるため，中毒症状に特に注意する（窒息は必発であり，呼吸停止もまれではないため，必ず人工呼吸の準備を整えたうえで投与する）．

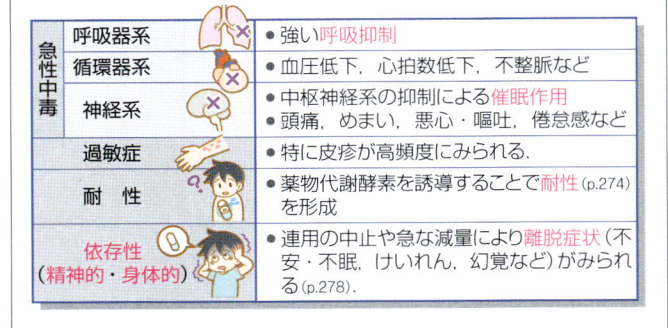

急性中毒	呼吸器系	● 強い呼吸抑制
	循環器系	● 血圧低下，心拍数低下，不整脈など
	神経系	● 中枢神経系の抑制による催眠作用 ● 頭痛，めまい，悪心・嘔吐，倦怠感など
過敏症		● 特に皮疹が高頻度にみられる．
耐性		● 薬物代謝酵素を誘導することで耐性(p.274)を形成
依存性 （精神的・身体的）		● 連用の中止や急な減量により離脱症状（不安・不眠，けいれん，幻覚など）がみられる(p.278)．

商品名【バルビツール酸系全身麻酔薬】● チオペンタールナトリウム：ラボナール（注）　● チアミラールナトリウム：イソゾール（注），チトゾール（注）
略語 ● 全静脈麻酔（TIVA）：total intravenous anesthesia　● γ-アミノ酪酸（GABA）：γ-aminobutyric acid　● レム（REM）睡眠：rapid eye movement sleep

ベンゾジアゼピン系全身麻酔薬

intro.：中枢神経系を抑制し，鎮静や催眠，抗不安，抗けいれん作用などを発揮する薬物である．

MINIMUM ESSENCE

一般名	● ミダゾラム …注
作用	● GABA_A 受容体(p.13)に結合➡GABAの作用を増強し，Cl^-チャネルの開口頻度増加などにより抑制性神経伝達を促進．
適応	● 麻酔前投薬 ● 全身麻酔の導入・維持 ● 集中治療における人工呼吸中の鎮静
禁忌	● 急性狭隅角緑内障　● 重症筋無力症　● ショック　● 昏睡　● 重篤な急性アルコール中毒
副作用	● 薬物依存★　● 低血圧★　● 不整脈★　● 舌根沈下★　● 無呼吸★，呼吸抑制★ ● 悪性症候群★　● アナフィラキシーショック★
相互作用	● 併用禁忌：HIVプロテアーゼ阻害薬，HIV逆転写酵素阻害薬 ● 本薬および併用薬作用↑：プロポフォール，中枢神経抑制薬，MAO阻害薬，アルコール ● 本薬作用↑（中枢神経抑制作用↑）：CYP3A4(p.215)を阻害する薬剤 ● 併用薬作用↑：ビノレルビン，パクリタキセルなど（代謝阻害による血中濃度の上昇） ● 本薬作用↓：CYP3A4を誘導する薬剤
解毒	● フルマゼニル（ベンゾジアゼピン拮抗薬）(p.259)
注意	● 呼吸および循環動態の連続的な観察ができる施設でのみ使用する． ● 低出生体重児および新生児に対して急速静注をしてはならない．

【補足事項】● 本薬は内視鏡検査などの苦痛を伴う処置の際に鎮静薬として適応外使用されることも多いが，舌根沈下や呼吸抑制を起こすこともまれではないので，投与後は処置を行う医師以外に，患者の呼吸・循環を連続的に観察する者がその場にいなければならない．

ミダゾラム

多様な作用をもつ
ベンゾジアゼピン系の用途

● ベンゾジアゼピン系は中枢神経系を抑制し，様々な作用を発揮する(p.256)．
● 静脈麻酔薬をはじめ，睡眠薬，抗不安薬，抗てんかん薬，中枢性筋弛緩薬として使用される．

用途	薬物例	作用時間
静脈麻酔薬	ミダゾラム	短時間型
睡眠薬(p.264)	トリアゾラム，ニトラゼパムなど	短〜超長時間型
抗不安薬(p.268)	エチゾラム，オキサゾラムなど	短〜超長時間型
抗てんかん薬(p.143)	ジアゼパム，クロナゼパムなど	長時間型
中枢性筋弛緩薬(p.94)	エチゾラム，ジアゼパムなど	短〜長時間型

商品名【ベンゾジアゼピン系全身麻酔薬】● ミダゾラム：ドルミカム（注）　**略語**● ヒト免疫不全ウイルス（HIV）：human immunodeficiency virus　● モノアミン酸化酵素（MAO）阻害薬：monoamine oxidase inhibitor　● シトクロムP450（CYP）：cytochrome P450

イソプロピルフェノール系全身麻酔薬

intro.: ベンゾジアゼピン系と化学構造は異なるが，作用機序・作用が類似する薬物である．

MINIMUM ESSENCE

一般名	● プロポフォール … 注
作　用	● GABA$_A$受容体に結合してGABAの作用を増強➡抑制性神経伝達を促進．
適　応	● 全身麻酔の導入・維持 ● 局所麻酔または検査時の鎮静 ● 成人の集中治療における人工呼吸中の鎮静
禁　忌	● 妊産婦 ● 小児（集中治療における人工呼吸中の鎮静の場合）など
副作用	● 注入時の血管痛　● 低血圧★　● 舌根沈下★　● 無呼吸★　● 心不全★　● 不整脈★ など
相互作用	● 本薬および併用薬作用↑：全身麻酔薬，局所麻酔薬，中枢神経抑制薬，アルコール，降圧薬，抗不整脈薬 など

【補足事項】
- 本薬はバルビツール酸系よりも作用時間が短く，導入・覚醒が速やかである．これは，本薬の肝代謝が速やかに行われ，バルビツール酸系のような体内蓄積がほとんど起こらないからである (p.112)．そのため，本薬は全静脈麻酔に用いられる．
- 本薬を長期間大量投与した場合，著明な代謝性アシドーシス，横紋筋融解症，心不全を伴い致死的になる例があることが報告されている．成人に比べ小児でより起こりやすいことが知られているので，小児の集中治療における本薬の長期投与は禁忌とされている（ただし，全身麻酔導入時などの単回投与は，小児に対しても安全に実施できる）．
- 水に溶けにくいため脂肪乳剤として製剤化されており，乳白色の外見をしている．

プロポフォール

■施行頻度が上がっている
■全静脈麻酔（TIVA）

- 全身麻酔を静脈内投与の薬剤のみで行う麻酔法である．
- バランス麻酔 (p.106) の概念に基づいて，鎮痛，鎮静，筋弛緩などの各要素を満たす薬剤を投与する．
- 血中半減期が短く，調節性に優れるプロポフォールの登場により可能となり，臨床でも多く用いられている．

TIVAの例

鎮　痛	麻薬性鎮痛薬（フェンタニルまたはレミフェンタニル） 局所麻酔薬*
＋	
鎮　静	静脈麻酔薬（プロポフォール）
＋	
筋弛緩	筋弛緩薬（ロクロニウムなど）

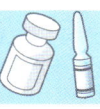

*硬膜外麻酔，脊髄くも膜下麻酔 (p.77) などで使用する．

TIVAの利点
- 臓器障害を起こしにくい．
- 吸入麻酔薬による室内空気汚染を防止できる．

TIVAの欠点
- 使用する薬物において薬効の個人差が吸入麻酔薬に比べて大きい．そのため，投与量の決定の際には，より注意深く患者のバイタルサイン (p.108) を観察することが必要となる．

商品名【イソプロピルフェノール系全身麻酔薬】● プロポフォール：ディプリバン（注）　**略語**● γ－アミノ酪酸（GABA）：γ－aminobutyric acid　● 全静脈麻酔（TIVA）：total intravenous anesthesia

フェンシクリジン系全身麻酔薬

intro.： グルタミン酸NMDA受容体に対する非競合的遮断薬．大脳皮質を抑制し，意識レベルの低下や強い鎮痛作用などをもたらす一方，辺縁系(病⑦p.34)を活性化して脳波の覚醒所見などを示す（解離性麻酔作用）．麻薬指定薬物(p.122)．

MINIMUM ESSENCE

一般名	● ケタミン …注（筋注，静注）
作 用	● グルタミン酸NMDA受容体(p.12)を非競合的に遮断➡興奮性神経伝達を抑制．
適 応	● 手術・検査・処置時の全身麻酔 ● 吸入麻酔導入の補助
禁 忌	● けいれん発作の既往 ● 外来患者 ● 重症の心代償不全 ● 脳血管障害 ● 高血圧 ● 脳圧亢進症
副作用	● 急性心不全★ ● 無呼吸★，呼吸抑制★ ● 舌根沈下★ ● けいれん★ ● 覚醒時反応★
相互作用	● 本薬作用↑：中枢神経抑制薬

【補足事項】
- 麻酔回復時に，不快な夢や幻覚などが起こる場合がある（覚醒時反応）．
- 外科手術後や熱傷の処置時の鎮静・鎮痛にも用いられる．
- 薬理学的には麻薬（オピオイド受容体に作用する麻薬性鎮痛薬）とは異なるが，化学構造が覚醒剤に類似しており，乱用問題などから，『麻薬及び向精神薬取締法』に基づく麻薬指定薬物となった(p.122)．

ケタミン塩酸塩

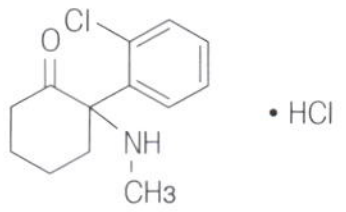

特徴的な血圧上昇と気管支拡張作用
ケタミンの作用

- ケタミンは，中枢神経全体を抑制する他の全身麻酔薬と異なり，覚醒しているが意識レベルが低く，痛みも感じないという独特な状態をもたらす．
- また本薬は他の全身麻酔薬と異なり，昇圧作用，気管支拡張作用をもつため，ショックの患者や気管支喘息患者に対して使いやすい．

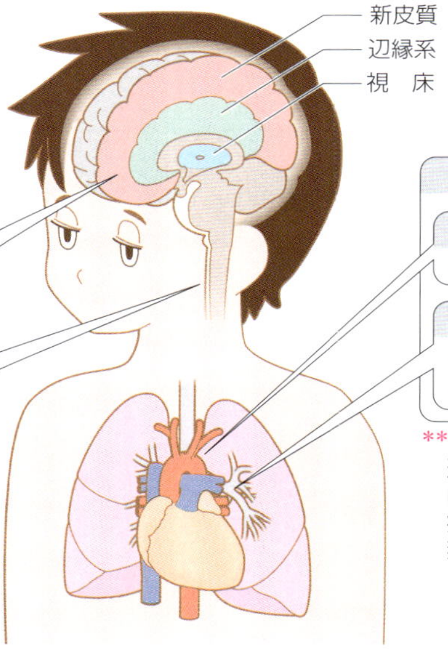

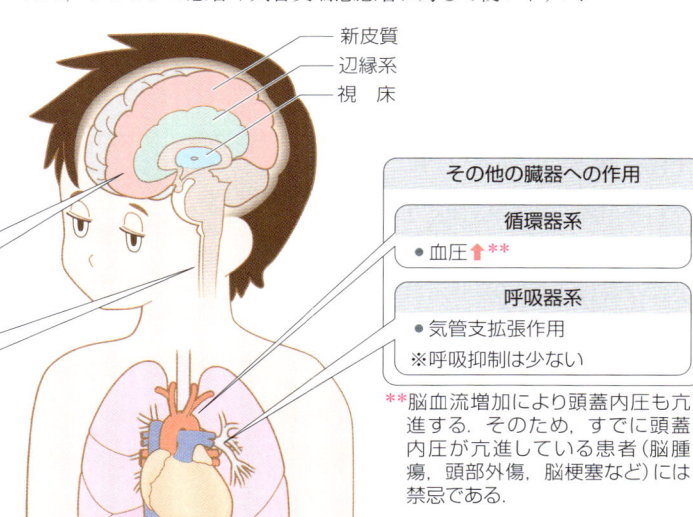

中枢神経系への作用

鎮 静
- 新皮質，視床を抑制し，辺縁系を活性化する*（解離性麻酔作用）．

鎮 痛
- 脊髄後角の痛覚伝導路を抑制し，特に皮膚・粘膜由来の痛みを抑える．

*大脳皮質の脳波は睡眠波（徐波）を示すが，辺縁系の脳波は覚醒波を示すことがある．

その他の臓器への作用

循環器系
- 血圧↑**

呼吸器系
- 気管支拡張作用

※呼吸抑制は少ない

**脳血流増加により頭蓋内圧も亢進する．そのため，すでに頭蓋内圧が亢進している患者（脳腫瘍，頭部外傷，脳梗塞など）には禁忌である．

辺縁系は本能，情動，記憶などを司り，新皮質は理性，知性など，より高度な活動を司ります．通常，辺縁系は新皮質の抑制を受けていますが，ケタミンはこの抑制を外し，さらに辺縁系を賦活化します．このため，ケタミンからの回復時には，悪夢や幻覚などをみることがあります．

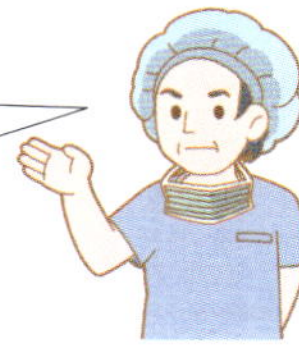

麻酔科医

[商品名]【フェンシクリジン系全身麻酔薬】●ケタミン塩酸塩：ケタラール（注） [略語] ● *N*−メチル−D−アスパラギン酸（NMDA）：*N*−methyl−D−aspartate

ブチロフェノン系全身麻酔薬

intro.：ドパミン D_2 受容体拮抗薬であり，強力なオピオイドであるフェンタニルと併用することで，かつてはしばしば神経遮断性麻酔（NLA：意識レベルが低いながらも保たれた鎮静・鎮痛状態となる）に用いられてきたが，現在ではほとんど用いられない．

WORDS & TERMS

神経遮断薬 (p.116)
神経伝達を抑制することにより効果を現す薬物の総称．

MINIMUM ESSENCE

- **一般名**
  - ドロペリドール …注

- **作用**
  - ドパミン D_2 受容体 (p.220) を遮断し，中枢神経系の情報伝達を抑制すると考えられている．

- **適応**
  - フェンタニル併用による全身麻酔および局所麻酔の補助
  - 麻酔前投薬（単独投与）

- **禁忌**
  - けいれん発作の既往 ● 外来患者 ● 重篤な心疾患 ● QT延長症候群
  - 2歳以下の乳児・小児 ● パーキンソン病，パーキンソン症候群

- **副作用**
  - 血圧低下★ ● 不整脈★，QT延長★
  - ショック★ ● 間代性けいれん★ ● 悪性症候群★ など

- **相互作用**
  - 本薬および併用薬作用↑：中枢神経抑制薬，MAO阻害薬 (p.29)
  - 本薬作用↑：β遮断薬

ドロペリドール

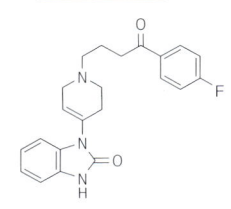

【補足事項】
- NLAで用いる場合，通常，ドロペリドールとフェンタニル (p.125) を50：1の割合で混ぜた合剤（タラモナール®）として用いる．
- NLAで使用する量の1/10以下の少量で強力な制吐作用を示すので，現在ではドロペリドール単独で，全身麻酔後の制吐薬として使用されることが多い．
- パーキンソン病 (p.156)，パーキンソン症候群 (p.158) は添付文書では禁忌とされていないが，臨床的には禁忌である．
- QT延長症候群 (p.351) の患者に本薬を投与すると，多形性心室頻拍 (p.348) などの重篤な不整脈を起こす危険性があるので禁忌である．

低い意識レベルと鎮静・鎮痛
神経遮断性麻酔（NLA）

- 神経遮断薬と鎮痛薬を併用することで，呼びかけに対応できる程度の意識を保ちつつ，手術可能な鎮静・鎮痛状態を得る麻酔法である．ニューロレプト麻酔ともよばれる．
- ドロペリドールにフェンタニルなどを併用するNLA原法は，循環器系への影響は少ないが作用時間が長いため，気管支ファイバー下挿管時など，使う機会は限られている．
- 現在では，ベンゾジアゼピン系薬（ミダゾラムなど）にペンタゾシンを併用したNLA変法が，気管支鏡検査や消化管内視鏡検査など，苦痛を伴う処置に広く使われている．
- ミダゾラム使用の際には医師以外にバイタルサインを観察する者が必要である (p.113)．

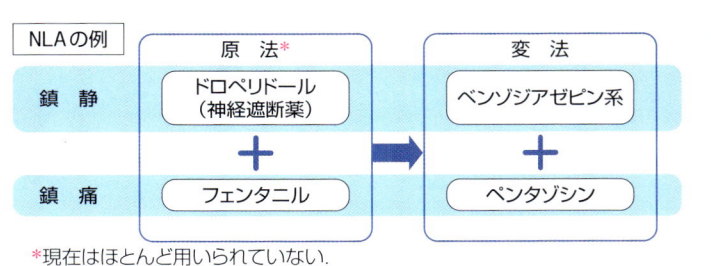

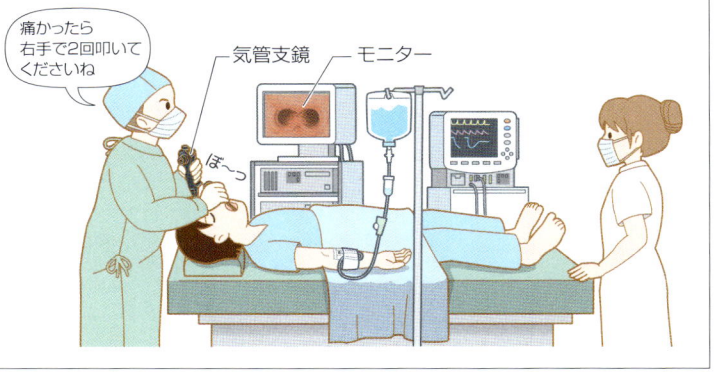

NLAの例

	原法*	変法
鎮静	ドロペリドール（神経遮断薬）	ベンゾジアゼピン系
	＋	＋
鎮痛	フェンタニル	ペンタゾシン

*現在はほとんど用いられていない．

商品名【ブチロフェノン系全身麻酔薬】● ドロペリドール：ドロレプタン（注） **略語** ● 神経遮断性麻酔（NLA）：neuroleptanesthesia
● モノアミン酸化酵素（MAO）阻害薬：monoamine oxdase inhibitor

異なる特徴をおさえる
静脈麻酔薬のまとめ

- 主な静脈麻酔薬の特徴を以下に示す．

静脈麻酔薬			麻酔作用				鎮痛作用	呼吸抑制	血圧	備考
		作用部位	作用発現時間（秒）	作用持続時間（分）*	麻酔深度の調節					
バルビツール酸系	チオペンタール	GABA_A 受容体	短い（〜60）	とても短い（5〜8）	▲ 難しい	ほとんどない	++ あり	↓	作用時間は短い（体内蓄積するため，持続投与においてはプロポフォールより長い）．
	チアミラール								
ベンゾジアゼピン系	ミダゾラム		短い（30〜90）	短い（10〜60）	▲ 難しい	ほとんどない	+ あり	→ 〜 ↓	作用時間はチオペンタール・チアミラールやプロポフォールよりも長いが，同じベンゾジアゼピン系であるジアゼパムよりは短い．
イソプロピルフェノール系	プロポフォール		短い（〜30）	とても短い（4〜8）	● 比較的やさしい	ほとんどない	++ あり	↓↓	・肝で速やかに代謝されるため，作用時間が極めて短い． ・麻酔調節がしやすいため全静脈麻酔に用いられる．
フェンシクリジン系	ケタミン	NMDA 受容体	短い（30〜90）	短い（10〜15）	▲ 難しい	++ 強い	− なし	↑	・強い鎮痛作用をもつ． ・低い意識レベルと鎮静・鎮痛が保たれるが（大脳皮質抑制），脳波で覚醒所見（大脳辺縁系活性化）が認められる（解離状態）．
ブチロフェノン系	ドロペリドール	ドパミンD_2受容体など**	長い（180〜600）	長い（120〜240）	▲ 難しい	ほとんどない	− なし	↓↓	・制吐作用をもつ． ・鎮痛薬と併用することで，低い意識レベルと鎮静・鎮痛が保たれる（神経遮断性麻酔）．

*単回投与の場合．
**GABA_A受容体にも作用すると考えられている．

略語 ● γ-アミノ酪酸（GABA）：γ-aminobutyric acid ● N-メチル-D-アスパラギン酸（NMDA）：N-methyl-D-aspartate

鎮痛薬

監修
医学：山田 圭輔
薬学：鈴木 勉

痛みと鎮痛薬

WORDS & TERMS

がん性疼痛 (p.119)
がんは，30年以上にわたり日本人の死因の首位である．経過中に75％前後の患者が中等度から高度の痛みを生じる．がんによる身体の痛みとして，①がんが直接の原因となる痛み，②がん治療に伴う痛み（化学療法による末梢神経障害性疼痛など），③がんによる衰弱に伴う痛み（褥瘡など）がある．がん医療の臨床では，身体の痛みだけでなく，社会的苦痛やこころの苦痛（スピリチュアルペインや病的な精神症状）をも含めた全人的苦痛（トータルペイン）に対応することが必要になる．

非がん性慢性疼痛 (p.119)
治療に要すると予測される時間を超えて持続する痛み，あるいは進行性の非がん性疾患に関連する痛みと定義される．単に慢性疼痛ともよばれる．手術後に遷延する痛み，帯状疱疹後神経痛，有痛性糖尿病神経障害，整形外科疾患（変形性関節症，腰痛症，関節リウマチ）などが代表である．難治性の非常に強い痛みを生じる幻肢痛，複合性局所疼痛症候群や脊髄損傷後疼痛などもある．治療においては，オピオイドは慎重に使用する．オピオイドの乱用や依存が生じると社会にも混乱をもたらすため，オピオイドは厳選された一部の慢性疼痛患者に使用されるべきである．

鎮痛補助薬 (p.119)
鎮痛補助薬とは，主たる薬理作用は鎮痛作用ではないが，鎮痛効果を発揮する薬物の総称である．例えば，抗うつ薬であるアミトリプチリンは，神経障害性疼痛に対して以前から広く使用されてきた．

痛みは組織損傷に関連する
痛みとは

- 痛みは，組織を損傷しうる刺激，または組織損傷による，不快な感覚・情動体験である．
- 痛みを抑えたい場合，鎮痛薬などを投与する薬物療法，局所麻酔薬などを注射する神経ブロック療法，手術療法，リハビリテーション，精神・心理療法などを行う．

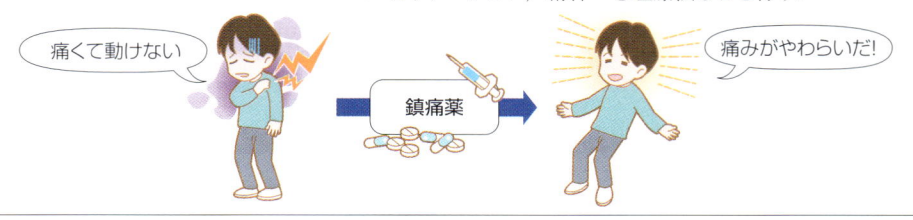

「痛くて動けない」→ 鎮痛薬 →「痛みがやわらいだ！」

痛みを感じる経路
痛覚伝導路

- 痛み刺激は，末梢から中枢に至る**上行性痛覚伝導路**（外側脊髄視床路 [病⑦p.190]）で伝達され，痛みとして感知される．
- 一方，脳から脊髄に至る**下行性痛覚抑制系**(p.247)もあり，痛みを抑制する働きをもつ．

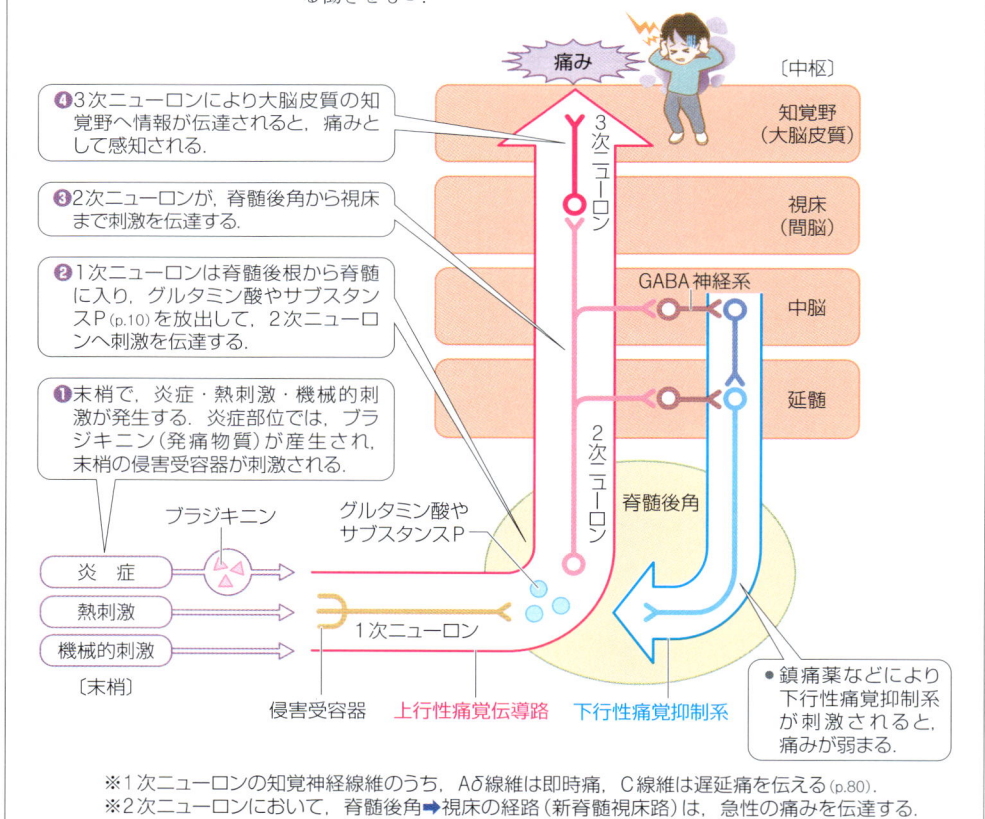

❹3次ニューロンにより大脳皮質の知覚野へ情報が伝達されると，痛みとして感知される．

❸2次ニューロンが，脊髄後角から視床まで刺激を伝達する．

❷1次ニューロンは脊髄後根から脊髄に入り，グルタミン酸やサブスタンスP(p.10)を放出して，2次ニューロンへ刺激を伝達する．

❶末梢で，炎症・熱刺激・機械的刺激が発生する．炎症部位では，ブラジキニン（発痛物質）が産生され，末梢の侵害受容器が刺激される．

〔中枢〕
- 知覚野（大脳皮質）
- 視床（間脳）
- GABA神経系
- 中脳
- 延髄
- 脊髄後角

3次ニューロン / 2次ニューロン / 1次ニューロン

ブラジキニン / グルタミン酸やサブスタンスP
炎症 / 熱刺激 / 機械的刺激
〔末梢〕 侵害受容器

上行性痛覚伝導路　下行性痛覚抑制系

- 鎮痛薬などにより下行性痛覚抑制系が刺激されると，痛みが弱まる．

※1次ニューロンの知覚神経線維のうち，Aδ線維は即時痛，C線維は遅延痛を伝える(p.80)．
※2次ニューロンにおいて，脊髄後角→視床の経路（新脊髄視床路）は，急性の痛みを伝達する．一方，脊髄後角→延髄→視床の経路（旧脊髄視床路）は，持続性の遅延痛を伝達する．

略語 ● γ–アミノ酪酸（GABA）：γ–aminobutyric acid

急性と慢性の痛みがある
痛みの種類

- 痛みを機序により分類すると，器質的な痛みと，非器質的な痛み（心因性疼痛など）に分けられる．
- さらに器質的な痛みは，侵害受容性疼痛，神経障害性疼痛に分類される．

種類	侵害受容性疼痛		神経障害性疼痛
	体性痛	内臓痛	
痛みの発生源	組織（皮膚，骨，筋肉，関節など）の損傷	管腔臓器（胃，腸など）の炎症や閉塞，実質臓器（肝，膵など）の炎症や圧迫，臓器被膜の急激な伸展	神経系の損傷や機能異常（帯状疱疹，糖尿病，がん，外傷などによる）※臨床現場では，末梢静脈路確保時の末梢神経損傷に要注意
性質	生体防御のための生理的な疼痛		神経機能自体にエラーが生じた病的な疼痛
特徴	・侵害受容器が中枢へ，危険信号を伝達する． 化学的刺激（炎症）／熱刺激（お湯，氷）／機械的刺激（ナイフ，針）→侵害受容器（刺激受容センサー）→危険警告→中枢「痛いっ」		・痛覚伝導路が障害を受ける． 神経損傷→中枢「ずっと痛い」
持続時間	急性（ときに慢性化）		しばしば慢性化（慢性化すると治療が非常に難しい）

- 実際はこれらが重なって生じる痛みも多く，臨床で最も問題になる痛みは，がん性疼痛と，非がん性慢性疼痛である．
- 特に非がん性慢性疼痛では，器質的な痛み（侵害受容性疼痛，神経障害性疼痛）と非器質的な痛み（心因性疼痛など）が複雑に絡み合った混合性疼痛となることで，対応に難渋する場合も多い (p.118)．

痛みの種類や状況に応じた薬の選択
鎮痛薬の使い分け

- 痛みの種類や状況に応じて，鎮痛薬を選択する．
- がん性疼痛の患者では，オピオイドの乱用や依存は生じにくいため，非オピオイド鎮痛薬で痛みが軽減しない場合には，WHO方式3段階除痛ラダー (p.131) に従い積極的にオピオイドを使用する．
- 非がん性慢性疼痛の患者では，オピオイドの使用は常に慎重に行うべきである．慢性疼痛を軽減し，日常生活を改善することもあるが，一方でオピオイドによる弊害（乱用や依存）が顕著になることもある．

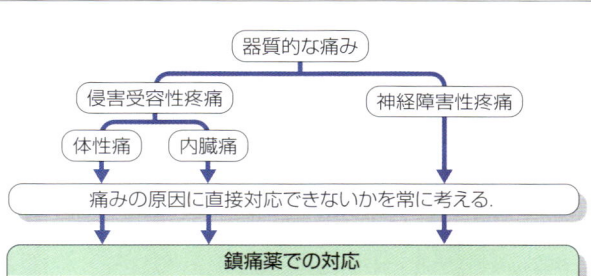

器質的な痛み → 侵害受容性疼痛（体性痛／内臓痛），神経障害性疼痛 → 痛みの原因に直接対応できないかを常に考える．

鎮痛薬での対応
①まずは非オピオイド鎮痛薬を用いる．
②状況に応じてオピオイド，神経障害性疼痛治療薬，鎮痛補助薬を用いる．

※神経障害性疼痛では，非オピオイド鎮痛薬やオピオイドの効果が乏しいことがあり，神経障害性疼痛治療薬や鎮痛補助薬が用いられることが多い．

それぞれに作用機序が異なる
鎮痛薬の分類

- 鎮痛薬は主に，❶オピオイド（麻薬性鎮痛薬，非麻薬性鎮痛薬），❷非オピオイド鎮痛薬，❸神経障害性疼痛治療薬，❹鎮痛補助薬に分けられる．

	❶オピオイド			❷非オピオイド鎮痛薬	❸神経障害性疼痛治療薬	❹鎮痛補助薬 (p.118)
	麻薬性鎮痛薬		非麻薬性鎮痛薬			
	アヘンアルカロイド	合成麻薬性鎮痛薬				
薬物	・モルヒネ ・コデイン ・オキシコドン（半合成） ・ジヒドロコデイン（半合成）	・フェンタニル ・レミフェンタニル（全身麻酔時のみ） ・メサドン ・タペンタドール ・ペチジン	・トラマドール ・ペンタゾシン ・ブプレノルフィン	・NSAIDs ・アセトアミノフェン	・プレガバリン	・抗うつ薬（アミトリプチリン，ノルトリプチリン，デュロキセチン） ・抗けいれん薬（カルバマゼピン）など

- モルヒネの急性中毒（呼吸抑制など）を解除する目的で，オピオイド受容体拮抗薬（ナロキソン，レバロルファン）を用いる．

略語 ・非ステロイド性抗炎症薬（NSAIDs）：non-steroidal anti-inflammatory drugs

オピオイド

アヘン（オピウム）類縁物質

オピオイド

- アヘンは，モルヒネ，コデインなどのアルカロイド（p.78）を多く含有する．
- アヘンに含まれるモルヒネなどの麻薬性鎮痛薬，関連合成鎮痛薬，体内で分泌される内因性モルヒネ様ペプチドなど，オピオイド受容体に親和性を示す物質を，オピオイドと総称する．
- アヘンは，ケシの未熟果実に傷をつけて得られた乳液を乾燥させたものである．

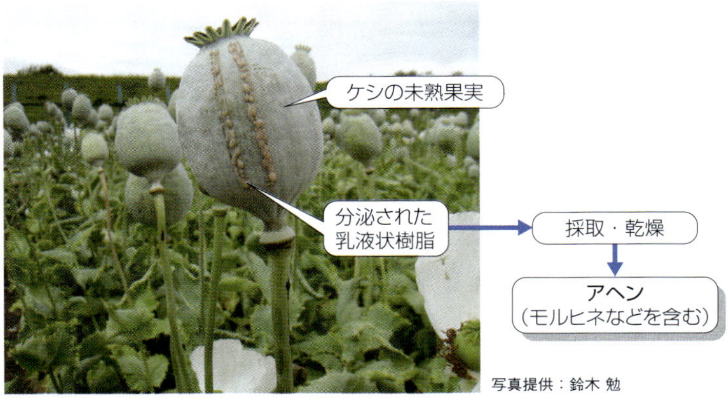

写真提供：鈴木 勉

μ，δ，κのタイプがある

オピオイド受容体

- オピオイドは，中枢神経内に広く分布するオピオイド受容体（μ，δ，κ受容体）に結合して，鎮痛作用を示す．
- どのタイプに強く作用するかは，オピオイドにより異なるが，多くのオピオイドは，鎮痛効果の強いμ受容体への作用をもつ．

オピオイド受容体	主な発現部位	内因性オピオイド	鎮痛効果
μ（ミュー）受容体（MOP）	脳	• β-エンドルフィン • メチオニン・エンケファリン	強い
δ（デルタ）受容体（DOP）	脊髄	• ロイシン・エンケファリン	弱い
κ（カッパー）受容体（KOP）		• ダイノルフィン	弱い

鎮痛作用のしくみ

オピオイドの作用部位

- オピオイド受容体は，大脳皮質，視床，中脳，延髄，脊髄後角などに存在する．
- オピオイドは，各部位のオピオイド受容体に結合し，上行性痛覚伝導路の抑制，下行性痛覚抑制系の亢進により，鎮痛作用をもたらす．

オピオイドの主な作用

A
1. 脊髄後角のオピオイド受容体を刺激する．
2. 1次ニューロンからの入力を抑制する．
3. 痛覚の伝導を抑制する．

B
1. 中脳水道灰白質や延髄網様体（病⑦p.40）にある，抑制系GABA神経上のオピオイド受容体を刺激する．
2. 脱抑制により，下行性痛覚抑制系を亢進する．
3. 脊髄での痛覚伝導を抑制する．

C
1. 視床のオピオイド受容体を刺激する．
2. 2次ニューロン，3次ニューロンの伝達を抑制する．
3. 痛覚の伝導を抑制する．

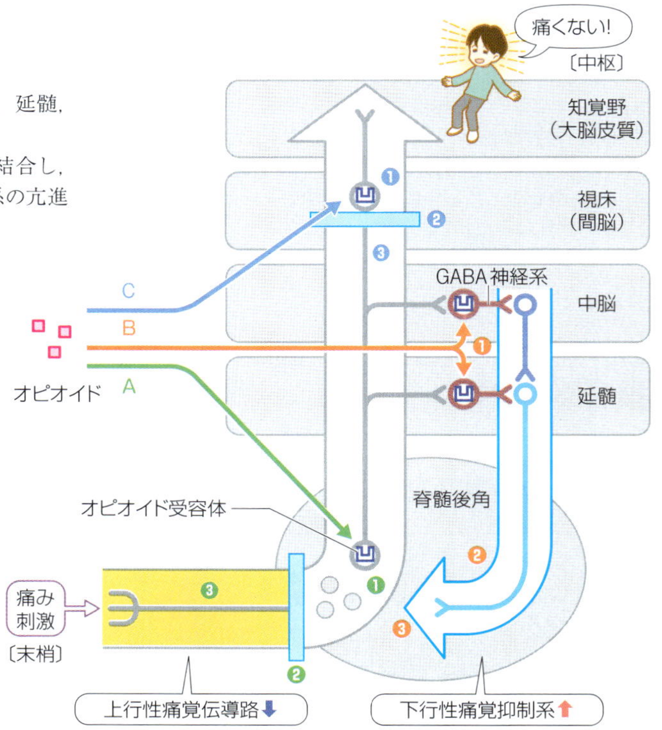

略語 • オピオイドμ受容体（MOP）：mu－opioid receptor • オピオイドδ受容体（DOP）：delta－opioid receptor • オピオイドκ受容体（KOP）：kappa－opioid receptor • γ－アミノ酪酸（GABA）：γ－aminobutyric acid • 化学受容器引き金帯（CTZ）：chemoreceptor trigger zone

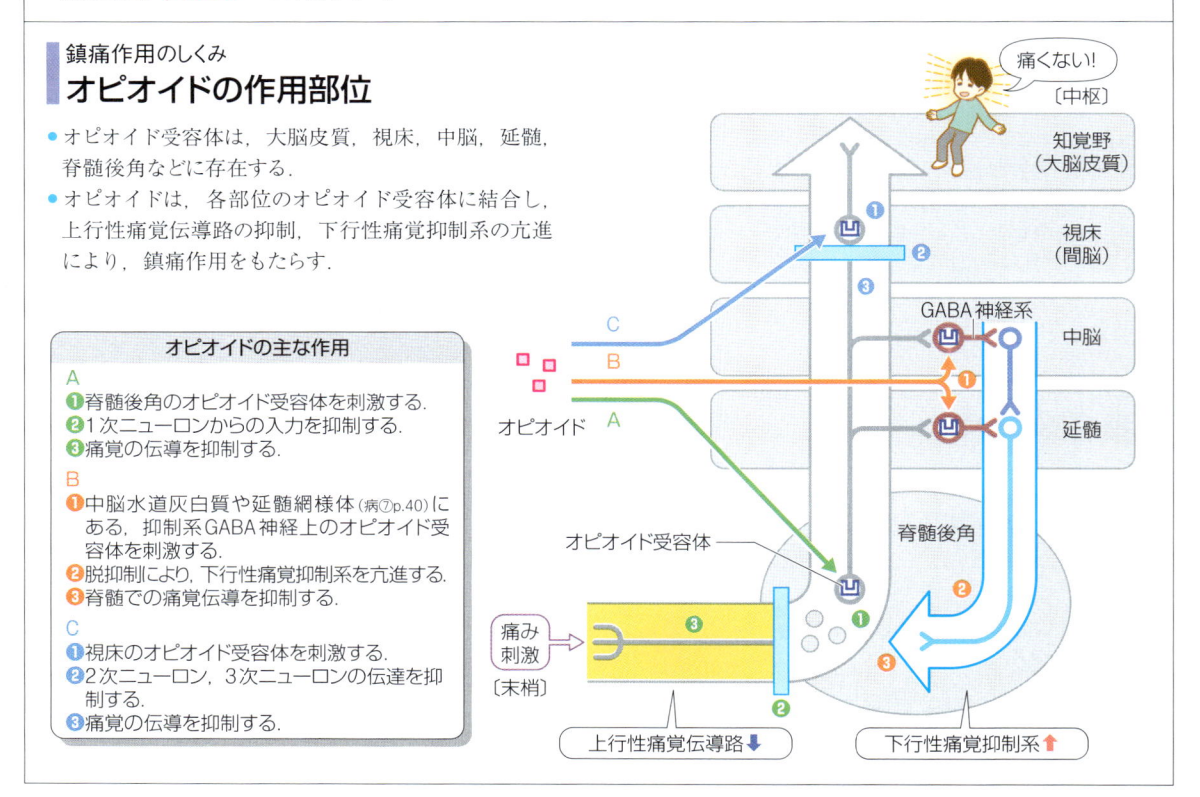

作用部位は多岐にわたる
オピオイドの薬理作用

- オピオイド受容体は，痛覚に関わる神経経路だけでなく，様々な部位に発現しているため，オピオイドは，鎮痛の他にも多くの薬理作用を示す．

薬理作用		臨床効果・症状		特徴
中枢抑制作用	上行性痛覚伝導路を抑制する.	主作用	鎮痛	● 鎮痛薬として用いる.
	延髄の咳中枢を抑制する.		鎮咳	● 鎮咳薬として用いるものもある.
	延髄の呼吸中枢を抑制する.	副作用	呼吸抑制	● 急性中毒症状として出現する.
	鎮静作用.		眠気	● 耐性が形成されるため，次第になくなる.
中枢興奮作用	延髄の化学受容器引き金帯(CTZ)を刺激する.		悪心・嘔吐	
	中脳の動眼神経核(病⑦p.40)を刺激する.		縮瞳	● 耐性を形成しない. ● 中毒症状として出現しやすい.
末梢作用	腸内神経叢におけるアセチルコリンの遊離抑制により，腸管運動を抑制する.		便秘	● 耐性が形成されず，いつまでも症状が残る. ● 必発である.
	肥満細胞からヒスタミンが遊離する.		瘙痒感*	● 上半身の皮膚の紅潮と痒みを生じる. ● 気管支を収縮させるため，気管支喘息は禁忌.

*中枢性の痒みに対しては，抗ヒスタミン薬では抑制できず，オピオイドκ受容体作動薬ナルフラフィンは抑制することが知られている.

三大副作用は便秘，悪心・嘔吐，眠気
オピオイドの副作用と対策

- オピオイドの種類によって程度は異なるが，共通して次のような副作用が生じる．特に便秘，悪心・嘔吐，眠気の頻度は高く，三大副作用といわれる．
- 急性中毒症状として，呼吸抑制が生じることがある．
- がんの終末期，高齢者ではせん妄を生じることがある．

せん妄(p.184)

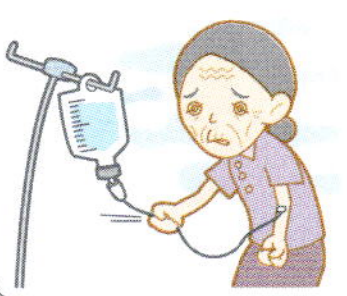

- 見当識障害，幻覚，妄想，睡眠障害を生じる．点滴ラインを引きちぎるなどの異常な行動もよくみられる．

動物の半数に薬理作用が現れるモルヒネ投与量(薬理作用の50%有効用量)

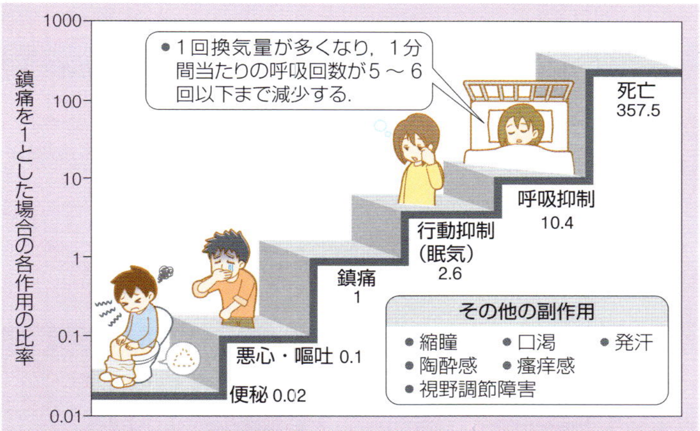
鎮痛を1とした場合の各作用の比率
1000
100
10
1
0.1
0.01
● 1回換気量が多くなり，1分間当たりの呼吸回数が5～6回以下まで減少する.
死亡
357.5
呼吸抑制
10.4
行動抑制
(眠気)
2.6
鎮痛
1
悪心・嘔吐 0.1
便秘 0.02
その他の副作用
● 縮瞳
● 口渇
● 発汗
● 陶酔感
● 瘙痒感
● 視野調節障害

鈴木 勉，武田 文和：オピオイド治療ー課題と新潮流：エルゼビア・サイエンス ミクス：25-34，2000(引用改変)

- 鎮痛作用が現れる投与量より，低用量で便秘や悪心・嘔吐，高用量で眠気や呼吸抑制などが発現する．

- 中等量以上のオピオイドを使用していて急に中止すると，離脱症状(p.129)を示すことがあるため，漸減する必要がある．

副作用への対策

- 便秘予防には緩下薬の併用，悪心・嘔吐予防にはD_2受容体拮抗薬など制吐薬の併用，呼吸抑制時にはナロキソンなどオピオイド受容体拮抗薬(p.130)の投与を行う．せん妄が生じたときには，他の要因を鑑別したうえで，薬の減量(中止)あるいは他のオピオイドへの変更，または抗精神病薬を投与する．眠気への予防薬はない．

予防薬

			薬名
便秘の予防薬			● センノシド ● 酸化マグネシウム ● ピコスルファートナトリウム
嘔吐の予防薬	第一選択	D_2受容体拮抗薬	● プロクロルペラジン ● ドンペリドン ● メトクロプラミド
		H_1受容体拮抗薬	● ジフェンヒドラミン
	第二選択	強力なD_2受容体拮抗薬	● ハロペリドール(保険適用外) ● クロルプロマジン

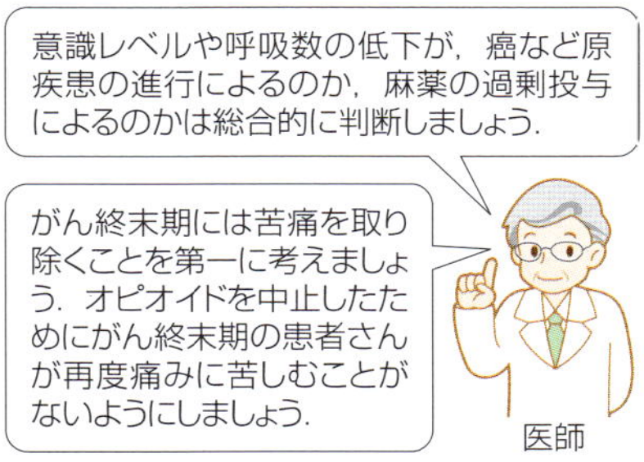
意識レベルや呼吸数の低下が，癌など原疾患の進行によるのか，麻薬の過剰投与によるのかは総合的に判断しましょう.
がん終末期には苦痛を取り除くことを第一に考えましょう．オピオイドを中止したためにがん終末期の患者さんが再度痛みに苦しむことがないようにしましょう.
医師

[商品名] 【オピオイドκ受容体作動薬】● **ナルフラフィン塩酸塩**：レミッチ(カ)　【緩下剤】● **センノシド**：プルゼニド(錠)　● **酸化マグネシウム**：マグラックス(細，錠)　● **ピコスルファートナトリウム水和物**：ラキソベロン(錠，液)　【制吐薬】● **プロクロルペラジン**：ノバミン(錠，注)　● **ドンペリドン**：ナウゼリン(細，錠，OD，DS，坐)　● **メトクロプラミド**：プリンペラン(錠，細，シ，注)　● **ジフェンヒドラミン・ジプロフィリン配合**：トラベルミン(錠，注)　● **ハロペリドール**：セレネース(細，錠，液，注)　● **クロルプロマジン塩酸塩**：ウインタミン(細，錠)，コントミン(錠，注)

麻薬とは

WORDS & TERMS

イソキノリン [p.123]
ベンゼン環とピリジン環が縮合した複素環式化合物

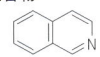

モルヒネにおけるイソキノリン由来の骨格を以下に青線で示す．

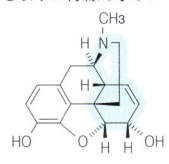

フェナントレン [p.123]
ベンゼン環が3つ結合した多環芳香族炭化水素

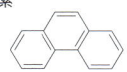

麻薬規制の対象
『麻薬及び向精神薬取締法』による規制

- 麻薬は，『麻薬及び向精神薬取締法』により，取り扱いが規制されている．

規制対象物		医療用	医療用でない
麻薬	アヘンアルカロイド	モルヒネ，コデイン など	ヘロイン（ジアセチルモルヒネ）
	コカアルカロイド	コカイン(p.78) など	
	半合成麻薬	オキシコドン（アヘン由来のテバインから半合成）	
	合成麻薬	メサドン，ペチジン，フェンタニル，レミフェンタニル，タペンタドール，ケタミン(p.115) など	LSD，MDMA
	麻薬原料植物	コカ など	

※かぜ薬などに含まれる1％以下のコデイン，ジヒドロコデインは，非麻薬（家庭麻薬）であり，規制対象には含まれない．

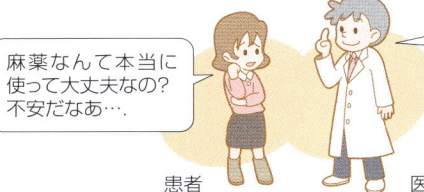

（患者）麻薬なんて本当に使って大丈夫なの？不安だなあ…．

（医師）麻薬は医師の指導のもとで適応となる患者に対して使えば，依存性が生じにくい優れた鎮痛薬になります．ご安心ください．

麻薬の取り扱い
特別な注意を要する

- 麻薬は，管理，保管，廃棄，処方せんの取り扱いなどに特別な注意を要する．
- 麻薬は，疾病の治療以外の目的（麻薬中毒の症状緩和・治療など）では施用できない．

管理
- 麻薬施用者が2人以上いる麻薬診療施設には，麻薬管理者1人を置く．

医師・歯科医師・獣医師／薬剤師
↓
都道府県知事から免許を得る
↓
麻薬施用者／麻薬管理者

保管
- 麻薬以外の医薬品（覚せい剤を除く）と区別し，鍵をかけた堅固な設備内に保管する．

施錠状態の麻薬金庫　　麻薬金庫内

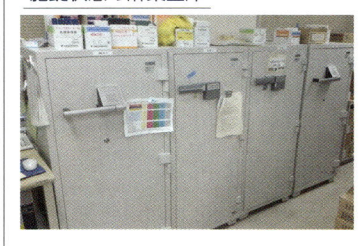

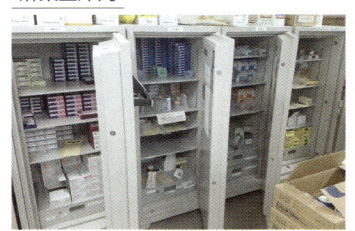

写真提供：山田 圭輔

麻薬処方せん
- 麻薬施用者のみが，麻薬処方せんを処方できる．
- 患者の氏名，患者の住所，麻薬の品名・分量・用法用量，麻薬施用者の氏名，麻薬施用者の免許証番号を記載する．

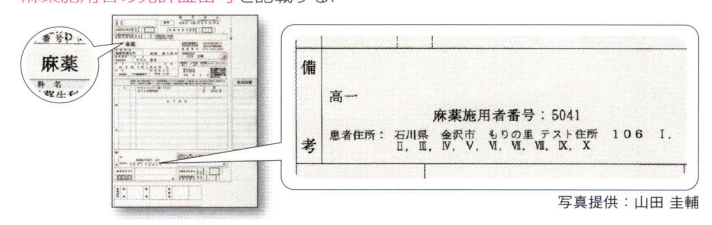

写真提供：山田 圭輔

- 調剤済麻薬処方せんは，院外処方せんの場合は薬局開設者が3年間，院内処方せんの場合は麻薬管理者が2年間保管する．

廃棄
- 都道府県知事に事前に届け出て，当該職員の立会いのもと廃棄する．
- ただし調剤した麻薬（シリンジに残った分など）は，廃棄後30日以内に都道府県知事に届け出る．

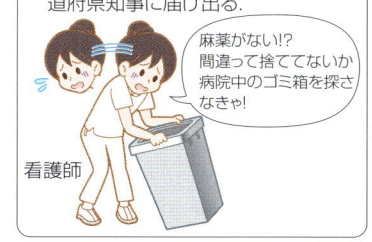

（看護師）麻薬がない!? 間違って捨ててないか病院中のゴミ箱を探さなきゃ！

略語 ●リゼルグ酸ジエチルアミド（LSD）：（独）Lysergsäure Diäthylamid　（英）lysergic acid diethylamide　●メチレンジオキシメタンフェタミン（MDMA）：methylenedioxymethamphetamine

アヘンアルカロイドの構造活性相関
官能基により鎮痛の強さが変わる

- ケシ科アヘンには，モルヒネ，コデイン，ノスカピン，パパベリンなどのイソキノリンアルカロイド(p.122)が多く含まれる．
- そのうち，モルヒネを代表とするフェナントレン誘導体アルカロイド(p.122)は，麻薬性で鎮痛作用を示す．
- 官能基の違いにより，鎮痛作用の強さが異なる．

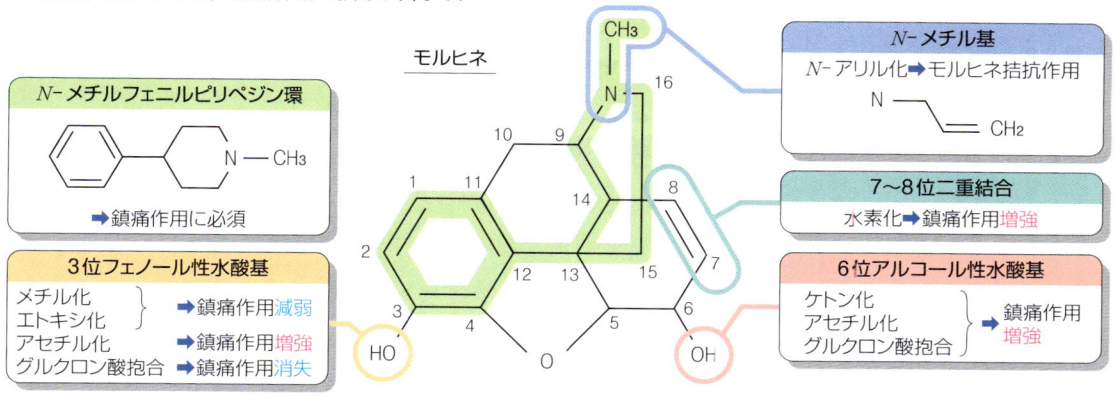

N-メチルフェニルピリペジン環
→鎮痛作用に必須

3位フェノール性水酸基
- メチル化 / エトキシ化 →鎮痛作用減弱
- アセチル化 →鎮痛作用増強
- グルクロン酸抱合 →鎮痛作用消失

N-メチル基
N-アリル化→モルヒネ拮抗作用

7〜8位二重結合
水素化→鎮痛作用増強

6位アルコール性水酸基
- ケトン化 / アセチル化 / グルクロン酸抱合 →鎮痛作用増強

麻薬性鎮痛薬の強さ
構造活性相関に基づく

- アヘンアルカロイドの経口投与時，鎮痛作用の強さは，部分構造の違いによって以下の順となる．

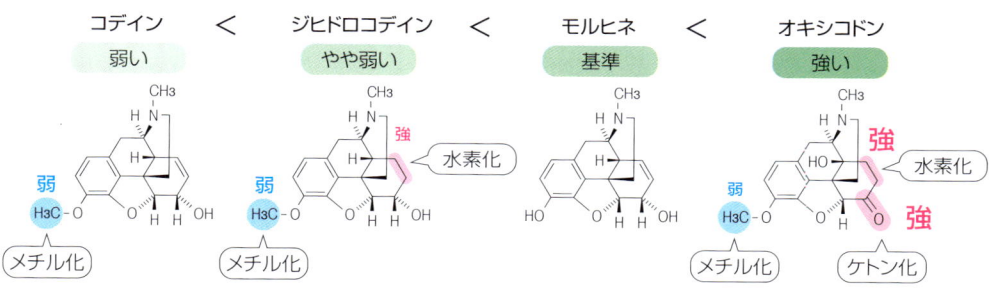

コデイン ＜ ジヒドロコデイン ＜ モルヒネ ＜ オキシコドン
弱い　　　　やや弱い　　　　　基準　　　　強い

（コデイン：メチル化・弱）
（ジヒドロコデイン：メチル化・弱，水素化・強）
（モルヒネ：基準）
（オキシコドン：メチル化・弱，水素化・強，ケトン化・強）

- 合成麻薬性鎮痛薬の鎮痛作用の強さは，ペチジン＜（モルヒネ）＜フェンタニル，レミフェンタニルの順である．

オピオイド受容体拮抗薬
オピオイド急性中毒時の解毒に用いる

- ナロキソン(p.130)は，モルヒネ骨格のN-メチル基がN-アリル基に置換された構造を有する．
- そのため，モルヒネなどのオピオイドに対して拮抗作用をもつ．
- オピオイド受容体拮抗薬は，オピオイドの副作用として生じた呼吸抑制などを解除する際に用いる．
- 米国で販売されているナルトレキソンは，モルヒネ骨格のN-メチル基がN-シクロプロピル基に置換された構造を有するオピオイド受容体拮抗薬で，アルコール依存症(p.276)の治療に用いられている．

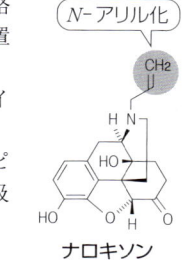

ヘロイン
作用が強力すぎる

- ヘロイン（ジアセチルモルヒネ）は，モルヒネ骨格の3位と6位の水酸基がO-アセチル化された構造を有するため，モルヒネやオキシコドンよりも強力な鎮痛作用をもつ．
- 副作用も強力すぎて危険なため，現在，臨床適応はない．
- ヘロインは，アヘン末，覚醒剤と同様，全面的に輸出・輸入が禁止されている．
- 英国では，治療が困難ながん性疼痛に対して，医療用ヘロインが使用されている．

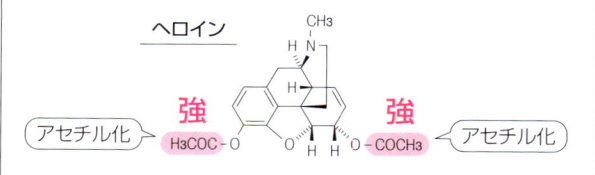

オピオイド鎮痛薬

モルヒネ

intro.：代表的な麻薬性オピオイド鎮痛薬で，主にオピオイドμ受容体に作用して強力な鎮痛作用を示す．

MINIMUM ESSENCE

一般名	モルヒネ ……… 注，内，直腸
作用	● オピオイドμ受容体刺激 ● 中枢抑制作用 ➡ 鎮痛，鎮咳，呼吸抑制，麻酔，陶酔 ● 中枢興奮作用 ➡ 催吐，縮瞳，脊髄反射亢進（マウスでStraubの挙尾反応） ● 末梢作用 ➡ 止瀉，排尿困難，胆汁分泌抑制，ヒスタミン遊離促進
適応	● がん性疼痛　● 心筋梗塞の疼痛　● 術後疼痛　● 慢性疼痛
禁忌	● 重篤な呼吸抑制　● 気管支喘息発作中　● 重篤な肝障害　● けいれん状態　など
副作用	● 便秘（最多）　● 悪心・嘔吐　● 眠気　〈三大副作用〉 ● 呼吸抑制★　● 精神的・身体的依存★　など
相互作用	● 本薬および併用薬作用↑：中枢神経抑制薬，アルコール　など
解毒薬	● 拮抗薬：ナロキソン（急性中毒時）(p.130)

【補足事項】
- モルヒネによる縮瞳は，瞳孔括約筋への直接作用ではなく，中脳動眼神経核の刺激による副交感神経の興奮を介して，瞳孔括約筋が収縮することで起こる．
- 鎮痛や鎮咳など中枢抑制作用には耐性(p.274)が形成されるが，便秘や縮瞳には耐性が形成されにくい．
- モルヒネの主な代謝経路は3位または6位の水酸基のグルクロン酸抱合であり，モルヒネ-3-グルクロニド（M-3-G）またはモルヒネ-6-グルクロニド（M-6-G）を生成する．モルヒネの多くはM-3-Gとなり活性を失うが，一部は活性代謝物であるM-6-Gとなりモルヒネより数十倍強い鎮痛作用を示す．
- モルヒネは腸肝循環(病①p.247)を受けるため，長時間にわたり体内に滞留する場合がある．用法用量の設定には十分な配慮が必要である．
- オピオイド受容体拮抗薬（ナロキソン）は，慢性中毒では離脱症状を誘発するため使用できない(p.129)．

WORDS & TERMS

Straubの挙尾反応 [p.124]
モルヒネをマウスへ投与すると，脊髄反射亢進作用によって，マウスの尾がS字状に挙がる．

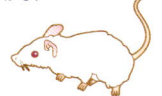

グルクロン酸 [p.124]
グルコースの6位のアルコール基がカルボキシル基に酸化された糖で，代表的なウロン酸である．グルクロン酸抱合については，『病気がみえる vol.1 消化器』p.184を参照のこと．

モルヒネの適応 [p.124]
モルヒネは，がん性疼痛，手術の痛み，激しい疼痛に使用できるが，モルヒネ徐放薬（MSコンチン®，ピーガード® など）や速放薬（オプソ®）は，がん性疼痛のみの使用となっている．このように製剤により適応が異なる場合があるので注意が必要である．

がん性疼痛，周術期の鎮痛など
オピオイド鎮痛薬の適応

● 各オピオイド鎮痛薬には，以下の適応がある．

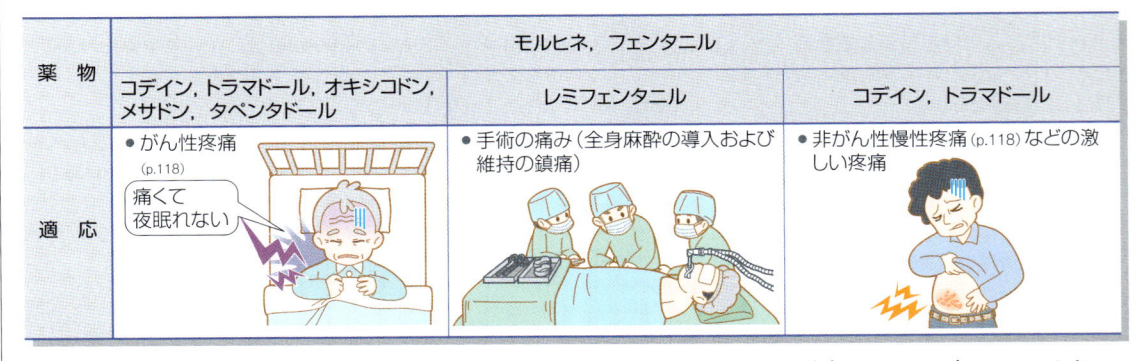

薬物	コデイン, トラマドール, オキシコドン, メサドン, タペンタドール	モルヒネ, フェンタニル		コデイン, トラマドール
			レミフェンタニル	
適応	● がん性疼痛 (p.118) 「痛くて夜眠れない」		● 手術の痛み（全身麻酔の導入および維持の鎮痛）	● 非がん性慢性疼痛(p.118)などの激しい疼痛

- 中等度から高度の疼痛を伴う各種がんにおける鎮痛薬として，2013年にメサドンが発売され，2014年にタペンタドールが製造販売承認された．
- タペンタドールは，μ受容体刺激とノルアドレナリン再取り込み阻害作用の2つの作用を有する新規の鎮痛薬である．

商品名【オピオイド鎮痛薬】● モルヒネ塩酸塩水和物：モルヒネ塩酸塩（末，錠，注），アンペック（注，坐），オプソ（液），パシーフ（徐カ）● モルヒネ硫酸塩水和物：カディアン（徐カ，徐顆），MSコンチン（徐錠），ピーガード（徐錠）● オキシコドン塩酸塩水和物：オキシコンチン（徐錠），オキノーム（散），オキファスト（注）● フェンタニル：デュロテップ（貼），ワンデュロ（貼）● フェンタニルクエン酸塩：フェンタニル（注），フェントス（テ）● レミフェンタニル塩酸塩：アルチバ（注）● メサドン塩酸塩：メサペイン（錠）● タペンタドール塩酸塩：タペンタ（錠）

オピオイド鎮痛薬の比較
薬の特徴に応じて薬剤を選択する

- オピオイド鎮痛薬はオピオイドμ受容体を刺激し，鎮痛作用をもたらす．
- 剤形，適応，代謝などが異なるため，患者の状態によって適切な薬剤を選択する．

薬物	モルヒネ	オキシコドン	フェンタニル	レミフェンタニル	メサドン
一般名（主な剤形）	・モルヒネ塩酸塩水和物（錠剤，内服液，注射液，坐剤など） ・モルヒネ硫酸塩水和物（徐放錠など）	・オキシコドン塩酸塩（錠剤，散剤，注射）	❶フェンタニルクエン酸塩（注射，口腔粘膜吸収剤，貼付剤） ❷フェンタニル（貼付剤）	・レミフェンタニル塩酸塩（注射） ※術中管理のみ	・メサドン塩酸塩（錠剤）
麻薬性	麻薬				
由来	天然	半合成	合成		
作用	・μ, κ, δ受容体刺激	・μ, κ受容体刺激	・μ受容体刺激（μに選択的）	・μ受容体刺激（μに選択的）	・μ受容体刺激 ・NMDA受容体拮抗
鎮痛作用の強さ	（基準とする）	経口でモルヒネの約1.5倍	モルヒネの約50～100倍		効果に個人差がある
適応	・中等度～高度のがん性疼痛 ・心筋梗塞の疼痛 ・術後疼痛 ・中等度～高度の慢性疼痛	・中等度～高度のがん性疼痛	❶❷中等度～高度のがん性疼痛 ❶〔注射〕手術時の鎮痛（全身麻酔時などに併用） ❷中等度～高度の慢性疼痛	・全身麻酔の導入や維持	・他の強オピオイド鎮痛薬の投与では治療困難な中等度～高度のがん性疼痛
禁忌 ※（ ）は原則禁忌	・重篤な呼吸抑制 ・気管支喘息発作中 ・重篤な肝障害 ・慢性肺疾患に続発する心不全 ・けいれん状態 ・急性アルコール中毒 ・本剤成分およびアヘンアルカロイドに対する過敏症 ・出血性大腸炎 （・細菌性下痢）	・重篤な呼吸抑制・慢性閉塞性肺疾患 ・気管支喘息発作中 ・慢性肺疾患に続発する心不全 ・けいれん状態 ・麻痺性イレウス ・急性アルコール中毒 ・アヘンアルカロイドに対する過敏症 ・出血性大腸炎 （・細菌性下痢）	❶〔注射〕 ・筋弛緩薬の使用が禁忌の患者 ・呼吸抑制を起こしやすい患者 ・けいれん発作の既往あり ・喘息 ❶❷ ・本剤成分に対する過敏症	・本剤成分またはフェンタニル系化合物に対する過敏症	・重篤な呼吸抑制 ・重篤な慢性閉塞性肺疾患 ・気管支喘息発作中 ・麻痺性イレウス ・急性アルコール中毒 ・本剤成分に対する過敏症 ・出血性大腸炎 （・細菌性下痢）
副作用	・呼吸抑制　・依存性　・悪心・嘔吐 ・眠気　・便秘　・瘙痒感 ※悪心，便秘に対する予防投与が必要	※モルヒネより瘙痒感やせん妄などは少ない	※モルヒネより便秘を生じにくい	・血圧低下，徐脈 ・悪心・嘔吐 ・悪寒 ・筋硬直 ・呼吸抑制	・QT延長 ・心室頻拍（TdP含む） ・悪心・嘔吐 ・眠気 ・便秘 ※モルヒネより呼吸抑制，依存性，耐性は弱い
代謝	・肝臓のUGTで代謝	・肝臓のCYPで代謝	・肝臓のCYPで代謝	・血液・組織内で加水分解	・肝臓のCYPで代謝
腎障害時	・副作用が出現しやすいので注意	・慎重投与	・慎重投与だが，比較的安全に使用可	・使用可	・慎重投与だが，比較的安全に使用可
肝障害時	・重篤な肝障害では禁忌	・慎重投与		・使用可	・慎重投与
併用注意	中枢神経抑制薬，アルコールなど➡中枢神経抑制作用増強				

- フェンタニルはオピオイド鎮痛薬として初の貼付剤が開発されており，モルヒネより便秘などの副作用が少なく使いやすい．
- レミフェンタニルは，構造内にエステル結合を有し，非特異的エステラーゼで速やかに加水分解される超短時間作用型の鎮痛薬である．手術時に投与量をすばやく調節できるため，全身麻酔の鎮痛に用いる．鎮痛作用は約1分で発現し，約5分で消失するため，手術終了後の呼吸抑制などの副作用リスクが軽減できる．
- モルヒネやフェンタニルの注射は，投与法による禁忌がある．くも膜下投与の場合，中枢神経系疾患，脊髄・脊椎に活動性疾患のある患者には禁忌である．また硬膜外投与・くも膜下投与に共通して，敗血症，注射部位・周辺に炎症のある患者には禁忌である．

略語
- モルヒネ-3-グルクロニド（M-3-G）：morphine-3-glucuronide
- モルヒネ-6-グルクロニド（M-6-G）：morphine-6-glucuronide
- N-メチル-D-アスパラギン酸（NMDA）：N-methyl-D-aspartate
- トルサードドポアンツ／倒錯〔型〕心室頻拍（TdP）：torsade〔s〕de pointes
- ウリジン二リン酸-グルクロン酸転移酵素（UGT）：uridine diphosphate-glucuronosyltransferase
- シトクロムP450（CYP）：cytochrome P450

コデイン

intro.: 麻薬性オピオイド鎮痛薬である．モルヒネに比べて鎮痛，鎮咳，呼吸抑制，依存性が弱いため，安全域が広く，鎮咳薬(薬③)として用いられることも多い．

MINIMUM ESSENCE

一般名	● コデイン ……… 内
作用	● オピオイドμ受容体刺激 ➡ 鎮咳，鎮痛（モルヒネの1/6程度）
適応	● 呼吸器疾患における鎮咳，鎮静　● 咳による睡眠障害　● 疼痛時の鎮痛 ● 激しい下痢（※細菌性下痢には原則禁忌）
禁忌	● 重篤な呼吸抑制　● 気管支喘息発作中　● 重篤な肝障害 ● 慢性肺疾患に続発する心不全　● けいれん状態 ● 急性アルコール中毒　● アヘンアルカロイド過敏症 ● 出血性大腸炎
副作用	● 呼吸抑制★　● 依存性★　● 便秘　など
相互作用	● 本薬および併用薬作用↑：中枢神経抑制薬，アルコール　など

【補足事項】
- コデイン自体には鎮痛作用はなく，約10％が肝でCYP2D6(p.215)によりモルヒネに代謝されて薬効を示す．
- コデインは，モルヒネよりもグルクロン酸抱合(p.124)を受けにくい．
- 類似構造を有するジヒドロコデインも，麻薬性オピオイド鎮痛薬であり，主に鎮咳薬として用いられる．
- コデイン，ジヒドロコデインは，含有量が1％以下の場合，非麻薬（家庭麻薬）とみなされる(p.122)．
- ペチジンも麻薬性オピオイド鎮痛薬であり，モルヒネに比べ鎮痛作用は弱く，作用持続時間は短い．
- ペチジンは，オピオイドμ受容体刺激を介した鎮痛作用に加え，鎮痙作用を有する．

咳止めなど
コデインの適応

● コデインは鎮痛以外の作用にも着目した臨床応用がされている．

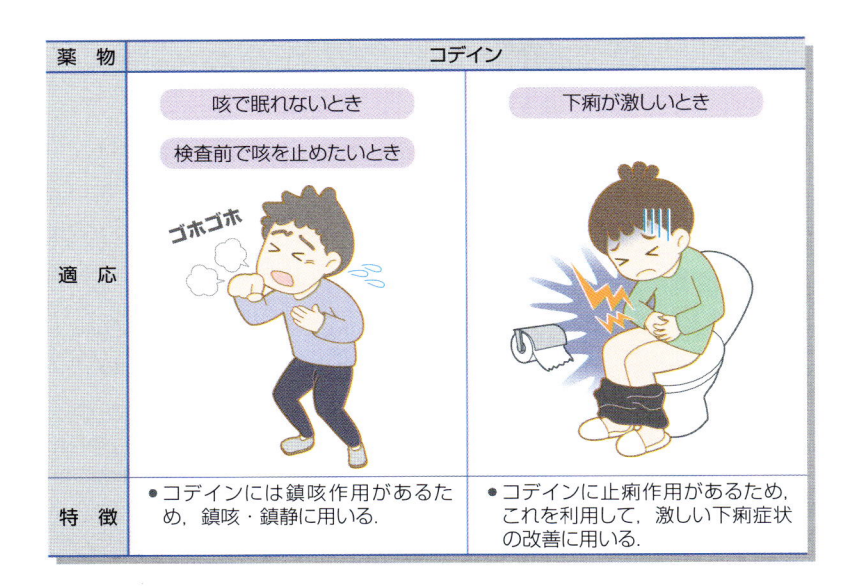

薬物	コデイン	
適応	咳で眠れないとき 検査前で咳を止めたいとき	下痢が激しいとき
特徴	● コデインには鎮咳作用があるため，鎮咳・鎮静に用いる．	● コデインに止瀉作用があるため，これを利用して，激しい下痢症状の改善に用いる．

商品名【オピオイド鎮痛薬】● コデインリン酸塩水和物：コデインリン酸塩（末，散，錠）　● ジヒドロコデインリン酸塩：ジヒドロコデインリン酸塩（末，散）　● ペチジン塩酸塩：オピスタン（末，注）　● ペチジン塩酸塩・レバロルファン酒石酸塩配合：ペチロルファン（注），弱ペチロルファン（注）　**略語** ● シトクロムP450（CYP）：cytochrome P450

トラマドール

intro.：非麻薬性オピオイド鎮痛薬である．モルヒネに比べて鎮痛作用や依存性は弱い．

MINIMUM ESSENCE

一般名
- ❶ トラマドール …………………… 内，注
- ❷ トラマドール・アセトアミノフェン … 内

作用
- オピオイドμ受容体刺激
- ノルアドレナリンとセロトニンの再取り込み阻害
  ➡ 鎮痛（モルヒネの1/5程度）

適応
- 非オピオイド鎮痛薬で治療困難な次の疾患における鎮痛
  - 〔❶〕軽度から中等度の疼痛を伴う各種がん，非がん性慢性疼痛
  - 〔❷〕非がん性慢性疼痛，抜歯後の疼痛

禁忌
- アルコール，睡眠薬，鎮痛薬，向精神薬による急性中毒患者
- 治療により十分な管理がされていないてんかん患者
- 〔❶注〕重篤な呼吸抑制状態，意識混濁が危惧される患者
- 〔❷〕消化性潰瘍，重篤な血液の異常・肝障害・腎障害・心機能不全，アスピリン喘息

副作用
- ショック★ ● けいれん★ ● 依存性★ ● 意識消失★ ● 悪心・嘔吐

相互作用
- 併用禁忌：MAO阻害薬（セレギリン）➡ セロトニン症候群
- 本薬および併用薬作用↑：三環系抗うつ薬，SSRI ➡ セロトニン症候群

【補足事項】
- 慢性疼痛患者では，抗うつ薬を使用している場合があり，トラマドール併用によりセロトニン症候群が発生しやすい点に注意する．
- セロトニン症候群を予防するために，トラマドール投与量には上限がある．
- アセトアミノフェン配合錠では，肝障害の副作用が生じるおそれがあり，過量投与にならないよう注意する．

WORDS & TERMS

セロトニン症候群 [p.127]
脳内のセロトニン活性が亢進し，自律神経症状（発汗，頻脈，高体温），精神症状（不安，興奮），神経・筋症状（振戦，反射亢進，筋緊張，ミオクローヌス）をきたす (p.242)．

向精神薬 [p.128]
中枢神経に作用し精神機能を変化させる薬物の総称で，精神疾患治療薬や神経疾患治療薬，鎮痛薬，依存性薬物などの多くの薬物を含む．『麻薬及び向精神薬取締り法』では，精神疾患治療薬，鎮痛薬，抗てんかん薬などの神経疾患治療薬などの中枢神経に作用する薬物の一部が，向精神薬として指定されている．向精神薬として指定されている薬物の乱用や有害性の程度は，同法で指定される麻薬や覚醒剤に比べると低い．

抗うつ薬様作用もある
トラマドールの作用

- トラマドールは，CYP2D6による活性代謝物M1がオピオイドμ受容体を刺激するため，オピオイドとしての作用がある．
- また，トラマドール自身はノルアドレナリンとセロトニンの再取り込み阻害によりモノアミンを増強するため，鎮痛作用 (p.247)と三環系抗うつ薬 (p.243)に類似した作用をあわせもつ点が特徴的である．

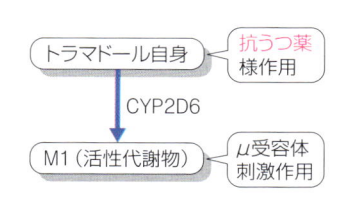

```
トラマドール自身 ──抗うつ薬様作用
      │ CYP2D6
      ▼
M1（活性代謝物）──μ受容体刺激作用
```

単剤と配合剤で異なる
トラマドールの適応

- 侵害受容性疼痛，神経障害性疼痛など，幅広い痛みに対する有効性が期待されている．
- トラマドール単剤の経口剤は，2010年に承認され，非オピオイド鎮痛薬で効果が不十分ながん疼痛患者に対してオピオイド治療を開始する際に用いられる．その後に，慢性疼痛に対する効能効果も認められている．
- アセトアミノフェンとの配合錠は，2011年に承認され，鎮痛作用が増強されることから非がん性慢性疼痛のオピオイド治療薬として広く使用される．

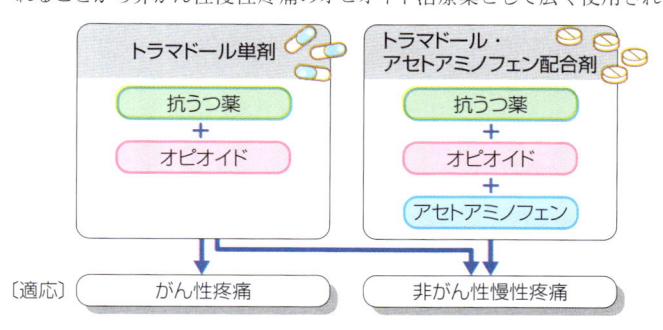

トラマドール単剤	トラマドール・アセトアミノフェン配合剤
抗うつ薬 + オピオイド	抗うつ薬 + オピオイド + アセトアミノフェン
〔適応〕がん性疼痛	非がん性慢性疼痛

商品名【弱オピオイド】● トラマドール塩酸塩：トラマール（カ，注） ● トラマドール塩酸塩・アセトアミノフェン配合：トラムセット（錠）
略語 ● モノアミン酸化酵素（MAO）：monoamine oxidase ● 選択的セロトニン再取り込み阻害薬（SSRI）：selective serotonin reuptake inhibitor ● シトクロムP450（CYP）：cytochrome P450

拮抗性鎮痛薬

ペンタゾシン

intro.：κ受容体刺激による弱い鎮痛作用，およびモルヒネ拮抗性を示す，非麻薬性オピオイド鎮痛薬である．

MINIMUM ESSENCE

一般名	● ペンタゾシン …内，注
作用	● オピオイドκ受容体における部分作動 ➡ 弱い鎮痛（モルヒネの1/4～1/2程度） ● オピオイドμ受容体における拮抗，部分作動
適応	● がん性疼痛（※錠剤はがん性疼痛のみ）　● 心筋梗塞の疼痛　● 術後疼痛 ● 消化性潰瘍の疼痛　● 腎結石・尿路結石による疼痛(p.431)　● 麻酔補助
禁忌	● 重篤な呼吸抑制　● 頭蓋内圧上昇　● 頭部外傷　●〔内〕ナロキソン過敏症
副作用	● 呼吸抑制★　● 依存性★　● ショック★　● 無顆粒球症★　● 悪心・嘔吐　● 眠気
相互作用	● 本薬作用↑：モルヒネ ● 本薬および併用薬作用↑：中枢神経抑制薬，アルコールなど

【補足事項】
● 近年は，がん性疼痛には使用されなくなっており，術後の痛み，検査時の鎮痛などに用いられている．
● モルヒネよりも依存が少ないといわれているが，モルヒネが厳重に管理されているので，ペンタゾシン依存（中毒）の方が問題になる．筋肉注射や静脈注射を漫然と長く行わないよう注意すべきである．
● 錠剤には，乱用防止のためにナロキソンが含有されている(p.130)．

ペンタゾシンおよび鏡像異性体

非麻薬性鎮痛薬の一種
拮抗性鎮痛薬

● 代表的な非麻薬性オピオイド鎮痛薬として，ペンタゾシン，ブプレノルフィンがあり，これらは第二種向精神薬(p.127)である．
● ペンタゾシンはκ受容体，ブプレノルフィンはμ受容体を刺激して，鎮痛効果をもたらす．
● しかし，これらは他の麻薬（モルヒネなど）と競合的に作用するため，拮抗性鎮痛薬とよばれる．

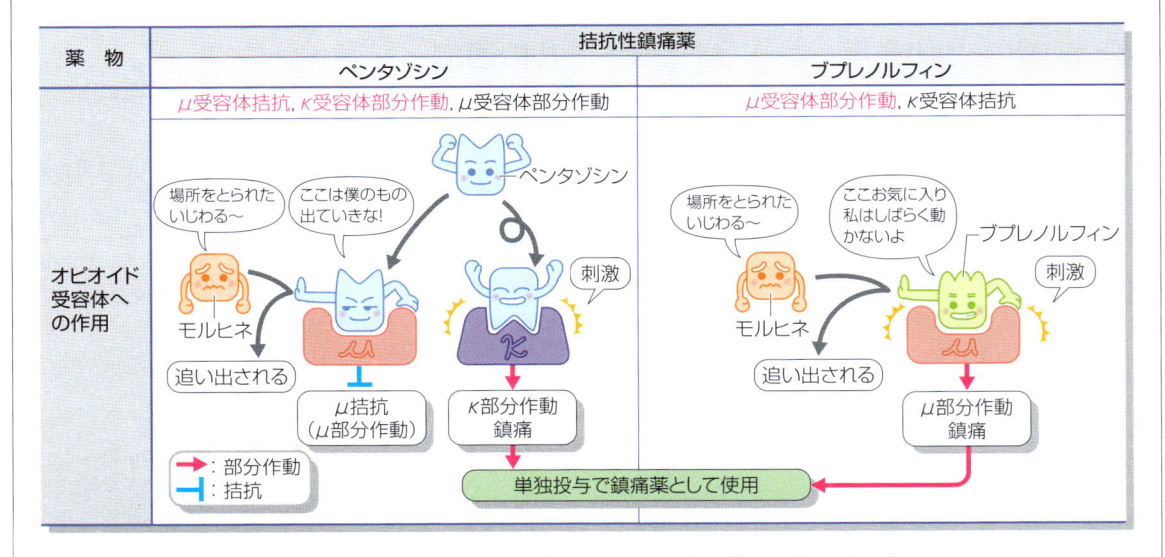

薬物	拮抗性鎮痛薬	
	ペンタゾシン	ブプレノルフィン
	μ受容体拮抗，κ受容体部分作動，μ受容体部分作動	μ受容体部分作動，κ受容体拮抗
オピオイド受容体への作用	（図：モルヒネが追い出される／μ拮抗（μ部分作動）／κ部分作動鎮痛）	（図：モルヒネが追い出される／μ部分作動鎮痛）
	→ 部分作動　⊣ 拮抗	
	単独投与で鎮痛薬として使用 ←	

● 単独投与時は鎮痛薬として使用できるが，モルヒネと併用時はモルヒネの効果を弱めてしまう．
● 麻薬依存性患者に投与すると，離脱症状(p.129)を誘発するおそれがあるので注意する．

商品名【拮抗性鎮痛薬】● ペンタゾシン：ソセゴン（注），ペンタジン（注）　● 塩酸ペンタゾシン：ソセゴン（錠），ペンタジン（錠），ペルタゾン（錠）　● ブプレノルフィン：ノルスパン（テ）　● ブプレノルフィン塩酸塩：レペタン（注，坐）

作用，強さが異なる
拮抗性鎮痛薬の比較

- ペンタゾシンは，κ受容体刺激により鎮痛をもたらすので，鎮痛効果は弱いが，依存性も低い（ただしp.128で述べたように，特に注射薬のペンタゾシン中毒は大きな問題である）．
- ブプレノルフィンは，μ受容体親和性が高く，強力で長時間の鎮痛効果を示す．

薬物	拮抗性鎮痛薬	
	ペンタゾシン	ブプレノルフィン
一般名（剤形）	●ペンタゾシン塩酸塩（錠剤） ※錠剤はナロキソン含有 ●ペンタゾシン（注射）	●ブプレノルフィン塩酸塩（注射，坐剤） ●ブプレノルフィン（貼付剤）
オピオイド受容体	μ受容体拮抗，κ受容体部分作動，μ受容体部分作動	μ受容体部分作動，κ受容体拮抗
作用	●鎮痛 ●オピオイド受容体拮抗	
鎮痛作用の強さ	モルヒネの1/4〜1/2程度	モルヒネの約20〜50倍
適応	●〔錠，注〕がん性疼痛 ●〔注〕心筋梗塞の疼痛，術後疼痛，消化性潰瘍の疼痛，腎結石・尿路結石による疼痛，麻酔補助	●〔注，坐〕がん性疼痛，術後疼痛 ●〔注〕心筋梗塞の疼痛，麻酔補助 ●〔貼〕変形性関節症や腰痛症に伴う慢性疼痛
禁忌	●重篤な呼吸抑制　●頭蓋内圧上昇　●頭部外傷	
	●〔錠〕ナロキソン過敏症	●〔注，坐〕重篤な肝障害 ●〔注，坐〕妊婦 ●〔坐〕直腸炎，直腸出血や痔疾
副作用	●呼吸抑制　●依存性　●悪心・嘔吐	
併用注意	モルヒネ，中枢神経抑制薬，アルコール，ベンゾジアゼピン系 ➡本薬の作用増強	
注意点	●投与量を一定量以上増やしても，鎮痛効果が頭打ちになり，副作用のみが増えるという有効限界がみられる（天井効果）．	

SUPPLEMENT

離脱症状（退薬症候）

- オピオイドを長期投与すると身体依存を形成し，オピオイドを急に中止したとき，下痢，頻脈，発汗，腹痛，頭痛，流涎（よだれ），流涙，あくび，不眠，不安などの症状が出現することがある．これを離脱症状（退薬症候）という（p.121）．
- これを防ぐために，オピオイドは徐々に減量することが必要である．
- 離脱症状出現時の治療は，オピオイドを再投与し，そして漸減することである．

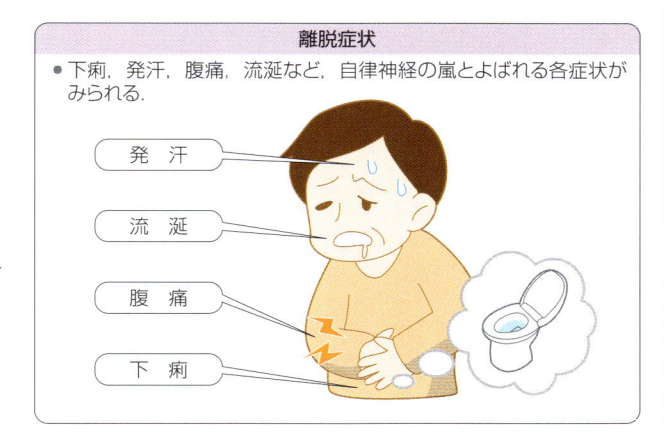

離脱症状

- 下痢，発汗，腹痛，流涎など，自律神経の嵐とよばれる各症状がみられる．

（発汗／流涎／腹痛／下痢）

- 麻薬依存者（乱用者）の場合，麻薬を急に減量・中断すると，心身が不快になる異常症状が出現する．その結果，麻薬が欲しくてたまらなくなる渇望状態（精神依存）を示す．
- 苦痛から逃れたくてさらに麻薬の使用を繰り返すため，麻薬依存から抜け出しにくい．
- 麻薬依存者が，オピオイド受容体拮抗作用をもつ薬物を用いた場合も，離脱症状が生じやすいので注意する（p.128, 130）．

オピオイド受容体拮抗薬

オピオイド受容体拮抗薬

intro.： オピオイド受容体拮抗薬は，オピオイドの副作用である呼吸抑制を消失させるため，オピオイド急性中毒時の呼吸抑制を解除したい場合に用いられる．

MINIMUM ESSENCE

一般名	❶ ナロキソン ……… 注 ❷ レバロルファン …注
作用	●（特にオピオイドμ受容体における）オピオイド受容体拮抗作用
適応	●オピオイドによる呼吸抑制 ●〔❶〕覚醒遅延の改善
禁忌	●非麻薬性中枢神経抑制薬，病的原因による呼吸抑制（無効のため） ●〔❷〕麻薬依存患者，呼吸抑制が緩徐な患者
副作用	●悪心・嘔吐 ●〔❶〕肺水腫★，血圧上昇，頻脈

【補足事項】●ナロキソンは，μ受容体に対する親和性が高いが刺激はしないため鎮痛作用はなく，オピオイド受容体拮抗作用のみを有する完全拮抗薬である．

μ受容体でオピオイドと拮抗する
オピオイド受容体拮抗薬の作用

- オピオイド受容体拮抗薬は，μ受容体においてオピオイドより結合が強いため，オピオイドに拮抗する．
- 拮抗性鎮痛薬(p.128)は，鎮痛目的で使用するのに対し，オピオイド受容体拮抗薬は，オピオイド急性中毒の呼吸抑制を解除する目的で使用する．
- オピオイド受容体拮抗薬を麻薬依存者に投与しても，離脱症状(p.129)を止めることはできない．

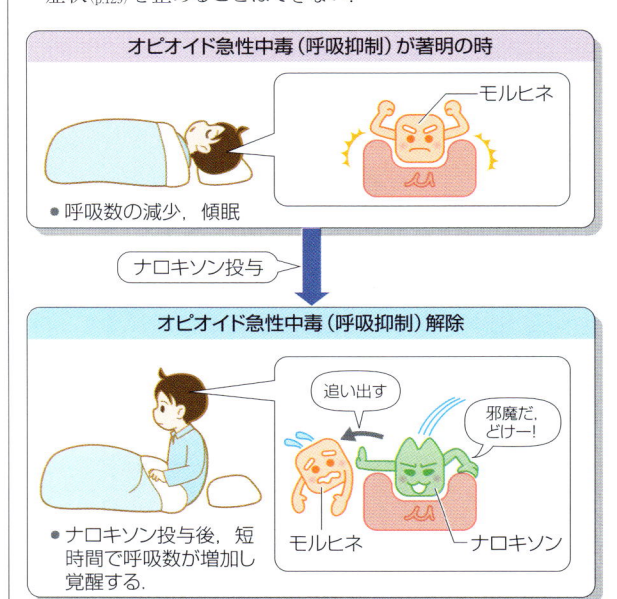

オピオイド急性中毒（呼吸抑制）が著明の時
- 呼吸数の減少，傾眠
- モルヒネ

↓ ナロキソン投与

オピオイド急性中毒（呼吸抑制）解除
- 追い出す
- 邪魔だ，どけー！
- モルヒネ / ナロキソン
- ナロキソン投与後，短時間で呼吸数が増加し覚醒する．

薬物乱用を防ぐ
ペンタゾシンとナロキソンの合剤

- ペンタゾシン錠剤には，ナロキソンが配合されている．
- その背景には，ペンタゾシン注射薬の薬物依存問題がある(p.128)．
- 麻薬依存者は，ペンタゾシン錠剤を処方されても効果が少ないため，よく効くように錠剤を溶かして自己注射してしまうことが問題となった．
- そこで，ペンタゾシンにナロキソンを混ぜて錠剤にすることで，注射しても効かないようにした．

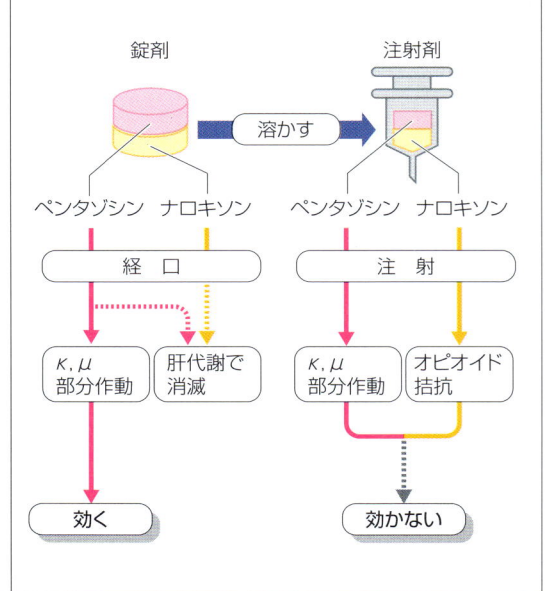

錠剤 → 溶かす → 注射剤

経口：ペンタゾシン（κ,μ部分作動）→効く／ナロキソン（肝代謝で消滅）
注射：ペンタゾシン（κ,μ部分作動）／ナロキソン（オピオイド拮抗）→効かない

商品名【オピオイド受容体拮抗薬】●ナロキソン塩酸塩：ナロキソン塩酸塩（注） ●レバロルファン酒石酸塩：ロルファン（注）

オピオイド治療の実際

非がん性慢性疼痛・がん性疼痛の適応の違い
痛みにより適応は違う

- 痛みの種類によって，オピオイド治療は異なる．がん性疼痛に比べ，非がん性慢性疼痛のオピオイド治療の適応は厳格に定められており，医師の厳重な管理・指導のもとで行う．

痛みの種類	非がん性慢性疼痛	がん性疼痛
オピオイドの使用方法	医師の厳重な管理・指導のもとで使用する．	WHO方式3段階除痛ラダーに従って積極的に使用する．
オピオイドの使用上限	上限あり	上限なし
継続	中止・減量できないか検討する．	重篤な副作用が出ない限り使用継続可．
レスキュー*	不可	可能

*レスキューとは，急に疼痛が増強した場合，鎮痛薬（速効性オピオイド）を頓用することである．

WORDS & TERMS
アドヒアランス [p.131]
患者が積極的に治療方針の決定に参加し，その決定にそって治療を受けることである．コンプライアンス（患者が決められた通りに正しく服薬すること）の概念を改善し，患者主体の服薬管理を指した言葉である．

非がん性慢性疼痛へのオピオイド使用
上限を設定する

- 整形外科疾患，帯状疱疹後神経痛，糖尿病などによる神経障害性疼痛などは，非がん性慢性疼痛に分類される．
- 全ての非がん性慢性疼痛に対して，オピオイドは慎重に投与する必要があり，以下の基準を満たした患者に限定されるべきである．

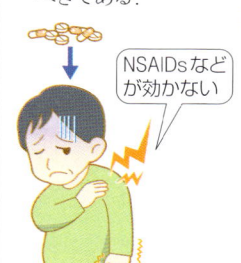

NSAIDsなどが効かない

以下の基準を満たす
1. 持続する痛みの器質的原因が明白．
2. オピオイド以外に有効な鎮痛手段がない．
3. オピオイド治療の目的が理解できる．
4. 服薬アドヒアランスが良好．
5. 薬物，アルコールの依存の既往がない*．
6. 心因性疼痛が否定されている．
7. 心理的・社会的要因が痛みの訴えに影響していない．
8. 重篤な精神疾患でない．
9. 認知機能が低下していない．
10. 定期的な通院が可能である．

オピオイド使用
- 最小用量から開始
- 使用上限量あり
- レスキューとして使用しない

保険適用のあるオピオイド
- トラマドール単剤
- トラマドール・アセトアミノフェン配合剤
- ブプレノルフィン（貼）
- コデイン（1%：散，錠／10%：散）
- モルヒネ（錠，末）
- フェンタニル（貼）

*他の薬物やアルコール依存の既往がある患者では，オピオイドの乱用・依存の危険性が高いため，オピオイド使用は絶対に避ける．

がん性疼痛へのオピオイド使用
原則として上限がなく，継続して使える

- がん性疼痛に対しては，WHO方式3段階除痛ラダーに従って鎮痛薬を選択する．
- 第2段階で用いる薬物は弱オピオイド，第3段階で用いる薬物は強オピオイドとよばれる．
- 軽度の痛みには，非オピオイドに加え，必要があれば鎮痛補助薬を用いる．さらに中等度の痛みには弱オピオイド，高度の痛みには強オピオイドを追加する．
- ただし，オピオイド以外の疼痛治療（放射線治療，神経ブロック療法[p.76]など）についても必ず考慮すること．

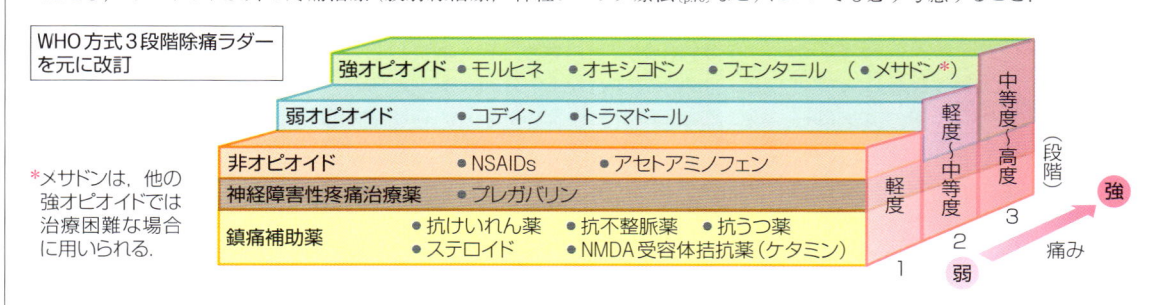

WHO方式3段階除痛ラダーを元に改訂

段階	薬剤
強オピオイド	モルヒネ・オキシコドン・フェンタニル・（メサドン*）
弱オピオイド	コデイン・トラマドール
非オピオイド	NSAIDs・アセトアミノフェン
神経障害性疼痛治療薬	プレガバリン
鎮痛補助薬	抗けいれん薬・抗不整脈薬・抗うつ薬・ステロイド・NMDA受容体拮抗薬（ケタミン）

痛み：1 弱（軽度）→ 2（軽度～中等度）→ 3 強（中等度～高度）

*メサドンは，他の強オピオイドでは治療困難な場合に用いられる．

略語
- 世界保健機関（WHO）：World Health Organization
- 非ステロイド性抗炎症薬（NSAIDs）：non-steroidal anti-inflammatory drugs
- N-メチル-D-アスパラギン酸（NMDA）：N-methyl-D-aspartate

非オピオイド鎮痛薬

非ステロイド性抗炎症薬（NSAIDs）

intro.： 非ステロイド性抗炎症薬（NSAIDs）は，シクロオキシゲナーゼ（COX）阻害作用を有し，抗炎症薬，抗血小板薬（p.325）としてだけでなく，解熱鎮痛薬としても多用される．

MINIMUM ESSENCE

一般名
❶アスピリン（アセチルサリチル酸）
❷イブプロフェン
} …内，直腸
❸ジクロフェナク ……………………… 内，直腸，皮
❹インドメタシン ……………………… 内，直腸，注，皮
❺ロキソプロフェン …………………… 内，皮
❻エトドラク　❼セレコキシブ ……… 内

作用
- シクロオキシゲナーゼ（COX）阻害
  1. プロスタグランジン生合成抑制➡抗炎症作用
  2. ブラジキニン感受性低下➡鎮痛作用
  ※アスピリンのみ不可逆的COX阻害，その他は可逆的COX阻害
- 視床下部の体温調節中枢抑制➡解熱作用

適応
- 発熱や疼痛を伴う種々の疾患（筋肉痛，痛風発作，頭痛，月経痛，感冒など）

禁忌
- 妊婦（胎児の動脈管閉鎖を促すため）　● アスピリン喘息　● 消化性潰瘍 など

副作用
- 消化性潰瘍（最も高頻度）★　● 腎障害★　● 〔❻❼以外〕アスピリン喘息★ など

相互作用
- 〔❺❻以外〕他のNSAIDs➡副作用増強 など

【補足事項】
- アスピリン喘息（NSAIDs過敏喘息）は，アスピリン投与により発症する喘息発作であり，アスピリン以外のNSAIDsでも起こりうる（病④p.164）．
- 小児の水痘・インフルエンザ患者にアスピリンを投与すると，ライ症候群に至ることがある．
- 小児科では，小児の解熱目的には，副作用の問題があるアスピリンは原則用いられない（p.135）．
- インドメタシンは腸肝循環（病①p.247）を受け，体内に滞留しやすいので，用法・用量の設定には注意する．
- ❶～❼全ての薬で腎障害は副作用としてあるが，重大な副作用とされているのは❶以外である．

WORDS & TERMS

プロドラッグ 〔p.132〕
薬物そのものには薬理活性がなく，投与後に生体内で代謝されて活性体となってから薬理作用を発揮する薬物．吸収性，組織選択性，化学的安定性の向上，副作用の軽減などを目的に開発されている．

アスピリン 〔p.132〕
アセチルサリチル酸の別名で，サリチル酸の骨格を有する．低用量アスピリンは，抗血小板薬として使用されることが多い．

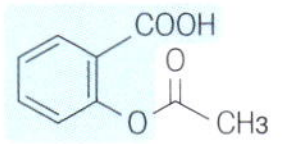

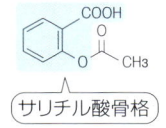

サリチル酸骨格

ライ症候群 〔p.132〕
微小脂肪滴が肝小葉全体に沈着した脂肪肝を合併する急性脳症．主に幼児～学童期にみられる．小児でインフルエンザや水痘感染による発熱に対し，アスピリンやジクロフェナクを用いると，急性脳症や肝脂肪変性を引き起こし，重篤な障害を残したり死亡に至ることがある（病⑦p.367）．

NSAIDs，アニリン系，ピリン系
解熱鎮痛薬の分類

● 解熱鎮痛薬は，化学構造によりNSAIDs，アニリン系，ピリン系に分けられる．

緑字：消化管障害の副作用軽減を目的としたプロドラッグ

解熱鎮痛薬の種類			薬物	特徴
NSAIDs	酸性	サリチル酸系	アスピリン，エテンザミド，サリチルアミド	● 解熱・鎮痛➡強い ● 抗炎症作用➡あり
		アントラニル酸系	メフェナム酸	
		アリール酢酸系	インドメタシン，アセメタシン，インドメタシン ファルネシル，スリンダク，ジクロフェナク，エトドラク，ナブメトン	
		プロピオン酸系	イブプロフェン，ロキソプロフェン，ナプロキセン	
		オキシカム系	メロキシカム，アンピロキシカム，ピロキシカム，ロルノキシカム	
	中性	コキシブ系	セレコキシブ	
アニリン系（非ピリン系）			アセトアミノフェン	● 解熱・鎮痛➡強い ● 抗炎症作用➡なし
ピリン系*			スルピリン	● 解熱➡強い，鎮痛➡弱い

*ピリン系は，血管障害などの副作用があり使用頻度は減ったが，他の解熱薬が無効な場合の緊急解熱に用いる．

[商品名] 【NSAIDs】● **アスピリン・ダイアルミネート配合**：バファリン（錠）　● **アスピリン**：アスピリン（末），サリチゾン（坐）　● **エテンザミド**：エテンザミド「ヨシダ」（末）　● **サリチルアミド等配合剤**：PL（顆）　● **メフェナム酸**：ポンタール（散，細，錠，カ，シ）　● **インドメタシン**：インダシン（注），インテバン（徐カ，坐，軟，ク，外）　● **アセメタシン**：ランツジール（錠）● **インドメタシン ファルネシル**：インフリー（カ）　● **スリンダク**：クリノリル（錠）　● **ジクロフェナクナトリウム**：ボルタレン（錠，徐カ，坐，ゲ，ロ，テ），ナボール（徐カ，ゲ，パ，テ）　● **エトドラク**：オステラック（錠），ハイペン（錠）➡

解熱・鎮痛作用のしくみ
解熱鎮痛薬の作用部位

- NSAIDsは末梢へ，アセトアミノフェンは視床と大脳皮質へ働きかけ，鎮痛効果をもたらす．
- さらに，NSAIDs，アセトアミノフェンともに，視床下部へ作用して解熱効果をもたらす．

アセトアミノフェン
→ **鎮痛（中枢への作用）**
- 視床と大脳皮質の痛覚閾値を上昇させる．

→ **解熱**
- 視床下部の体温調節中枢に作用する．

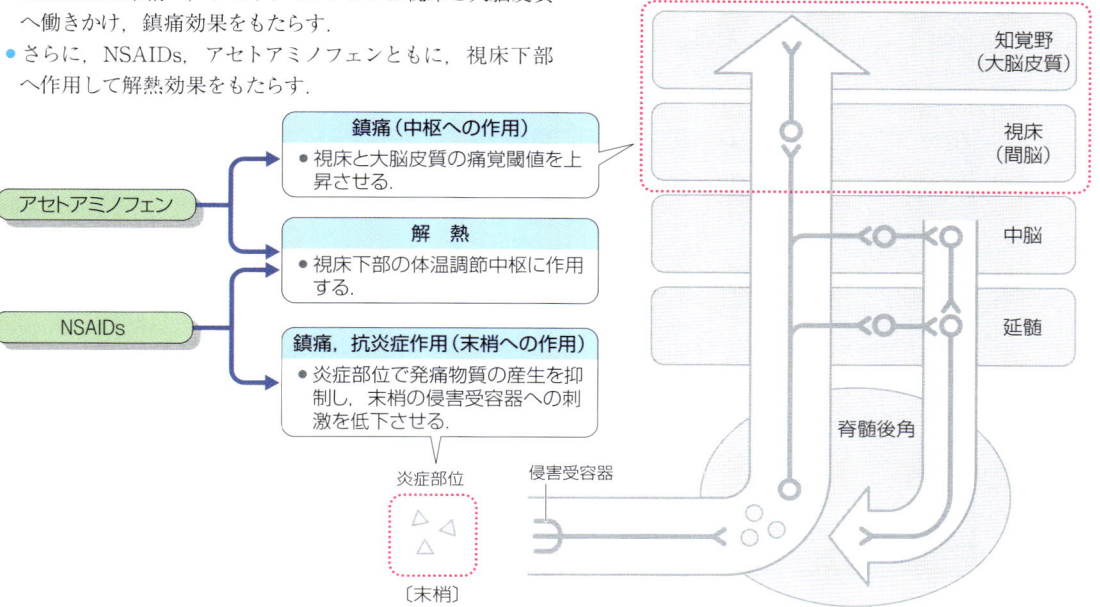

NSAIDs
→ **鎮痛，抗炎症作用（末梢への作用）**
- 炎症部位で発痛物質の産生を抑制し，末梢の侵害受容器への刺激を低下させる．

〔中枢〕
- 知覚野（大脳皮質）
- 視床（間脳）
- 中脳
- 延髄
- 脊髄後角

〔末梢〕
炎症部位　侵害受容器

COXを阻害し，抗炎症作用・鎮痛効果をもたらす
NSAIDsの作用機序

- NSAIDsは，プロスタグランジン（PG）産生酵素であるシクロオキシゲナーゼ（COX）を阻害し，鎮痛作用をもたらす．

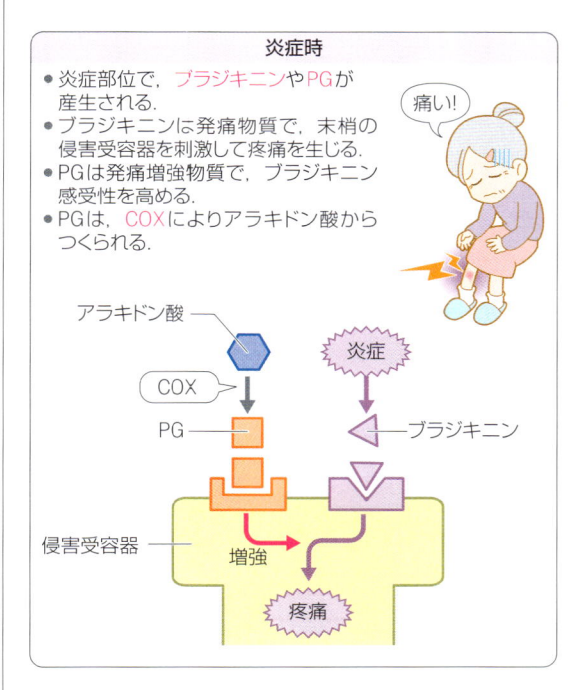

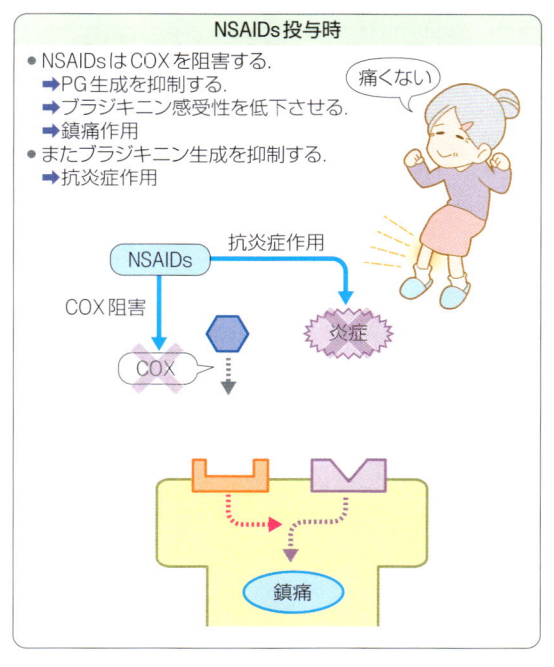

炎症時
- 炎症部位で，ブラジキニンやPGが産生される．
- ブラジキニンは発痛物質で，末梢の侵害受容器を刺激して疼痛を生じる．
- PGは発痛増強物質で，ブラジキニン感受性を高める．
- PGは，COXによりアラキドン酸からつくられる．

痛い！

アラキドン酸 → COX → PG
炎症 → ブラジキニン
侵害受容器　増強 → 疼痛

NSAIDs投与時
- NSAIDsはCOXを阻害する．
  → PG生成を抑制する．
  → ブラジキニン感受性を低下させる．
  → 鎮痛作用
- またブラジキニン生成を抑制する．
  → 抗炎症作用

痛くない

NSAIDs → COX阻害／抗炎症作用 → 炎症
→ 鎮痛

→ ・**ナブメトン**：レリフェン（錠）　●**イブプロフェン**：ブルフェン（顆，錠）　●**ロキソプロフェンナトリウム水和物**：ロキソニン（細，錠，ゲ，パ，テ）
●**ナプロキセン**：ナイキサン（錠）　●**メロキシカム**：モービック（錠）　●**アンピロキシカム**：フルカム（カ）　●**ピロキシカム**：バキソ（カ，軟，坐），フェルデン（軟，坐）　●**ロルノキシカム**：ロルカム（錠）　●**セレコキシブ**：セレコックス（錠）　【ピリン系解熱鎮痛薬】●**スルピリン水和物**：スルピリン（末，注），メチロン（注）　略語 ●非ステロイド性抗炎症薬（NSAIDs）：non-steroidal anti-inflammatory drugs

COX-1, COX-2の違い
鎮痛作用はCOX-2阻害による

- COXには，全身組織に分布するCOX-1と，炎症部位に発現するCOX-2がある．

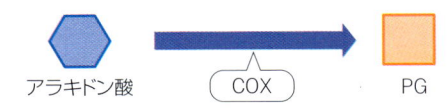

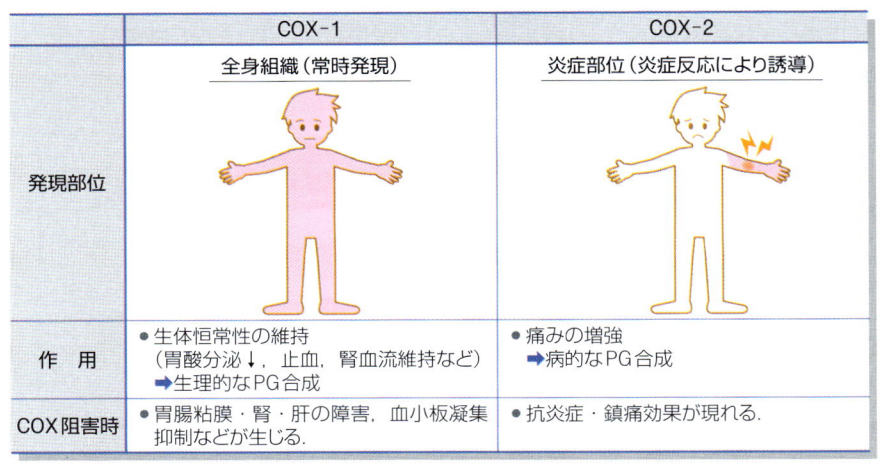

アラキドン酸 → COX → PG

	COX-1	COX-2
発現部位	全身組織（常時発現）	炎症部位（炎症反応により誘導）
作用	・生体恒常性の維持（胃酸分泌↓，止血，腎血流維持など）➡生理的なPG合成	・痛みの増強➡病的なPG合成
COX阻害時	・胃腸粘膜・腎・肝の障害，血小板凝集抑制などが生じる．	・抗炎症・鎮痛効果が現れる．

NSAIDsのCOX選択性
COX-2を選択的に阻害し，副作用を軽減する

- NSAIDsの抗炎症・鎮痛作用は，COX-2阻害による．
- 非選択的にCOXを阻害するNSAIDsは，COX-1阻害により胃腸障害などの副作用を生じる．
- そこで，胃腸障害などの副作用を軽減する目的で，選択的COX-2阻害薬の開発が進んだ．

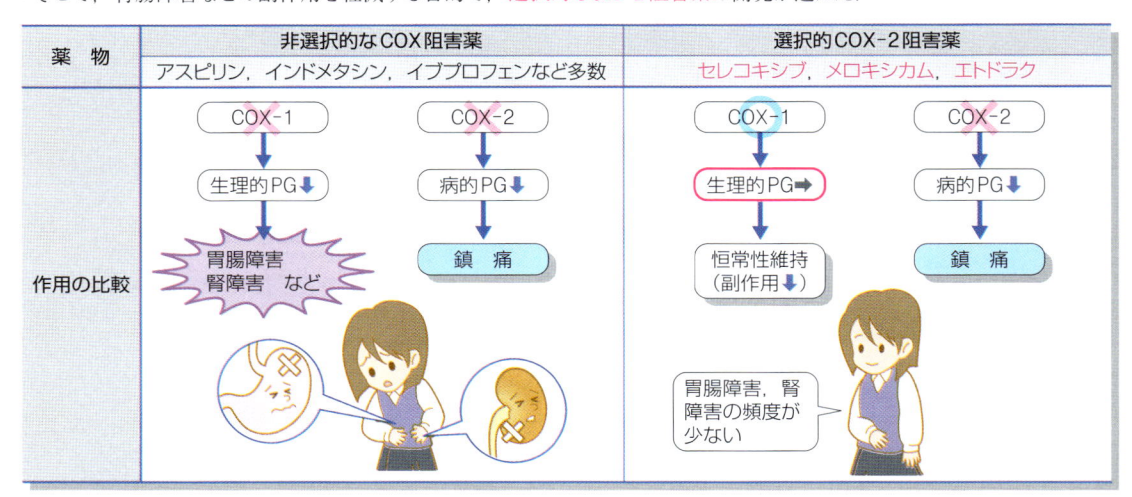

	非選択的なCOX阻害薬	選択的COX-2阻害薬
薬物	アスピリン，インドメタシン，イブプロフェンなど多数	セレコキシブ，メロキシカム，エトドラク
作用の比較	COX-1✗→生理的PG↓→胃腸障害 腎障害 など／COX-2✗→病的PG↓→鎮痛	COX-1〇→生理的PG➡→恒常性維持（副作用↓）／COX-2✗→病的PG↓→鎮痛／胃腸障害，腎障害の頻度が少ない

- ただしCOX-2選択性が高すぎると，心筋梗塞や脳卒中などの心血管系血栓塞栓性事象を生じやすくする．
- 実際の炎症部位では，COX-2だけでなく，一部COX-1が関与してPG産生を行っている（このため鎮痛作用自体は，非選択的なCOX阻害薬の方が強い）．
- NSAIDsによる胃腸障害を軽減するため，ミソプロストールなどのPG製剤，プロトンポンプ阻害薬，ヒスタミンH_2受容体拮抗薬を併用することがある．

略語 ・シクロオキシゲナーゼ（COX）：cyclooxygenase ・プロスタグランジン（PG）：prostaglandin ・非ステロイド性抗炎症薬（NSAIDs）：non-steroidal anti-inflammatory drugs

アセトアミノフェン

intro.: 体温調節中枢や中枢神経に作用し，解熱・鎮痛効果を発揮する，非オピオイド鎮痛薬である．NSAIDsに比べ副作用は少なく，小児の解熱・鎮痛にも用いられる．

MINIMUM ESSENCE

一般名	● アセトアミノフェン …内，直腸，注
作用	● 視床下部の体温調節中枢に作用 ➡ 皮膚血管拡張 ➡ 放散熱を増大 ➡ 解熱作用 ● 視床と大脳皮質の痛覚閾値上昇 ➡ 鎮痛作用
適応	● インフルエンザ，急性上気道炎などによる発熱 ● 頭痛，月経痛，がん性疼痛 など
禁忌	● 消化性潰瘍　● 重篤な血液・肝・腎障害　● 重篤な心機能不全 ● アスピリン喘息
副作用	● 肝障害★　● アナフィラキシー★　● 顆粒球減少症★　● 喘息発作★ など
解毒薬	●（肝障害時に使用）アセチルシステイン

【補足事項】 ● アスピリンと同等の解熱鎮痛作用があるが，COX阻害作用は弱く，抗炎症作用はほとんどない．

WORDS & TERMS

グルタチオン (p.135)
グルタミン酸，システイン，グリシンの順でペプチド結合したトリペプチドである．

副作用が少ない
アセトアミノフェンの使いやすさ

- NSAIDsに比べて副作用（胃腸障害，腎障害など）が少なく小児にも使用可能で，解熱鎮痛の第一選択薬となりやすい．
- 一般用医薬品にも多く含まれており，誤って市販の解熱鎮痛薬と一緒に飲んだ場合など，意図せず過量投与すると，肝障害を生じやすいので注意する．
- 2011年，アセトアミノフェンの最大用量は，1日1.5gから4gへ増量された．高用量では，より効果や副作用のチェックが必要である．
- 米国FDAでは，市販解熱鎮痛薬へのアセトアミノフェンの配合は325 mgを上限としている．トラムセット®は，1錠中にトラマドール塩酸塩37.5 mgとアセトアミノフェン325 mgを配合している．

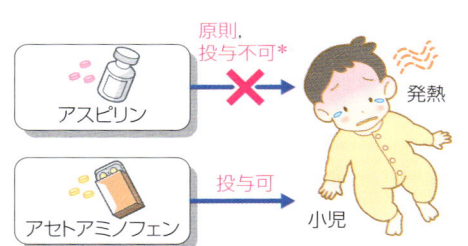

＊アスピリンの小児への投与は，ライ症候群（p.132）に至る可能性があるため原則不可だが，若年性特発性関節炎（病⑥p.64），川崎病（p.360），リウマチ熱（p.390）などには適応がある．

活性代謝物が肝障害を起こす
アセトアミノフェンの代謝

- アセトアミノフェンは代謝活性化を受けて毒性を示し，過量投与により肝障害を生じやすい．

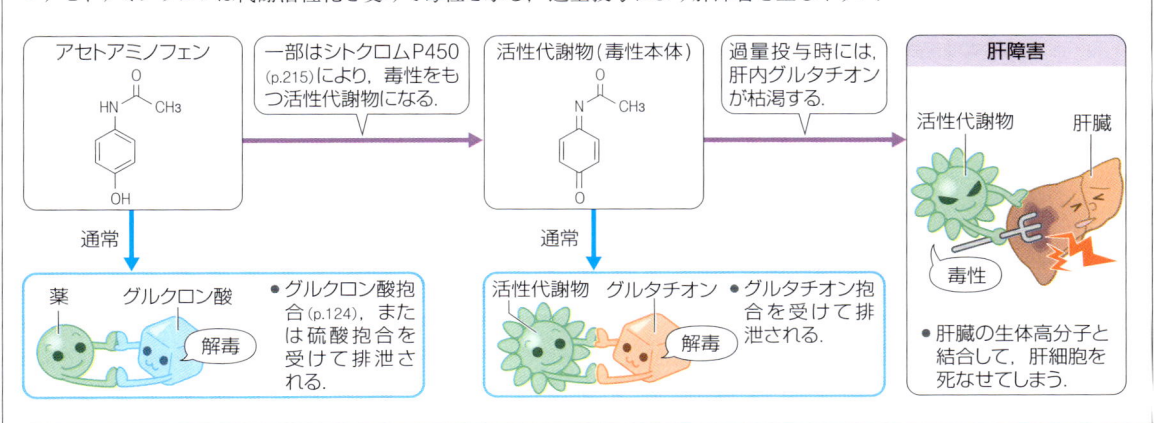

商品名【アニリン系解熱鎮痛薬】● アセトアミノフェン：アセリオ（注），アルピニー（坐），アンヒバ（坐），カロナール（末，細，錠，シ，坐），ピリナジン（末）　**略語**　● 食品医薬品局（FDA）：Food and Drug Administration

神経障害性疼痛治療薬

プレガバリン

intro.：中枢神経系においてシナプス前終末へのCa^{2+}流入を抑制し，グルタミン酸など興奮性神経伝達物質(p.10)の遊離を抑制して，過剰興奮した神経を鎮静する．これまでは鎮痛補助薬として扱われていたが，現在は神経障害性疼痛治療薬に認定されているので，本書では鎮痛補助薬とは異なる扱いとした．

MINIMUM ESSENCE

一般名	● プレガバリン …内
作用	● シナプス前終末のCa^{2+}チャネルに結合➡Ca^{2+}流入抑制，Ca^{2+}チャネル発現量低下➡伝達物質放出抑制➡神経伝達阻害
適応	● 神経障害性疼痛(帯状疱疹後神経痛や糖尿病による末梢神経障害性疼痛など) ● 線維筋痛症に伴う疼痛
禁忌	● 本剤成分に対する過敏症
副作用	● 神経系障害：めまい★，眠気★，頭痛，歩行困難，転倒　●浮腫★　●体重増加 ● 肝障害：劇症肝炎★，肝機能障害★　●胃腸障害：悪心・嘔吐，便秘，下痢　●目のかすみ
相互作用	● 本薬および併用薬作用↑：ロラゼパム，オキシコドン，アルコール ● オピオイド，中枢神経抑制薬➡呼吸不全，昏睡　●ACE阻害薬，チアゾリジン系薬➡浮腫

【補足事項】
- めまい，眠気は高頻度にみられ，特に高齢者においては転倒のリスクに注意する．
- 投与量は1週間以上かけて漸増し維持する．また減量時も1週間以上かけて漸減する．
- 鎮痛補助薬として，セロトニン・ノルアドレナリン再取り込み阻害作用により下行性痛覚抑制系(p.247)を増強させる抗うつ薬(アミトリプチリン，ノルトリプチリン)なども使用されるが，これらは保険適用外である．

指導 pick up
- □「転びやすくなることがあります．ふらつきやめまいを感じたら，自身の判断で中止しても構いません．必ず再診してください」
- □「急な体重増加や下肢のむくみに気がついたら知らせてください」

プレガバリンが効力を発揮する
神経障害性疼痛の鎮痛

- 神経障害性疼痛に対して，NSAIDsやオピオイドは効きにくいが，プレガバリンが鎮痛効果を発揮することが知られている．
- プレガバリンは，脊髄から大脳皮質までの上位ニューロンの刺激伝達を阻害する． 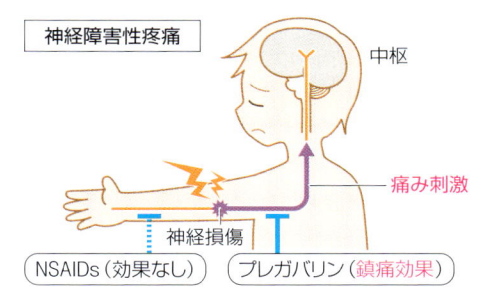
- ガバペンチン(p.153)もプレガバリンと同様の効果があるが保険適用外なので，国内では保険適用が認められているプレガバリンが使用されている．

シナプス前終末に作用する
プレガバリンの作用部位

- プレガバリンは，シナプス前終末において，痛み刺激の伝達を遮断し，鎮痛効果をもたらす．

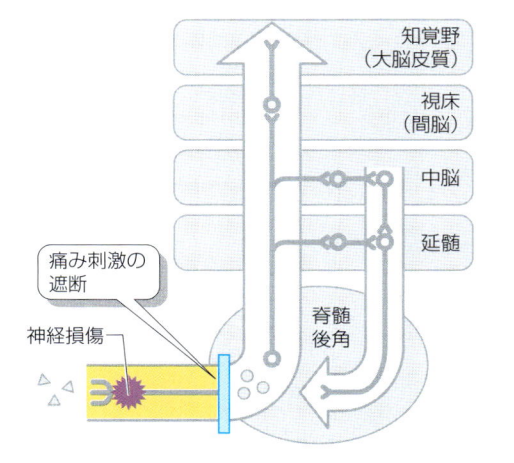

商品名【神経障害性疼痛治療薬】●プレガバリン：リリカ(カ)　【三環系抗うつ薬】●アミトリプチリン塩酸塩：トリプタノール(錠)　●ノルトリプチリン塩酸塩：ノリトレン(錠)　**略語**　●アンジオテンシン変換酵素(ACE)：angiotensin converting enzyme　●非ステロイド性抗炎症薬(NSAIDs)：non-steroidal anti-inflammatory drugs

シナプス前終末のCa^{2+}チャネルを抑制する

プレガバリンの作用機序

- プレガバリンは，神経障害に伴う疼痛に対して，鎮痛効果をもたらす．

疼痛時

- 末梢神経障害性疼痛は，侵害受容器への刺激はないのに，病的な神経伝導が生じることで痛みを感じる．
- シナプス前終末においてCa^{2+}チャネルよりCa^{2+}が流入し，グルタミン酸などの神経伝達物質が放出されて，シナプス後膜へ疼痛刺激を伝達する．

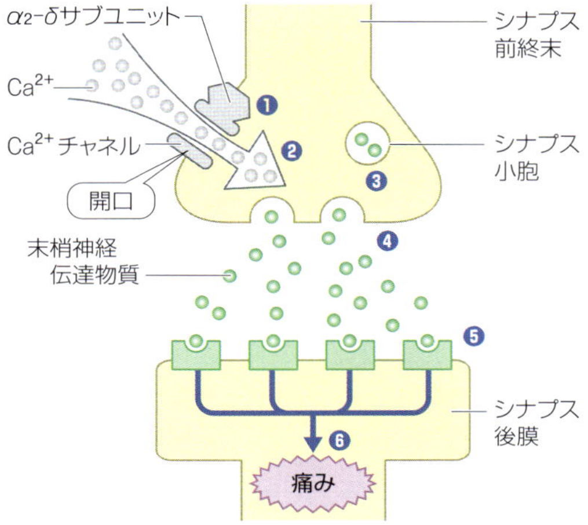
α2-δサブユニット
シナプス前終末
Ca2+
Ca2+チャネル
開口
シナプス小胞
末梢神経伝達物質
シナプス後膜
痛み
1
2
3
4
5
6

1. シナプス前終末の電位依存性Ca^{2+}チャネルが活性化する．
2. Ca^{2+}が流入する．
3. シナプス小胞が誘導される．
4. 神経伝達物質を放出する．
5. 神経伝達物質がシナプス後膜の受容体に結合する．
6. 疼痛刺激が伝達される．

プレガバリン投与時

- プレガバリンは，シナプス前終末のCa^{2+}チャネルに結合し，Ca^{2+}の流入を抑制する．またCa^{2+}チャネル発現量も低下する．
- 結果，神経伝達物質放出が抑制され，疼痛刺激は遮断される．

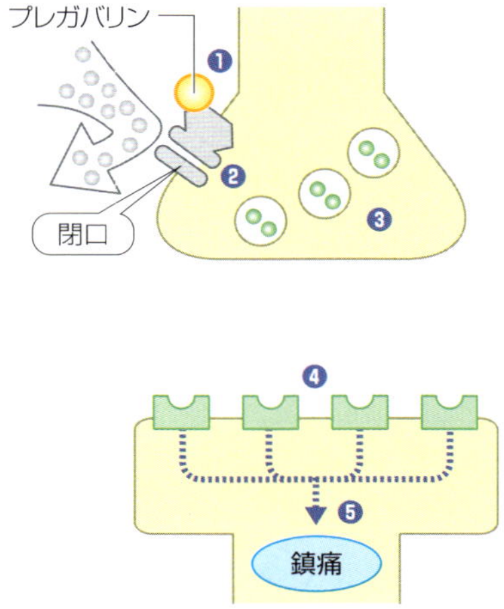
プレガバリン
閉口
鎮痛
1
2
3
4
5

1. Ca^{2+}チャネルのα2-δサブユニットにプレガバリンが結合する．
2. Ca^{2+}チャネルが閉じて，Ca^{2+}の流入を抑制する．
3. シナプス小胞から神経伝達物質は放出されない．
4. シナプス後膜へ疼痛刺激が伝達されない．
5. 鎮痛効果をもたらす．

プレガバリンの適応疾患①

帯状疱疹後神経痛

- 帯状疱疹は，神経節に潜伏感染している水痘・帯状疱疹ウイルスが免疫力低下などを契機に再活性化し，神経や皮膚に炎症を起こす疾患である（病⑥p.237）．
- 炎症により神経障害に至ると，皮膚の炎症が治まった後も神経損傷による痛みが持続する．
- プレガバリン，ワクシニアウイルス接種家兎炎症皮膚抽出液（ノイロトロピン®）などの経口投与が行われる．

[帯状疱疹後神経痛]

- 皮疹は軽快したが，強い痛みが残存している．

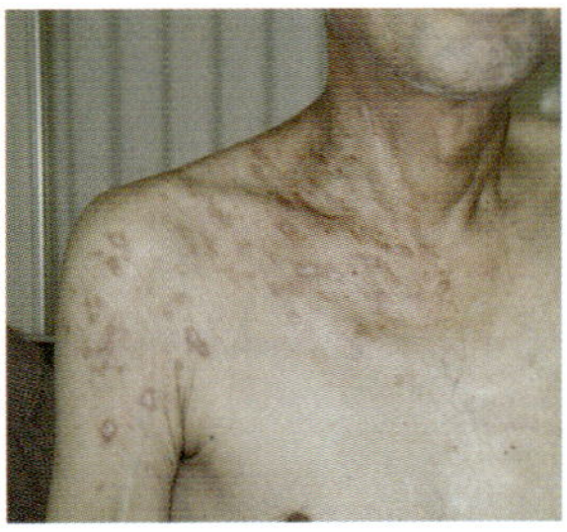

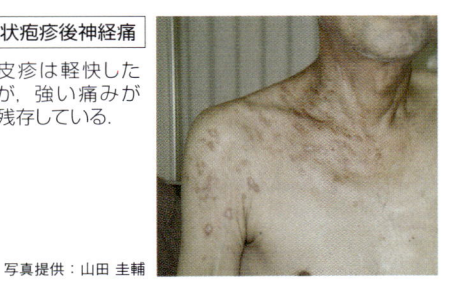

写真提供：山田 圭輔

プレガバリンの適応疾患②

糖尿病性ニューロパチー

- 糖尿病は，高血糖に伴う神経細胞の代謝異常や栄養血管の障害などにより神経変性をきたし，糖尿病性ニューロパチー（末梢神経障害）が起こる（病⑦p.332）．
- 四肢末端にしびれ，疼痛が現れる手袋・靴下型感覚障害を起こすため，治療にプレガバリンを用いる．

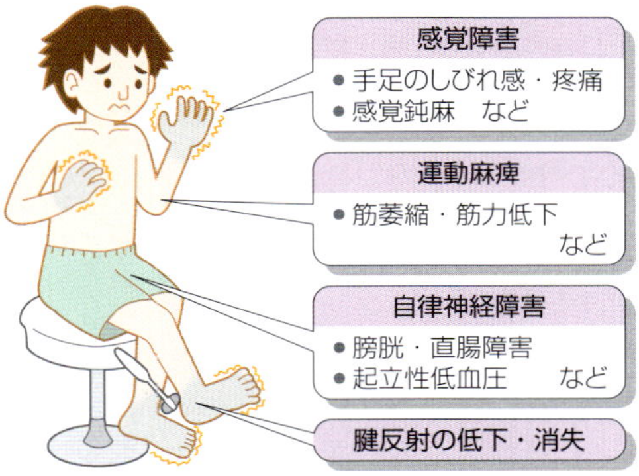
感覚障害
● 手足のしびれ感・疼痛
● 感覚鈍麻　など
運動麻痺
● 筋萎縮・筋力低下
など
自律神経障害
● 膀胱・直腸障害
● 起立性低血圧　など
腱反射の低下・消失

[商品名]【下行性疼痛抑制系賦活型疼痛治療剤】● ワクシニアウイルス接種家兎炎症皮膚抽出液：ノイロトロピン（錠，注）

中枢神経疾患治療薬

監修
野元 正弘

疾患のイメージをつかむ
代表疾患と治療薬

- 中枢神経は，脳・脊髄で構成される (p.2)．
- このうち，脳の神経細胞に異常がみられる疾患は，脳血管障害以外では，てんかん，パーキンソン病，アルツハイマー病が患者数も多く代表的であるといえる．

	てんかん (p.140)	パーキンソン病 (p.156)	アルツハイマー病 (p.174)
病態	神経細胞が発作的に過剰興奮して，大脳機能に異常をきたす．	黒質でドパミンを産生する神経細胞が変性して，線条体でドパミンが不足する．	神経細胞が変性して脳が萎縮し，脳の機能が失われていく．
症状	異常運動，けいれんなどの発作が起こる．	体をスムーズに動かせない．	記憶障害などをきたし，認知症になる．
治療薬	・フェニトイン ・カルバマゼピン ・ラモトリギン ・ゾニサミド ・エトスクシミド ・レベチラセタム ・バルプロ酸 ・トピラマート ・ガバペンチン ・フェノバルビタール ・クロナゼパム ・クロバザム ・ジアゼパム	・レボドパ（DCIの併用） ・ドパミンアゴニスト ・MAO-B阻害薬 ・COMT阻害薬 ・抗コリン薬 ・アマンタジン ・ゾニサミド ・ノルアドレナリン前駆物質 （ドロキシドパ） ・アデノシン（A2A）受容体拮抗薬	・ドネペジル ・ガランタミン ・リバスチグミン ・メマンチン

- 脳血管障害治療薬は p.188 を参照のこと．
- 本書では上記以外の中枢神経系の疾患として，多発性硬化症 (p.186)，片頭痛 (p.210) を解説している．

略語
- ドパ脱炭酸酵素阻害薬（DCI）：dopa decarboxylase inhibitor
- モノアミン酸化酵素B（MAO-B）：monoamine oxidase B
- カテコール-O-メチルトランスフェラーゼ（COMT）：catechol-O-methyltransferase

SUPPLEMENT

血液脳関門（BBB）

- 血液中から中枢神経組織（脳・脊髄）への物質の移行を制限する機能を血液脳関門（BBB）という．
- 有害物質などから脳組織を保護するための生理的機能であり，薬物の移行もBBBに制限される．
- BBBは，脳の毛細血管の内皮細胞，周皮細胞（ペリサイト），アストロサイトにより形成されている．

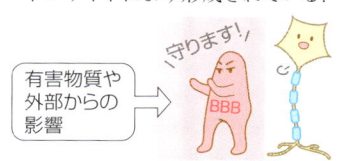

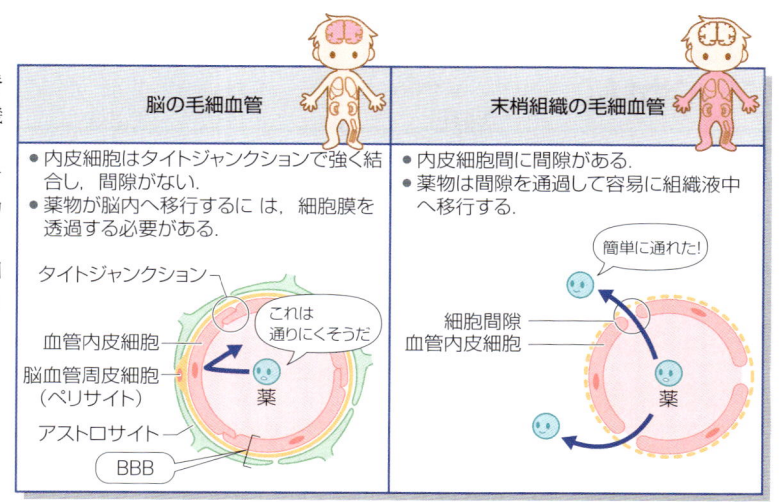

脳の毛細血管	末梢組織の毛細血管
● 内皮細胞はタイトジャンクションで強く結合し，間隙がない． ● 薬物が脳内へ移行するには，細胞膜を透過する必要がある．	● 内皮細胞間に間隙がある． ● 薬物は間隙を通過して容易に組織液中へ移行する．

- 水，O_2，CO_2はBBBを自由に通過する．また，アミノ酸，グルコースなど，神経活動に必要な物質は，内皮細胞に存在するトランスポーターにより選択的に輸送される．

薬の透過性

- 薬物がBBBを通過する機序には❶受動拡散と，❷トランスポーターによるものがある．

薬の透過性			解説	例
❶受動拡散	分子量	大	分子量の小さい薬ほど通過しやすい．	分子標的治療薬では，分子量の大きな抗体製剤（トラスツズマブなど）よりも，低分子化合物（ラパチニブなど）の方がBBBを通過しやすい．
		小		
	脂溶性	低	脂溶性の高い薬ほど通過しやすい．	抗コリン薬では，脂溶性の低い第四級アンモニウム塩構造の薬物（ブチルスコポラミンなど）よりも脂溶性の高い三級アミン構造の薬物（アトロピンなど）の方がBBBを通過しやすい (p.58)．
		高		
❷トランスポーターによる輸送			一部の薬はアミノ酸やグルコースなどと同様にトランスポーターにより輸送される．	レボドパ（パーキンソン病治療薬）は，アミノ酸トランスポーターにより脳組織内へ輸送される（このため大量の蛋白摂取によりレボドパの輸送効率が下がり，薬効が低下する）(p.160)．

- BBBを形成する内皮細胞には，P糖蛋白（MDR1）やMRP4などの輸送蛋白が発現し，脳組織内へ移行した有害物質や薬物を排出する機能も存在する．また，これらの蛋白はBBBでの働きだけでなく，様々な細胞に発現し，腫瘍細胞の化学療法に対する耐性獲得過程などにおいても重要である（薬③）．

薬物療法との関連

- BBBの透過性により，中枢神経系へ薬理作用が及ぶかどうかが決定される．
- 治療の標的が，中枢神経である場合は透過性の高い薬物が適しており，末梢組織である場合は透過性の低い薬物が適している．

治療の対象	中枢神経	末梢組織
疾患の例	● パーキンソン病　● 認知症 ● 不眠症　● 精神疾患	● 高血圧　● 気管支喘息 ● アレルギー性疾患　● 消化性潰瘍
透過性の高い薬	脳への効果を発揮できる　**適**	脳に対する副作用を発現する　**不適**
透過性の低い薬	脳への効果を発揮できない　**不適**	脳への副作用が出にくい　**適**
解説	● 中枢神経疾患であるパーキンソン病の治療では，ドパミンはBBBを通過しないので，BBBを通過できるレボドパが使用される．	● 抗アレルギー薬の抗ヒスタミン薬は，BBBを通過すると眠気という中枢性の副作用が出る．このため，BBBを通過しないタイプの抗ヒスタミン薬が開発されている．

略語 ● 血液脳関門（BBB）：blood-brain barrier

てんかん

てんかん

監修 重藤 寛史

(病❼ p.372)

intro.: 大脳神経細胞が過剰に興奮することにより，けいれんなどのてんかん発作を繰り返す慢性の中枢神経疾患である．原因不明（多くは素因性）の特発性てんかんと，器質性病変（脳腫瘍，脳血管障害，脳動静脈奇形など）に続発する症候性てんかんがある．

MINIMUM ESSENCE

疫学・好発
- 人口約100あたり1人．
- 乳幼児期〜思春期および高齢者での発症が多い．

病態生理
- 大脳神経細胞の興奮を調節する興奮シグナルと抑制シグナルのバランスがくずれ，過剰興奮が起こる．過剰興奮の部位，範囲により様々な症状を呈する．

症状・所見
- けいれん，意識障害，異常感覚などが発作的，間欠的に起こる（てんかん発作）．
  1. 部分発作：脳の一部分（焦点）が過剰興奮して起こる．
     a. 単純部分発作：意識障害（－）
     b. 複雑部分発作：意識障害（＋）
  2. 全般発作：発作開始から大脳半球が両側同期性に過剰興奮する．通常意識障害を伴う．

検査・診断
1. 問診：発作型を分類する．
2. 脳波：棘波，棘徐波などを認める．
3. 脳画像：異常がないことが多い（器質性病変の診断・除外のために行う）．

治療・管理
1. 薬物治療が中心である．症候性では原因疾患に対する治療を行うこともある．
   a. 部分発作：カルバマゼピン，フェニトイン，ゾニサミド (p.169) など
   b. 全般発作：バルプロ酸，エトスクシミド（欠神発作），クロナゼパム（ミオクロニー発作），フェノバルビタール（強直間代発作）など
   ※てんかん重積状態：ジアゼパムの静注
2. その他：
   a. 外科治療（脳部分切除術）：薬物治療が奏効しない難治てんかんの一部で考慮．
   b. 迷走神経刺激術：外科治療の適応外，あるいは外科治療の効果がなかった難治てんかんに対して，薬物治療と併用する．

経過・予後
- 70〜80％の患者は薬物治療で寛解に至るが，残る20〜30％は難治性．

【補足事項】
- 発作消失期間が2年以上続き，脳波が正常化していれば治療の終了を検討する．治療を終了する際は，数ヵ月以上かけて薬を減量する．
- 単剤で治療を開始し，2〜3種類の単剤，あるいは多剤併用を行っても発作消失に至らない場合を難治てんかんと定義する．

WORDS & TERMS

CYP [p.113]
シトクロムP450の一般的な略語．主に肝臓や小腸粘膜細胞のミクロソームに存在する重要な薬物代謝酵素である．ヒトでは20種類程度のCYPが薬物代謝に関わる．基質特異性が低く，1種類のCYPが複数の薬物代謝に関わる（代表的なCYP3A4が関わる薬物は100を超える）．CYP発現量の差により，薬効・副作用の個人差が現れる．また，薬物によるCYPの誘導・阻害などが，薬物相互作用の原因となる (p.215)．

忍容性 [p.99]
薬の副作用が，患者にとってどれだけ耐えうるか，その程度を示したもの．耐え難い副作用が少ない薬ほど「忍容性が高い（良い）薬」となる．

スティーブンス・ジョンソン症候群 [p.148]
口唇，口腔，眼，外陰部などの皮膚粘膜移行部に，紅斑，水疱，びらんが出現し，発熱を伴う全身性の疾患．原因の多くは薬剤であり，重症薬疹の1つである．

「てんかん発作」＝「けいれん」ではありません．けいれんは，てんかん発作の典型的なものではありますが，てんかん発作の一部なのです．てんかん発作には，けいれんの他にも，意識障害や，体が勝手に動く自動症などの運動障害，しびれ，幻覚，幻聴などの感覚障害，発汗，頻脈などの自律神経障害が発作的に生じるものがあります．

神経内科医

略語 ● シトクロムP450（CYP）：cytochrome P450

「反復」が重要
てんかんの定義

- てんかんとは，大脳皮質神経細胞の過剰興奮によって起こる，けいれんなどの発作症状を反復する中枢神経疾患である．
- 通常，1回の発作のみでは，脳波異常がない限りてんかんと診断しない．

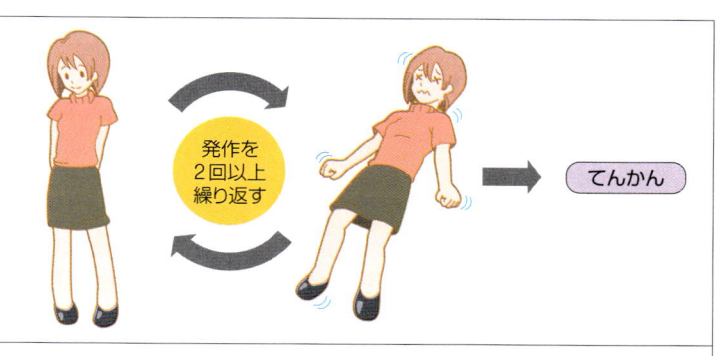

発作を2回以上繰り返す → てんかん

アクセルが強すぎるのかブレーキが弱すぎるのか
てんかんの病態

- 神経系が正常に機能するためには，興奮シグナルと抑制シグナルが巧妙に調節される必要がある．
- てんかんでは，何らかの原因により，興奮シグナルと抑制シグナルのバランスが崩れることにより，過剰興奮が起こると考えられている．

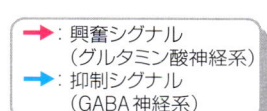

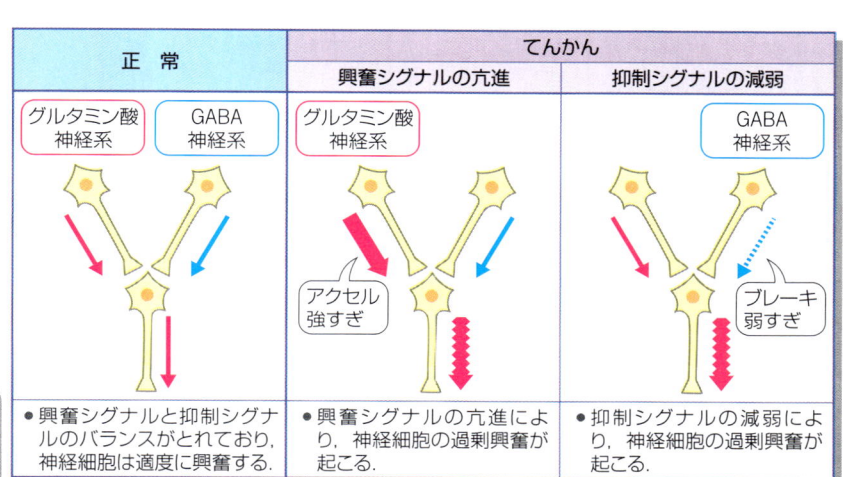

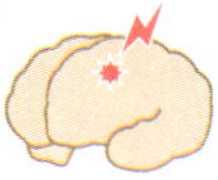

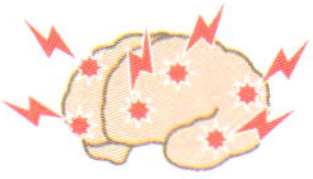

→ ：興奮シグナル（グルタミン酸神経系）
→ ：抑制シグナル（GABA神経系）

	正常	てんかん	
		興奮シグナルの亢進	抑制シグナルの減弱
	グルタミン酸神経系／GABA神経系	グルタミン酸神経系（アクセル強すぎ）	GABA神経系（ブレーキ弱すぎ）
	興奮シグナルと抑制シグナルのバランスがとれており，神経細胞は適度に興奮する．	興奮シグナルの亢進により，神経細胞の過剰興奮が起こる．	抑制シグナルの減弱により，神経細胞の過剰興奮が起こる．

- てんかん発作時の過剰興奮の原因は完全には明らかになっておらず，個々の患者で，興奮シグナルの亢進，抑制シグナルの減弱のどちらがどの程度関わっているのかは分からない．

出現部位と病因による分類
てんかんの分類

- 大脳神経細胞の過剰興奮が，大脳の一部で起こるのか，大脳全体で起こるのか，原因が明らかかどうかにより，以下のように分類される．

分類	局在関連性てんかん	全般てんかん
	● てんかん発作が大脳の一部分から始まる．	● 発作の始まりに両側大脳半球が関与．
特発性	● 病因は不明（多くは素因性） ● 好発年齢がある．	● 小児後頭葉てんかん ● 中心・側頭部に棘波をもつ良性小児てんかん ● 読書てんかん	● 小児欠神てんかん ● 若年欠神てんかん ● 若年ミオクロニーてんかん ● 覚醒時大発作てんかん　など
症候性	● 脳の先天奇形，脳腫瘍，脳血管障害などの器質性病変が原因．	● 側頭葉てんかん ● 前頭葉てんかん ● 頭頂葉てんかん ● 後頭葉てんかん　など	● ウェスト症候群（病⑦p.378） ● 乳児重症ミオクロニーてんかん（病⑦p.375） ● レノックス・ガストー症候群（病⑦p.379） ● ミオクロニー欠神てんかん（病⑦p.375） ● 進行性ミオクローヌスてんかん　など

- 一般には，てんかんの分類は1989年の国際分類を用いている．上記の表はそれを簡略化したものである．
- 上記の他，潜因性（脳に何らかの病変があることが疑われるが現在の検査では異常をみつけられない）もあるが，ここでは省略する．

略語 ● γ-アミノ酪酸（GABA）：γ-aminobutyric acid

各発作の特徴をおさえる
てんかん発作の分類

- 大脳神経細胞の過剰興奮により，けいれん，意識障害，運動障害，感覚障害，自律神経障害などが発作的に起きたものがてんかんの症状（てんかん発作）である．
- 過剰興奮が起こる部位・範囲により，様々な発作型があり，大きくは部分発作と全般発作の2つに分けられる．
- 発作の種類は多様だが，個々の患者は通常同じ型のてんかん発作を繰り返す．

発作型		意識障害	けいれん	脳波の例**	特徴	好発年齢
部分発作 ・脳の一部分（焦点）が過剰興奮して起こる発作 (p.148)	単純部分発作 (病⑦p.374)	−	＋ or −	（間欠期） 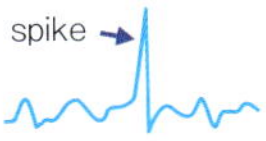 ・病巣部位に棘波（spike）や鋭波（sharp wave）	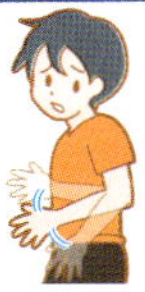 ・身体の一部のけいれんなど ・感覚障害 ・自律神経症状	全世代
	複雑部分発作 (病⑦p.374)	＋*	＋ or −		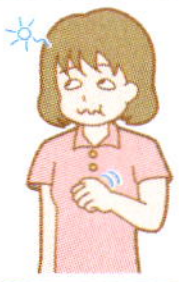 ・自動症	
全般発作 ・発作開始から大脳半球が両側同期性に過剰興奮して起こる発作 (p.149)	欠神発作 (病⑦p.374)	＋*	−	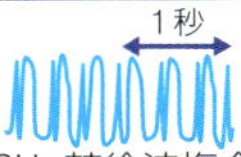 ・3Hz棘徐波複合（spike&wave complex）	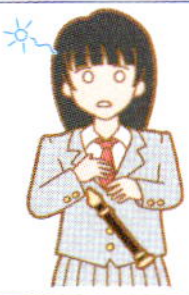 ・突然の意識消失と数秒後の回復 ・過呼吸による誘発	小児〜思春期
	ミオクローニー発作 (病⑦p.375)	軽度に＋	＋	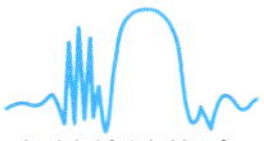 ・多棘徐波複合（polyspike&wave complex）	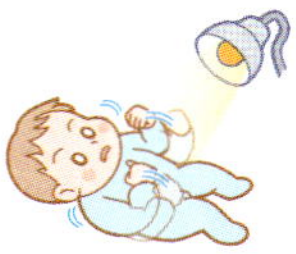 ・突然の瞬間的な筋収縮 ・光刺激による誘発	新生児〜思春期
	脱力発作 (病⑦p.375)	＋	−（筋緊張消失）	・全般性不規則棘徐波複合，平坦化，低電位速波など多彩	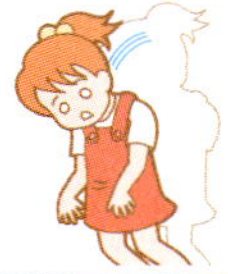 ・突然の瞬間的な脱力 ・顔面，頭部外傷をきたしやすい	幼児期
	強直発作	＋	＋（全身性）	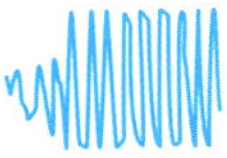 ・速律動（漸増律動）	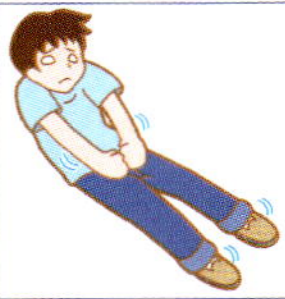 ・突然の（主として）体軸性の強直 ・転倒により受傷しやすい	小児期〜成人期
	間代発作	＋	＋（全身性）	・広汎性高振幅不規則徐波に全般性棘徐波や漸増律動が混入など	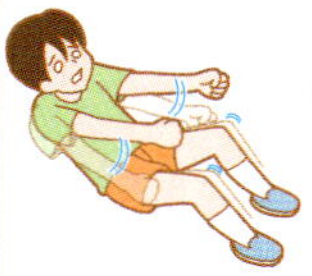 ・筋肉の収縮・弛緩を交互に律動的に反復	乳幼児期〜小児期
	強直間代発作 (病⑦p.375)	＋	＋（全身性）	（強直発作時） 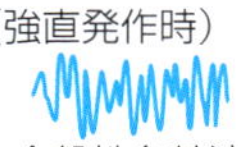 ・全般性多棘波 （間代発作時） 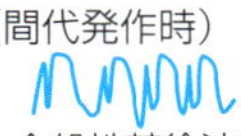 ・全般性棘徐波複合	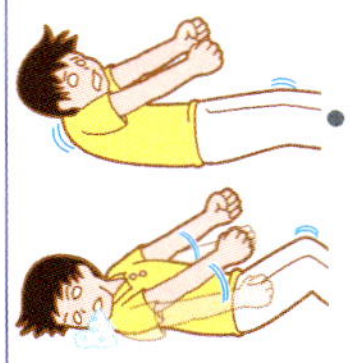 ・全身性強直発作 ➡間代発作 ➡発作後睡眠など ➡正常に戻る	全世代

*精神活動の停止が起こり，周囲からは覚醒しているように見えるが，本人は発作中の記憶が欠如する．
**てんかん発作とともに，脳波検査でてんかん波が確認できれば確定診断できる．ただし，てんかん発作間欠期の脳波は正常なことがあり，繰り返し脳波検査が必要である．光刺激，過呼吸，睡眠により，異常脳波が出現しやすくなる（特に睡眠時の脳波検査が重要）．

抗てんかん薬

薬物治療の目的
発作を止める，予防する

- てんかんに対する薬物治療の目的は，❶現在起こっている発作を止めることと，❷発作を予防し寛解状態を維持することに分けられる．

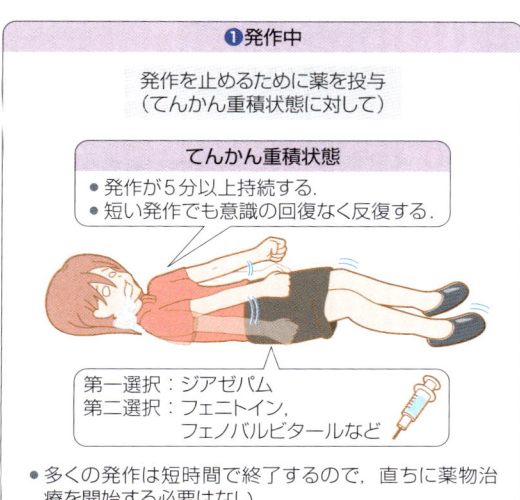

❶発作中
発作を止めるために薬を投与
（てんかん重積状態に対して）

てんかん重積状態
- 発作が5分以上持続する．
- 短い発作でも意識の回復なく反復する．

第一選択：ジアゼパム
第二選択：フェニトイン，フェノバルビタールなど

- 多くの発作は短時間で終了するので，直ちに薬物治療を開始する必要はない．
- けいれんや意識障害による外傷，気道閉塞に注意し観察する．
- てんかん重積状態と判断した場合は，発作を止める治療を開始する (p.154)．

❷非発作時
発作を予防するために薬を内服
（原則2回以上繰り返したとき）

発作型に応じて薬を選択

- 1回のみの発作では，その後繰り返す確率は低いが，2回目の発作が出現した場合は再発率が高くなる．よって，2回目の発作が出現した時点で，抗てんかん薬の内服開始を検討する．
- ただし，高齢者や，神経学的異常，脳波異常，てんかん家族歴がある患者では，1回目の発作でも治療開始を考慮する．

発作型からみた抗てんかん薬の選択
部分発作にカルバマゼピン，全般発作にバルプロ酸が基本

- てんかんの薬物治療は，各発作型に適した薬物を適した量で，できるだけ単剤で行うことが基本である．

発作型		第一選択薬	第二選択薬 単剤投与可	第二選択薬 他剤と併用	回避薬（使用しない薬）
部分発作	単純部分発作	●カルバマゼピン	●フェニトイン ●ゾニサミド ●フェノバルビタール（●バルプロ酸）	●ラモトリギン ●クロバザム ●レベチラセタム ●トピラマート ●ガバペンチン	●エトスクシミド（無効なため）
	複雑部分発作				
	二次性全般化発作 (p.148)				
全般発作	欠神発作	●バルプロ酸	●エトスクシミド	●ラモトリギン ●トピラマート	●カルバマゼピン ●ガバペンチン（欠神発作，ミオクロニー発作を増悪するため）
	ミオクロニー発作		●クロナゼパム	●レベチラセタム ●ゾニサミド	
	強直発作		●フェノバルビタール ●フェニトイン ●ゾニサミド	●ラモトリギン ●クロバザム ●トピラマート ●レベチラセタム	
	強直間代発作				

- 第二選択薬は第一選択薬が無効の場合に用いる．
- 薬物相互作用を防ぐため，できるだけ単剤治療を行う．
- ガバペンチン，トピラマート，ラモトリギン，レベチラセタムの4薬は，近年承認された新規抗てんかん薬である．新規抗てんかん薬は，薬物相互作用が少ないとされ，主に既存薬との併用薬として使用される (p.153)．

抗てんかん薬の作用機序
興奮シグナル抑制，抑制シグナル増強

- てんかんは神経細胞の過剰興奮により起こるため，神経の興奮を抑制する作用をもつ薬が抗てんかん薬として使用される．
- 神経の興奮を抑制する機序には，興奮シグナル抑制作用と，抑制シグナル増強作用がある．また，主な作用部位として，陽イオンチャネル（❶，❷），グルタミン酸神経系（❸，❹），GABA神経系（❺，❻，❼）がある．

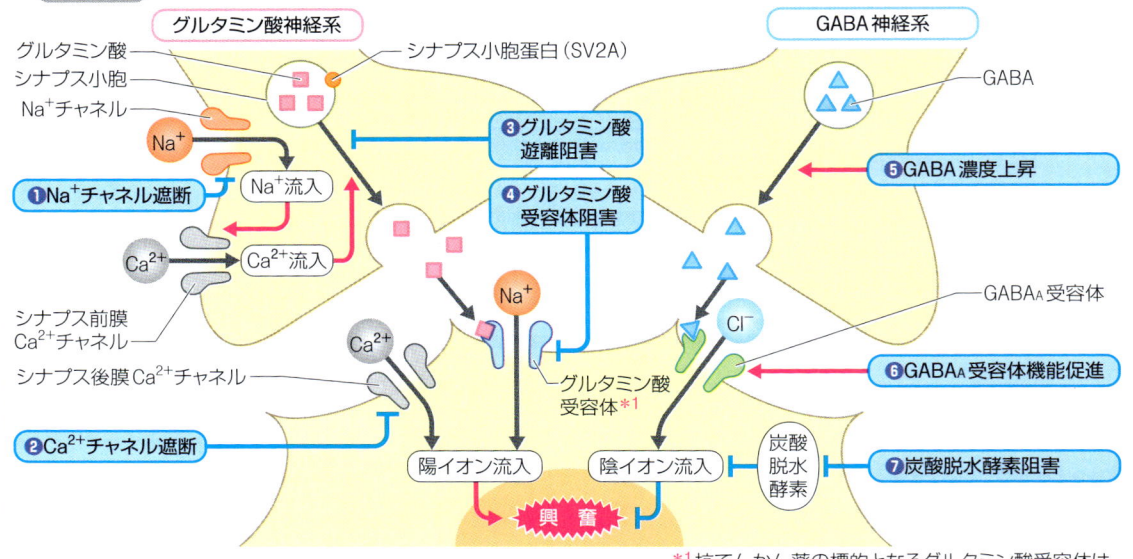

凡例：→ 促進　⊣ 抑制

グルタミン酸神経系／GABA神経系
- グルタミン酸，シナプス小胞，Na$^+$チャネル
- ❶Na$^+$チャネル遮断
- Ca^{2+}，シナプス前膜Ca^{2+}チャネル，シナプス後膜Ca^{2+}チャネル
- ❷Ca^{2+}チャネル遮断
- シナプス小胞蛋白（SV2A）
- ❸グルタミン酸遊離阻害
- ❹グルタミン酸受容体阻害
- グルタミン酸受容体*1
- GABA, GABA$_A$受容体
- ❺GABA濃度上昇
- ❻GABA$_A$受容体機能促進
- 炭酸脱水酵素
- ❼炭酸脱水酵素阻害
- 陽イオン流入 → 興奮；陰イオン流入 ⊣ 興奮

*1 抗てんかん薬の標的となるグルタミン酸受容体は，AMPA/カイニン酸型である (p.12)．

抗てんかん薬の標的分子と作用機序

- 抗てんかん薬の主な作用部位・作用機序を以下に示す．
- 複数の作用機序をもつ薬が多くあり，また，抗てんかん薬の作用機序には不明な点もある．

抗てんかん薬	❶Na$^+$チャネル遮断	❷Ca^{2+}チャネル遮断 T型	❷Ca^{2+}チャネル遮断 L型	❸グルタミン酸遊離阻害	❹グルタミン酸受容体阻害	❺GABA濃度上昇	❻GABA$_A$受容体機能促進	❼炭酸脱水酵素阻害
フェニトイン	●		●					
カルバマゼピン	●							
ラモトリギン	●	●	●		●			
ゾニサミド	●	●						●
トピラマート	●		●		●		●	●
バルプロ酸		●			●	●*2		
ガバペンチン		●				●*3		
フェノバルビタール	●						●	
ベンゾジアゼピン系	●						●	
エトスクシミド		●						
レベチラセタム				●(SV2Aに結合)				

*2 GABAトランスアミナーゼを阻害し，GABAの分解を抑制することによる．
*3 GABAトランスポーターを活性化し，GABAの利用率を高めることによる．

参考：日本てんかん学会：「てんかん専門医ガイドブック」（診断と治療社），32-34，2014

- 抗てんかん薬が作用するNa$^+$チャネル，Ca^{2+}チャネルは，いずれも膜電位の変化（脱分極）により活性化（開口）する電位依存性イオンチャネル (p.4) である．
- 電位依存性Ca^{2+}チャネル（VSCC）は，弱い脱分極で開口するLAV型（low voltage activated type）のT型と，強い脱分極で開口するHAV型（high voltage activated type）のL型，N型，P/Q型に分類される．なお，抗てんかん薬の主な標的はT型とL型である．

略語 ●γ-アミノ酪酸（GABA）：γ-aminobutyric acid　●シナプス小胞蛋白2A（SV2A）：synaptic vesicle glycoprotein 2A　●α-アミノ-3-ヒドロキシ-5-メチルイソキサゾール-4-プロピオン酸（AMPA）：α-amino-3-hydroxy-5-methylisoxazole-4-propionic acid　●電位依存性Ca^{2+}チャネル（VSCC）：voltage-sensitive calcium channel

中枢神経症状が多い
抗てんかん薬の副作用

- 眠気，めまい，複視，発疹などが共通してみられるが，下記のように各々の抗てんかん薬に特徴的な副作用がある．

抗てんかん薬	主な副作用 急性期	主な副作用 長期連用時	禁忌
フェニトイン	複視，運動失調	歯肉増殖，多毛，小脳萎縮，骨粗鬆症	高度の心刺激伝導障害
カルバマゼピン	複視，重症薬疹*	低Na血症（SIADH）	重篤な血液障害
ラモトリギン	めまい，重症薬疹*	—	—
ゾニサミド	認知障害・精神症状，食欲不振	発汗低下，腎・尿管結石	—
トピラマート	認知障害（発語障害など），代謝性アシドーシス	体重減少，発汗低下，腎・尿管結石	—
バルプロ酸	高アンモニア血症	体重増加，催奇形性（二分脊椎，心奇形など）	重篤な肝障害
ガバペンチン	眠気，めまい，ミオクローヌス	体重増加	—
フェノバルビタール	眠気，行動障害（多動など）	認知障害（集中力低下など）	急性間欠性ポルフィリン症
クロナゼパム／クロバザム	眠気，気道分泌亢進，鎮静	—	急性狭隅角緑内障，重症筋無力症
エトスクシミド	消化器症状（嘔吐など），精神症状	血球減少	重篤な血液障害
レベチラセタム	眠気，めまい，抑うつ	—	ピロリドン誘導体過敏症

*重症薬疹として，スティーブンス・ジョンソン症候群(p.140)などがある．

- フェニトイン，カルバマゼピンでは，血液検査で白血球減少，γ-GTP高値がみられることが多い．

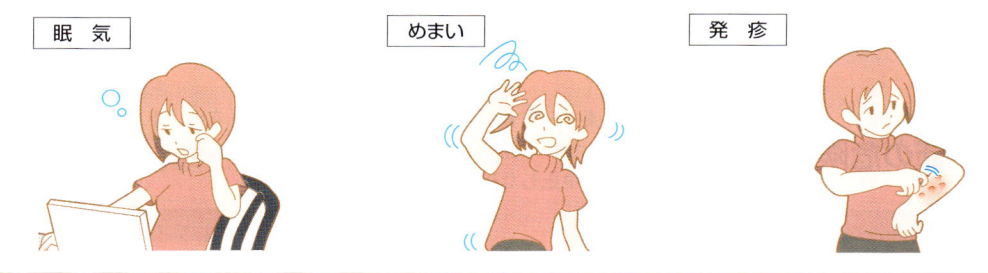

眠気　めまい　発疹

抗てんかん薬に共通する
服薬指導のポイント

- 抗てんかん薬による治療は，通常は数年以上の長期間を要し，生涯にわたり治療が続く場合もある．
- 治療の必要性を十分に説明し，理解を得ることが重要である．
- また，以下のことは抗てんかん薬の共通事項として必ず患者に伝える．

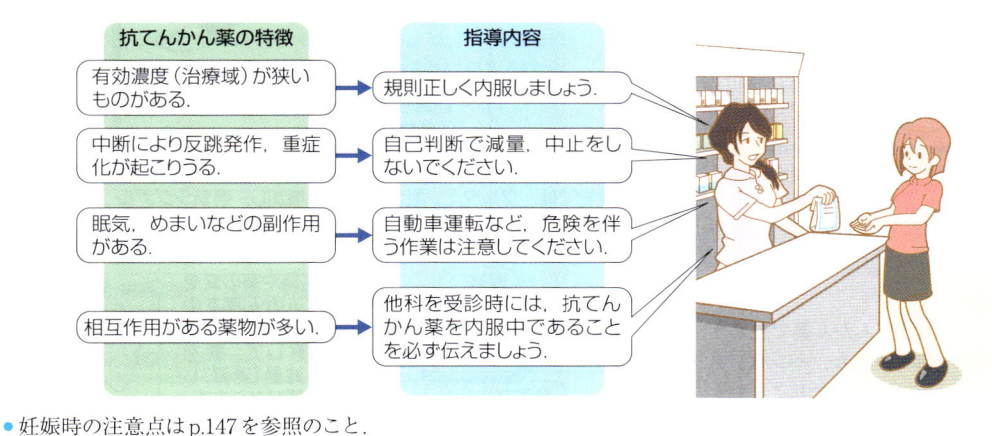

抗てんかん薬の特徴	指導内容
有効濃度（治療域）が狭いものがある．	規則正しく内服しましょう．
中断により反跳発作，重症化が起こりうる．	自己判断で減量，中止をしないでください．
眠気，めまいなどの副作用がある．	自動車運転など，危険を伴う作業は注意してください．
相互作用がある薬物が多い．	他科を受診時には，抗てんかん薬を内服中であることを必ず伝えましょう．

- 妊娠時の注意点はp.147を参照のこと．

略語 ● バゾプレシン分泌過剰症（SIADH）: syndrome of inappropriate secretion of ADH ● γ-グルタミルトランスペプチダーゼ(γ-GTP): γ-glutamyl transpeptidase

カルバマゼピン

intro.：Na⁺チャネルを遮断することにより，神経の過剰興奮を抑える抗てんかん薬である．**部分発作の第一選択薬**である．**欠神発作，ミオクロニー発作に対しては使用しない**（増悪の可能性があるため）．

MINIMUM ESSENCE

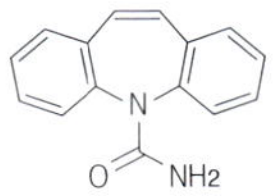

一般名	● カルバマゼピン　…内
作用	● **Na⁺チャネルを遮断**し，大脳神経細胞の過剰興奮を抑制する．
適応	● てんかん（**部分発作の第一選択薬**） ● 躁病，双極性障害(p.250)の躁状態，統合失調症の興奮状態 ● **三叉神経痛**
禁忌	● 本剤または**三環系抗うつ薬過敏症**　● 重篤な血液障害 ● 第Ⅱ度以上の**房室ブロック，高度徐脈**　● ポルフィリン症
副作用	● 複視，眠気，めまい，ふらつき ● 皮疹（**スティーブンス・ジョンソン症候群**★(p.140)などの重症型もある） ● SIADH★　● 肝機能障害★　● 無菌性髄膜炎★　● **再生不良性貧血**★
相互作用	● 併用禁忌：ボリコナゾール，タダラフィル，リルピビリン 　　　　（本剤の代謝酵素誘導作用によりこれら薬剤の血中濃度が低下する） ● 本薬は，**CYP3A4**(p.215)をはじめとする種々の代謝酵素を**誘導**するため，多くの薬物と相互作用があることに注意する．

カルバマゼピン（構造式）

【補足事項】● 本剤自体の代謝に関わるCYP3A4を誘導するため，服薬開始10日程度経過すると，同じ投与量でも血中濃度は低下傾向になる．

指導 pick up
□「血液中の薬の量を一定に保つことでてんかん発作を抑えます．規則正しく内服しましょう」
□「発作が出なくなっても，自己判断で薬を減らしたり止めたりすると危険です．絶対にしないでください」
□「眠気やふらつきといった副作用があるため，自動車運転や危険を伴う作業には注意しましょう」

カルバマゼピンが第一選択薬
部分発作

● 脳の一部分（焦点）が過剰興奮して始まる発作を部分発作という(病⑦p.374)．
● 部分発作（症状，脳波，画像検査などにより診断）に対しては，カルバマゼピンが第一選択薬である．

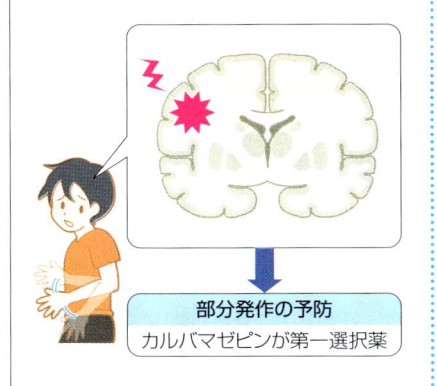

● 過剰興奮の焦点が，大脳のどの部位で起こるかにより様々な症状を呈する（運動野では異常運動，感覚野ではしびれなどの異常感覚，海馬では記憶障害が起こるなど）．
● 意識障害を伴わない単純部分発作と，意識障害を伴う複雑部分発作に分けられる．一般的に，単純部分発作の過剰興奮範囲が広がると複雑部分発作となり，さらに広がると二次性全般化発作となる．

二次性全般化発作
● 部分発作焦点からの過剰興奮が，脳梁や視床などに達し，両側大脳半球に広がって起こる発作である．
● 一般的に，二次性全般化発作で出現する全般発作は，強直間代発作である．

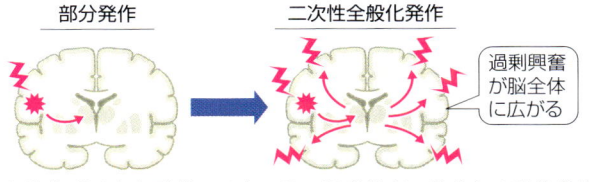

部分発作　　二次性全般化発作
（過剰興奮が脳全体に広がる）

部分発作の予防
カルバマゼピンが第一選択薬

● 最終的な発作型は全般発作ではあるが，過剰興奮の始まりは部分発作と同様である（焦点がある）．
● 二次性全般化発作に対しても，部分発作と同様に治療薬を選択する（カルバマゼピンが第一選択薬）．

商品名【イミノスチルベン系薬】● カルバマゼピン：テグレトール（細，錠）　**略語**● バソプレシン分泌過剰症／ADH不適合分泌症候群（SIADH）：syndrome of inappropriate secretion of antidiuretic hormone（ADH）　● シトクロムP450（CYP）：cytochrome P450

バルプロ酸

intro.： 複数の作用機序で大脳神経細胞の過剰興奮を抑制する．全ての発作型に適応があり，**全般発作に対しては第一選択薬**である．

MINIMUM ESSENCE

一般名	● バルプロ酸 ……内
作用	● T型Ca^{2+}チャネル遮断作用により，興奮シグナルを抑制する．また，**GABAトランスアミナーゼ阻害**作用により，**GABAの分解を抑制**することで抑制シグナルを増強する．
適応	● てんかん（**全般発作の第一選択薬**） ● 躁病，双極性障害(p.250)の躁状態 ● 片頭痛（発症抑制）
禁忌	● 重篤な肝障害 ● 尿素サイクル異常症（高アンモニア血症のおそれあり）(病③p.151)
副作用	● 眠気　● 高アンモニア血症　● 体重増加　● 脱毛　● 骨粗鬆症　● 血小板減少★ ● 劇症肝炎★
相互作用	● 併用禁忌：**カルバペネム系抗菌薬**（本剤の血中濃度が低下し，発作再発のおそれあり）

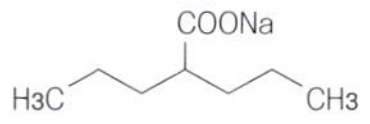

バルプロ酸ナトリウム　COONa　H3C～～CH3

【補足事項】
- 肝機能障害は，投与開始6ヵ月以内に多いため，この間は定期的に肝機能検査を行う．
- 徐放剤は，消化管内に留まり徐々に吸収されるため，重篤な下痢のある患者では，十分に血中濃度が上昇しない場合がある．

指導 pick up
- □〔徐放剤に関して〕「噛み砕くと，薬の溶け出しが速くなってしまうため，噛み砕かずに内服してください」
- □〔徐放剤に関して〕「便中に白いものが混じることがありますが，薬が溶け出した後の残りカスなので心配ありません」

▶ バルプロ酸が第一選択薬
全般発作

- 発作開始から大脳半球が両側同期性に過剰興奮して起こる発作を全般発作という(病⑦p.374)．
- 全般発作に対しては，バルプロ酸が第一選択薬である．

全般発作の例

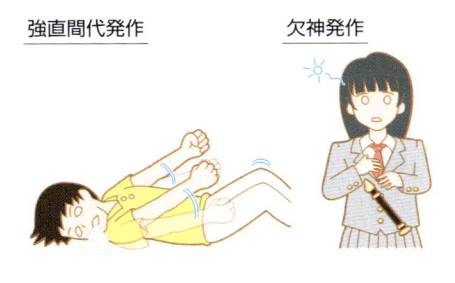

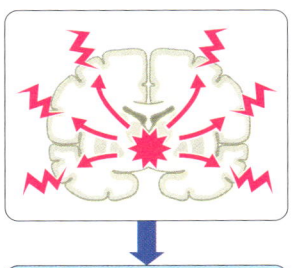

強直間代発作　　欠神発作

全般発作の予防
バルプロ酸が第一選択薬

> バルプロ酸は，全般発作の第一選択薬であるとともに，部分発作の第二選択薬でもあります．つまり，バルプロ酸は，全ての発作型に適応のある，治療スペクトラムの広い薬なのです．ただし，全ての発作型に適応があるからといって，全ての人に有効なわけではなく，個々の症例に合わせて薬を選択する必要があります．

- 部分発作では，脳波異常は焦点部位のみで認めるのに対して，全般発作では脳全体で脳波異常を認める．
- 全般発作の全ての発作型に対してバルプロ酸が第一選択薬である．第二選択薬は，どの全般発作であるかにより異なる(p.143)．

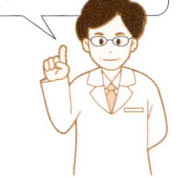

商品名【分子脂肪酸系薬】●バルプロ酸ナトリウム：デパケン（細，錠，シ，徐錠），セレニカR（徐顆，徐錠）　**略語**● γ-アミノ酪酸（GABA）：γ-aminobutyric acid

フェニトイン

intro.：Na$^+$チャネルを遮断することにより，神経の過剰興奮を抑える．部分発作，強直間代発作に対する第二選択薬として使用される．注射剤はてんかん重積状態(p.154)の治療（第二選択薬，維持療法）に使用される．

MINIMUM ESSENCE

一般名	● フェニトイン …内，注（静注）
作用	● **Na$^+$チャネルを遮断**し，大脳神経細胞の過剰興奮を抑制する．
	● この他，L型Ca^{2+}チャネル遮断作用もある．
適応	●〔内〕てんかん（部分発作，強直間代発作）
	●〔注〕てんかん重積状態，内服不能時（意識障害，術中術後など）
禁忌	● ヒダントイン系薬過敏症　● **洞性徐脈**，高度の**心刺激伝導障害**
副作用	● 小脳症状（眼振，複視，運動失調など．長期投与時には小脳萎縮★）
	● **歯肉増殖**，多毛　● 骨粗鬆症　● 血球減少★　● SLE様症状★
相互作用	● 併用禁忌：タダラフィル，リルピビリン（これら薬物の血中濃度が低下する）
	● 本薬によりCYP3A4 (p.215)が誘導されるため，血中濃度が低下する薬物が多い．
	● ワルファリンの血中濃度を上昇しうるため，併用時には頻回に凝固能を検査する．
	● 制酸薬は本剤の吸収を阻害するため，併用時には服薬時間をずらす必要がある．
注意	● 血中濃度は，一定濃度を超えると急激に上昇するため，慎重に少量ずつ増量する．
	● 注射剤は，強アルカリ性・高浸透圧性であるため，静脈外に漏出すると組織障害を起こす（皮下注，筋注，動注は禁止）．

【補足事項】● ホスフェニトインはフェニトインのプロドラッグ(p.132)である．フェニトインよりも静脈炎や組織障害性が少なく静注時の安全性が高い．てんかん重積状態の治療，経口投与不能時の代替薬として使用される．

フェノバルビタール

intro.：GABA$_A$受容体の作用を増強することにより，神経の過剰興奮を抑える抗てんかん薬である．部分発作，強直間代発作に対する第二選択薬として使用される．バルビツール酸系薬であり，催眠作用も有する．

MINIMUM ESSENCE

一般名	● フェノバルビタール …内，注（皮下，筋）
作用	● **GABA$_A$受容体**(p.13)のバルビツール酸結合部位に作用➡内蔵されたCl$^-$チャネルを通過するCl$^-$イオンが増加（抑制シグナル増強）➡神経細胞が過分極➡過剰興奮を抑制．
適応	● てんかん（部分発作，強直間代発作）　●〔内〕不眠症
禁忌	● バルビツール酸系薬過敏症　● 急性間欠性ポルフィリン症
副作用	● 眠気　● 行動障害（多動など）　● 認知障害（精神発達遅滞）
相互作用	● 併用禁忌：タダラフィル，リルピビリン，ボリコナゾール（これら薬物の血中濃度が低下する）
	● 本薬によりCYP2C，3A4が誘導されるため，血中濃度が低下する薬物が多い．
	● ワルファリンの血中濃度を低下させる（CYP2C誘導による）．
注意	● 反跳現象をきたしやすい薬物であるため，減量・中止時は慎重に漸減する(p.146)．

【補足事項】● 本剤は，抗てんかん薬の中で最も血中半減期が長い長時間作用型の薬である．
● プリミドンは体内で代謝されてフェノバルビタールを生じ，フェノバルビタールと同様に抗てんかん薬として使用される．
● フェノバルビタールの抗けいれん作用は，催眠作用よりも低用量で認められる．

商品名【ヒダントイン系薬】● フェニトイン：アレビアチン（散，錠，注），ヒダントール（散，錠）　● **ホスフェニトインナトリウム水和物**：ホストイン（注）　【バルビツール酸系抗てんかん薬】● フェノバルビタール：フェノバール（末，散，錠，エ，注）　● プリミドン：プリミドン（細，錠）
略語 ● 全身性エリテマトーデス（SLE）：systemic lupus erythematosus　● シトクロムP450（CYP）：cytochrome P450

作用機序と適応となる発作型
抗てんかん薬のまとめ

●：第一選択薬　●：第二選択薬
併：他剤と併用　×：回避薬

薬	作用機序	部分発作	全般発作			備考	肝代謝	腎排泄
			欠神発作	ミオクロニー発作	強直間代発作			
フェニトイン	・Na$^+$チャネル遮断 ・L型Ca^{2+}チャネル遮断	●			●	・部分発作，強直間代発作の第二選択薬．	○	
カルバマゼピン	・Na$^+$チャネル遮断	●	×	×		・部分発作の第一選択薬． ・全般発作には使用しない（欠神発作，ミオクロニー発作を増悪する可能性があるため）．	○	
ラモトリギン	・Na$^+$チャネル遮断 ・T型Ca^{2+}チャネル遮断 ・L型Ca^{2+}チャネル遮断 ・グルタミン酸受容体阻害	併	併		併	・部分発作，欠神発作，強直間代発作に他剤と併用．	○	○
ゾニサミド(p.169)	・Na$^+$チャネル遮断 ・T型Ca^{2+}チャネル遮断 ・炭酸脱水素酵素阻害	●		併	●	・部分発作，強直間代発作の第二選択薬． ・ミオクロニー発作に他剤と併用．	○	○
トピラマート	・Na$^+$チャネル遮断 ・L型Ca^{2+}チャネル遮断 ・グルタミン酸受容体阻害 ・GABA$_A$受容体機能促進 ・炭酸脱水素酵素阻害	併	併		併	・部分発作，欠神発作，強直間代発作に他剤と併用．	△	△
バルプロ酸	・T型Ca^{2+}チャネル遮断 ・GABA分解抑制 ・グルタミン酸受容体阻害	●	●	●	●	・全般発作の第一選択薬． ・部分発作の第二選択薬．	○	
ガバペンチン	・L型Ca^{2+}チャネル遮断 ・GABA濃度上昇	併	×	×		・部分発作に他剤と併用． ・全般発作には使用しない（欠神発作，ミオクロニー発作を増悪する可能性があるため）．		○
フェノバルビタール	・GABA$_A$受容体機能促進 ・Na$^+$チャネル遮断 ・L型Ca^{2+}チャネル遮断	●			●	・部分発作，強直間代発作の第二選択薬．	○	
クロナゼパム	・GABA$_A$受容体機能促進 ・Na$^+$チャネル遮断			●		・ミオクロニー発作の第二選択薬．	○	
クロバザム	・GABA$_A$受容体機能促進 ・Na$^+$チャネル遮断	併			併	・部分発作，強直間代発作に他剤と併用．	○	
ジアゼパム	・GABA$_A$受容体機能促進 ・Na$^+$チャネル遮断					・てんかん重積状態の第一選択薬．	○	
エトスクシミド	・T型Ca^{2+}チャネル遮断	×	●			・欠神発作の第二選択薬．	○	
レベチラセタム	・グルタミン酸遊離阻害（シナプス小胞蛋白に結合）	併		併	併	・部分発作，ミオクロニー発作，強直間代発作に他剤と併用．		○

- ゾニサミドは，パーキンソン病治療薬としても使用される．詳細はp.169を参照のこと．
- 部分発作では，単純部分発作，複雑部分発作，あるいは二次性全般化を伴うもののいずれでも，薬の選択は同様である．
- 強直発作では，強直間代発作と同様に薬を選択する．

上記表と，p.144の表を見てみましょう．抗てんかん薬の作用機序は，複雑で覚えにくいですね．そこで，まず最低限，以下の4グループを覚えましょう．
❶ Na$^+$チャネル遮断作用がある，フェニトイン，カルバマゼピン，ラモトリギン
❷ Na$^+$チャネル遮断と炭酸脱水素酵素阻害作用をもつゾニサミド，トピラマート
❸ GABA濃度を上昇させるバルプロ酸とガバペンチン
❹ GABA$_A$受容体機能を促進する，フェノバルビタール，ベンゾジアゼピン系
その上で，特徴的な作用をもつ薬として，エトスクシミド（T型Ca^{2+}チャネル遮断），レベチラセタム（グルタミン酸遊離阻害〔SV2Aに結合〕）を覚えておくとよいでしょう．

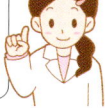

薬剤師

商品名 【ベンズイソキサゾール系薬】●ゾニサミド：エクセグラン（散，錠）　【ベンゾジアゼピン系薬】●クロナゼパム：リボトリール（細，錠），ランドセン（細，錠）　●クロバザム：マイスタン（細，錠）　【サクシミド系薬】●エトスクシミド：エピレオプチマル（散），ザロンチン（シ）
略語 ●シナプス小胞蛋白2A（SV2A）：synaptic vesicle glycoprotein 2A

ラモトリギン

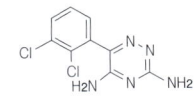

intro.：新規抗てんかん薬の中でも特に有効性が期待されている（発作抑制効果が高く，重篤な副作用の発現頻度は低い）．抗うつ作用を有すること，催奇形性が低いことなどが特徴である．

MINIMUM ESSENCE

一般名	● ラモトリギン …内
作用	● Na^+チャネルを遮断し，大脳神経細胞の過剰興奮を抑制する．
適応	● てんかん（部分発作，欠神発作，強直間代発作に他剤と併用）　● 双極性障害(p.250)
禁忌	● 本剤の成分に対する過敏症
副作用	● 眠気　● めまい　● 発疹　● 重症薬疹（スティーブンス・ジョンソン症候群★(p.140)）など
相互作用	● 本薬は肝臓でグルクロン酸抱合（UGT1A4による）(p.124)により代謝された後，主として尿中に排泄される． ● 本薬濃度↑：バルプロ酸（グルクロン酸抱合の競合による） ● 本薬濃度↓：フェニトイン，カルバマゼピン，フェノバルビタールなど（グルクロン酸抱合の誘導による） ● 本薬はCYP(p.215)などの肝酵素誘導作用がなく，他薬剤に与える影響は少ない．
注意	● 重症薬疹を避けるため，少量から開始し漸増する．特にバルプロ酸と併用する場合は，本剤の血中濃度が上昇するため，開始量を減量し，より時間をかけて増量する．

【補足事項】
- 現在日本では追加・併用薬としての使用に限定されているが，海外では単剤使用も行われている．
- 催奇形性が低いため，米国では妊娠の可能性がある女性に対する第一選択薬である(p.147)．

指導 pick up　□「重大な副作用に，皮膚や粘膜に異常をきたす薬疹があります．これを避けるには，少量から飲み始め，2ヵ月程度かけてゆっくり増やしていく必要があります．最初は効果が出なくても焦らないでください」

レベチラセタム

intro.：新規抗てんかん薬の中でも特に有効性が期待されている（発作抑制効果が高く，重篤な副作用の発現頻度は低い）．薬物相互作用が少ないこと，催奇形性が低いこと，腎排泄であることなどが特徴である．

MINIMUM ESSENCE

一般名	● レベチラセタム …内，注
作用	● シナプス小胞蛋白（SV2A）に結合し，興奮性神経伝達物質であるグルタミン酸の遊離を阻害することにより，興奮シグナルを抑制する．
適応	● てんかん（部分発作，ミオクロニー発作，強直間代発作に他剤と併用）
禁忌	● 本剤の成分またはピロリドン誘導体に対する過敏症
副作用	● 眠気，めまい　● 易怒性などの精神症状
相互作用	● 肝酵素誘導，肝酵素阻害がなく，相互作用が少ない．
注意	● 腎機能（クレアチニンクリアランス）が低下した患者では，減量する必要がある．

【補足事項】
- 現在日本では追加・併用薬としての使用に限定されているが，海外では単剤使用も行われている．
- 薬物相互作用が少ないことから，他の抗てんかん薬，他疾患治療薬と併用しやすい利点がある．

商品名【新規抗てんかん薬】● ラモトリギン：ラミクタール（錠）　● レベチラセタム：イーケプラ（錠，DS）　略語 ● ウリジンニリン酸－グルクロン酸転移酵素（UGT）：uridine diphosphate-glucuronosyltransferase　● シトクロムP450（CYP）：cytochrome P450　● シナプス小胞蛋白2A（SV2A）：synaptic vesicle glycoprotein 2A

相互作用が少なく，安全性が高い
新規抗てんかん薬の特徴

- 近年日本で使用が承認された抗てんかん薬に，ガバペンチン（2006年），トピラマート（2007年），ラモトリギン（2008年），レベチラセタム（2010年）がある．
- これらは新規抗てんかん薬（新規薬）とよばれ，既存の抗てんかん薬（既存薬）と比較して以下のような特徴をもつ．

	既存薬	ガバペンチン	トピラマート	ラモトリギン	レベチラセタム	新規薬の特徴
作用機序	主にイオンチャネルに作用	イオンチャネルへの作用以外にも多彩な作用機序がある(p.144)．				発作抑制困難例にも有効な可能性がある．
肝代謝	（主にCYP）		（CYP）	（UGT1A4）		腎排泄の薬があり，腎機能に注意が必要．
腎排泄		●	▲		●	
肝酵素誘導	あり	なし				併用薬，併存疾患がある患者でも使用しやすい．
薬物相互作用	多い	非常に少ない	少ない	やや少ない*	非常に少ない	
副作用	比較的多い	比較的少ない				
発作抑制効果		▲	●	●	●	
忍容性(p.140)		◉	▲	●	●	
補足		・体重増加作用あり． ・ミオクロニー発作の増悪・発現の可能性あり．	・体重減少作用あり． ・少量開始，漸増の必要あり． ・発汗低下の副作用あり．	・気分エピソードの再発抑制作用あり． ・少量開始，漸増の必要あり．		

*バルプロ酸と併用する際は，ラモトリギンの血中濃度の上昇に注意する．

COLUMN　てんかんと自動車運転免許

　2011年，2012年とたて続けに，てんかん発作が原因とみられる交通事故が話題となり，てんかんと自動車運転免許の関係が改めて注目されました．この機会に，てんかんと運転免許の関係を理解しておきましょう．
　そもそも以前は，てんかん患者は運転免許を取得することはできませんでした．道路交通法が改正され，てんかん患者であっても条件を満たせば運転が許可されるようになったのは2002年以降のことなのです．
　具体的な条件は以下に示す通りで，継続的に診察している医師または臨時適性検査医の診断書に基づいて，運転適性が判断されることになります．
　患者にとって，自動車運転は認められた権利です．しかしまた，大きな自己責任を伴うものであることを理解してもらうことも重要です．発作状況を適切に把握できるように，医療者-患者間の信頼関係を築くことが，不慮の事故から患者，社会を守るために必要なことなのでしょう．

運転免許が許可される条件（❶～❹のいずれか）
❶ 発作が過去5年以内に起こったことがなく，「今後，発作が起こるおそれがない」と判断される場合
❷ 発作が過去2年以内に起こったことがなく，「今後，X年*程度であれば発作が起こるおそれがない」と判断される場合
❸ 1年間の経過観察の後，「発作が意識障害及び運動障害を伴わない単純部分発作に限られ，今後症状の悪化のおそれがない」と判断される場合
❹ 2年間の経過観察の後，「発作が睡眠中に限って起こり，今後症状の悪化のおそれがない」と判断される場合

*X年は，医師の判断で診断書に記載する年数で，2～3年であることが多い．X年経過時に再度診断書を提出することになる．

医療情報科学研究所

商品名【新規抗てんかん薬】 ● ガバペンチン：ガバペン（錠，シ）　● トピラマート：トピナ（錠，細）

ジアゼパム

intro.：GABA_A受容体の作用を増強し，神経の過剰興奮を抑える．てんかん重積状態の第一選択薬である．

MINIMUM ESSENCE

一般名	● ジアゼパム ……内，直腸，注
作用	● GABA_A受容体(p.13)のベンゾジアゼピン結合部位に作用➡内蔵されたCl⁻チャネルを通過するCl⁻イオンが増加➡神経細胞の過分極➡過剰興奮を抑制．
適応	●〔注〕てんかん重積状態　　　　　　　　　　　　　　　　　　　〈抗けいれん作用〉 ●〔直腸〕小児の熱性けいれんおよびてんかんのけいれん発作 ●〔内，注〕神経症，うつ病，心身症の不安・緊張・抑うつ　〈抗不安作用〉 ●〔内〕脳脊髄疾患に伴う筋緊張　　　　　　　　　　　　　　　〈筋弛緩作用〉 ●〔内，注〕麻酔前投薬　　　　　　　　　　　　　　　　　　　〈鎮静・催眠作用〉 ●〔注〕アルコール依存症の禁断症状
禁忌	● 急性狭隅角緑内障　● 重症筋無力症
副作用	● 薬物依存★（大量連用時）　● 呼吸抑制★　● 眠気，めまい，ふらつき ● 行動障害（多動など）　● 認知障害（精神発達遅滞）
相互作用	● 併用禁忌：リトナビル（本剤の血中濃度上昇により，過度の鎮静や呼吸抑制のおそれ） ● アルコールや中枢神経抑制薬と併用すると，相互に中枢神経抑制作用が増強され，眠気，注意力低下などの副作用が増強される(p.13)．
注意	● 急激な減量，中止により，けいれん発作，せん妄，振戦，不眠，不安，妄想などの離脱症状が現れることがある． ● 慢性気管支炎などの呼吸器疾患患者では，呼吸抑制が現れやすい．

WORDS & TERMS

非けいれん性てんかん重積
けいれんは認めないが，複雑部分発作や欠神発作などのてんかん発作が重積している状態であり，脳波検査で診断される．てんかん重積状態の20〜25%を占めるとされる．てんかん患者に持続する意識障害を認めた場合はこの可能性も考慮し，脳波検査を行う．

ジアゼパム

脳損傷を起こさせない
てんかん重積状態の治療

てんかん重積状態
- 意識消失
- 持続性・反復性のけいれん発作（ガクガク）

● 発作が5分以上持続するか，または，短い発作でも反復し，その間の意識の回復がない状態をてんかん重積状態という．
● 発作の持続は脳神経細胞の酸素消費量を著しく増加させ，脳神経細胞へのダメージを助長するため，早期に治療を開始する．

- 気道確保
- 酸素投与
- 輸液ルート確保

→ ● ジアゼパム5 mg静注 → ● ジアゼパム追加（20 mgまで）→ ● フェニトイン，ホスフェニトイン，またはフェノバルビタール静注
● 抗てんかん薬内服開始＊

＊経鼻胃管を用いて投与する．

→ ● 抗てんかん薬維持療法
→ けいれん消失

けいれん消失後に抗てんかん薬を持続するのは，発作の予防のためです．

→ けいれん持続
- 気管内挿管
- 全身麻酔薬
  - チオペンタール
  - プロポフォール
  - ミダゾラム

● ホスフェニトインはフェニトインのプロドラッグ(p.132)であり，フェニトインでみられるような静脈炎などの副作用が少ない(p.150)．

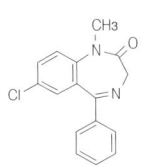

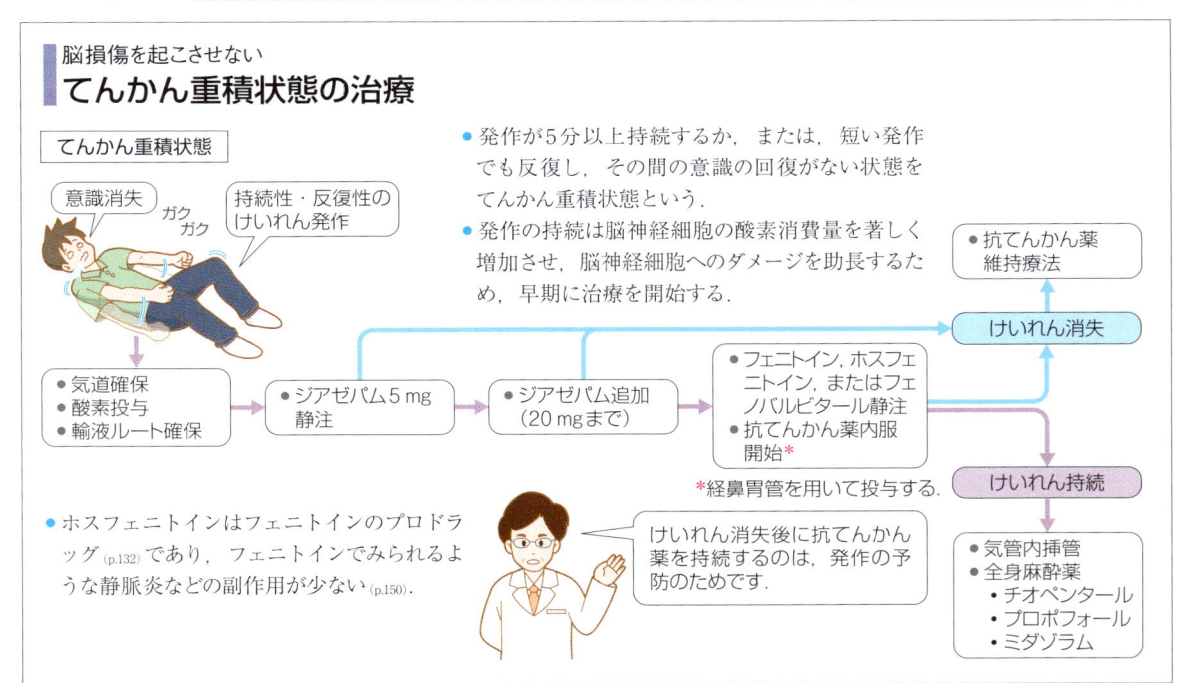

商品名【ベンゾジアゼピン系薬】● ジアゼパム：セルシン（散，錠，シ，注），ホリゾン（散，錠，注），ダイアップ（坐）　**略語** ● γ－アミノ酪酸（GABA）：γ－aminobutyric acid

SUPPLEMENT

熱性けいれん

監修　三井良之

- 38℃以上の発熱に伴って起こるけいれん発作を熱性けいれんという（髄膜炎・脳炎などの中枢神経系感染症や頭蓋内の異常を伴うものを除く）．
- 6ヵ月〜6歳の乳幼児期に好発し（1〜2歳がピーク），わが国での有病率は7〜8％であり，日常診療上よく遭遇する．
- 通常は，全身の左右対称性の強直，強直間代性けいれんで，持続時間は1〜2分（長くても数分以内）と短い．
- 30〜40％に再発がみられ，約10％は3回以上の発作を繰り返す．
- 原因として，発達過程の未熟な脳では，発熱に伴う酸素消費量の増大や膜電位の変化などが，脳細胞の興奮性を高めるためと考えられている．

- 38℃以上の高熱（上気道炎などが原因）
- 全身性，左右対称性の強直発作，強直間代発作

てんかんとの関連と治療

- 右に挙げるてんかんへ移行する危険因子をもたないものを単純型熱性けいれんといい，危険因子を1つ以上有するものを複合型熱性けいれんという．
- 大半を占める単純型の予後は良好であるが，複合型の10数％が20歳までにてんかんへ移行する．

てんかん移行の危険因子	
持続時間	15分以上または24時間以内に反復
発　作	片側性，焦点性
病　歴	発作以前からの神経学的異常，知的障害
家族歴	両親，兄弟にてんかんの家族歴

なし → 単純型熱性けいれん
- 特別な治療は要さない．
- 再発を繰り返す場合は，発熱時にジアゼパムを予防的に投与する．

あり → 複合型熱性けいれん
- バルプロ酸やフェノバルビタールを継続投与することがある．

SUPPLEMENT

悪性高熱症

監修　三井良之

- 全身麻酔中の高体温と筋硬直（咬筋硬直）を特徴とする病態である．
- 全身麻酔約7,400例に1例で，9歳以下，男性に多い．
- 筋小胞体からCa^{2+}を放出するチャネルであるリアノジン受容体の異常（常染色体優性遺伝）を素因とし，揮発性吸入麻酔薬（ハロタン，イソフルラン，セボフルランなど）(p.109)や脱分極性筋弛緩薬（スキサメトニウム）(p.89)が誘因となり発症する．
- 特効薬であるダントロレン(p.90)が使用されるようになってから死亡率が10％台と高く（それ以前は約80％），極めて危険な病態である．

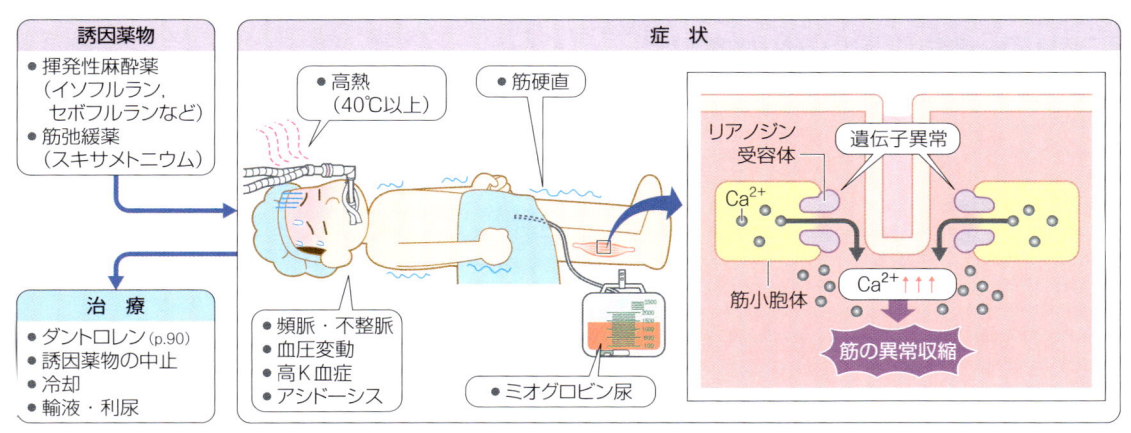

誘因薬物
- 揮発性麻酔薬（イソフルラン，セボフルランなど）
- 筋弛緩薬（スキサメトニウム）

症状
- 高熱（40℃以上）
- 筋硬直
- 頻脈・不整脈
- 血圧変動
- 高K血症
- アシドーシス
- ミオグロビン尿

リアノジン受容体　遺伝子異常　Ca^{2+}　筋小胞体　$Ca^{2+}↑↑↑$　→ 筋の異常収縮

治療
- ダントロレン(p.90)
- 誘因薬物の中止
- 冷却
- 輸液・利尿

- 問診による家族歴の聴取が重要であり，素因がある場合は，誘因薬物を使用しない麻酔法を検討する．
- 局所麻酔薬で誘発されることはなく，局所麻酔での治療は問題なく行える．

パーキンソン病

監修
野元 正弘

パーキンソン病

（病⑦p.274）

intro.： 黒質緻密層の神経細胞の変性により線条体におけるドパミンが不足し，スムーズに体を動かせなくなる神経変性疾患である．

MINIMUM ESSENCE

疫学・好発

- 人口10万人当たり100～150人．40～80歳で発症，好発は50～70歳代．

病態生理

- **黒質－線条体**ドパミン作動性神経経路の変性により，**ドパミン**が不足する．
- 残存した神経細胞内には**レビー小体**が出現する．

症状・所見

1. 錐体外路症状：**安静時振戦**，**無動**，**筋強剛**，**姿勢反射障害**　〈四大症状〉
2. 自律神経症状：便秘，排尿障害，起立性低血圧，脂漏性皮膚炎など
3. 精神症状：うつ症状，認知症など

検査・診断

- 特徴的な臨床症候，進行性の経過，治療薬で改善を認めることなどから診断する．
- 頭部CT・MRI：明らかな**異常なし**．
- MIBG心筋シンチグラフィ（^{123}I）：心筋への集積低下．
- ドパミントランスポーターシンチグラフィ（^{123}I）：線条体への集積低下．

治療・管理

1. 薬物療法：主に併用療法を行う（**薬物療法が治療の基本**）．
   ❶**レボドパ**（L-dopa）〔**カルビドパ**などのDCIを併用〕，❷ドパミンアゴニスト，❸COMT阻害薬，❹MAO-B阻害薬，❺抗コリン薬，❻アマンタジン，❼ゾニサミド，❽ノルアドレナリン前駆物質（ドロキシドパ），❾アデノシン（A_{2A}）受容体拮抗薬
2. 運動療法：リハビリテーション（薬物療法と並行して行う）
3. 手術療法：脳深部刺激療法（DBS）など（上記治療が無効の場合に考慮）

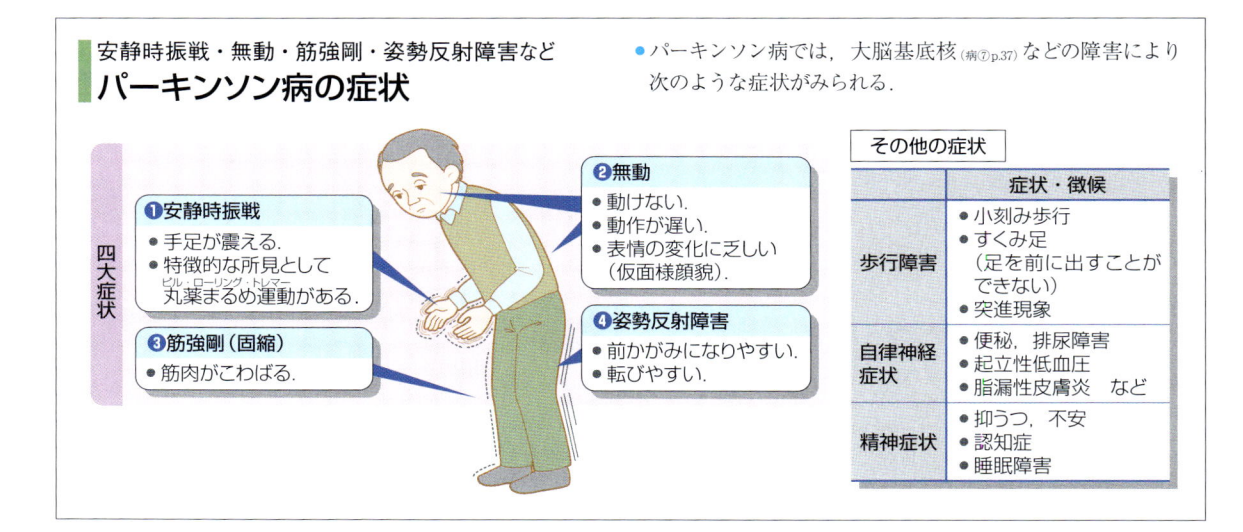

WORDS & TERMS

ドパミントランスポーターシンチグラフィ　〔p.156〕
脳内のドパミントランスポーターの発現量・分布を調べる検査．放射性同位元素（^{123}I）を含む薬剤（一般名：イオフルパン，商品名：ダットスキャン®）を静注し，SPECT検査にて画像化する．黒質線条体ドパミン作動性ニューロンの脱落を評価することができ，パーキンソン病およびレビー小体型認知症（p.172）の診断に有用である．

脳深部刺激療法（DBS）　〔p.156〕
パーキンソン病で機能異常が認められる大脳基底核神経回路に電気刺激を加えることで，パーキンソン病の症状を改善する治療法である．刺激する神経核として，視床下核，淡蒼球，視床などがあり，症状に応じて選択する．十分な薬物療法でもコントロール不良であり，重篤な認知症や精神症状，全身疾患がない症例で適応を検討する．

安静時振戦・無動・筋強剛・姿勢反射障害など
パーキンソン病の症状

- パーキンソン病では，大脳基底核（病⑦p.37）などの障害により次のような症状がみられる．

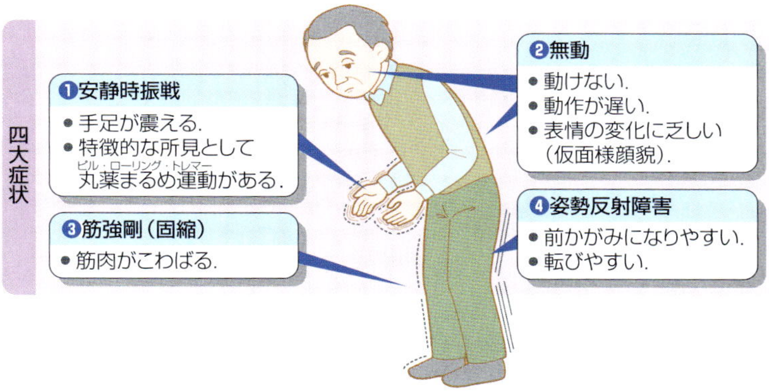
四大症状
❶安静時振戦
●手足が震える．
●特徴的な所見として丸薬まるめ運動（ピル・ローリング・トレマー）がある．
❷無動
●動けない．
●動作が遅い．
●表情の変化に乏しい（仮面様顔貌）．
❸筋強剛（固縮）
●筋肉がこわばる．
❹姿勢反射障害
●前かがみになりやすい．
●転びやすい．

その他の症状

	症状・徴候
歩行障害	●小刻み歩行 ●すくみ足（足を前に出すことができない） ●突進現象
自律神経症状	●便秘，排尿障害 ●起立性低血圧 ●脂漏性皮膚炎　など
精神症状	●抑うつ，不安 ●認知症 ●睡眠障害

略語 ●MIBG：metaiodobenzylguanidine　●ドパ脱炭酸酵素阻害薬（DCI）：dopa decarboxylase inhibitor　●カテコール－*O*－メチルトランスフェラーゼ（COMT）：catechol－*O*－methyltransferase　●モノアミン酸化酵素B（MAO－B）：monoamine oxidase B　●脳深部刺激療法（DBS）：deep brain stimulation　●単一光子放射コンピュータ断層撮影〔法〕（SPECT）：single photon emission computed tomography

ドパミンが欠乏すると運動は抑制される
パーキンソン病の病態

● パーキンソン病では，中脳の黒質が変性することでドパミンが欠乏し，これによって大脳基底核による運動の制御が障害され，スムーズな運動ができなくなる（大脳基底核の機能異常，錐体外路症状〔病⑦p.182〕）．

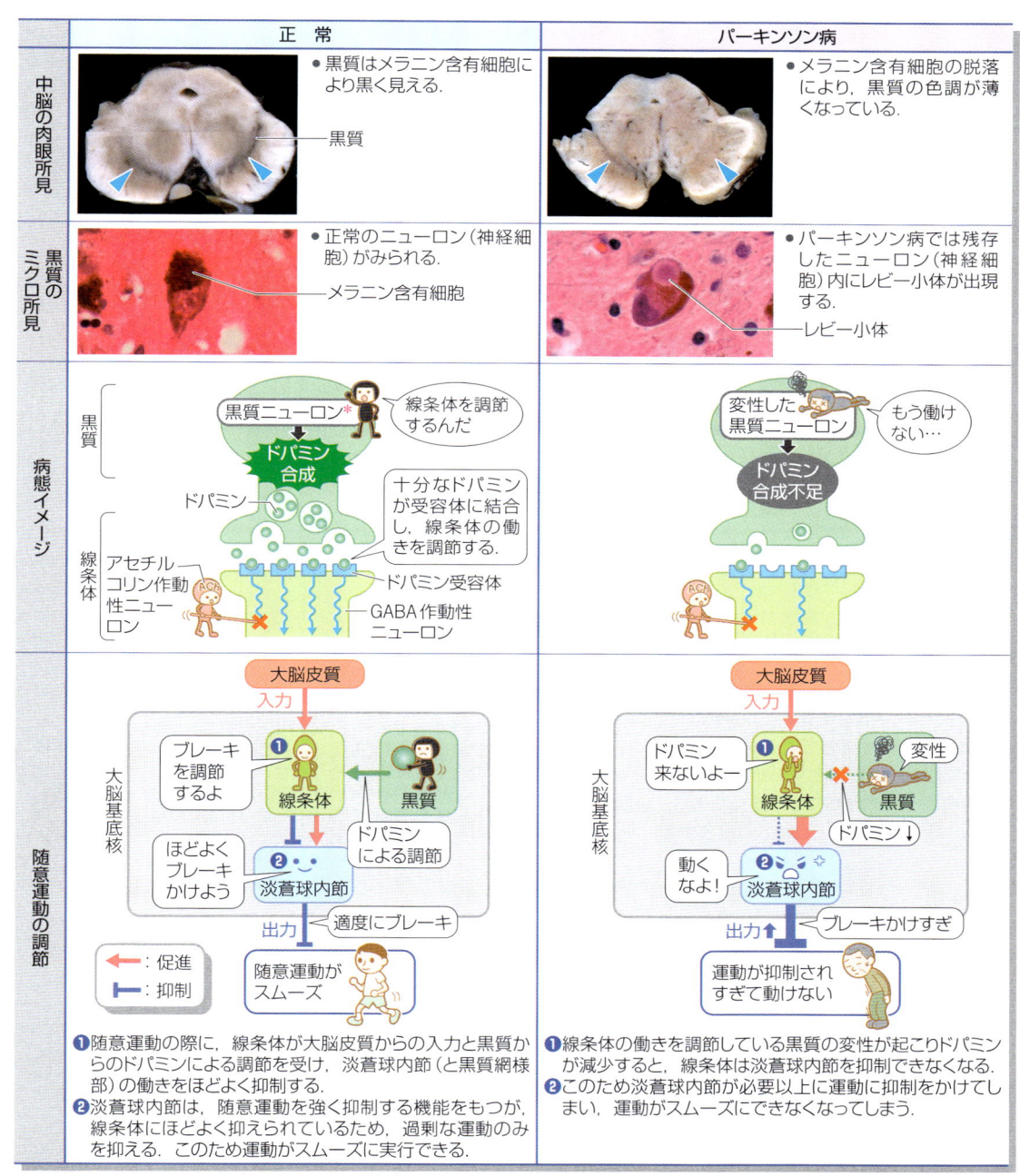

中脳の肉眼所見

正常

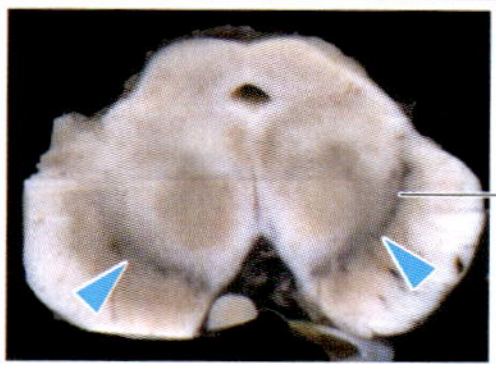
黒質

● 黒質はメラニン含有細胞により黒く見える．

パーキンソン病

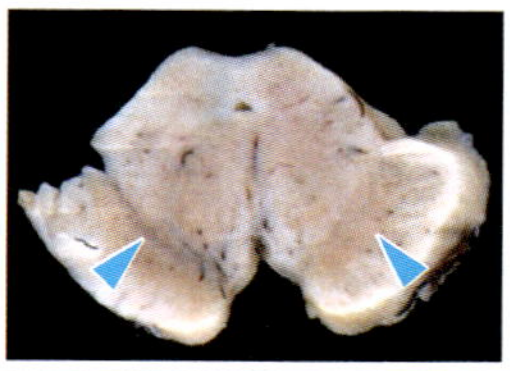

● メラニン含有細胞の脱落により，黒質の色調が薄くなっている．

黒質のミクロ所見

正常

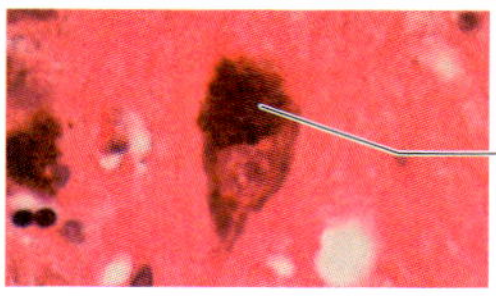
メラニン含有細胞

● 正常のニューロン（神経細胞）がみられる．

パーキンソン病

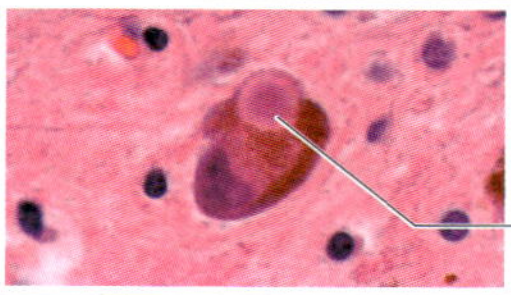
レビー小体

● パーキンソン病では残存したニューロン（神経細胞）内にレビー小体が出現する．

病態イメージ

正常

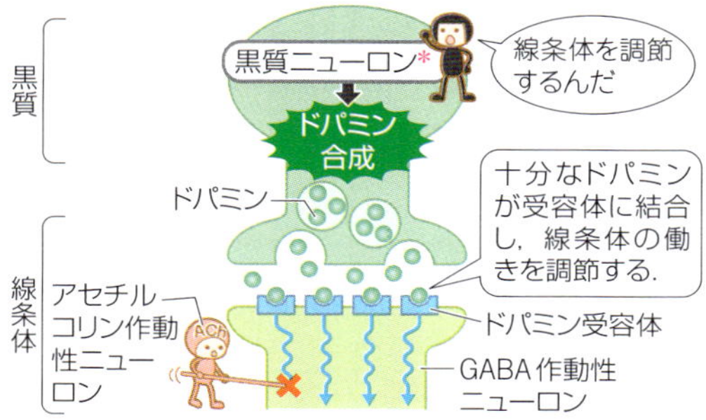
黒質
黒質ニューロン*
線条体を調節するんだ
ドパミン合成
ドパミン
十分なドパミンが受容体に結合し，線条体の働きを調節する．
線条体
アセチルコリン作動性ニューロン
ACh
ドパミン受容体
GABA作動性ニューロン

パーキンソン病

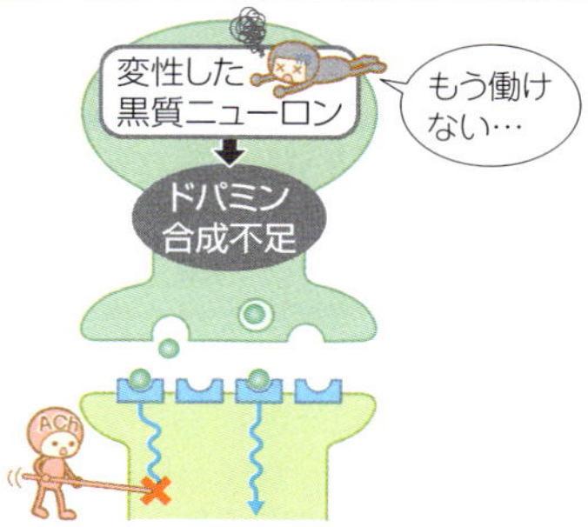
変性した黒質ニューロン
もう働けない…
ドパミン合成不足
ACh

随意運動の調節

正常

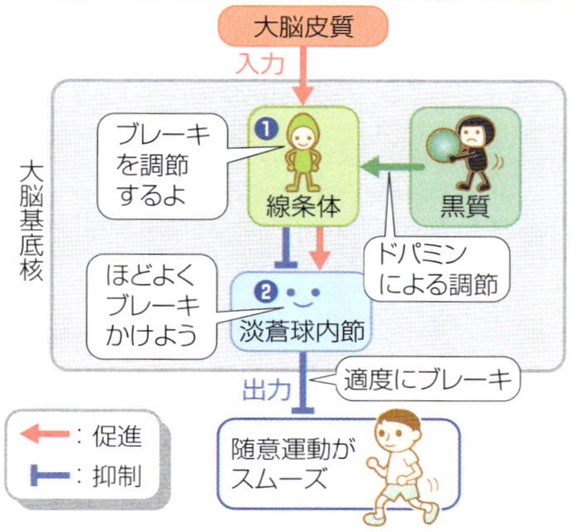
大脳皮質
入力
大脳基底核
ブレーキを調節するよ
❶
線条体
黒質
ドパミンによる調節
ほどよくブレーキかけよう
❷
淡蒼球内節
出力
適度にブレーキ
随意運動がスムーズ
：促進
：抑制

❶随意運動の際に，線条体が大脳皮質からの入力と黒質からのドパミンによる調節を受け，淡蒼球内節（と黒質網様部）の働きをほどよく抑制する．
❷淡蒼球内節は，随意運動を強く抑制する機能をもつが，線条体にほどよく抑えられているため，過剰な運動のみを抑える．このため運動がスムーズに実行できる．

パーキンソン病

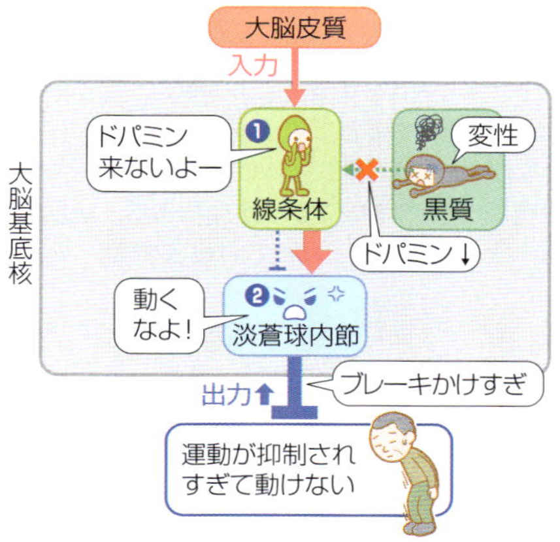
大脳皮質
入力
大脳基底核
ドパミン来ないよー
❶
線条体
変性
黒質
ドパミン↓
動くなよ！
❷
淡蒼球内節
出力↑
ブレーキかけすぎ
運動が抑制されすぎて動けない

❶線条体の働きを調節している黒質の変性が起こりドパミンが減少すると，線条体は淡蒼球内節を抑制できなくなる．
❷このため淡蒼球内節が必要以上に運動に抑制をかけてしまい，運動がスムーズにできなくなってしまう．

*ドパミン作動性ニューロン，またはドパミン細胞ともいう．

写真提供：村山　繁雄

● 図中のアセチルコリン作動性ニューロンは，ドパミン作動性ニューロンにより制御され，運動に対して抑制的に働く介在ニューロンである．正常ではドパミンとアセチルコリンのバランスによって線条体の働きが調節されている．パーキンソン病ではドパミンが欠乏するため，相対的にアセチルコリン系の活動が強まってしまい，結果的に運動の抑制はさらに増強されてしまう．なお，パーキンソン病の病態の詳細は『病気がみえる vol.7　脳・神経』p.286を参照のこと．

[略語] ●γ－アミノ酪酸（GABA）：γ－aminobutyric acid

パーキンソン病に似た症状
パーキンソン症候群の概念

- 安静時振戦，筋強剛，無動，姿勢反射障害などの症状をパーキンソニズムという．
- パーキンソニズムをきたす疾患でパーキンソン病以外のものをパーキンソン症候群という．
- 同じパーキンソニズムでも，パーキンソン病の症状（あるいは病態）と，パーキンソン症候群とでは様々な違いがみられる．
- 原因によって治療法が異なるため，まずパーキンソン病との鑑別，そしてパーキンソン症候群の原因の検索が重要である．

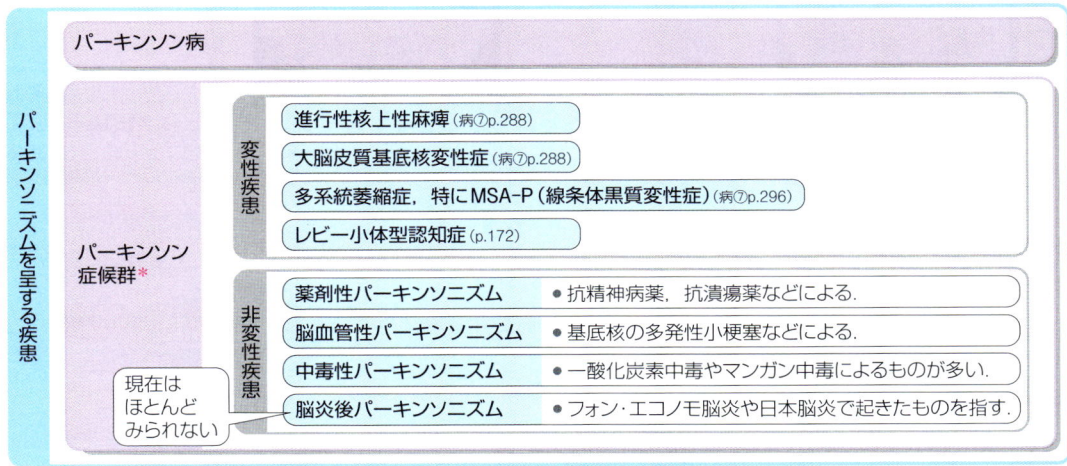

パーキンソニズムを呈する疾患

- パーキンソン病
- パーキンソン症候群＊
  - 変性疾患
    - 進行性核上性麻痺（病⑦p.288）
    - 大脳皮質基底核変性症（病⑦p.288）
    - 多系統萎縮症，特にMSA-P（線条体黒質変性症）（病⑦p.296）
    - レビー小体型認知症（p.172）
  - 非変性疾患
    - 薬剤性パーキンソニズム ● 抗精神病薬，抗潰瘍薬などによる．
    - 脳血管性パーキンソニズム ● 基底核の多発性小梗塞などによる．
    - 中毒性パーキンソニズム ● 一酸化炭素中毒やマンガン中毒によるものが多い．
    - 脳炎後パーキンソニズム（現在はほとんどみられない）● フォン・エコノモ脳炎や日本脳炎で起きたものを指す．

＊パーキンソン病も含めて広義のパーキンソン症候群とよぶこともある．また，パーキンソン症候群と同様の意味でパーキンソニズムという言葉を用いることもある．

ドパミン受容体遮断薬が主
薬剤性パーキンソニズム

- パーキンソニズムを誘発しうる薬剤は以下の表のように多科にわたって使用されている．
- よって問診では服薬と合わせて，現在受診中の診療科を聴取することが重要である．原因薬物の投与中止を行えば症状は改善する．

> 原因薬剤が推定できても，その説明の仕方には十分配慮しましょう．特に精神科で抗精神病薬の処方をされていた場合，患者さんへの伝え方が不適切だとその精神科医と患者さんとの信頼関係を壊すことになりかねず，その後の精神科的治療が難しくなってしまいます．患者さんにはその薬剤が原因である可能性を指摘しつつ，精神科医には薬剤の減量や変更を相談しましょう． 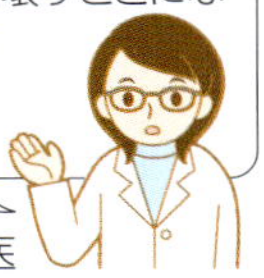
> —神経内科医

薬剤		一般名	代表的商品名	パーキンソニズムをきたす薬理作用
精神科	抗精神病薬	クロルプロマジン	ウインタミン®，コントミン®	● ドパミン受容体（D_1，D_2ともに）を遮断
		ハロペリドール	セレネース®	● ドパミン受容体（主にD_2）を遮断
		スルピリド	ドグマチール®，アビリット®	● ドパミン受容体（D_2）を遮断
消化器科	抗潰瘍薬	スルピリド＊	ドグマチール®，アビリット®	● ドパミン受容体（D_2）を遮断
		メトクロプラミド	プリンペラン®，エリーテン®	● ドパミン受容体（D_2）を遮断
循環器科	降圧薬	メチルドパ（α-メチルドパ）	アルドメット®	● ドパミン産生経路のドパ脱炭酸酵素（DDC）を阻害
		レセルピン	アポプロン®	● 線条体でのドパミンの遊離・放出を促進させることでドパミンを枯渇させるとともに，再取り込みも阻害

＊スルピリドは抗精神病薬の一種だが，抗潰瘍薬としても用いられるため，薬剤性パーキンソニズムの原因となる頻度が最も多い．

略語
- 多系統萎縮症（MSA）：multiple system atrophy
- パーキンソニズム優位の多系統萎縮症（MSA-P）：MSA (multiple system atrophy) with predominant parkinsonism
- ドパ脱炭酸酵素（DDC）：dopa decarboxylase

パーキンソン病治療薬

薬物療法の位置づけ
薬物療法が基本

- パーキンソン病の治療は，薬物療法が基本となる．
- 手術療法は薬物療法の効果が不十分な場合に適応を考慮する．
- 運動療法は，薬物療法，手術療法に並行して行うことで，機能障害を改善する効果が得られるため，継続的に施行する．

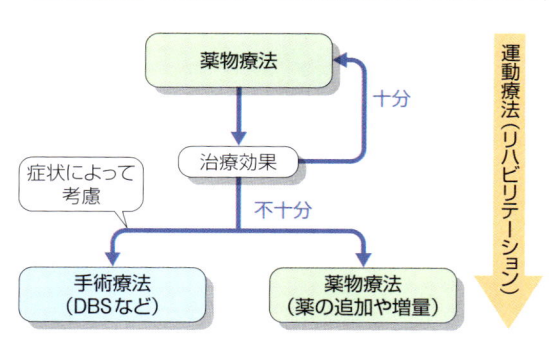

薬物療法 → 治療効果
- 十分
- 不十分 → 薬物療法（薬の追加や増量）
- 症状によって考慮 → 手術療法（DBSなど）

運動療法（リハビリテーション）

神経内科医：パーキンソン病は，薬物治療によりQOL・生命予後の改善が得られる疾患です．しかし，その原因は未だ不明であり，ドパミン細胞の変性を抑制するといった根本的な治療法はありません．パーキンソン病の治療は，あくまでも対症療法なのです．

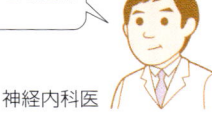

パーキンソン病治療薬の概要
ドパミン前駆物質（レボドパ）が代表的

- 薬の種類としては，ドパミンを補充するもの（❶），ドパミン受容体を刺激するもの（❷），脳内でのドパミン使用効率を上げるためにレボドパに併用されるもの（DCI，❸，❹），アセチルコリンの働きを抑えるもの（❺），その他の機序によるもの（❻，❼，❽，❾）がある*．

パーキンソン病治療薬の種類
- ❶ ドパミン前駆物質（レボドパ）+DCI
- ❷ ドパミンアゴニスト
- ❸ COMT阻害薬（エンタカポン）
- ❹ MAO-B阻害薬（セレギリン）
- ❺ 抗コリン薬
- ❻ ドパミン遊離促進薬（アマンタジン）
- ❼ レボドパ賦活薬（ゾニサミド）
- ❽ ノルアドレナリン前駆物質（ドロキシドパ）
- ❾ アデノシン（A_{2A}）受容体拮抗薬

*❼❽❾の機序については下の模式図では対応しないため，個々の解説を参照のこと（p.169，170）．

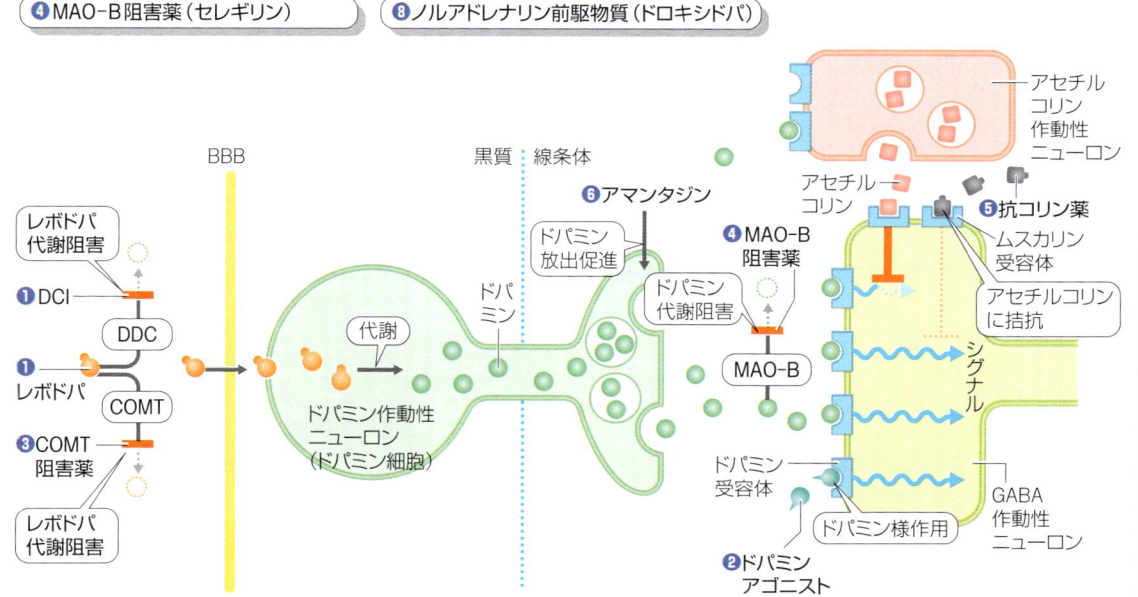

略語
- 生活の質（QOL）：quality of life
- ドパ脱炭酸酵素阻害薬（DCI）：dopa decarboxylase inhibitor
- カテコールーO-メチルトランスフェラーゼ（COMT）：catechol-O-methyltransferase
- モノアミン酸化酵素B（MAO-B）：monoamine oxidase B
- γ-アミノ酪酸（GABA）：γ-aminobutyric acid

レボドパ（L-dopa）

intro.：最も代表的なパーキンソン病治療薬．ドパミンの前駆物質であり，脳内で減少したドパミンを補充する．運動症状改善効果が最も強力である．一方，長期服用時に不随意運動などの運動合併症(p.161)が出現しやすいという欠点もある．

MINIMUM ESSENCE

一般名	● レボドパ（L-dopa）…内，注
作用	● パーキンソン病で不足しているドパミンは投与しても血液脳関門（BBB）を通過できないため，前駆物質であるレボドパを投与する．レボドパはドパミン細胞やグリア細胞でドパミンに代謝され，脳内で不足したドパミンを補う．
適応	● パーキンソン病，パーキンソン症候群
禁忌	● 閉塞隅角緑内障　● 非選択的MAO阻害薬投与中（血圧上昇）(p.29)
副作用	● 悪性症候群★　● 悪心・嘔吐，食欲不振　● 起立性低血圧，心悸亢進，不整脈　● 不随意運動（ジスキネジアなど）　● 幻覚★，妄想，見当識障害，抑うつ★，突発的睡眠★など　● wearing off現象，on-off現象　〈長期投与に伴うもの〉
注意	● 悪性症候群の危険があるため，急に中断してはならない．

【補足事項】
- 大量の蛋白質摂取により吸収が低下する(p.139)．
- DCIを併用していない場合，ビタミンB_6（ピリドキシンなど）で効果が減弱する．
- 緑内障の患者は多いが，本薬が禁忌となる閉塞隅角緑内障はまれで，ほとんどは開放隅角緑内障である．開放隅角緑内障であることが確認できれば，本薬を使用してよい．

レボドパ（構造式）

指導 pick up
- □「飲み始めは気持ち悪くなることや吐き気がすることがあると思いますが，継続して飲むことで体が慣れ，症状は治まります」
- □「急に眠くなることがあります．車の運転などは避けてください」
- □「薬を急に止めると症状が悪化し，副作用が現れることがあります．医師の指示を守り，自分の判断で服用を急に中止しないでください」

レボドパの投与法
カルビドパなどを併用する

- ドパミンは血液脳関門（BBB）(p.139)を通過できないため，前駆物質でありBBBを通過できる(p.139) レボドパ（L-dopa）を投与する．
- レボドパが脳内に移行する前に代謝されるのを防ぐために，カルビドパやベンセラジドといったドパ脱炭酸酵素阻害薬（DCI）との合剤が用いられる(p.161)．

	末梢（血液中）	BBB	中枢	解説
レボドパ	レボドパ、ドパミン、DDC、通過できない、通過できる		黒質　線条体	● レボドパはBBBを通過し，黒質-線条体でドパミンに変換され作用する． ● レボドパの多くは末梢を循環する間にドパ脱炭酸酵素*（DDC）により代謝され，ドパミンとなる(p.27)． ● このため，十分な効果を得るには，大量のレボドパが必要となる．
レボドパ＋DCI	レボドパ、STOP!、DDC、DCI、通過できるレボドパが増える		黒質　線条体	● DCIは末梢のDDCを阻害する（DCIはBBBを通過しない）． ● これにより，レボドパが脳内に移行する前に代謝されるのを防ぎ，レボドパの必要量を1/4から1/5に減らすことができる．

*芳香族L-アミノ酸デカルボキシラーゼ（AADC）ともよばれる．

● DCIの併用により，末梢で代謝生成されたドパミンによる副作用（悪心・嘔吐，不整脈）の程度を弱めることができる．ただし，レボドパ単独投与よりも中枢性副作用のジスキネジアや精神症状が強くなることがあるため注意する．

商品名【レボドパ含有製剤】● レボドパ：ドパストン（散，カ，注），ドパゾール（錠）　● レボドパ・カルビドパ（10：1）配合：ネオドパストン（錠），メネシット（錠）　● レボドパ・ベンセラジド（4：1）配合：マドパー（錠），イーシー・ドパール（錠），ネオドパゾール（錠）

ドパ脱炭酸酵素阻害薬（DCI）
脳まで到達するレボドパを増やす

- ❶カルビドパ，❷ベンセラジドはドパ脱炭酸酵素（DDC）を阻害するドパ脱炭酸酵素阻害薬（DCI）である．
- これらの薬は，レボドパが末梢でドパミンとなってしまう量を減らし，血液脳関門（BBB）を通過して脳で利用されるレボドパを増加させる (p.160)．

❶カルビドパ水和物　　❷ベンセラジド塩酸塩

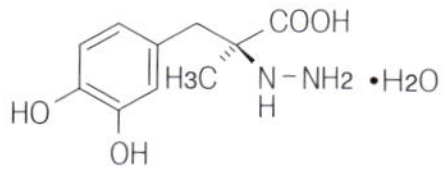

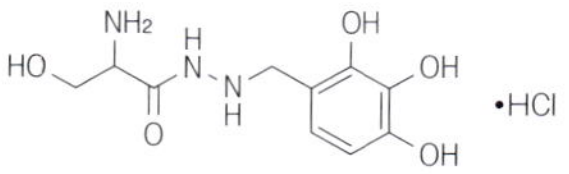

> レボドパ製剤での治療には，ネオドパストン®やメネシット®（カルビドパ配合剤），マドパー®（ベンセラジド配合剤）など，もともとDCIが配合されている製剤を用いることが主流になっています．
> 薬剤師

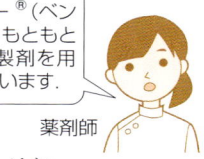

- DCIは，BBBを通過しないため，脳内でのレボドパからドパミンへの代謝を阻害してしまうことはない．

レボドパの副作用
消化器症状，不随意運動，精神症状の頻度が高い

- レボドパの服用により，下記のような副作用が出現することがある．

		症　状	機　序	主な対策
ドパミン過剰によるもの	消化器症状	・悪心・嘔吐 ・食欲不振　など	レボドパが末梢でドパミンに変換され，延髄の化学受容器引き金帯（CTZ）を刺激することによる．	・服薬を食直後にする． ・食前にドンペリドンなどの制吐薬を服用する． ・DCI合剤を使用する．
	不随意運動 （ジスキネジア）	・舞踏運動 ・口部ジスキネジア ・全身性ジストニア　など	線条体でのドパミン過剰による．	・レボドパの量を調節する． ・少量頻回投与にする． ・アマンタジンを服用する．
	精神症状	・幻覚（小動物，虫などの幻視） ・せん妄（見当識障害）　など	詳細は不明だが，ドパミン神経伝達の亢進と考えられている．	・レボドパを減量する．
	循環器症状	・動悸・不整脈 ・起立性低血圧 （立ちくらみ）　など	レボドパが末梢でドパミンに変換され，心臓のドパミン受容体を刺激することによる．	・DCI合剤を使用する． ・低血圧治療薬を併用する．
長期服用に伴うもの	wearing off 現象 (p.162)	・薬効持続時間が短縮し，症状に日内変動が起こる． ・ジスキネジアが生じることがある．	ドパミン細胞の変性が進行し，ドパミンの保持能力が低下するためと考えられている．	・レボドパを分割投与する． ・ドパミンアゴニスト，MAO-B阻害薬，COMT阻害薬，ゾニサミドなどを併用する．
	on-off現象	・急激に症状がよくなったり悪くなったりする（非常にまれ）．	原因は不明だが，wearing offの病態やL-dopa吸収障害などの複合的要因が関与している可能性が考えられる．	・確実な方法はないが，レボドパの分割投与やMAO-B阻害薬，COMT阻害薬を用いることもある．
急な中断や脱水によるもの	悪性症候群 (p.163)	・高熱 ・意識障害 ・筋強剛 ・ミオグロビン尿　など	原因は不明だが，ドパミン神経系の急激な機能低下が関与していると考えられている．	・十分量の輸液 ・ダントロレンの投与 ・体の冷却

- wearing off現象やジスキネジアなどの不随意運動をあわせて運動合併症という．

不随意運動（ジスキネジア）
体が勝手に動いてしまう

- ジスキネジアとは，自分の意志とは無関係に体が動いてしまう現象である．
- レボドパを長期間服用している人に出現しやすく，レボドパが最も効いている時間に起こるものが多い (p.162)．
- 不随意運動は，レボドパの副作用の他，大脳基底核の神経疾患などの症状としても出現する (病⑦p.464)．

> 首を振る，うなずく
> 口をすぼめる，顔をしかめる
> 手足が勝手にくねくね動く

中枢神経系の疾患と薬　パーキンソン病

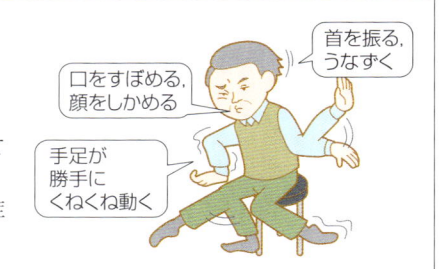

略語 ・血液脳関門（BBB）:blood-brain barrier ・モノアミン酸化酵素（MAO）:monoamine oxidase ・ドパ脱炭酸酵素阻害薬（DCI）:dopa decarboxylase inhibitor ・ドパ脱炭酸酵素（DDC）:dopa decarboxylase ・芳香族L-アミノ酸デカルボキシラーゼ（AADC）:aromatic L-amino acid decarboxylase ・化学受容器引き金帯（CTZ）:chemoreceptor trigger zone ・カテコール-O-メチルトランスフェラーゼ（COMT）:catechol-O-methyltransferase

レボドパの効く時間が短くなる
wearing off現象

- wearing off現象とは，レボドパの長期服用に伴う副作用(p.161)の1つであり，レボドパの有効時間が1〜2時間に短縮し，次の服用までに効果が切れ，症状の悪化がみられることをいう．

好発
- レボドパの服用を始めて数年後

wearing off現象
- レボドパの有効時間が1〜2時間に短縮し，次の薬を服用する前にパーキンソン病症状の悪化がみられる．

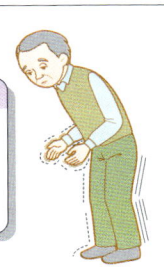

- wearing off現象の機序は多様だが，次に示すドパミン細胞の変性が関与している．

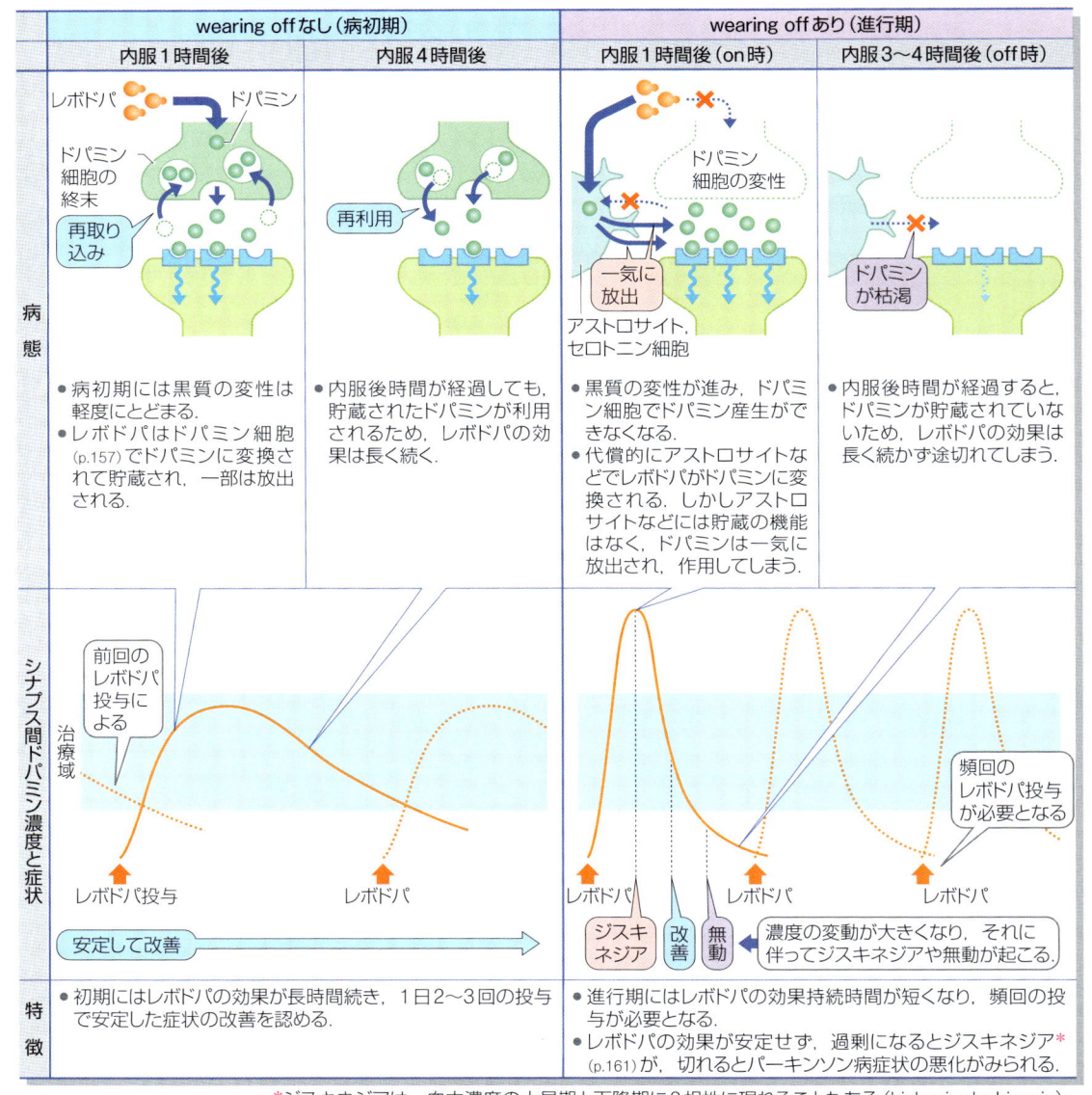

	wearing offなし（病初期）		wearing offあり（進行期）	
	内服1時間後	内服4時間後	内服1時間後（on時）	内服3〜4時間後（off時）
病態	・病初期には黒質の変性は軽度にとどまる． ・レボドパはドパミン細胞(p.157)でドパミンに変換されて貯蔵され，一部は放出される．	・内服後時間が経過しても，貯蔵されたドパミンが利用されるため，レボドパの効果は長く続く．	・黒質の変性が進み，ドパミン細胞でドパミン産生ができなくなる． ・代償的にアストロサイトなどでレボドパがドパミンに変換される．しかしアストロサイトなどには貯蔵の機能はなく，ドパミンは一気に放出され，作用してしまう．	・内服後時間が経過すると，ドパミンが貯蔵されていないため，レボドパの効果は長く続かず途切れてしまう．
特徴	・初期にはレボドパの効果が長時間続き，1日2〜3回の投与で安定した症状の改善を認める．		・進行期にはレボドパの効果持続時間が短くなり，頻回の投与が必要となる． ・レボドパの効果が安定せず，過剰になるとジスキネジア*(p.161)，切れるとパーキンソン病症状の悪化がみられる．	

*ジスキネジアは，血中濃度の上昇期と下降期に2相性に現れることもある（biphasic dyskinesia）．

- wearing off現象の原因としては，上記の他に，末梢におけるレボドパの血中濃度の変動（血中半減期の短縮化）や，ドパミン受容体の変化が関連していると考えられる．
- ドパミンアゴニストのみでもwearing off現象がみられることがある（その場合には上記の機序ではなく，生体側の反応が関与すると考えられる）．

レボドパを急に中断すると
悪性症候群

- レボドパの急な中断，また抗精神病薬（ドパミン受容体拮抗薬(p.221)）の投与や脱水などにより，発熱，発汗，尿閉などの自律神経症状，振戦，筋強剛（固縮）などの錐体外路症状(p.223)，および意識障害などの精神症状を示す症候群のことを悪性症候群という．
- 重症例では死亡することがあるため，迅速で適切な処置が必要である．
- 原因は不明だがドパミン神経系の急激な機能低下が関与していると考えられている．

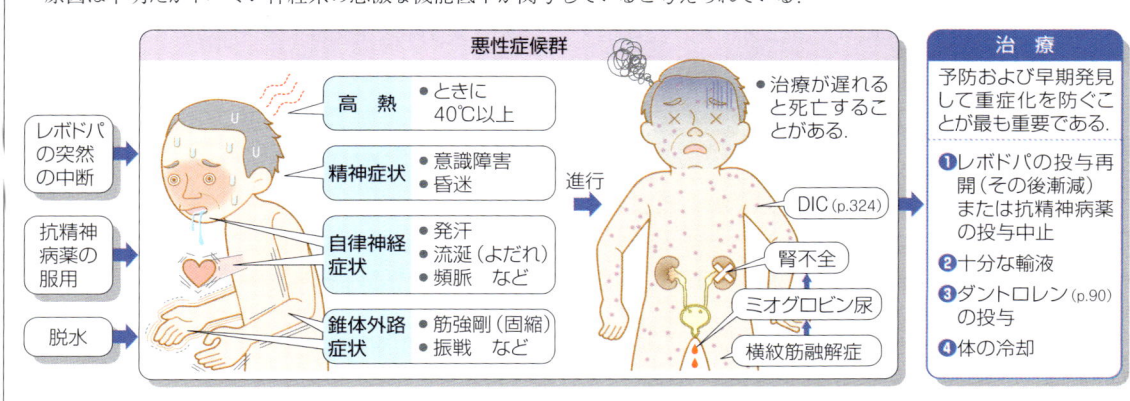

悪性症候群

原因
- レボドパの突然の中断
- 抗精神病薬の服用
- 脱水

症状
- 高熱：ときに40℃以上
- 精神症状：意識障害，昏迷
- 自律神経症状：発汗，流涎（よだれ），頻脈 など
- 錐体外路症状：筋強剛（固縮），振戦 など

進行すると
- 治療が遅れると死亡することがある．
- DIC (p.324)
- 腎不全
- ミオグロビン尿
- 横紋筋融解症

治療
予防および早期発見して重症化を防ぐことが最も重要である．
1. レボドパの投与再開（その後漸減）または抗精神病薬の投与中止
2. 十分な輸液
3. ダントロレン(p.90)の投与
4. 体の冷却

Advanced Study
パーキンソン病治療薬の使い方

- レボドパは最も強力なパーキンソン病治療薬だが，長期服用で wearing off などの運動合併症(p.161)が起こりやすいため，70～75歳以下で認知機能障害などの合併がない場合は，ドパミンアゴニストで治療開始する．

パーキンソン病初期（未治療患者）の治療のアルゴリズム

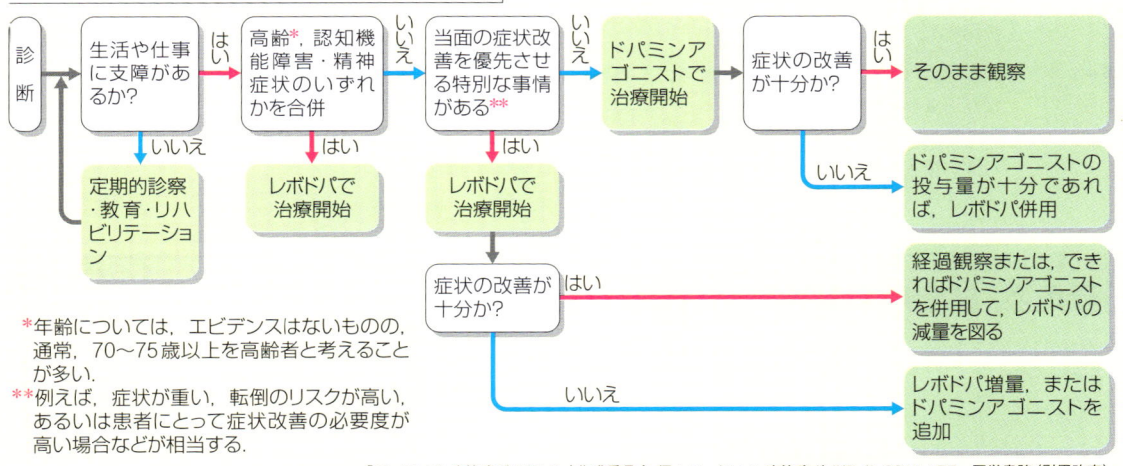

診断 → 生活や仕事に支障があるか？
- いいえ → 定期的診察・教育・リハビリテーション
- はい → 高齢*，認知機能障害・精神症状のいずれかを合併
  - はい → レボドパで治療開始
  - いいえ → 当面の症状改善を優先させる特別な事情がある**
    - はい → レボドパで治療開始 → 症状の改善が十分か？
      - はい → 経過観察または，できればドパミンアゴニストを併用して，レボドパの減量を図る
      - いいえ → レボドパ増量，またはドパミンアゴニストを追加
    - いいえ → ドパミンアゴニストで治療開始 → 症状の改善が十分か？
      - はい → そのまま観察
      - いいえ → ドパミンアゴニストの投与量が十分であれば，レボドパ併用

*年齢については，エビデンスはないものの，通常，70～75歳以上を高齢者と考えることが多い．
**例えば，症状が重い，転倒のリスクが高い，あるいは患者にとって症状改善の必要度が高い場合などが相当する．

「パーキンソン病治療ガイドライン」作成委員会 編：パーキンソン病治療ガイドライン2011：77，医学書院（引用改変）

略語 ● 播種性血管内凝固（DIC）：disseminated intravascular coagulation

ドパミン受容体作動薬（アゴニスト）―麦角系

intro.：レボドパと並ぶパーキンソン病の代表的な治療薬．70〜75歳以下で認知機能障害などの合併がなく，非麦角系が使用できない場合は，本薬で治療を開始する(p.163)．

MINIMUM ESSENCE

一般名・作用・適応
- ドパミン受容体を刺激することで，パーキンソン病をはじめとした以下の疾患に効果を示す．

一般名	投与経路	作用機序・適応 パーキンソン病	作用機序・適応 高PRL血症	作用機序・適応 GH産生腫瘍
		線条体（主にD₂受容体）に作用し，抗パーキンソン作用を示す．	下垂体前葉に作用し，プロラクチン分泌を抑制する．	下垂体腺腫に作用し，成長ホルモン分泌を抑制する．
❶ ブロモクリプチン	内	●	●	●
❷ ペルゴリド	内	●		
❸ カベルゴリン	内	●	●	

禁忌
- 麦角製剤過敏症
- 心エコー検査により心臓弁尖肥厚，心臓弁可動制限およびこれらに伴う狭窄等の心臓弁膜の病変が確認される場合
- （ブロモクリプチン，カベルゴリンのみ）妊娠中毒症，産褥期高血圧

副作用
- 心臓弁膜症★，胸膜線維症★など
- 悪心・嘔吐，食欲不振　● 幻覚★　● 悪性症候群★など

注意
- 投与前・投与中に心エコー検査を行う

【補足事項】
- 少量から始めて効果をみながら少しずつ増量する．
- レボドパより効果は弱いが，ジスキネジアやwearing offなどの運動合併症(p.161)が少ない．
- 悪心・嘔吐が強い場合には末梢性D₂受容体拮抗薬（ドンペリドン(p.165)）を併用する．

指導 pick up
- □「飲み始めは吐き気があると思いますが，継続して飲むことで体が慣れ，症状が治まることが多いです」
- □「この薬を服用中は，定期的に心エコー検査を受ける必要があります．これは，重大な副作用である心臓弁膜症を，早期に発見するためです」

ブロモクリプチンメシル酸塩
麦角系の基本構造

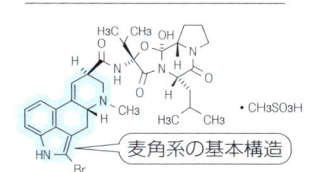

麦角系は弁膜症，非麦角系は眠気に注意！
麦角系，非麦角系の副作用の比較

- 麦角系アゴニスト，非麦角系アゴニストの副作用の比較を示す．

	麦角系	非麦角系
消化器症状	++	+
心臓弁膜症	+	−
眠気	±	+〜++
幻覚・妄想	±〜+	±〜+

麦角系の代表的な副作用
- 消化器症状：悪心・嘔吐，食欲不振
- 心臓弁膜症：弁の異常

非麦角系の代表的な副作用
- 眠気，突発的睡眠
- 車の運転 ✗
- 高所作業 ✗

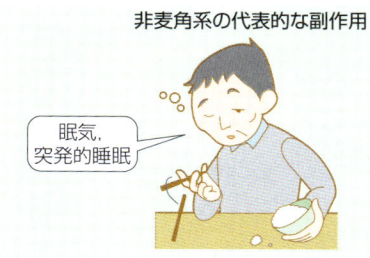

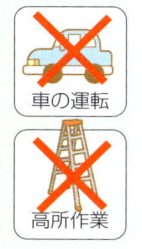

商品名【ドパミン受容体作動薬（麦角系）】● ブロモクリプチンメシル酸塩：パーロデル（錠）　● ペルゴリドメシル酸塩：ペルマックス（錠）　● カベルゴリン：カバサール（錠）　**略語**　● プロラクチン（PRL）：prolactin　● 成長ホルモン（GH）：growth hormone

ドパミン受容体作動薬（アゴニスト）―非麦角系

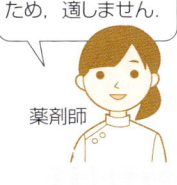

intro.： レボドパと並ぶパーキンソン病の代表的な治療薬．70〜75歳以下で認知機能障害などの合併がない場合は，本剤で治療を開始する (p.163)．

MINIMUM ESSENCE

一般名
作用
禁忌

- 線条体の**ドパミン受容体（主にD_2受容体）に作用し**，抗パーキンソン病作用を示す．

一般名	投与経路	禁忌	補足
❶ プラミペキソール	内	妊婦	D_3受容体への親和性が高い．
❷ ロピニロール	内	妊婦	
❸ タリペキソール	内	妊婦，クロニジン過敏症	セロトニン5-HT_3受容体遮断作用もあり，嘔吐を起こしにくい．
❹ アポモルヒネ	注	重度の肝障害	
❺ ロチゴチン	皮	妊婦	

適応
- パーキンソン病など

副作用
- **突発的睡眠★，傾眠**
- 悪心・嘔吐，食欲不振 ● 浮腫 ● 幻覚★ ● 悪性症候群★ など

【補足事項】
- レボドパより効果は弱いが，ジスキネジアやwearing offなどの運動合併症 (p.161) が少ない．
- 麦角系に比べて悪心・嘔吐などの消化器症状は少ないが，眠気が強い傾向にある．
- プラミペキソールとロピニロールは徐放剤が発売されている．
- プラミペキソールとロチゴチンは，特発性レストレスレッグス症候群にも適応がある．

指導 pick up 「**急に眠くなる**ことがあります．**車の運転**や**高所での作業**などはしないようにしましょう」

WORDS & TERMS

レストレスレッグス症候群 (p.165)
「脚がむずむずする」「脚を虫が這いずり回るようだ」などの異常感覚と，脚を動かしたいという衝動を主な症状とする症候群．むずむず脚症候群ともよばれる．症状は安静時，夜間に増悪する．原因不明の特発性と，腎不全や鉄欠乏性貧血，パーキンソン病などに伴って起こるものがある (p.263)．

薬剤師： パーキンソン病治療薬の副作用である悪心・嘔吐の対策のために制吐薬として，ドパミン受容体拮抗薬を使用することがあります．ドパミン受容体拮抗薬のうち，ドンペリドンは血液脳関門を通過しにくく，末梢（消化管）への作用が主であるため，パーキンソン病患者への制吐薬として適しています．一方，メトクロプラミドは血液脳関門を通過し中枢にも作用するため，適しません．

プラミペキソール塩酸塩水和物

ロピニロール塩酸塩

COLUMN　パーキンソン病と麻薬の意外な関係

　1976年，アメリカの大学院生が重いパーキンソン病様症状を発症しました．彼は長年の薬物常習者であり，数日前に自ら合成した麻薬を注射していました．また，1980年代には，若年者が次々にパーキンソン病様の症状をきたすという事件がありました．彼らは薬物中毒患者で，純度の低い合成麻薬（メペリジン類似物質）を摂取していた点が共通していました．

　これらの事件から，合成麻薬に含まれていたMPTPという物質が，パーキンソン病様症状を引き起こしたことがわかりました．MPTPは麻薬の合成過程で生成された不純物で，体内に入るとMAO-Bなどにより代謝を受け，MPP^+という物質へと変換されます．MPP^+はドパミン神経内に取り込まれ，ドパミン細胞を殺してしまいます．

　この発見を契機に，MPTPを用いたパーキンソン病の動物モデルがつくられ，パーキンソン病の原因や治療についての研究が大きく進展しました．
医療情報科学研究所

商品名 【ドパミン受容体作動薬（非麦角系）】● プラミペキソール塩酸塩水和物：ビ・シフロール（錠），ミラペックス（徐錠）● ロピニロール塩酸塩：レキップ（錠，徐錠）● タリペキソール塩酸塩：ドミン（錠）● アポモルヒネ塩酸塩水和物：アポカイン（注）● ロチゴチン：ニュープロ（貼）　略語 ● 5-ヒドロキシトリプタミン（5-HT）：5-hydroxytryptamine ● MPTP：1-methyl-4-phenyl-1,2,3,6-tetrahydropyridine ● モノアミン酸化酵素B（MAO-B）：monoamine oxidase B ● MPP^+：1-methyl-4-phenylpyridinium

COMT阻害薬（エンタカポン）

intro.：末梢組織で，レボドパはDDC(p.27)とともにカテコール-O-メチルトランスフェラーゼ（COMT）(p.27, 29)によっても代謝される．COMT阻害薬であるエンタカポンは，末梢のCOMTを阻害し，脳内へのレボドパの移行を高める．

MINIMUM ESSENCE

一般名	● エンタカポン…内
作用	● 末梢組織での**COMT**の働きを阻害し，レボドパの代謝を阻害，脳内への移行を増加させる．
適応	● パーキンソン病症状の日内変動（**wearing off現象**）の改善（レボドパ・DCI合剤との併用）
禁忌	● 悪性症候群　● 横紋筋融解症（既往歴を含む）
副作用	● 悪性症候群★　● 横紋筋融解症★ ● 悪心，便秘，下痢　● 着色尿　● 傾眠　● ジスキネジア　など

【補足事項】
- レボドパによるwearing off (p.162)を起こしにくくする効果がある．
- レボドパ・DCI合剤投与で効果が不十分な場合に，同剤と併用で用いられる．

指導 pick up
- □「この薬が尿に排泄されて，尿の色が赤褐色になることがあります．このことは心配ないのですが，まれな副作用の一つである横紋筋融解症の症状として尿の色が変わることもあります．筋肉の痛みなどを伴う場合には，すぐに医師の診察を受けてください」
- □「うとうとしたり突然眠ってしまったりすることがありますので，自動車の運転や高所での作業など危険を伴う作業は避けるようにしてください」

エンタカポン

COMT阻害薬の作用機序
末梢でのレボドパの代謝を防ぐ

● エンタカポンは，COMTを阻害し，レボドパの血中濃度を保ち，脳内へ移行するレボドパの量を増加する薬である．

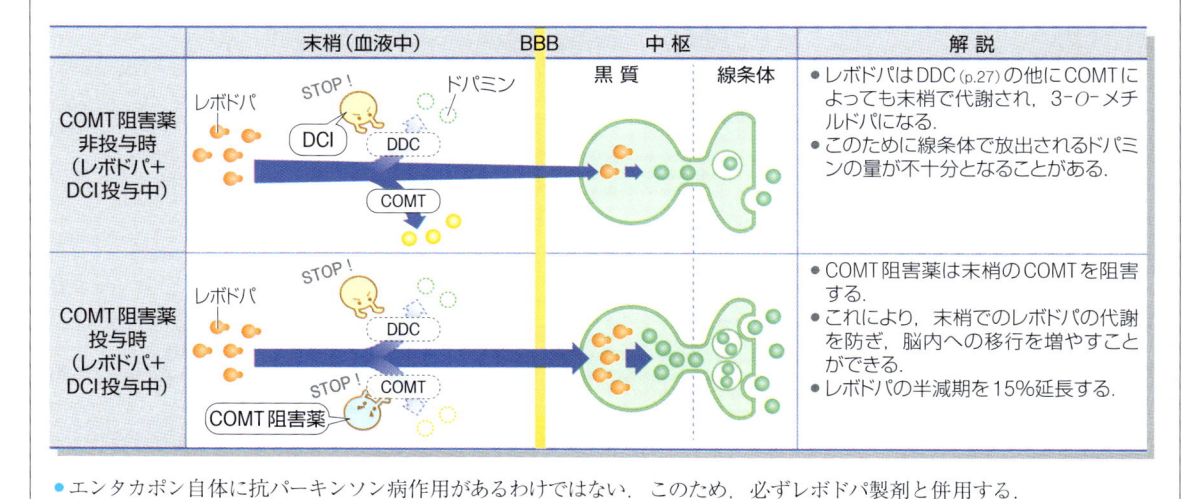

	末梢（血液中）	BBB	中枢（黒質　線条体）	解説
COMT阻害薬 非投与時 （レボドパ＋ DCI投与中）	レボドパ STOP! DCI／DDC／COMT ドパミン			● レボドパはDDC(p.27)の他にCOMTによっても末梢で代謝され，3-O-メチルドパになる． ● このために線条体で放出されるドパミンの量が不十分となることがある．
COMT阻害薬 投与時 （レボドパ＋ DCI投与中）	レボドパ STOP! DDC STOP! COMT COMT阻害薬			● COMT阻害薬は末梢のCOMTを阻害する． ● これにより，末梢でのレボドパの代謝を防ぎ，脳内への移行を増やすことができる． ● レボドパの半減期を15％延長する．

● エンタカポン自体に抗パーキンソン病作用があるわけではない．このため，必ずレボドパ製剤と併用する．

商品名【COMT阻害薬】● エンタカポン：コムタン（錠）　**略語** ● ドパ脱炭酸酵素（DDC）：dopa decarboxylase　● カテコール-O-メチルトランスフェラーゼ（COMT）：catechol-O-methyltransferase　● ドパ脱炭酸酵素阻害薬（DCI）：dopa decarboxylase inhibitor

MAO-B阻害薬（セレギリン）

intro.：脳内のドパミン作動性神経で，モノアミン酸化酵素B（MAO-B）(p.29)によるドパミンの分解を防ぎ，ドパミンの濃度を上昇させる薬である．レボドパで効果不十分な場合に併用薬として使用される．

MINIMUM ESSENCE

一般名	● セレギリン…内
作用	● ドパミンの分解酵素であるMAO-Bを阻害し，ドパミンの分解を防ぐ．
適応	● パーキンソン病（レボドパとの併用．レボドパ治療で効果不十分な場合．）
禁忌	● 以下の薬剤を投与中の患者 　1. ペチジン，トラマドール（高度の興奮，精神錯乱など） 　2. 非選択的MAO阻害薬（高度の起立性低血圧），SSRI，SNRI(p.29)，NaSSA，選択的ノルアドレナリン再取り込み阻害薬 　3. 三環系抗うつ薬投与中または中止後14日間（副作用増強）(p.29) ● 統合失調症 ● 覚醒剤，コカインなど中枢興奮薬への依存 (p.29)
副作用	● 幻覚★，せん妄★，ジスキネジア，血圧変動など
相互作用	● 併用薬作用↑：アドレナリン作動薬 (p.30)

【補足事項】
- 1日10 mgを超える過量投与では，MAO-Bだけでなく MAO-Aまでをも阻害し（非選択的MAO阻害），交感神経系の過剰興奮（高血圧など）を生じる危険性が高まる．このため1日10 mgを超えないように注意する．
- 覚醒剤原料のため，取り扱い，保管・管理に注意．
- wearing off (p.162)をきたしている患者のoff時間を短縮する（ただし，ジスキネジア (p.161)がすでにある場合には，増悪しやすいため避けるべきである）．

指導 pick up
- □「この薬の作用や副作用が強く出てしまうため，内服中にチーズ，レバー，赤ワインなどを多量に摂取しないようにしてください」(p.41)
- □〔OD錠に関して〕「口の中で溶ける薬ですが，口で吸収されるわけではありません．通常の内服薬のように，唾液や水で飲みこんでください」

セレギリン塩酸塩

MAO-B阻害薬の作用機序
ドパミンの分解を防ぐ

● ドパミンの分解酵素であるモノアミン酸化酵素B（MAO-B）を阻害し，ドパミンの分解を防ぐ．

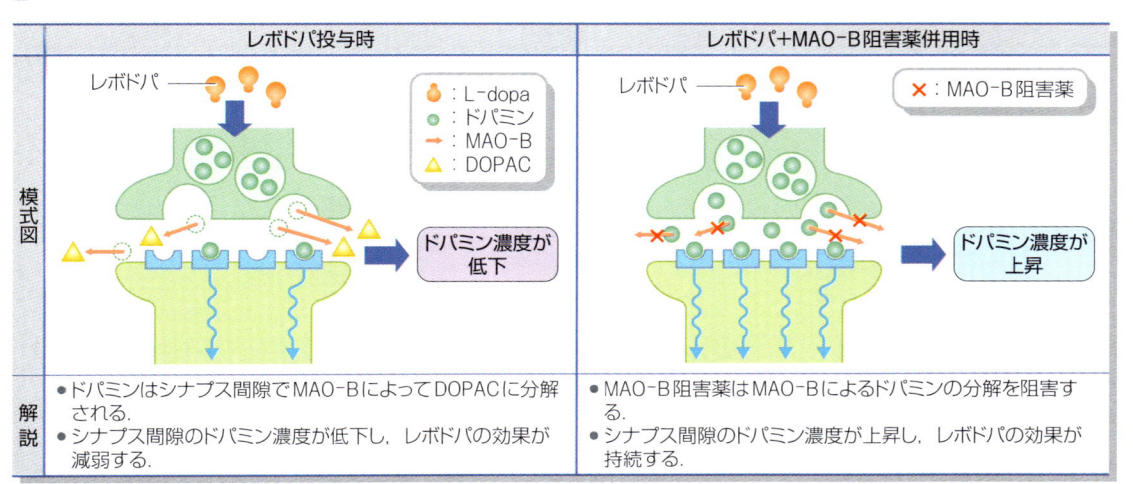

	レボドパ投与時	レボドパ+MAO-B阻害薬併用時
模式図	●：L-dopa ●：ドパミン →：MAO-B ▲：DOPAC → ドパミン濃度が低下	×：MAO-B阻害薬 → ドパミン濃度が上昇
解説	・ドパミンはシナプス間隙でMAO-BによってDOPACに分解される． ・シナプス間隙のドパミン濃度が低下し，レボドパの効果が減弱する．	・MAO-B阻害薬はMAO-Bによるドパミンの分解を阻害する． ・シナプス間隙のドパミン濃度が上昇し，レボドパの効果が持続する．

商品名【MAO-B阻害薬】 ● セレギリン塩酸塩：エフピー（OD） **略語** ● モノアミン酸化酵素B（MAO-B）：monoamine oxidase B ● 選択的セロトニン再取り込み阻害薬（SSRI）：selective serotonin reuptake inhibitor ● セロトニン・ノルアドレナリン再取り込み阻害薬（SNRI）：serotonin noradrenaline reuptake inhibitor ● ノルアドレナリン作動性・特異的セロトニン作動性抗うつ薬（NaSSA）：noradrenergic and specific serotonergic antidepressant ● 3, 4-ジヒドロキシフェニル酢酸（DOPAC）：3, 4-dihydroxyphenylacetic acid

抗コリン薬

intro.：薬剤性パーキンソン症候群や，軽症のパーキンソン病に用いられる．

MINIMUM ESSENCE

一般名	❶ トリヘキシフェニジル … 内	
	❷ ビペリデン ……………… 内，注	
	❸ プロフェナミン ………… 内　など	
作用	● ドパミンの欠乏に伴い，相対的に亢進している**アセチルコリン神経の働きを抑え**，ドパミンとアセチルコリンのバランスを整える．	
適応	● パーキンソン病，その他のパーキンソニズム（脳炎後，動脈硬化性） ● **抗精神病薬投与によるパーキンソニズム**	〈適応や禁忌の詳細は各薬剤により異なる〉
禁忌	● **緑内障**　● 重症筋無力症　●〔❸〕尿路閉塞性疾患	
副作用	● 末梢性ムスカリン受容体遮断：**口渇，便秘，排尿障害**，悪心・嘔吐，眼のかすみ　など ● 中枢性ムスカリン受容体遮断：**幻覚★，錯乱★**，ふらつき，眠気，記憶障害，認知障害　など	
注意	● 高齢者では認知症やせん妄などの精神症状が起きやすいため，使用を控える．	

【補足事項】
- 上記❶〜❸の全ての薬で，幻覚，錯乱が副作用として挙げられているが，重大な副作用となっているのは❶のみである．
- 抗コリン薬には上記の他，ピロヘプチン，メチキセン，マザチコールがある．
- 向精神薬(p.127)（特に抗精神病薬）のドパミン受容体遮断作用によって生じる薬剤性パーキンソニズムには，本薬がしばしば用いられる．レボドパやドパミン受容体作動薬は無効であるといわれることもあるが，実際には有効である．
- 精神錯乱や幻覚などが現れた場合は，減量または中止する．

> パーキンソン病に用いられる抗コリン薬は，中枢に移行するタイプです．ブチルスコポラミン(p.72)など末梢性のものでは効果ありません．
> ― 神経内科医

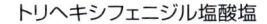

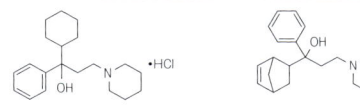

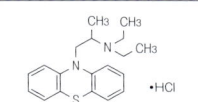

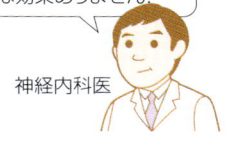

抗コリン薬の作用機序
アセチルコリンの働きを抑える

● 抗コリン薬はムスカリン受容体遮断により，ドパミンの欠乏に伴い相対的に亢進しているアセチルコリン（ACh）神経の働きを抑え，ドパミンとAChのバランスを整える (p.157)．

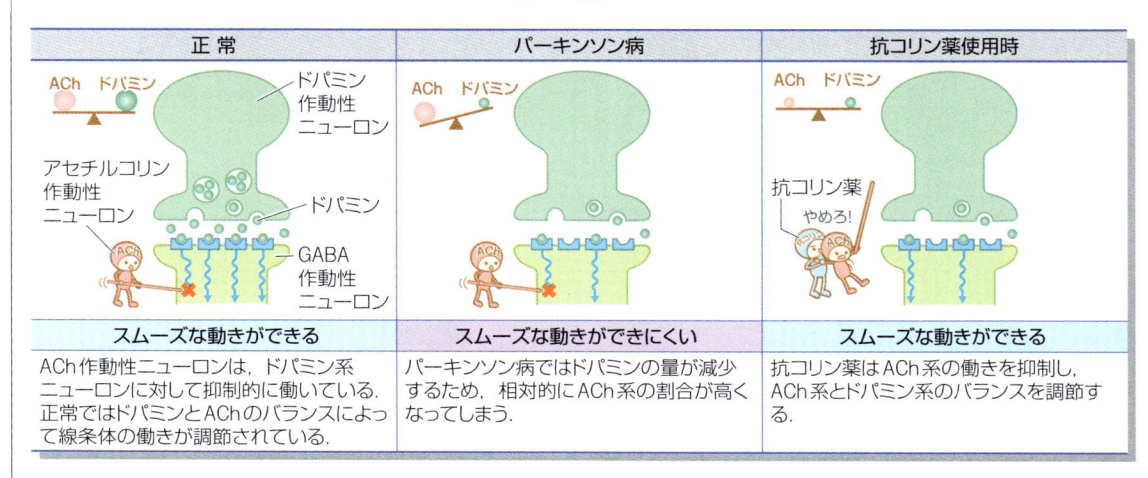

正常	パーキンソン病	抗コリン薬使用時
スムーズな動きができる	スムーズな動きができにくい	スムーズな動きができる
ACh作動性ニューロンは，ドパミン系ニューロンに対して抑制的に働いている．正常ではドパミンとAChのバランスによって線条体の働きが調節されている．	パーキンソン病ではドパミンの量が減少するため，相対的にACh系の割合が高くなってしまう．	抗コリン薬はACh系の働きを抑制し，ACh系とドパミン系のバランスを調節する．

商品名【抗コリン薬】● トリヘキシフェニジル塩酸塩：アーテン（散，錠），トレミン（散，錠）　● ビペリデン：アキネトン（細，錠，注）　● プロフェナミン：パーキン（散，錠）　**略語**● アセチルコリン（ACh）：acetylcholine　● γ-アミノ酪酸（GABA）：γ-aminobutyric acid

ドパミン遊離促進薬（アマンタジン）

intro.：レボドパよりも効果は弱いが，即効性があり，ジスキネジア(p.161)にも有効である．

MINIMUM ESSENCE

一般名
- アマンタジン…内

作用
- 詳細は不明だが，グルタミン酸（NMDA）受容体(p.12)拮抗作用や，線条体のドパミン神経に対するドパミンの遊離促進作用などをもつと考えられている．

適応
- パーキンソン症候群
- 脳梗塞後遺症に伴う意欲・自発性低下の改善
- A型インフルエンザウイルス感染症（B型，C型には効果なし）

アマンタジン塩酸塩

禁忌
- 妊婦，授乳婦
- 透析を必要とする重篤な腎障害

副作用
- 幻覚★，せん妄★，頭痛，食欲不振，網状皮斑など

注意
- てんかん患者や，けいれん素因のある患者などでは，発作を誘発・悪化させることがある．
- パーキンソン症候群，脳梗塞後遺症に使用する際は，急に中止するとパーキンソン病症状の悪化などが現れることがあるので徐々に減量する．
- インフルエンザ感染症の治療に使用する際は，異常行動による事故防止のため，小児・未成年者が1人にならないように配慮する．また，本剤に対する耐性化が進んでいることから，必要性を慎重に検討する．

【補足事項】
- 振戦への効果は乏しい．
- もともとはA型インフルエンザウイルスに対する抗ウイルス薬として米国で開発された薬である．開発段階でパーキンソン病にも有効なことが判明し，現在では主としてパーキンソン病治療薬として使用されている（抗インフルエンザウイルス薬としてはほとんど使用されていない）．ただし，日本では先にパーキンソン病治療薬として承認され，後に抗インフルエンザウイルス薬として承認されたという経緯がある．

レボドパ賦活薬（ゾニサミド）

intro.：振戦，wearing off現象(p.162)に有効であり，レボドパ製剤との併用で使用される．

MINIMUM ESSENCE

一般名
- ゾニサミド…内

作用
- 詳細は不明だが，ドパミン合成の亢進やMAO-B阻害作用によりレボドパ作用を増強すると考えられている．

適応
- パーキンソン病
（レボドパ製剤に他のパーキンソン病治療薬を使用しても十分に効果が得られなかった場合）

禁忌
- 妊婦

副作用
- 眠気，注意力の低下
- 発汗減少に伴う熱中症★

【補足事項】
- 抗てんかん薬の1つ(p.143)だが，近年パーキンソン病にも有効であることがわかった．
- てんかんで使用されるよりも低用量で使用される．
- パーキンソン病症状を改善する機序として，δ受容体作動薬として働き，淡蒼球でのGABA濃度を低下させるなどの作用が報告されている（δ受容体はオピオイド受容体の1つである(p.120)）．

ゾニサミド

服薬指導
- □「汗が出にくくなることにより熱中症をきたすことがあるため，炎天下での運動や高温環境での作業は避けるようにしましょう」

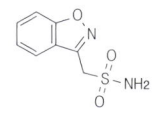

商品名【ドパミン遊離促進薬】●アマンタジン塩酸塩：シンメトレル（細，錠）【レボドパ賦活薬】●ゾニサミド：トレリーフ（錠）　略語 ● N-メチル-D-アスパラギン酸（NMDA）：N-methyl-D-aspartate　● モノアミン酸化酵素B（MAO-B）：monoamine oxidase B

ノルアドレナリン前駆物質（ドロキシドパ）

intro.： パーキンソン病では，脳内のドパミンの他にノルアドレナリンの欠乏がみられ，すくみ足などの症状と関連すると考えられている．ドロキシドパはノルアドレナリンの前駆物質であり，体内でノルアドレナリンに変換され，すくみ足や起立性低血圧などに効果を示す．

MINIMUM ESSENCE

一般名
- ドロキシドパ…内

作用
- ノルアドレナリンの前駆物質であるドロキシドパは，血液脳関門(p.139)を通過し，脳内に移行しドパ脱炭酸酵素（DDC）(p.27)によりノルアドレナリンに変換され作用する．

適応
- パーキンソン病におけるすくみ足，立ちくらみ（起立性低血圧）
- シャイ・ドレーガー症候群(病⑦p.297)や家族性アミロイドポリニューロパチーにおける起立性低血圧，失神，立ちくらみ
- 起立性低血圧を伴う血液透析患者のめまい，ふらつき，立ちくらみ，倦怠感，脱力感

禁忌
- 閉塞隅角緑内障（眼圧上昇）
- ハロタン等ハロゲン含有吸入麻酔薬投与中（頻脈，心室細動）
- カテコールアミン投与中（不整脈，心停止）
- 妊婦（子宮血管収縮による胎児仮死，催奇形性）
- 重篤な末梢血管病変のある血液透析患者（末梢血管収縮による血流減少）

副作用
- 幻覚　●頭痛　●悪心　●血圧上昇　など

【補足事項】●交感神経系が優位になるため，排尿困難，尿閉などの泌尿器系の副作用にも注意する．

WORDS & TERMS

アデノシン（A₂A）受容体拮抗薬（イストラデフィリン）(p.156)
線条体と淡蒼球のニューロンに発現するA₂A受容体を遮断する，新しい作用機序のパーキンソン病治療薬．wearing off現象を認める患者に，レボドパ製剤と併用する．線条体から淡蒼球外節へのGABA作動性出力（間接経路[病⑦p.286]）は，ドパミンにより抑制され，アデノシンにより促進される．パーキンソン病では，線条体におけるドパミン作用が低下し，GABA出力が亢進している．これにより，淡蒼球外節へのGABA出力が過剰になり，運動症状が出現すると考えられている．イストラデフィリンは，アデノシン作用を遮断することで，線条体から淡蒼球外節へのGABA出力の過剰を改善する．

ドロキシドパの作用機序
脳内でノルアドレナリンに変換される

- ドロキシドパはノルアドレナリンの前駆物質であり，体内でドパ脱炭酸酵素（DDC）によりノルアドレナリンに変換され，すくみ足や起立性低血圧などに効果を示す．

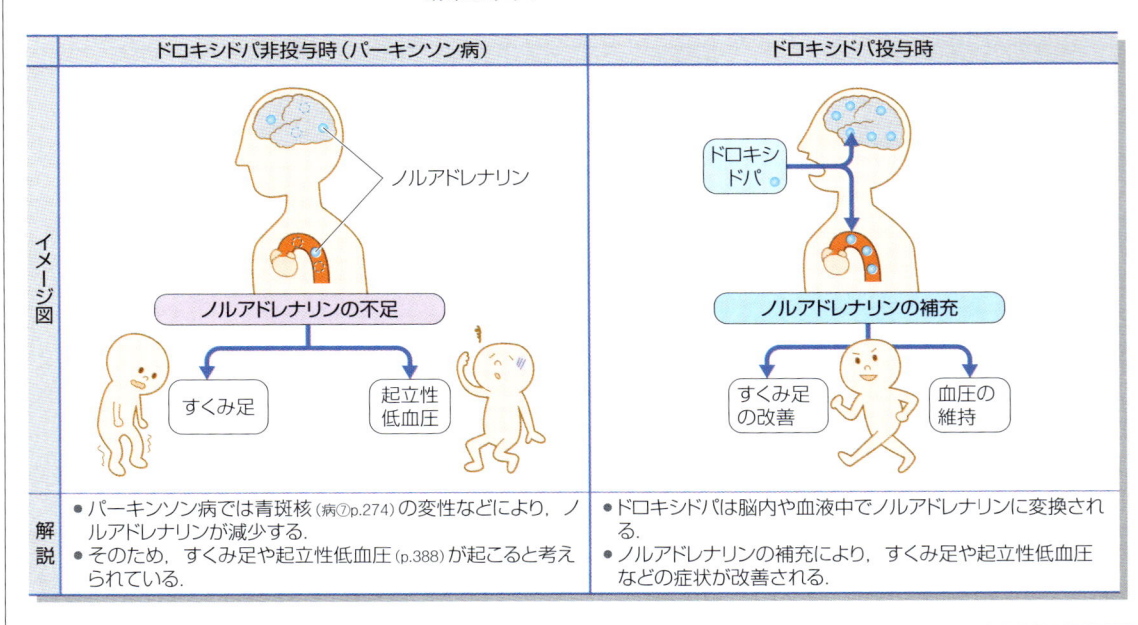

	ドロキシドパ非投与時（パーキンソン病）	ドロキシドパ投与時
イメージ図	ノルアドレナリンの不足 → すくみ足／起立性低血圧	ドロキシドパ → ノルアドレナリンの補充 → すくみ足の改善／血圧の維持
解説	●パーキンソン病では青斑核(病⑦p.274)の変性などにより，ノルアドレナリンが減少する． ●そのため，すくみ足や起立性低血圧(p.388)が起こると考えられている．	●ドロキシドパは脳内や血液中でノルアドレナリンに変換される． ●ノルアドレナリンの補充により，すくみ足や起立性低血圧などの症状が改善される．

商品名【ノルアドレナリン前駆物質】●ドロキシドパ：ドプス（細，OD，カ）　【アデノシン（A₂A）受容体拮抗薬】●イストラデフィリン：ノウリアスト（錠）　**略語**　●ドパ脱炭酸酵素（DDC）：dopa decarboxylase　●γ－アミノ酪酸（GABA）：γ－aminobutyric acid

違いをおさえる
パーキンソン病治療薬のまとめ

種類	主な薬物		効果	作用機序	主な副作用		主な禁忌	特徴
❶ドパミン前駆物質（+DCI）	レボドパ		★	・ドパミンに代謝され、不足したドパミンを補充する。 ・合剤として併用されるDCIは末梢でレボドパを代謝するDDCを阻害する。	・悪心・嘔吐、ジスキネジアなど ・wearing off現象 ・悪性症候群		・閉塞隅角緑内障	・パーキンソン病症状に対し最も有効。 ・wearing off (p.162), ジスキネジア (p.161) を起こしやすい。
	レボドパ・ベンセラジド合剤		★★					
	レボドパ・カルビドパ合剤							
❷ドパミンアゴニスト	麦角系	ブロモクリプチン	★★	・ドパミン受容体に結合し、ドパミン様作用を示す。	・消化器症状（悪心、嘔吐など） ・浮腫 ・幻覚	・心臓弁膜症	・麦角製剤過敏症 ・心臓弁膜症など	・レボドパより効果は弱いが、wearing offを起こしにくい。しばしばレボドパと併用される。 ・70〜75歳以下で認知症のない早期パーキンソン病では本剤単独投与から始める。
		ペルゴリド						
		カベルゴリン						
	非麦角系	プラミペキソール				・眠気、突発的睡眠	・妊婦	
		ロピニロール						
		タリペキソール						
		アポモルヒネ						
		ロチゴチン						
❸COMT阻害薬	エンタカポン		★	・末梢でレボドパを代謝するCOMTを阻害する。	・便秘、下痢、着色尿など		・悪性症候群 ・横紋筋融解症	・レボドパによるwearing offを起こしにくくする。
❹MAO-B阻害薬	セレギリン		★	・シナプス間隙のMAO-Bを阻害し、ドパミン濃度を上昇させる。	・幻覚、せん妄、ジスキネジア		・三環系抗うつ薬、SSRIなどの抗うつ薬投与中 ・統合失調症など	・レボドパの効果を高める。 ・レボドパで効果不十分な場合に併用。
❺抗コリン薬	トリヘキシフェニジル		★	・ムスカリン受容体を遮断し、ドパミン欠乏により相対的に過剰になったアセチルコリンの作用を抑える。	・口渇、排尿困難、めまい、ふらつきなど ・認知症（高齢者）		・緑内障 ・重症筋無力症 ・尿路閉塞性疾患	・薬剤性パーキンソン症候群、軽症のパーキンソン病に用いられる。 ・認知症を悪化させることがある。
	ビペリデン							
	プロフェナミン							
❻ドパミン遊離促進薬	アマンタジン		★	・詳細は不明だが、グルタミン酸（NMDA）受容体拮抗作用や、線条体でのドパミン放出を促すと考えられている。	・幻覚、せん妄、網状皮斑		・妊婦、授乳婦 ・中等度以上の腎障害	・レボドパよりも効果は弱いが、嘔気が出ない。また即効性があり、ジスキネジアにも有効。振戦への効果は乏しい。
❼レボドパ賦活薬	ゾニサミド		★	・詳細は不明だが、ドパミン合成の促進やMAO-B阻害作用が考えられている。	・眠気など		・妊婦	・レボドパに併用される。 ・振戦、wearing offに有効。
❽ノルアドレナリン前駆物質	ドロキシドパ		★	・中枢、末梢でノルアドレナリンに代謝され、不足したノルアドレナリンを補充する。	・血圧上昇など		・閉塞隅角緑内障 ・ハロゲン含有吸入麻酔薬、カテコールアミン投与中 ・妊婦など	・すくみ足、起立性低血圧 (p.388) に有効。
❾アデノシン（A2A）受容体拮抗薬	イストラデフィリン		★	・A2A受容体を遮断し、淡蒼球外節におけるGABAの過剰を改善する。	・ジスキネジア、幻視、幻覚、便秘など		・重度の肝障害 ・妊婦など	・レボドパに併用される。 ・wearing offに有効。

略語 ・ドパ脱炭酸酵素阻害薬 (DCI): dopa decarboxylase inhibitor ・カテコール-O-メチルトランスフェラーゼ (COMT): catechol-O-methyltransferase ・モノアミン酸化酵素B (MAO-B): monoamine oxidase B ・選択的セロトニン再取り込み阻害薬 (SSRI): selective serotonin reuptake inhibitor ・N-メチル-D-アスパラギン酸 (NMDA): N-methyl-D-aspartate

認知症

監修
金田 大太

総　論

（病⑦p.336）

WORDS & TERMS

失行　〔p.172〕
運動機能，知能，意識の障害では説明できず，実行しようとする意志があるにもかかわらず正しい行動が行えないことをいう．

失認　〔p.172〕
視覚，聴覚，味覚，嗅覚，体性感覚など，その感覚自体の異常がなく，注意や知能といった一般的な精神機能が保たれているにもかかわらず，対象を認知できないことをいう．

レビー小体型認知症　〔p.172〕
大脳皮質など中枢神経系に広汎にレビー小体が出現し，進行性で認知機能の変動を呈する神経変性疾患．認知症の他に，幻視，パーキンソニズム，レム睡眠行動障害，起立性低血圧などの症状もみられる．

前頭側頭型認知症　〔p.172〕
自己中心的な人格変化と反社会的行動を特徴とし，進行すると前頭葉・側頭葉に限局した萎縮性病変を認める認知症の総称．代表疾患にピック病がある．

MMSE（Mini Mental State Examination）　〔p.173〕
認知機能検査の1つ．見当識，記銘，注意と計算，想起，言語，組立の各問があり，30点満点のうち23点以下で認知機能の低下（認知症の疑い）と判断する（病⑦p.343）．

HDS-R（改訂長谷川式簡易知能評価スケール）　〔p.173〕
認知機能検査の1つ．見当識，記銘，再生，計算，言語の流暢性の各問があり，30点満点のうち20点以下で認知機能の低下（認知症の疑い）と判断する（病⑦p.342）．

後天的な認知機能の低下
認知症とは

- 認知症とは，いったん正常に発達した「記憶」「学習」「判断」「計画」といった脳の認知機能（高次機能）が，後天的な脳の器質的障害によって持続的に低下し，日常・社会生活に支障をきたす疾患の総称である．

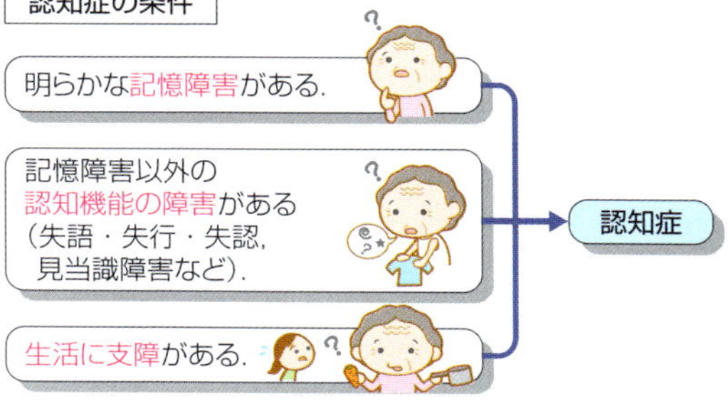

認知症の条件
明らかな記憶障害がある．
記憶障害以外の認知機能の障害がある（失語・失行・失認，見当識障害など）．
生活に支障がある．
認知症

- 加齢に伴うもの忘れは自然な老化現象（正常）であるのに対して，認知症は異常蛋白質の病的な蓄積などの器質的障害に伴い，機能的障害が出現する身体疾患である．

アルツハイマー型認知症が最も多い
認知症の原因疾患

- 認知症は高齢化が進むにつれて急増している．2012年現在，65歳以上の認知症の有病率は15%，85歳以上では40%以上に及び，わが国の認知症高齢者数は約462万人と推計される．
- 原因には様々な疾患があり，その中でも脳実質の変性によって起こる変性性認知症と，脳血管の障害によって起こる血管性認知症が大多数を占める．
- 認知症をきたす主な疾患と，その割合を下に示す．

原　因	主な疾患
神経変性	●アルツハイマー型認知症（p.174，病⑦p.344） ●レビー小体型認知症（DLB）〔病⑦p.350〕 ●前頭側頭型認知症（FTD）〔病⑦p.351〕 など
脳血管障害	●血管性認知症（p.184，病⑦p.348）
その他	●正常圧水頭症〔病⑦p.158〕 ●慢性硬膜下血腫〔病⑦p.454〕 ●甲状腺機能低下症〔病③p.226〕 ●神経感染症（HIV脳症，クロイツフェルト・ヤコブ病など）〔病⑦p.352〕 ●ウェルニッケ脳症〔病⑦p.482〕 ●薬剤性（抗精神病薬，抗不安薬，三環系抗うつ薬など） など

認知症の原因疾患の割合

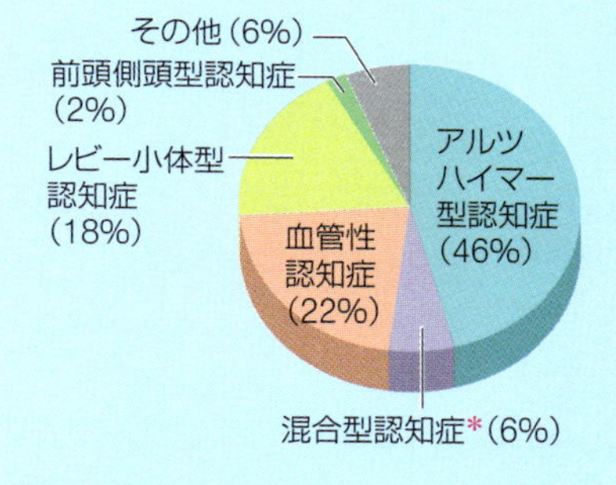

その他（6%）
前頭側頭型認知症（2%）
レビー小体型認知症（18%）
アルツハイマー型認知症（46%）
血管性認知症（22%）
混合型認知症*（6%）

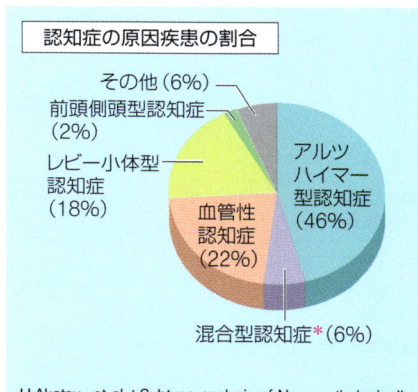

H.Akatsu, et al.：Subtype analysis of Neuropathologically diagnosed patients in a Japanese geriatric hospital：Journal of Neurological Sciences 196：63-69，2002（引用改変）

*混合型認知症とは，アルツハイマー型認知症と血管性認知症が共存し，同程度に認知症症状に関与している場合をいう（p.185）．

- 神経変性疾患は不可逆性に進行し，治療も困難なことが多い．一方，その他の認知症の中には原疾患を早期に治療することで，劇的に認知機能が回復する場合があるため鑑別が重要になる．
- ここでは認知症の原因で多い，アルツハイマー型認知症（AD）と血管性認知症について解説する．

[略語] ●アルツハイマー型認知症／アルツハイマー病（AD）：Alzheimer-type dementia／Alzheimer's disease　●レビー小体型認知症（DLB）：dementia with Lewy bodies　●前頭側頭型認知症（FTD）：frontotemporal dementia　●ヒト免疫不全ウイルス（HIV）：human immunodeficiency syndrome　●簡易知能試験（MMSE）：Mini-Mental State Examination　●改訂長谷川式簡易知能評価スケール（HDS-R）：revised Hasegawa dementia scale

脳内のAChの量による違い
代表的な認知症と薬物治療の位置づけ

- 認知症の中で，アルツハイマー型認知症（AD）とレビー小体型認知症は脳内のアセチルコリン（ACh）が減少している〔p.179〕．そのため，これら2疾患に対してはアルツハイマー型認知症治療薬であるコリンエステラーゼ阻害薬（ChE阻害薬）〔p.178〕の効果がみられる．

認知症	変性性認知症			血管性認知症 (p.184)
	アルツハイマー型認知症 (p.174)	レビー小体型認知症 (p.172)	前頭側頭型認知症 (p.172)	
障害部位	頭頂葉 側頭葉	後頭葉	前頭葉 側頭葉	様々な部位に起こるが，前頭葉の障害が多い
特徴的な症状	●記憶障害 ●見当識障害 ●物盗られ妄想	●幻覚（特に幻視），妄想 ●パーキンソニズム (p.158) ●抗精神病薬に過敏性あり（パーキンソニズムの悪化，意識障害などをきたす．）	●人格変化（脱抑制，感情鈍麻，自発性の低下など） ●行動異常（常同行動） ●滞続言語	●歩行障害や尿失禁が早期から出現
脳内ACh	↓	↓	→	↓～→
ChE阻害薬	効果あり	効果あり（アリセプト®のみ適応）	効果なし	症例により，効果は異なる

- 血管性認知症と診断されたものの中には，ADが合併していることがあり〔p.185〕，この場合，アルツハイマー型認知症治療薬の効果がみられる．
- アルツハイマー型認知症治療薬には他に，NMDA受容体拮抗薬のメマンチンがある〔p.181〕．

診断のながれ
認知症の診断方法

- 認知症の診断の基本は，患者と家族への問診である．問診で認知症が疑われる場合，認知機能検査を行う．

認知症診断のながれ

本人または家族によるもの忘れなどの訴え

↓

問診
- 発症時の様子と経過
- 特徴的な症状
- 記憶障害以外の症状（失語や失行，周辺症状〔BPSD〕〔p.174〕など）

→ 認知症の疑いなし：
- うつ病
- せん妄（薬剤性など）
- 軽度認知障害（MCI）〔p.174〕

…などを検討（病⑦p.340）

↓ 認知症の疑いあり

認知機能検査
MMSEや改訂長谷川式簡易知能評価スケール（HDS-R） など (p.172)

→ 異常なし：（上記うつ病などを検討）

↓ 異常あり

各認知症の特徴的な症状の有無，神経症候の有無，画像検査（CT，MRI，SPECT，PET…）をcheck

↓ 鑑別*

アルツハイマー型認知症 ／ レビー小体型認知症 ／ 前頭側頭型認知症 ／ 血管性認知症 ／ その他の疾患

*この結果でそれぞれの認知症をはっきりと鑑別できるわけではありません．正しい診断のためには，様々な情報を集め，除外診断を繰り返して総合的に鑑別する必要があります．
認知症専門医

- 他にも血液検査などを必要に応じて行い，認知症をきたすその他の疾患〔p.172〕との鑑別を行う．

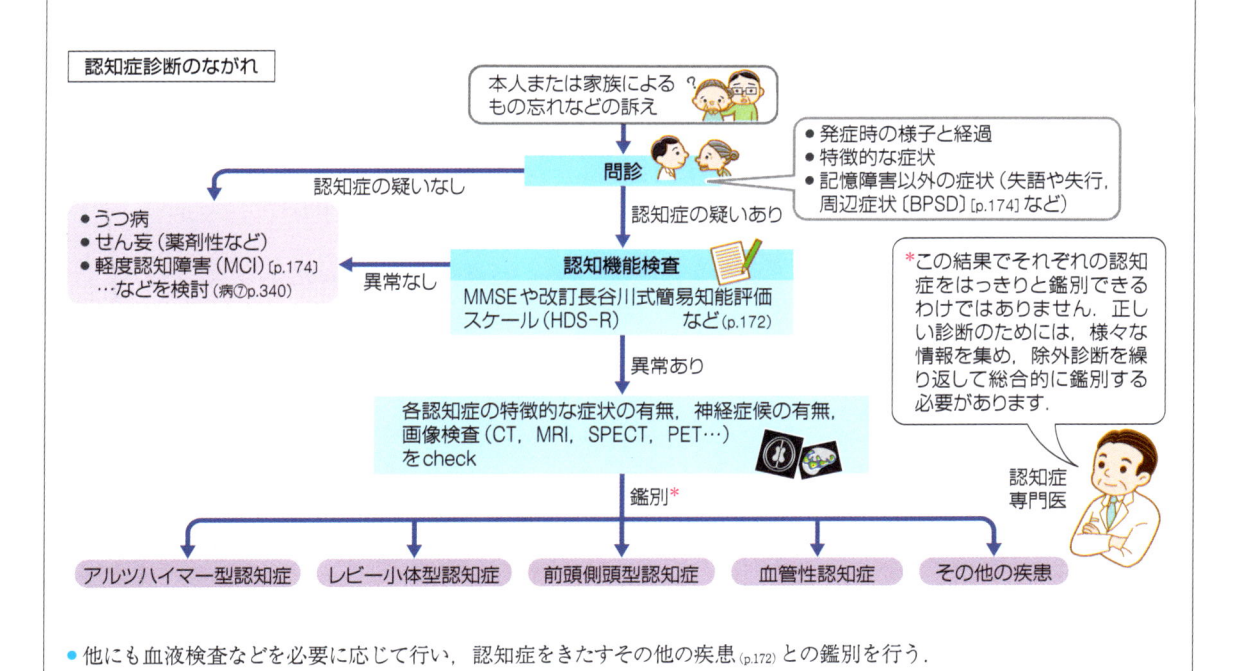

[略語] ●アセチルコリン（ACh）：acetylcholine ●コリンエステラーゼ（ChE）：cholinesterase ●N-メチル-D-アスパラギン酸（NMDA）：N-methyl-D-aspartate ●行動・心理症状（BPSD）：behavioral and psychological symptoms of dementia ●軽度認知障害（MCI）：mild cognitive impairment

アルツハイマー型認知症（アルツハイマー病）〔AD〕 (病⑦p.344)

WORDS & TERMS

軽度認知障害（MCI） [p.173]
認知症の前駆段階であり、認知症には至らないが、記憶などの認知機能の低下が年齢相応以上に認められる状態をいう．本人や家族からの記憶障害の訴えはあるが，基本的な日常生活は正常である．

プレセニリン [p.175]
プレセニリンはγセクレターゼの活性部位であり，APPのプロセシングにおいて細胞膜内でAPPをγ切断する．プレセニリン変異はγセクレターゼ活性を変化させ，Aβを増加させる．

近時記憶 [p.176]
数分から数ヵ月前頃までの記憶．ADで障害されることが多い．臨床神経学的な分類では，記憶は保持期間により，即時記憶（情報の入力後約1分までの瞬間的な記憶），近時記憶，遠隔記憶（数ヵ月以上保持される）に分けられる．

エピソード記憶 [p.176]
「いつ，どこで，何をした」という個人的な体験や，出来事の記憶のこと．

intro.： アルツハイマー型認知症（AD）は認知症の原因疾患の中で最も多く，日本では高齢化に伴い急増している．認知機能障害を主体とし，病理学的に大脳の側頭葉内側面を中心とした萎縮，組織学的に老人斑，神経原線維変化の出現を特徴とする神経変性疾患である．

MINIMUM ESSENCE

疫学・好発
- 老年期に好発し，65歳以上の有病率は1〜3%（若年発症もあり）

病態生理
- 神経細胞外のアミロイドβ（Aβ）沈着による老人斑と，神経細胞内の異常タウ蛋白蓄積による神経原線維変化から，シナプスの機能不全，神経細胞死をきたし，認知機能の低下が起こる．

症状・所見
1. 中核症状：記憶障害，見当識障害，失語・失行・失認，遂行機能障害 (病⑦p.338)
2. 周辺症状（BPSD〔行動・心理症状〕）：物盗られ妄想，抑うつ，不安，興奮，暴力，徘徊など

検査・診断
1. 問診と，家族や介護者からの情報収集，認知機能検査（MMSE，HDS-Rなど）
2. 補助診断として画像診断（CT，SPECT，PETなど），脳脊髄液検査

治療・管理
1. 中核症状に対して
   a. コリンエステラーゼ阻害薬（ChE阻害薬）
   b. NMDA受容体拮抗薬
2. 周辺症状に対して
   a. 生活環境やケアの改善
   b. 非定型抗精神病薬 (p.229)，漢方薬（抑肝散）など

【補足事項】
- 一部に遺伝性である家族性アルツハイマー病があるが，ほとんどが孤発性である．
- CT，MRIで大脳（特に海馬，側頭葉）の萎縮，SPECT，PETで頭頂葉や側頭葉の血流・代謝の低下がみられる．さらに，PETではアミロイドイメージング，タウイメージングによる異常蛋白質の沈着も確認できる．また，脳脊髄液検査でAβ42蛋白の減少と，タウ蛋白の増加がみられる．これらはADの補助診断として行われるとともに，他疾患の除外のためにも行われる．

大きく2つに分けられる
中核症状と周辺症状（BPSD）

中核症状
- 中核症状は，脳の障害により直接起こる症状であり，ADでは必ずみられる．

周辺症状（BPSD）
- 周辺症状は，中核症状に付随して引き起こされる二次的な症状であり，BPSD（行動・心理症状）ともいう．
- 中核症状に比べ個人差が大きく，環境にも影響される．
- 中核症状よりも患者や家族の悩み・負担の原因となる場合が多いが，適切な治療や対応で症状の改善が期待できる．(p.183)

- 認知症の症状は，大きく中核症状と周辺症状（BPSD〔行動・心理症状〕）の2つに分けられる．
- ADでは，次のような中核症状と周辺症状がみられる．

周辺症状（BPSD）：幻覚・妄想，抑うつ，不安・焦燥，興奮・暴力，不潔行為，徘徊，異食，過食，依存，不眠

中核症状：記憶障害，見当識障害，失語・失行・失認，遂行機能障害

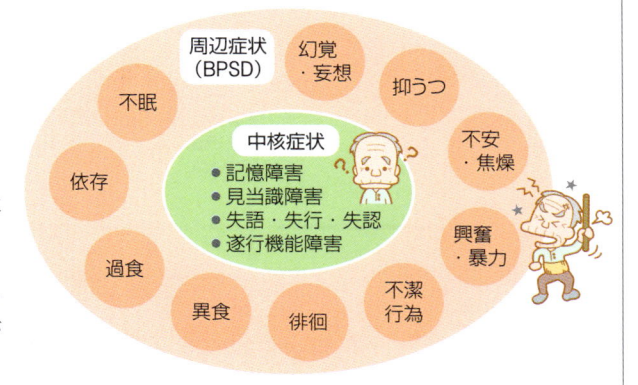

略語
- アルツハイマー型認知症／アルツハイマー病（AD）：Alzheimer-type dementia／Alzheimer's disease
- アミロイドβ（Aβ）：amyloid β
- 行動・心理症状（BPSD）：behavioral and psychological symptoms of dementia
- 簡易知能試験（MMSE）：Mini-Mental State Examination
- 改訂長谷川式簡易知能評価スケール（HDS-R）：revised Hasegawa dementia scale
- コンピュータ断層撮影〔法〕（CT）：computed tomography ➡

死後解剖でみられる

アルツハイマー型認知症（AD）の病理変化

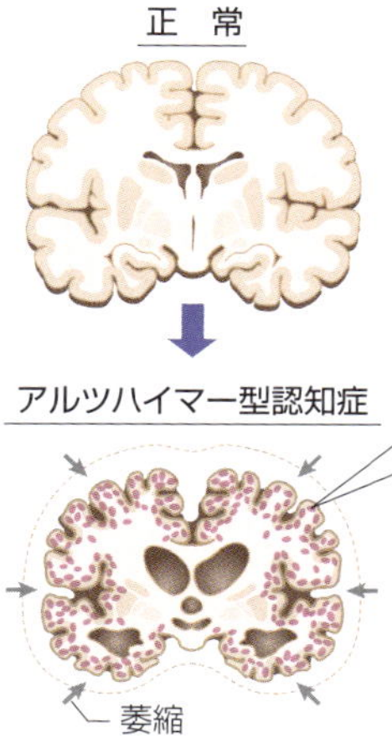

正 常
アルツハイマー型認知症
萎縮

老人斑

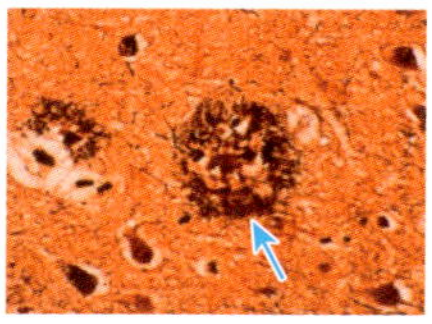

- 神経細胞外にアミロイドβ（Aβ）蛋白が蓄積してできた，一見"しみ"のような異常構造物．

神経原線維変化

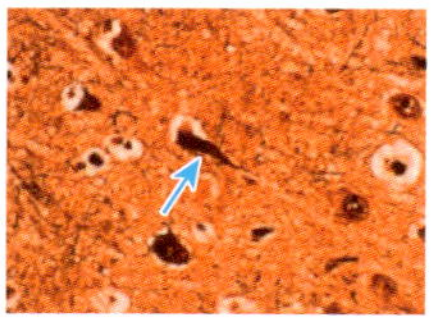

- 神経細胞内に過剰にリン酸化されたタウ蛋白が蓄積してできた異常線維構造．

※どちらも銀染色，β蛋白免疫染色で染色される．

写真提供：宇高 不可思

- ADの患者の脳には，大脳皮質や海馬（病⑦p.35，36）を中心に多数の老人斑と神経原線維変化がみられる．
- これらはADではない高齢者の脳にもみられるが，ADでは比較にならないほど多量に出現し，神経細胞脱落（脳萎縮）を引き起こす．
- 神経原線維変化は他の神経変性疾患にもみられるが，老人斑は神経変性疾患の中でもADに特徴的である．
- Aβは AD発症の10年以上も前から脳に沈着すると考えられている．

ADでみられる神経細胞の変化

老人斑と神経原線維変化

- AD発症の詳細な機序は未だ不明であるが，現在広く支持されているアミロイド仮説を紹介する．
- アミロイド仮説は，ADの脳萎縮の原因である老人斑と神経原線維変化が，AD発症に関係しているという説である．

老人斑（アミロイドβ〔Aβ〕の細胞外蓄積）

❶Aβは，細胞膜に存在するアミロイド前駆体蛋白（APP）が蛋白分解酵素であるβセクレターゼとγセクレターゼによって分解されることにより，産生される（通常は，αセクレターゼで分解され，Aβは産生されない）．

❷Aβの産生過剰や除去機構の異常からAβの凝集をきたし，重合体（オリゴマー）がつくられる．この重合体が神経毒性を発揮し，シナプスの機能不全を引き起こし，認知症の症状が徐々に出現する．

❸重合体がさらに凝集したものを老人斑という．

- γセクレターゼの切断箇所によって，長さの異なるAβ（Aβ40，Aβ42など）ができる．このうち，Aβ42は凝集性・毒性が高い．

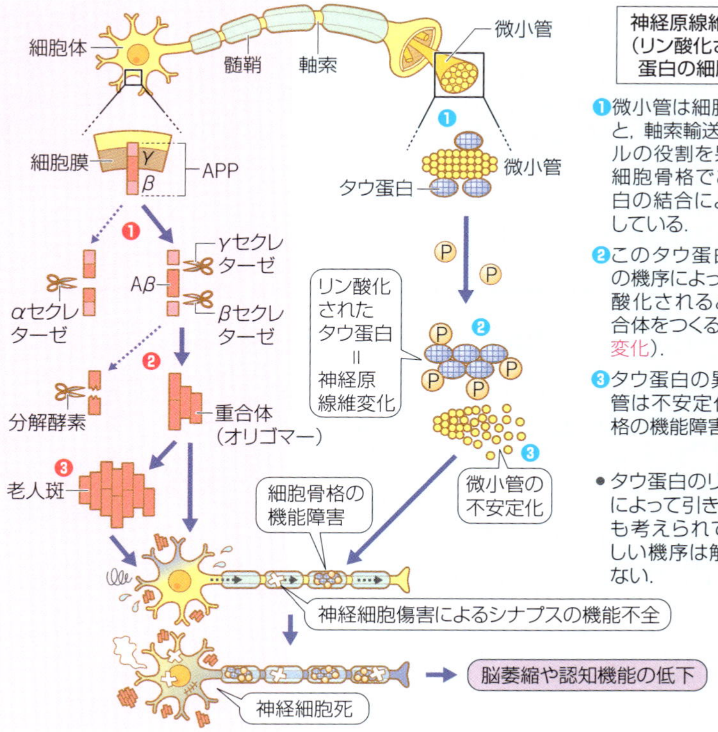

細胞体
髄鞘
軸索
微小管
細胞膜
γ
β
APP
❶
タウ蛋白
微小管
❶
γセクレターゼ
Aβ
αセクレターゼ
βセクレターゼ
Ⓟ
リン酸化されたタウ蛋白 ＝ 神経原線維変化
❷
❷
分解酵素
重合体（オリゴマー）
❸
❸
老人斑
細胞骨格の機能障害
微小管の不安定化
神経細胞傷害によるシナプスの機能不全
脳萎縮や認知機能の低下
神経細胞死

神経原線維変化（リン酸化されたタウ蛋白の細胞内蓄積）

❶微小管は細胞形態の維持と，軸索輸送におけるレールの役割を果たしている細胞骨格であり，タウ蛋白の結合によって安定化している．

❷このタウ蛋白が，何らかの機序によって異常にリン酸化されると凝集し，重合体をつくる（神経原線維変化）．

❸タウ蛋白の異常から微小管は不安定化し，細胞骨格の機能障害が起こる．

- タウ蛋白のリン酸化がAβによって引き起こされるとも考えられているが，詳しい機序は解明されていない．

- 常染色体優性遺伝を示す家族性アルツハイマー病が一部にみられ，APP，プレセニリン1，プレセニリン2（p.174）などの遺伝子変異が報告されている．APPからAβ蓄積に至る経路が発症機構において中心的な役割を示すと考えられる．
- 上記の仮説をもとに，Aβ産生阻害薬やタウ蛋白リン酸化阻害薬が将来の治療薬として考えられている．

➡ ●単一光子放射コンピュータ断層撮影〔法〕（SPECT）：single photon emission computed tomography　●電子放射断層撮影〔法〕（PET）：positron emission tomography　●磁気共鳴画像（MRI）：magnecic resonance imaging　●*N*−メチル−D−アスパラギン酸（NMDA）：*N*−methyl−D−aspartate　●軽度認知障害（MCI）：mild cognitive impairment　●アミロイド前駆体蛋白（APP）：amyloid precursor protein

緩徐な発症と持続的な認知機能低下
ADの経過と症状

- ADは脳が徐々に萎縮し，記憶障害を中心とした中核症状の進行に基づき周辺症状が出現する．

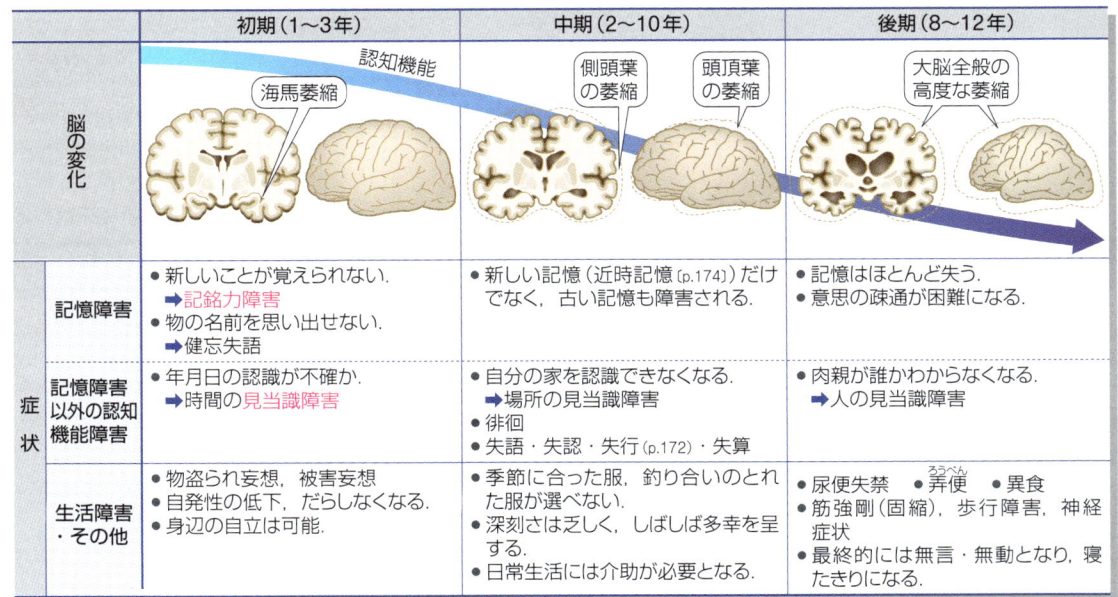

		初期（1～3年）	中期（2～10年）	後期（8～12年）
脳の変化		海馬萎縮	側頭葉の萎縮／頭頂葉の萎縮	大脳全般の高度な萎縮
症状	記憶障害	●新しいことが覚えられない． ➡記銘力障害 ●物の名前を思い出せない． ➡健忘失語	●新しい記憶（近時記憶p.174）だけでなく，古い記憶も障害される．	●記憶はほとんど失う． ●意思の疎通が困難になる．
	記憶障害以外の認知機能障害	●年月日の認識が不確か． ➡時間の見当識障害	●自分の家を認識できなくなる． ➡場所の見当識障害 ●徘徊 ●失語・失認・失行（p.172）・失算	●肉親が誰かわからなくなる． ➡人の見当識障害
	生活障害・その他	●物盗られ妄想，被害妄想 ●自発性の低下，だらしなくなる． ●身辺の自立は可能．	●季節に合った服，釣り合いのとれた服が選べない． ●深刻さは乏しく，しばしば多幸を呈する． ●日常生活には介助が必要となる．	●尿便失禁　●弄便　●異食 ●筋強剛（固縮），歩行障害，神経症状 ●最終的には無言・無動となり，寝たきりになる．

- 記憶の内容としては，エピソード記憶（p.174）が障害されやすい．
- 実際には，個人個人で症状の出現順は異なる．特に中核症状以外の症状は全ての症状が出そろうわけではない．

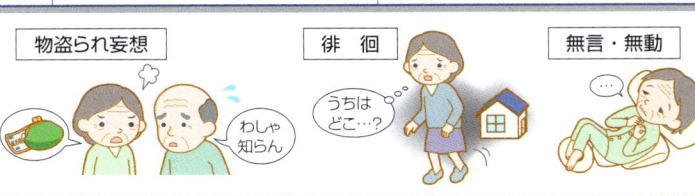

物盗られ妄想　　徘　徊　　無言・無動

中核症状に関連する
ADが疑われる3つの特徴

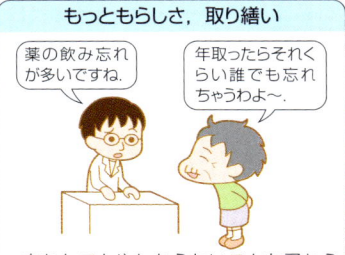

ADが疑われる特徴

失語の出始め
昨日は何を食べましたか？
え〜，あ〜，あの〜，その〜あれよ，いつも通りよ！

- 普段使う言葉やものの名称が出てこないため，会話の中に「あれ」「それ」といった指示語が増える（あれこれ症候群）．

もっともらしさ，取り繕い
薬の飲み忘れが多いですね．
年取ったらそれくらい誰でも忘れちゃうわよ〜．

- 忘れたことやわからないことを尋ねられると，「わかりません」と答えるのではなく，もっともらしい言葉や笑顔で取り繕う．

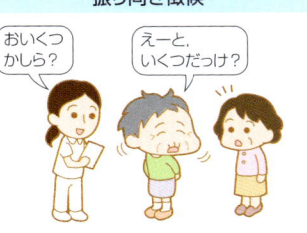

振り向き徴候
おいくつかしら？
えーと，いくつだっけ？

- 質問されたことに対して答えられない場合，家族の方を振り返って答えを求めることがある．

- これらの特徴は記憶障害などの中核症状を隠し，診断の遅れの原因になる．
- また，糖尿病やうつ状態，ADL（p.184）を低下させる疾患がある患者はADが発症しやすく，進行も早いことに注意が必要である．

認知症専門医：認知症の専門医は少なく，患者数は多いことも診断の遅れにつながっています．専門医だけでなく，医師を始めとする医療スタッフ，家族がこれらのような特徴からADを疑うことが早期診断の重要なポイントとなります．

略語 ●アルツハイマー型認知症／アルツハイマー病（AD）：Alzheimer-type dementia／Alzheimer's disease　●日常生活動作（ADL）：activities of daily living

ADの治療
根治療法がない

- 現在，ADの根治療法はない．そのため，中核症状の進行抑制と周辺症状（BPSD）(p.174)の改善のための対症療法が中心となる．
- ADの進行を抑制することで，治療開始時の患者のADLをできる限り維持することが目標となる．発症早期に治療を開始すれば患者の自立した生活期間が延長し，今後の介護の希望について話す時間や後見人を決める時間をもつことができる．

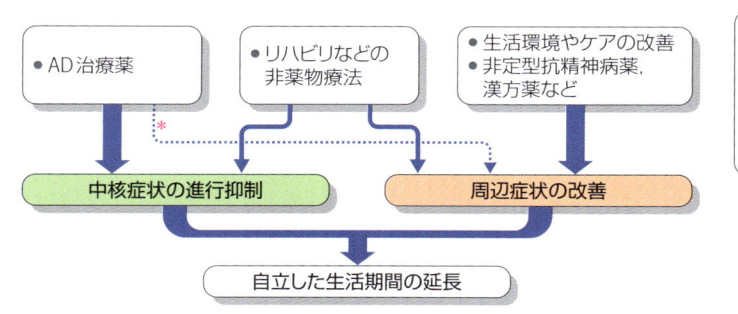

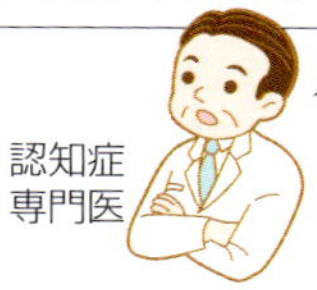

- AD治療薬
- リハビリなどの非薬物療法
- 生活環境やケアの改善
- 非定型抗精神病薬，漢方薬など

↓　↓　↓
中核症状の進行抑制　　周辺症状の改善
↓　↓
自立した生活期間の延長

> ADの治療は根治療法ではなく，あくまで進行を抑制することが目標となります．このことをきちんと説明して治療を開始しなければ，患者さんやその家族，介護者が薬の効果がないと誤解し，服薬アドヒアランスが不良になります(p.180)．
> ― 認知症専門医

＊AD治療薬は，中核症状の進行抑制を目的として使用するが，周辺症状（BPSD）の改善もみられる．

中核症状に対する治療
病気の進行抑制が目的

- 中核症状に対してはAD治療薬を投与する．
- AD治療薬には，コリンエステラーゼ阻害薬（ChE阻害薬）とNMDA受容体拮抗薬がある．下の表に現在使用されている治療薬を示す．

AD治療薬の効果

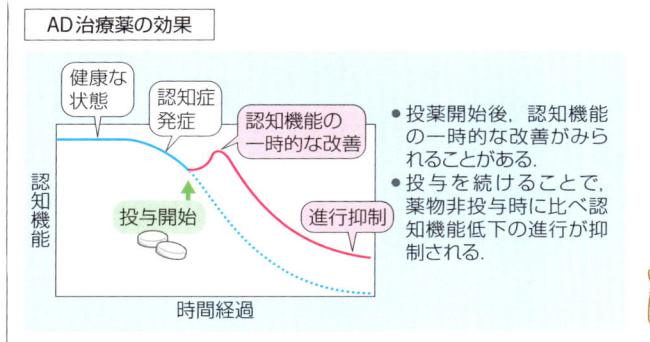

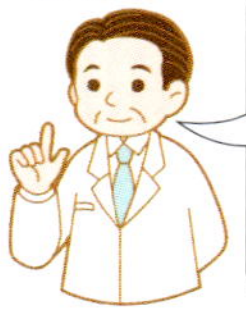

健康な状態／認知症発症／認知機能の一時的な改善／投与開始／進行抑制
縦軸：認知機能　横軸：時間経過

- 投薬開始後，認知機能の一時的な改善がみられることがある．
- 投与を続けることで，薬物非投与時に比べ認知機能低下の進行が抑制される．

分類	一般名
ChE阻害薬 (p.178)	ドネペジル
	ガランタミン
	リバスチグミン
NMDA受容体拮抗薬 (p.181)	メマンチン

> 「表情が明るくなった」「同じ話を何度もしなくなった」「自分から何かしようとする」「呼びかけに反応する」といった具体的な点を日々家族や介護者にみてもらい，薬の効果を確認したり実感してもらうことが大事です．
> ― 認知症専門医

周辺症状（BPSD）に対する治療
まずは患者の環境を見直す

- 周辺症状の出現は，患者の生活環境（介護環境）や合併する身体疾患，服用中の薬剤などが原因となる場合がある (p.183)．そのため，まずは症状出現の原因を見直すことから始める．

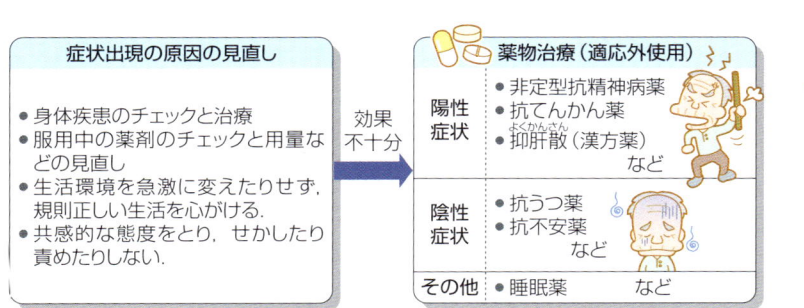

症状出現の原因の見直し
- 身体疾患のチェックと治療
- 服用中の薬剤のチェックと用量などの見直し
- 生活環境を急激に変えたりせず，規則正しい生活を心がける．
- 共感的な態度をとり，せかしたり責めたりしない．

→（効果不十分）→

薬物治療（適応外使用）

陽性症状	・非定型抗精神病薬 ・抗てんかん薬 ・抑肝散（漢方薬）　など
陰性症状	・抗うつ薬 ・抗不安薬　など
その他	・睡眠薬　など

- 薬物治療は，興奮や焦燥感，攻撃的な言動といった活発な周辺症状（陽性症状）と，抑うつ，不安といったおとなしい周辺症状（陰性症状）とで，投薬する薬剤を分ける．

- 他にも，日常生活やケアに対するアドバイス（現在の趣味を続けるようにする，事故の防止方法など）や，介護保険の利用を提案することが必要である．これらは患者の役に立つことはもちろん，介護者の負担軽減にもなるため生活環境（介護環境）が改善され，周辺症状の出現抑制にもつながることが期待される．

略語
- 行動・心理症状（BPSD）：behavioral and psychological symptoms of dementia
- コリンエステラーゼ（ChE）：cholinesterase
- N-メチル-D-アスパラギン酸（NMDA）：N-methyl-D-aspartate

アルツハイマー型認知症治療薬

コリンエステラーゼ阻害薬（ChE 阻害薬）

intro.： アルツハイマー型認知症（AD）患者の脳内では，記憶の形成に関わるアセチルコリン（ACh）の減少が認められる．AChを分解するアセチルコリンエステラーゼ（AChE）を阻害し，脳内のACh量を増やすことによって認知機能低下の進行抑制と一時的な改善が得られる．

MINIMUM ESSENCE

一般名
- ❶ ドネペジル　………内
- ❷ ガランタミン　……内
- ❸ リバスチグミン　…皮

作用
- AChを分解するAChEを可逆的に阻害し，シナプス間隙のAChを増やす．
- 記憶の形成に関わる神経伝達物質であるAChが増加することによって，ADの進行を抑制する．

適応
- アルツハイマー型認知症における認知症症状の進行抑制（〔❷❸〕軽度～中等度の場合）
- 〔❶〕レビー小体型認知症における認知症症状の進行抑制

禁忌
- 本剤に対する過敏症

副作用
- 食欲不振，悪心・嘔吐，腹痛，下痢などの消化器症状　●消化性潰瘍・出血★　●肝炎★
- 不整脈（徐脈，心ブロック，期外収縮など）★　●失神★，めまい，傾眠　●精神症状
- 〔❸〕接触部の皮膚炎（貼付部位を毎回変えることで発症を抑える）

相互作用
- 本薬作用↑：コリン作動薬
- 本薬および併用薬作用↓：抗コリン薬
- 併用薬作用↑：スキサメトニウム（p.66）
- NSAIDsとの併用で，消化性潰瘍のおそれ
- 〔❶❷〕CYP3A4およびCYP2D6（p.215）で代謝されるため，多くの薬物との相互作用に注意する．

注意
- コリン作動薬であり，副交感神経系を刺激するため，徐脈や消化性潰瘍の既往がある患者には慎重に投与する（p.20, 61）．

【補足事項】
- コリン作動性作用による副作用を避けるために，少量投与から開始し，漸増する．薬が増量されたのは認知症が進行したからではないかと心配する患者や介護者がいるため，説明を十分に行う．
- 薬剤により，投与回数・経路が異なるため，患者が使用しやすい剤形を選ぶ．
- 用法・用量を守り，服薬を続けることで薬剤の効果が得られる．そのため，服薬管理を患者のみに任せることはせず，医療従事者や介護者（家族など）が確認することが重要である．
- 〔上記以外の禁忌〕❶はピペリジン誘導体に対する，❸はカルバメート誘導体に対する過敏症．
- 上記❶～❸の全ての薬で，消化性潰瘍・出血が副作用としてあるが，❷では重大な副作用とされていない．
- 副作用である精神症状の中でも，興奮などの症状を生じやすい（賦活作用がある）（p.182）．

指導 pick up
- □「すぐに効果が出るわけではないので，勝手に薬を増量したり，使用を中止したりせず，用法・用量を守るようにしてください」
- □〔❶❷〕「口腔内崩壊錠は，口の中に入れて溶けたら唾や水で飲み込んでください」
- □〔❶〕「ゼリー剤は服用直前にアルミの袋を開けて，スプーンなどで飲みやすい大きさにして飲んでください」
- □〔❸〕「貼り替えの際は，前回貼ったものは必ず取ってから新しいものを貼るようにしてください」
- □「副作用にめまいや眠気があります．車の運転など危険を伴う機械の操作はやめましょう」

ドネペジル塩酸塩　　　ガランタミン臭化水素酸塩　　　リバスチグミン

商品名【コリンエステラーゼ阻害薬（ChE阻害薬）】●ドネペジル塩酸塩：アリセプト（細，錠，OD，ゼ，DS）　●ガランタミン臭化水素酸塩：レミニール（錠，OD，液）　●リバスチグミン：イクセロン（貼），リバスタッチ（貼）　**略語**　●アルツハイマー型認知症／アルツハイマー病（AD）：Alzheimer-type dementia／Alzheimer's disease　●コリンエステラーゼ（ChE）：cholinesterase　●アセチルコリン（ACh）：acetylcholine　●アセチルコリンエステラーゼ（AChE）：acetylcholinesterase

ChE阻害薬の作用機序
AChが分解されるのを食い止める

- ADでは大脳の広範囲にわたって神経細胞の脱落がみられるが、特にマイネルト基底核（前脳基底部）の神経細胞の脱落が目立つ．
- マイネルト基底核はコリン作動性神経の起始核であり、大脳や海馬での記憶形成に深く関係していると考えられている．

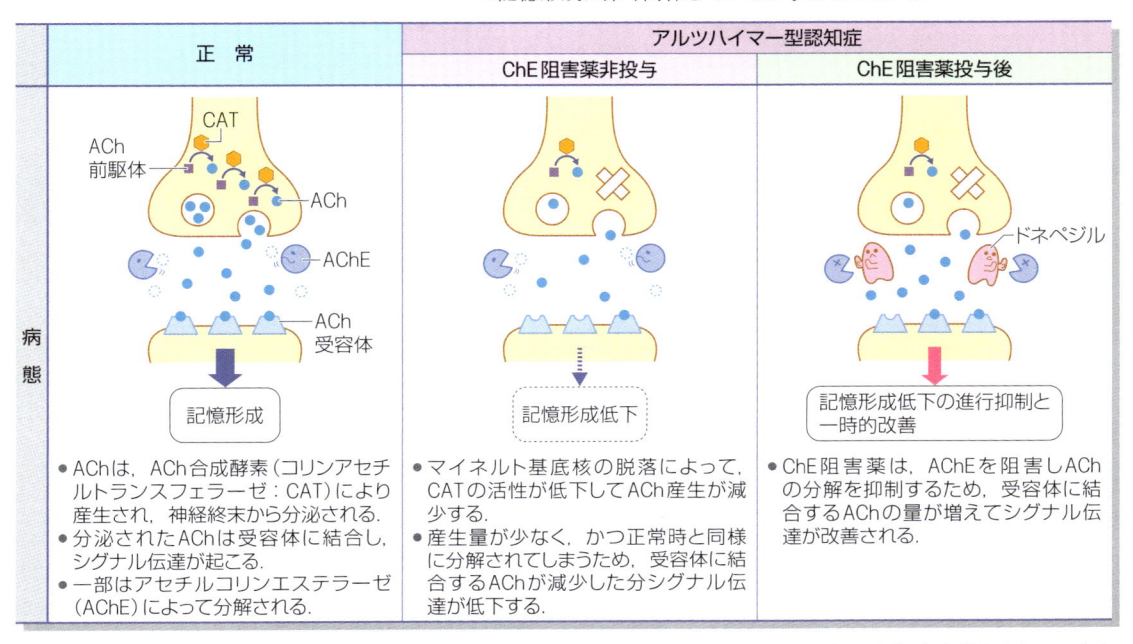

	正常	アルツハイマー型認知症	
		ChE阻害薬非投与	ChE阻害薬投与後
病態	（図：CAT、ACh前駆体、ACh、AChE、ACh受容体 → 記憶形成）	（図：記憶形成低下）	（図：ドネペジル → 記憶形成低下の進行抑制と一時的改善）
	・AChは、ACh合成酵素（コリンアセチルトランスフェラーゼ：CAT）により産生され、神経終末から分泌される． ・分泌されたAChは受容体に結合し、シグナル伝達が起こる． ・一部はアセチルコリンエステラーゼ（AChE）によって分解される．	・マイネルト基底核の脱落によって、CATの活性が低下してACh産生が減少する． ・産生量が少なく、かつ正常時と同様に分解されてしまうため、受容体に結合するAChが減少した分シグナル伝達が低下する．	・ChE阻害薬は、AChEを阻害しAChの分解を抑制するため、受容体に結合するAChの量が増えてシグナル伝達が改善される．

- 中枢神経系への作用を有する抗コリン薬（アトロピンなど）(p.68) の投与によって、ADに似た認知症症状が生じることからも、記憶にはAChが関係していると考えられている．

ChE阻害薬の比較
作用機序, 剤形が異なる

- 現在、ドネペジル、ガランタミン、リバスチグミンの3つのChE阻害薬が、ADの治療に使用されている．

	適応	作用機序	投与経路（剤形）	特徴	半減期
ドネペジル	軽度〜高度	・AChE阻害	経口（細粒剤、錠剤、口腔内崩壊錠、ドライシロップ剤、ゼリー剤）	・嚥下機能が低下している患者には、口腔内崩壊錠やゼリー剤を考慮する． ・高度ADに使える唯一のChE阻害薬．	36時間（1日1回内服）
ガランタミン	軽度〜中等度	・AChE阻害 ・ニコチン性ACh受容体（N受容体／nACh受容体）の増強	経口（錠剤、口腔内崩壊錠、液剤）	・nACh受容体を活性化し、シグナルの伝達を強める作用が期待される (p.183)． ・副作用では悪心が多く、下痢が少ない．	8〜10時間（1日2回内服）
リバスチグミン		・AChE阻害 ・ブチリルコリンエステラーゼ（BuChE）阻害	皮膚（貼付剤）	・AChを分解するBuChEの阻害作用をもつ (p.183)． ・経口薬と比べ、急激な血中濃度の上昇がないため、皮膚症状以外の副作用が少ない． ・食事時間の配慮が必要なく、介護者が貼りやすい時間に貼付できる．	3時間（貼付剤であるため半減期に左右されず、1日1回貼り替え）

- 3剤の間に臨床効果の違いはないとされているが、作用機序の違い (p.183) や剤形の違いから、異なるChE阻害薬を試すことがある．切り替えの際には副作用が出現する可能性を考慮し、低用量から投与開始する．
- 服薬拒否の理由として、投与経路や剤形が問題となることもあり、これらを考慮した処方により、患者のアドヒアランス (p.131) を高めることができる．

→ ・非ステロイド性抗炎症薬（NSAIDs）：non-steroidal anti-inflammatory drugs ・シトクロムP450（CYP）：cytochrome P450
・コリンアセチルトランスフェラーゼ（CAT）：choline acetyltransferase ・ニコチン性アセチルコリン受容体（N受容体／nACh受容体）：nicotinic acetylcholine receptor ・ブチリルコリンエステラーゼ（BuChE／BChE）：butyrylcholinesterase

服薬中断で一気に進行する
服薬継続の必要性

- AD治療薬には，認知機能低下の進行抑制作用と，周辺症状の改善作用がある(p.177).
- しかし，効果発現に3ヵ月ほどかかるうえ，症状が劇的に改善するわけではないため，その効果判定が難しいことがある．
- そのため，患者やその家族，あるいは専門医以外の医師が進行抑制効果を実感できず，「薬が効いていない」と思い自己判断で服薬中断をしてしまう場合がある．

服薬中止による影響

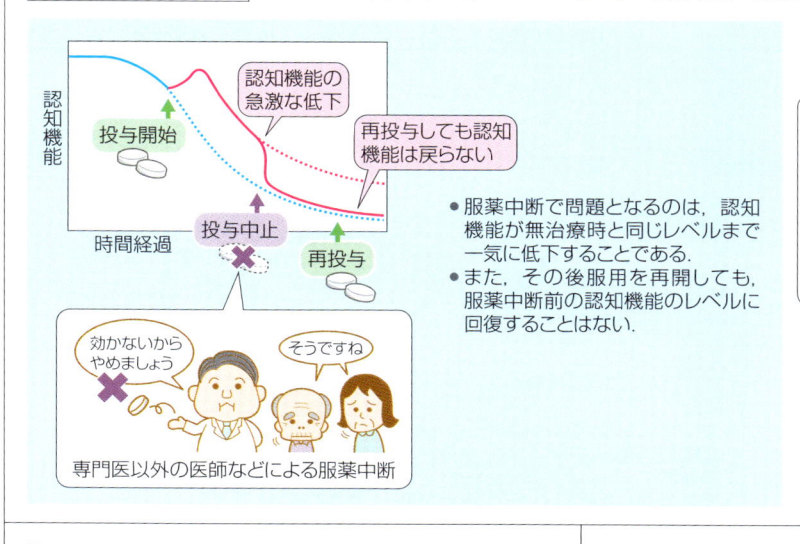

- 服薬中断で問題となるのは，認知機能が無治療時と同じレベルまで一気に低下することである．
- また，その後服用を再開しても，服薬中断前の認知機能のレベルに回復することはない．

ADは進行性の疾患です．そのため症状の改善がなくても，進行が止まったり遅くなれば，薬が有効であるといえます．これらのことを患者や介護者に理解してもらい，副作用などで服薬継続が不可能な場合以外は，適切な用法・用量で継続してもらうことが重要です．

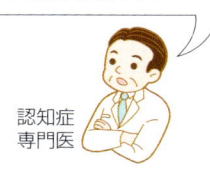

— 認知症専門医

服薬継続を妨げる副作用
消化器症状

- ChE阻害薬の服薬継続を妨げる副作用に，食欲不振，悪心・嘔吐，腹痛，下痢などの消化器症状がある．

消化器症状の出現時の対応

服用開始時，増量時に出現しやすいですが，服用を続けると慣れによって症状は消えることが多いです．

— 認知症専門医

貼付剤の使用時に注意が必要
皮膚症状の回避方法

- リバスチグミンは消化器症状の副作用は少ないが，貼付剤のため発赤，発疹，瘙痒感，びらんなどの皮膚症状が副作用として生じやすい．
- 瘙痒感を伴うため貼付部位を掻爬してしまい，炎症が起きたり瘢痕が残ることがある．
- 皮膚症状を起こさないために，下の点に注意するとよい．

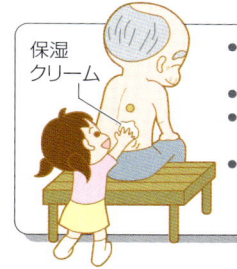

- 掻かないために，背中など，患者の手が届かない場所に貼る．
- 貼付部位を毎日変える．
- はがす際はゆっくりはがし，貼付剤の糊は拭き取る．
- 皮膚の弱い部分で皮膚症状がみられるため，翌日貼付する予定部位を保湿しておく．

- 炎症が起こった場合，ステロイドを外用する．

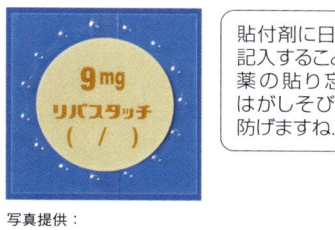

貼付剤に日付を記入することで，薬の貼り忘れ，はがしそびれを防げますね．

— 薬剤師

写真提供：小野薬品工業株式会社

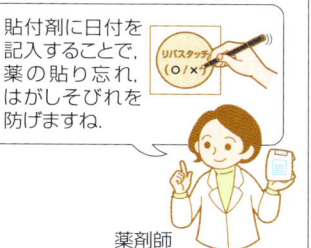

略語 ● アルツハイマー型認知症／アルツハイマー病（AD）：Alzheimer-type dementia／Alzheimer's disease ● コリンエステラーゼ（ChE）：cholinesterase

NMDA 受容体拮抗薬

intro.： NMDA 受容体の過剰な活性化を阻害し，記憶の刺激が正常に伝達するように助ける．また，神経細胞が傷害されるのを防ぐ働きももつ．ChE 阻害薬と作用機序が異なるため，併用薬もしくは代替薬としても使用される．

MINIMUM ESSENCE

一般名	● メマンチン…内
作用	● AD では持続的なグルタミン酸濃度の上昇により，NMDA 受容体(p.12)が必要以上に活性化され，過剰な Ca^{2+} が流入する．これにより神経細胞傷害を生じたり，正常な神経伝達シグナルが隠されて，記憶・学習障害が起こる． ● メマンチンは **NMDA 受容体を阻害** することで，**神経細胞保護作用** および，**記憶・学習障害の抑制作用** を示す．
適応	● 中等度および高度アルツハイマー型認知症における認知症症状の進行抑制
禁忌	● 本剤に対する過敏症
副作用	● 浮動性めまい，傾眠，鎮静，けいれん★，失神★，意識消失★，頭痛，精神症状★ ● 消化器症状　● 肝機能障害★
相互作用	● 本薬作用↑：シメチジン，アセタゾラミド ● 本薬および併用薬作用↑：アマンタジン，デキストロメトルファン ● 併用薬作用↑：ドパミン作動薬（レボドパなど） ● 併用薬作用↓：ヒドロクロロチアジド
注意	● 半減期が長く（70 時間），腎排泄型の薬物のため，腎機能障害がある患者への投与には注意が必要となる．

メマンチン塩酸塩（構造式：アダマンタン骨格に NH_2，CH_3 基，$\cdot HCl$）

NMDA 受容体拮抗薬の作用機序
細胞内への過剰な Ca^{2+} 流入を防ぐ

● グルタミン酸はアミノ酸の 1 つで，脳や脊髄の興奮性伝達物質である(p.10)．グルタミン酸の受容体である NMDA 受容体は，海馬に多く存在し，記憶の形成に関わっている．

● 通常，記憶刺激により神経終末から大量のグルタミン酸が放出されることによって NMDA 受容体が開き，Ca^{2+} が流入して刺激が伝達される．

	メマンチン非投与	メマンチン投与後	
		学習刺激なし	学習刺激あり
刺激伝達の機序	● AD では持続的にグルタミン酸の濃度が上昇しているため，NMDA 受容体が必要以上に活性化され，過剰な Ca^{2+} の流入が起こる． ● 過剰な Ca^{2+} によって正常な刺激が隠されるほどの Ca^{2+} シグナルが生じる． ● また，Ca^{2+} によって細胞傷害が起こる． → 記憶・学習障害	● メマンチンが NMDA 受容体に結合し，過剰な Ca^{2+} の流入を阻害することによって Ca^{2+} シグナルを抑える． ● また，Ca^{2+} による細胞傷害を抑制する． → 過剰なシグナルの低下	● メマンチンは NMDA 受容体とゆるく結合しているため，記憶の刺激によって外れる． ● メマンチンが外れることによって Ca^{2+} が流入し，刺激が伝達される． → 正常な刺激の伝達
Ca^{2+} シグナル	（大振幅の波形）正常な刺激	（小振幅の波形）	（小振幅の波形＋正常な刺激）

商品名【NMDA 受容体拮抗薬】● メマンチン塩酸塩：メマリー（錠）　**略語**● N-メチル-D-アスパラギン酸（NMDA）：N-methyl-D-aspartate

興奮を抑える
メマンチンの特徴

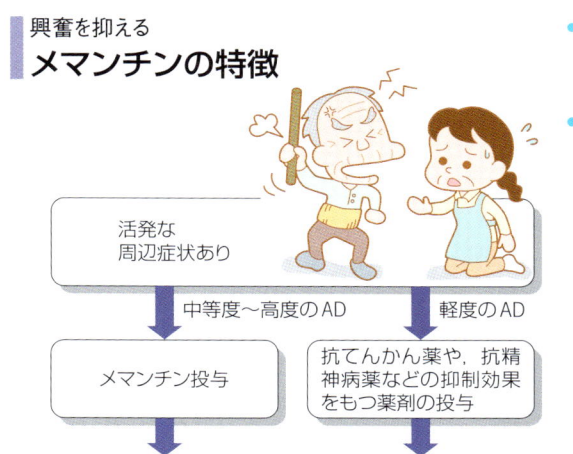

```
活発な
周辺症状あり
  │
  ├── 中等度～高度のAD ──→ メマンチン投与
  │                              │
  └── 軽度のAD ──→ 抗てんかん薬や，抗精神病薬などの抑制効果をもつ薬剤の投与
                                 │
  活発な周辺症状が落ち着いてきたらChE阻害薬の併用投与
```

- メマンチンは中核症状の進行を抑制する他，興奮や焦燥感，攻撃的な言動といった活発な周辺症状（陽性症状）を抑えることが知られている．
- 一方，ChE阻害薬は，興奮などの副作用を生じることが多い（賦活作用がある）(p.178)．そのため，陽性症状の解決が優先される症例では，ChE阻害薬よりも先にメマンチンを投与することがある（ADの進行が中等度以上の場合）．

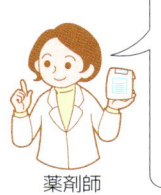

> 薬剤師：メマンチンは活発な周辺症状を抑えるため，めまいや眠気，意欲・食欲の低下，口数の減少などの副作用を起こす可能性があります．これらが生じた場合は薬を飲む時間を就寝前に変更したり，投薬量を減らすなどして調節します．
> また，めまいや眠気によって転倒しやすくなることに注意し，車の運転など危険を伴う機械の操作はやめましょう．

- 軽度ADでは，臨床試験において有効性が認められなかったため，メマンチンは適応にならない．

段階によって使い分ける
アルツハイマー型認知症治療薬のまとめ

- ChE阻害薬とNMDA受容体拮抗薬は，どちらも中核症状の進行を抑制するために服薬するが，その使い分けの際は剤形や投与・代謝・排泄経路，副作用，併用薬，進行度，改善効果のある周辺症状などを考慮する．

> 薬剤師：AD治療薬は，飲むべき時期に飲むことで効果が得られます．服薬管理は全てを患者に任せるのではなく，家族や介護者，医療従事者全員で管理しましょう．

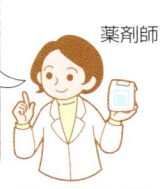

	薬剤	代謝・排泄	主な副作用	適応となる進行度	使い分けについて
ChE阻害薬	ドネペジル	肝臓	・消化器症状	軽度～高度	・周辺症状のうち自発性の低下を改善して，治療開始前のADL (p.184)を維持，もしくは低下を抑制する効果をもつ． ・ChE阻害薬同士の併用は行わない．
	ガランタミン	肝臓		軽度～中等度	
	リバスチグミン	腎臓	・消化器症状 ・皮膚症状		
NMDA受容体拮抗薬	メマンチン	腎臓	・めまい ・頭痛 ・傾眠	中等度～高度	・周辺症状のうち焦燥感や興奮の発現を抑えて，家族や介護者の負担を減らす効果をもつ． ・ChE阻害薬と作用機序が異なるため併用可能であり，併用することで認知機能の低下をさらに抑える効果が期待される．

- これらの違いの中で特に考慮するのは，剤形や投与経路，進行度，改善効果のある周辺症状である．

薬の使い分け

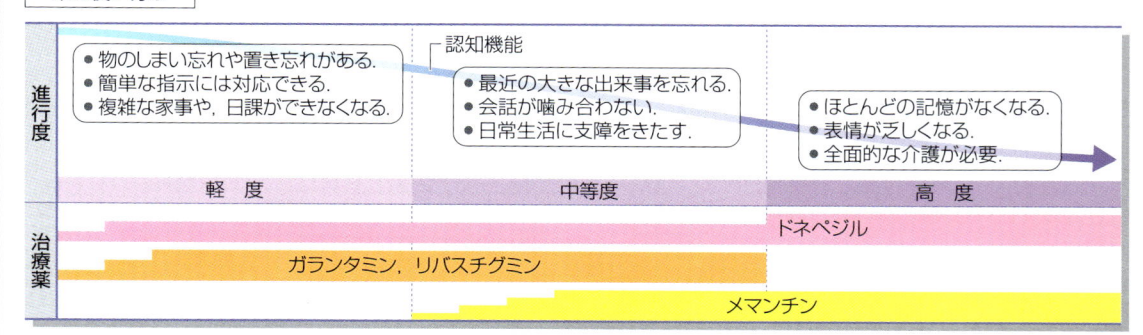

進行度	軽度	中等度	高度
認知機能	・物のしまい忘れや置き忘れがある． ・簡単な指示には対応できる． ・複雑な家事や，日課ができなくなる．	・最近の大きな出来事を忘れる． ・会話が噛み合わない． ・日常生活に支障をきたす．	・ほとんどの記憶がなくなる． ・表情が乏しくなる． ・全面的な介護が必要．
治療薬		ドネペジル（軽度～高度）	
	ガランタミン，リバスチグミン（軽度～中等度）		
		メマンチン（中等度～高度）	

- 薬物治療開始の時点で軽度であれば，まずはChE阻害薬の少量投与から開始し，中等度に達した時点でメマンチンを追加投与する．
- 漸増していく間隔や投与量は患者によって異なる．

略語
- コリンエステラーゼ（ChE）：cholinesterase
- アルツハイマー型認知症／アルツハイマー病（AD）：Alzheimer-type dementia／Alzheimer's disease
- N-メチル-D-アスパラギン酸（NMDA）：N-methyl-D-aspartate
- 日常生活動作（ADL）：activities of daily living

Advanced Study
ChE阻害薬の作用機序の違い

- AChE阻害作用(p.179)の他に，ガランタミンはニコチン性ACh受容体（N受容体／nACh受容体）の増強作用を，リバスチグミンはブチリルコリンエステラーゼ（BuChE）(p.56)阻害作用をもつ．

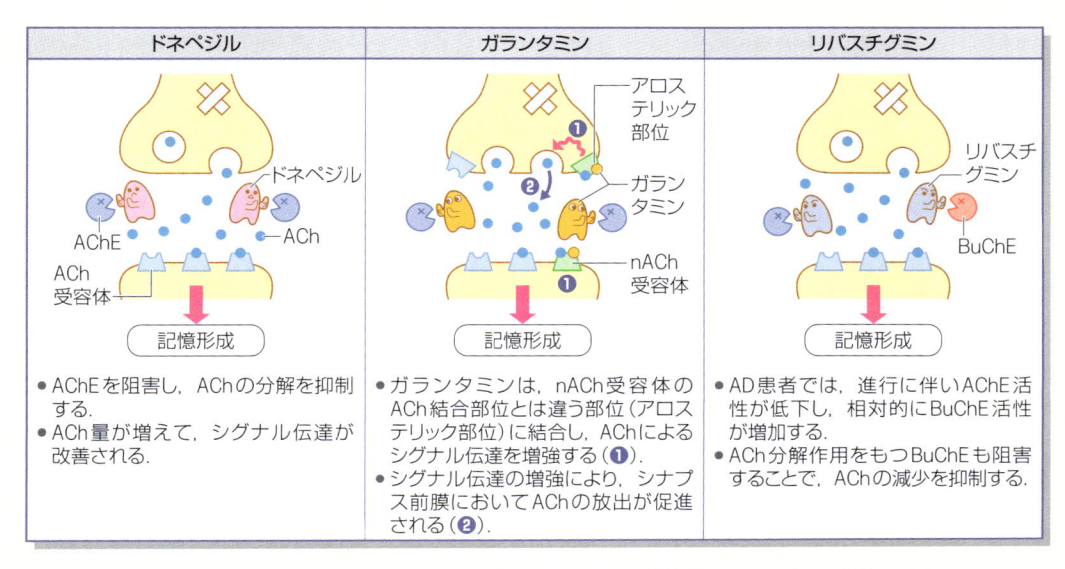

ドネペジル	ガランタミン	リバスチグミン
・AChEを阻害し，AChの分解を抑制する． ・ACh量が増えて，シグナル伝達が改善される．	・ガランタミンは，nACh受容体のACh結合部位とは違う部位（アロステリック部位）に結合し，AChによるシグナル伝達を増強する(❶)． ・シグナル伝達の増強により，シナプス前膜においてAChの放出が促進される(❷)．	・AD患者では，進行に伴いAChE活性が低下し，相対的にBuChE活性が増加する． ・ACh分解作用をもつBuChEも阻害することで，AChの減少を抑制する．

- アロステリック部位に結合し，機能調節を行う因子を「アロステリック活性化リガンド（APL）」という．
- ACh受容体にはnACh受容体の他に，ムスカリン性ACh受容体（M受容体／mACh受容体）が存在する．詳しくは「副交感神経に作用する薬」の章(p.56)を参照．

SUPPLEMENT
周辺症状（BPSD）出現の一因

- 一般的に認知症患者は認知機能の低下の自覚がないとされている．しかし，初期は認知機能の低下に対して病識をもっている場合がある．
- この病識が，不安や抑うつ，妄想や暴力行為といった周辺症状につながっていることもある．

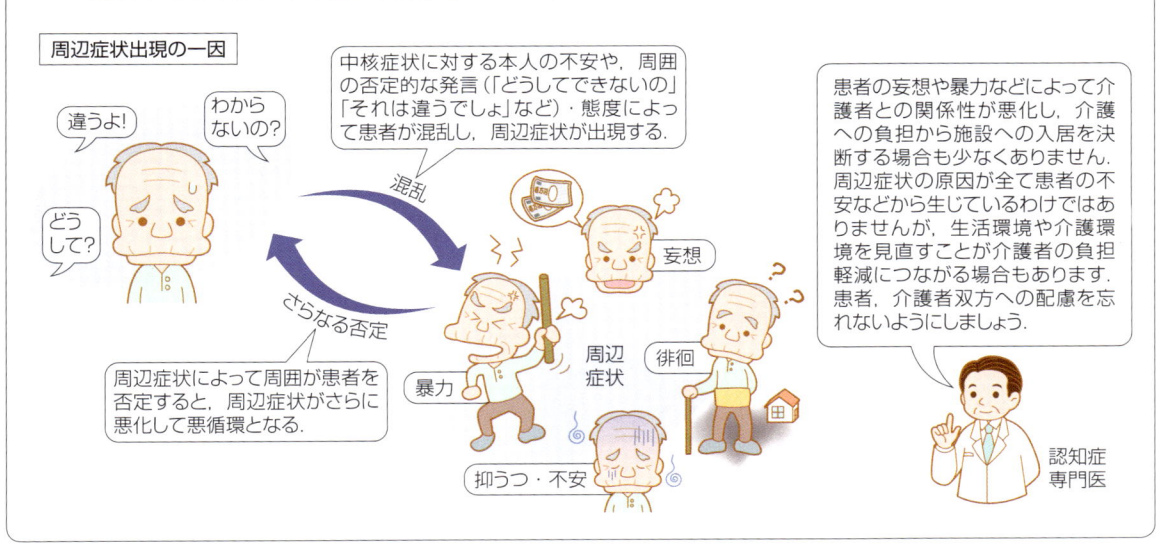

周辺症状出現の一因

- 中核症状に対する本人の不安や，周囲の否定的な発言（「どうしてできないの」「それは違うでしょ」など）・態度によって患者が混乱し，周辺症状が出現する．
- 周辺症状によって周囲が患者を否定すると，周辺症状がさらに悪化して悪循環となる．
- 患者の妄想や暴力などによって介護者との関係性が悪化し，介護への負担から施設への入居を決断する場合も少なくありません．周辺症状の原因が全て患者の不安などから生じているわけではありませんが，生活環境や介護環境を見直すことが介護者の負担軽減につながる場合もあります．患者，介護者双方への配慮を忘れないようにしましょう．

――――

略語
- アセチルコリンエステラーゼ（AChE）：acetylcholinesterase
- ニコチン性アセチルコリン受容体（N受容体／nACh受容体）：nicotinic acetylcholine receptor
- ブチリルコリンエステラーゼ（BuChE／BChE）：butyrylcholinesterase
- アセチルコリン（ACh）：acetylcholine
- アロステリック活性化リガンド（APL）：allosteric potentiating ligand
- ムスカリン性アセチルコリン受容体（M受容体／mACh受容体）：muscarinic acetylcholine receptor
- 行動・心理症状（BPSD）：behavioral and psychological symptoms of dementia

血管性認知症

intro.：脳血管障害（脳梗塞，脳出血，くも膜下出血など）によって生じる認知症の総称．脳卒中に伴い急激に発症したり，新しい梗塞が加わる度に段階的悪化を示したりする．認知機能の低下の他，障害部位により局所神経症状を伴う．

WORDS & TERMS

日常生活動作（ADL） (p.176)
自立した生活を営むために必要な身体動作群のことで，移動・食事・排泄・入浴・着替え・整容などが含まれる．高齢者や障害者の生活自立度を評価する指標となる．

情動失禁 (p.184)
感情を抑制する機能部位に障害があるため，些細な刺激で泣いたり笑ったりすることである．ADに比べ，血管性認知症は感情が不安定であり進行に伴い情動失禁を生じやすい．

せん妄 (p.184)
動揺する意識混濁に加え，幻覚，錯覚，妄想，見当識障害がみられ，不安，精神運動興奮を伴う．基礎疾患，環境の変化，薬剤などの様々な原因により発症する (病⑦p.340)．

MINIMUM ESSENCE

疫学・好発
- 全認知症中20〜30%を占め，アルツハイマー型認知症の次に多い．
- 脳血管障害，高血圧，糖尿病，脂質異常症，心房細動などの既往，喫煙者に好発

症状・所見
- 脳卒中に伴い急激に発症したり，新たに梗塞が加わる度に段階的に悪化
- 認知機能がまだら状に低下　〈まだら認知症〉
- 抑うつ，自発性低下，情動失禁，夜間せん妄，パーキンソニズムによる歩行障害（小刻み歩行），尿失禁，運動麻痺などが早期から出現し，症状は変動しやすい．

検査・診断
- 頭部CTやMRIで梗塞や出血などの脳血管障害
- 認知症の出現と脳血管障害の因果関係がある．

治療・管理
1. 脳血管障害の再発予防：血圧コントロール，抗血小板薬（シロスタゾール）(p.325)の投与など
2. 認知症への対症療法：ChE阻害薬（保険適用外）など

【補足事項】
- 脳血管障害により認知機能が障害された場合を血管性認知症というため，発症様式や経過，認知機能低下以外の症状は脳卒中 (p.188) と共通する．
- 脳血流の循環不全を伴うことから，症状が日内〜日間で変動しやすい．
- 血管性認知症の原因は，NINDS-AIRENの分類によって多発梗塞型，小血管病変型，局在病変型などに分けられる (病⑦p.348)．

段階的に悪化する　経過

- 血管性認知症では，梗塞が起きる度に認知機能が段階的に悪化することが多い．

認知機能の段階的な低下

※梗塞巣容積と認知症発現には相関があり，容積が100 mLを超えると認知症の頻度が著しく増加する．

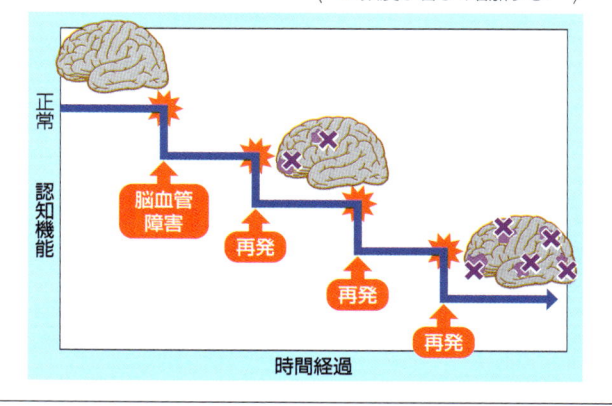

症状にムラが出る　まだら認知症

- 血管障害部位に対応した機能のみが低下するため，例えば「記銘力の障害はみられるが，日常的な判断力や専門に関する知識は保たれている」といった"まだら認知症"が特徴的にみられる．

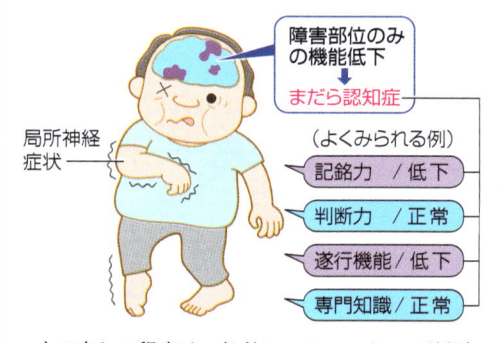

障害部位のみの機能低下 → まだら認知症

局所神経症状

（よくみられる例）
- 記銘力／低下
- 判断力／正常
- 遂行機能／低下
- 専門知識／正常

- もの忘れの程度は一般的にアルツハイマー型認知症より軽度で，自覚がある．また，人格も末期まで保たれる．

略語
- アルツハイマー型認知症／アルツハイマー病（AD）：Alzheimer-type dementia／Alzheimer's disease
- コンピュータ断層撮影〔法〕（CT）：computed tomography
- 磁気共鳴画像（MRI）：magnetic resonance imaging
- コリンエステラーゼ（ChE）：cholinesterase
- 日常生活動作（ADL）：activities of daily living

治療方針
脳血管障害の予防が重要

- 血管性認知症の治療は，脳血管障害の再発予防と認知症への対症療法を中心に行う．発症後の治療が困難であり，また再発によって悪化するため，脳血管障害の再発予防が特に重要となる．
- 脳血管障害の危険因子には，高血圧，糖尿病，脂質異常症，心房細動，喫煙，大量飲酒，肥満，運動不足などがあるが，なかでも最も重要になるのが血圧コントロールである (p.188)．

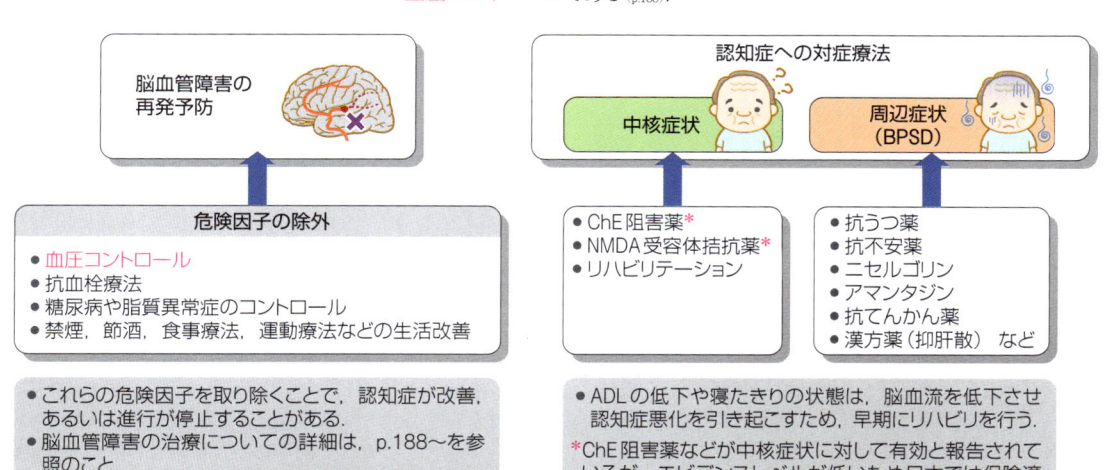

脳血管障害の再発予防

危険因子の除外
- 血圧コントロール
- 抗血栓療法
- 糖尿病や脂質異常症のコントロール
- 禁煙，節酒，食事療法，運動療法などの生活改善

認知症への対症療法

中核症状
- ChE阻害薬*
- NMDA受容体拮抗薬*
- リハビリテーション

周辺症状（BPSD）
- 抗うつ薬
- 抗不安薬
- ニセルゴリン
- アマンタジン
- 抗てんかん薬
- 漢方薬（抑肝散） など

- これらの危険因子を取り除くことで，認知症が改善，あるいは進行が停止することがある．
- 脳血管障害の治療についての詳細は，p.188〜を参照のこと．
- 血糖コントロールが厳しすぎると，低血糖を起こし転倒につながる場合があるため，注意が必要である．

- ADLの低下や寝たきりの状態は，脳血流を低下させ認知症悪化を引き起こすため，早期にリハビリを行う．
- *ChE阻害薬などが中核症状に対して有効と報告されているが，エビデンスレベルが低いため日本では保険適用が認められていない．

Advanced Study
血管性認知症とアルツハイマー型認知症の合併

- 血管性認知症とADの鑑別ポイントとして，血管性認知症は歩行障害と尿失禁が早期から出現し，抑うつや不安，自発性の低下がみられやすいことが挙げられる．
- しかし，脳血管障害の危険因子である生活習慣病（高血圧，糖尿病，脂質異常症など）はADの危険因子でもあるため，両者が混在していることも多く，実際には血管性認知症とADを正確に区別することは難しい．
- そのため，脳血管障害をもつ認知症の全てが血管性認知症というわけではなく，「混合型認知症」や「脳血管障害を伴うAD」，「vascular cognitive disorder」といった概念が存在する．

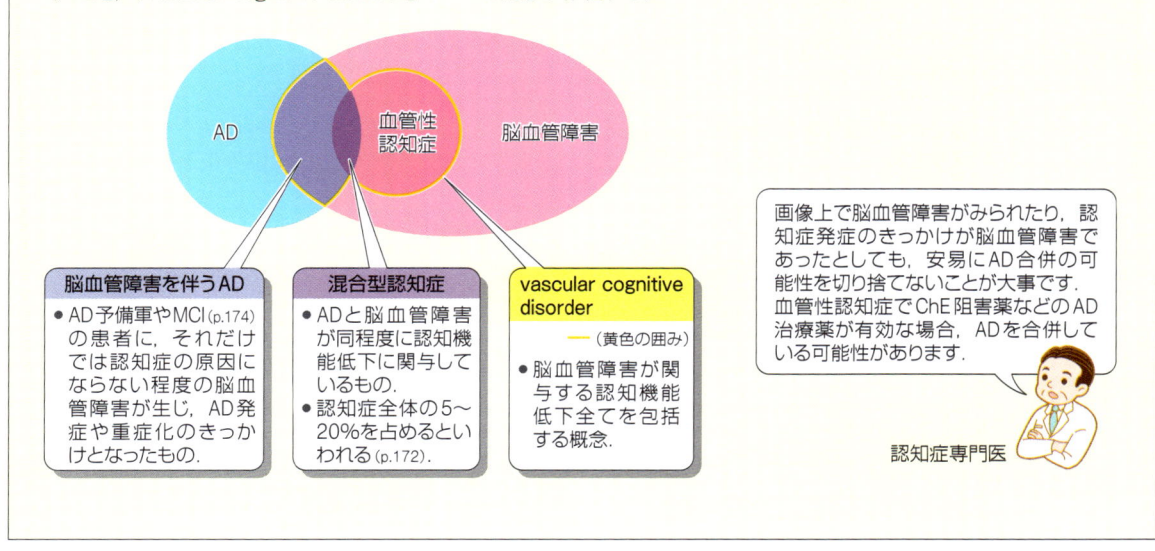

脳血管障害を伴うAD
- AD予備軍やMCI (p.174) の患者に，それだけでは認知症の原因にならない程度の脳血管障害が生じ，AD発症や重症化のきっかけとなったもの．

混合型認知症
- ADと脳血管障害が同程度に認知機能低下に関与しているもの．
- 認知症全体の5〜20%を占めるといわれる (p.172)．

vascular cognitive disorder
- ―（黄色の囲み）
- 脳血管障害が関与する認知機能低下全てを包括する概念．

認知症専門医：画像上で脳血管障害がみられたり，認知症発症のきっかけが脳血管障害であったとしても，安易にAD合併の可能性を切り捨てないことが大事です．血管性認知症でChE阻害薬などのAD治療薬が有効な場合，ADを合併している可能性があります．

略語
- N-メチル-D-アスパラギン酸(NMDA)：N-methyl-D-aspartate
- 行動・心理症状(BPSD)：behavioral and psychological symptoms of dementia
- 軽度認知障害(MCI)：mild cognitive impairment

多発性硬化症

監修
三井 良之

多発性硬化症（MS）

（病⑦p.260）

intro.： 中枢神経系のいたるところに脱髄性病変が発生する，自己免疫性・炎症性の神経疾患である．様々な部位が障害される（空間的多発）ことによる多彩な症状が，再発と寛解を繰り返す（時間的多発）．適切な薬物療法により，神経障害進行の抑制，QOLの維持が可能である．

MINIMUM ESSENCE

疫学・好発

- **女性に多い**（男女比１：２～３）．**15～50歳**で発症（20歳代後半がピーク）．

病態生理

- 中枢神経の**髄鞘**を構成するオリゴデンドログリアに対する**自己免疫反応**
  ➡炎症反応➡髄鞘破壊（脱髄）➡神経伝導障害

症状・所見

- 急激な**視力低下**，かすみ目，中心暗点 〈球後視神経炎〉
- 複視，MLF症候群（病⑦p.227） 〈眼球運動障害〉
- **筋力低下**，腱反射亢進，バビンスキー徴候陽性（p.94），有痛性強直性けいれん 〈錐体路の障害〉
- **しびれ感**，**疼痛** など 〈感覚障害〉
- 排尿障害（神経因性膀胱） 〈自律神経障害〉
- 多幸感・抑うつ など 〈精神症状〉

検査・診断

- MRI：大脳白質や脊髄に多発性の斑状病変（T2強調像で高信号，T1強調像で低信号）．
  急性期病変はGd造影T1強調画像で増強効果あり．
- 髄液検査：γ-グロブリン（特にIgG）↑，オリゴクローナルバンド陽性，MBP↑

治療・管理

- 自己免疫反応を抑える薬物療法が中心に，後遺症状への対症療法を行う．
  1. 急性増悪期：**ステロイドパルス療法**（無効の場合は血液浄化療法）
  2. 寛解期の再発予防：**インターフェロンβ**（注），フィンゴリモド（内）
  3. 神経障害性疼痛：ガバペンチン（p.151），プレガバリン（p.136）
     有痛性強直性けいれん：カルバマゼピン（p.148）
     痙性麻痺（痙縮）：中枢性筋弛緩薬（バクロフェン，ベンゾジアゼピン系薬）（p.96）

しばしば視力低下で発症
症状

- MSでは，視神経を含め，大脳，小脳，脊髄のあらゆる部位が障害されるため，病変の部位に応じて様々な症状が出現しうる．

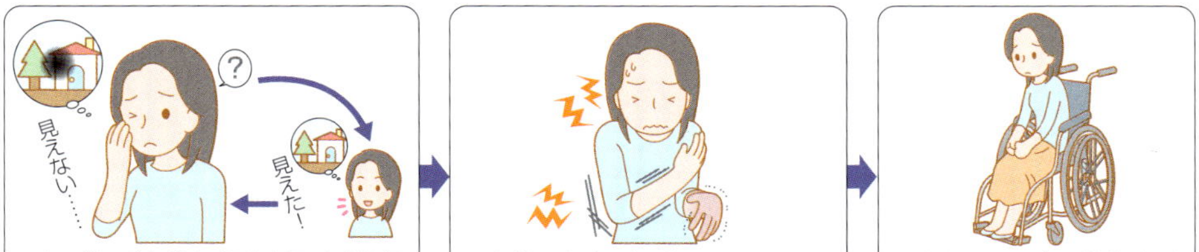

- しばしば急激な視力低下（球後視神経炎）が起こる．1，2週間で寛解するが，再発する場合もある．
- 次第に視力が回復しなくなる．
- 多彩な神経症状が出現し，再発と寛解を繰り返しながら増悪．
- 進行すれば運動機能が低下して，車椅子生活となる．

- 病変の局在に応じた症状の詳細は『病気がみえる vol.7 脳・神経』p.262 を参照のこと．

WORDS & TERMS

アクアポリン4（AQP4） 〔p.186〕
中枢神経系のアストロサイトに高密度に発現する水チャネル蛋白．AQP4に対する抗体（抗AQP4抗体）は視神経脊髄炎に特異的に認められる．また，脳血管障害，脳腫瘍などにおける脳浮腫の発現との関連が研究されている．

視神経脊髄炎（NMO）
視神経炎と横断性脊髄炎を特徴とする自己免疫性・炎症性の神経疾患．MSの一病型と考えられていたが，抗AQP4抗体が認められること（MSでは認めない）などから，別の疾患として扱われるようになった（病⑦p.263）．MSでの再発予防の第一選択はIFN-βであるが，NMOに対してはIFN-βは無効あるいは増悪させる傾向がある．このため，NMOの寛解期の治療はステロイド療法が中心である．

フィンゴリモド 〔p.186〕
スフィンゴシン1-リン酸受容体の機能を抑制し，リンパ節からのリンパ球の移出を阻害する．その結果，自己反応性のT細胞が中枢神経組織へ浸潤することを抑制し，MSで生じている自己免疫反応を抑制する．注意すべき副作用として，徐脈（ほぼ全例），感染症があり，催奇形性が強く疑われることから妊婦への投与は禁忌である．MSの寛解期に再発予防，進行抑制のために使用される．

ナタリズマブ 〔p.187〕
α_4インテグリンに対するモノクローナル抗体（遺伝子組み換え製剤）である．白血球の血管外への遊走を抑制し，炎症を抑制する．MSの寛解期の治療に用いる．

略語 ● 多発性硬化症（MS）：multiple sclerosis ● 生活の質（QOL）：quality of life ● 内側縦束（MLF）症候群：medial longitudinal fasciculus syndrome ● 免疫グロブリンG（IgG）：immunoglobulin G ● ミエリン塩基性蛋白（MBP）：myelin basic protein ● 視神経脊髄炎（NMO）：optic neuromyelitis（neuromyelitis optica） ● インターフェロンβ（IFN-β）：interferon β

再発・寛解を繰り返す
経過（時間的多発）

- MSは，典型的には再発と寛解を繰り返しながら増悪していく．

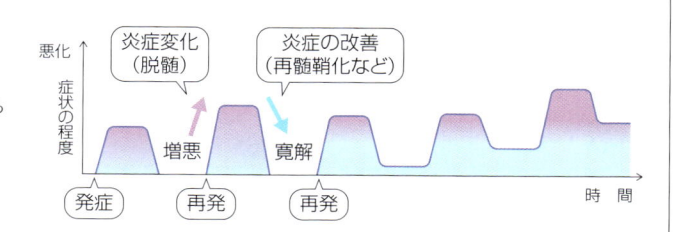

髄鞘・軸索がある白質が病巣
病態（空間的多発）

- MSの原因は詳細不明であるが，遺伝性素因にウイルス感染などが重なり，自己免疫反応が誘発されることで脱髄が生じると考えられている．
- 自己免疫反応の対象は，中枢神経の髄鞘を構成するオリゴデンドログリア(p.5)であり，髄鞘・軸索が集まる脳・脊髄の白質に病巣ができる．
- 炎症が治まると，脱髄病変は，オリゴデンドログリアにより再生（再髄鞘化）する．寛解後に障害が残ったり，再発を繰り返すうちに障害の程度が重くなったりするのは，不完全な再髄鞘化や，二次的な軸索障害が関わっている可能性がある．

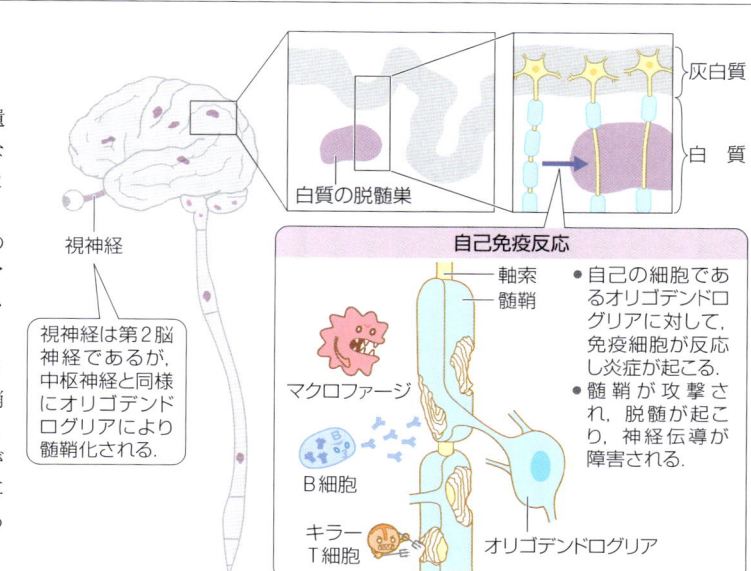

自己免疫反応
- 自己の細胞であるオリゴデンドログリアに対して，免疫細胞が反応し炎症が起こる．
- 髄鞘が攻撃され，脱髄が起こり，神経伝導が障害される．

視神経は第2脳神経であるが，中枢神経と同様にオリゴデンドログリアにより髄鞘化される．

ステロイドとIFN-βが中心
治療

- MSの治療は，❶急性増悪期の治療，❷寛解期の治療，❸後遺症に対する対症療法からなる．

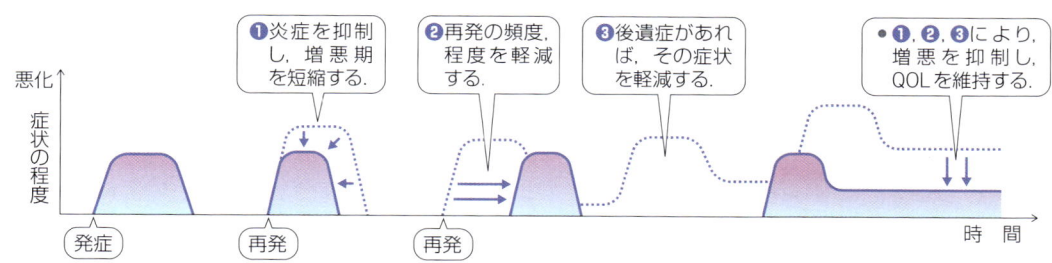

❶炎症を抑制し，増悪期を短縮する．
❷再発の頻度，程度を軽減する．
❸後遺症があれば，その症状を軽減する．
❶，❷，❸により，増悪を抑制し，QOLを維持する．

治療の目的		主な治療法
❶急性増悪期の症状改善		・ステロイドパルス療法 ・（軽症例または後療法として）経口ステロイド投与 ・（無効例では）血漿交換療法など
❷再発・進行防止		・インターフェロンβ　・ナタリズマブ　・フィンゴリモド
❸後遺症に対する対症療法	神経障害性疼痛	・ガバペンチン　・プレガバリン
	有痛性強直性けいれん	・カルバマゼピン
	痙性麻痺（痙縮）	・中枢性筋弛緩薬（バクロフェン，ベンゾジアゼピン系薬）
	排尿障害	・（頻尿に）抗コリン薬 ・（排尿困難に）α₁受容体遮断薬
	運動機能の維持	・リハビリテーション

- インターフェロンβは注射（皮下注，筋注）だが，フィンゴリモドは内服であるため，患者の負担が軽減できる．
- 左記の他にMSに使用する薬物として，免疫抑制薬（アザチオプリン，シクロホスファミド，ミトキサントロン）［薬②］，グラチラマーがある．

中枢神経系の疾患と薬　多発性硬化症

商品名　【多発性硬化症再発予防薬】　●インターフェロンベータ-1b：ベタフェロン（注）　●インターフェロンベータ-1a：アボネックス（注）
●ナタリズマブ：タイサブリ（注）　●フィンゴリモド塩酸塩：イムセラ（カ），ジレニア（カ）

脳血管障害

監 修
田中 耕太郎

総 論

(病⑦p.60)

脳血管の異常
脳血管障害とは

- 脳血管障害は，脳の一部が虚血あるいは出血によって一過性または持続性に障害された状態，または脳の血管が病理学的変化により障害された病態，と定義される．
- 脳血管障害は，脳血管に生じた異常によって起こる疾患の総称であり，虚血性・出血性の病変に加え，無症候性・慢性に経過する疾患も含まれる．
- 脳血管障害の臨床分類を示す．本章では，このうち，最も代表的な障害である脳卒中について解説する．

脳血管障害の分類（NINDS-Ⅲより）

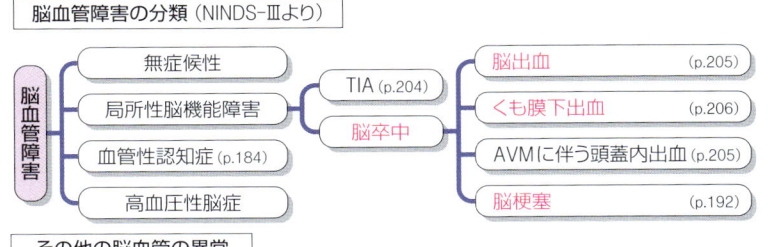

脳血管障害
- 無症候性
- 局所性脳機能障害 — TIA (p.204)
- 脳卒中
  - 脳出血 (p.205)
  - くも膜下出血 (p.206)
  - AVMに伴う頭蓋内出血 (p.205)
  - 脳梗塞 (p.192)
- 血管性認知症 (p.184)
- 高血圧性脳症

その他の脳血管の異常
- 上記以外の脳血管の異常として，脳動静脈奇形（AVM）(p.206)，もやもや病(p.192) がある．

脳梗塞，脳出血，くも膜下出血
脳卒中とは

- 脳卒中は，血管の閉塞，破綻などにより，突然神経症状が発現した状態の総称である．ときに脳血管障害と同義語として扱われることがある．
- 脳血管の狭窄・閉塞などによる虚血性疾患と，脳血管の破綻による出血性疾患に分けられる．
- 虚血性疾患には脳梗塞，出血性疾患には脳出血・くも膜下出血などがある．

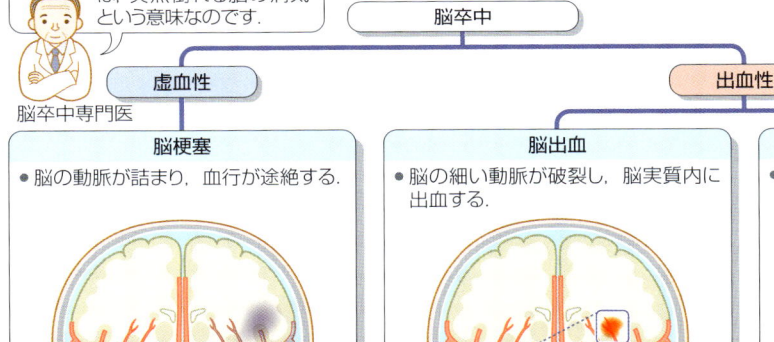

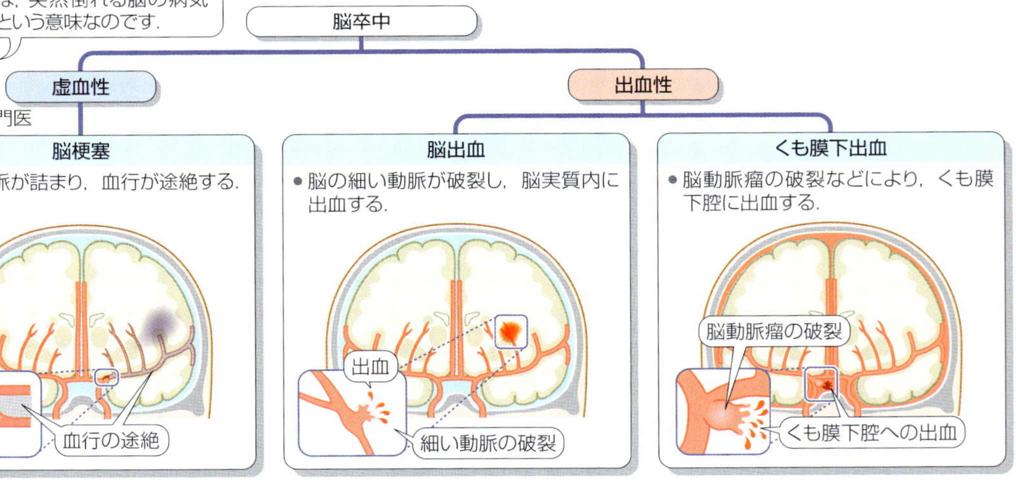

> 卒は「突然」，中は「（当たって）倒れる」という意味です．つまり脳卒中は，突然倒れる脳の病気という意味なのです．
> ― 脳卒中専門医

脳卒中

- **虚血性**
  - **脳梗塞**
    - 脳の動脈が詰まり，血行が途絶する．
    - 血栓／血行の途絶
- **出血性**
  - **脳出血**
    - 脳の細い動脈が破裂し，脳実質内に出血する．
    - 出血／細い動脈の破裂
  - **くも膜下出血**
    - 脳動脈瘤の破裂などにより，くも膜下腔に出血する．
    - 脳動脈瘤の破裂／くも膜下腔への出血

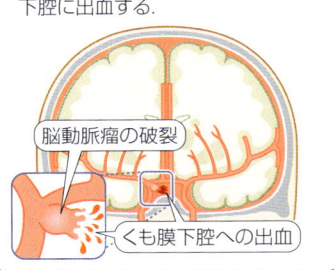

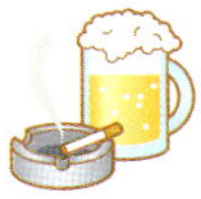

高血圧の管理が最も重要
脳卒中の危険因子

- 最も重要なのは高血圧のコントロール(p.385) といわれている．
- その他の危険因子として，年齢，男性などがある．
- また，睡眠時無呼吸症候群(病④p.277)，メタボリックシンドローム(病③p.116)，慢性腎臓病(p.422) も脳卒中ハイリスク因子である（これらの症候群は右の危険因子が単独あるいは複合して存在し，症候として現れた結果とも考えられる）．

脳卒中の危険因子

基礎疾患	生活習慣
高血圧	喫煙
糖尿病	大量飲酒
脂質異常症	肥満
心房細動	運動不足

略語 ● 一過性脳虚血発作（TIA）: transient ischemic attack ● 脳動静脈奇形（AVM）: cerebral arteriovenous malformation

脳卒中の症状
これらをみたら脳卒中を考える

- 脳卒中が起こったときの代表的な症状を以下に示す．
- 下記の他，歩行障害，運動失調，めまい，嚥下障害などがある．

局所神経症状
- 脳組織の一部（局所）が損傷されることにより，その部分の神経細胞機能が障害されて生じる．

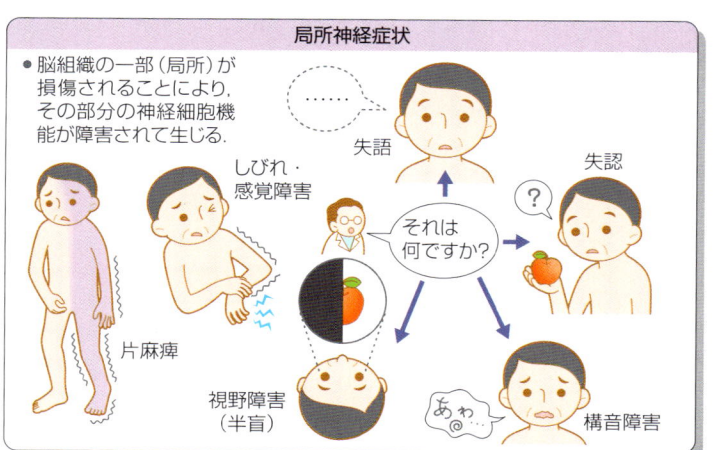

片麻痺／しびれ・感覚障害／失語／失認／視野障害（半盲）／構音障害

随伴症状
- 脳の圧迫，血管の損傷，出血した血液が頭蓋内の神経を刺激することなどにより生じる．

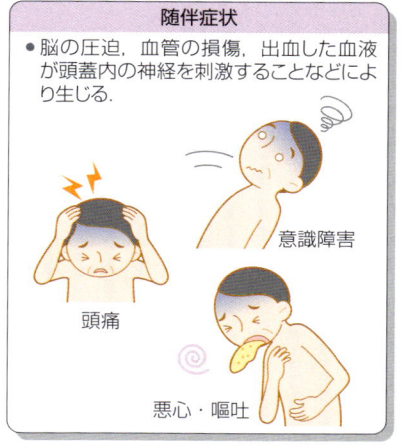

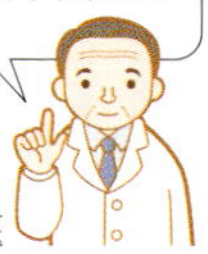

頭痛／意識障害／悪心・嘔吐

症状の比較
疾患によってよくみられる症状が異なる

症状の頻度　●：多い　▲：やや少ない　×：少ない

疾患＼症状	局所神経症状（片麻痺，構音障害，失語など）	随伴症状 意識障害	随伴症状 頭痛	随伴症状 悪心・嘔吐
脳梗塞	●	×〜●	×	×*
脳出血	●	●	▲	▲*
くも膜下出血	×	●	●	●

*小脳の梗塞・出血では，局所神経症状として悪心・嘔吐が出現しやすい．

局所神経症状を認める場合は，脳梗塞・脳出血の疑いが大きく，くも膜下出血の疑いは小さくなります．一方，局所神経症状がなく，頭痛，悪心・嘔吐などの随伴症状が目立つ場合は，くも膜下出血の疑いが大きくなります．

― 脳卒中専門医

脳血管障害の死亡の内訳
脳出血は減少，脳梗塞は増加傾向

- 脳血管障害の中で，かつては脳出血の方が多かったが，現在は脳梗塞が半数以上を占めている．

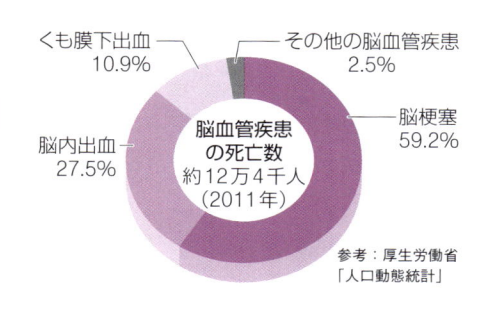

脳血管疾患の死亡数 約12万4千人（2011年）
- 脳梗塞 59.2%
- 脳内出血 27.5%
- くも膜下出血 10.9%
- その他の脳血管疾患 2.5%

参考：厚生労働省「人口動態統計」

- 2012年の統計では，全死因の中で，脳血管障害は，悪性新生物，心疾患，肺炎に次いで多い（かつては死因の第1位であった）．
- 脳卒中は，介護が必要となる原因の第1位で，全体の2割以上を占める．

脳卒中の後遺症
急性期をのりこえた後に残る症状

- 視野障害（半盲）
- 構音障害
- 嚥下障害
- 高次脳機能障害
  - 認知症
  - 失語
  - 失認
  - 失行
  - 半側空間無視
  - 記憶障害　など
- 運動障害
  - 対側の片麻痺
  - 痙縮・拘縮
  - 肩関節の亜脱臼
- 感覚障害
  - 対側半身の感覚障害
  - しびれ，痛み
- うつ状態
- 排泄障害

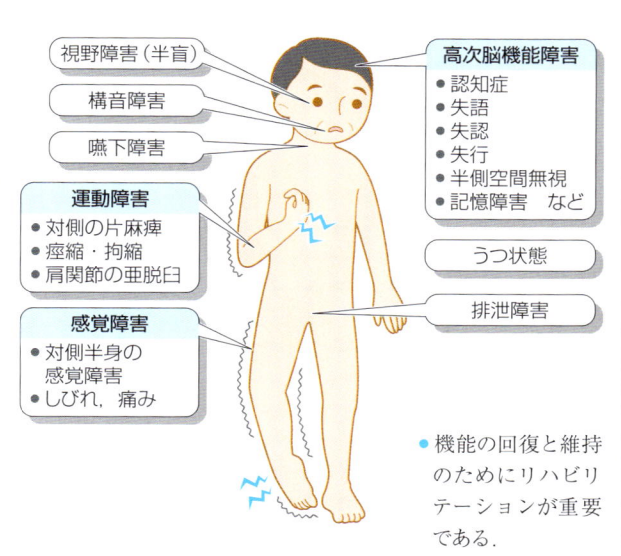

- 機能の回復と維持のためにリハビリテーションが重要である．

中枢神経系の疾患と薬　脳血管障害

脳血管と髄膜

(病⑦p.50)

全体像をとらえる 脳動脈の走行

- 脳は全身の臓器の中で，エネルギー代謝が最も活発な臓器である．この代謝は心拍出量の15%をも占める脳血流により支えられている．
- 脳動脈の走行は以下のようになっている．
- 本章で解説する脳血管障害は，これらの脳血管が障害されることによって起こる疾患である．

脳動脈の概観

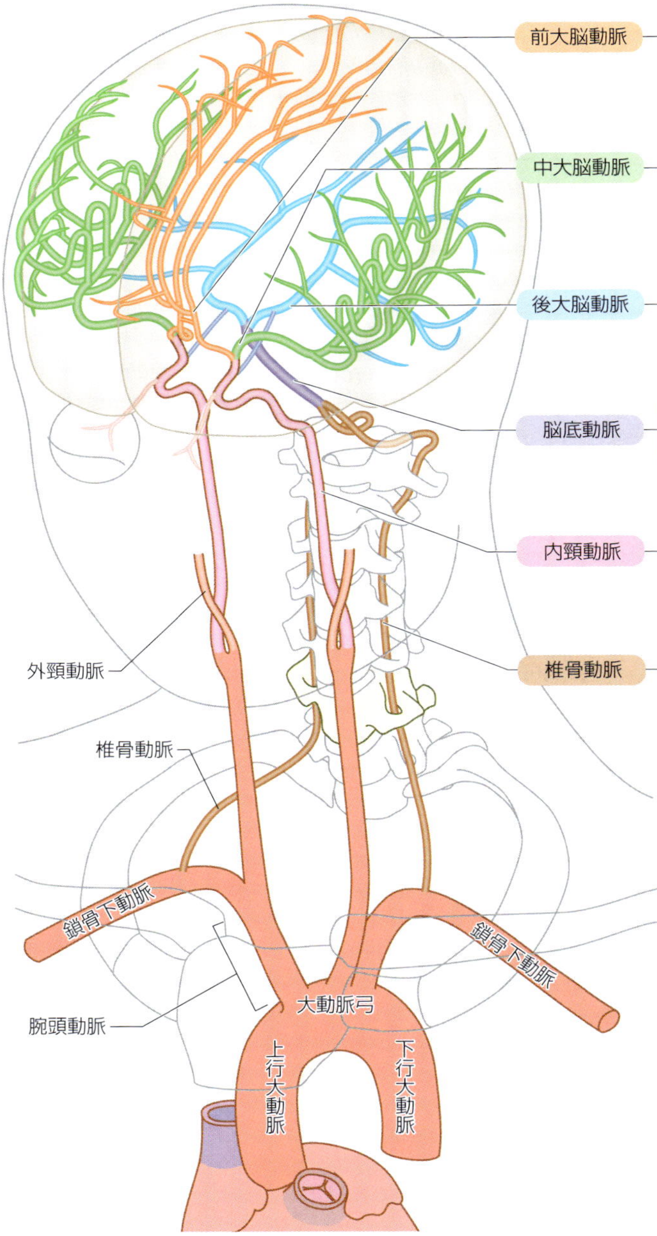
前大脳動脈
中大脳動脈
後大脳動脈
脳底動脈
内頸動脈
椎骨動脈
外頸動脈
椎骨動脈
鎖骨下動脈
鎖骨下動脈
腕頭動脈
大動脈弓
上行大動脈
下行大動脈

脳底からみた脳動脈

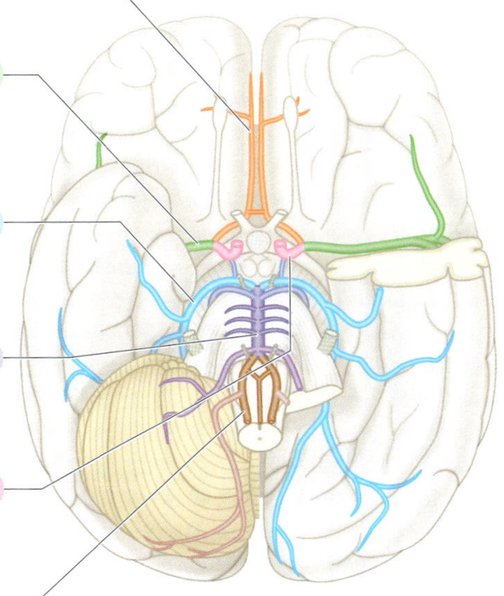

ウィリス動脈輪（模式図）

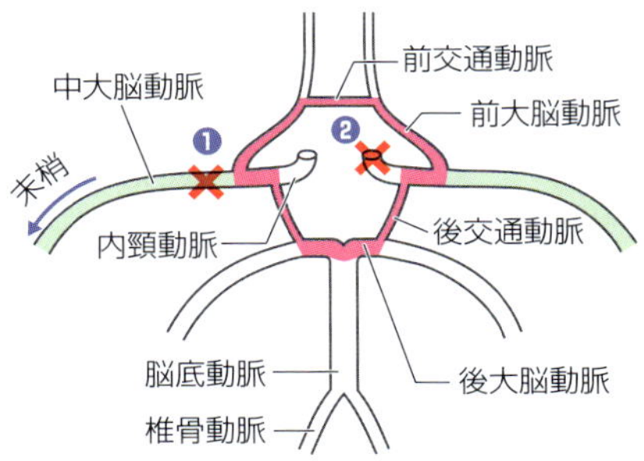
前交通動脈
中大脳動脈
前大脳動脈
❶
❷
末梢
内頸動脈
後交通動脈
脳底動脈
後大脳動脈
椎骨動脈

- 内頸動脈系の場合，中大脳動脈起始部より末梢側（❶）で閉塞すると，側副血行路がないため，広範囲にわたって脳に虚血が生じやすい．
- 後交通動脈分岐部よりも心臓側（❷）で閉塞すると，ウィリス動脈輪（病⑦p.55）を経由して他の動脈から血液が供給されるため，脳虚血になりにくい．

脳・脊髄を包む3層の膜
髄膜（硬膜・くも膜・軟膜）

- 脳と脊髄は，外側から皮膚，骨（頭蓋骨・脊椎）で覆われ，さらに髄膜とよばれる3層の膜によって包まれている．
- 髄膜は外側から順に，硬膜，くも膜，軟膜からなる．
- くも膜と軟膜の間にある空間はくも膜下腔とよばれ，脳脊髄液（髄液）で満たされている．

髄膜の位置関係

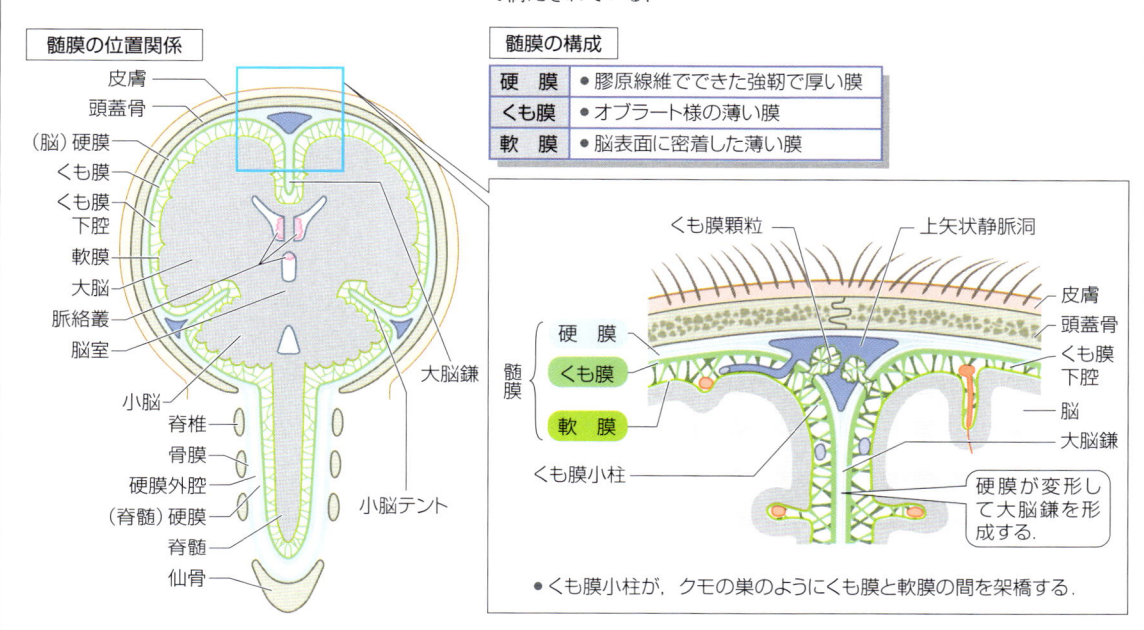

皮膚／頭蓋骨／（脳）硬膜／くも膜／くも膜下腔／軟膜／大脳／脈絡叢／脳室／小脳／脊椎／骨膜／硬膜外腔／（脊髄）硬膜／脊髄／仙骨／大脳鎌／小脳テント

髄膜の構成

硬　膜	膠原線維でできた強靭で厚い膜
くも膜	オブラート様の薄い膜
軟　膜	脳表面に密着した薄い膜

くも膜顆粒／上矢状静脈洞／皮膚／頭蓋骨／くも膜下腔／脳／大脳鎌／硬膜／くも膜／軟膜／くも膜小柱

- 硬膜が変形して大脳鎌を形成する．
- くも膜小柱が，クモの巣のようにくも膜と軟膜の間を架橋する．

脳・脊髄を保護する
脳脊髄液（髄液）の役割

- 脳脊髄液は，外部環境の変化や衝撃などから脳・脊髄を保護するとともに，脳の形状の保持に働いている．
- 循環血液と，脳脊髄液の間には，血液脳脊髄液関門（BCSFB）が存在し，血液脳関門（BBB）(p.139)とともに，血中の有害物質から脳・脊髄を保護する役割を果たしている．
- 脳脊髄液圧は，およそ60〜180 mmH$_2$Oが正常範囲である．くも膜下出血による血液成分や，髄膜炎などによる炎症は，脳脊髄液圧を上昇させ，頭蓋内圧の上昇や髄膜刺激症状を生じる．

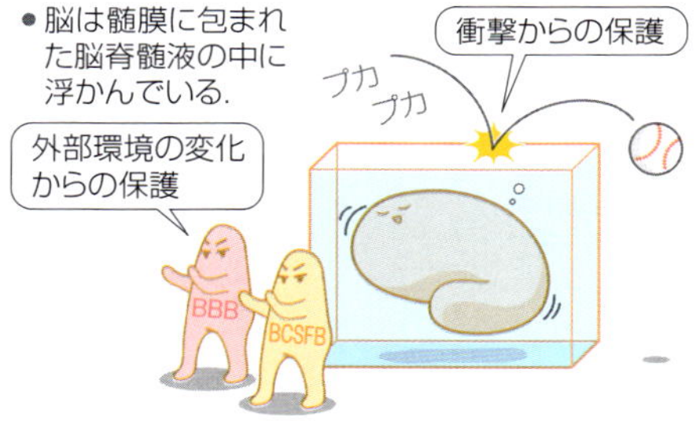

- 脳は髄膜に包まれた脳脊髄液の中に浮かんでいる．
- 外部環境の変化からの保護
- 衝撃からの保護

脳脊髄液の産生と血液脳脊髄液関門（BCSFB）

- 脳脊髄液は，主に脳室に存在する脈絡叢で産生・分泌され，脳室からくも膜下腔へと一定の方向に流れ，最終的にはくも膜顆粒などから静脈系に吸収・排泄される（病⑦p.149）．
- 血液脳脊髄液関門（BCSFB）は，血液中から脳脊髄液への物質（薬物）の移動を制限しており，脈絡叢上皮細胞により形成される．
- 脳脊髄液中の薬物濃度を上昇させる必要がある疾患（髄膜炎，癌の脳転移など）の治療においては，薬物のBCSFB通過性を考慮する必要がある．

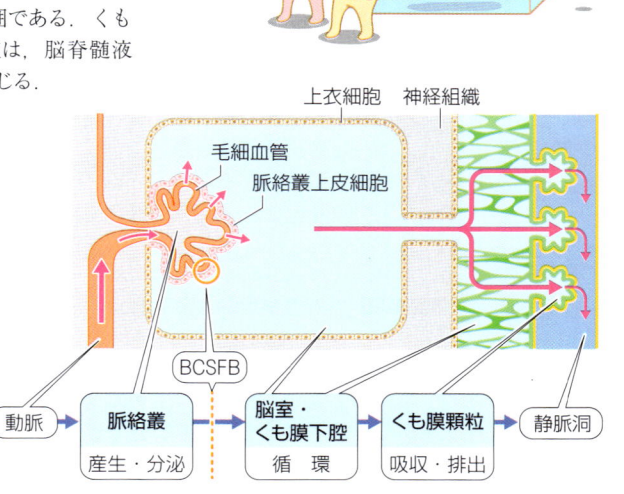

上衣細胞／神経組織／毛細血管／脈絡叢上皮細胞／BCSFB

動脈 → 脈絡叢（産生・分泌）→ 脳室・くも膜下腔（循環）→ くも膜顆粒（吸収・排出）→ 静脈洞

略語 ● 血液脳脊髄液関門（BCSFB）：blood-cerebrospinal fluid barrier ● 血液脳関門（BBB）：blood-brain barrier

中枢神経系の疾患と薬／脳血管障害

脳梗塞

監修
田中 耕太郎

脳梗塞

(病⑦p.64)

intro.：脳動脈の狭窄や閉塞によって脳組織への血流が低下し（虚血），酸素や栄養素が欠乏して脳細胞が壊死に陥る疾患である．壊死した部位が担っていた神経機能が失われ（局所神経症状），片麻痺，感覚障害などの症状が現れる．

MINIMUM ESSENCE

疫学・好発

- **脳血管疾患の中で最多**
- 要介護の原因疾患第1位

原因・誘因

- **高血圧**
- **糖尿病**
- **脂質異常症**
- **心房細動**
- 喫煙
- 大量飲酒
- 肥満
- 運動不足

病態生理

- 脳動脈の狭窄や閉塞による虚血により，脳組織が壊死する．
  - 壊死した脳組織の部位に応じて神経機能が失われる（局所神経症状）．
  - 脳浮腫が起こり，周囲を圧迫する（頭蓋内圧亢進）．

症状・所見

- **片麻痺**
- **感覚障害**
- 構音障害
- 失語，失認
- 意識障害

検査・診断

- CT，MRIなどの画像検査を行う．

治療・管理

- 全身管理・合併症対策とともに，梗塞巣に対する治療を行う．
  1. 急性期の治療：梗塞範囲の縮小，脳浮腫による障害を防ぐことを目的とする．
     a. **血栓溶解療法**：**アルテプラーゼ（rt-PA）**，ウロキナーゼ（u-PA）
     b. 抗血小板療法：オザグレルナトリウム，クロピドグレル，シロスタゾール，アスピリン
     c. 抗凝固療法：アルガトロバン，ヘパリン，新規経口抗凝固薬
     d. 脳保護療法：エダラボン
     e. 抗脳浮腫療法：高張グリセロール，マンニトール(p.408)
  2. 慢性期の治療：再発防止，後遺症の軽減を目的とする．
     a. **危険因子の管理**：降圧薬，脂質異常症治療薬，糖尿病のコントロール
     b. 抗血小板療法（アテローム血栓性・ラクナ）：クロピドグレル，シロスタゾール，アスピリン
     c. 抗凝固療法（心原性）：**新規経口抗凝固薬**（ダビガトラン，リバーロキサバン，アピキサバン），ワルファリン
     d. 後遺症に対して：ニセルゴリン，イブジラスト，イフェンプロジル，アマンタジン(p.169)，チアプリド(p.228)

【補足事項】

- 梗塞部位が小脳の場合，悪心・嘔吐やめまいなどの症状を認める(病⑦p.88)．
- **CTが正常でも脳梗塞は否定できない**（MRI拡散強調像の方が早く異常所見が現れる）．
- 脳梗塞急性期には，血圧が上昇することが多いが，原則として降圧療法は行わない（さらなる虚血を引き起こすため）．
- 後遺症や合併症を防ぐため，早期からリハビリテーションが行われる(病⑦p.136)．
- 意識障害の程度を評価する指標として，Japan coma Scale（JCS）やGlasgow Coma Scale（GCS）などがある．

WORDS & TERMS

新規経口抗凝固薬（NOAC） [p.192]
近年使用可能となった，直接トロンビン阻害薬（ダビガトラン），第Xa因子阻害薬（リバーロキサバン，アピキサバン）といった新しい抗凝固薬の総称．従来からの経口抗凝固薬であるワルファリンと比較して，食事（特にビタミンK）の影響を受けにくい，投与量の調節が容易（血液モニタリングも不要）などの使用上の利点がある(p.327)．

Japan Coma Scale（JCS）
意識障害を，覚醒の程度により分類する指標．刺激しないでも覚醒している状態をⅠ（1桁），刺激すると覚醒する状態をⅡ（2桁），刺激しても覚醒しない状態をⅢ（3桁）の3段階に分類する．さらにそれぞれ3段階に細分類され，Ⅰ（1，2，3），Ⅱ（10，20，30），Ⅲ（100，200，300）の9段階に分類される．数が大きいほど意識状態が悪いことになる(病⑦p.458)．

Glasgow Coma Scale（GCS）
意識障害を，開眼機能（E，最大4点），言語機能（V，最大5点），運動機能（M，最大6点）の3要素に分けて点数化する指標．合計点数が低いほど意識状態が悪いことになる(病⑦p.458)．

もやもや病 [p.188]
頭蓋内内頸動脈終末部，ないし前・中大脳動脈近位部の進行性狭窄・閉塞によって不足した脳血流を補うため，画像上"もやもや"と見える側副血行路が形成される疾患．血流不足によるTIAや脳梗塞、脆弱な"もやもや血管"の破綻による脳出血などをきたしうる．(病⑦p.124)

[略語] ●コンピュータ断層撮影〔法〕（CT）：computed tomography ●磁気共鳴画像（MRI）：magnetic resonance imaging ●遺伝子組み換え組織型プラスミノゲンアクチベーター（rt-PA）：recombinant tissue-type plasminogen activator ●ウロキナーゼ型プラスミノゲンアクチベーター（u-PA）：urokinase-type plasminogen activator ●新規経口抗凝固薬（NOAC）：novel oral anticoagulant

違いをおさえよう
脳梗塞の病型と特徴

- 臨床病型により，アテローム血栓性脳梗塞(病⑦p.66)，心原性脳塞栓症(病⑦p.70)，ラクナ梗塞(病⑦p.74)に分類される．それぞれの特徴について以下に示す．

臨床病型		アテローム血栓性脳梗塞	心原性脳塞栓症	ラクナ梗塞
概要		動脈硬化（アテローム硬化）により起こる脳梗塞．	心臓から血栓などが流れてきて起こる脳梗塞．	穿通枝領域（脳深部）に起こる15 mm以下の小さな脳梗塞．
危険因子		・高血圧　・糖尿病 ・脂質異常症　・喫煙 ・大量飲酒	・心疾患（心房細動，洞不全症候群，心筋梗塞など）	・高血圧
発生機序		・主に以下の2つの機序がある． 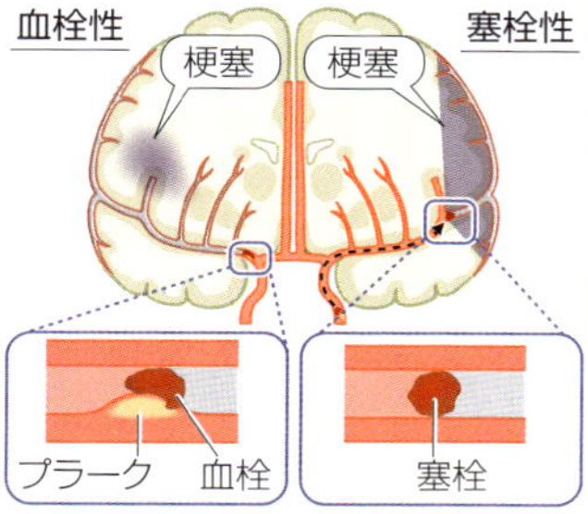 【血栓性】アテローム硬化により狭くなった血管に血栓が形成されて閉塞する*． 【塞栓性】頸動脈などのアテローム硬化部に血栓ができ，一部がはがれて塞栓子となり脳動脈に詰まる．	・心臓内の血栓の一部がちぎれて，塞栓子となり，動脈を閉塞する． 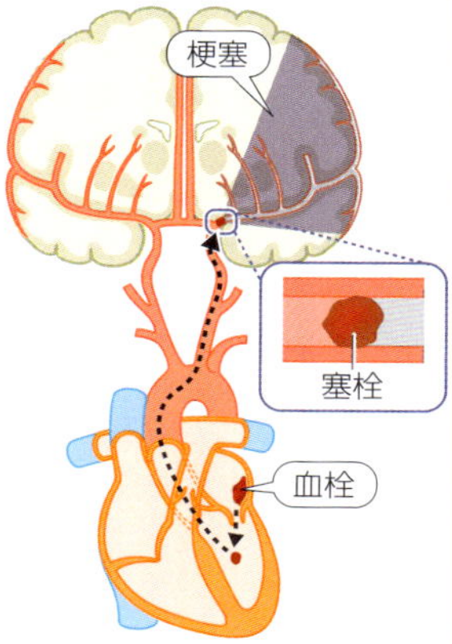	・穿通枝が，高血圧により障害されて閉塞する． 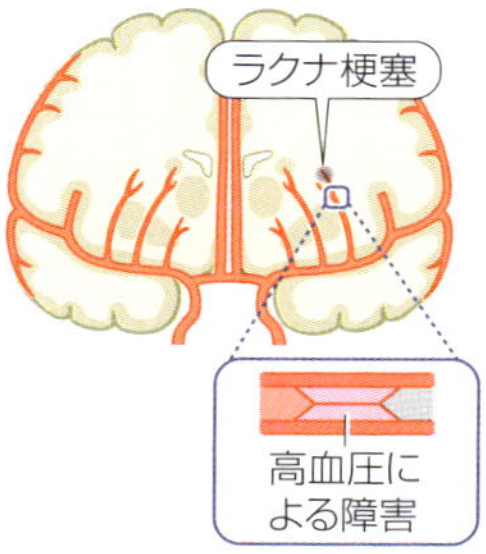
典型例の経過		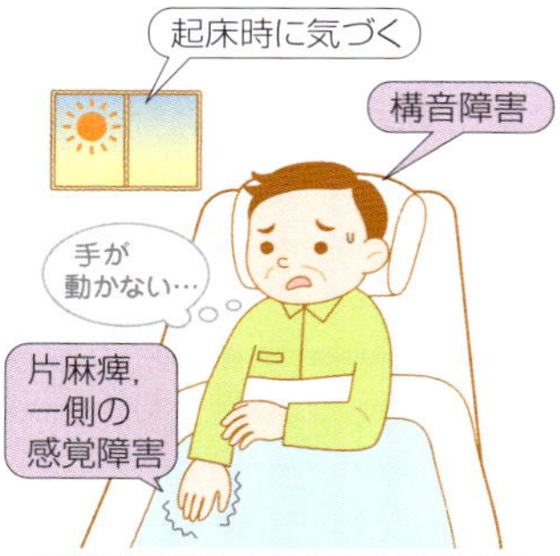 ・安静時に発症する（睡眠中に発症し，起床時に気づくなど）ことが多い． ・発症は比較的ゆるやかなことが多い． ・TIA(p.204)の先行を20～30%に認める． ・ときに症状の階段状の悪化を認める． （起床時に気づく／構音障害／片麻痺，一側の感覚障害）	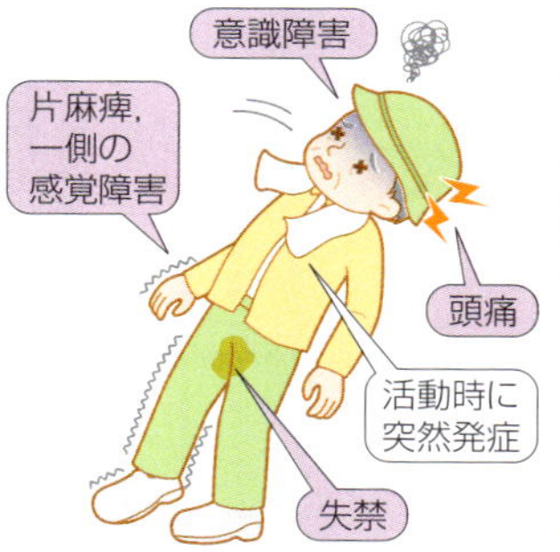 ・活動時に発症し，短時間で症状が完成する． ・突然発症するため，側副血行路の発達が悪く，梗塞巣が広範囲になりやすい． ・局所神経症状の他，意識障害を多く認める． （意識障害／片麻痺，一側の感覚障害／頭痛／活動時に突然発症／失禁）	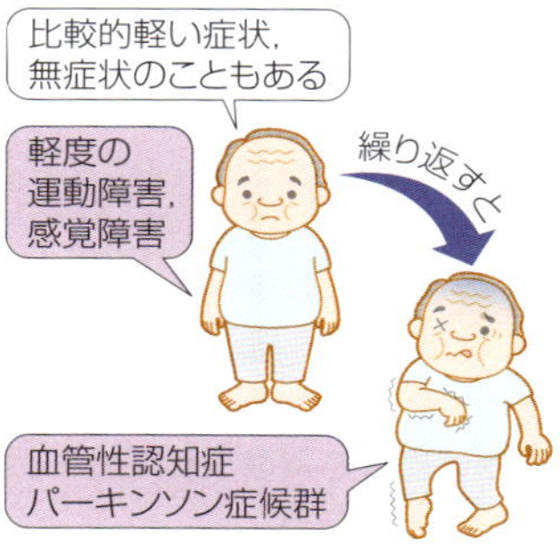 ・症状は比較的軽いことが多く，無症候性のものもある． ・繰り返すと血管性認知症(p.184)やパーキンソン症候群(p.158)の原因となることがある． （比較的軽い症状，無症状のこともある／軽度の運動障害，感覚障害／血管性認知症・パーキンソン症候群）
治療	～4.5h	血栓溶解療法（アルテプラーゼ静注）	血栓溶解療法（アルテプラーゼ静注）	血栓溶解療法（アルテプラーゼ静注）
	4.5～6h	血栓溶解療法（ウロキナーゼ局所動注療法）	血栓溶解療法（ウロキナーゼ局所動注療法）	
	急性期	脳保護療法（エダラボン） 抗血小板療法／抗凝固療法（アルガトロバン，ヘパリン） 抗脳浮腫療法（高張グリセロール）	脳保護療法（エダラボン） 抗凝固療法（ヘパリン，NOAC） 抗脳浮腫療法（高張グリセロール）	脳保護療法（エダラボン） 抗血小板療法（オザグレルナトリウム，シロスタゾール）
	慢性期	抗血小板療法（クロピドグレル，シロスタゾール，アスピリン）	抗凝固療法（NOACあるいはワルファリン）	抗血小板療法（シロスタゾール，クロピドグレル，アスピリン）

*血管の狭小化が緩徐に進行すると側副血行路が発達し，梗塞巣が狭い範囲にとどまることがある．

略語 ● 一過性脳虚血発作（TIA）：transient ischemic attack

中枢神経系の疾患と薬 — 脳梗塞

急性期の治療

急性期と慢性期で異なる
脳梗塞治療の目的

- 脳梗塞の治療は、大きくは急性期の治療と慢性期の治療の2つに分けられる．

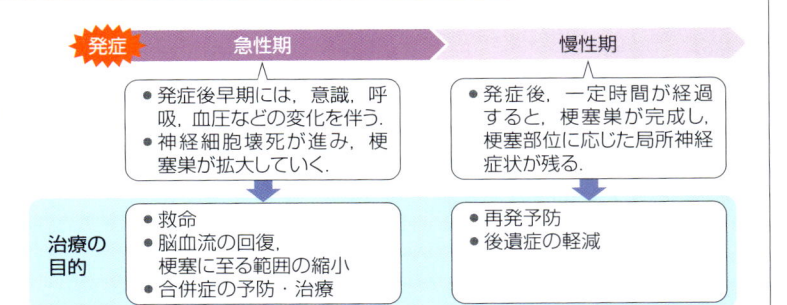

	発症 → 急性期	慢性期
	・発症後早期には，意識，呼吸，血圧などの変化を伴う． ・神経細胞壊死が進み，梗塞巣が拡大していく．	・発症後，一定時間が経過すると，梗塞巣が完成し，梗塞部位に応じた局所神経症状が残る．
治療の目的	・救命 ・脳血流の回復，梗塞に至る範囲の縮小 ・合併症の予防・治療	・再発予防 ・後遺症の軽減

病態に対応させて理解する
脳梗塞急性期の脳内の変化と治療

- 脳梗塞が起こると、血管の閉塞により血流が途絶え、時間の経過とともに脳組織の壊死（梗塞巣）が出現・拡大する．
- 脳梗塞急性期における脳内の変化と治療について、以下に示す．

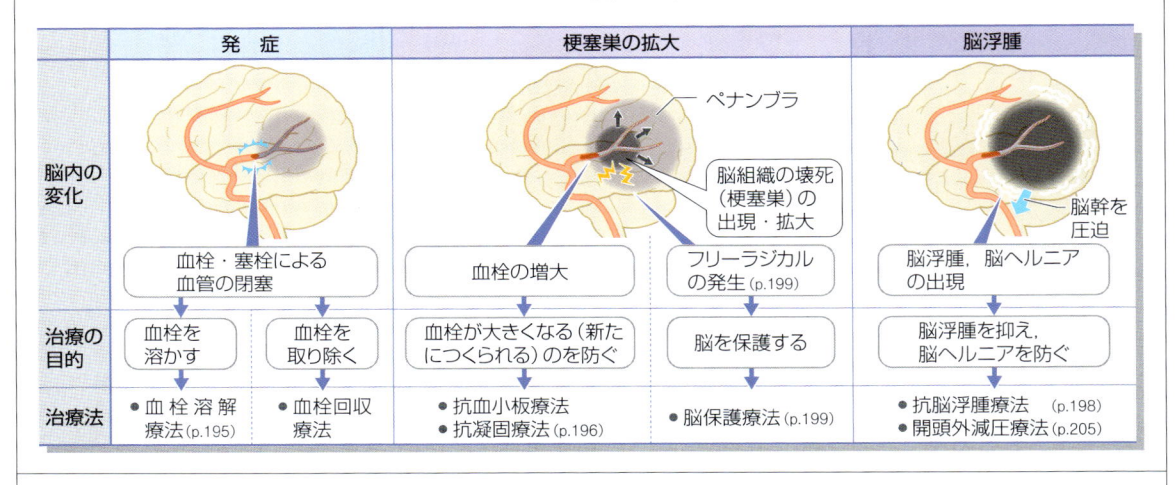

	発症	梗塞巣の拡大		脳浮腫
脳内の変化	血栓・塞栓による血管の閉塞	血栓の増大	フリーラジカルの発生 (p.199)	脳浮腫，脳ヘルニアの出現／脳幹を圧迫
治療の目的	血栓を溶かす ／ 血栓を取り除く	血栓が大きくなる（新たにつくられる）のを防ぐ	脳を保護する	脳浮腫を抑え，脳ヘルニアを防ぐ
治療法	・血栓溶解療法 (p.195) ／ ・血栓回収療法	・抗血小板療法 ・抗凝固療法 (p.196)	・脳保護療法 (p.199)	・抗脳浮腫療法 (p.198) ・開頭外減圧療法 (p.205)

早期に血流が再開すれば助かる領域
ペナンブラ

- 脳が虚血に陥ると、閉塞した血管の支配領域では、中心部はすぐに壊死（梗塞）となる．一方，周辺部は機能不全の状態にあるが細胞は生存していて，早期に血流が再開すれば回復する．この可逆性の領域をペナンブラとよぶ．
- 血栓溶解療法をはじめとする急性期治療の主な目的は、このペナンブラを壊死（梗塞）から救うことにある．

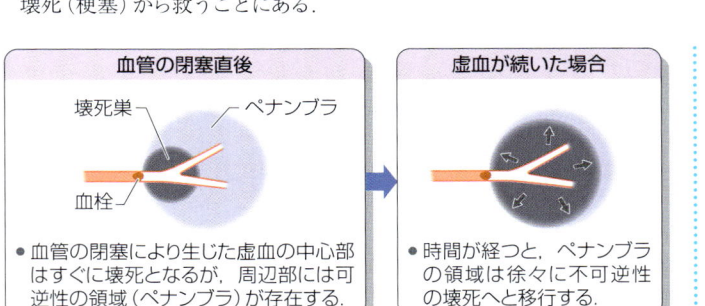

"ペナンブラ"とは，日食のときにみられる，明るい三日月状の部分（半陰影）を意味する言葉です．

*再開通は、線溶系の亢進，血流の圧力などにより、自然経過でも起こることがある．

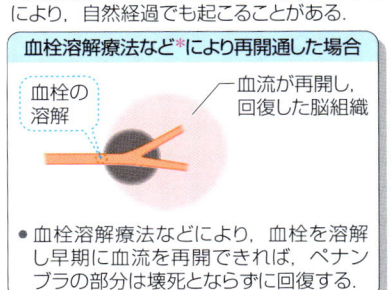

血管の閉塞直後
- 血管の閉塞により生じた虚血の中心部はすぐに壊死となるが、周辺部には可逆性の領域（ペナンブラ）が存在する．

虚血が続いた場合
- 時間が経つと、ペナンブラの領域は徐々に不可逆性の壊死へと移行する．

血栓溶解療法など*により再開通した場合
- 血栓溶解療法などにより、血栓を溶解し早期に血流を再開できれば、ペナンブラの部分は壊死とならずに回復する．

血栓溶解療法

プラスミノゲンアクチベーターによる
血栓溶解療法

- 血栓溶解療法は，閉塞血管を再開通させる治療である．早期の再開通により，ペナンブラを虚血壊死から救うことができれば，神経予後の改善が得られる．
- 血栓溶解薬としては，プラスミノゲンアクチベーター（PA）であるアルテプラーゼ（rt-PA）やウロキナーゼ（u-PA）が用いられる．
- これらの薬は，プラスミノゲンからプラスミンへの変換を促進することで，血栓溶解作用を発揮する．
- 血栓溶解薬の詳細はp.327および『薬がみえるvol.2』（2015年発行予定）を参照のこと．

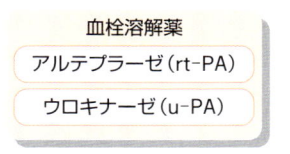

血栓溶解薬
アルテプラーゼ（rt-PA）
ウロキナーゼ（u-PA）

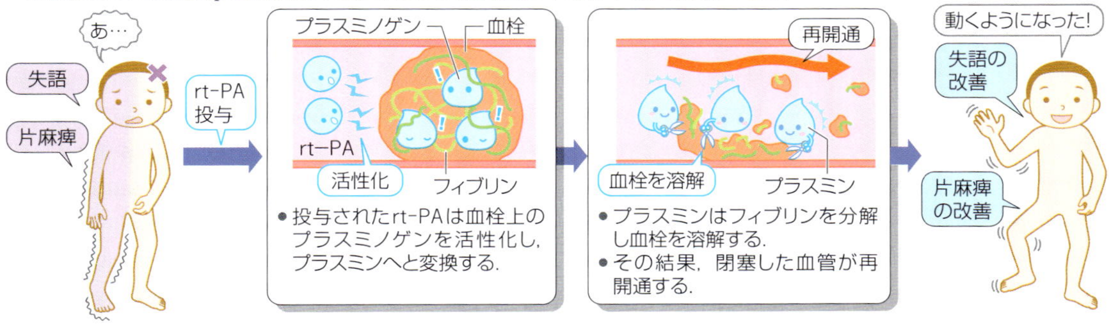

- 投与されたrt-PAは血栓上のプラスミノゲンを活性化し，プラスミンへと変換する．
- プラスミンはフィブリンを分解し血栓を溶解する．
- その結果，閉塞した血管が再開通する．

- アルテプラーゼは，ウロキナーゼに比較してフィブリンへの親和性が高く，血栓上で選択的に作用を発揮するため，出血の副作用が比較的少ない．このことから，脳梗塞の血栓溶解療法では，アルテプラーゼ静注療法が第一選択である．
- ウロキナーゼは，アルテプラーゼが適応とならなかった症例で，中大脳動脈(p.190)の塞栓性閉塞に対する局所動注療法で使用するなど，その適応は限られている．

厳密に守らないと怖い
アルテプラーゼの適応時間

- アルテプラーゼによる血栓溶解療法は，梗塞範囲を縮小し神経予後を改善する効果が最も高い治療法である．一方で，出血，特に出血性梗塞をはじめとする頭蓋内出血(p.205)が，5〜20％にも認められるというリスクがあり，いわば"諸刃の剣"の治療である．
- 時間が経過すると，ペナンブラの範囲は狭くなっていくため神経予後改善効果（ベネフィット）は減少し，血管がもろくなっていくため出血の危険（リスク）は上昇する．このことから，アルテプラーゼの適応は，投与によるベネフィットがリスクを上回る発症後4.5時間以内とされている．

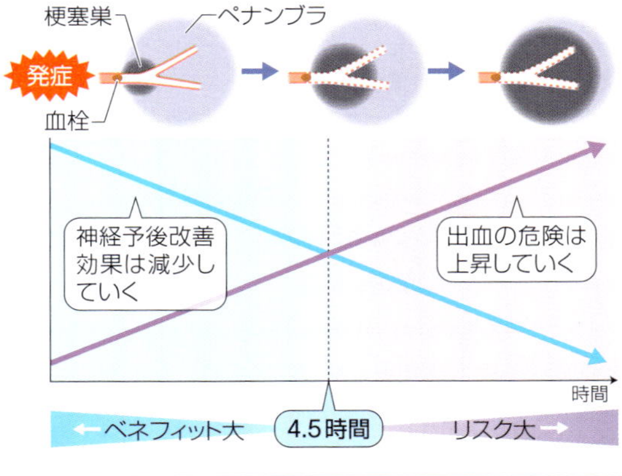

代表的な合併症
出血性梗塞

- 脳組織に虚血が起こると，神経細胞だけでなく，血管内皮細胞も障害される．虚血によりもろくなった血管に再び血液が流入すると，梗塞部の組織に出血が生じることがある．これを出血性梗塞という．

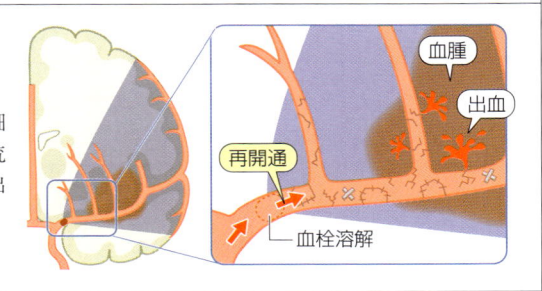

商品名 【血栓溶解薬（rt-PA）】●アルテプラーゼ：アクチバシン（注），グルトパ（注）　【血栓溶解薬（u-PA）】●ウロキナーゼ：ウロキナーゼ「ベネシス」（注），ウロキナーゼ「フジ」（注），ウロナーゼ（注），　**略語**　●プラスミノゲンアクチベーター（PA）：plasminogen activator　●遺伝子組み換え組織型プラスミノゲンアクチベーター（rt-PA）：recombinant tissue-type plasminogen activator　●ウロキナーゼ型プラスミノゲンアクチベーター（u-PA）：urokinase-type plasminogen activator

抗血小板療法と抗凝固療法

脳梗塞の臨床病型による 使い分け

- 脳梗塞急性期には，血栓の増大や，新たな血栓の形成により，脳梗塞の増悪・再発が起こる．これを防ぐため，抗血小板療法や抗凝固療法を行う．また，慢性期には，長期的な再発防止のため抗血小板療法または抗凝固療法を行う．
- 抗血小板療法と抗凝固療法は脳梗塞の臨床病型により使い分けられている．

脳動脈内に血栓ができるタイプ
- 血管内皮傷害による血小板活性化が主病態である．

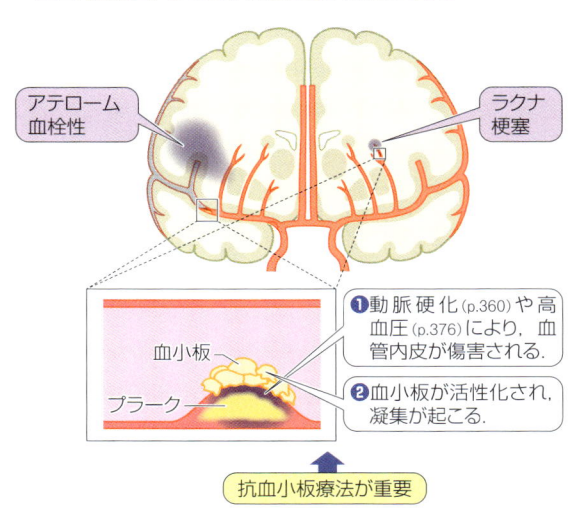

（アテローム血栓性／ラクナ梗塞）

❶ 動脈硬化(p.360)や高血圧(p.376)により，血管内皮が傷害される．
❷ 血小板が活性化され，凝集が起こる．

抗血小板療法が重要

心臓内に血栓ができるタイプ
- 血流うっ滞による凝固能亢進が主病態である．

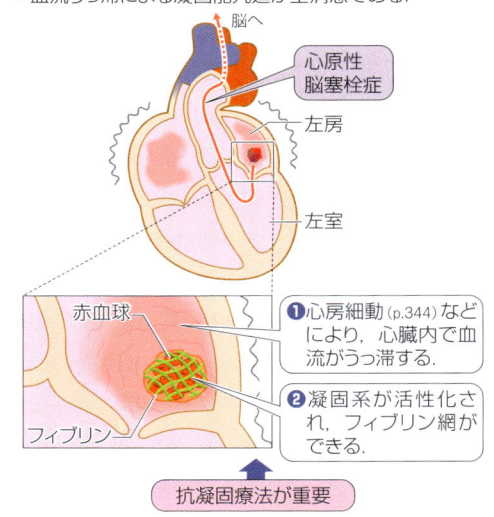

（心原性脳塞栓症／左房／左室）

❶ 心房細動(p.344)などにより，心臓内で血流がうっ滞する．
❷ 凝固系が活性化され，フィブリン網ができる．

抗凝固療法が重要

- 血栓溶解療法を施行した場合，治療開始後24時間は，抗血小板療法や抗凝固療法は行わない（出血の危険が上昇する）．
- 血栓形成の機序，抗血小板薬・抗凝固薬の作用機序の詳細はp.324～327および『薬がみえる vol.2』（2015年発行予定）を参照のこと．

脳梗塞急性期に用いる 抗血小板薬・抗凝固薬（急性期）

抗血小板薬: オザグレルナトリウム，クロピドグレル，シロスタゾール，アスピリン

抗凝固薬: アルガトロバン，ヘパリン

- 抗血小板薬・抗凝固薬は，臨床病型により適応が異なる．
- 脳梗塞で用いられる主な薬を以下に示す．慢性期の抗血小板薬・抗凝固薬についてはp.200を参照のこと．

抗血小板療法	抗凝固療法	
アテローム血栓性脳梗塞・ラクナ梗塞	アテローム血栓性脳梗塞	心原性脳塞栓症
●オザグレルナトリウム ●クロピドグレル* ●シロスタゾール* ●アスピリン	●アルガトロバン** ●ヘパリン	●ヘパリン

*これら2薬は，アスピリンを上回る有効性と，出血リスクがアスピリンよりも有意に少ないことが明らかにされている．

**アルガトロバンは選択的抗トロンビン薬であり，抗凝固薬に分類されるが，トロンビン阻害作用により抗血小板作用も得られることから，アテローム血栓性脳梗塞で使用される（ラクナ梗塞，心原性脳塞栓症に適応はない）．

- 抗血小板薬・抗凝固薬は，脳梗塞に限らず様々な血栓性疾患で使用される．その詳細はp.324～327および『薬がみえる vol.2』（2015年発行予定）を参照のこと．オザグレルナトリウムは脳血管障害のみで使用される抗血小板薬であるため，p.197で解説する．

【商品名】【抗血小板薬】●**オザグレルナトリウム**：カタクロット（注），キサンボン（注） ●**クロピドグレル硫酸塩**：プラビックス（錠） ●**シロスタゾール**：プレタール（散，OD） ●**アスピリン・ダイアルミネート配合**：バファリン（錠） ●**アスピリン**：バイアスピリン（腸溶） 【抗凝固薬】●**アルガトロバン水和物**：スロンノンHI（注），ノバスタンHI（注） ●**ヘパリンナトリウム**：ヘパリンナトリウム（注），ノボ・ヘパリン（注）

オザグレルナトリウム

intro.: トロンボキサン合成酵素を阻害することで，血小板凝集・血管収縮を抑制する．血栓による脳梗塞急性期，くも膜下出血後の血管攣縮に対して使用される．塞栓による脳梗塞に対しては，出血性脳梗塞(p.195)の危険があるため禁忌である．

MINIMUM ESSENCE

一般名	オザグレルナトリウム…注
作 用	・**トロンボキサン合成酵素を阻害**し，トロンボキサンA_2（TXA_2）産生を抑制する．この結果，TXA_2による血小板凝集作用・血管収縮作用が抑制される． ・また，血小板凝集抑制・血管拡張作用をもつプロスタサイクリン（PGI_2）の産生を促進する作用もあるとされる．
適 応	・血栓による脳梗塞急性期（アテローム血栓性脳梗塞，ラクナ梗塞） ・くも膜下出血
禁 忌	・塞栓による脳梗塞（**出血性脳梗塞**を発症しやすいため）など ・出血している患者
副作用	・出血★（出血性脳梗塞，硬膜外血腫，脳内出血，消化管出血，皮下出血など）
相互作用	・抗血小板薬，抗凝固薬，血栓溶解薬：併用により出血傾向を助長するおそれがある．
注 意	・重大な副作用として頭蓋内出血(p.205)があるため，投与時には臨床症状，CTによる十分な観察を行い，出血が認められた場合は，直ちに投与を中止する．

【補足事項】 内服剤のオザグレルは気管支喘息治療薬として使用される（気道過敏性・気道収縮を抑制する作用がある．詳細は『薬がみえる vol.2』(2015年発行予定)参照のこと．

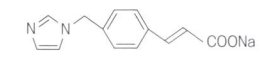

オザグレルナトリウムの作用機序
トロンボキサン合成酵素を阻害

- オザグレルナトリウムは，トロンボキサン合成酵素を阻害する．これにより，トロンボキサンA_2（TXA_2）の産生は抑制され，プロスタサイクリン（PGI_2）の産生は促進される(p.286)．
- この結果，血小板凝集抑制作用，血管拡張作用が得られ，血栓による脳梗塞の急性期，くも膜下出血後の血管攣縮に対して効果がある．

TXA_2とPGI_2の合成＊と作用 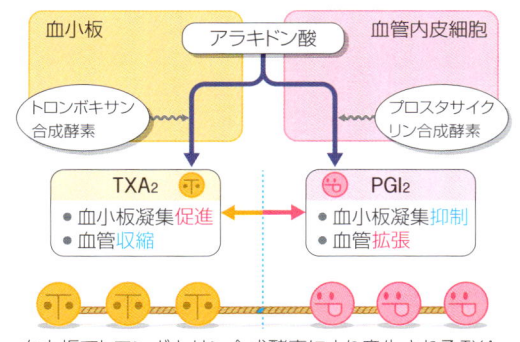
- 血小板でトロンボキサン合成酵素により産生されるTXA_2には，血小板凝集促進・血管収縮作用がある．
- 一方，血管内皮細胞で産生されるPGI_2には，血小板凝集抑制・血管拡張作用があり，両者の作用は拮抗している．

オザグレルナトリウムの作用 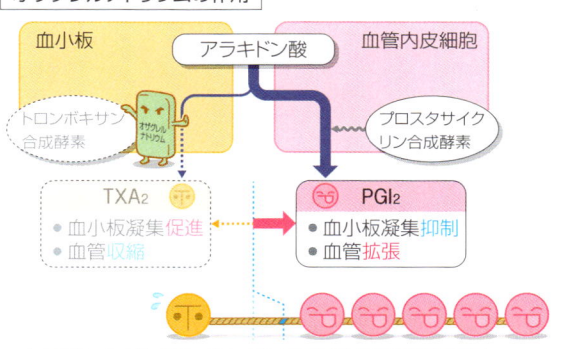
- オザグレルがトロンボキサン合成酵素を阻害すると，TXA_2の産生が阻害され，PGI_2の産生は促進される．
- この結果，PGI_2の作用がTXA_2の作用を上回り，血小板凝集抑制作用および血管拡張作用が現れる．

＊実際には，アラキドン酸からTXA_2，PGI_2の合成には複数の段階がある（アラキドン酸カスケード）．詳細はp.133および『薬がみえる vol.2』(2015年発行予定)参照のこと．

商品名【抗血小板薬】●オザグレルナトリウム：カタクロット（注），キサンボン（注） 略語 ●トロンボキサンA_2（TXA_2）：thromboxane A_2 ●プロスタサイクリン／プロスタグランジンI_2（PGI_2）：prostacyclin／prostaglandin I_2 ●コンピュータ断層撮影〔法〕（CT）：computed tomography

抗脳浮腫療法

水が溜まって膨張する
脳浮腫とは

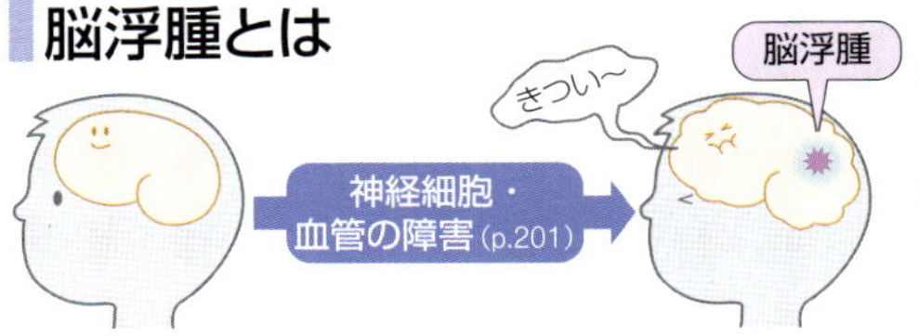

- 脳組織の水分量が異常に増加し、脳の容積が増加してしまった状態を脳浮腫という（病⑦p.130）。
- 脳浮腫は、神経細胞・脳血管が障害されることで起こり、脳梗塞、脳出血、頭部外傷、脳腫瘍などに伴って生じる。
- 脳は、頭蓋骨に囲まれた限られたスペースに存在するため、脳浮腫が起こると頭蓋内圧が上昇し（頭蓋内圧亢進）、重篤な例では、脳の一部が押し出される（脳ヘルニア p.199）。

頭蓋内圧亢進を防ぐ
抗脳浮腫療法

- 脳浮腫に対する薬物治療として、浸透圧利尿薬である高張グリセロール（グリセリン）やマンニトールが使用される。
- 浸透圧利尿薬は、血管内の浸透圧を脳組織内よりも高くすることで、脳組織内の水分を血管内へ引き込み、脳組織の水分量を減少させる。

浸透圧利尿薬
- 高張グリセロール
- マンニトール

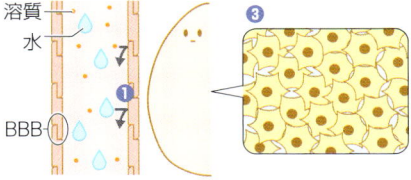

正常時
浸透圧　血管内＝脳組織内
1. 血液脳関門（BBB）(p.139)の機能により、溶質、水の透過が調節されている。
2. 脳組織内の浸透圧は一定に保たれる。
3. 脳組織の水分量・容積が正常に保たれる。

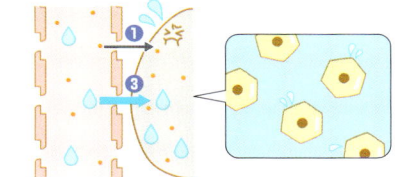

脳浮腫
浸透圧　血管内＝脳組織内
1. 神経細胞障害、BBBの破綻が起こる。
2. 脳組織内の浸透圧が上昇する。
3. 血管内の水分が脳組織内へ移動し、脳浮腫が起こる。

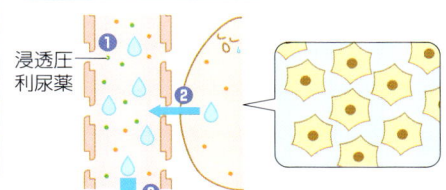

浸透圧利尿薬投与
浸透圧　血管内＞脳組織内
1. 浸透圧利尿薬により、血管内の浸透圧が上昇する。
2. 水分が血管内へ引き込まれ、脳組織内の水分は減少する。
3. 血管内の水分は尿として体外へ排泄される。

- 浸透圧利尿薬の詳細はp.408を参照のこと。
- 広範囲の脳梗塞（主に中大脳動脈の閉塞による）では、重篤な脳浮腫をきたしうるため、薬物治療のみでは不十分で、開頭外減圧療法(p.205)を必要とすることがある。

高張グリセロールが第一選択
浸透圧利尿薬の選択

- 高張グリセロールの利点は反跳現象(p.206)が少ないこと、マンニトールの利点は即効性があることである。
- 糖質コルチコイドは、脳卒中に伴う脳浮腫には有効性がない（脳腫瘍に伴う脳浮腫に有効）。

	高張グリセロール	マンニトール
効果発現	遅い	速い
持続時間	長い	短い
代謝	される	されない
反跳現象	少ない	多い
脳卒中での適応	第一選択	緊急時*

*頭蓋内圧が進行性に上昇し、脳ヘルニアの危険が高い場合など。

商品名【脳浮腫治療薬】● 濃グリセリン：グリセオール（注）　● D－マンニトール：マンニットール（注）　**略語**● 血液脳関門（BBB）：blood-brain barrier

脳保護療法

脳保護薬（エダラボン）

intro.：フリーラジカルによる細胞傷害から脳を保護し，梗塞巣が拡大しないようにする薬である．脳梗塞急性期に使用される．

MINIMUM ESSENCE

一般名	● エダラボン…注
作用	● フリーラジカルを消去し，脳の血管内皮細胞および神経細胞を過酸化傷害から守る．
適応	● 脳梗塞急性期
禁忌	● 重篤な腎障害
副作用	● 急性腎不全★　● 肝機能障害★　● 血小板減少★，顆粒球減少★　など
相互作用	● 抗菌薬：併用により腎臓への負担が増強し，腎機能障害増悪のおそれがある．
注意	● 感染症の合併，重篤な意識障害，脱水状態では，副作用が重症化することがあるので，適応は慎重に検討する．

【補足事項】
- アテローム血栓性脳梗塞，心原性脳塞栓症，ラクナ梗塞のいずれでも適応となる．
- 発症後24時間以内に投与を開始し，投与期間は14日以内で症状に応じて終了する．
- 投与開始後早期に血液検査を実施する（本薬による検査値の急激な悪化は，投与開始初期にみられることが多い）．

エダラボンの作用機序
フリーラジカルを消去する

- 虚血時に増加するフリーラジカルは，虚血周辺部位を傷害し梗塞巣の拡大を招く．
- エダラボンには，フリーラジカルを消去する作用があり，梗塞に陥る範囲を減らす目的で使用される．
- すでに虚血壊死に陥った組織を修復するものではないため，発症後早期に投与を開始した方が効果が高い．
- 血栓溶解療法開始直前に投与すると，その後の頭蓋内出血合併症を抑制することが明らかにされている（フリーラジカルによる血管内皮細胞の傷害を抑制することによると考えられている）．

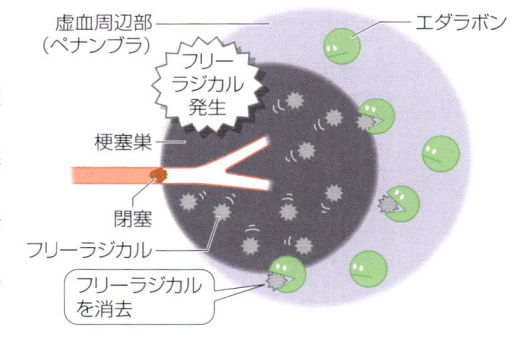

SUPPLEMENT

脳ヘルニア

- 頭蓋内は，硬膜(p.191)により区切られており，それぞれの区分に大脳半球，小脳などの脳組織が収まっている．
- 脳梗塞による脳浮腫，血腫，腫瘍などにより，部分的に頭蓋内圧が亢進し，本来の位置から脳組織が押し出された状態を脳ヘルニアという．
- 押し出された脳組織だけでなく，陥入した先の組織まで圧迫・変形されるため，様々な神経症状をきたす．特に，脳幹が圧迫されると生命維持が困難になる危険があるため，早期の診断・治療が重要となる（詳細は『病気がみえる vol.7 脳・神経』p.133を参照のこと）．

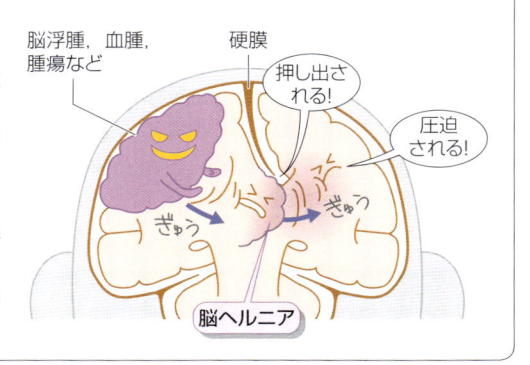

商品名【脳保護薬】● エダラボン：ラジカット（注）

慢性期の治療

再発予防と合併症・後遺症の軽減

慢性期の治療の全体像

- 脳梗塞慢性期の治療目的は，❶再発予防と❷合併症・後遺症の軽減である．

治療目的			病態・症状	治療	薬物
❶再発予防	危険因子の管理	●脳梗塞再発のリスクを下げる．●脳梗塞をきたした場合は，それぞれの管理目標をより厳格にすることを考慮する．	高血圧	降圧療法（140/90 mmHg未満を目標）	●Ca拮抗薬（p.290）●ARB/ACE阻害薬（p.311，314）●ループ系利尿薬（p.403）
			糖尿病	血糖コントロール	●病態に合わせて薬を選択（薬②）
			脂質異常症	脂質異常症のコントロール	●スタチン系薬（p.372）●イコサペント酸エチル（p.325）
			喫煙	禁煙	
			メタボリックシンドローム・肥満	食事療法，運動療法	
	抗血栓療法	●新たな血栓形成の防止を目的に抗血栓療法を行う．●既に梗塞巣が完成している慢性期では，血栓溶解療法の適応はない．	アテローム血栓性脳梗塞，ラクナ梗塞	抗血小板療法	●クロピドグレル ●シロスタゾール ●アスピリン（薬②）
			心原性脳塞栓症	抗凝固療法	●NOAC（ダビガトランなど）●ワルファリン（薬②）
	外科的治療	●狭くなった動脈を広げ脳血流を改善．	内頸動脈狭窄症	頸動脈内膜剥離術	
				頸動脈ステント留置術	
❷合併症・後遺症の軽減		●廃用症候群（病⑦p.64）を予防し，ADL（p.184）向上，社会復帰を目指す．	運動障害，構音・嚥下障害	リハビリテーション	
			脳卒中後うつ状態	抗うつ薬	●SSRI（p.246） ●SNRI（p.247）
			その他	脳循環代謝改善薬	●イフェンプロジル（めまい）●イブジラスト（めまい）●ニセルゴリン（意欲低下）など

脳梗塞治療に使用する

抗血小板薬・抗凝固薬のまとめ

- 脳梗塞慢性期の治療では，予防的に抗血栓療法を行う．
- 病型により，抗血小板療法か抗凝固療法かを選択する．ここでは，急性期に使用する薬も含め，抗血小板薬・抗凝固薬の作用機序，適応をまとめる．

	薬物		作用機序*	投与経路	適応：病型	適応：急性期	適応：慢性期
抗血小板療法	オザグレルナトリウム（p.197）		●トロンボキサン合成酵素を阻害し，TXA_2産生を抑制する．	注	アテローム血栓性脳梗塞，ラクナ梗塞	●	
	クロピドグレル（薬②）		●血小板細胞膜上のADP受容体を遮断し，cAMPの産生を促進する．	内	アテローム血栓性脳梗塞，ラクナ梗塞	●	●
	シロスタゾール（薬②）		●PDEⅢを阻害することによって，血小板内のcAMP分解を抑制する．	内	アテローム血栓性脳梗塞，ラクナ梗塞	●	●
	アスピリン（薬②）		●血小板シクロオキシゲナーゼを阻害し，TXA_2産生を抑制する．	内	アテローム血栓性脳梗塞，ラクナ梗塞	●	●
抗凝固療法	アルガトロバン（薬②）		●トロンビンを選択的に阻害．抗凝固作用に加えて抗血小板作用ももつ．	注	アテローム血栓性脳梗塞	●	
	ヘパリン（薬②）		●アンチトロンビンⅢに結合し活性を高めることで，トロンビン・第Xa因子を阻害する．	注	アテローム血栓性脳梗塞，心原性脳塞栓症	●	
	NOAC（薬②）	ダビガトラン	●トロンビンを選択的に阻害する．	内	心原性脳塞栓症	●**	●
		リバーロキサバン	●第Xa因子を阻害する．	内	心原性脳塞栓症	●**	●
		アピキサバン		内	心原性脳塞栓症	●**	●
	ワルファリン（薬②）		●Vit.Kに拮抗し，第Ⅱ，Ⅶ，Ⅸ，Ⅹ因子の合成を阻害する．	内	心原性脳塞栓症		●

*標的酵素，受容体を中心に簡潔に示してある．作用の詳細は各薬の項を参照のこと．
**現時点では大規模臨床試験により急性期におけるNOACの有効性・安全性が明確にされているわけではないが，実臨床では急性期からNOACが用いられるようになってきている．

[略語] ●日常生活動作（ADL）：activities of daily living ●アンジオテンシンⅡ受容体拮抗薬（ARB）：angiotensin receptor blocker ●アンジオテンシン変換酵素（ACE）：angiotensin-converting enzyme ●新規経口抗凝固薬（NOAC）：novel oral anticoagulant ●選択的セロトニン再取り込み阻害薬（SSRI）：selective serotonin reuptake inhibitor ●セロトニン・ノルアドレナリン再取り込み阻害薬（SNRI）：serotonin noradrenaline reuptake inhibitor ●トロンボキサンA_2（TXA_2）：thromboxane A_2 ➡

■ 慢性期の後遺症に使用する
脳循環代謝改善薬

- 脳循環改善作用とは，血小板凝集抑制，平滑筋弛緩作用などにより，脳血流を増加させる作用である．
- 脳代謝改善作用とは，脳のエネルギー代謝や，神経伝達機能を改善させる作用である．
- これらの作用をもつ薬は，2つの作用を厳密に区別せず，脳循環代謝改善薬と総称される．
- 脳梗塞慢性期の後遺症に対して使用される脳循環代謝改善薬には以下のものがある．

	薬物	作用機序	適応となる後遺症・症状
主に脳血流を増加させる薬	イフェンプロジル	・アドレナリンα1受容体遮断作用(p.22)により脳血管を拡張する．	・めまい
	イブジラスト	・プロスタサイクリン活性増強，PDEⅢ阻害により，血管を拡張し，血小板凝集を抑制する．	・めまい（気管支喘息 [薬②] にも使用される）
	ニセルゴリン	・選択的な脳血管拡張作用により，虚血部血流量を改善する．また，血小板凝集抑制作用，赤血球変形能亢進作用や，アセチルコリン系，ドパミン系の神経伝達を促進する作用もあるとされる．	・意欲低下
主に神経伝達機能を改善する薬	アマンタジン	・詳細は解明されていないが，ドパミンの遊離促進，セロトニン系の神経伝達促進などの作用により，精神活動を改善するとされる．	・意欲低下，自発性低下（パーキンソン病(p.156)，A型インフルエンザ [薬③] にも使用される）
	チアプリド	・ドパミンD2受容体遮断作用を有する．錐体外路系よりも，中脳辺縁系のドパミン神経(p.220)に作用するとされる(p.228)．	・攻撃的行為，精神的興奮，徘徊，せん妄（パーキンソン病に伴うジスキネジア(p.161)にも使用される）

【脳卒中後うつ状態】

- 脳梗塞に限らず，脳卒中に罹患した患者が，その後抑うつ気分や意欲低下を呈することを脳卒中後うつ状態（PSD）とよび，脳卒中患者のおよそ3人に1人に合併するとされる．
- PSDは死亡率の上昇，リハビリテーション進行の障害，入院期間の延長などの様々な悪影響を及ぼすため，積極的に診断・治療にあたる必要がある．
- 治療薬としては，うつ病(p.238)の治療に準じるが，副作用が軽く，精神科医師でなくても使用しやすいという点で，SSRI(p.246)やSNRI(p.247)が頻用される．

SUPPLEMENT
脳浮腫の発生機序

- 脳浮腫は，神経細胞，間質の浸透圧が正常状態よりも上昇してしまうことにより起こる．
- 発生機序により，❶細胞毒性脳浮腫と，❷血管性脳浮腫に分けられる．
- 脳梗塞時の脳浮腫は，初期は❶の機序によって起こり，その後❷の機序が加わるとされ，発症3～5日目がピークとなり2週間程度で消退する．

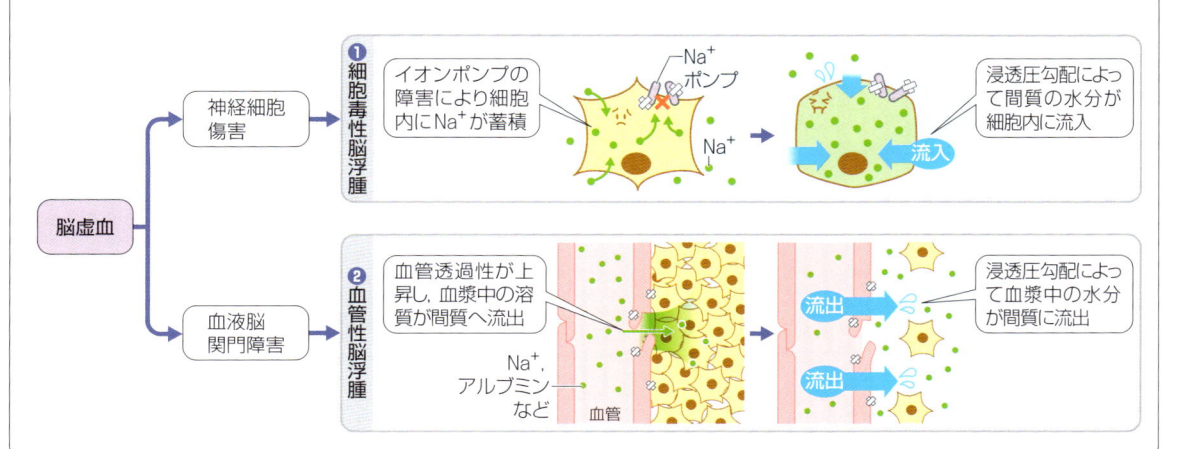

脳虚血
→ 神経細胞傷害 → ❶細胞毒性脳浮腫
  - イオンポンプの障害により細胞内にNa⁺が蓄積
  - 浸透圧勾配によって間質の水分が細胞内に流入
→ 血液脳関門障害 → ❷血管性脳浮腫
  - 血管透過性が上昇し，血漿中の溶質が間質へ流出（Na⁺，アルブミンなど）
  - 浸透圧勾配によって血漿中の水分が間質に流出

⇒ ● アデノシンニリン酸（ADP）: adenosine diphosphate　● 環状アデノシン一リン酸（cAMP）: cyclic adenosine monophosphate
● ホスホジエステラーゼⅢ（PDEⅢ）: phosphodiesterase Ⅲ　[商品名]【脳循環代謝改善薬】● イフェンプロジル酒石酸塩: セロクラール（細，錠）　● イブジラスト: ケタス（カ）　● ニセルゴリン: サアミオン（散，錠）　● アマンタジン塩酸塩: シンメトレル（細，錠）　● チアプリド塩酸塩: グラマリール（細，錠），　[略語]　● 脳卒中後うつ状態（PSD）: post-stroke depression

脳梗塞治療薬のまとめ

病型や発症からの時間によって使い分ける
急性期の治療薬

- 脳梗塞急性期の治療薬について，作用機序と『脳卒中治療ガイドライン2009』に基づいた脳梗塞の病型別推奨度を以下に示す．

● : グレードA（行うよう強く勧められる）　▲ : グレードC（科学的根拠がない）
● : グレードB（行うよう勧められる）　　　× : 適応なし

	薬物	機序	アテローム血栓性	心原性	ラクナ	適応となる発症からの時間
血栓溶解薬 (p.195)	アルテプラーゼ (rt-PA)〔静注療法〕	●血栓上でプラスミノゲンをプラスミンに変換し，フィブリンの分解を促進して血栓を溶解する．	●	●	●	4.5時間以内
	ウロキナーゼ (u-PA)〔局所動注療法〕	●血液中のプラスミノゲンをプラスミンに変換し，フィブリンの分解を促進して血栓を溶解する．	●	●	▲	4.5〜6時間以内
抗血小板薬 (p.196)	オザグレルナトリウム	●血小板内のTXA_2合成酵素を選択的に阻害し，血小板凝集を抑制する．	●	×	●	5日以内に開始，2週間投与
	アスピリン	●血小板シクロオキシゲナーゼの阻害によりTXA_2産生を抑制することで，血小板凝集を抑制する．	●	●*	●	48時間以内に開始
抗凝固薬 (p.196)	ヘパリン	●抗凝固因子のアンチトロンビンと結合し，トロンビンと第Xa因子を阻害する．	▲	▲	▲	―
	アルガトロバン	●選択的抗トロンビン薬であり，直接，トロンビンと結合しフィブリン形成を阻害する．	●	×	×	48時間以内に開始
脳保護薬 (p.199)	エダラボン	●フリーラジカルを除去し，細胞傷害から脳を保護する．	●	●	●	24時間以内に開始，投与期間14日以内
抗脳浮腫薬 (p.198)	高張グリセロール (10%)	●血液の浸透圧を上げて，脳組織に貯留した水分を血中へ移行させ，脳浮腫を改善する．	●	●	▲〜×**	2〜5日目に開始

参考：脳卒中治療ガイドライン2009

*ガイドラインでは，全ての臨床病型の脳梗塞にアスピリンの適応ありとなっている．ただし実際の臨床現場では，心原性脳塞栓症に対して抗凝固療法は行うが，アスピリンをはじめとする抗血小板療法は通常行っていない．
**通常，心原性脳塞栓症，アテローム血栓性梗塞のような頭蓋内圧亢進を伴う大きな脳梗塞の急性期に推奨され，ラクナ梗塞では不要なことが多い．

- 『脳卒中治療ガイドライン2009』には記載されていないが，実臨床においてはクロピドグレル，シロスタゾール，NOAC（ダビガトランなど(p.192)）も急性期治療で使用されるようになってきている．
- なお，『脳卒中治療ガイドライン2015』の発行が2015年に予定されているため，発行後はこちらを参照のこと．

略語
- 遺伝子組み換え組織型プラスミノゲンアクチベーター（rt-PA）：recombinant tissue-type plasminogen activator
- ウロキナーゼ型プラスミノゲンアクチベーター（u-PA）：urokinase-type plasminogen activator
- トロンボキサンA_2（TXA_2）：thromboxane A_2
- 新規経口抗凝固薬（NOAC）：novel oral anticoagulant

抗血栓薬と脳循環代謝改善薬
慢性期の治療薬

- 主な薬物を以下に示す．

種類	薬物		作用機序	主な副作用	主な禁忌	特徴
抗血小板薬	クロピドグレル (p.325)		・血小板細胞膜上のADP受容体を遮断し，cAMPの産生を促進する．	・白血球減少 ・肝機能障害（AST上昇）	・出血している患者	・CYP2C19で代謝されて活性体となるプロドラッグであり，薬効に個人差が生じうる．
	シロスタゾール (p.325)		・PDEⅢを阻害することによって，血小板内のcAMPの分解を抑制する．	・動悸，頻脈 ・めまい	・出血している患者 ・心不全	・脳血管拡張作用をあわせもつ（頭痛の原因ともなる）．
	アスピリン (p.325)		・血小板シクロオキシゲナーゼを阻害し，TXA₂産生を抑制する．	・消化性潰瘍 ・出血傾向 ・腎障害 ・喘息発作の誘発	・消化性潰瘍 ・出血傾向 ・アスピリン喘息	・最も古くから使用されている抗血小板薬で，他の抗血小板薬に比較して安価である．
抗凝固薬 (p.192)	ヘパリン (p.326)		・アンチトロンビンⅢに結合し活性を高めることで，トロンビンや第Xa因子を阻害する．	・出血傾向 ・ヘパリン起因性血小板減少症（HIT） ・肝機能障害（AST, ALT上昇）	・HITの既往	・効果はAPTTでモニタリングする． ・過量投与時や，手術前などは，プロタミンで拮抗する．
	NOAC (p.192)	ダビガトラン (p.327)	・トロンビンを選択的に阻害する．	・出血傾向 ・消化不良，下痢	・腎機能障害（Ccr 30 mL/min以下）	・適応は非弁膜症性心房細動 (p.344)． ・ワルファリンに比べて，食事の影響や薬物相互作用が少ない． ・ワルファリンに比べて即効性で，作用持続時間は短い（服薬を忘れた場合，効果が速やかに消失してしまうことに注意）． ・薬効のモニタリングが不要．
		リバーロキサバン (p.327)	・第Xa因子を阻害する．	・出血傾向 ・肝機能障害	・肝機能障害 ・腎機能障害（Ccr 15 mL/min以下） ・妊婦	
		アピキサバン (p.327)			・肝機能障害 ・腎機能障害（Ccr 15 mL/min以下）	
	ワルファリン (p.326)		・Vit.Kに拮抗し，第Ⅱ，Ⅶ，Ⅸ，Ⅹ因子の合成を阻害する．	・出血傾向 ・肝機能障害	・重篤な肝機能障害，腎機能障害 ・妊婦	・Vit.Kを多く含む食物は制限が必要． ・効果はPT-INRでモニタリングする． ・過量投与時はVit.K薬で拮抗する．
脳循環代謝改善薬	イフェンプロジル (p.201)		・アドレナリンα₁受容体遮断作用により脳血管を拡張する．	・口渇 ・悪心・嘔吐 ・頭痛	・頭蓋内出血後，止血が完成していない患者	・めまいに効果がある．
	イブジラスト (p.201)		・PGI₂，PDE阻害作用により脳血管を拡張する．	・血小板減少 ・肝機能障害 ・発疹		・めまいに効果がある．
	ニセルゴリン (p.201)		・脳血管拡張作用と，アセチルコリン系，ドパミン系の神経伝達促進作用をもつ．	・食欲不振 ・下痢，便秘 ・肝機能障害		・意欲低下に効果がある．

- 上記の他，危険因子を有する患者に対して，それぞれの危険因子に応じて①降圧薬 (p.386)，②糖尿病治療薬，③脂質異常症治療薬を使用する．②③の詳細は『薬がみえる vol.2』（2015年発行予定）各項を参照のこと．
- 脳循環代謝改善薬は，狭義の3薬のみ示した．上記の他，アマンタジン，チアプリドが広義の脳循環代謝改善薬に含まれ，脳梗塞慢性期の後遺症軽減を目的に使用されることがある (p.201)．

略語
- プロスタサイクリン／プロスタグランジンI₂ (PGI₂)：prostacyclin／prostaglandin I₂
- ヘパリン起因性血小板減少症 (HIT)：heparin-induced thrombocytopenia
- クレアチニンクリアランス (Ccr)：creatinine clearance
- アスパラギン酸アミノトランスフェラーゼ (AST)：aspartate aminotransferase
- アラニンアミノトランスフェラーゼ (ALT)：alanine aminotransferase
- 活性化部分トロンボプラスチン時間 (APTT)：activated partial thromboplastin time

一過性脳虚血発作（TIA）

監　修
田中 耕太郎

一過性脳虚血発作（TIA）

（病⑦p.84）

intro.： 脳虚血により局所神経症状が出現するが，24時間以内（典型的には1時間以内）に症状が消失し，脳梗塞には至っていない一過性の神経障害である．脳梗塞の前駆症状として重要．

MINIMUM ESSENCE

疫学・好発

- アテローム血栓性脳梗塞（p.193）の20～30％にTIAの先行を認める．　〈脳梗塞の前駆症状〉

原因・誘因

- **高血圧**，**糖尿病**，**脂質異常症**，**喫煙**，大量飲酒など　〈アテローム血栓性脳梗塞の危険因子〉

病態生理

- アテローム病変にできた血栓（頸動脈が代表的）が遊離➡末梢脳動脈分枝を閉塞➡閉塞血管の支配領域が虚血➡局所神経症状➡梗塞に至る前に血栓が溶解➡症状消失　〈一過性の神経障害〉

症状・所見

- **一過性**の運動障害，感覚障害，失語，視力消失（黒内障）など　〈閉塞血管により症状は様々〉

検査・診断

- 神経症状が短期間で消失するため，正確な問診が重要である．
- MRI，MRA，CTA，脳血管造影で頭蓋内外の動脈狭窄を認める．
- 頸動脈超音波で頸動脈の狭窄を認める．

治療・管理

- **脳梗塞発症防止**のため，速やかに治療を開始する．
  1. 抗血小板療法：クロピドグレル，シロスタゾール，アスピリン
  2. CEA，CAS：頸動脈狭窄症に対し，狭窄度などに応じて考慮
  3. 危険因子の管理：降圧療法，脂質異常症の管理，血糖管理，禁煙など

【補足事項】
- 梗塞には至っていないため，CTやMRIなどの画像検査では，脳梗塞を示す異常は認めない．
- TIA発症後90日以内に10～20％が脳梗塞を発症し，そのうち約半数が2日以内に発症する．
- 上記ではアテローム血栓によるTIAを解説しているが，この他に心原性塞栓によるTIAも存在する．心原性のものは，心房細動（p.344）などの心疾患を原因とし，治療は抗凝固療法（NOAC，ワルファリン）（p.326，327）を行う．

WORDS & TERMS

頸動脈狭窄症　〔p.204〕
　動脈硬化により頸動脈が狭窄し脳血流が低下する疾患．狭窄の程度が小さければ無症状である（無症候性）が，狭窄が進むにつれ，TIAや脳梗塞を発症する（症候性）頻度が高くなる．
　動脈硬化の危険因子の管理・抗血小板療法を行い，狭窄が高度な場合や，症候性の場合には，血行再建術（CEAやCAS）を考慮する（病⑦p.86）．

頸動脈内膜剝離術（CEA）　〔p.204〕
　頸動脈狭窄症に対する血行再建術の1つ．全身麻酔下の手術である．狭窄した血管を切開し，動脈硬化により変性・肥厚した内膜を切除し狭窄を解除した後，血管を再縫合する（病⑦p.87）．

頸動脈ステント留置術（CAS）　〔p.204〕
　頸動脈狭窄症に対する血行再建術の1つ．カテーテルによる血管内治療である．狭窄した部位の内側からバルーンで拡張した後，ステント（金属の筒）を留置して血管径を保つ（病⑦p.87）．

脳梗塞の前駆症状
一過性脳虚血発作（TIA）とは

- 神経症状は一過性であるが，脳梗塞（特にアテローム血栓性）の前駆症状として，厳重に治療・管理する必要がある．

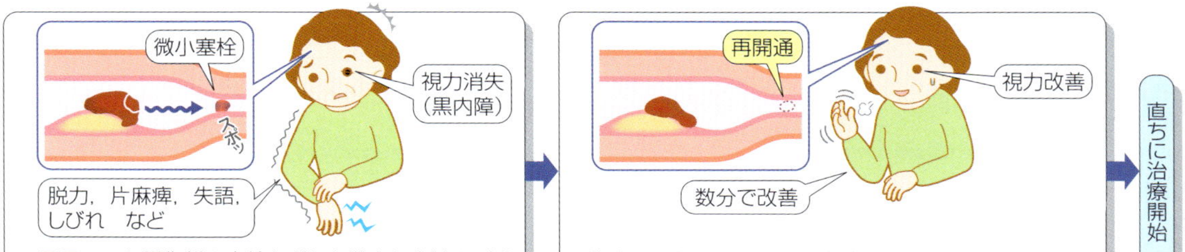
微小塞栓
スポッ
視力消失（黒内障）
脱力，片麻痺，失語，しびれ　など
再開通
視力改善
数分で改善
直ちに治療開始

- アテローム硬化部の血栓などから微小な塞栓子が遊離し，末梢の脳動脈を閉塞する．
- 閉塞血管の支配領域によって，様々な症状が起こる．

- 線溶系の作用などにより血栓が溶解し，血管が再開通する．
- 数分～1時間（多くは2～15分程度）で血流が回復し，局所症状が消失，改善する．

略語　●一過性脳虚血発作（TIA）：transient ischemic attack　●磁気共鳴画像（MRI）：magnetic resonance imaging　●磁気共鳴アンギオグラフィー（MRA）：magnetic resonance angiography　●コンピュータ断層アンギオグラフィー（CTA）：computed tomographic angiography　●頸動脈内膜剝離術（CEA）：carotid endarterectomy　●頸動脈ステント留置術（CAS）：carotid artery stenting　●コンピュータ断層撮影〔法〕（CT）：computed tomography　●新規経口抗凝固薬（NOAC）：novel oral anticoagulant

脳出血

監 修
田中 耕太郎

脳出血

（病⑦p.92）

intro.： 高血圧などの原因により，脳内の動脈が破綻し，脳の実質内に出血をきたした疾患である．出血により損傷された脳組織の神経機能が障害される．また，血腫による圧迫や脳浮腫は，頭蓋内圧亢進・脳ヘルニア（p.199）などを引き起こす．

Minimum Essence

原因・誘因

- **高血圧**（最多〔80%〕） ● その他（アミロイドアンギオパチー，脳動静脈奇形 など）
- 好発部位：**穿通枝領域**に多い（高血圧性脳出血）．
  ❶被殻（40%）❷視床（30%）❸脳幹（10%）❹小脳（10%）❺大脳皮質（10%）

症状・所見

- 頭痛，意識障害，運動障害，感覚障害，共同偏視，失語など 〈出血部位により様々〉

検査・診断

- CT：出血部位に高吸収域

治療・管理

1. 薬物療法：血圧管理，脳浮腫・頭蓋内圧亢進対策，合併症対策を行う．
2. 手術療法：薬物療法でコントロールできない頭蓋内圧亢進・脳ヘルニアの危険がある場合には，血腫除去術を考慮する．

【補足事項】
- 穿通枝（病⑦p.58）は脳底部の太い動脈から直接分枝し，高い圧が加わるため，高血圧性脳出血は穿通枝領域に多い．
- アミロイドアンギオパチーを原因とするものでは，皮質下出血が多い．
- 再発予防には血圧管理が重要である（拡張期血圧75～90 mmHg以下を目標）．

Words & Terms

アミロイドアンギオパチー 〔p.205〕
血管壁にアミロイド蛋白が沈着し，血管が脆弱になった状態．高齢者に多い．脳血管では脳表の小・中動脈に多く，皮質下出血の原因となる（病⑦p.103）．

開頭外減圧療法 〔p.188〕
脳浮腫などにより頭蓋内圧亢進をきたした場合に，脳ヘルニアを避けるための緊急処置として考慮される手術療法．頭蓋骨を広範囲に外して開放し，減圧を図る．中大脳動脈領域の広範囲な梗塞や，小脳梗塞で適応となることがある（病⑦ p.122）．

頭蓋内出血 〔p194〕
頭蓋骨の内側で起こった出血の総称．部位により脳内出血（いわゆる脳出血），脳室内出血，くも膜下出血，硬膜下出血，硬膜外出血などに分類される．原因（外傷性，非外傷性）や経過（急性，慢性）によっても分類される．

被殻出血が最多
脳出血の出血部位

- 最も多いのは被殻出血である．
- 典型例で予後が悪いのは脳幹出血（多くが橋出血）と視床出血である（出血量が少ない場合，予後は悪くない）．

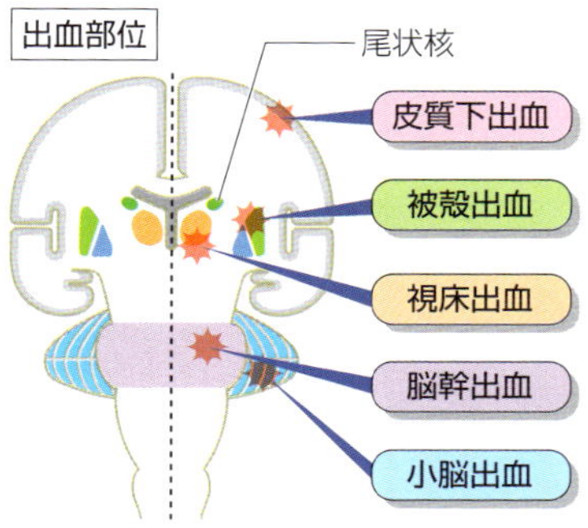

出血部位
尾状核
皮質下出血
被殻出血
視床出血
脳幹出血
小脳出血

保存的治療が原則
脳出血の治療

- 脳出血の治療は，保存的治療を原則とする．保存的治療には，呼吸管理などの全身管理と，降圧療法（p.386），抗脳浮腫療法（p.198）を中心とした薬物治療がある．
- 保存的治療では管理困難な脳ヘルニアや脳幹圧迫の危険がある場合に手術を考慮する．

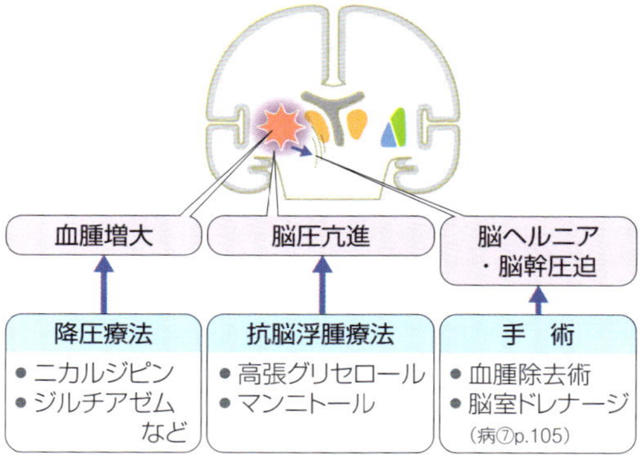

血腫増大
脳圧亢進
脳ヘルニア・脳幹圧迫
降圧療法
• ニカルジピン
• ジルチアゼム
など
抗脳浮腫療法
• 高張グリセロール
• マンニトール
手 術
• 血腫除去術
• 脳室ドレナージ
（病⑦p.105）

くも膜下出血

監修
田中 耕太郎

くも膜下出血

(病❼p.110)

intro. 脳表面の血管の破綻により，くも膜下腔へ出血が生じた疾患である．原因は，脳動脈瘤が最多で，その他に脳動静脈奇形，もやもや病(p.188)，外傷などがある．出血時の頭蓋内圧亢進による脳損傷，再出血，脳血管攣縮による脳虚血が，生命予後，神経予後に関わる主要病態である．

MINIMUM ESSENCE

疫学・好発
- 年間発症数20人/人口10万人　●男女比　1:2　●40〜60歳に好発

原因・誘因
- 脳動脈瘤（約80%，**女性に多い**）　●脳動静脈奇形（5〜10%，男性に多い）

病態生理
- 原因疾患により脆弱になった脳表面の血管が破綻して，くも膜下腔(p.191)に出血する．
- 出血により頭蓋内圧が亢進し，脳が障害される．

症状・所見
- **突然の激しい頭痛**　●悪心・嘔吐　●意識障害　●けいれん　●項部硬直

検査・診断
- CT：くも膜下腔に高吸収域
- MRI/MRA，CTアンギオグラフィ，脳血管造影：原因検索のために行う．

合併症

	好発時期	解　説
再出血	24時間以内	●止血していた部位から再度出血する． ●死亡率が高くなる．
脳血管攣縮	72時間〜2週間	●出血した血液成分の刺激などにより，血管が収縮する． ●脳虚血（脳梗塞など）が起こり，神経障害をきたす．
正常圧水頭症	数週間〜数ヵ月	●脳脊髄液の循環障害により脳室が拡大する． ●認知症，尿失禁，歩行障害などの症状が現れる．

治療・管理
- **再出血**と，**脳血管攣縮**（のうけっかんれんしゅく）を防止することが最も重要である．
  1. 再出血予防処置（脳動脈瘤破裂の場合）：早期（72時間以内）施行が望ましい．
     a. 外科的治療（開頭する）　：動脈瘤頸部クリッピング術
     b. 血管内治療（開頭しない）：動脈瘤コイル塞栓術
  2. 薬物療法：
     a. 降圧療法　　　：Ca拮抗薬（ニカルジピン，ジルチアゼムなど）(p.290)
     b. 抗脳浮腫療法：高張グリセロール，マンニトール(p.408)
     c. 血管攣縮防止：**ファスジル，オザグレルナトリウム**

経過・予後
- 死亡する患者，重度後遺症を残す患者，社会復帰できる患者の割合がそれぞれ約1/3ずつ．

WORDS & TERMS

無症候性脳動脈瘤 (p.207)
脳動脈瘤のうち，未破裂で，脳神経圧迫による症状なども認めないもの．脳ドックなどで偶発的に発見される場合が多い．大きさ，形，部位により破裂の危険性が異なり，危険性が低いものでは経過観察や，血圧コントロールなどの保存的治療を行う．危険性が高い場合には，予防的にクリッピング術やコイル塞栓術(p.208)を考慮する．

髄膜刺激症状 (p.207)
感染や腫瘍による炎症反応，脳脊髄液中の血液成分などにより，髄膜が刺激されて起こるもの．自覚的な症状としては頭痛，嘔吐などがある．他覚的な徴候として有名なものに，項部硬直やケルニッヒ徴候がある．髄膜炎や，くも膜下出血の診断材料として役立つとされる(病❼p.112)．

浸透圧利尿薬の反跳現象 (p.198)
抗脳浮腫療法中に注意を要する現象．血管内の浸透圧利尿薬が排泄された後，脳組織内に薬物が残留し，水分が脳組織内へ逆戻りして脳浮腫を増悪させる．グリセロールは，脳組織で代謝されるため，脳組織内の濃度が低下しやすく，反跳現象をきたし難いとされる．一方，マンニトールは，脳組織で代謝されないことから，反跳現象をきたしやすい．

脳動静脈奇形（AVM） (p.188)
先天性の脳血管異常である．動脈と静脈が毛細血管を介さずに直接つながり，拡張・蛇行した異常な血管の塊（nidus）が形成される．nidusは正常血管よりも脆弱であり，脳出血やくも膜下出血の原因となることがある．

略語 ●コンピュータ断層撮影〔法〕(CT)：computed tomography　●磁気共鳴画像（MRI）：magnetic resonance imaging　●磁気共鳴アンギオグラフィー（MRA）：magnetic resonance angiography　●脳動静脈奇形（AVM）：cerebral arteriovenous malformation

【補足事項】
- くも膜下出血が強く疑われるが，画像検査では診断がつかない場合に腰椎穿刺を施行することがある．腰椎穿刺により髄液検査を行い，採取した髄液が血性であれば，くも膜下出血と診断できる．
- 危険因子として，原因疾患の存在の他，高血圧，喫煙，大量飲酒がある．
- くも膜下出血では，脳梗塞，脳出血でみられるような局所神経症状がないことが特徴である (p.189)．
- 交感神経系の過緊張による心肺合併症にも注意を要する．心電図異常はしばしば認められ，致死的心室性不整脈や，たこつぼ心筋症 (病②p.228)，神経原性肺水腫 (病④p.258) をきたす場合がある．
- くも膜下腔への出血のため，急性期の髄液は血性となる．亜急性期ではキサントクロミー（黄色透明）を呈する (病⑦p.114)．
- MRIのFLAIR画像にて，くも膜下腔の高信号域が認められ，CTよりも感度が高いとされる (病⑦p.113)．

くも膜下出血の原因
脳動脈瘤

- 脳動脈瘤は，脳の血管の一部がこぶのようにふくらんだものである (病⑦p.106)．
- 脳表面を走行している動脈に形成されるため，破れるとくも膜下腔 (p.191) へ出血することになる（脳出血は脳実質内の血管が破れる）．

脳動脈瘤の好発部位
1. 内頸動脈－後交通動脈（IC-PC）分岐部
2. 前交通動脈（Acom）
3. 中大脳動脈（MCA）分岐部

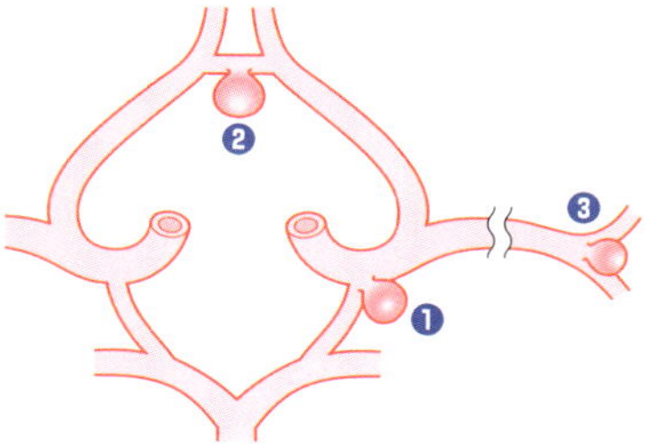

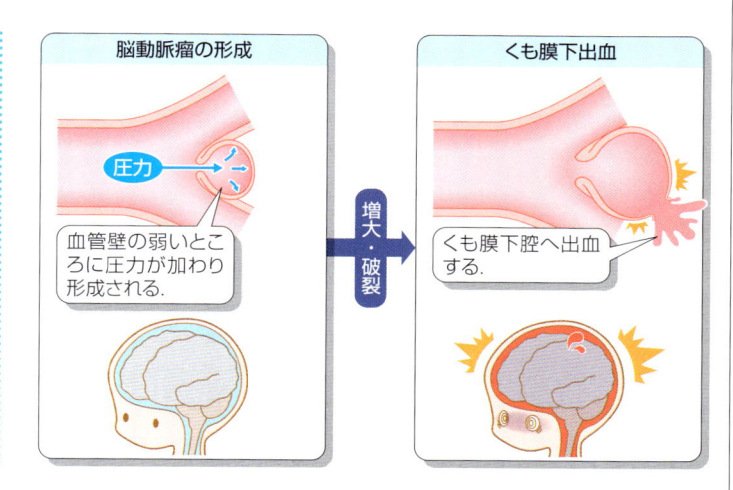

脳動脈瘤の形成
血管壁の弱いところに圧力が加わり形成される．

増大・破裂

くも膜下出血
くも膜下腔へ出血する．

- 出血症状以外にも，周囲の神経を圧迫することによって神経症状が出ることもある．
- 脳ドックなどにより，自覚症状のない脳動脈瘤（無症候性脳動脈瘤 (p.206)）の発見が増えている．

突然の激しい頭痛
症状

- くも膜下出血（SAH）では"突然の激しい頭痛"を主訴として来院することや，意識障害で搬送されてくることが多い．
- 頭蓋内圧亢進などを反映して強い悪心・嘔吐を伴う．
- 意識障害の程度は予後と強く相関しており，意識障害が強いほど予後が悪い．

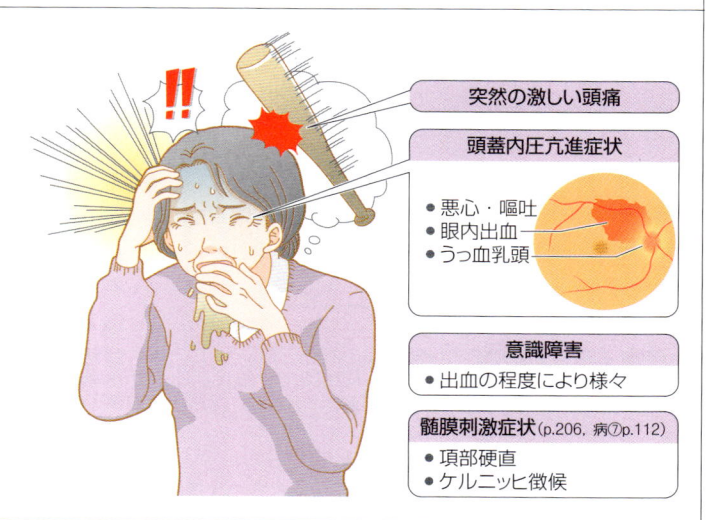

突然の激しい頭痛

頭蓋内圧亢進症状
- 悪心・嘔吐
- 眼内出血
- うっ血乳頭

意識障害
- 出血の程度により様々

髄膜刺激症状 (p.206, 病⑦p.112)
- 項部硬直
- ケルニッヒ徴候

略語
- フレア〔法〕（FLAIR）: fluid attenuated inversion recovery
- 内頸動脈－後交通動脈分岐部（IC-PC）: internal carotid-posterior communicating artery
- 前交通動脈（Acom）: anterior communicating artery
- 中大脳動脈（MCA）: middle cerebral artery
- くも膜下出血（SAH）: subarachnoid hemorrhage

治療薬と手術

再出血と血管攣縮がこわい
病態と治療薬

- 再出血は生命予後を悪化させ，脳血管攣縮は神経予後を悪化させる．くも膜下出血の治療ではこれらを防止することが重要である（病⑦p.116）．
- 再出血の防止には，動脈瘤頸部クリッピング術，動脈瘤コイル塞栓術などの予防処置を早期に行うことが望ましい（次項）．
- 再出血予防処置に加えて，以下のような薬物療法を行う．

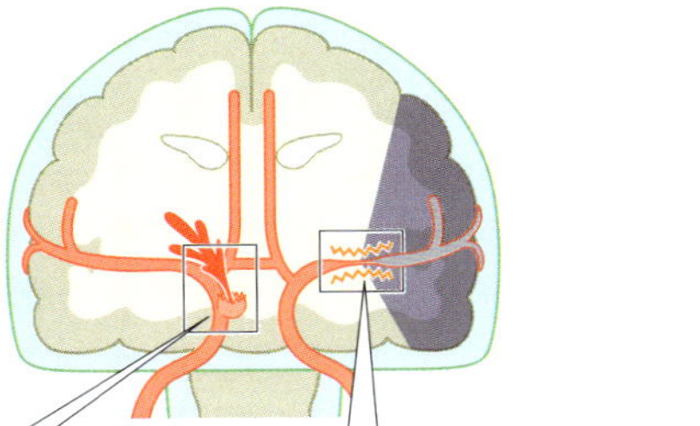

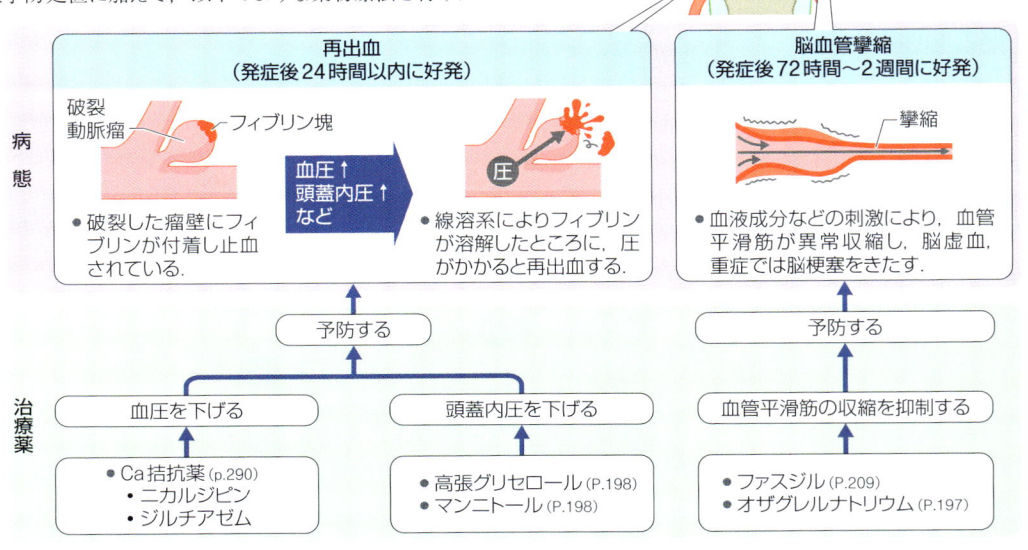

再出血（発症後24時間以内に好発）

病態
- 破裂した瘤壁にフィブリンが付着し止血されている．
- 線溶系によりフィブリンが溶解したところに，圧がかかると再出血する．（血圧↑頭蓋内圧↑など）

脳血管攣縮（発症後72時間〜2週間に好発）

- 血液成分などの刺激により，血管平滑筋が異常収縮し，脳虚血，重症では脳梗塞をきたす．

治療薬（予防する）

- 血圧を下げる
  - Ca拮抗薬（p.290）
    - ニカルジピン
    - ジルチアゼム
- 頭蓋内圧を下げる
  - 高張グリセロール（P.198）
  - マンニトール（P.198）
- 血管平滑筋の収縮を抑制する
  - ファスジル（P.209）
  - オザグレルナトリウム（P.197）

- この他，痛みや興奮による血圧上昇を避けるため，鎮痛薬（ペンタゾシンなど）や鎮静薬（ジアゼパムなど）も使用する．

開頭手術と血管内治療
脳動脈瘤破裂に対する再出血予防処置

- 再出血予防処置の主なものに，開頭手術による動脈瘤頸部クリッピング術と，血管内治療による動脈瘤コイル塞栓術がある．
- どちらを行うかは，症例・施設ごとに異なる．一般に，開頭手術が困難な場合や，手術・麻酔のリスクが高い場合に血管内治療を考慮する．

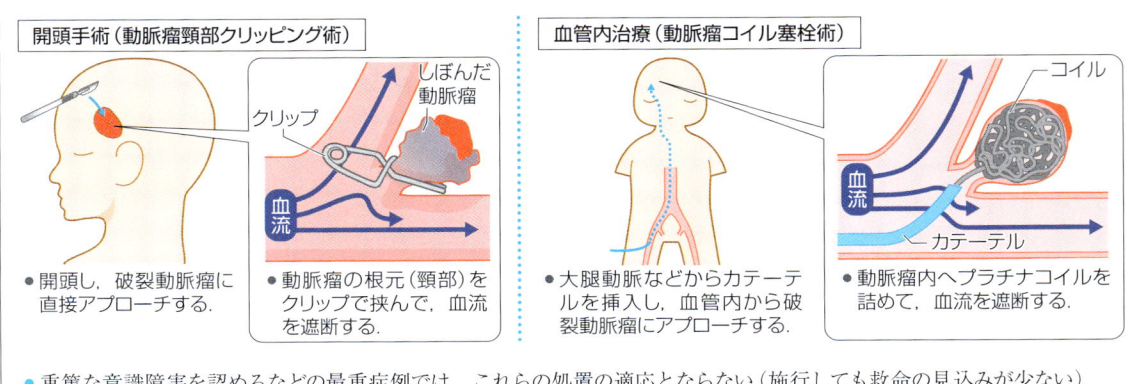

開頭手術（動脈瘤頸部クリッピング術）
- 開頭し，破裂動脈瘤に直接アプローチする．
- 動脈瘤の根元（頸部）をクリップで挟んで，血流を遮断する．

血管内治療（動脈瘤コイル塞栓術）
- 大腿動脈などからカテーテルを挿入し，血管内から破裂動脈瘤にアプローチする．
- 動脈瘤内へプラチナコイルを詰めて，血流を遮断する．

- 重篤な意識障害を認めるなどの最重症例では，これらの処置の適応とならない（施行しても救命の見込みが少ない）．
- 降圧療法などの保存的治療により，意識状態の改善が得られれば処置を行うことがある．

ファスジル

intro.：Rhoキナーゼを阻害し，ミオシン軽鎖のリン酸化による血管平滑筋の収縮を防ぐ．くも膜下出血後の血管攣縮に対して使用される．

MINIMUM ESSENCE

一般名	● ファスジル…注
作用	● 蛋白リン酸化酵素である**Rhoキナーゼを阻害**することにより，**ミオシン軽鎖の脱リン酸化を促進**し，血管を拡張させる．
適応	● くも膜下出血：止血術（開頭クリッピング術，動脈瘤コイル塞栓術など）の後に使用
禁忌	● 出血している患者，破裂動脈瘤に対する十分な止血処置ができなかった患者：血管拡張作用等により頭蓋内出血の危険がある． ● 低血圧：本剤投与によりさらに血圧が下がる危険がある．
副作用	● 出血★（頭蓋内出血，消化管出血，肺出血，鼻出血，皮下出血） ● ショック★　● 麻痺性イレウス★
注意	● 重大な副作用として頭蓋内出血があるため，投与時には臨床症状，CTによる十分な観察を行う． ● 出血が認められた場合は，直ちに投与を中止する．

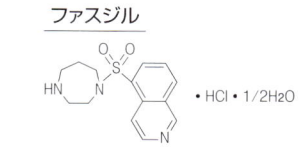

【補足事項】● くも膜下出血術後早期に使用を開始し，2週間投与することが望ましい．

ファスジルの作用機序　血管攣縮を抑える

● ファスジルは，くも膜下出血後の重大な合併症である脳血管攣縮，およびこれに伴う脳虚血症状を改善する．

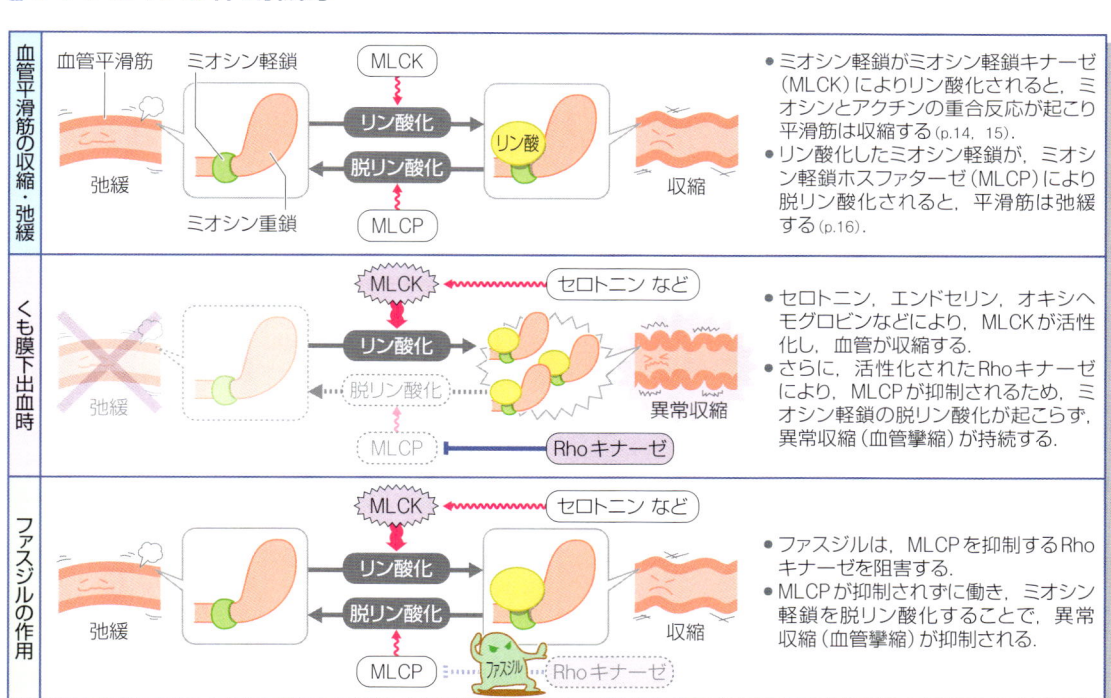

血管平滑筋の収縮・弛緩
● ミオシン軽鎖がミオシン軽鎖キナーゼ（MLCK）によりリン酸化されると，ミオシンとアクチンの重合反応が起こり平滑筋は収縮する(p.14, 15)．
● リン酸化したミオシン軽鎖が，ミオシン軽鎖ホスファターゼ（MLCP）により脱リン酸化されると，平滑筋は弛緩する(p.16)．

くも膜下出血時
● セロトニン，エンドセリン，オキシヘモグロビンなどにより，MLCKが活性化し，血管が収縮する．
● さらに，活性化されたRhoキナーゼにより，MLCPが抑制されるため，ミオシン軽鎖の脱リン酸化が起こらず，異常収縮（血管攣縮）が持続する．

ファスジルの作用
● ファスジルは，MLCPを抑制するRhoキナーゼを阻害する．
● MLCPが抑制されずに働き，ミオシン軽鎖を脱リン酸化することで，異常収縮（血管攣縮）が抑制される．

● ファスジルには，血管収縮阻害の他，抗炎症作用，血管内皮細胞の損傷を抑制する作用もある．
● トロンボキサン合成阻害薬であるオザグレルナトリウムも，脳血管攣縮に対する治療薬として使用される(p.197)．

商品名【Rhoキナーゼ阻害薬】● ファスジル塩酸塩水和物：エリル（注）　**略語** ● コンピュータ断層撮影〔法〕（CT）：computed tomography　● ミオシン軽鎖キナーゼ（MLCK）：myosin light-chain kinase　● ミオシン軽鎖ホスファターゼ（MLCP）：myosin light-chain phosphatase

片頭痛

監修
平田 幸一

片頭痛
(病❼p.382)

intro.：原因不明の慢性頭痛で，主にこめかみから側頭部にかけて，拍動性で中等度〜重度の頭痛発作が生じる．

WORDS & TERMS

一次性頭痛
頭痛の発生が病変に起因しない頭痛で，直接命には関わらない．一次性頭痛には，片頭痛，緊張型頭痛，群発頭痛がある．

二次性頭痛
何らかの病変のために発生する頭痛で，直接命に関わることがある．

緊張型頭痛
主に項部から後頭部の筋緊張により生じる頭痛．一次性頭痛の中で最も多く，頭痛患者の約半数を占める．非拍動性で軽度〜中等度の頭痛が，年に数回〜毎日，一日中続く．治療は精神的・身体的ストレスの除去を最優先とするが，重症時は薬物療法が必要で，NSAIDsなどの鎮痛薬，予防薬（抗うつ薬）を用いる．(❼p.386)

群発頭痛
一日のうち決まった時間，特に深夜，突然片側の眼窩部がえぐられるような激痛発作を生じる頭痛．有病率は約0.01％とされる．重度〜極めて重度の激痛が，年に約1回，1〜2時間続く．急性期治療には，トリプタン製剤(p.213)の皮下注射，100％酸素吸入を行う．予防薬には，カルシウム拮抗薬を用いる．(❼p.388)

MINIMUM ESSENCE

疫学・好発
- 20〜40歳代の女性（男女比1：4）

病態生理
- 機序は明らかでないが，三叉神経(病❼p.228)や脳血管が関与する可能性が高い．

症状・所見
- 前兆として，視野にギザギザした光がちらつく閃輝暗点がみられることがある．
- こめかみから側頭部に脈打つような拍動性の頭痛が生じる．
- 発作は月1〜2回程度繰り返され，日常生活に支障をきたす．
- 光・音・臭過敏，悪心・嘔吐を伴う．

治療・管理
- 発作時の治療と発作予防のための治療に分けられる．痛みを抑える対症療法が中心である．
  1. 発作時：a. 薬物療法：❶トリプタン製剤
     ❷エルゴタミン製剤
     ❸鎮痛薬（NSAIDs(p.132)，アセトアミノフェン(p.135)）
     b. 非薬物療法：増悪因子を避け，暗く静かな場所で安静にする．
  2. 予防：a. 生活指導：ストレス，飲酒，光，騒音のある所への外出などの誘因を避ける．
     b. 予防薬：バルプロ酸(p.149)，アミトリプチリン(p.243)，ロメリジン(p.211)，プロプラノロール(p.294)

【補足事項】
- 増悪因子には，日常動作・入浴・マッサージ・アルコールなどがある．
- 女性は，月経前や月経中などエストロゲン分泌の変動時期に，発作が出現・増悪しやすい．
- 片頭痛の誘因には，ストレス，疲労，睡眠不足・過多，天候，飲酒，光，騒音などがある．
- カフェインを含むコーヒー，紅茶，チョコレートの摂取は，片頭痛を誘発するため避ける．

日常動作がつらい 片頭痛の特徴

- 発作時には，片側性，拍動性の頭痛を生じる．
- 多くは，片側の頭痛から両側の頭痛に移行する．
- 患者の約1/4は小児期から発症し，患者のほとんどは30歳までに発症する．
- しばしば家族性が認められ，特に母親に片頭痛があると発症しやすい．

- 日常動作により痛みが増悪する．
- 光・音・臭過敏，悪心・嘔吐を伴う．

頻度
- 平均2回/月

持続時間
- 多くは12〜24時間

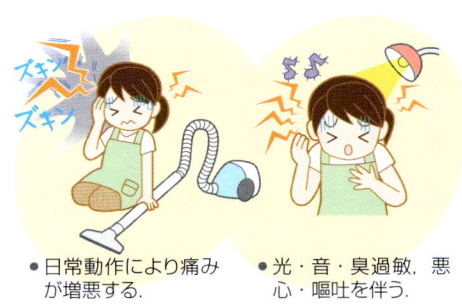

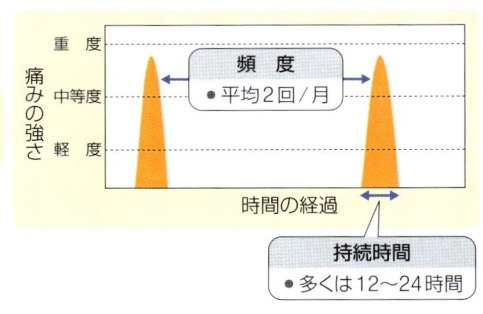

【略語】●非ステロイド性抗炎症薬（NSAIDs）：non-steroidal anti-inflammatory drugs

片頭痛全体の約30%
前兆のある片頭痛の経過

- 前兆のある片頭痛は約30%で，前駆症状➡前兆➡片頭痛発作と進行する．
- 前兆として，閃輝暗点が多くみられ，その他にチクチク感が発生部位から広がる感覚障害，失語性言語障害がみられる．
- 一方，前兆のない片頭痛は，前駆症状➡片頭痛発作と進行する．

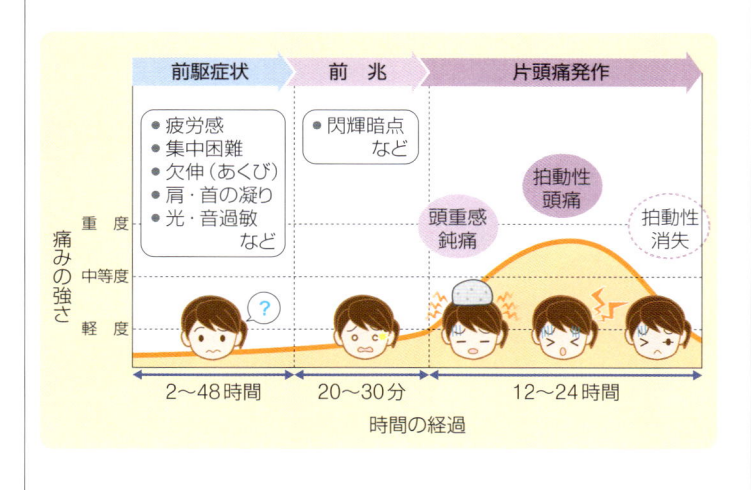

目の前が見えにくくなる
閃輝暗点

- 視野の中心が見えにくくなり，周囲に輝く歯車のようなギザギザの模様が現れ，次第に拡大していく．

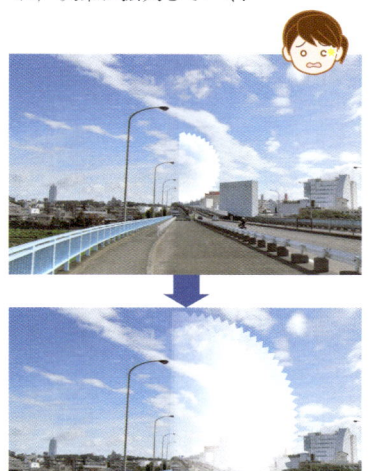

片頭痛治療薬

急性期治療薬と予防薬がある
片頭痛の治療

- 片頭痛の治療は，薬物療法が中心であり，急性期治療薬と予防薬を使い分ける．

	薬剤	作用	禁忌の例
急性期治療薬	トリプタン製剤（スマトリプタンなど）	・セロトニン5-HT$_{1B/1D}$受容体を刺激し，血管収縮作用を示す(p.214)．	・虚血性心疾患，脳血管障害，エルゴタミン製剤と併用，リザトリプタンとβ遮断薬の併用 など
	エルゴタミン製剤	・アドレナリンα$_1$受容体，セロトニン5-HT$_{1B/1D}$受容体を刺激し，血管収縮作用を示す．	・妊婦または妊娠している可能性のある婦人，狭心症，末梢血管障害，冠動脈硬化症，コントロール不十分な高血圧症，肝障害，敗血症，心臓弁膜の病変，CYP3A4阻害薬やトリプタン製剤と併用
	鎮痛薬（NSAIDs，アセトアミノフェンなど）	・プロスタグランジンの産生を抑制する． ・カテコールアミン，セロトニン代謝に作用する．	・妊婦（アセトアミノフェンは止むを得ぬ場合使用可）消化性潰瘍，重篤な血液の異常，重篤な肝障害，重篤な腎障害，重篤な心機能障害，アスピリン喘息
予防薬	抗てんかん薬（バルプロ酸）	・ニューロンの興奮性を抑制する．	・妊婦または妊娠している可能性のある婦人，肝障害，カルバペネム系抗菌薬と併用 など
	三環系抗うつ薬（アミトリプチリン）	・併発しやすいうつ状態を改善する．	・緑内障，心筋梗塞，尿閉 など
	Ca拮抗薬（ロメリジン）	・Ca^{2+}チャネルを遮断し，前兆期に生じる脳血管収縮(p.214)を抑制する．	・脳血管障害，妊婦または妊娠している可能性のある婦人
	β受容体遮断薬（プロプラノロール）	・アドレナリンβ受容体を遮断する．	・心不全，喘息，うつ状態，リザトリプタンと併用 ※妊婦も使用可

- 片頭痛に伴う悪心・嘔吐には，急性期治療薬と制吐薬の併用が推奨される．
- 妊娠の有無や禁忌により，治療薬を選択する．

略語 ・セロトニン／5-ヒドロキシトリプタミン（5-HT）：5-hydroxytryptamine ・シトクロムP450（CYP）：cytochrome P450

薬物の選択
発作時はまずトリプタン系

- 急性期治療薬は，片頭痛発作の初期に用いる．予防薬は，片頭痛発作が急性期治療薬によってコントロールできない場合に用いる．
- 中等度～重度の急性期治療薬は，第一選択薬がトリプタン製剤で，トリプタン製剤が無効な場合にはNSAIDsを併用する．それでも無効ならエルゴタミン製剤を試みてもよいが，妊婦に使用できないことに注意する．
- 軽度～中等度の急性期治療薬には，まずNSAIDsを用いるが，NSAIDsが無効な場合はトリプタン製剤を用いる．
- 予防薬の第一選択薬は，かつてはロメリジンだったが，現在はバルプロ酸やアミトリプチリンでもよい．妊婦にはβ受容体遮断薬が適する．

服用のタイミング

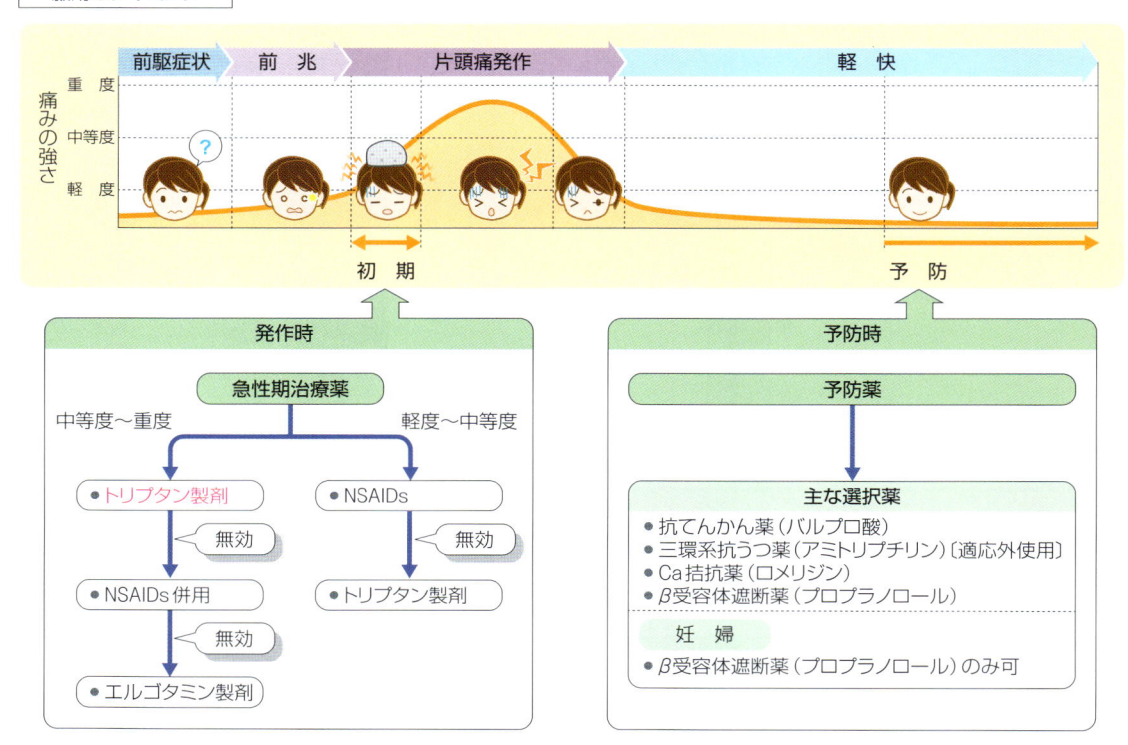

痛みの強さ：重度／中等度／軽度
前駆症状 → 前兆 → 片頭痛発作 → 軽快
初期　　　　　　　　　　　　　　予防

発作時
急性期治療薬
- 中等度～重度：●トリプタン製剤 → 無効 → ●NSAIDs併用 → 無効 → ●エルゴタミン製剤
- 軽度～中等度：●NSAIDs → 無効 → ●トリプタン製剤

予防時
予防薬

主な選択薬
- 抗てんかん薬（バルプロ酸）
- 三環系抗うつ薬（アミトリプチリン）〔適応外使用〕
- Ca拮抗薬（ロメリジン）
- β受容体遮断薬（プロプラノロール）

妊婦
- β受容体遮断薬（プロプラノロール）のみ可

薬剤の使用過多による頭痛
薬が効かなくなる

- 頭痛発作が頻繁なために急性期治療薬を連日服用すると，薬が効かなくなり慢性化する．これを薬剤の使用過多による頭痛（薬物乱用頭痛）という．
- 薬物乱用頭痛が起きたら，急性期治療薬の服用を原則として中止する．
- 薬物乱用頭痛を防ぐために，急性期治療薬の服用は，月10日以内に抑える．
- 右の条件を満たした場合，頭痛発作の起こる前に予防薬を服用する．

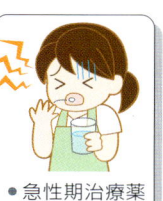

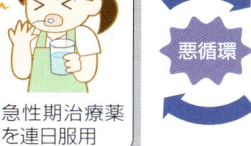

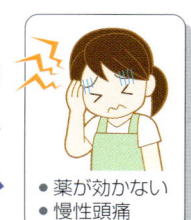

悪循環：●急性期治療薬を連日服用 ⇄ ●薬が効かない ●慢性頭痛

予防薬使用適応となる場合（要約）
- 急性期治療薬のみでは日常生活に支障をきたす．
- 急性期治療薬が使えない．
- 永続的な神経障害をきたすおそれのある片頭痛．

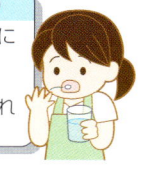

商品名 【抗てんかん薬】●バルプロ酸ナトリウム：デパケン（細，錠，シ，徐錠），セレニカR（徐顆，徐錠）【三環系抗うつ薬】●アミトリプチリン塩酸塩：トリプタノール（錠）【Ca拮抗薬】●ロメリジン塩酸塩：ミグシス（錠），テラナス（錠）【非選択的β受容体遮断薬】●プロプラノロール塩酸塩：インデラル（錠，注）【トリプタン製剤】●スマトリプタン：イミグラン（錠，注，点鼻）●ゾルミトリプタン：ゾーミッグ（錠，RM）●リザトリプタン安息香酸塩：マクサルト（錠，OD）●エレトリプタン臭化水素酸塩：レルパックス（錠）●ナラトリプタン塩酸塩：アマージ（錠）

トリプタン製剤

intro.：セロトニン5-HT$_{1B/1D}$受容体を刺激し，頭痛発作を抑える．片頭痛の急性期における第一選択薬である．

MINIMUM ESSENCE

一般名	❶スマトリプタン ……………………………… 注，内，鼻 ❷ゾルミトリプタン　❸リザトリプタン ⎫ ❹エレトリプタン　　❺ナラトリプタン　⎭ …内
作用	● セロトニン5-HT$_{1B/1D}$受容体を選択的に刺激する． ● 発作時に過度に拡張した脳血管を収縮させ，神経原性炎症を抑える．
適応	● 片頭痛発作（予防効果はなし）
禁忌	● 心筋梗塞の既往歴，虚血性心疾患，異型狭心症　● 脳血管障害　● 末梢血管障害 ● コントロールされていない高血圧　● 重篤な肝障害 ●〔❸〕血液透析中の患者　●〔❺〕重度の腎障害
副作用	● アナフィラキシー★　● 虚血性心疾患★　● めまい，眠気 ●〔❶❷❸❹〕てんかん様発作★
相互作用	● 併用禁忌：他のトリプタン製剤，エルゴタミン製剤➡血管攣縮増強， 　　　　　〔❶❷❸❹〕MAO阻害薬（本薬作用↑）， 　　　　　〔❸〕プロプラノロール（本薬作用↑）， 　　　　　〔❹〕HIVプロテアーゼ阻害薬（本薬作用↑） ● 併用薬作用↑：選択的セロトニン再取り込み阻害薬（SSRI）， 　　　　　　　　セロトニン・ノルアドレナリン再取り込み阻害薬（SNRI）

スマトリプタン

【補足事項】
● 4〜6時間の短時間作用型として，スマトリプタン，ゾルミトリプタン，リザトリプタンが使用される．
● 12〜24時間の長時間作用型として，エレトリプタン，特にナラトリプタンが使用される．
● 異なる種類のトリプタン製剤は，同日に併用不可で，それぞれ発作ごとに24時間より長く間隔をあけて使用する．

指導 pick up
□「頭痛の発作が起きたとき早期に使用し，予防目的で使用しないでください」
□「服用中は，めまいや眠気が出現しやすくなるので，自動車運転や危険を伴う作業には注意しましょう」

エルゴタミン製剤

intro.：前兆があって頭痛発作が起こりそうなときや，頭痛発作が起きたときにすぐ服用しないと，効果が得にくい．

MINIMUM ESSENCE

一般名	❶ジヒドロエルゴタミン　…………内 ❷エルゴタミン・カフェイン合剤　…内
作用	● セロトニン5-HT$_{1B/1D}$受容体を刺激する． ● アドレナリンα$_1$受容体の部分アゴニスト活性をもつ． ● 発作時に過度に拡張した脳血管を収縮させる．
適応	● 片頭痛の発作初期
禁忌	● 妊婦（子宮収縮作用による流・早産の危険あり）　● 狭心症　● 末梢血管障害 など
相互作用	● 併用禁忌：CYP3A4阻害薬（HIVプロテアーゼ阻害薬など）(p215)，トリプタン製剤➡血管攣縮増強
副作用	● 線維症（胸膜，後腹膜，心臓弁）★　● 悪心・嘔吐　● 食欲不振　● 眠気

ジヒドロエルゴタミンメシル酸塩

指導 pick up
□「目の前がチカチカして頭痛が起こりそうなときや頭痛が起きたとき，すぐに服用してください」
□「妊娠中，授乳中，妊娠の可能性がある方は，必ずご相談ください」

➡【エルゴタミン製剤】● ジヒドロエルゴタミンメシル酸塩：ジヒデルゴット（錠），パンエルゴット（錠），ヒポラール（錠）　● エルゴタミン配合：クリアミン（錠）　　略語　非ステロイド性抗炎症薬（NSAIDs）：non-steroidal anti-inflammatory drugs　● モノアミン酸化酵素（MAO）：monoamine oxidase　● 選択的セロトニン再取り込み阻害薬（SSRI）：selective serotonin reuptake inhibitor　● セロトニン・ノルアドレナリン再取り込み阻害薬（SNRI）：serotonin noradrenaline reuptake inhibitor　● ヒト免疫不全ウイルス（HIV）：human immunodeficiency virus

神経系と血液系の異常反応
片頭痛の病態生理

- 片頭痛は，ストレスや疲労・光・音・臭いなどの誘因により感受性が亢進した脳に起こる，神経系と血管系の特異的反応である．
- 片頭痛の発生機序は解明されていないが，血管説，三叉神経説が提唱されており，その両者を一元的にとらえた三叉神経血管説が有力である．

血管説

- セロトニンの過剰放出により脳血管が収縮した後，セロトニンが分解されて脳血管が拡張する．

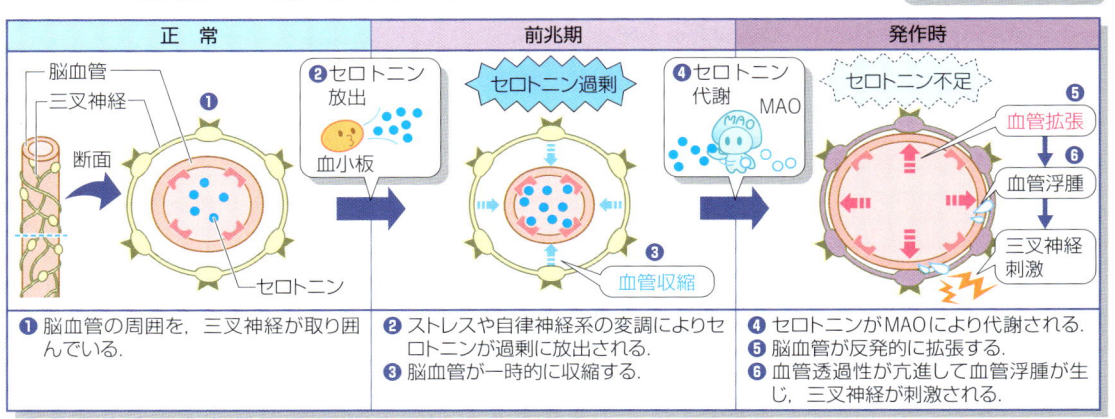

凡例：
- ■：5-HT$_{1B}$受容体
- ■：5-HT$_{1D}$受容体

正常
- 脳血管
- 三叉神経
- 断面
- セロトニン
- ❶ 脳血管の周囲を，三叉神経が取り囲んでいる．

前兆期
- ❷ セロトニン放出
- 血小板
- セロトニン過剰
- ❸ 血管収縮
- ❷ ストレスや自律神経系の変調によりセロトニンが過剰に放出される．
- ❸ 脳血管が一時的に収縮する．

発作時
- ❹ セロトニン代謝 MAO
- セロトニン不足
- ❺ 血管拡張
- ❻ 血管浮腫
- 三叉神経刺激
- ❹ セロトニンがMAOにより代謝される．
- ❺ 脳血管が反発的に拡張する．
- ❻ 血管透過性が亢進して血管浮腫が生じ，三叉神経が刺激される．

三叉神経説

- 三叉神経終末が刺激されると，神経原性炎症が起こり，痛みシグナルが大脳皮質へ伝わる．

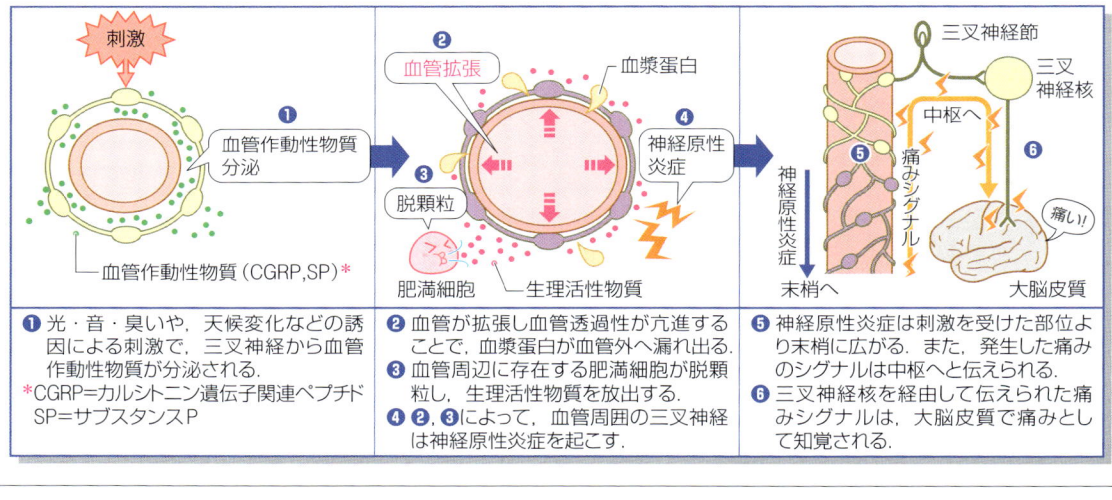

❶
- 刺激
- 血管作動性物質分泌
- 血管作動性物質（CGRP, SP）*
- ❶ 光・音・臭いや，天候変化などの誘因による刺激で，三叉神経から血管作動性物質が分泌される．
- *CGRP＝カルシトニン遺伝子関連ペプチド
- SP＝サブスタンスP

❷❸❹
- ❷ 血管拡張
- 血漿蛋白
- ❸ 脱顆粒
- 肥満細胞
- 生理活性物質
- ❹ 神経原性炎症
- ❷ 血管が拡張し血管透過性が亢進することで，血漿蛋白が血管外へ漏れ出る．
- ❸ 血管周辺に存在する肥満細胞が脱顆粒し，生理活性物質を放出する．
- ❹ ❷，❸によって，血管周囲の三叉神経は神経原性炎症を起こす．

❺❻
- 三叉神経節
- 三叉神経核
- 中枢へ
- 痛みシグナル
- 神経原性炎症
- 末梢へ
- 痛い！
- 大脳皮質
- ❺ 神経原性炎症は刺激を受けた部位より末梢に広がる．また，発生した痛みのシグナルは中枢へと伝えられる．
- ❻ 三叉神経核を経由して伝えられた痛みシグナルは，大脳皮質で痛みとして知覚される．

セロトニン受容体を刺激する
トリプタン製剤の作用機序

- トリプタン製剤は，セロトニン5-HT$_{1B/1D}$受容体を選択的に刺激する．

凡例：
- ■：5-HT$_{1B}$受容体
- ■：5-HT$_{1D}$受容体

- 三叉神経
- 脳血管
- 断面
- トリプタン
- 三叉神経核
- 痛みシグナル
- 大脳皮質

❶ 脳血管・三叉神経のセロトニン5-HT$_{1B/1D}$受容体を刺激．
  → 拡張した脳血管を収縮．血管作動性物質の放出を抑制．
❷ 大脳皮質への痛みシグナルの伝導を抑制．
❸ 痛みの発生抑制．

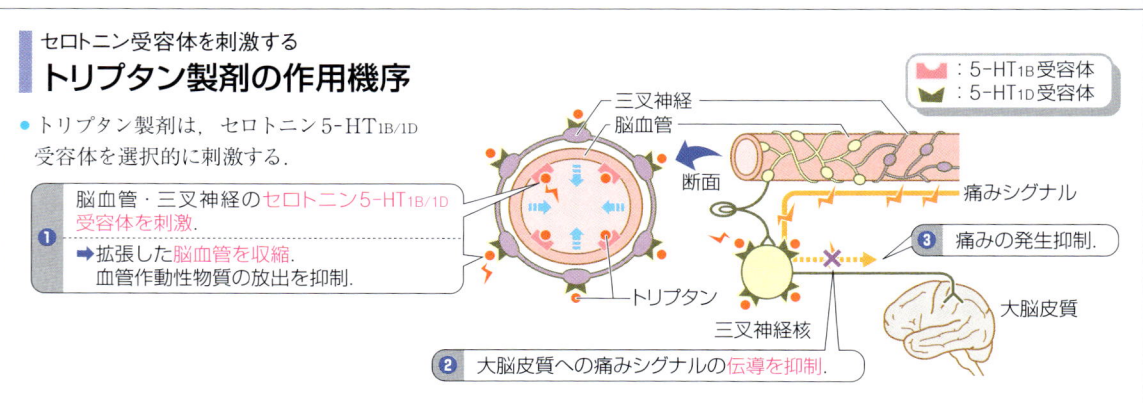

略語
- セロトニン／5-ヒドロキシトリプタミン（5-HT）：5-hydroxytryptamine
- モノアミン酸化酵素（MAO）：monoamine oxidase
- カルシトニン遺伝子関連ペプチド（CGRP）：calcitonin gene-related peptide
- サブスタンスP（SP）：substance P

SUPPLEMENT

CYP誘導または阻害による相互作用

監修
三田 充男

- シトクロムP450（CYP）は，肝臓の小胞体に多く存在する．
- CYPは薬物代謝のうち主に酸化反応を触媒する代謝酵素であり，多くのCYPにより薬物は代謝される．

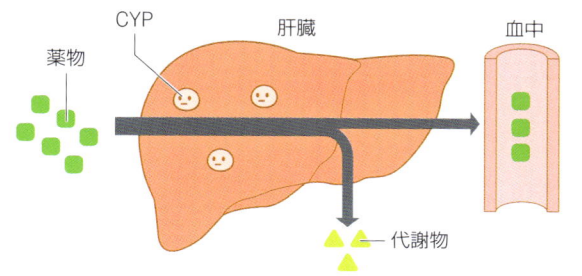

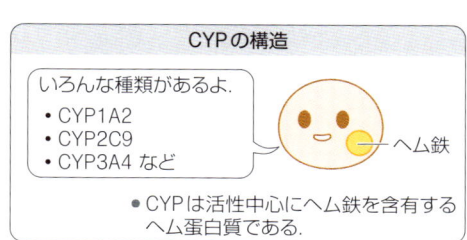

CYPの構造

いろんな種類があるよ．
- CYP1A2
- CYP2C9
- CYP3A4 など

- CYPは活性中心にヘム鉄を含有するヘム蛋白質である．

薬物相互作用

- 薬物によってはCYPを誘導または阻害する作用があり，CYPによる代謝を受ける薬物と併用する際は相互作用に注意する．

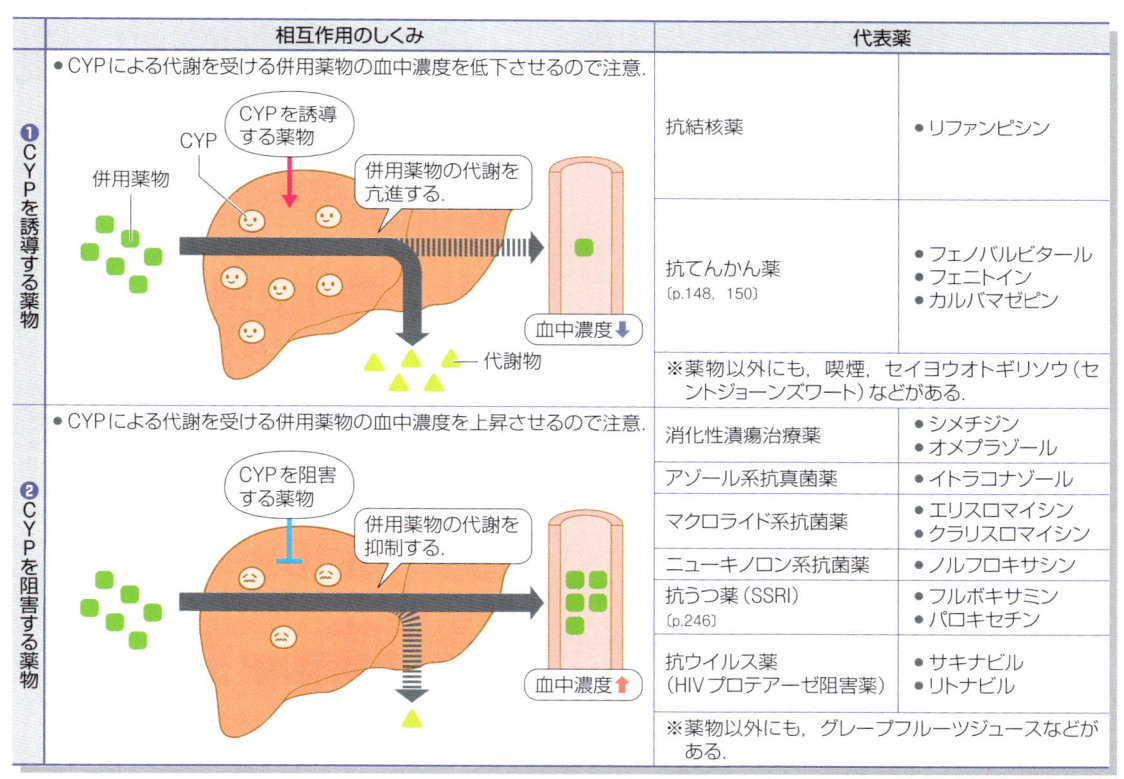

	相互作用のしくみ	代表薬	
❶ CYPを誘導する薬物	・CYPによる代謝を受ける併用薬物の血中濃度を低下させるので注意．	抗結核薬	・リファンピシン
		抗てんかん薬〔p.148, 150〕	・フェノバルビタール ・フェニトイン ・カルバマゼピン
		※薬物以外にも，喫煙，セイヨウオトギリソウ（セントジョーンズワート）などがある．	
❷ CYPを阻害する薬物	・CYPによる代謝を受ける併用薬物の血中濃度を上昇させるので注意．	消化性潰瘍治療薬	・シメチジン ・オメプラゾール
		アゾール系抗真菌薬	・イトラコナゾール
		マクロライド系抗菌薬	・エリスロマイシン ・クラリスロマイシン
		ニューキノロン系抗菌薬	・ノルフロキサシン
		抗うつ薬（SSRI）〔p.246〕	・フルボキサミン ・パロキセチン
		抗ウイルス薬（HIVプロテアーゼ阻害薬）	・サキナビル ・リトナビル
		※薬物以外にも，グレープフルーツジュースなどがある．	

- CYPを阻害する薬物は多く存在するため，上の表では代表的な薬物のみを示した．
- CYPを阻害する機序には，CYP自体を不活性化させる機序と，他の薬物と同じCYPサブタイプを競い合い競合的阻害を示す機序がある．
- CYP自体を不活性化させる薬物としては，CYPのヘム鉄に配位結合するシメチジンやイトラコナゾール，代謝物がCYPのヘム鉄に共有結合するエリスロマイシンやクラリスロマイシンなどがある．
- 競合的阻害を示す薬物としては，サキナビル，リトナビルなどがある．

略語
- シトクロムP450（CYP）：cytochrome P450
- 選択的セロトニン再取り込み阻害薬（SSRI）：selective serotonin reuptake inhibitor
- ヒト免疫不全ウイルス（HIV）：human immunodeficiency virus

精神疾患治療薬

監修
中村 純

WORDS & TERMS

DSM-5 (p.218)
米国精神医学会による，精神疾患の診断・統計マニュアルの第5版．2013年に発表された．

ICD-10 (p.218)
世界保健機関（WHO）による，国際疾病分類の第10版．2003年に発表され，次回改訂は2015年を予定している．

簡易精神症状評価尺度（BPRS） (p.218)
簡便で包括的な精神症状の重症度評価尺度．18項目について患者に質問し，それぞれについて医師が7段階で評価する．

陽性・陰性症状評価尺度（PANSS） (p.218)
統合失調症の精神状態の全般的な重症度を把握するための評価尺度．BPRSの18項目を含む30項目からなり，陽性症状，陰性症状および総合精神病理について評価できる．

薬原性錐体外路症状評価尺度（DIEPSS） (p.223)
抗精神病薬を服用中の患者に生じた錐体外路症状の重症度を評価する尺度．歩行，動作緩慢，流涎，筋強剛，振戦，アカシジア，ジストニア，ジスキネジア，概括重症度の9項目について0～4点（0点＝正常，4点＝重度）の点数をつけて評価する．

クロザリル患者モニタリングサービス（CPMS） (p.231)
クロザピン（クロザリル®）を投与中の重大な副作用である無顆粒球症と耐糖能異常の早期発見，早期対応を目的とし，ノバルティスファーマ株式会社が提供しているサービス．医療機関，薬局，医療従事者（資格を有する精神科医，血液内科医，糖尿病内科医），患者を登録し，確実な血液検査，血糖検査の実施，処方の判断を支援する．

取り扱う疾患と薬剤
精神疾患と治療薬

疾患		主な薬剤
統合失調症 (p.218)		● 抗精神病薬
気分障害	大うつ病性障害 (p.238)	● 抗うつ薬
	双極性障害 (p.250)	● 気分安定薬
不眠症 (p.262)		● 睡眠薬
神経症性障害 (p.266)		● 抗不安薬　● 抗うつ薬
ストレス関連疾患 (p.271) 心身症 (p.272)		● 抗うつ薬　● 抗不安薬　● 睡眠薬　など
ナルコレプシー 注意欠如・多動症（ADHD） (p.273)		● 精神刺激薬
薬物依存症 (p.274)	治療薬	● 嫌酒薬　● ニコチン　● ニコチン受容体部分作動薬　など
	依存性薬物	● アルコール　● ニコチン　● 覚醒剤，大麻，LSD　など

薬物療法の役割を理解する
精神疾患治療の全体像

● 精神疾患では，薬物療法などの身体療法，精神療法，精神科リハビリテーションの組み合わせにより，完全寛解や社会的な寛解を目指す．

身体療法
幻覚・妄想，抑うつ，不安などの症状の改善，再発防止
● 薬物療法
● 修正型電気けいれん療法（mECT） (p.238) など

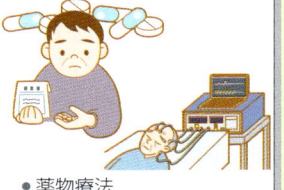

精神療法
コーピング（ストレス対処）スキル (p.271) の向上，訓練による行動や認知の修正など
● 支持的精神療法 (p.238)
● 認知行動療法

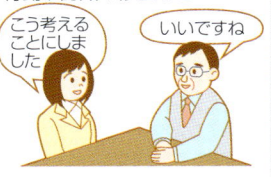

精神科リハビリテーション
社会生活への適応能力の向上
● 作業療法
● 社会生活技能訓練（SST）
● レクリエーション療法 など

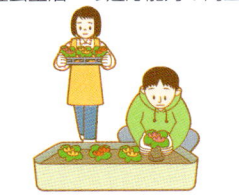

完全寛解
完全に症状が消失し，服薬等の治療を行わなくてもその状態が保たれること．

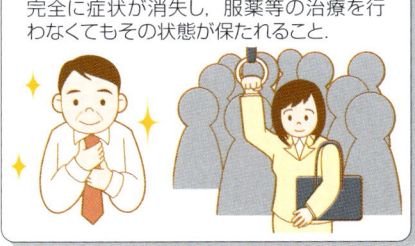

社会的な寛解
ある程度症状が落ち着き，服薬の継続やリハビリテーションにより，社会生活に復帰できるようになること．

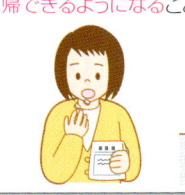

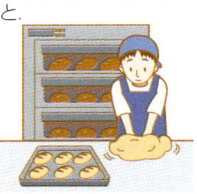

略語 ● 注意欠如・多動症（ADHD）：attention-deficit／hyperactivity disorder　● リゼルグ酸ジエチルアミド（LSD）：（独）Lysergsäure Diäthylamid （英）lysergic acid diethylamide　● 修正型電気けいれん療法（mECT）：modified electroconvulsive therapy　● 社会生活技能訓練（SST）：social skills training　● 多元受容体作用抗精神病薬（MARTA）：multi-acting receptor-targeted antipsychotic　● セロトニン・ドパミン拮抗薬（SDA）：serotonin-dopamine antagonist ➡

主な薬剤と適応疾患をおさえる
精神疾患治療薬の分類と適応

- 精神疾患治療薬は，その作用により，抗精神病薬，抗うつ薬，気分安定薬，抗不安薬，睡眠薬，精神刺激薬などに分類される．
- 抗精神病薬としての作用と抗うつ薬としての作用をもつスルピリド（下表中の「ベンズアミド系抗精神病薬」）など，薬物によっては複数の作用をもっているものもある．

分類		適応
抗精神病薬 (p.221)	**従来型（定型）抗精神病薬** ・フェノチアジン系抗精神病薬 ・ブチロフェノン系抗精神病薬 ・ベンズアミド系抗精神病薬 **新規（非定型）抗精神病薬** ・多元受容体作用抗精神病薬（MARTA） ・セロトニン・ドパミン拮抗薬（SDA） ・ドパミン受容体部分作動薬（DPA）	・統合失調症 (p.218) ・統合失調症以外の疾患による幻覚妄想状態，不穏興奮状態（せん妄など） ・双極性障害 ・治療抵抗性うつ病 ・その他（トゥレット症候群など）
抗うつ薬 (p.240)	・三環系抗うつ薬 ・四環系抗うつ薬 ・5-HT_{2A}遮断薬 ・選択的セロトニン再取り込み阻害薬（SSRI） ・セロトニン・ノルアドレナリン再取り込み阻害薬（SNRI） ・ノルアドレナリン作動性・特異的セロトニン作動性抗うつ薬（NaSSA） ・ベンズアミド系抗精神病薬	・大うつ病性障害 (p.238)，うつ状態 ・夜尿症（三環系抗うつ薬） ・強迫性障害，不安障害（SSRI）(p.266) ・慢性疼痛（SNRI）
気分安定薬 (p.252)	・炭酸リチウム ・抗てんかん薬 　・カルバマゼピン (p.148) 　・バルプロ酸 (p.149) 　・ラモトリギン (p.152)	・双極性障害 (p.250)
睡眠薬 (p.264)	・バルビツール酸系睡眠薬 ・ベンゾジアゼピン（BZ）系睡眠薬 ・非ベンゾジアゼピン系睡眠薬 ・メラトニン受容体作動薬	・不眠症 (p.262) ・麻酔前投薬（BZ系薬） ・興奮時の鎮静
抗不安薬 (p.268)	・ベンゾジアゼピン（BZ）系抗不安薬 ・5-HT_{1A}部分作動薬 ・H_1受容体拮抗薬 ※選択的セロトニン再取り込み阻害薬（SSRI）は抗うつ薬であるが，抗不安作用をあわせもつ．	・神経症性障害 (p.266) ・心身症の身体症候，不安，緊張 ・精神疾患に伴う不安・緊張 ・麻酔前投薬（BZ系薬） ・アルコール依存症の離脱症状（BZ系薬）
精神刺激薬 (p.273)	・メチルフェニデート ・モダフィニル ・ペモリン ・アトモキセチン	・注意欠如・多動症（ADHD）(p.273) ・ナルコレプシー (p.273)

→ ・ドパミン受容体部分作動薬（DPA）：dopamine partial agonist ・セロトニン／5-ヒドロキシトリプタミン（5-HT）：5-hydroxytryptamine ・選択的セロトニン再取り込み阻害薬（SSRI）：selective serotonin reuptake inhibitor ・セロトニン・ノルアドレナリン再取り込み阻害薬（SNRI）：serotonin noradrenaline reuptake inhibitor ・ノルアドレナリン作動性・特異的セロトニン作動性抗うつ薬（NaSSA）：noradrenergic and specific serotonergic antidepressant ・ベンゾジアゼピン（BZ）：benzodiazepine

統合失調症

監修
中村 純

統合失調症

intro.：主として思春期〜青年期に発症する，頻度の高い精神疾患．幻覚，妄想，自我障害などの陽性症状，感情鈍麻，能動性消失などの陰性症状，認知機能障害を呈する．

MINIMUM ESSENCE

疫学・好発
- 生涯有病率は約1％で，男女の発症率はほぼ等しい．初発は15〜35歳の間に集中する．

病態生理
- 素因（遺伝など）にストレスが加わり発症する．病態は不明であるが，**ドパミン仮説**が最も有力．
- 脳内のドパミン経路のうち，**中脳辺縁系**(p.220)の過剰興奮により陽性症状が，**中脳皮質系**(p.220)の機能低下により陰性症状や認知機能障害が生じるとされる．

症状・所見
- **陽性症状：幻覚，妄想**，自我障害，思路の異常，緊張病症状 など（急性期に目立つ）
- **陰性症状：感情鈍麻**，自発性消失，**思考・会話の貧困**，自閉 など（慢性期に目立つ）
- 認知機能障害：遂行機能障害，注意障害，言語性記憶障害 など

検査・診断
- 精神症状と経過により診断される．今日ではDSM-5(p.216)やICD-10(p.216)が用いられることが多い．

治療・管理
- できるだけ早期から薬物療法を開始する．**社会的予後改善が最終目的**であり，心理社会的治療も重要．
  1. 薬物療法：**新規抗精神病薬の単剤投与**が基本．急性期からの回復後も，再燃防止のため服薬を続ける必要がある．効果判定には，BPRS(p.216)やPANSS(p.216)などが用いられる．
  2. 心理社会的治療：症状改善に加え，社会適応能力を高めるために行う．社会生活技能訓練（SST），心理教育，認知行動療法，職業リハビリテーションなどがある．
  3. 電気けいれん療法：緊張病など激しい症状により身体的疲弊が著しい場合，自殺の危険性が高い場合，重篤な副作用などにより薬物療法が不可能な場合に適応となる．

【補足事項】
- 統合失調症において，明らかな精神症状を発現する前の，不眠や不安，抑うつ等の非特異的な症状や弱い陽性症状を示す時期を前駆期という．一方，家族歴を有する者の前駆期症状や短期間の精神病症状等，統合失調症の発症リスクが高いと考えられる状態を**精神病発症危険状態（ARMS）**という．早期介入により統合失調症の発症を遅らせ，予後を改善することが期待され，ARMSに対する薬物療法や精神療法が試みられる．ただし，ARMSが全例統合失調症に移行するわけではないため，偽陽性群（ARMSでも発症しない人）に薬物の副作用等の不利益を与えないよう十分な配慮（忍容性(p.140)の高い薬物の使用など）が必要である．

QOL向上，社会的予後の改善を目指す
統合失調症の治療の目的

- 統合失調症で目立つ妄想・幻覚等の陽性症状は，抗精神病薬のD_2受容体遮断作用により鎮静化する．
- 一方，抗精神病薬の過剰投与では，過鎮静やNIDS(p.225)により健常な精神活動まで抑制され，錐体外路症状などの身体的な副作用も問題となる．
- 治療の最終目的は幻覚や妄想を消すことではなくQOLの向上であることを認識し，適切な抗精神病薬の使用と心理社会的治療を組み合わせたアプローチを行う．

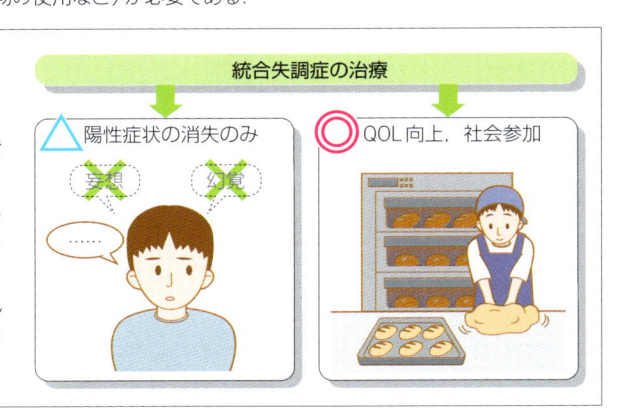

統合失調症の治療
△ 陽性症状の消失のみ
○ QOL向上，社会参加

略語
- DSM-5：Diagnostic and Statistical Manual of Mental Disorders, 5th Edition
- ICD-10：International Classification of Diseases, 10th Revision
- 簡易精神症状評価尺度（BPRS）：Brief Psychiatric Rating Scale
- 陽性・陰性症状評価尺度（PANSS）：Positive and Negative Syndrome Scale
- 社会生活技能訓練（SST）：social skills training
- 精神病発症危険状態（ARMS）：at-risk mental state
- 神経遮断薬による欠陥症候群（NIDS）：neuroleptic-induced deficit syndrome

急性期に多い，派手な症状
陽性症状

- 妄想，幻覚など，統合失調症特有の派手な症状を指す．
- 急性期や一過性の増悪としてみられることが多い．興奮を伴うことがある．
- 抗精神病薬に対する反応性は陰性症状に比べ良好である．

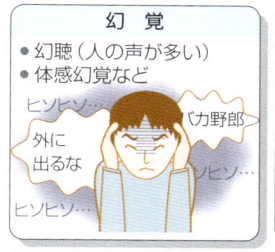

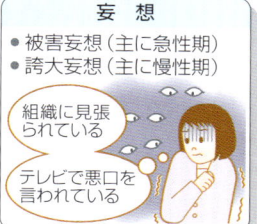

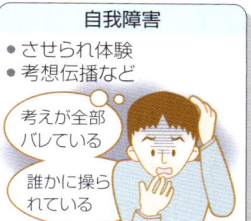

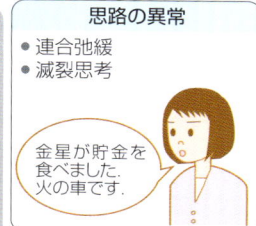

幻　覚
- 幻聴（人の声が多い）
- 体感幻覚など

ヒソヒソ…
バカ野郎
外に
出るな
ヒソヒソ…
ヒソヒソ…

妄　想
- 被害妄想（主に急性期）
- 誇大妄想（主に慢性期）

組織に見張
られている
テレビで悪口を
言われている

自我障害
- させられ体験
- 考想伝播など

考えが全部
バレている
誰かに操ら
れている

思路の異常
- 連合弛緩
- 滅裂思考

金星が貯金を
食べました．
火の車です．

正常な精神機能の低下により生じる
陰性症状

- 感情や意欲などの正常機能の低下により生じ，持続的にみられる．慢性期は陰性症状が主体となる．
- 一次性のものと，抗精神病薬の副作用や環境などによる二次性のものがある（p.221，225）．

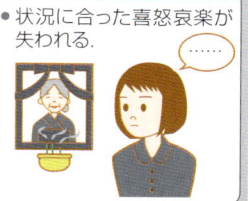

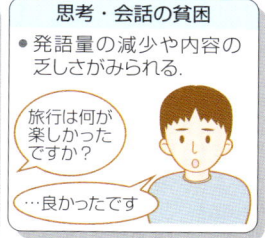

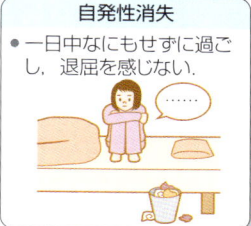

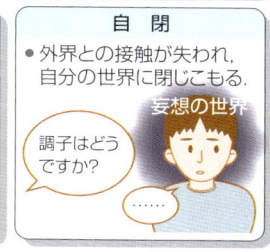

感情鈍麻
- 状況に合った喜怒哀楽が失われる．

……

思考・会話の貧困
- 発語量の減少や内容の乏しさがみられる．

旅行は何が
楽しかった
ですか？
…良かったです

自発性消失
- 一日中なにもせずに過ごし，退屈を感じない．

……

自　閉
- 外界との接触が失われ，自分の世界に閉じこもる．

妄想の世界
調子はどう
ですか?
……

社会生活の支障となる
認知機能障害

- 統合失調症の本質的病態であり，早期から出現，徐々に悪化して日常生活を困難にする．新規抗精神病薬がある程度有効であると考えられる．
- 遂行機能，問題解決能力，順序だった思考，集中力，言語性記憶，ワーキングメモリー（病⑦p.36），言葉の流暢性などが障害される．

[認知機能障害の例]

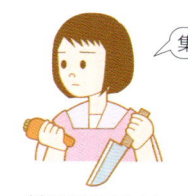

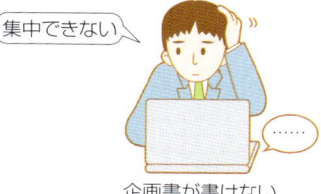

集中できない
……

料理ができない　　企画書が書けない

再燃と寛解を繰り返すことが多い
経過

- 統合失調症は，症例により経過は様々であるが，急性エピソード（再燃）を繰り返し，慢性に経過することが多い．
- 発病後最初の5年間が最も再燃が多く，機能低下が著しいが，早期の治療開始により精神機能的予後の改善が期待できる．

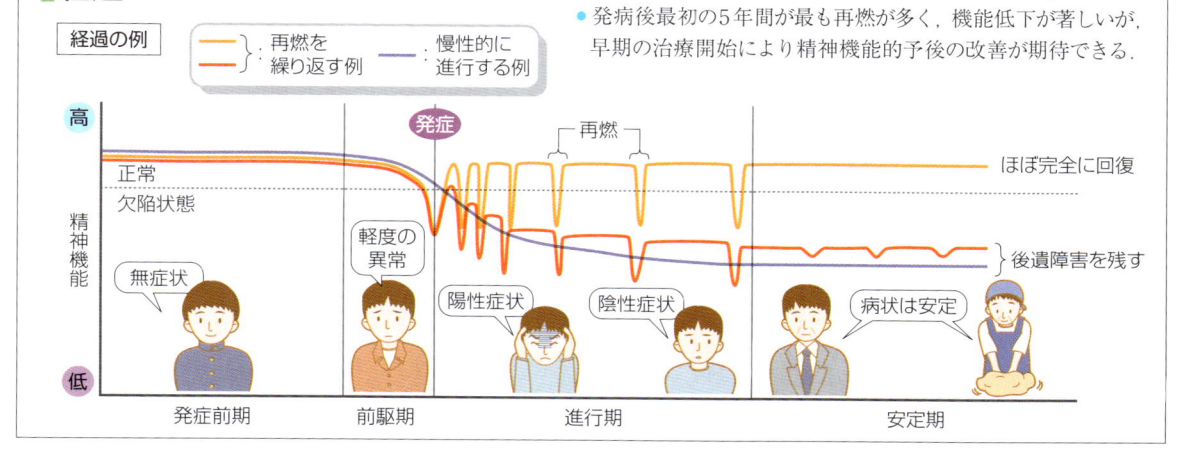

[経過の例]

再燃を
繰り返す例
慢性的に
進行する例
高
低
精神機能
正常
欠陥状態
発症
再燃
ほぼ完全に回復
後遺障害を残す
無症状
軽度の
異常
陽性症状
陰性症状
病状は安定
発症前期
前駆期
進行期
安定期

➡ • 生活の質（QOL）：quality of life

統合失調症の病態に関与する
ドパミン経路

- 統合失調症の病態には，脳内のドパミン経路（ドパミンを伝達物質とする神経経路）が関与していると推定されている（ドパミン仮説）．
- 脳幹部にはドパミン系神経の神経核A8〜A15が存在し，そこから脳内各所に投射する4つのドパミン経路がある．

❶ 中脳辺縁系
- 中脳腹側被蓋野（A10）から辺縁系の側坐核などに至る．
- 機能過剰により陽性症状を生じると考えられる．欲求が満たされたときに快感を生じる報酬系（快感系）として知られており，薬物依存(p.274)や病的嗜癖にも関係する．

❷ 中脳皮質系
- 中脳腹側被蓋野（A10）から前頭葉皮質などに至る．
- ワーキングメモリや注意・集中等の様々な認知機能に関わり，機能低下により陰性症状，認知機能障害を生じると考えられる．

❸ 黒質線条体系
- 黒質（A9）から線条体（尾状核・被殻）に至る．
- 機能過剰がチックや強迫性障害，機能低下がパーキンソン病や抗精神病薬によるパーキンソニズムに関連する(p.223)．

❹ 漏斗下垂体系
- 視床下部（A12）から下垂体に至る．
- 機能低下が抗精神病薬の副作用である高プロラクチン血症に関連する(p.224)．

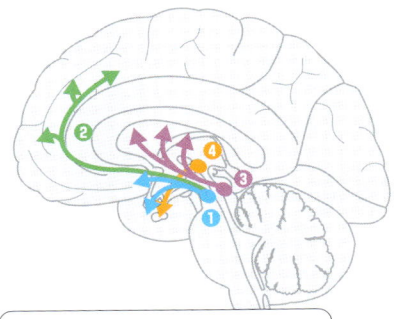

> アンフェタミンなどの覚醒剤はドパミンの過剰放出をきたします．使用により強い快感が得られますが（報酬系↑），長期間の使用により幻覚・妄想など統合失調症様の病像を示す覚醒剤精神病をきたします(p.277)．— 医師

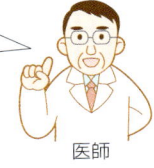

ドパミン仮説が最も有力
病態（仮説）

- 統合失調症の正確な病態は未だ不明であるが，ドパミンの過剰伝達が原因であるとするドパミン仮説が最も広く受け入れられている．しかし，ドパミンの過剰伝達だけでは説明できない現象も多く，ドパミンの他にセロトニンやグルタミン酸などの関与が考えられている．

陽性症状
- ドパミン経路のうち，❶中脳辺縁系の過剰活動により生じると考えられている．

正常：ドパミン／D2 適度に活動／受容体／欲求が満たされると快感を生じる（報酬系）．

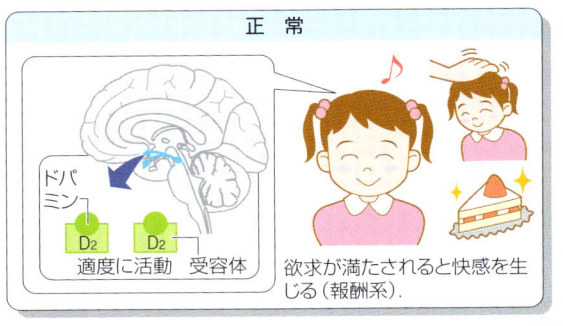

統合失調症：過剰活動／幻覚，妄想，自我障害などの陽性症状が出現する．

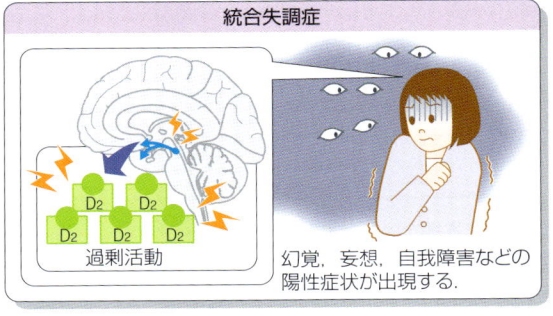

陰性症状，認知機能障害
- ドパミン経路のうち，❷中脳皮質系の活動抑制により生じると考えられている．

正常：ドパミン／D1 適度に活動／受容体／野菜が柔らかく煮えたら一旦火を止めてルウを入れます／意欲，生き生きとした感情がある．状況を正しく理解，判断し，物事をスムーズに実行できる．

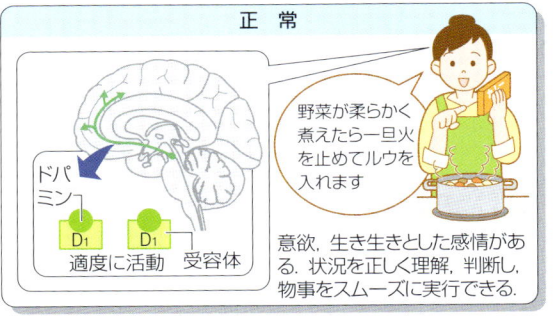

統合失調症：活動抑制／次，どうするんだっけ…／能動性消失，感情鈍麻などの陰性症状，遂行機能障害などの認知機能障害が出現する．

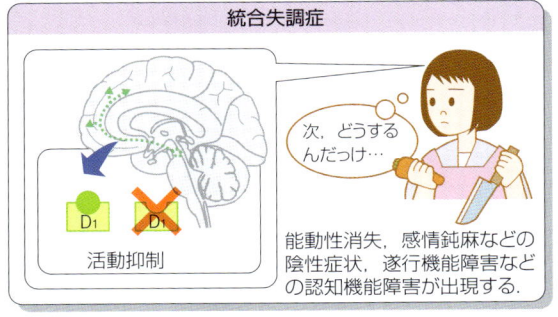

抗精神病薬の作用

抗精神病薬の薬理作用
D₂受容体の遮断作用が基本

- ドパミンD₂受容体遮断による抗精神病作用（陽性症状に対する作用）は，ほぼ全ての抗精神病薬に共通する作用である．
- 抗精神病薬は，主に以下のような受容体の遮断作用を様々な程度であわせもち，それぞれの受容体遮断作用の有無や強度が，効果や副作用の違いに関連する．

受容体	遮断による作用	遮断による副作用
ドパミンD₂受容体	・陽性症状抑制（中脳辺縁系↓のため） ➡抗精神病薬の主作用	・錐体外路症状（黒質線条体系↓のため）(p.157) ・高プロラクチン血症（漏斗下垂体系↓のため） ・悪性症候群
セロトニン5-HT₂受容体	・陰性症状・認知機能障害改善，錐体外路症状の軽減（セロトニン神経による，中脳皮質系・黒質線条体系の抑制解除のため）	・体重増加，高血糖
ヒスタミンH₁受容体	・鎮静	・体重増加，高血糖 ・過鎮静，眠気
アドレナリンα₁受容体	・鎮静	・起立性低血圧，めまい(p.22) ・過鎮静，眠気 ・持続勃起症
アセチルコリンM受容体	—	・自律神経症状（口渇，鼻閉，便秘，排尿障害など）(p.23) ・認知機能障害

抗精神病薬の種類
従来型（定型）抗精神病薬と新規（非定型）抗精神病薬

- 従来型抗精神病薬の開発により，統合失調症の陽性症状の持続的なコントロールが可能となったが，陰性症状に対する効果は少なく，錐体外路症状や高プロラクチン血症が副作用として問題となった．
- これらの問題を解決するために新規抗精神病薬(p.217)が開発され，現在では第一選択の治療薬となっているが，陰性症状や認知機能障害への効果は未だ不十分であり，新たな作用機序の薬の開発が進められている．

	従来型（定型）精神病薬	新規（非定型）抗精神病薬
薬理	・強力なドパミンD₂受容体遮断効果が主体．	・D₂受容体遮断作用はそれほど強くない．D₂受容体遮断以外に強い5-HT₂A受容体遮断作用など，薬剤により様々な薬理作用を示す(p.230)．
効果	・陽性症状に効果がある． ・多くは陰性症状，認知機能障害にあまり効果がなく，むしろ悪化させる場合もある． （中脳辺縁系の活動を正常化）	・陽性症状に加え，陰性症状，認知機能障害にもある程度効果がある． ・再発予防効果が高い． （中脳辺縁系，中脳皮質系の活動を正常化）
副作用	・強力なD₂受容体遮断による錐体外路症状，高プロラクチン血症(p.224)が出現しやすく，忍容性(p.140)が低い．	・錐体外路症状，高プロラクチン血症は少なく忍容性が高い． ・高血糖，体重増加が副作用として重要．
特徴	効果：陰性症状・認知機能障害には効きにくい． 副作用：錐体外路症状(p.223)が起こりやすい．	効果：陰性症状・認知機能障害にもある程度有効． 副作用：体重増加，高血糖が起こりやすい(p.225)．

略語
- セロトニン／5-ヒドロキシトリプタミン(5-HT)：5-hydroxytryptamine

低ければ効果がなく，高すぎれば副作用が出る
D₂受容体占拠率

D₂受容体占拠率と効果・副作用

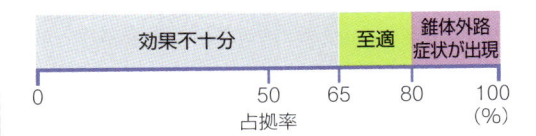

0	効果不十分	50	65	至適	80	錐体外路症状が出現	100

占拠率 (％)

- PETやSPECTの技術を用いて，抗精神病薬の脳内受容体占拠率を推定することができる．
- 従来型抗精神病薬では，治療に至適なD₂受容体占拠率は65〜80％であり，65％未満では効果が不十分，80％以上では錐体外路症状などのD₂受容体遮断による副作用が問題となる．
- 新規抗精神病薬の治療効果・副作用出現には，D₂受容体占拠率の他に，5-HT₂A受容体遮断作用の強さやD₂受容体からの解離速度，リガンドとしての性質の違い（アンタゴニストか部分アゴニストか）などが関係していると考えられる．

状況や希望に応じた剤形で治療効果を高める
剤形と使い分け

- 抗精神病薬には下記のような様々な剤形がある．
- 患者の状態や希望に合った薬剤を選ぶことにより，アドヒアランス(p.131)が向上し，その結果治療効果も高まる．

	剤形	薬剤	主な用途	特徴
経口	錠，細粒，散など	●全ての抗精神病薬	●急性期治療 ●維持療法	●最もスタンダードな剤形で，薬価が安い． ●病状や効果により量を調節しやすい．
	口腔内崩壊錠（OD錠，ザイディス錠）	●リスペリドン ●オランザピン ●アリピプラゾール	●急性期治療 ●維持療法 ●興奮時	●唾液により速やかに口腔内で溶け，水なしでも服用することができる． ●アドヒアランス向上が期待でき，特に拒薬時に有効．
	内用液	●プロペリシアジン ●ハロペリドール ●リスペリドン ●アリピプラゾール	●急性期治療 ●維持療法 ●興奮時	●効果発現が早い． ●飲み込みやすく，アドヒアランス向上が期待でき，特に拒薬時に有効．
	徐放剤（OROS）	●パリペリドン	●急性期治療 ●維持療法	●血中濃度の変動が少ないため錐体外路症状が生じにくいことが期待される．
注射	注射剤（静注）	●ハロペリドール	●興奮時	●興奮状態で経口摂取不能な場合に用いる．
	注射剤（筋注） ※持効性でないもの	●従来型抗精神病薬の大部分 ●オランザピン	●興奮時	●興奮時，拒薬がある場合などに用いられる． ●頻回の筋注は悪性症候群の危険因子となり，また強制施行は患者-医師の信頼関係に悪影響を及ぼすおそれがある． ●最近では口腔内崩壊錠や内用液を用いる場合が多い．
	持続効果注射剤（筋注）	〈従来型〉 ●フルフェナジン ●ハロペリドールデカン酸エステル 〈新規〉 ●リスペリドン ●パリペリドン	●維持療法	●1回の注射で2または4週間，効果が持続し，維持療法時の患者の負担が減少，アドヒアランス向上につながる． ●血中濃度の変動が少ないため錐体外路症状が生じにくいことが期待される． ●投与前に同じ成分の経口剤で忍容性を確認する．また，血中濃度が十分に上昇するまでの期間は，経口剤を併用する． ●クロザピンに切り替える際には，最後の筋注から十分に期間を空ける． ●薬価が高い． ●注射に対する恐怖心や疼痛により好まない患者もいる．

SUPPLEMENT

統合失調症の服薬指導

- 統合失調症の治療では，早期からの薬物治療開始，適切な薬物治療の継続が予後改善のために重要である．しかし統合失調症患者では，病識の不足や副作用による苦痛，また妄想や認知機能障害の影響などによりアドヒアランスが不良となることも多い．
- 服薬指導では，個々の患者の状態に配慮しながら，誠実で丁寧な説明により患者の不信感を少しでも軽減し，薬剤についての不安や副作用について，気軽に相談できるような信頼関係を構築できるように心がけることが重要である．

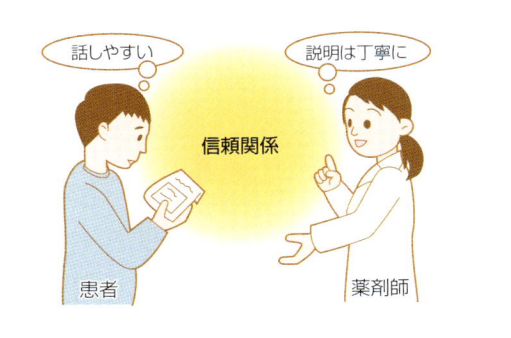

略語　●陽電子放出型断層撮影〔法〕（PET）：positron emission tomography　●単一光子放射コンピュータ断層撮影〔法〕（SPECT）：single photon emission computed tomography　●セロトニン／5-ヒドロキシトリプタミン（5-HT）：5-hydroxytryptamine　●口腔内崩壊錠（OD錠）：Orally Disintegrating tablet　●浸透性徐放効果経口送出システム（OROS）：osmotic-controlled release oral delivery system

抗精神病薬の副作用

副作用の全体像
代表的な副作用の原因と対処

- 抗精神病薬では，それぞれが作用する受容体に応じた副作用が出現する．
- まずは以下の表のように従来型抗精神病薬と新規抗精神病薬に分けて，特に注意すべき副作用を把握する（ほとんどは両者でみられうる副作用だが，表ではより出現しやすい方に分類している）．

薬剤	副作用	症状	原因	対処
従来型抗精神病薬	錐体外路症状	・パーキンソニズム(p.158) ・アカシジア　・ジストニア ・遅発性ジスキネジア	D_2受容体遮断 （黒質－線条体系）	・DIEPSS(p.216)により評価 ・MARTAやDPAに変更
	高プロラクチン血症(p.224)	・乳汁分泌　・月経異常 ・性機能障害	D_2受容体遮断 （漏斗－下垂体系）	・MARTAやDPAに変更 ・テルグリド投与
	悪性症候群(p.163)	・発熱　　　・錐体外路症状 ・意識障害　・横紋筋融解症 ・自律神経症状（頻脈，血圧上昇）	D_2受容体遮断	・原因薬剤中止，輸液， ダントロレン投与
	過鎮静(p.224)	・眠気 ・認知機能低下	・H_1受容体遮断 ・$α_1$受容体遮断	・減量，変薬 ・就寝前の服薬にする
	起立性低血圧(p.224)	・立ちくらみ　・めまい	・$α_1$受容体遮断	・減量，変薬
	抗コリン作用(p.224)	・眼圧上昇　・口渇　・便秘 ・麻痺性イレウス　・排尿障害	・M受容体遮断	・減量，変薬
新規抗精神病薬	体重増加 代謝異常(p.225)	・体重増加　・高血糖 ・糖尿病ケトアシドーシス ・脂質代謝異常	・H_1受容体遮断 ・5-HT_{2c}受容体遮断	・変薬（従来型も考慮） ・食事療法，運動療法
ドパミン受容体部分作動薬(DPA)	投与初期のドパミン受容体刺激症状	・不眠，不安 ・胃腸症状（悪心）	・ドパミン受容体刺激	・BZ系薬投与（不眠，不安） ・ドンペリドン，メトクロプラミドの投与（悪心）

錐体外路症状（EPS）
DIEPSSで評価する

- 抗精神病薬で問題となる代表的な副作用の1つであり，患者のQOLを大きく損なう．
- 黒質線条体系のドパミン神経系の抑制に起因するため，高力価（D_2受容体遮断作用の強い）の従来型抗精神病薬で生じやすく，新規抗精神病薬では一般的に少ない．

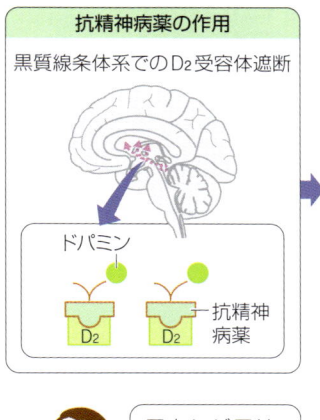

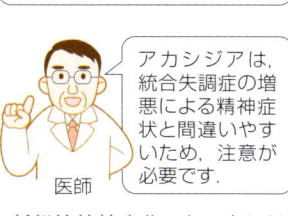

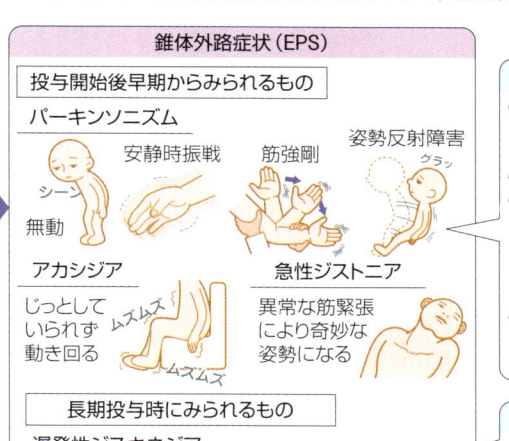

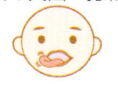

抗精神病薬の作用
黒質線条体系でのD_2受容体遮断

ドパミン / 抗精神病薬

錐体外路症状（EPS）

投与開始後早期からみられるもの

パーキンソニズム
- 安静時振戦
- 筋強剛
- 姿勢反射障害
- 無動

アカシジア
- じっとしていられず動き回る

急性ジストニア
- 異常な筋緊張により奇妙な姿勢になる

長期投与時にみられるもの

遅発性ジスキネジア
- 咀嚼様運動
- 舌の突出・捻転
- 顔をしかめる

対応
- 薬原性錐体外路症状評価尺度（DIEPSS）(p.216)により重症度を評価する．
- 抗精神病薬の減量，変更．
- 投与早期からみられるEPSには抗コリン薬が有効であるが，抗コリン薬は認知機能障害を増悪させるおそれもあるため，予防的投与は基本的には推奨されない．
- パーキンソニズムを伴わないアカシジアにはβ受容体遮断薬やBZ系薬が有効．

対応
- 遅発性ジスキネジアは不可逆的であることも多く，予防が最重要である．
- 新規抗精神病薬は，従来型抗精神病薬に比べ遅発性ジスキネジアのリスクが低い．

医師：アカシジアは，統合失調症の増悪による精神症状と間違いやすいため，注意が必要です．

- 新規抗精神病薬でも，高用量ではEPSを生じうる．特にSDA(p.229)は比較的EPSを生じやすい．またアリピプラゾール(p.233)は，パーキンソニズムは少ないがアカシジアは生じやすい．

略語
- 薬原性錐体外路症状評価尺度（DIEPSS）：Drug-Induced Extrapyramidal Symptoms Scale
- 多元受容体作用抗精神病薬（MARTA）：multi-acting receptor-targeted antipsychotic
- ドパミン受容体部分作動薬（DPA）：dopamine partial agonist
- ベンゾジアゼピン（BZ）：benzodiazepine
- 錐体外路症状（EPS）：extrapyramidal symptom
- 生活の質（QOL）：quality of life
- セロトニン・ドパミン拮抗薬（SDA）：serotonin-dopamine antagonist

従来型抗精神病薬で生じやすい
高プロラクチン血症

- 漏斗下垂体系のドパミン神経抑制により下垂体のプロラクチン分泌抑制が弱まり，高プロラクチン(PRL)血症をきたす．高PRL血症は男女の性機能障害の主原因となる(病③p.190)．
- 出現時には，新規抗精神病薬への変更やテルグリド(薬②)の併用等を考慮する．

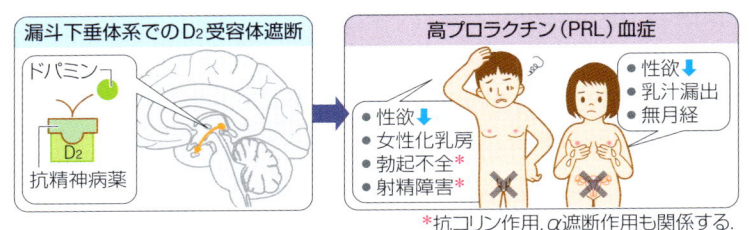

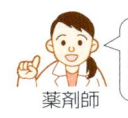

漏斗下垂体系でのD₂受容体遮断
ドパミン / D₂ / 抗精神病薬

高プロラクチン(PRL)血症
- 性欲↓
- 女性化乳房
- 勃起不全*
- 射精障害*

- 性欲↓
- 乳汁漏出
- 無月経

*抗コリン作用，α遮断作用も関係する．

薬剤師：性機能障害はQOLを低下させる重要な問題ですが，患者さんにとっては医師に申し出にくく，解決されなければアドヒアランスの低下につながるおそれがあります．

H₁，α₁受容体遮断作用による
過鎮静・眠気

- 抗精神病薬のH₁受容体遮断作用，α₁受容体遮断作用により鎮静効果が得られ，急性期で興奮状態の患者や不眠の強い患者では治療的効果となりうる．
- その反面，必要以上の精神機能抑制による眠気や認知機能の低下は社会生活の支障となり，QOLを低下させる．
- フェノチアジン系抗精神病薬(p.226)やMARTA(p.231)では特にこの作用が強い．

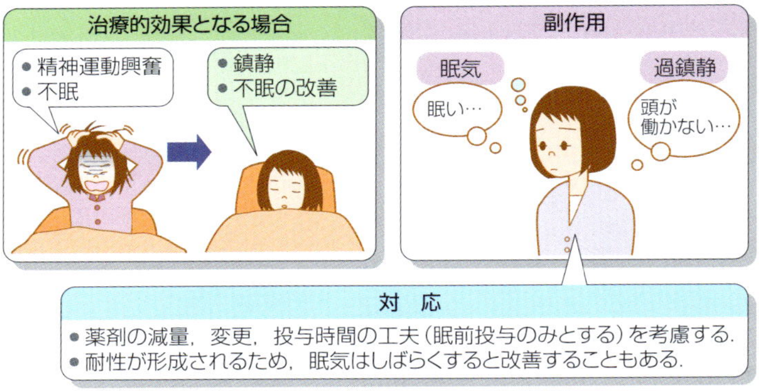

治療的効果となる場合
- 精神運動興奮
- 不眠
→
- 鎮静
- 不眠の改善

副作用
- 眠気（眠い…）
- 過鎮静（頭が働かない…）

対応
- 薬剤の減量，変更，投与時間の工夫(眠前投与のみとする)を考慮する．
- 耐性が形成されるため，眠気はしばらくすると改善することもある．

α₁，M受容体遮断作用による
自律神経症状

- 不快な副作用であり，アドヒアランス(p.131)低下の一因となる．
- フェノチアジン系抗精神病薬(p.226)やクロザピン(p.231)で生じやすい．

抗アドレナリン作用
- α₁受容体遮断による血管拡張作用により，起立性低血圧や低血圧をきたす(p.22)．

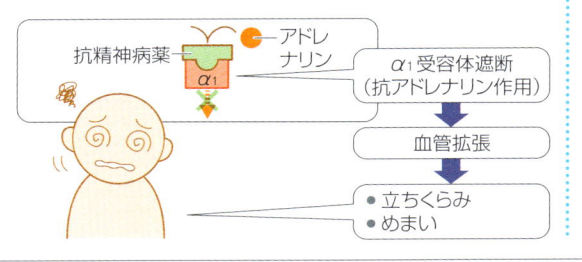

抗精神病薬 — アドレナリン — α₁受容体遮断(抗アドレナリン作用) → 血管拡張 → 立ちくらみ・めまい

抗コリン作用
- M受容体遮断により，様々な身体症状が生じる(p.23)．
- 抗コリン作用はNIDSの原因の1つでもある(p.225)．

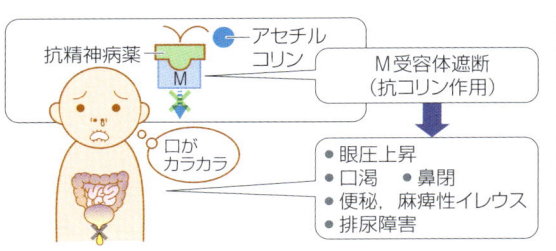

抗精神病薬 — アセチルコリン — M受容体遮断(抗コリン作用) →
- 眼圧上昇
- 口渇・鼻閉
- 便秘，麻痺性イレウス
- 排尿障害

(口がカラカラ)

SUPPLEMENT
抗精神病薬とアドレナリン

- 血管平滑筋には，部位により血管平滑筋を収縮させるα₁受容体と弛緩させるβ₂受容体が分布している(p.20)．
- アドレナリンはα，β両方の受容体刺激作用をもつ(p.31)．
- 抗精神病薬の投与によりα₁受容体が遮断された状態でアドレナリンを投与すると，β₂受容体刺激作用のみが生じ血圧が低下するため，抗精神病薬とアドレナリンの併用は禁忌である(p.43)．

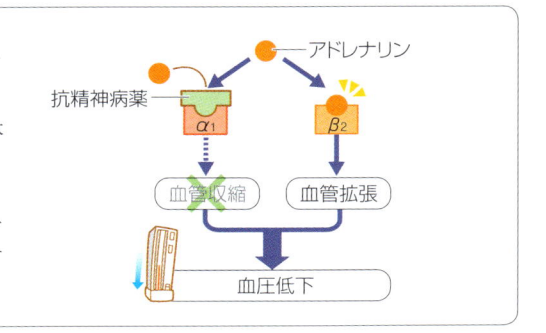

アドレナリン → α₁(抗精神病薬で遮断) / β₂ → 血管収縮 / 血管拡張 → 血圧低下

略語
- プロラクチン(PRL)：prolactin
- 生活の質(QOL)：quality of life
- 多元受容体作用抗精神病薬(MARTA)：multi-acting receptor-targeted antipsychotic
- 神経遮断薬による欠陥症候群(NIDS)：neuroleptic-induced deficit syndrome

新規抗精神病薬の最大の問題点
体重増加, 高血糖 (または耐糖能異常)

- ほとんどの抗精神病薬に食欲増進・体重増加作用があるが, 新規抗精神病薬, 特にMARTA(p.231)では注意が必要.
- インスリン抵抗性の亢進など (体重増加による二次的なインスリン抵抗性の亢進に加え, 薬物が直接的にインスリン抵抗性に関与する機序も存在すると推測されている) により, 高血糖, 糖尿病が生じる.
- オランザピン, クエチアピンでは, 糖尿病ケトアシドーシス(病③p.62)による死亡例が発生したため, 緊急安全性情報が出され, 糖尿病, 糖尿病の既往例では禁忌となった.
- クロザピンも糖尿病のリスクが高いが, 治療抵抗性統合失調症に唯一有効な薬剤であることなどから絶対禁忌ではなく原則禁忌とされ, 投与時にはクロザリル患者モニタリングサービス (CPMS)(p.216)により厳格なモニタリング・管理を行う.

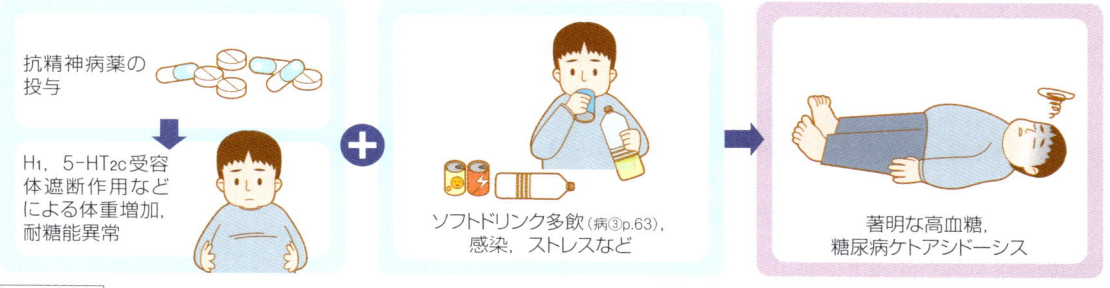

対応

- 投与中は定期的に血糖値等のモニタリングを行う.
- 体重増加に対し食事・運動療法を行う. それだけでは対応不能な場合や高血糖出現時には薬剤の変更を検討する.
- 患者・家族に対し, 高血糖の危険性と, 口渇, 多飲, 多尿, 頻尿等の症状出現時にはすぐに受診する必要があることを十分説明する.
- 糖尿病ケトアシドーシスや著明な高血糖では, 速やかに薬剤の中止やインスリン投与などの対応を行う.(病③p.64)

至適最小用量の投薬と注意深い観察・検査
その他の副作用

- 抗精神病薬の投与により, 既出の副作用の他にも, 以下のように様々な有害事象が生じうる. 致死的な副作用防止, 副作用によるアドヒアランス(p.131)低下の防止のため, 至適最小用量の投薬, 早期発見のためのモニタリングが重要である.

神経系	NIDS (神経遮断薬による欠陥症候群)	・抗コリン作用による認知機能障害, 抗ドパミン作用による意欲・認知機能障害により, 統合失調症による陰性症状に類似した状態になり, 思考や行動が抑制される. ・QOLが低下し, アドヒアランス低下につながる. 特に従来型抗精神病薬や抗コリン薬の併用例で問題になる.
	けいれん	・クロザピンやゾテピンに多く, 用量依存性に生じる.
心血管系	QT延長 (p.351)	・キニジン様作用に起因し, TdP型心室頻拍により突然死をきたす場合がある. ・スルトプリド, ピモジドはQT延長を起こす他剤との併用が禁忌, ピモジドでは加えてCYP阻害作用のあるSSRIとの併用が禁忌である(p.246).
	心筋炎・心筋症 (p.232)	・クロザピンの投与初期に起こりやすい. 注意して症状の有無を確認し, 発症時には即座にクロザピン投与を中止する.
その他	悪性症候群 (p.163)	・致死的となりうる病態であり, 全ての抗精神病薬において注意する必要がある. ・D_2受容体を強力に遮断する高力価の薬物の大量投与や非経口投与, 患者の全身状態不良時などに起こりやすい.
	無顆粒球症 (p.232)	・クロザピンで頻度が高く, 致死的となりうる. CPMSによりモニタリングされ, 発症時には直ちに投与を中止, G-CSF投与や感染症治療を行う.
	SIADH, 水中毒	・希釈性低Na血症により中枢神経症状を生じ, 重症例では死亡することもある.
	肝機能障害	・抗精神病薬投与中は, 定期的な肝機能検査を行う.
	皮膚症状	・フェノチアジン系抗精神病薬は光過敏性を有する.
	眼障害	・クロルプロマジンにより角膜混濁や網膜色素変性が生じることがある.
	持続勃起症	・$α_1$受容体遮断作用が関与する. 直ちに対処しないと後に勃起不全をきたす.

略語 ・クロザリル患者モニタリングサービス(CPMS):Clozaril Patient Monitoring Service ・セロトニン/5-ヒドロキシトリプタミン(5-HT): 5-hydroxytryptamine ・トルサードポアンツ/倒錯〔型〕心室頻拍(TdP): torsade〔s〕de pointes ・シトクロムP450(CYP): cytochrome P450 ・選択的セロトニン再取り込み阻害薬(SSRI): selective serotonin reuptake inhibitor ・顆粒球コロニー刺激因子(G-CSF): granulocyte-colony stimulating factor ・バソプレシン分泌過剰症(SIADH): syndrome of inappropriate secretion of ADH

従来型（定型）抗精神病薬

フェノチアジン系抗精神病薬

intro.： クロルプロマジンは抗ヒスタミン薬として開発されたが，後に精神病に対する効果が偶然発見され，抗精神病薬のプロトタイプとなった．フェノチアジン系抗精神病薬はいずれも三環構造をもち，置換基が作用の質的・量的性質に影響を与え，10位につく基により脂肪族系，ピペラジン系，ピペリジン系に分類される．

MINIMUM ESSENCE

一般名
- ❶ クロルプロマジン（脂肪族系）……… 内，注
- ❷ フルフェナジン（ピペラジン系）…… 内，注
- ❸ プロペリシアジン（ピペリジン系）… 内　など

作用
- 中脳辺縁系の D_2 受容体遮断による抗精神病作用（陽性症状に対する作用），延髄の化学受容器引き金帯（CTZ）の D_2 受容体遮断による制吐作用，H_1 受容体および $α_1$ 受容体遮断による鎮静作用，体温下降作用をもつ．
- 〔❶〕脂肪族系の薬物は，H_1 および $α_1$ 受容体遮断による鎮静作用が特に強い．
- 〔❷〕ピペラジン系の薬物は D_2 受容体遮断が強く，強力な抗精神病作用（陽性症状に対する作用）を示すが，反面，錐体外路症状(p.223)が生じやすい．

適応
- 統合失調症
- 〔❶〕躁症状，神経症における不安・緊張，悪心・嘔吐，麻酔前投薬 など

禁忌
- 〔❶，❷内，❸〕循環虚脱状態
- アドレナリン投与中　● 昏睡状態　● 中枢神経抑制薬の強い影響下
- 〔❷注〕重症の心不全，パーキンソン病，妊婦，クロザピン投与中

副作用
- 各種受容体の遮断による副作用が生じやすい．
- 悪性症候群★　　　　　　　　　　　　　　　　　　　　　　〈D_2受容体遮断〉
- QT延長などの心電図異常に続く突然死★　● SIADH★　● 眼障害★
- 再生不良性貧血，無顆粒球症，白血球減少などの血液障害★　● 光線過敏症
- 錐体外路症状：遅発性ジスキネジア★，パーキンソン症候群，アカシジア など　〈D_2受容体遮断〉
- 高プロラクチン血症：月経異常，乳汁分泌，女性化乳房，性機能障害 など
- H_1，$α_1$ 受容体遮断：過鎮静，眠気　　$α_1$ 受容体遮断：起立性低血圧，血圧低下(p.22)
- 抗コリン作用：麻痺性イレウス★，口渇，鼻閉，便秘，排尿障害 など(p.23)

注意
- 制吐作用により，他疾患による悪心・嘔吐を不顕性化することがあるため注意する．

【補足事項】
- 上記の他に，脂肪族系のレボメプロマジン，ピペラジン系のペルフェナジン，プロクロルペラジン，トリフロペラジンがある．
- 視床下部体温調節中枢に作用し，正常体温を下降させる（解熱鎮痛薬は正常体温を下降させない）．
- 制吐作用は外科手術，放射線宿酔，化学療法による悪心・嘔吐に有効で，動揺病（乗り物酔い）には無効である．

置換基 R^1 により3種類に分類される
フェノチアジン系抗精神病薬の構造

クロルプロマジン　　　フルフェナジン　　　プロペリシアジン

脂肪族系　　　　　　　ピペラジン系　　　　ピペリジン系
R^1：プロピル基　　　R^1：ピペラジン基　R^1：ピペリジン基

- フェノチアジン系抗精神病薬は，2つのベンゼン環がS原子とN原子により連結した基本の3環構造を持ち，10位につく置換基 R^1 により脂肪族系，ピペラジン系，ピペリジン系に分類される．
- 置換基 R^1 は作用の質的性質，R^2 は量的性質（強さ）に影響を与える．
- フェノチアジン系化合物には，抗精神病薬の他に，染色液やメトヘモグロビン血症(p.78)の治療に用いられるメチレンブルーなどがある．

商品名【フェノチアジン系抗精神病薬】 ● クロルプロマジン塩酸塩：ウインタミン（錠，細），コントミン（錠，注）　● レボメプロマジン：ヒルナミン（錠，細，散，注），レボトミン（錠，顆，散，注）　● フルフェナジン：フルメジン（錠，散），フルデカシン（注）　● プロペリシアジン：ニューレプチル（錠，細，液）　● ペルフェナジン：ピーゼットシー（錠，散，注），トリラホン（錠，散）　● プロクロルペラジン：ノバミン（錠，注）　● トリフロペラジンマレイン酸塩：トリフロペラジン（錠，散）

ブチロフェノン系抗精神病薬

intro.： 合成麻薬性鎮痛薬であるペチジンから誘導された．高力価の抗精神病薬で，強い抗精神病作用を示す．H_1，$α_1$，M受容体の遮断作用は弱い．

MINIMUM ESSENCE

一般名
1. ハロペリドール …… 内，注（筋注，静注）
2. ブロムペリドール … 内
3. スピペロン ………… 内　　　　　　　など

作用
- 中脳辺縁系のD_2受容体遮断による抗精神病作用
- 延髄の化学受容器引き金帯（CTZ）のD_2受容体遮断による制吐作用

※H_1および$α_1$受容体遮断による鎮静作用，体温下降作用は弱い．

適応
- 統合失調症　　　　　● 躁症状
- 〔❶適外〕せん妄，チック，がん化学療法・オピオイド使用による悪心・嘔吐

禁忌
- 昏睡状態　　● 中枢神経抑制薬の強い影響下　　● 重症心不全
- パーキンソン病　● アドレナリン投与中　　● 妊婦

副作用
- 強いD_2受容体遮断により，**錐体外路症状，高プロラクチン血症**が生じやすい．
- H_1，$α_1$，M受容体の遮断作用は弱く，自律神経症状や過鎮静は少ない．
- 悪性症候群★　● QT延長★　● 心室頻拍★　● 麻痺性イレウス★　● SIADH★
- 錐体外路症状：遅発性ジスキネジア★，パーキンソン症候群，アカシジア　など
- 高プロラクチン血症：月経異常，乳汁分泌，女性化乳房，性機能障害　● 不眠，焦燥感

注意
- 制吐作用により，他疾患による悪心・嘔吐を不顕性化することがあるため注意する．
- **ハロペリドールデカン酸エステル**（筋注）は，経口製剤で忍容性(p.140)の確認を行ってから使用する．

【補足事項】
- 遅発性ジスキネジア，QT延長，心室頻拍は，❶〜❸すべての薬剤で副作用として起こりうるが，❸では重大な副作用とされていない．
- 上記の他に，チミペロン，ピパンペロンがある．
- ハロペリドールの静注製剤は，抗精神病薬で唯一の静注可能な製剤であり，せん妄や精神疾患による興奮，幻覚妄想状態で経口投与が不能な場合に用いられる．

（化学構造式：ハロペリドール，ブロムペリドール，スピペロン）

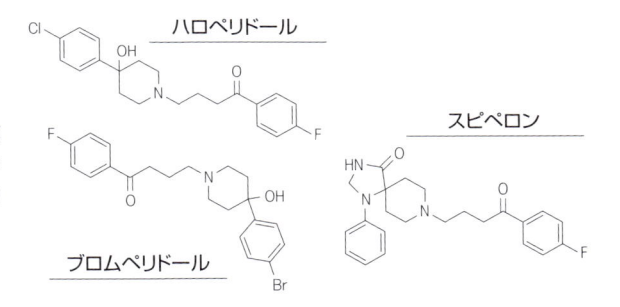

SUPPLEMENT
せん妄の治療

- 高齢者の入院時にはしばしばせん妄が生じる．動揺する意識混濁に加え，幻覚や錯覚，行動異常，興奮などがみられる(p.184)．
- 治療は，可能な限りの原因の除去に加え，抗精神病薬などによる薬物療法を行う．

せん妄			薬物療法
	内服不可	→	ハロペリドール(p.227)静注（必要に応じてベンゾジアゼピン薬を併用）
	内服可	興奮(+) →	リスペリドン(p.229)，クエチアピン(p.231) など
		興奮(−) →	ミアンセリン(p.245)，トラゾドン(p.245) など

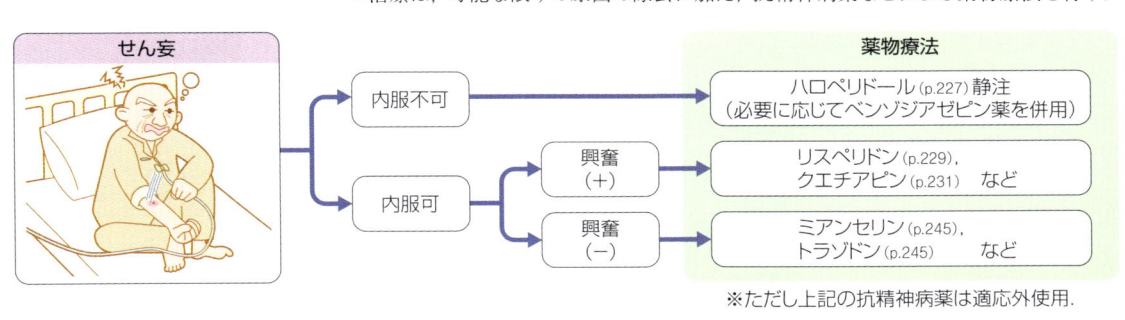

※ただし上記の抗精神病薬は適応外使用．

商品名【ブチロフェノン系抗精神病薬】● ハロペリドール：セレネース（錠，細，液，注）　● ハロペリドールデカン酸エステル：ハロマンス（注），ネオペリドール（注）　● ブロムペリドール：インプロメン（錠，細）　● スピペロン：スピロピタン（錠）　● チミペロン：トロペロン（錠，細，注）　● ピパンペロン塩酸塩：プロピタン（錠，散）　**略語**　● 化学受容器引き金帯（CTZ）：chemoreceptor trigger zone　● バソプレシン分泌過剰症（SIADH）：syndrome of inappropriate secretion of ADH

ベンズアミド系抗精神病薬

intro.： 選択的なD_2受容体遮断作用を示す．スルピリドは低用量で抗うつ作用，高用量で抗精神病作用を示すほか，制吐作用や胃運動促進作用，胃血流改善作用があり，胃薬としても用いられている．スルトプリドは抗精神病作用と制吐作用に加え，抗躁作用をもつ．

MINIMUM ESSENCE

一般名
- ❶ スルピリド ……内，注
- ❷ スルトプリド …内　　　など

作用
- 共通して，中脳-皮質系のD_2受容体遮断による**抗精神病作用**，延髄の化学受容器引き金帯（CTZ）のD_2受容体遮断による制吐作用
- 〔❶〕抗うつ作用（低用量），**末梢性D_2受容体遮断**による消化管運動促進作用，胃血流改善作用
- 〔❷〕抗躁作用

適応
- 〔❶〕統合失調症，うつ病・うつ状態，**消化性潰瘍**
- 〔❷〕躁症状，統合失調症の興奮及び幻覚・妄想状態

禁忌
- プロラクチン産生下垂体腺腫
- 〔❶〕褐色細胞腫の疑い
- 〔❷〕昏睡，中枢神経抑制薬の強い影響下，重症心不全，パーキンソン病，脳障害，QTを延長させる薬剤の投与中

副作用
- **高プロラクチン血症**が起こりやすい．また，長期投与では錐体外路症状が問題となる．
- 鎮静作用や自律神経症状は少ない．
- 悪性症候群★　●QT延長★，心室頻拍★　●けいれん★
- 錐体外路症状：遅発性ジスキネジア★，パーキンソン症候群，アカシジアなど
- 高プロラクチン血症：月経異常，乳汁分泌，女性化乳房，性機能障害　など (p.224)

注意
- 制吐作用により，他疾患による悪心・嘔吐を不顕性化することがあるため注意する．

【補足事項】● 上記の他，高力価のネモナプリド，緩徐な作用で脳梗塞後遺症およびそのせん妄に用いられるチアプリド(p.201)がある．

スルピリド

スルトプリド塩酸塩

様々な特徴を示す
その他の従来型抗精神病薬

- その他の従来型抗精神病薬として，次の薬剤がある．
- 従来型抗精神病薬に分類されるが，陰性症状に対する効果をもつものも多い．

一般名	薬効・副作用	適応
ゾテピン	●新規抗精神病薬に類似 ●5-HT_2受容体遮断作用が強い	●統合失調症 ●双極性障害の躁症状 ●〔適外〕治療抵抗性うつ病
ピモジド	●ハロペリドールに類似 ●薬物相互作用に注意(p.246)	●統合失調症 ●小児の自閉性障害 ●精神遅滞に伴う諸症状
カルピプラミン	●陰性症状の賦活作用が強い	●意欲減退 ●抑うつ ●心気を主症状とする慢性統合失調症
クロカプラミン		●統合失調症
モサプラミン		●統合失調症
オキシペルチン	●クロルプロマジンに類似	●統合失調症

商品名【ベンズアミド系抗精神病薬】●スルピリド：ドグマチール（錠，力，細，注），アビリット（錠，力，細），ミラドール（錠，力，細）　●スルトプリド塩酸塩：バルネチール（錠，細）　●ネモナプリド：エミレース（錠）　●チアプリド塩酸塩：グラマリール（細，錠）　【その他の従来型抗精神病薬】●ゾテピン：ロドピン（錠，細）　●ピモジド：オーラップ（錠，細）　●カルピプラミン：デフェクトン（錠，散）　●クロカプラミン塩酸塩水和物：クロフェクトン（錠，顆）　●モサプラミン塩酸塩：クレミン（錠，顆）　●オキシペルチン：ホーリット（錠，散）

新規（非定型）抗精神病薬

セロトニン・ドパミン拮抗薬（SDA）

intro.：強力な5-HT$_{2A}$受容体遮断作用とD$_2$受容体遮断作用をあわせもつ．陽性症状に加え陰性症状や認知機能障害にも効果があり，錐体外路症状は比較的少ない．

MINIMUM ESSENCE

一般名
- ❶ リスペリドン …… 内，注
- ❷ パリペリドン …… 内，注 （リスペリドンの代謝産物）
- ❸ ペロスピロン …… 内
- ❹ ブロナンセリン … 内

作用
- 〔❶❷❸〕D$_2$受容体遮断による抗精神病作用に加え，5-HT$_{2A}$受容体遮断による**陰性症状改善作用**をもつ（D$_2$受容体遮断＜5-HT$_{2A}$受容体遮断）．
- 〔❸〕5-HT$_{1A}$受容体刺激による抗不安効果をもつ．
- 〔❹〕D$_2$受容体遮断効果が強く，抗精神病作用が強い．（D$_2$受容体遮断＞5-HT$_{2A}$受容体遮断）

適応
- 統合失調症
- 〔❶適外〕せん妄，双極性障害の躁状態，治療抵抗性うつ病，強迫性障害，認知症に伴う幻覚・妄想 など

禁忌
- 昏睡状態　●中枢神経抑制剤の強い影響下　●アドレナリン投与中
- 〔注〕クロザピン投与中
- 〔❷〕腎機能障害（C$_{cr}$ 50 mL/分未満）
- 〔❹〕アゾール系抗真菌薬，HIVプロテアーゼ阻害薬投与中

副作用
- 新規抗精神病薬の中では，D$_2$受容体遮断作用が強く，錐体外路症状(p.223)，高プロラクチン血症(p.224)が比較的起こりやすい．
- 悪性症候群★　●高血糖★，体重増加　●錐体外路症状　●高プロラクチン血症
- 麻痺性イレウス★　●便秘　●SIADH★　●不眠，不安・焦燥，眠気
- ※〔❶❷❸〕D$_2$受容体遮断＜5-HT$_{2A}$受容体遮断であり，錐体外路症状は起こりにくい．また，5-HT$_{2C}$，H$_1$受容体の遮断による肥満，代謝異常が生じやすい．
- ※〔❹〕H$_1$，α$_1$，M受容体への親和性が低く，不快な副作用が起こりにくい．しかし，D$_2$受容体遮断により，アカシジア等の錐体外路症状は起こりやすい．

注意
- 持効性筋注製剤は，経口製剤で忍容性(p.140)の確認を行ってから使用する．
- リスペリドンの筋注製剤は，十分な血中濃度に達するまでの期間，経口製剤を併用する．

【補足事項】
- 錐体外路症状のうち，遅発性ジスキネジアは重大な副作用となっている．
- リスペリドンは低用量では錐体外路症状が少ないが，大量投与では従来型と同様に錐体外路症状が出現する．
- パリペリドンはリスペリドンの代謝産物であり，血中濃度が肝臓のCYP2D6の影響を受けず，また徐放剤であるため血中濃度の変動が少なく錐体外路症状が少ないといった利点がある．
- ブロナンセリンは5-HT$_{2A}$受容体よりもD$_2$受容体に対する親和性が高いため，SDAではなくドパミン・セロトニン拮抗薬(DSA)とよばれることがある．

指導 pick up
- □「内用液はそのまま飲むか，水やジュース，汁物などで約150 mLに希釈して内服してください．お茶やコーラに溶かすと効果が少なくなるため避けてください」
- □〔❷〕「割ったり噛んだりしないでください」
- □〔❸❹〕「必ず食後に服用してください」

リスペリドン

パリペリドン

商品名【セロトニン・ドパミン拮抗薬（SDA）】●リスペリドン：リスパダール（錠，OD，細，液），リスパダールコンスタ（注）●パリペリドン：インヴェガ（錠）●パリペリドンパルミチン酸エステル：ゼプリオン（注）●ペロスピロン塩酸塩水和物：ルーラン（錠）●ブロナンセリン：ロナセン（錠，散）**略語**●セロトニン・ドパミン拮抗薬（SDA）：serotonin-dopamine antagonist ●バソプレシン分泌過剰症（SIADH）：syndrome of inappropriate secretion of ADH ●ドパミン・セロトニン拮抗薬（DSA）：dopamine-serotonin antagonist

リスペリドンの代謝産物
パリペリドン

- リスペリドンは主に肝臓のシトクロム P450（CYP）2D6 (p.215) により代謝され 9-ハイドロキシリスペリドン（パリペリドン）となる．
- パリペリドンはリスペリドンと類似の薬理活性を示す．

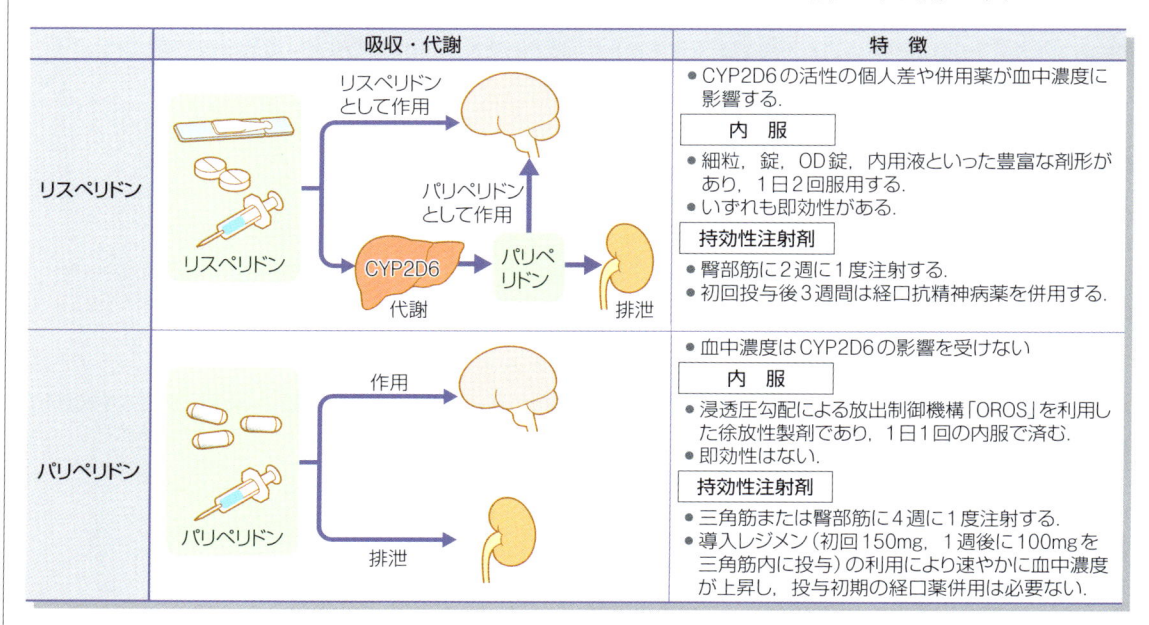

	吸収・代謝	特　徴
リスペリドン	リスペリドンとして作用／CYP2D6 代謝／パリペリドンとして作用／排泄	● CYP2D6 の活性の個人差や併用薬が血中濃度に影響する． **内服** ● 細粒，錠，OD 錠，内用液といった豊富な剤形があり，1 日 2 回服用する． ● いずれも即効性がある． **持効性注射剤** ● 臀部筋に 2 週に 1 度注射する． ● 初回投与後 3 週間は経口抗精神病薬を併用する．
パリペリドン	作用／排泄	● 血中濃度は CYP2D6 の影響を受けない **内服** ● 浸透圧勾配による放出制御機構「OROS」を利用した徐放性製剤であり，1 日 1 回の内服で済む． ● 即効性はない． **持効性注射剤** ● 三角筋または臀部筋に 4 週に 1 度注射する． ● 導入レジメン（初回 150mg，1 週後に 100mg を三角筋内に投与）の利用により速やかに血中濃度が上昇し，投与初期の経口薬併用は必要ない．

セロトニン・ドパミン仮説と急速解離仮説
新規抗精神病薬の作用機序

- 新規抗精神病薬（SDA，MARTA）は，従来型抗精神病薬に比べ錐体外路症状（EPS）(p.223) や高プロラクチン血症 (p.224) が少なく，陰性症状，認知機能障害に対してもある程度効果がある．
- これらの理由を説明する仮説として有力なものに，セロトニン・ドパミン仮説と急速解離仮説がある．

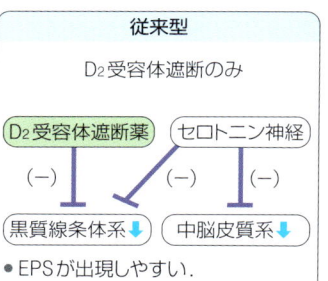

セロトニン・ドパミン仮説

- 黒質線条体系，中脳皮質系ドパミン神経は，セロトニン神経により抑制を受けている．
- 新規抗精神病薬は，強い 5-HT$_{2A}$ 受容体遮断作用により黒質線条体系への抑制を解除し，錐体外路症状の出現を防止する．
- 同様に中脳皮質系の抑制解除により，陰性症状，認知機能障害の改善効果を示す．
- 中脳辺縁系ドパミン神経はセロトニン神経による抑制を受けていないため，5-HT$_{2A}$ 受容体遮断により抗精神病効果が弱められることはない．

急速解離仮説

- クロザピン，クエチアピン，ペロスピロンは，D$_2$ 受容体を占拠した後，速やかに解離する性質をもつ．これにより，従来型抗精神病薬など持続的に D$_2$ 受容体を遮断する薬物に比べ，錐体外路症状や高プロラクチン血症が少なくなると考えられている．
- リスペリドンやオランザピンは新規抗精神病薬であるが，D$_2$ 受容体に持続的に結合し，早期解離仮説には当てはまらない．

従来型：D$_2$ 受容体遮断のみ
- D$_2$ 受容体遮断薬（−）→ セロトニン神経（−）→ 黒質線条体系↓／中脳皮質系↓
- EPS が出現しやすい．
- 陰性症状，認知機能障害に効果なし．

新規：D$_2$ 受容体遮断＜ 5-HT$_{2A}$ 受容体遮断
- 5-HT$_{2A}$ 受容体遮断薬（−）→ セロトニン神経
- D$_2$ 受容体遮断薬（−）→ 黒質線条体系→／中脳皮質系↑
- EPS が出現しにくい．
- 陰性症状，認知機能障害に効果あり．

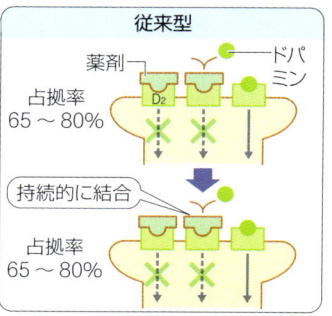

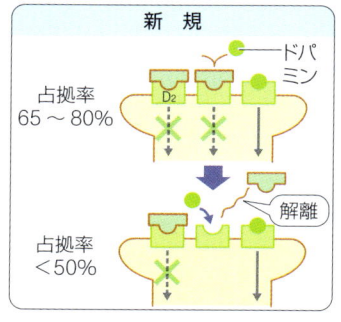

従来型：占拠率 65〜80％ → 持続的に結合 → 占拠率 65〜80％

新規：占拠率 65〜80％ → 解離 → 占拠率 <50％

略語 ● シトクロム P450（CYP）：cytochrome P450 ● 口腔内崩壊錠（OD 錠）：Orally Disintegrating tablet ● 浸透性徐放効果経口送出システム（OROS）：osmotic-controlled release oral delivery system ● セロトニン・ドパミン拮抗薬（SDA）：serotonin-dopamine antagonist ● 多元受容体作用抗精神病薬（MARTA）：multi-acting receptor-targeted antipsychotic ● 錐体外路症状（EPS）：extrapyramidal symptom ● セロトニン／5-ヒドロキシトリプタミン（5-HT）：5-hydroxytryptamine

多元受容体作用抗精神病薬（MARTA）

intro.： 多様な受容体に作用することにより，抗精神病作用に加え陰性症状や認知機能などに対する効果を発現する．クロザピンはMARTAの原型になった薬で，最も効果が強く，錐体外路症状や高プロラクチン血症といった副作用は少ないが，無顆粒球症などの致死的な副作用が出現しうるため，治療抵抗性統合失調症に対し厳しい条件下でのみ用いられる．MARTAは気分安定効果，抗うつ効果ももち，オランザピン，クエチアピンは双極性障害，治療抵抗性うつ病にも用いられる．また，鎮静作用が強いため，不眠に対して用いられることもある．

MINIMUM ESSENCE

一般名
- ❶ クロザピン ……内
- ❷ オランザピン …内，注
- ❸ クエチアピン …内

作用
- 〔❶〕5-HT$_{2A}$，D$_4$受容体を強く遮断する．D$_2$受容体遮断作用は弱い．その他に5-HT$_{2C}$，H$_1$，M$_1$〜M$_5$，α$_1$受容体の遮断作用，5-HT$_{1A}$受容体刺激作用をもつ．
- 〔❷〕D$_2$，5-HT$_{2A}$，5-HT$_{2C}$，5-HT$_6$，α$_1$，α$_2$，H$_1$，M$_1$〜M$_5$受容体にほぼ同等の遮断作用を示す．
- 〔❸〕H$_1$，α$_1$受容体の遮断作用が強く，鎮静・催眠作用が強い．D$_2$，5-HT$_{2A}$受容体の遮断作用は弱い（D$_2$受容体への親和性は抗精神病薬の中で最も弱い）．他に5-HT$_{1A}$受容体刺激作用，α$_2$受容体遮断作用が陰性症状改善に関係している．

適応
- 〔❶〕治療抵抗性統合失調症
- 〔❷内〕統合失調症，双極性障害における躁症状・うつ症状，（適外）治療抵抗性うつ病
- 〔❷注〕統合失調症における精神運動興奮
- 〔❸〕統合失調症，（適外）せん妄，双極性障害，治療抵抗性うつ病，不眠症

禁忌
- 昏睡状態，中枢神経抑制薬の強い影響下，アドレナリン作動薬投与中
- 〔❶〕CPMS(p.216)の規定を遵守できない患者，無顆粒球症のリスクの高い患者(p.232)，持効性抗精神病薬投与中，重度のけいれん性疾患または管理不十分なてんかん患者，アルコール・薬物の急性中毒，ショック，重度の心疾患，腎障害，肝障害，麻痺性イレウス
- 〔❷❸〕糖尿病・糖尿病既往歴(p.225)

副作用
- 鎮静作用が強く，錐体外路症状は生じにくい．
- 体重増加，高血糖・糖尿病ケトアシドーシス・糖尿病性昏睡★，脂質代謝異常
- 肝障害★　●静脈血栓塞栓症★　●けいれん★　●麻痺性イレウス★
- 悪心・嘔吐，便秘などの消化器症状　●眠気，不眠，不安，焦燥
- 起立性低血圧★，血圧低下 など
- 〔❶〕心筋炎・心筋症★　●無顆粒球症★

注意
- 〔❶〕原則，投与開始後18週間は入院管理下で重大な副作用発現を観察する．
- 糖尿病ケトアシドーシス，糖尿病性昏睡などの重大な副作用のおそれがあるため，糖尿病に精通した医師との連携のもと，体重・血糖値の測定等の観察を十分に行う(p.232)．
- 〔❶〕投与中は血糖値に加え，定期的に白血球数，好中球数を測定する(p.232)．
- 〔❶〕CPMSの登録医療機関・薬局で，登録患者がCPMS基準の全てを満たした場合のみ投与する．また，治療上の利益が危険性を上回り，投与継続が適切であるかどうかを定期的に判断する．

【補足事項】起立性低血圧は，❶〜❸全てにみられる副作用だが，❶のみ重大な副作用とされている．

指導 pick up
- □「やたらとのどが渇いて水を飲む量が増えたり，排尿の回数や量が多くなったりしたら，服薬を中止してすぐに受診してください」
- □〔❶〕「のどの痛みや発熱など，風邪のような症状がでたらすぐに受診してください」

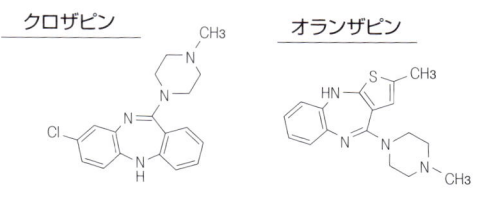

商品名【多元受容体作用抗精神病薬（MARTA）】●クロザピン：クロザリル（錠）　●オランザピン：ジプレキサ（錠，OD，細，注）　●クエチアピンフマル酸塩：セロクエル（錠，細）　**略語**　クロザリル患者モニタリングサービス（CPMS）：Clozaril Patient Monitoring Service

最も有効だが，最も危険
クロザピン

- クロザピンは現在最も有効な抗精神病薬であるが，副作用によるリスクも最も高いため，限られた条件の患者にのみ厳しい管理下で投与される．

効果
- 陽性症状，陰性症状，認知機能障害を改善する．
- 治療抵抗性統合失調症に有効な唯一の薬剤である．
- D_2受容体に対する親和性が小さく，錐体外路症状や高プロラクチン血症が少ない．
- D_2受容体遮断作用に依存しない中脳辺縁系ドパミン神経系(p.220)の選択的抑制作用をもつと考えられる．

リスク
- 特に，下記の重篤な副作用のリスクが高く，ときに致死的となる．
  - 好中球減少症，無顆粒球症
  - 心筋炎・心筋症
  - 高血糖，糖尿病性昏睡
- その他の重篤な副作用としては，他の抗精神病薬と同様に，悪性症候群，麻痺性イレウス，静脈血栓塞栓症，けいれん発作，肝障害などが起こりうる．

クロザピンの適応
治療抵抗性統合失調症

- クロザピンは，治療抵抗性統合失調症のみに適応がある薬物である．
- 治療抵抗性統合失調症は，抗精神病薬反応性不良統合失調症と耐容性不良統合失調症の2つより構成される．

抗精神病薬反応性不良統合失調症
- 数種類の抗精神病薬を十分な量，十分な期間投与したにもかかわらず，十分な改善がみられないもの．
- 治療反応はGAFで評価する．

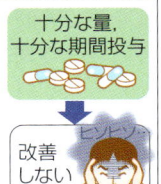

耐容性不良統合失調症
- コントロール不良の錐体外路症状など，副作用の問題により十分量の抗精神病薬を投与できないもの．
- 錐体外路症状はDIEPSS(p.216)で評価する．

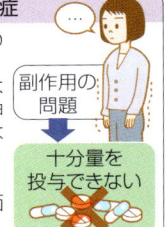

発熱，悪寒，咽頭痛はすぐに受診
無顆粒球症

- クロザピンにより無顆粒球症(病⑤p.55)が生じると，顆粒球の著しい減少により重篤な細菌感染症をきたし，死に至る危険性がある．
- 死亡リスク回避のため，CPMS(p.216)登録医療機関において，登録医療従事者により，以下のような厳格な投与条件，管理のもと投与が行われている．

投与前
下記に当てはまる患者は無顆粒球症のリスクが高いためクロザピンの投与は禁忌．
- 白血球数<4,000/mm^3または好中球数<2,000/mm^3
- 決められた頻度の血液検査を拒否する．
- 好中球減少症の既往がある．
- 白血球減少により以前クロザピンを中止したことがある．
- 骨髄機能障害がある．
- 骨髄抑制を起こす可能性のある治療中(放射線療法，化学療法など)．

投与中
- 定期的に白血球数，好中球数を測定する．
- 無顆粒球症の出現は始めの18週間以内に多いため，その期間は入院治療とする．

患者教育
- クロザピンの有効性・危険性を文書で説明し，文書で同意を得る．
- 服薬中に右記の症状が出現したら，服薬をやめてすぐに受診するよう伝える．
  - 発熱
  - 咽頭痛
  - 悪寒

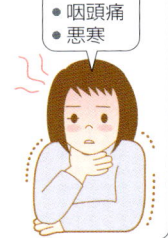

CPMSによりモニタリングされる
クロザピンと糖尿病

- クロザピンは，他のMARTA同様に糖尿病ケトアシドーシス(DKA)(病③p.62)等のリスクがあるが，糖尿病患者への投与は禁忌ではない(p.225)．
- 糖尿病内科医との連携のもと，定期的な血糖，HbA1cの測定を行う．
- 次のような症状が出たら，服薬を中止して受診するように伝える．

高血糖を示唆する症状
- 口渇
- 多飲
- 頻尿
- 多尿

投与初期，増量時には注意
クロザピンと心筋炎・心筋症

- クロザピンによる心筋炎，心筋症は発症すると重篤になりやすく，死亡することもある．
- 特に投与初期，増量時には，次のような症状の出現に注意する．

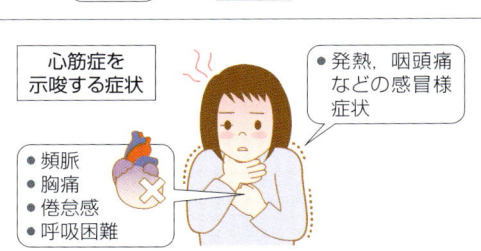

心筋症を示唆する症状
- 頻脈
- 胸痛
- 倦怠感
- 呼吸困難
- 発熱，咽頭痛などの感冒様症状

略語 ● 機能の全体的評定尺度(GAF): Global Assessment of Functioning ● 薬原性錐体外路症状評価尺度(DIEPSS): Drug-Induced Extrapyramidal Symptoms Scale ● クロザリル患者モニタリングサービス(CPMS): Clozaril Patient Monitoring Service ● 多元受容体作用抗精神病薬(MARTA): multi-acting receptor-targeted antipsychotic ● 糖尿病ケトアシドーシス(DKA): diabetic ketoacidosis

ドパミン受容体部分作動薬（DPA）

intro.：D₂受容体の部分アゴニストであり，脳内ドパミン動態のバランスを調節する（ドパミンシステムスタビライザー）．統合失調症だけではなく，双極性障害，大うつ病性障害にも適応がある．

MINIMUM ESSENCE

一般名
- アリピプラゾール　…内

作用
- **D₂受容体の部分アゴニスト**であり，**ドパミン神経のバランスを調整**する．
- 統合失調症患者において，ドパミン濃度が高い中脳辺縁系(p.220)ではD₂受容体のアンタゴニストとして働き，抗精神病作用を発揮する．
- ドパミン濃度が低下〜正常である中脳皮質系，下垂体漏斗系，黒質線条体系のD₂受容体は抑制されず，また**5-HT₂A受容体遮断作用**もあるため，陰性症状の改善や錐体外路症状，高プロラクチン血症の軽減効果がある．
- 5-HT₁A受容体の部分アゴニスト作用（セロトニンの60％の活性）をもつ．

適応
- 統合失調症，双極性障害における躁症状，治療抵抗性うつ病・うつ状態

禁忌
- 昏睡状態，中枢神経抑制薬の強い影響下，アドレナリン投与中

副作用
- 従来型抗精神病薬に比べ，錐体外路症状，高プロラクチン血症は少ない．
- **高血糖**，体重増加（新規抗精神病薬の中では比較的少ない）
- 投与初期の不眠・焦燥，アカシジア，胃腸症状

指導 pick up
- □「内用液はそのまま飲むか，白湯やジュースで約150 mLに薄めて内服してください．茶や味噌汁，煮沸前の水道水は避けてください」
- □「やたらとのどが渇いて水を飲む量が増えたり，排尿の回数や量が多くなったりしたら，服薬を中止してすぐに受診してください」

アリピプラゾール

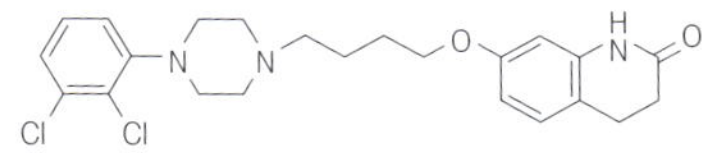

ドパミンシステムスタビライザーとして働く
ドパミン受容体部分アゴニスト（DPA）

- アリピプラゾールのD₂受容体占拠率(p.222)は極めて高い．また，アリピプラゾールはドパミン受容体部分アゴニストであり，結合すると内因性ドパミンの20〜30％の固有活性を示す．
- この性質により，脳内ドパミン神経のバランスを調節するドパミンシステムスタビライザー（DSS）として働く．

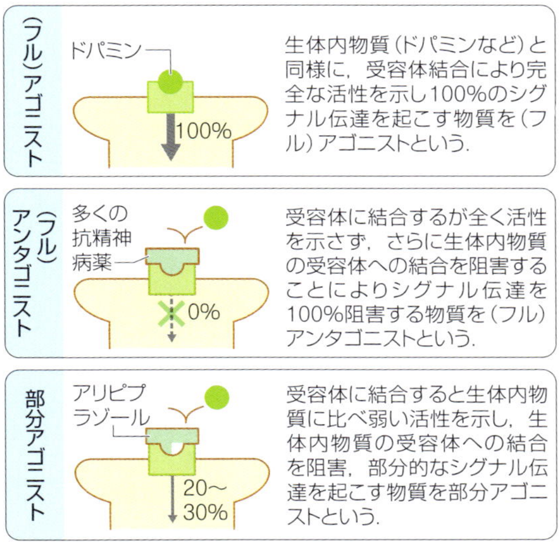

（フル）アゴニスト：ドパミン 100％
生体内物質（ドパミンなど）と同様に，受容体結合により完全な活性を示し100％のシグナル伝達を起こす物質を（フル）アゴニストという．

（フル）アンタゴニスト：多くの抗精神病薬 0％
受容体に結合するが全く活性を示さず，さらに生体内物質の受容体への結合を阻害することによりシグナル伝達を100％阻害する物質を（フル）アンタゴニストという．

部分アゴニスト：アリピプラゾール 20〜30％
受容体に結合すると生体内物質に比べ弱い活性を示し，生体内物質の受容体への結合を阻害．部分的なシグナル伝達を起こす物質を部分アゴニストという．

アリピプラゾールの作用

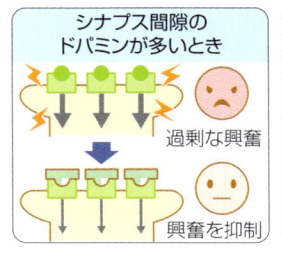

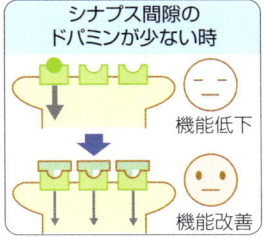

シナプス間隙のドパミンが多いとき：過剰な興奮 → 興奮を抑制
シナプス間隙のドパミンが少ない時：機能低下 → 機能改善

- 上図のように，内因性ドパミンが多いときにはアンタゴニスト，少ないときにはアゴニストとして作用する．
- 統合失調症においては，中脳辺縁系の過剰興奮を抑制し，陽性症状を改善，また中脳皮質系の機能低下を是正し，陰性症状，認知機能障害を改善する．
- 黒質線条体系(p.157)を抑制しすぎないため，錐体外路症状は出現しにくい．

商品名【ドパミン受容体部分作動薬】●アリピプラゾール：エビリファイ（錠，OD，散，液）　**略語**●ドパミン受容体部分作動薬（DPA）：dopamine partial agonist　●セロトニン／5-ヒドロキシトリプタミン（5-HT）：5-hydroxytryptamine　●ドパミンシステムスタビライザー（DSS）：dopamine system stabilizer

Advanced Study
統合失調症以外への新規抗精神病薬の使用

- 抗精神病薬は，統合失調症以外の疾患に対しても用いられることがある．
- 特に新規抗精神病薬は従来型抗精神病薬に比べると忍容性(p.140)が高く，気分安定作用や抗うつ作用を示すものもあり，様々な疾患で広く用いられるようになってきている．
- 下表に，新規抗精神病薬が用いられる代表的な疾患と使用例をまとめた．ただし，適応外使用も多く含まれるため注意．

疾　患	新規抗精神病薬の使用
双極性障害	● 躁病相，うつ病相，維持相の全てに対し用いられる(p.253)．
大うつ病性障害	● 抗うつ薬の効果が不十分な場合，効果増強療法として併用される(p.238)． ● クエチアピンの単剤投与が有効とのエビデンスがある．
認知症	● 精神病症状，興奮，攻撃性に対し，非薬物療法のみでは対応困難な場合に用いられることがある． ● 一定したエビデンスがなく，さらに死亡リスクを高める可能性があるため，安易に使用せず，必要性を慎重に判断し，投与時には十分な説明を行う．
せん妄	● リスペリドンの内服液やオランザピンの口腔内崩壊錠，クエチアピンなどが用いられる(p.227)．
不安障害	● クエチアピンは抗うつ薬と同等の効果があるが，副作用による脱落率が抗うつ薬よりも高い．
自閉症	● 自閉症児の興奮に対し，リスペリドンが有効．

COLUMN　抗精神病薬開発の歴史

　精神疾患に対する薬物療法の第一歩は，催眠・鎮静薬の登場であった．当初，精神疾患に対し鎮静薬が対症療法的に用いられ，持続睡眠療法に発展し，うつ病や統合失調症，双極性障害の治療として試みられた．最初の抗精神病薬であるクロルプロマジン（CP）は，1946年フランスで抗ヒスタミン薬として合成された．1952年，外科医LaboritはCPを麻酔の併用薬として用いたが，その精神症状に対する効果の観察から，精神科治療への有用性を見出した．統合失調症に対する最初のCP投与からわずか6ヵ月間で6回の学会報告がなされ，翌年春までの1年余でヨーロッパ全土において使用されるようになった．一方，印度蛇木という植物から1952年に抽出されたレセルピンの構造式は，スイスのチバ社で決定され，降圧剤として開発された．1954年，米国のKlineは，インドでの研究からレセルピンがCPと同様な鎮静薬であり，統合失調症にも効果を示すことを明らかにした．レセルピンは後にドパミン（DA）やノルアドレナリンなどのモノアミンをシナプス小胞内で枯渇させる作用があることが明らかになった．CPとレセルピンの導入によって，従来行われていた電気けいれん療法やインスリン療法などの身体療法は急激に減少した．これらは化学構造式が異なっていたにもかかわらず，統合失調症に効果を有し錐体外路症状（EPS）などの副作用を発症させるという共通点が明らかになり，1955年，Delayはこれらをneurolepticsと命名し，統合失調症治療薬として他の鎮静薬と区別した．その後，ブチロフェノン系薬剤であるハロペリドールをJanssenが開発するまでは，フェノチアジン系薬剤が統合失調症治療の中心であった．大量の抗精神病薬投与による治療は化学的ロボトミーと批判された時代もあった．

　その後，DA同族体の連用による覚醒剤精神病の臨床観察や抗精神病薬の薬理作用の研究から，統合失調症では大脳辺縁系のDA受容体の過感受性が起こっているとされ，抗精神病薬の力価とその抗DA作用とが相関していることなどから，統合失調症のDA過剰学説が提唱された．その結果，よりDA受容体の選択性を高めるような薬剤開発がなされたが，今度はEPSや抗コリン作用などの副作用が問題になり，その後の抗精神病薬開発は副作用軽減の歴史ともいうべき状況になった．そして，抗DA作用に加え抗セロトニン作用を有した薬剤が開発され，第二世代抗精神病薬の時代となった．最近では放射線医学が発展し，fMRIを用いた神経伝達物質の解析による病態や薬剤効果との相関などの検討が行われ，効果と副作用との関係がより明らかになってきている．

〔中村 純〕

略語
- クロルプロマジン（CP）：chlorpromazine
- ドパミン（DA）：dopamine
- 錐体外路症状（EPS）：extrapyramidal symptom
- 磁気共鳴機能画像法（fMRI）：functional magnetic resonance imaging

薬理作用と特徴をおさえる
主な抗精神病薬のまとめ

- それぞれのグループについて，特徴を薬理作用と関連付けて覚えておく．

分類		薬剤（一般名）	主な薬理作用	特徴
従来型（定型）抗精神病薬	フェノチアジン系 脂肪族系	・クロルプロマジン ・レボメプロマジン	〈主に作用に関係〉 ・D_2受容体遮断 ・5-HT_2受容体遮断 〈主に副作用に関係〉 ・M受容体遮断 ・$α_1$受容体遮断（強い） ・H_1受容体遮断	〈作用〉 ・鎮静作用が強い（特に脂肪族系）． ・クロルプロマジンは様々な用途（鎮静薬，制吐薬，麻酔前投与薬など）に用いられる． 〈副作用〉 ・D_2以外の各受容体の遮断作用が強く，様々な副作用が生じやすい．
	フェノチアジン系 ピペラジン系	・フルフェナジン ・ペルフェナジン ・プロクロルペラジン ・トリフロペラジン		
	フェノチアジン系 ピペリジン系	・プロペリシアジン		
	ブチロフェノン系	・ハロペリドール ・ブロムペリドール ・スピペロン ・チミペロン	高力価薬（強力なD_2受容体遮断作用） 〈主に作用に関係〉 ・D_2受容体遮断（強い） 〈主に副作用に関係〉 ・M受容体遮断（弱い） ・$α_1$受容体遮断（弱い） ・H_1受容体遮断（弱い）	〈作用〉 ・強い抗精神病作用（陽性症状への効果）を示す． 〈副作用〉 ・強力なD_2受容体遮断により錐体外路症状（EPS），高PRL血症が生じやすい． ・フェノチアジン系に比べ自律神経症状は少ない．
	ベンズアミド系	・スルピリド ・スルトプリド ・ネモナプリド ・チアプリド	〈主に作用に関係〉 ・選択的なD_2受容体遮断	〈作用〉 ・抗精神病作用の他，抗うつ作用，胃薬としての作用をもつ． 〈副作用〉 ・高PRL血症をきたしやすい． ・長期投与時はEPSが問題となりやすい．
新規（非定型）抗精神病薬	セロトニン・ドパミン拮抗薬（SDA）	・リスペリドン ・パリペリドン ・ペロスピロン	D_2受容体遮断＜5-HT_{2A}受容体遮断 〈主に作用に関係〉 ・D_2受容体遮断 ・5-HT_{2A}受容体遮断（強い） ・5-HT_{1A}受容体刺激（ペロスピロン） 〈主に副作用に関係〉 ・5-HT_{2C}受容体遮断 ・M受容体遮断 ・$α_1$受容体遮断 ・H_1受容体遮断	〈作用〉 ・陰性症状，認知機能障害にも効果がある． ・ペロスピロンは5-HT_{1A}受容体刺激により軽度の抗不安・抗うつ作用がある． 〈副作用〉 ・D_2受容体遮断＜5-HT_{2A}受容体遮断により，EPS・高PRL血症が比較的少ない（高用量では生じる）． ・体重増加，高血糖などの代謝異常に注意が必要．
	ドパミン・セロトニン拮抗薬（DSA）	・ブロナンセリン	D_2受容体遮断＞5-HT_{2A}受容体遮断 〈主に作用に関係〉 ・D_2受容体遮断（強い） ・5-HT_{2A}受容体遮断	〈作用〉 ・抗精神病作用が強い． 〈副作用〉 ・EPSが比較的生じやすいが，その他の受容体に関係する副作用は少ない．
	多元受容体作用抗精神病薬（MARTA）	・クロザピン ・オランザピン ・クエチアピン	多くの受容体に対する作用をもつ． D_2受容体への親和性は小さい． 〈主に作用に関係〉 ・D_2，D_4，5-HT_{2A}，5-HT_6，$α_2$受容体などの遮断 ・5-HT_{1A}受容体刺激 〈主に副作用に関係〉 ・5-HT_{2C}，M，$α_1$，H_1受容体などの遮断	〈作用〉 ・陰性症状，認知機能障害にも効果がある． ・気分安定効果，抗うつ効果をもつ． ・鎮静作用が強い． 〈副作用〉 ・特に体重増加，高血糖に要注意． ・EPS・高PRL血症は少ない． ・クロザピンでは無顆粒球症，心筋炎・心筋症等にも注意．
	ドパミン受容体部分作動薬（DPA）	・アリピプラゾール	ドパミン神経のバランスを調整する 〈主に作用に関係〉 ・D_2受容体部分アゴニスト作用 ・5-HT_{1A}受容体部分アゴニスト作用 ・5-HT_{2A}受容体遮断	〈作用〉 ・陰性症状，認知機能障害にも効果がある． ・気分安定効果，抗うつ効果をもつ． 〈副作用〉 ・EPSは従来型抗精神病薬に比べ少なく，代謝障害は他の新規抗精神病薬に比べ少ない． ・投与初期のドパミン刺激症状（胃腸症状，不眠，焦燥など），アカシジアに注意．

略語 ・5-ヒドロキシトリプタミン（5-HT）：5-hydroxytryptamine ・セロトニン・ドパミン拮抗薬（SDA）：serotonin-dopamine antagonist ・ドパミン・セロトニン拮抗薬（DSA）：dopamine-serotonin antagonist ・多元受容体作用抗精神病薬（MARTA）：multi-acting receptor-targeted antipsychotic ・ドパミン受容体部分作動薬（DPA）：dopamine partial agonist ・錐体外路症状（EPS）：extrapyramidal symptom ・プロラクチン（PRL）：prolactin

気分障害

監修
中村 純

気分障害とは
病的な気分と欲動の変動が続く

- 感情に関する用語のうち，気分とは，ゆううつな気分・楽しい気分などというように，直接的な対象をもたず比較的長く持続するものをいう．
- 欲動とは，食欲・性欲等の生理的欲求（狭義の欲動），名誉欲などの精神的欲望を指す言葉である．
- 正常範囲を超える気分の変動や欲動の異常が一定期間以上続く場合，気分障害と診断される． 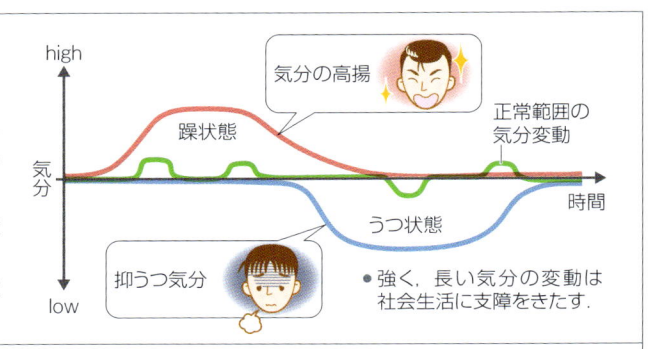
- 強く，長い気分の変動は社会生活に支障をきたす．

大うつ病性障害と双極性障害
同じうつ病相でも治療薬が違う

- 代表的な気分障害に，うつ病相のみが現れる大うつ病性障害と，うつ病相と躁病相の両方が出現する双極性障害がある．
- DSM-5では，この両者を別の病態として明確に分けた．

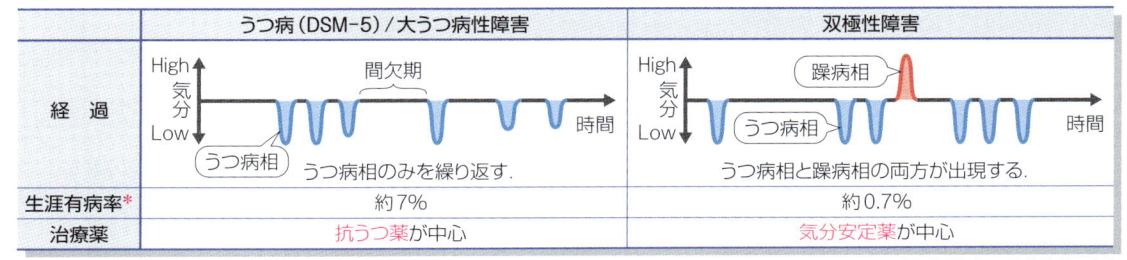

	うつ病（DSM-5）／大うつ病性障害	双極性障害
経過	うつ病相のみを繰り返す．	うつ病相と躁病相の両方が出現する．
生涯有病率*	約7％	約0.7％
治療薬	抗うつ薬が中心	気分安定薬が中心

*日本国内での生涯有病率

- 病相と病相の間の間欠期は，一般的に無症状である．間欠期の長さは様々で，双極性障害の場合，2つの病相が交互に出現し，間欠期がほぼ存在しない場合もある．
- その他の違いとして，双極性障害はより発症年齢が若く，発症について遺伝的な素因の寄与が大きいことが挙げられる．また，大うつ病性障害のうつ病相に比べ，双極性障害のうつ病相で自殺のリスクが高い．
- 双極性障害のうつ病相に対し抗うつ薬を処方すると，躁転や急速交代化(p.251)を招くおそれがある．

SUPPLEMENT
身体疾患と気分障害

- うつ状態は精神科以外の医療現場でも頻度が高く，身体疾患とも密接な関わりがある．全ての診療科での診療において，うつ状態の有無に注意を払う必要がある．

身体疾患によるうつ状態

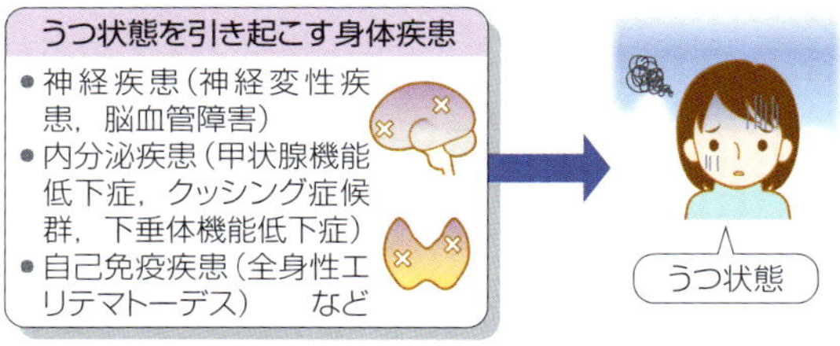

うつ状態を引き起こす身体疾患
- 神経疾患（神経変性疾患，脳血管障害）
- 内分泌疾患（甲状腺機能低下症，クッシング症候群，下垂体機能低下症）
- 自己免疫疾患（全身性エリテマトーデス）　など

- うつ状態の患者を診る際には，これらの身体疾患の有無を確認する必要がある．

身体疾患とうつ病の合併

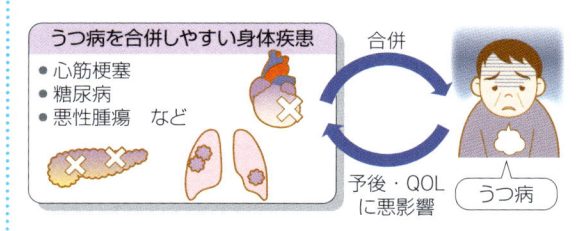

うつ病を合併しやすい身体疾患
- 心筋梗塞
- 糖尿病
- 悪性腫瘍　など

予後・QOLに悪影響

- うつ病の併発はこれらの身体疾患の予後を悪くする．また，うつ病に対する治療により身体疾患の予後も改善することがわかっている．

略語
- DSM-5：Diagnostic and Statistical Manual of Mental Disorders, 5th Edition
- 生活の質（QOL）：quality of life

対比させて覚える
うつ病相と躁病相

● うつ病相と躁病相では，下表のような対照的な症状がみられる．

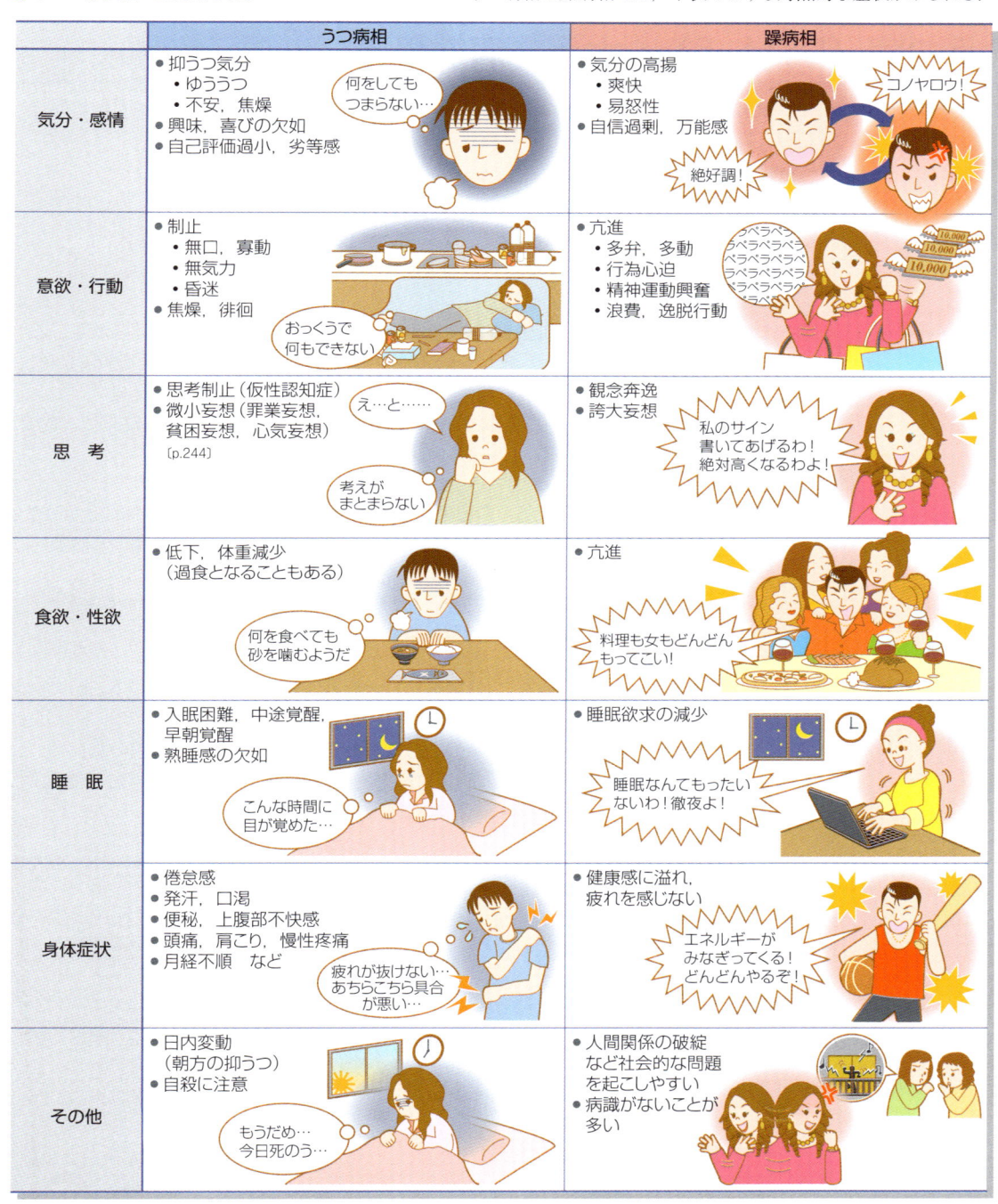

	うつ病相	躁病相
気分・感情	● 抑うつ気分 　● ゆううつ 　● 不安，焦燥 ● 興味，喜びの欠如 ● 自己評価過小，劣等感 （何をしても　つまらない…）	● 気分の高揚 　● 爽快 　● 易怒性 ● 自信過剰，万能感 （絶好調！／コノヤロウ！）
意欲・行動	● 制止 　● 無口，寡動 　● 無気力 　● 昏迷 ● 焦燥，徘徊 （おっくうで何もできない）	● 亢進 　● 多弁，多動 　● 行為心迫 　● 精神運動興奮 　● 浪費，逸脱行動 （ペラペラペラペラ）
思考	● 思考制止（仮性認知症） ● 微小妄想（罪業妄想，貧困妄想，心気妄想） [p.244] （え…と……／考えがまとまらない）	● 観念奔逸 ● 誇大妄想 （私のサイン書いてあげるわ！絶対高くなるわよ！）
食欲・性欲	● 低下，体重減少 （過食となることもある） （何を食べても砂を噛むようだ）	● 亢進 （料理も女もどんどんもってこい！）
睡眠	● 入眠困難，中途覚醒，早朝覚醒 ● 熟睡感の欠如 （こんな時間に目が覚めた…）	● 睡眠欲求の減少 （睡眠なんてもったいないわ！徹夜よ！）
身体症状	● 倦怠感 ● 発汗，口渇 ● 便秘，上腹部不快感 ● 頭痛，肩こり，慢性疼痛 ● 月経不順　など （疲れが抜けない…あちらこちら具合が悪い…）	● 健康感に溢れ，疲れを感じない （エネルギーがみなぎってくる！どんどんやるぞ！）
その他	● 日内変動（朝方の抑うつ） ● 自殺に注意 （もうだめ…今日死のう…）	● 人間関係の破綻など社会的な問題を起こしやすい ● 病識がないことが多い

- 躁病相とうつ病相とでは，逆の症状を示すことが多いが，睡眠時間と体重変化は例外的で，単純に「逆の症状」とはならない．
- 背景は異なるが，うつ病相と躁病相では双方とも睡眠時間が短縮する．また，うつ病相では食欲低下により体重が減少することが多いが，躁病相でも過活動により体重が減少することがある．

中枢神経系の疾患と薬　気分障害

うつ病（DSM-5）／大うつ病性障害

監修　中村純

うつ病（DSM-5）／大うつ病性障害

intro.：気分障害のうち，うつ病相のみが現れるもので，薬物療法は抗うつ薬の単剤投与が基本である．

MINIMUM ESSENCE

疫学・好発
- 日本での生涯有病率は約7％．女性が男性の約2倍の頻度．
- 初発年齢は20代前後の若年者が多いが，日本では中高年者の初発も多い．
- 病前性格として，メランコリー親和型性格，執着性格が知られている (p.260).

病態生理
- 個体の脆弱性（遺伝＋後天的因子）に誘因が加わることで発症すると考えられている．
- 病態は未解明で，モノアミン仮説，神経細胞新生仮説などの仮説が立てられている．

症状・所見
- 抑うつ気分，興味関心の低下，睡眠障害，食欲不振／過食，精神運動性の抑制／焦燥，易疲労性・気力減退，思考力・集中力減退，無価値観，自殺念慮 など

検査・診断
- 精神症状と経過により診断される．今日ではDSM-5やICD-10が用いられることが多い．
- 症状の評価にはHAM-D (p.250)，Beckうつ病自己評価尺度 (p.250) などが用いられる．

治療・管理
- 軽症例では基本的に支持的精神療法と疾患教育を行い，必要に応じて薬物療法を行う．中等症以上では積極的に薬物療法を行う．
  1. 休養
  2. 薬物療法：抗うつ薬の単剤投与が基本．状態に応じ新規抗精神病薬 (p.229) や抗不安薬 (p.268) などを併用する．
  3. 精神療法：疾患教育，支持的精神療法，認知行動療法，復職リハビリ など
  4. 修正型電気けいれん療法（mECT）：自殺念慮，昏迷，精神運動興奮などの重症例，難治例で適応となる．

【補足事項】
- 初発のうつ病相は，その後躁病相が現れて双極性障害に移行する場合がある．大うつ病性障害と双極性障害では治療が異なるため，注意して経過を追う．
- 精神症状が不明瞭で，身体症状を主訴とする場合（仮面うつ病とよばれる）も少なくないため，注意を要する．

WORDS & TERMS

支持的精神療法 (p.238)
傾聴，共感の伝達，助言，保証，説明などの支持的対応を通じ，患者が本来もつ機能（自尊感情，自我機能，適応能力など）を最大限発揮できるように働きかける．精神医学的治療の基礎となる精神療法である．

電気けいれん療法（ECT） (p.238)
両側のこめかみに電極を当てて通電することにより脳内に発作性放電を発生させ，精神症状を軽減させる治療法．最近では，全身性のけいれんを起こさせないために，静脈麻酔薬と筋弛緩薬を用いる修正型ECT（modified ECT）が一般的である．

仮面うつ病（MD） (p.238)
精神症状が明瞭でなく，自律神経症状や慢性疼痛などの身体的な不調を主訴とするうつ病．身体症状という仮面で本質的なうつ病が隠されているため，患者自身が身体疾患と考え内科を繰り返し受診することや，医療機関でうつ病の診断がつくまでに時間がかかることがある．

治療導入時の心理教育的配慮
信頼関係の構築が前提条件

- 患者が疾患について理解・納得し，ともに治療を進めていくため，まずは信頼関係の構築や心理教育的な配慮を行うことが重要である．

本人・家族への疾患教育
- 怠けではなく病気であること
- 激励や気晴らしの誘いは避ける

治療の内容・見通しの説明
- 十分な休息と服薬によりよくなること
- 薬が効き始めるまでには時間がかかること
- 服薬により起こりうる副作用

約束ごとを決める
- 自殺をしない
- 重大な決定（離婚，退職，退学など）は延期する

環境整備のサポート
- 休職や家庭生活についての助言
- 入院の指示

医師：「信頼関係があるからこそ，"自殺をしない"という約束が有効なものになります．」

略語
- DSM-5：Diagnostic and Statistical Manual of Mental Disorders, 5th Edition
- ICD-10：International Classification of Diseases, 10th Revision
- ハミルトンうつ病評価尺度（HAM-D）：Hamilton rating scale for depression
- 修正型電気けいれん療法（mECT）：modified electroconvulsive therapy
- 仮面うつ病（MD）：masked depression

脳内のモノアミン不足がうつ病の原因
モノアミン仮説

- 抗うつ薬の薬理作用や，薬剤惹起性うつ病から導き出された仮説である．
- 薬理作用の発現と効果の発現との間のタイムラグが説明できないという矛盾点がある．

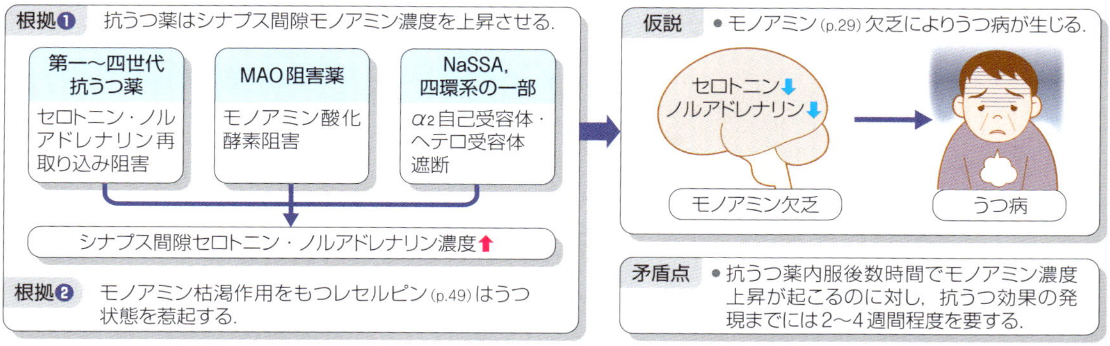
根拠❶ 抗うつ薬はシナプス間隙モノアミン濃度を上昇させる．
第一～四世代抗うつ薬
セロトニン・ノルアドレナリン再取り込み阻害
MAO阻害薬
モノアミン酸化酵素阻害
NaSSA，四環系の一部
α2自己受容体・ヘテロ受容体遮断
シナプス間隙セロトニン・ノルアドレナリン濃度↑
根拠❷ モノアミン枯渇作用をもつレセルピン(p.49)はうつ状態を惹起する．
仮説 ● モノアミン(p.29)欠乏によりうつ病が生じる．
セロトニン↓
ノルアドレナリン↓
モノアミン欠乏
うつ病
矛盾点 ● 抗うつ薬内服後数時間でモノアミン濃度上昇が起こるのに対し，抗うつ効果の発現までには2～4週間程度を要する．

BDNFは海馬の神経新生を促進
神経細胞新生仮説

- うつ病では視床下部-下垂体-副腎(HPA)系のフィードバック機構の障害により血中コルチゾール高値の状態が遷延し，海馬(病⑦p.35，36)の傷害や脳由来神経栄養因子(BDNF)の減少および神経新生の抑制が起こっているという仮説である．

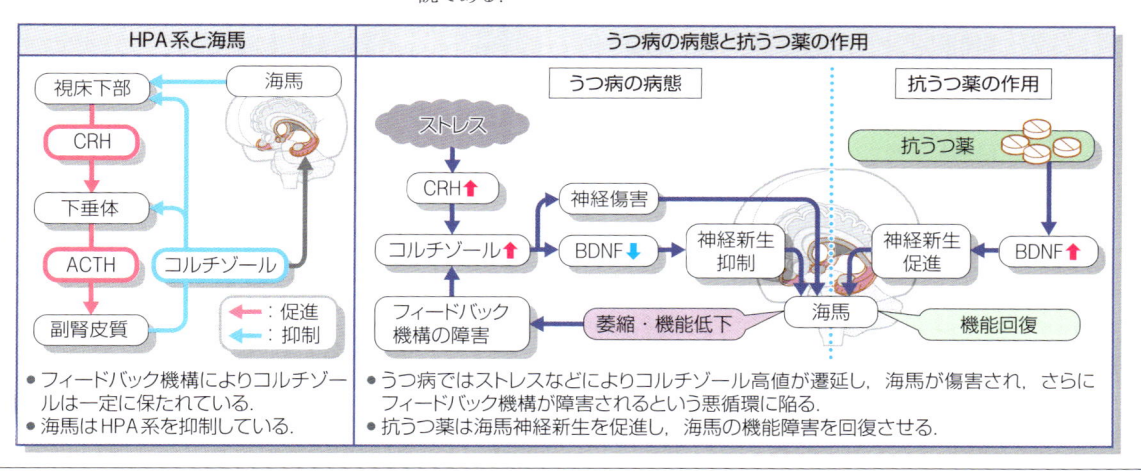

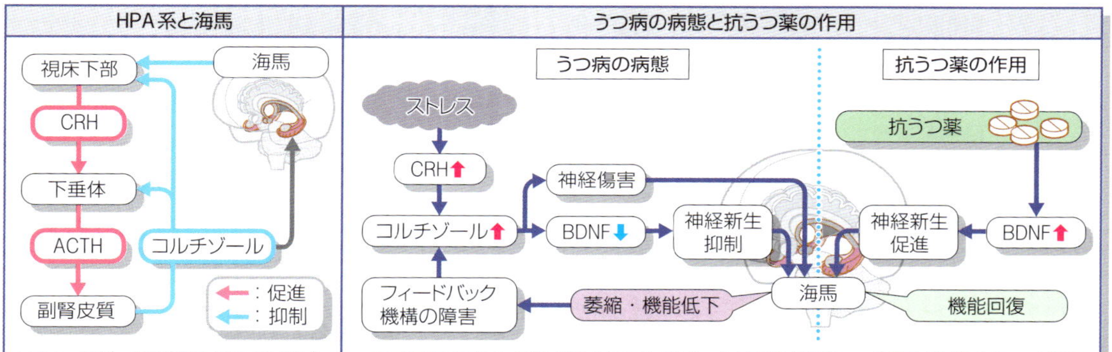
HPA系と海馬
視床下部
海馬
CRH
下垂体
ACTH
コルチゾール
副腎皮質
:促進
:抑制
うつ病の病態と抗うつ薬の作用
うつ病の病態
抗うつ薬の作用
ストレス
CRH↑
コルチゾール↑
神経傷害
BDNF↓
神経新生抑制
フィードバック機構の障害
萎縮・機能低下
海馬
抗うつ薬
BDNF↑
神経新生促進
機能回復

- フィードバック機構によりコルチゾールは一定に保たれている．
- 海馬はHPA系を抑制している．
- うつ病ではストレスなどによりコルチゾール高値が遷延し，海馬が傷害され，さらにフィードバック機構が障害されるという悪循環に陥る．
- 抗うつ薬は海馬神経新生を促進し，海馬の機能障害を回復させる．

病態解明の糸口になる
薬剤惹起性うつ病

- うつ状態を惹起する薬剤の薬理作用は，うつ病の病態生理を推測する手がかりになる．
- 下記の他にもβ遮断薬，Ca拮抗薬，パーキンソン病治療薬など様々な薬剤が薬剤惹起性うつ病の原因となりうる．

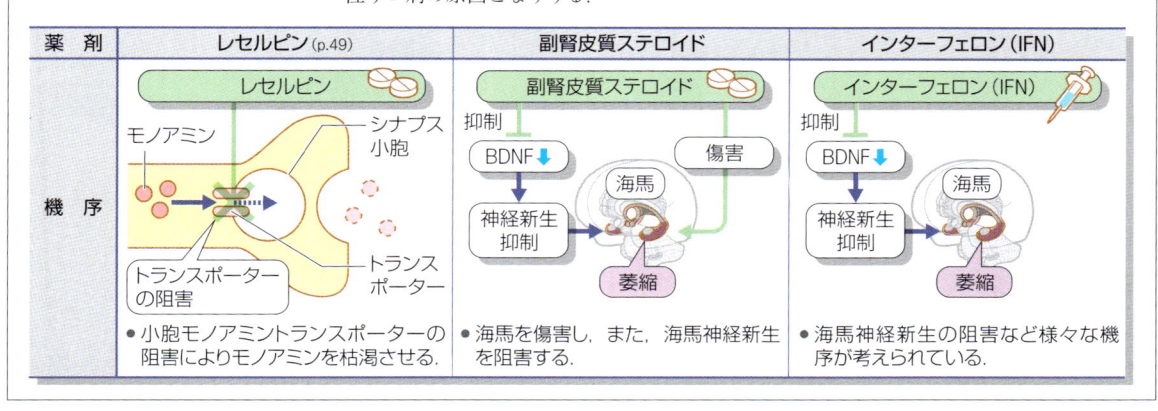

薬剤	レセルピン(p.49)	副腎皮質ステロイド	インターフェロン(IFN)
機序	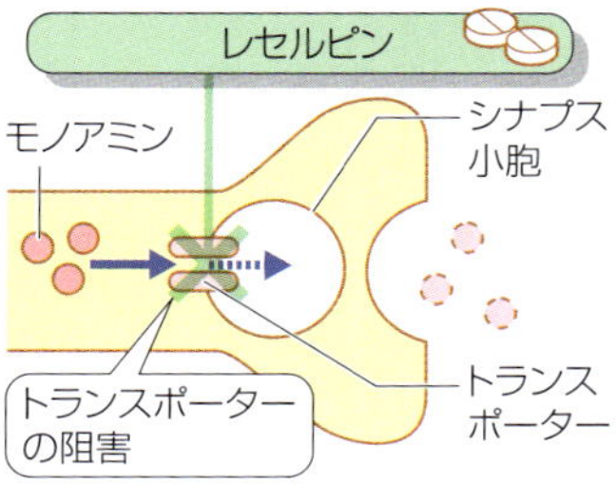レセルピン モノアミン シナプス小胞 トランスポーターの阻害 トランスポーター ● 小胞モノアミントランスポーターの阻害によりモノアミンを枯渇させる．	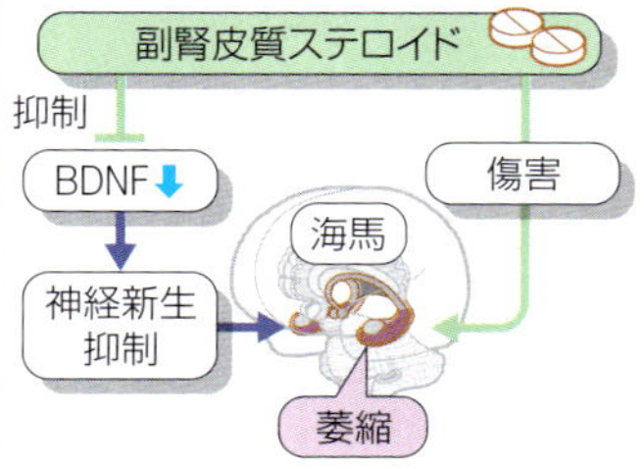副腎皮質ステロイド 抑制 BDNF↓ 傷害 海馬 神経新生抑制 萎縮 ● 海馬を傷害し，また，海馬神経新生を阻害する．	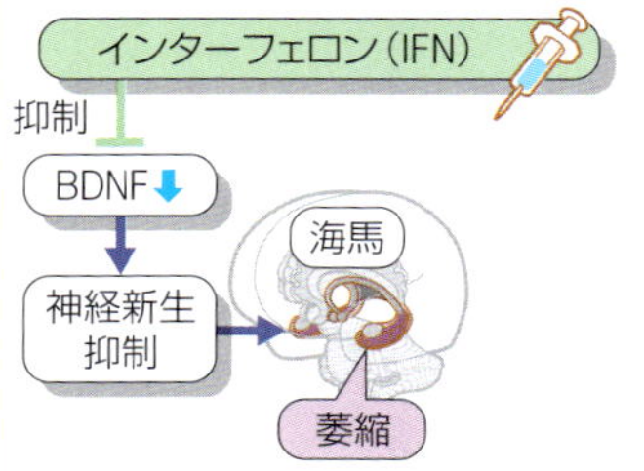インターフェロン(IFN) 抑制 BDNF↓ 海馬 神経新生抑制 萎縮 ● 海馬神経新生の阻害など様々な機序が考えられている．

➡ ● モノアミン酸化酵素(MAO)：monoamine oxidase ● ノルアドレナリン作動性・特異的セロトニン作動性抗うつ薬(NaSSA)：noradrenergic and specific serotonergic antidepressant ● 脳由来神経栄養因子(BDNF)：brain-derived neurotrophic factor ● 視床下部-下垂体-副腎(HPA)系：hypothalamic-pituitary-adrenal axis ● 副腎皮質刺激ホルモン放出ホルモン(CRH)：corticotropin releasing hormone ● 副腎皮質刺激ホルモン(ACTH)：adrenocorticotropic hormone ● インターフェロン(IFN)：interferon

抗うつ薬

世代ごとの特徴をおさえる
抗うつ薬の全体像

- 抗うつ薬は，開発された順に下記の5世代に分けられる．
- TCAよりも副作用が少ない抗うつ薬を目指して開発が進められ，新しい世代の抗うつ薬では作用の選択性を高めることで，TCAで問題となった抗コリン作用等の副作用，過量内服による危険性が少なくなった(p.242)．
- 忍容性(p.140)・安全性の高さから，外来治療においては新規抗うつ薬（SSRI，SNRI，NaSSA）が第一選択薬として使われている．
- 入院を要する重症度の高いうつ病の場合，副作用に十分注意できる環境においては，より強力な抗うつ効果を示す三環系抗うつ薬が使われることもある．
- セロトニンに対する作用が強い薬物は不安や強迫，ノルアドレナリンに対する作用が強い薬物は意欲や疼痛に対する効果を示す．

世代	種類	効果	注意点
第一世代	三環系（TCA）	・強力な抗うつ効果を示す． ・遺尿症，夜尿症にも適応がある．	・抗コリン作用などの副作用が多い． ・キニジン様作用などにより，過量内服時の危険性が高い．
第二世代	アモキサピン 四環系 トラゾドン	・抗うつ効果は三環系よりやや弱い． ・三環系より効果発現がやや早い． ・鎮静作用が強い．	・抗コリン作用が問題となるが，三環系に比べると少ない．
第三世代	選択的セロトニン 再取り込み 阻害薬（SSRI）	・抗うつ効果は三環系よりやや弱い． ・抗不安作用があり，神経症性障害にも適応がある． ・非鎮静系薬	・抗コリン作用，過量内服時の危険は少ない． ・消化器症状や性機能障害，賦活症候群（特に若年者），離脱症候群に注意． ・薬物相互作用に注意．
第四世代	セロトニン・ ノルアドレナリン 再取り込み 阻害薬（SNRI）	・抗うつ効果は三環系よりやや弱い． ・意欲に対する効果が期待できる． ・疼痛に対する効果をもつ． ・非鎮静系薬	・SSRIと同様． ・加えて，ノルアドレナリンによる副作用（血圧上昇など）に注意．
第五世代	ノルアドレナリン 作動性・特異的 セロトニン作動性 抗うつ薬（NaSSA）	・強力な抗うつ効果を示す． ・鎮静作用が強い． ・他の薬剤と作用機序が異なるため併用に適する．	・抗コリン作用，SSRIのような消化器症状・性機能障害は少ない． ・H₁受容体遮断による眠気や体重増加が問題となる．

大部分がモノアミン再取り込み阻害薬
抗うつ薬の作用機序

- 抗うつ薬は共通して，シナプス間隙のモノアミン（特にセロトニンとノルアドレナリン）濃度を上昇させる作用をもつ(p.29)．
- ただし，シナプス間隙のモノアミン濃度は服用後数時間で上昇するのに対し，抗うつ効果の出現には2～4週間かかることから，これだけでは抗うつ効果を説明できない(p.239)．

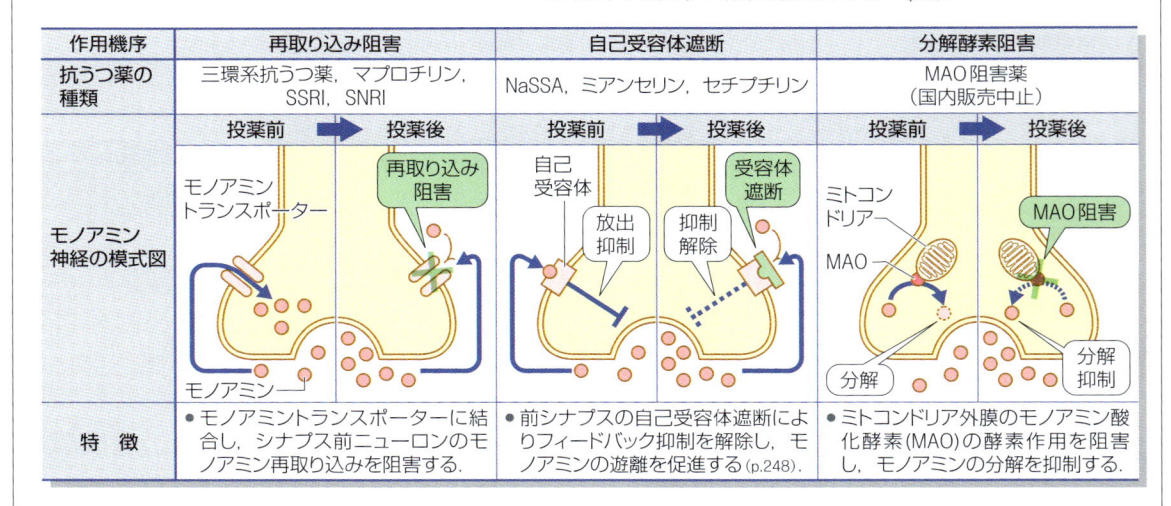

作用機序	再取り込み阻害	自己受容体遮断	分解酵素阻害
抗うつ薬の種類	三環系抗うつ薬，マプロチリン，SSRI，SNRI	NaSSA，ミアンセリン，セチプチリン	MAO阻害薬（国内販売中止）
モノアミン神経の模式図	投薬前 → 投薬後 モノアミントランスポーター／再取り込み阻害	投薬前 → 投薬後 自己受容体／放出抑制／抑制解除／受容体遮断	投薬前 → 投薬後 ミトコンドリア／MAO／MAO阻害／分解／分解抑制
特徴	・モノアミントランスポーターに結合し，シナプス前ニューロンのモノアミン再取り込みを阻害する．	・前シナプスの自己受容体遮断によりフィードバック抑制を解除し，モノアミンの遊離を促進する(p.248)．	・ミトコンドリア外膜のモノアミン酸化酵素（MAO）の酵素作用を阻害し，モノアミンの分解を抑制する．

略語 ● 三環系抗うつ薬（TCA）：tricyclic antidepressant ● 選択的セロトニン再取り込み阻害薬（SSRI）：selective serotonin reuptake inhibitor ● セロトニン・ノルアドレナリン再取り込み阻害薬（SNRI）：serotonin noradrenaline reuptake inhibitor ● ノルアドレナリン作動性・特異的セロトニン作動性抗うつ薬（NaSSA）：noradrenergic and specific serotonergic antidepressant ● モノアミン酸化酵素（MAO）：monoamine oxidase

抗うつ薬の特徴から注意点をおさえる
抗うつ薬投与のQ&A

- 抗うつ薬の投与のポイントをQ&A方式でまとめる．

Q1 抗うつ薬は多剤併用した方が効く？
A1 抗うつ薬は単剤投与が基本．

- 多剤併用により，効果や副作用がどの薬剤によるものであるのかが不明になる．また，薬物相互作用により薬の血中濃度が変化し思わぬ副作用が出現する，といった不都合が生じうる．
- SSRI/SNRIと，作用機序の異なるミルタザピンやミアンセリンの併用により効果が増強し，有効であるとの意見もある．

薬物相互作用の例

TCA + SSRI（CYP阻害） → 血中TCA↑・セロトニン効果増強 → TCA副作用↑・セロトニン症候群リスク↑ (p.242)

Q2 投与の開始・終了時の注意点は？
A2 開始時は漸増，終了時は漸減．

- 少量から開始し，副作用の出現に注意しながら漸増する．
- 症状寛解後も，再燃防止のため少なくとも4～9ヵ月間（初発の場合），同用量での維持療法を続ける．
- 投与中止時には，急激な中断・減薬により離脱症状 (p.242) が生じるため，漸減する．

パキシル®錠を開始する場合

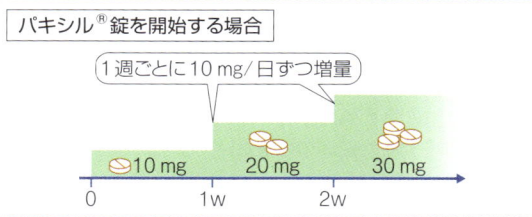

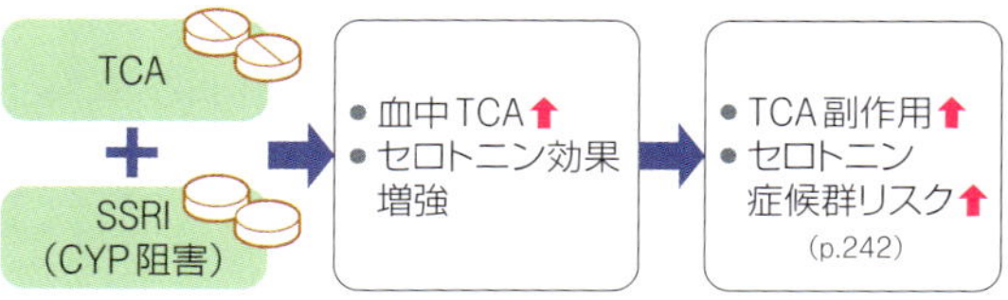

1週ごとに10mg/日ずつ増量
10mg → 20mg → 30mg
0　　1w　　2w

Q3 BZ系薬を併用する時の注意点は？
A3 抗うつ薬の投与初期，必要時のみの投与にとどめる．

- 抗うつ薬は効果が出るまでに時間がかかるため，不安・不眠が強い場合，抗うつ薬投与初期にBZ系薬を併用することがある．
- 依存性などのため，必要時のみ2剤（睡眠薬・抗不安薬）までの投与とし，漫然とした使用や多剤投与は避ける．

BZ系薬の投与

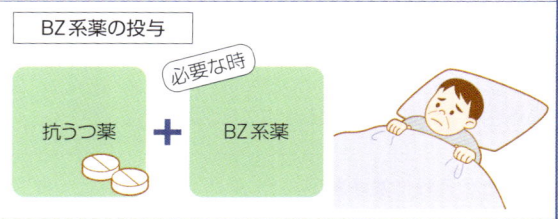

必要な時　抗うつ薬 + BZ系薬

Q4 抗うつ薬の効果判定の注意点は？
A4 十分量を，十分な期間服薬したか確認する．

- 抗うつ薬の効果発現のためには，適切な用量を十分期間投与し，患者が確実に服用する必要がある．
- 抗うつ効果の発現には通常2～4週間を要する．確実な効果判定のためには，可能であれば8週間程度の経過観察が望ましい．

効果判定のチェックポイント

- 量は少なすぎないか
- 観察期間は短すぎないか
- 決められた量を毎回きちんと服用しているか

Q5 効果が不十分な場合，どうする？
A5 無効なら薬剤変更，部分反応なら増強療法．

- 十分な量・期間の投与にもかかわらず無反応である場合には，薬剤の変更を行う．
- 反応はあるが不十分である場合には，炭酸リチウムや甲状腺ホルモン，アリピプラゾールなどを併用する効果増強療法が考慮される．
- 双極性障害の可能性も考慮する．

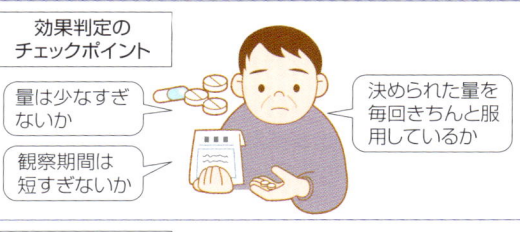

効果増強療法

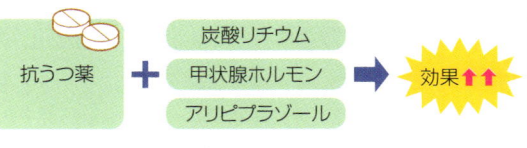

抗うつ薬 + 炭酸リチウム／甲状腺ホルモン／アリピプラゾール → 効果↑↑

アドヒアランスを左右する
服薬指導

- うつ病患者は，抗うつ薬の投与方法や効果の出現について悲観的にとらえ，治療上悪影響が生じることがある．
- 患者が安心，納得して服薬できるよう，十分な説明を行う必要がある．

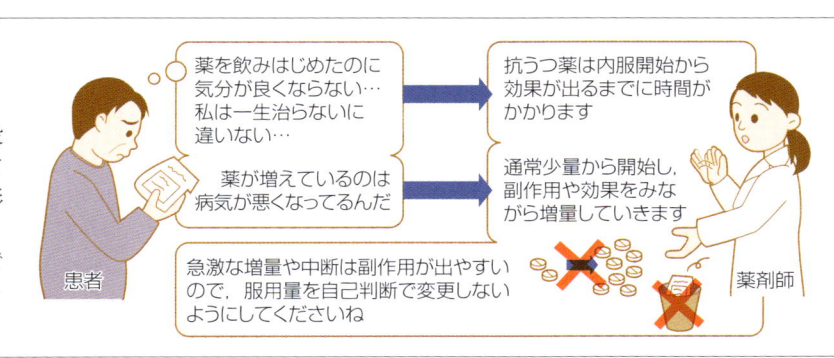

患者：「薬を飲みはじめたのに気分が良くならない…私は一生治らないに違いない…」「薬が増えているのは病気が悪くなってるんだ」

薬剤師：「抗うつ薬は内服開始から効果が出るまでに時間がかかります」「通常少量から開始し，副作用や効果をみながら増量していきます」「急激な増量や中断は副作用が出やすいので，服用量を自己判断で変更しないようにしてくださいね」

略語
- シトクロムP450（CYP）：cytochrome P450
- ベンゾジアゼピン（BZ）：benzodiazepine

抗コリン作用・心毒性などが問題となる
三環系抗うつ薬の副作用

- 三環系抗うつ薬では特に抗コリン（M受容体拮抗）作用，アドレナリンα₁受容体拮抗作用，ヒスタミンH₁受容体拮抗作用が問題となる．抗うつ効果は高いが忍容性(p.140)が低く，長期継続が難しいこともある．
- 循環器系の副作用が多く，過量服薬時の危険性が大きい．
- 双極性障害の患者では躁転することがある．

抗コリン作用
- 意識障害，認知機能障害
- かすみ目，眼圧上昇
- 口渇
- 頻脈
- 悪心・嘔吐，便秘
- 排尿障害

循環系副作用
- 起立性低血圧，めまい（α₁受容体拮抗作用）
- QT延長などの伝導遅延，不整脈（キニジン様作用）

抗ヒスタミン作用
- 眠気，倦怠感
- 体重増加

三環系抗うつ薬に比べると少ない
SSRIの副作用

- セロトニン系に選択的に作用し，三環系抗うつ薬のような他の受容体を介した副作用は少ない．また，心毒性も少なく，過量服薬時の危険性は三環系抗うつ薬に比べ小さい．
- 性機能障害，消化管でのセロトニン作用による投与初期の消化器症状が問題となることが多い．
- 賦活症候群，セロトニン症候群，離脱症候群は三環系抗うつ薬よりも生じやすい．
- 双極性障害の患者では躁転することがある (p.251)．

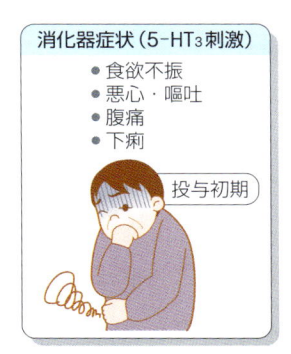

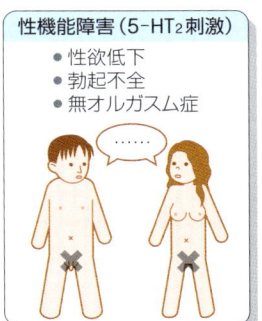

消化器症状（5-HT₃刺激）
- 食欲不振
- 悪心・嘔吐
- 腹痛
- 下痢

投与初期

性機能障害（5-HT₂刺激）
- 性欲低下
- 勃起不全
- 無オルガスム症

若年者の自殺に要注意!
賦活症候群（アクチベーションシンドローム）

- 抗うつ薬の投与開始時や増量時に生じる，不安，焦燥，不眠，易刺激性，衝動性などの中枢刺激症状をいう．
- 特に若年者では，自殺のリスクが増加するとの報告があるため，慎重に投与する．
- 全ての抗うつ薬で出現しうるが，鎮静作用のないSSRI等の新規抗うつ薬で目立ちやすい．

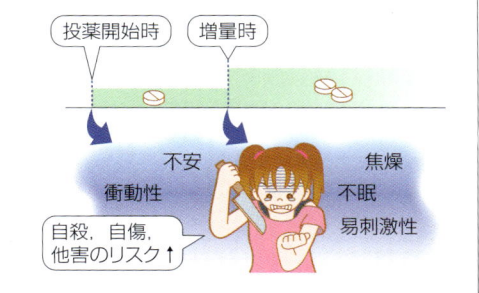

投薬開始時／増量時
不安，衝動性，自殺，自傷，他害のリスク↑，焦燥，不眠，易刺激性

まれだが危険な副作用
セロトニン症候群

- 脳内セロトニン伝達（5-HT₁受容体刺激）の過剰により精神・神経症状が急激に出現する症候群で，SSRI等の抗うつ薬の使用，特に多剤併用やMAO阻害薬との併用により起こりやすい．
- 治療は原因薬剤の中止，全身管理，重症例ではセロトニン拮抗薬の投与など．

精神症状	不安，焦燥，意識障害 など
神経・筋症状	ミオクローヌス，協調運動障害，振戦，反射亢進 など
自律神経症状	発熱，発汗，下痢，頻脈 など

パロキセチンの"シャンビリ"が有名
離脱症候群

- 抗うつ薬を通常4週間以上服用し，突然中止，または急に減薬すると，離脱症候群（中断症候群）とよばれる症状が出現することがある．
- 全ての抗うつ薬でみられうるが，特に半減期の短いSSRI（パロキセチンなど）で問題となることが多い．
- めまいや知覚異常（耳鳴，電気ショック様感覚など）を訴えることが多い．

精神症状
- 不安 ● 焦燥 ● 不眠

知覚異常
- 耳鳴 ● めまい
- 電気ショック様感覚

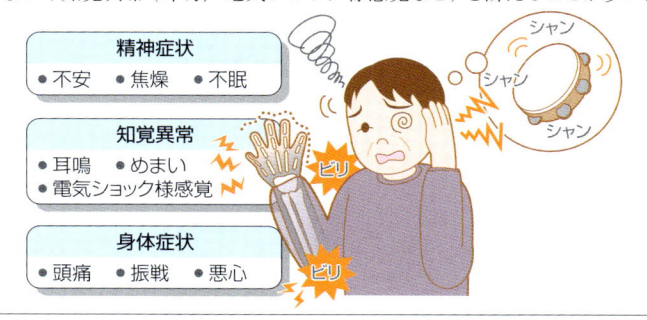

身体症状
- 頭痛 ● 振戦 ● 悪心

略語 ● 選択的セロトニン再取り込み阻害薬（SSRI）：selective serotonin reuptake inhibitor ● セロトニン／5-ヒドロキシトリプタミン（5-HT）：5-hydroxytryptamine ● モノアミン酸化酵素（MAO）：monoamine oxidase

第一世代抗うつ薬

三環系抗うつ薬（TCA）

intro.：イミプラミンは最初に創出された抗うつ薬である．TCAはモノアミン再取り込み阻害による抗うつ効果は強力であるが，抗コリン作用，$α_1$・H_1受容体の遮断，キニジン様作用などによる副作用(p.298)が多いことが問題となる．

MINIMUM ESSENCE

一般名	❶ イミプラミン ……… 内 ⎫ ❷ クロミプラミン …… 内，注 ⎬〈三級アミン〉 ❸ アミトリプチリン … 内 ⎭ ❹ ノルトリプチリン … 内 　〈二級アミン〉
作用	● セロトニン（5-HT）とノルアドレナリン（NA）の再取り込み阻害による抗うつ効果 ● 〔❹〕はNA再取り込み阻害作用が強く，精神賦活効果が大きい． ● 〔❷〕は5-HT再取り込み阻害作用が非常に強い．
適応	● うつ病・うつ状態　● 〔❶❷〕遺尿症　● 〔❸〕夜尿症 ● 〔適外〕神経障害性疼痛，パニック障害，強迫性障害，情動脱力発作，頭痛　など
禁忌	● MAO阻害薬投与中，または中止後14日以内（セロトニン症候群） ● 緑内障，尿閉（抗コリン作用により増悪）　● 心筋梗塞回復初期（症状悪化） ● 〔❶〕QT延長症候群（心室性不整脈のおそれ）
副作用	● H_1，$α_1$，M受容体遮断による副作用の強さは三級アミン＞二級アミンである． ● 〔❶❷❸〕セロトニン症候群★　● 〔❸〕けいれん★　● 性機能障害 ● H_1，$α_1$受容体遮断：眠気　● $α_1$受容体遮断：起立性低血圧，めまい ● 抗コリン作用：口渇，便秘，排尿障害 ● キニジン様作用・抗コリン作用・$α_1$受容体遮断：心伝導障害★（〔❶❷〕QT延長，〔❶❷❹〕心室頻拍）
注意	● 特に若年者では，投与初期・増量時の賦活症候群，自殺に注意する．

【補足事項】
- アミトリプチリン（三級アミン）は脱メチル化され活性代謝物ノルトリプチリン（二級アミン）となり，同様にイミプラミンは脱メチル化されデシプラミン（製造中止）となる．
- クロミプラミンは抗うつ薬で唯一点滴静注が可能である．
- 上記の他に，三級アミン構造の薬物として，トリミプラミン，ロフェプラミン，ドスレピンがある．

イミプラミン塩酸塩　クロミプラミン塩酸塩　アミトリプチリン塩酸塩　ノルトリプチリン塩酸塩

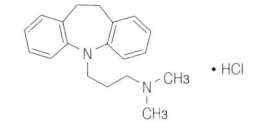

致死的となりうる
TCAの過量内服

- TCAは，SSRIなどの新規抗うつ薬(p.240)に比べ過量内服での死亡危険性が高い．
- 症状は，3C's（Cardiotoxicity：心毒性，Coma：昏睡，Convulsion：けいれん）が代表的である．
- 心室性不整脈や低血圧が死因となりやすい．

症状		主要な機序
心毒性	不整脈	心筋のNa^+チャネル阻害➡心筋内伝導速度遅延➡QRS，QTc等の延長，不整脈
	低血圧	心筋のNa^+チャネル阻害➡心収縮力低下　$α_1$受容体遮断➡末梢血管拡張
昏睡		抗コリン作用（M受容体遮断）
けいれん		モノアミン再取り込み阻害作用

【商品名】【三環系抗うつ薬】● イミプラミン塩酸塩：トフラニール（錠）　● クロミプラミン塩酸塩：アナフラニール（錠，注）　● アミトリプチリン塩酸塩：トリプタノール（錠）　● トリミプラミンマレイン酸塩：スルモンチール（散，錠）　● ロフェプラミン塩酸塩：アンプリット（錠）　● ドスレピン塩酸塩：プロチアデン（錠）　● ノルトリプチリン塩酸塩：ノリトレン（錠）　【略語】● 三環系抗うつ薬（TCA）：tricyclic antidepressant　● ノルアドレナリン（NA）：noradrenaline　● 補正QT間隔〔時間〕（QTc）：corrected QT interval

中枢神経系の疾患と薬／うつ病（DSM-5）／大うつ病性障害

第二世代抗うつ薬

intro.：第一世代抗うつ薬に比べ抗コリン作用や心毒性が少なく，速効性である．

アモキサピン（三環系）

intro.：比較的速効性で，強い抗うつ効果と精神賦活効果を示す．抗精神病作用をもつため精神病性（妄想性）うつ病に使用されることがある．

MINIMUM ESSENCE

一般名	● アモキサピン …内
作用	● 強力な**ノルアドレナリン再取り込み阻害**と，**セロトニン再取り込み阻害**による抗うつ効果 ● ドパミンD_2受容体遮断による抗精神病（抗幻覚・妄想）効果
適応	● うつ病・うつ状態
禁忌	● MAO阻害薬投与中，または中止後14日以内（セロトニン症候群） ● 緑内障（抗コリン作用により増悪）　● 心筋梗塞回復初期（症状増悪）
副作用	● D_2受容体遮断：悪性症候群★，遅発性ジスキネジア★　● H_1, $α_1$受容体遮断：眠気 ● $α_1$受容体遮断：めまい　● 抗コリン作用：口渇，便秘　など
注意	● 特に若年者では，投与初期・増量時の賦活症候群，自殺に注意する．

【補足事項】
- 抗精神病薬であるロキサピン（国内未発売）の類似化合物であり，抗うつ効果と抗精神病効果をあわせもつ．
- 他の三環系抗うつ薬とは構造が異なり，四環系抗うつ薬に分類されることもある．

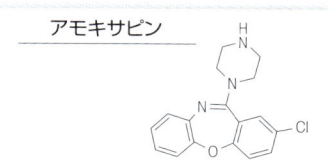

老年期うつ病に多い
精神病性（妄想性）うつ病

- うつ病相と同時に精神病性の症状（幻覚や妄想）が出現する大うつ病を精神病性うつ病と呼び，非精神病性の大うつ病とは治療が異なる．
- 双極性障害のうつ病相で精神病症状がみられることも少なくないため，特に若年者では躁病エピソードの有無に注意して鑑別する．

症状
- 精神病性うつ病でみられる精神病性の症状は，抑うつ気分に一致したものと一致しないものとに分けられる．

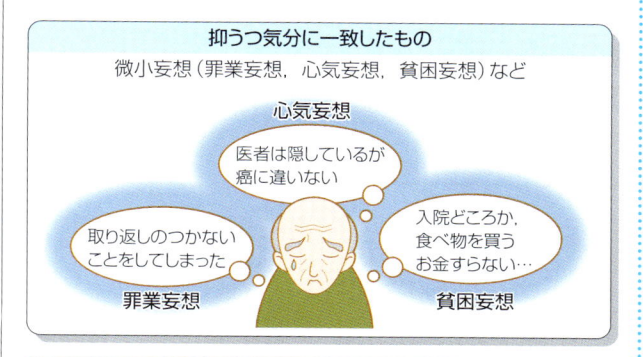

抑うつ気分に一致したもの
微小妄想（罪業妄想，心気妄想，貧困妄想）など
- 心気妄想：医者は隠しているが癌に違いない
- 罪業妄想：取り返しのつかないことをしてしまった
- 貧困妄想：入院どころか，食べ物を買うお金すらない…

気分に一致しないもの
抑うつ気分との直接的なつながりが見出せない幻覚・妄想

治療
- **抗うつ薬と抗精神病薬の併用**が第一選択である．
- 抗精神病作用のある抗うつ薬であるアモキサピンの単剤投与でも同等の効果が得られるとの報告がある．
- 修正型電気けいれん療法（mECT）[p.238]の有効性が高い．

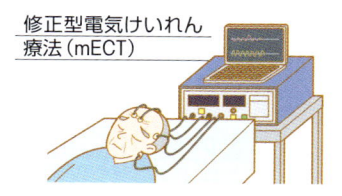

経過・予後
- 重症例が多く，入院が必要となることが多い．また，しばしば治療抵抗性で，非精神病性のうつ病に比べ再発率や自殺率が高い．

商品名【アモキサピン】● アモキサピン：アモキサン（細，力）　**略語** ● モノアミン酸化酵素（MAO）：monoamine oxidase　● 修正型電気けいれん療法（mECT）：modified electroconvulsive therapy

四環系抗うつ薬

intro.：主にノルアドレナリン系神経に対する作用により抗うつ効果を示す．第一世代に比べ抗コリン作用，心毒性等の副作用は少ないが，抗うつ効果はやや弱い．鎮静作用が強い．

MINIMUM ESSENCE

一般名	❶ マプロチリン …内 ❷ ミアンセリン …内 ❸ セチプチリン …内
作用	・〔❶〕ノルアドレナリン再取り込みの選択的阻害による抗うつ効果 ・〔❷❸〕前シナプス α_2 自己受容体(p.22)の遮断 ➡ ノルアドレナリンの遊離を促進 ➡ 抗うつ効果
適応	・うつ病・うつ状態 ・〔❷適外〕せん妄，不眠症
禁忌	・MAO阻害薬投与中（セロトニン症候群） ・〔❶〕緑内障，尿閉，心筋梗塞回復初期，けいれん性疾患
副作用	・心血管系に及ぼす影響が少なく，抗コリン作用も第一世代より少ない． ・H_1受容体遮断：眠気　・〔❶〕けいれん
注意	・特に若年者では，投与初期・増量時の賦活症候群，自殺に注意する．

【補足事項】・〔❶〕他の抗うつ薬に比べ，血中濃度半減期が平均46時間程度と長い．

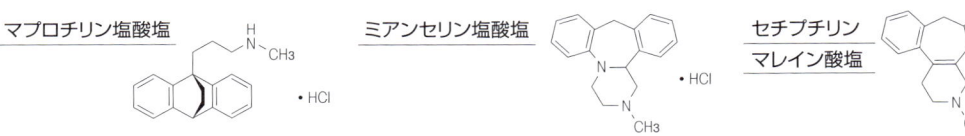

マプロチリン塩酸塩　　ミアンセリン塩酸塩　　セチプチリンマレイン酸塩

トラゾドン

intro.：弱いセロトニン再取り込み阻害作用と，5-HT_2受容体遮断作用をあわせもつ薬剤．他にα_1，α_2，H_1受容体の遮断作用をもち，抗コリン作用は少ない．鎮静作用が強く，不安，焦燥やうつ病の睡眠障害に対して使われる．

MINIMUM ESSENCE

一般名	・トラゾドン ……内
作用	・セロトニン再取り込み阻害による抗うつ効果 ・5-HT_2受容体遮断による睡眠障害の改善効果
適応	・うつ病・うつ状態 ・〔適外〕不眠症，せん妄
禁忌	・サキナビルを投与中（本薬作用↑）
副作用	・セロトニン症候群★　・QT延長★，心室頻拍★　・H_1，α_1受容体遮断：眠気 ・α_1受容体遮断：めまい，持続勃起症★ など
注意	・特に若年者では，投与初期・増量時の賦活症候群，自殺に注意する． ・急激な減薬や中断により離脱症候群を起こしやすいため，投与中止時には徐々に減量する．

【補足事項】
・SARI：serotonin antagonist / reuptake inhibitor（セロトニン拮抗・再取り込み阻害薬）とよばれることがある．
・代謝活性物の m-クロロフェニルピペラジン（m-CPP）は5-HT_2受容体のアゴニストとして作用し，トラゾドンの作用を妨げる．

商品名【四環系抗うつ薬】・マプロチリン塩酸塩：ルジオミール（錠）　・ミアンセリン塩酸塩：テトラミド（錠）　・セチプチリンマレイン酸塩：テシプール（錠）　【トラゾドン】・トラゾドン塩酸塩：レスリン（錠），デジレル（錠）　**略語**　・セロトニン／5-ヒドロキシトリプタミン（5-HT）：5-hydroxytryptamine　・m-クロロフェニルピペラジン（m-CPP）：meta-Chlorphenylpiperazin

中枢神経系の疾患と薬／うつ病（DSM-5）／大うつ病性障害

第三世代抗うつ薬

選択的セロトニン再取り込み阻害薬（SSRI）

intro.： セロトニントランスポーターに結合し，セロトニンの再取り込みを選択的に阻害する．第一〜二世代抗うつ薬に比べ抗コリン作用など各種受容体に関する副作用や心毒性が少なく，過量服薬時の安全性が高い．一方，賦活症候群や離脱症候群(p.242)には注意が必要である．

MINIMUM ESSENCE

一般名
- ❶ フルボキサミン ……内
- ❷ パロキセチン ………内
- ❸ セルトラリン ………内
- ❹ エスシタロプラム …内

作用 ● セロトニンの選択的再取り込み阻害による抗うつ作用，抗不安作用

適応
- うつ病・うつ状態
- その他，それぞれ下表のように適応をもつ．

一般名	パニック障害	強迫性障害	社会不安障害	PTSD
❶ フルボキサミン		●	●	
❷ パロキセチン*	●	●	●	●
❸ セルトラリン	●			

*徐放錠（CR錠）の適応はうつ病・うつ状態のみ

- 〔適外〕全般性不安障害，線維筋痛症，月経前不快気分障害，過食症

禁忌
- MAO阻害薬投与中，または中止後14日以内（セロトニン症候群）
- ピモジド投与中（併用薬作用↑）
- 〔❶〕チザニジン，ラメルテオン投与中（併用薬作用↑）
- 〔❹〕先天性QT延長症候群（心室性不整脈のおそれ）

副作用
- セロトニン症候群★ ●〔❹〕QT延長★ ● けいれん★ ● SIADH★
- 食欲不振，悪心などの消化器症状（投与初期） ● 性機能障害 ● 眠気 など

注意
- 特に若年者では，投与初期・増量時の賦活症候群(p.242)，自殺に注意が必要であり，18歳未満の大うつ病性障害患者に投与する際には適応を慎重に検討する．
- 急激な減薬や中断により離脱症候群を起こしやすいため，薬剤投与中止時には緩徐に減薬する．

薬物相互作用に注意が必要
SSRIによるCYP阻害

- SSRIはシトクロムP450（CYP）(p.215)の阻害により，様々な薬剤の代謝に影響を与える．フルボキサミン，パロキセチンでは特に多くの薬剤について注意が必要である．
- ピモジドの血中濃度が上昇すると，QT延長や致死的な不整脈のおそれがある．
- CYP阻害の他に，SSRIによるP糖蛋白質の阻害も，ピモジドの血中濃度を上昇させる可能性がある．

薬剤名	阻害作用	CYP阻害による併用禁忌
フルボキサミン	CYP1A2を強力に阻害 その他CYP3A4，CYP2C19など	● ピモジド (p.228) ● チザニジン (p.96) ● ラメルテオン (p.265)
パロキセチン	CYP2D6を強力に阻害	
セルトラリン	CYP2D6など	● ピモジド
エスシタロプラム	CYP2D6など	

● 併用禁忌の他，併用注意の薬剤も数多くあるため，注意が必要である．

商品名 【選択的セロトニン再取り込み阻害薬（SSRI）】● フルボキサミンマレイン酸塩：デプロメール（錠），ルボックス（錠） ● パロキセチン塩酸塩水和物：パキシル（錠，徐錠） ● 塩酸セルトラリン：ジェイゾロフト（錠） ● エスシタロプラムシュウ酸塩：レクサプロ（錠） **略語** ● 選択的セロトニン再取り込み阻害薬（SSRI）：selective serotonin reuptake inhibitor ● 徐放錠（CR錠）：Controlled Release tablet ● モノアミン酸化酵素（MAO）：monoamine oxidase ● シトクロムP450（CYP）：cytochrome P450

第四世代抗うつ薬

セロトニン・ノルアドレナリン再取り込み阻害薬（SNRI）

intro.：セロトニンとノルアドレナリンの再取り込みを選択的・同程度に阻害する．SSRIと同様に各種受容体に関する副作用が少なく，安全性が高い．また，他の抗うつ薬に比べ効果発現が早い．末梢神経性の疼痛に対する効果ももつ(p.119)．

MINIMUM ESSENCE

一般名	❶ デュロキセチン …内 ❷ ミルナシプラン …内
作用	・セロトニン・ノルアドレナリンの再取り込み阻害による抗うつ効果 ・下行性痛覚抑制系の賦活による疼痛抑制作用
適応	・うつ病・うつ状態 ・〔❶〕糖尿病神経障害に伴う疼痛 ・〔適外〕神経障害性疼痛，慢性疼痛，線維筋痛症，がん性疼痛
禁忌	・MAO阻害薬投与中，または中止後14日以内（セロトニン症候群） ・〔❶〕高度の肝・腎障害，コントロール不良の閉塞隅角緑内障 ・〔❷〕尿閉
副作用	・セロトニン症候群★　・けいれん★　・SIADH★　・肝障害★　・悪心 ・頭痛，血圧上昇，頻脈　・排尿障害，便秘　・眠気 など
注意	・特に若年者では，投与初期・増量時の賦活症候群，自殺に注意する．

【補足事項】・ノルアドレナリン作動性神経系に対する作用により，意欲向上の効果も期待できる．

指導 pick up　□〔❶〕「腸で溶けるお薬なので，砕いたり噛んだりせずそのまま飲み込んでください」
　　　　　　□〔❷〕「空腹時に服用すると吐き気が出るおそれがあるため，必ず食後に服用してください」

デュロキセチン塩酸塩　　　　　　　　ミルナシプラン塩酸塩

うつ病と慢性疼痛の関係
抗うつ薬と下行性痛覚抑制系

- 痛覚の抑制系の1つ，下行性痛覚抑制系は，脳から脊髄後角に下降し，痛覚伝導路の2次ニューロンを抑制している (p.118)．
- 下行性痛覚抑制系にはセロトニン系とノルアドレナリン系の2つの神経経路が関与する．
- 抗うつ薬によりセロトニンとノルアドレナリンの濃度が上昇すると，下行性痛覚抑制系が賦活され，疼痛が抑制される．NSAIDsやオピオイドが効きにくい神経障害性疼痛，心因性疼痛に対して有効性を発揮する．
- 逆にうつ病患者では，慢性疼痛の合併が多くみられ，セロトニン系・ノルアドレナリン系神経の機能低下が示唆される．

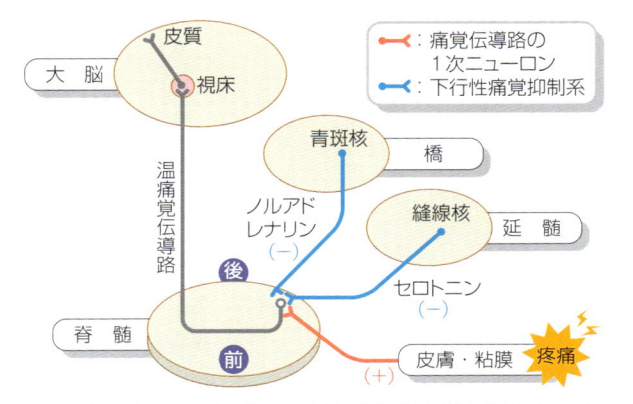

※下行性セロトニン神経系は，視床下部から中脳水道周囲灰白質（PAG）に投射するβ-エンドルフィンニューロン，PAGから縫線核へのアミノ酸作動性ニューロン等を経由するが，図では省略している．

【商品名】【セロトニン・ノルアドレナリン再取り込み阻害薬（SNRI）】　●デュロキセチン塩酸塩：サインバルタ（カ）　●ミルナシプラン塩酸塩：トレドミン（錠）　【略語】　●セロトニン・ノルアドレナリン再取り込み阻害薬（SNRI）：serotonin noradrenaline reuptake inhibitor　●バソプレシン分泌過剰症（SIADH）：syndrome of inappropriate secretion of ADH　●非ステロイド性抗炎症薬（NSAIDs）：non-steroidal anti-inflammatory drugs　●中脳水道周囲灰白質（PAG）：periaqueductal gray matter

第五世代抗うつ薬

ノルアドレナリン作動性・特異的セロトニン作動性抗うつ薬（NaSSA）

intro.：再取り込み阻害を作用機序とする他の多くの薬剤(p.240)と異なり，受容体遮断薬として働くことによりシナプス間隙の遊離アドレナリン・セロトニンを増加させ，抗うつ効果を示す．

MINIMUM ESSENCE

一般名	● ミルタザピン ……内
作用	● 前シナプス$α_2$自己受容体およびヘテロ受容体の遮断➡ノルアドレナリン・セロトニンの遊離促進➡抗うつ効果 ● 5-HT$_2$，5-HT$_3$受容体遮断➡5-HT$_{1A}$受容体を選択的に活性化➡抗不安作用，抗うつ作用 ● H$_1$受容体遮断による不眠の改善（鎮痛作用が治療的効果となる）
適応	● うつ病・うつ状態　●〔適外〕不眠症，せん妄
禁忌	● MAO阻害薬投与中，または中止後14日以内（セロトニン症候群）
副作用	● 5-HT$_2$・5-HT$_3$受容体を遮断するため，性機能障害や消化器症状は少ない． ● H$_1$受容体遮断による眠気や体重増加がみられやすい． ● セロトニン症候群★　● 無顆粒球症★　● 肝障害★ ● 体重増加　● 眠気，倦怠感，浮動性めまい，頭痛　● 便秘　● 口渇 など
注意	● 特に若年者では，投与初期・増量時の賦活症候群，自殺に注意する．

【補足事項】
- ミルタザピンのS鏡像異性体(p.78)は$α_2$受容体と5-HT$_2$受容体を，R鏡像異性体は5-HT$_3$受容体を遮断する．
- 5-HT$_1$受容体刺激はセロトニン症候群，5-HT$_2$受容体刺激は性機能障害，5-HT$_3$受容体刺激は消化器症状との関係がある．

指導 pick up　□「眠気やめまいが現れることがあるので，自動車運転等の危険を伴う作業は避けてください」

ミルタザピンの作用機序（モノアミン再取り込み阻害作用をもたない）

- ミルタザピンは，他の多くの抗うつ薬とは異なり，モノアミン再取り込み阻害作用ではなく$α_2$受容体遮断によりシナプス間隙のモノアミン濃度を上昇させる．
- 同様に$α_2$受容体遮断作用をもつミアンセリン(p.245)は，加えてNA再取り込み阻害作用，$α_1$受容体遮断作用をもつ点がミルタザピンと異なっている．

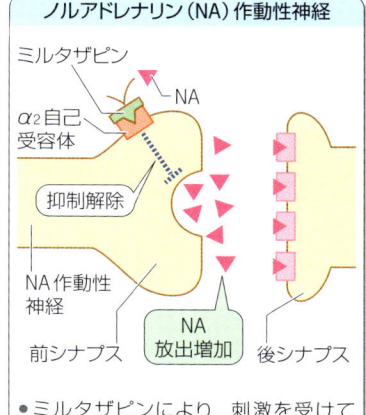

ノルアドレナリン（NA）作動性神経
- ミルタザピンにより，刺激を受けてNA放出を抑制する$α_2$自己受容体(p.22)が遮断されると，シナプス間隙へのNA放出が増加する．

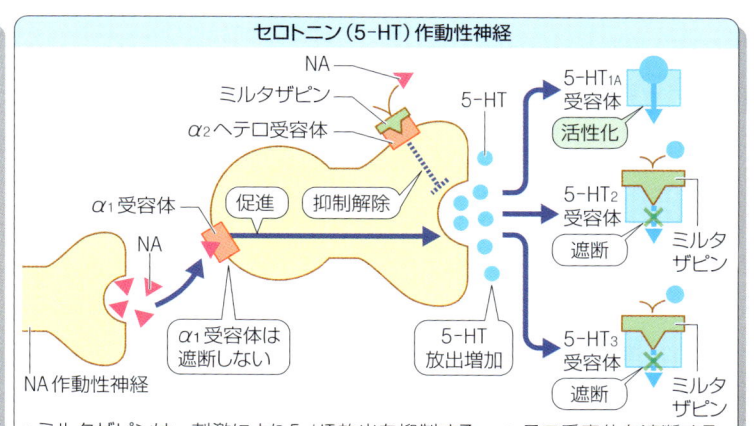

セロトニン（5-HT）作動性神経
- ミルタザピンは，刺激により5-HT放出を抑制する$α_2$ヘテロ受容体を遮断する．さらに，$α_2$受容体はNA作動性神経からのNA放出を増加させるうえ，刺激により5-HT放出を促進する$α_1$受容体を遮断しないため，5-HT放出が促進される．
- 5-HT$_2$，5-HT$_3$受容体遮断により，5-HT$_{1A}$受容体が選択的に活性化される．

商品名【ノルアドレナリン作動性・特異的セロトニン作動性抗うつ薬（NaSSA）】● ミルタザピン：リフレックス（錠），レメロン（錠）　**略語**● ノルアドレナリン作動性・特異的セロトニン作動性抗うつ薬（NaSSA）：noradrenergic and specific serotonergic antidepressant　● セロトニン／5-ヒドロキシトリプタミン（5-HT）：5-hydroxytryptamine　● モノアミン酸化酵素（MAO）：monoamine oxidase　● ノルアドレナリン（NA）：noradrenaline

■ 薬理作用と特徴を結びつける
抗うつ薬のまとめ

● それぞれのグループについて、主要な薬理作用（抗うつ効果の機序），各受容体への作用と副作用との関係を整理して覚えておく．

分類			薬剤（一般名）	薬理作用	作用・副作用
第一世代	三環系	三級アミン	● イミプラミン ● クロミプラミン ● アミトリプチリン ● トリミプラミン ● ロフェプラミン ● ドスレピン	〈主要な薬理作用〉 ● 5-HT，NA 再取り込み阻害 〈その他の作用〉 ● M受容体遮断（抗コリン作用） ● α₁ 受容体遮断 ● H₁ 受容体遮断 ● キニジン様作用（膜安定化作用，Na⁺チャネル遮断作用）	〈作用〉 ● 強力な抗うつ効果を示す． ● 遺尿症，夜尿症にも適応がある． 〈副作用〉 ● 抗コリン作用などの副作用が強く忍容性が低い． ● キニジン様作用などにより，過量内服時の危険性が高い．
		二級アミン	● ノルトリプチリン		
第二世代	アモキサピン		● アモキサピン	〈主要な薬理作用〉 アモキサピン ● 5-HT，NA 再取り込み阻害 ● D₂受容体遮断 四環系 ● NA 再取り込み阻害 ミアンセリン，セチプチリン ● α₂自己受容体遮断 トラゾドン ● 5-HT 再取り込み阻害 ● 5-HT₂ 受容体遮断 〈その他の作用〉 ● M受容体遮断（抗コリン作用） ● α₁ 受容体遮断 ● H₁ 受容体遮断	〈作用〉 ● 抗うつ効果は三環系よりやや弱い． ● アモキサピンは精神病性うつ病に有効． ● 三環系より効果発現がやや早い． ● 鎮静作用が強い． 〈副作用〉 ● 三環系に比べると少ないが，抗コリン作用などが問題となる． ● 心血管系に及ぼす影響は三環系に比べ少ない．
	四環系		● マプロチリン ● ミアンセリン ● セチプチリン		
	トラゾドン		● トラゾドン		
第三世代	SSRI		● フルボキサミン ● パロキセチン ● セルトラリン ● エスシタロプラム	〈主要な薬理作用〉 ● 5-HT 再取り込み阻害 〈その他の作用〉 ● CYP 阻害	〈作用〉 ● 抗うつ効果は三環系よりやや弱い． ● 神経症性障害にも適応がある． ● 非鎮静系薬 〈副作用〉 ● 抗コリン作用，心毒性による過量内服時の危険は少ない． ● 消化器症状，性機能障害，賦活症候群（特に若年者），離脱症候群に注意． ● CYP 阻害による薬物相互作用に注意．
第四世代	SNRI		● デュロキセチン ● ミルナシプラン	〈主要な薬理作用〉 ● 5-HT，NA 再取り込み阻害	〈作用〉 ● 抗うつ効果は三環系よりやや弱い． ● 他の抗うつ薬に比べ作用発現が早い． ● 意欲に対する効果が期待できる． ● 疼痛に対する効果をもつ． ● 非鎮静系薬 〈副作用〉 ● SSRIと同様． ● 加えて，ノルアドレナリンによる副作用（血圧上昇など）に注意．
第五世代	NaSSA		● ミルタザピン	〈主要な薬理作用〉 ● α₂自己受容体，ヘテロ受容体遮断 ● 5-HT₂，5-HT₃受容体遮断 〈その他の作用〉 ● H₁ 受容体遮断	〈作用〉 ● 強力な抗うつ効果を示す． ● 鎮静作用が強い． 〈副作用〉 ● 抗コリン作用，消化器症状，性機能障害は少ない． ● H₁ 受容体遮断による眠気や体重増加が問題となる．

略語 ● 選択的セロトニン再取り込み阻害薬（SSRI）：selective serotonin reuptake inhibitor ● シトクロム P450（CYP）：cytochrome P45C ● セロトニン・ノルアドレナリン再取り込み阻害薬（SNRI）：serotonin noradrenaline reuptake inhibitor

双極性障害

監修
中村 純

双極性障害

intro.：気分障害のうち，躁病相とうつ病相の両方を示すもので，うつ病相には自殺，躁病相には社会的生命の危機をきたしうる重大な疾患である．治療は気分安定薬が中心であり，急性期の治療だけではなく再発を予防するため長期の維持療法が必要である．

WORDS & TERMS

ハミルトンうつ病評価尺度（HAM-D） (p.238)
うつ病の重症度を評価するための尺度．

Beckのうつ病自己評価尺度 (p.238)
うつ病のスクリーニングテストとして広く用いられている．

イノシトール仮説 (p.250)
イノシトールリン脂質系の代謝異常を双極性障害の原因とする仮説．気分安定薬は共通して，細胞内のイノシトールを枯渇させる作用をもつ．

カルシウム仮説 (p.250)
細胞内カルシウム制御機構の障害を双極性障害の原因とする仮説．前述のイノシトール系も，細胞内カルシウム制御にかかわっている．

気分安定神経系仮説 (p.250)
双極性障害ではイノシトール系やカルシウム制御の他にも，ミトコンドリア機能異常など様々な異常が想定されている．これらは神経細胞の脆弱性に関連し，正常気分を維持する神経回路に神経障害が生じ機能が低下する結果，躁病相やうつ病相が現れるという仮説．この仮説を支持する根拠として，気分安定薬は共通して神経保護作用をもつことがわかっている．

対人関係・社会リズム療法（IPSRT） (p.250)
対人関係療法（IPT）と社会リズム療法（SRT）を組み合わせた治療法．薬物療法との併用による，躁病相・うつ病相の予防効果，うつ病相の改善効果，うつ病相の回復時の心理社会機能改善効果が確かめられている．

MINIMUM ESSENCE

疫学・好発
- 日本での生涯有病率は約0.7％．
- 初発年齢は20歳前後で大うつ病性障害に比べ低い．性差はない．
- 病前性格として，循環気質が知られている (p.260)．

原因・誘因
- 個体の脆弱性に誘因が加わることで発症すると考えられているが，大うつ病性障害に比べ遺伝的素因の寄与が大きい．

病態生理
- 病態は不明であるが，脳内ドパミン系の障害により躁状態，うつ状態が生じると考えられ，その原因としてイノシトール仮説，カルシウム仮説，気分安定神経仮説などが提唱されている．

症状・所見
- 躁病相とうつ病相を反復し，うつ病相の占める期間が特に長い．病相の間欠期には完全に正常な状態に回復する．
    1. 躁病相：高揚した，または易怒的な気分，自信過剰，多弁 など (p.237)
    2. うつ病相：抑うつ気分，興味と喜びの喪失 など (p.237)

検査・診断
- 診断は精神症状と経過により行われる．DSM-5やICD-10が用いられることが多い．
- うつ病症状の評価にはHAM-D，Beckうつ病自己評価尺度，躁症状の評価にはYoung躁病評価尺度などが用いられる．

治療・管理
- 急性期治療（躁病相，うつ病相），維持療法（再発予防）に分けて考える．
- 躁病相は軽症例以外，基本的に入院する（身体的，社会的な不利益発生の防止）．
    1. 薬物療法：気分安定薬，新規抗精神病薬 (p.229) などが用いられる．
        a. 炭酸リチウムは躁病相，うつ病相，再発予防の全てにおいて第一選択薬である．
        b. 気分安定薬には炭酸リチウムの他，カルバマゼピン (p.148)，バルプロ酸 (p.149)，ラモトリギン (p.152) がある．
    2. 精神療法：疾患教育，再発徴候の早期発見，規則正しい生活が重要．
        a. 対人関係・社会リズム療法（IPSRT）の有効性が確認されている．
    3. 修正型電気けいれん療法（mECT）：重症例，難治例で適応となる．

経過・予後
- 再発を繰り返す例が多い．

【補足事項】
- うつ病相の自殺率は，大うつ病性障害より双極性障害の方が高い．
- 双極性障害の患者は，認知症の発症リスクが高い．
- 炭酸リチウムは効果発現まで1〜2週間以上を要するため，中等度以上の躁状態では新規抗精神病薬の併用により早期の鎮静化を図る．
- 新規抗精神病薬を使用する場合，糖尿病・糖尿病の既往の有無を必ず確認する (p.232)．

略語 ● DSM-5：Diagnostic and Statistical Manual of Mental Disorders, 5th Edition ● ICD-10：International Classification of Diseases, 10th Revision ● ハミルトンうつ病評価尺度（HAM-D）：Hamilton rating scale for depression ● 対人関係・社会リズム療法（IPSRT）：interpersonal and social rhythm therapy ● 修正型電気けいれん療法（mECT）：modified electroconvulsive therapy

軽躁病相の見逃しに注意!
双極性障害の症状

- 双極性障害では，うつ病相に加え，躁病相，軽躁病相，混合相がみられうる．
- うつ病相は苦痛を生じるため，患者は病識をもちやすいが，躁病相では病識がないことが多い．特に軽躁病相では，患者自身はむしろ「調子が良い，本来の自分」と感じている事もあるため，診断時の見逃しや治療時の患者の誤解を生みやすい．

うつ病相
抑うつ気分，興味・喜びの喪失を中心とした気分・欲動の異常に加え，身体の痛み，立ちくらみなどの身体症状をしばしば伴う．
「気分悪い…ゆううつだ…」

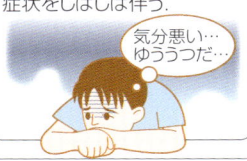

混合相
気分はゆううつで（うつ症状），次々と嫌な考えが浮かび落ち着かない（躁症状），というようにうつ病相と躁病相の症状が同時にみられる．
「ああでもない」「こうでもない」

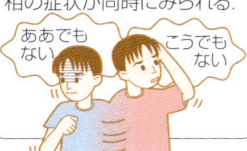

躁病相
気分は高揚し，異常な活動性亢進や誇大妄想，浪費などの逸脱行動を呈する．人間関係など社会生活上の問題を起こしやすい．
「明日起業するぜ！」

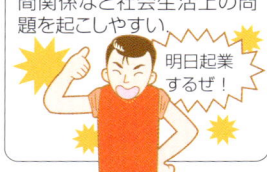

軽躁病相
普段よりは明らかに気分が高揚し，活動性は亢進するが，躁病相よりは軽度であり大きな問題を起こすことはない．
「最近調子イイ！」

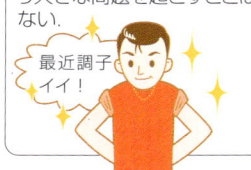

気分エピソードの再発を繰り返す
病型と経過

- 双極性障害は，うつ病相の他に現れる気分エピソード（躁病相，軽躁病相）により，双極Ⅰ型障害と双極Ⅱ型障害とに分けられる．
- 適切な診断と治療が行われない場合，次第に再発の間隔が短縮する．

双極Ⅰ型障害：躁病相＋うつ病相
気分 High / Low　躁病相／うつ病相　時間

双極Ⅱ型障害：軽躁病相＋うつ病相
気分 High / Low　軽躁病相／うつ病相　時間

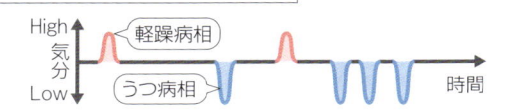

慎重に双極性障害の可能性を探る
うつ病（DSM-5）／大うつ病性障害との鑑別

- 双極性障害は以下のような特徴により，大うつ病性障害との鑑別が難しいことがある．

❶ 躁病相・軽躁病相は病識がない
- 特に軽躁病相は病的な感じが少なく，気づかれないことも多い．

❷ 経過中はうつ病相の占める割合が大きい
- 他の病相に比べ，うつ病相は頻度が高く期間も長いため目立ち，大うつ病性障害と診断されやすい．

❸ 1回目のうつ病相では判断が難しい
- 1回目のうつ病相の時点では，双極性障害のうつ病相と大うつ病性障害の両方が考えられるが，抗うつ薬投与前に双極性障害を除外することが望ましい．

2つの可能性
うつ病相 → 大うつ病性障害（抗うつ薬）／双極性障害（気分安定薬）

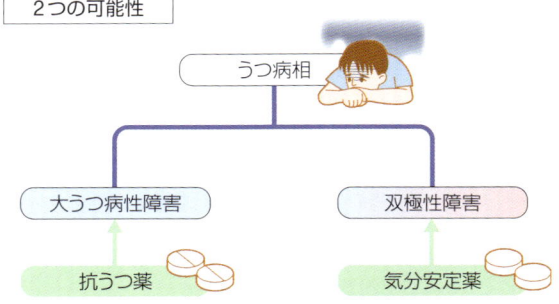

- 双極性障害の家族歴，若年発症，精神病症状，摂食障害（特に過食），うつ病相の反復の多さや抗うつ薬によるコントロール不良は，双極性障害を示唆する．

躁転，急速交代化をきたす
抗うつ薬投与のリスク

- 双極性障害のうつ病相に対し，抗うつ薬（特に三環系）を単剤投与すると，躁転や急速交代化をきたすおそれがある．
- 急速交代化とは，気分エピソードが急速に反復（1年に4回以上）するようになってしまうことであり，治療が困難になる．
- 抗うつ薬はできるだけ投与しないが，うつ病相が遷延し，抗うつ薬を使用する場合，新規抗うつ薬を気分安定薬と併用で慎重に投与する．

急速交代化（ラピッドサイクル化）
うつ ⇄ 躁　1年に4回以上

中枢神経系の疾患と薬　双極性障害

気分安定薬

炭酸リチウム

intro.：双極性障害の第一選択薬として広く用いられている．治療域と中毒域とが近接しているため，TDMが重要となる．

MINIMUM ESSENCE

一般名	● 炭酸リチウム（Li_2CO_3）…内
作用	● PI（ホスファチジルイノシトール）代謝回転の抑制による細胞内イノシトール減少などが関与すると考えられる． ● 躁状態・うつ状態の改善，再発予防効果を示す．
適応	● 双極性障害の躁症状 ● 〔適外〕双極性障害のうつ病相・維持療法，うつ病（抗うつ薬の増強作用）
禁忌	● てんかんなどの脳波異常　● 重篤な心疾患　● 妊婦　● リチウムの体内貯留を起こしやすい状態（腎障害，脱水・脱水のリスクが高い状態，低Na血症，食塩制限患者）
副作用	● リチウム中毒★　● 洞不全症候群★　● 腎性尿崩症★　● 催奇形性★　● 甲状腺機能低下症★ ● 振戦，脱力，倦怠感，眠気，記憶障害　● 口渇　● 口腔内の金属味　など
注意	● 定期的な血清リチウム濃度の測定（TDM），甲状腺機能検査，腎機能検査が必要．

【補足事項】● 血中濃度が治療域に達しても反応しない "non-responder" が20〜30%存在する．

腎からの排泄が血中濃度に影響
リチウムの体内動態

- 経口摂取されたLi^+はほぼ全量が腸管から吸収され，全身に分布後，腎より排泄される．
- 吸収・排泄における性質により，リチウム中毒は急性中毒（大量服薬時）よりも，細胞内にLi^+が蓄積している慢性中毒（治療継続中の脱水時など）の方が治療が難しい．
- リチウム中毒時，血中Li^+の除去には血液透析が有効であるが，慢性中毒では透析後に血中Li^+濃度の再上昇がみられることがあるので注意する．

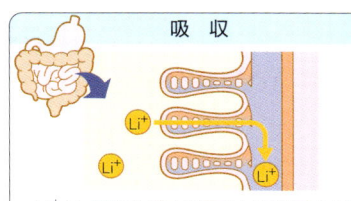

吸収
- Li^+として消化管より速やかに吸収される．
- 経口摂取後，1〜3時間で血中濃度がピークに達する．
- 細胞外液に分布後，徐々に細胞内に入り，蓄積する（細胞内に入りにくく，入った後は出にくい）．

排泄
- 血中のLi^+は，糸球体で濾過，近位尿細管のNa^+再吸収システムにより80%が再吸収され，20%が排泄される．
- 投与後早期には血清中のLi^+が急速に排泄され，その後，細胞内に蓄積したLi^+が徐々に排泄される（血中濃度は二相性の減少を示す）．

血中濃度の変動につながる
腎クリアランスに影響する因子

クリアランス	因子	機序
減少 （血中Li^+濃度↑）	脱水，低Na血症，利尿薬，降圧薬	近位尿細管でのLi^+再吸収の増加
	加齢，腎障害，NSAIDs	GFR（糸球体濾過量）の減少
増加 （血中Li^+濃度↓）	アセタゾラミド	近位尿細管でのLi^+再吸収の減少
	妊娠	GFRの増加

- Li^+の腎クリアランスは脱水，年齢，薬物相互作用などにより影響を受ける．
- Na^+の再吸収が促進される状況下（脱水，血清Na^+↓）では，Li^+の再吸収も促進される．
- 体調不良による摂食量減少，発熱，嘔吐・下痢時にはLi^+の血中濃度が上がりやすいことを患者・家族に説明し，中毒症状出現時には速やかに受診するよう指導する．減塩食やダイエット，過剰な発汗にも注意が必要である．
- 感冒薬や痛み止め（NSAIDs）を無断で使用しないよう指導する．

商品名【気分安定薬】● 炭酸リチウム：リーマス（錠）　**略語**　● 治療薬物〔血中濃度〕モニタリング（TDM）：therapeutic drug monitoring　● ホスファチジルイノシトール（PI）：phosphatidylinositol　● 非ステロイド性抗炎症薬（NSAIDs）：non-steroidal anti-inflammatory drugs　● 糸球体濾過量（GFR）：glomerular filtration rate

リチウム中毒を防止する
TDM（治療薬物〔血中濃度〕モニタリング）

- Li^+の血中濃度の治療域と中毒域は近接している．
- リチウム中毒防止のため，投与中には定期的な血中濃度の測定が必要である．

リチウムの血中濃度（トラフ値）

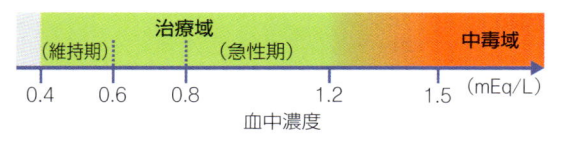

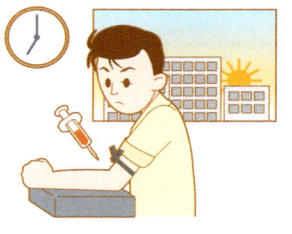

維持期	治療域		中毒域
0.4	0.6（維持期） 0.8（急性期）	1.2	1.5 (mEq/L)

血中濃度

- 投与初期，増量時は週に1回，維持量投与中は2～3ヵ月に1回を目処に血清Li^+濃度を測定する．
- 朝方服薬前の血中濃度（トラフ値）を測定する．

定期的なモニタリングが重要
リチウムの副作用

- Li^+は，Na^+，K^+，Ca^{2+}などの細胞膜を介した移動に干渉する．そのため，これらのイオンの細胞内外の動きが機能的に重要な臓器（神経，心臓，腎）において副作用を生じやすい．
- 服薬に伴う有害事象には，血中濃度が治療域でも生じる副作用と，血中濃度が中毒域に達した時に生じるリチウム中毒がある．
- 副作用の予防・早期発見のため，血中濃度，腎機能，甲状腺機能等の定期的な検査が重要である．

治療域濃度でも生じる副作用

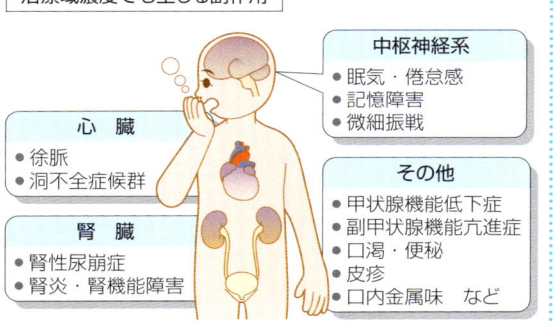

中枢神経系
- 眠気・倦怠感
- 記憶障害
- 微細振戦

心臓
- 徐脈
- 洞不全症候群

腎臓
- 腎性尿崩症
- 腎炎・腎機能障害

その他
- 甲状腺機能低下症
- 副甲状腺機能亢進症
- 口渇・便秘
- 皮疹
- 口内金属味　など

リチウム中毒（血清$Li^+ \geq 1.5$ mEq/L）

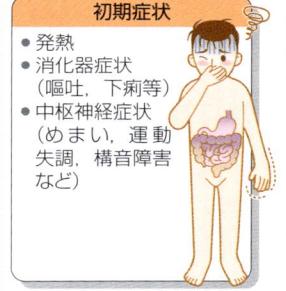

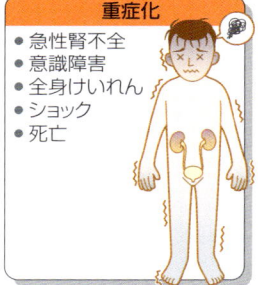

初期症状
- 発熱
- 消化器症状（嘔吐，下痢等）
- 中枢神経症状（めまい，運動失調，構音障害など）

重症化
- 急性腎不全
- 意識障害
- 全身けいれん
- ショック
- 死亡

気分安定薬と新規抗精神病薬
双極性障害治療薬のまとめ

- 双極性障害に対しては，主に気分安定薬と新規抗精神病薬が用いられる．
- 効果や費用面から，炭酸リチウムが第一選択薬であるが，血中濃度に注意が必要である．
- 炭酸リチウム無効例では，他の気分安定薬や新規抗精神病薬の単剤投与または併用を行う．

代表的な双極性障害治療薬

	薬剤	各病相に対する有効性			備考
		躁病相	うつ病相	維持療法	
気分安定薬	炭酸リチウム	●	●*	●*	即効性がない（投与初期の抗精神病薬併用）． TDMが必要（炭酸リチウム，バルプロ酸，カルバマゼピン）． 催奇形性を示す薬剤が多い（ラモトリギンは比較的安全）(p.147)． 炭酸リチウムは典型的躁病に特に有効で，易怒性や混合状態が目立つ不快躁病ではカルバマゼピンが有効であることが多い．
	バルプロ酸 (p.149)	●	×	●*	
	カルバマゼピン (p.148)	●	×	●*	
	ラモトリギン (p.152)	×	●*	●	
新規抗精神病薬 (p.229)	オランザピン	●	●	●*	投与早期から鎮静効果が得られる． 投与中は高血糖の出現に注意する (p.232)． リスペリドンは高用量では錐体外路症状 (p.223) や高プロラクチン血症が出現しやすい (p.224)．
	クエチアピン	●*	●*	●*	
	アリピプラゾール	●	×	●*	
	リスペリドン	●*	×	×	

*保険適用なし（平成26年8月現在）

- 上記の他，躁病相で従来型抗精神病薬，うつ病相では気分安定薬との併用で新規抗うつ薬が用いられることがある．三環系抗うつ薬は躁転，急速交代化のリスクが高いため避ける (p.251)．

不眠症・神経症性障害

総論

監修：中村 純

不眠症
成人の5人に1人は不眠症

- 不眠症とは，睡眠のための時間・機会が適当に存在するにもかかわらず，夜間に十分な質・量の睡眠が得られない状態が1ヵ月以上続き，日中の機能障害を生じる状態である．
- 必要な睡眠時間には個人差があるため，昼間の活動に問題がなければ睡眠時間の長短にこだわる必要はない．
- 不眠症では日中の眠気，集中力・作業効率の低下，気分の障害や不安により職業・学業など生活上の支障を生じる他，身体的には高血圧や糖尿病などの疾患のコントロールに悪影響を及ぼす．

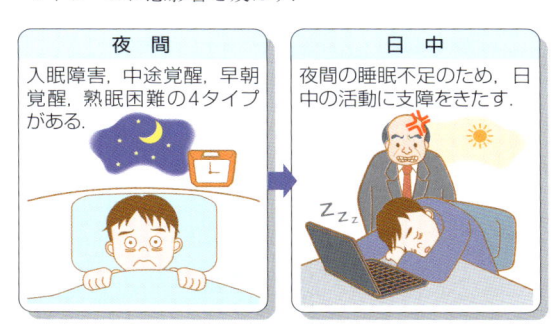

夜間
入眠障害，中途覚醒，早朝覚醒，熟眠困難の4タイプがある．

日中
夜間の睡眠不足のため，日中の活動に支障をきたす．

病的不安
不安障害の主症状

- 不安とは，近い将来，危険や悪い出来事にさらされる可能性が高いと感じ，心配で心細く落ち着かない気持ちになることをいう．しばしば身体症状や行動の変化を伴う．
- 通常の不安は，危機的状況に対する適応的な意味をもつ．
- 治療の対象となる病的な不安では，些細な原因に対し不相応に強く，長く持続する不安が生じ，心理的苦痛や身体症状，行動変化により日常生活の質が落ちる．

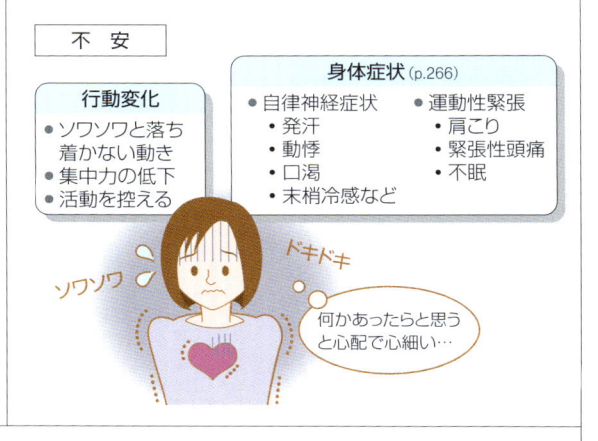

不安

行動変化
- ソワソワと落ち着かない動き
- 集中力の低下
- 活動を控える

身体症状 (p.266)
- 自律神経症状
  - 発汗
  - 動悸
  - 口渇
  - 末梢冷感など
- 運動性緊張
  - 肩こり
  - 緊張性頭痛
  - 不眠

ベンゾジアゼピン系薬と不眠症・神経症性障害
2つの疾患に共通する主要な治療薬

- 不眠・病的不安はどちらも，ある部分の神経活動が相対的に過剰になることが関係している．
- ベンゾジアゼピン（BZ）系薬は神経活動を抑制することにより，不眠・病的な不安を軽減する効果がある．
- 現在の睡眠薬・抗不安薬は大半がBZ系薬であり，不眠症，不安障害（神経症性障害に含まれる(p.266)）の主要な治療薬として広く用いられている．
- いずれの疾患でも，まず生活指導，環境整備やリラクセーション，精神療法を行ったうえで薬物療法を行うことが重要である(p.262, 268)．
- DSM-5分類では，神経症という用語はなくなったが，臨床的には用いられている．

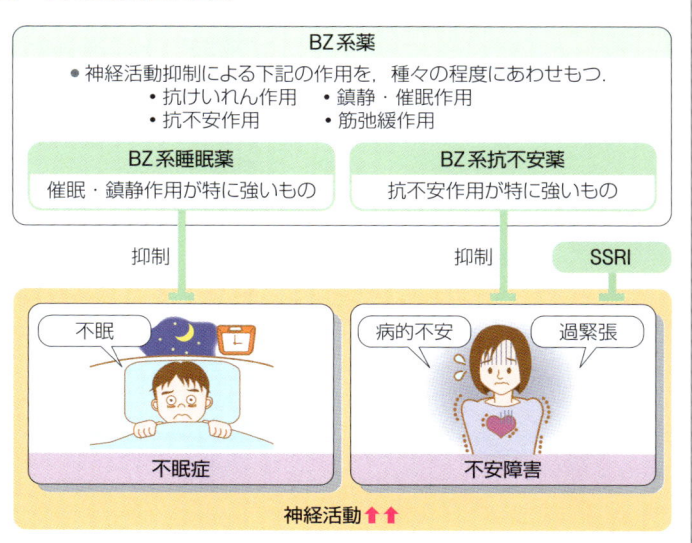

BZ系薬
- 神経活動抑制による下記の作用を，種々の程度にあわせもつ．
  - 抗けいれん作用
  - 鎮静・催眠作用
  - 抗不安作用
  - 筋弛緩作用

BZ系睡眠薬：催眠・鎮静作用が特に強いもの

BZ系抗不安薬：抗不安作用が特に強いもの

抑制 → 不眠 → 不眠症
抑制 → 病的不安・過緊張 → 不安障害
SSRI

神経活動 ↑↑

略語
- ベンゾジアゼピン（BZ）：benzodiazepine
- 選択的セロトニン再取り込み阻害薬（SSRI）：selective serotonin reuptake inhibitor

ベンゾジアゼピン（BZ）系薬

intro.：GABA_A受容体の作用を増強し，神経活動を抑制する．睡眠薬・抗不安薬として最も広く用いられている．副作用，依存，耐性はバルビツール酸系薬より少なく，比較的安全性が高いが，より安全に使用するため，適切な処方・十分な服薬指導が重要である．

MINIMUM ESSENCE

一般名

睡眠薬

分類	半減期	代表的な薬剤	投与経路
超短時間型	2〜4 h	❶トリアゾラム	内
短時間型	6〜10 h	❷ブロチゾラム	
中時間型	20〜30 h	❸ニトラゼパム	
長時間型	30〜100 h	❹フルラゼパム	

抗不安薬

分類	半減期	代表的な薬剤	投与経路
短時間型	≦6 h	❺エチゾラム	内
中時間型	12〜24 h	❻ロラゼパム	
長時間型	≧24 h	❼オキサゾラム	
超長時間型	≧90 h	❽ロフラゼプ酸エチル	

作用
- GABA_A受容体のベンゾジアゼピン（BZ）結合部位に結合 (p.256)
  ➡ Cl⁻チャネルの開口頻度が増加し，チャネルを通過するCl⁻が増加
  ➡ 神経細胞の過分極，興奮抑制
  ➡ 抗けいれん作用，鎮静・催眠作用，抗不安作用，筋弛緩作用

適応
- 精神疾患に伴う抑うつ，不安，緊張，焦燥 ●不眠症
- アルコール依存症の離脱症状・振戦せん妄の予防と治療 (p.276)
- 麻酔前投薬，〔適外〕内視鏡等の検査時の鎮静 (p.113) など

禁忌
- 重症筋無力症（筋弛緩作用により増悪）(p.101) など

副作用
- 眠気，めまい，ふらつき，筋弛緩（高齢者の転倒に注意）●倦怠感
- 前向性健忘 (p.258) ●持越し効果 (p.258) ●精神依存★ ●身体依存（離脱症状，反跳現象）★
- 耐性 ●認知機能障害 ●奇異反応
- 〔❶〜❻〕呼吸抑制★

相互作用
- 本薬作用↑：アルコール (p.256)

注意
- 急激な減量，中止により反跳性不眠や不安，焦燥，振戦等の離脱症状が現れることがある．

解毒
- フルマゼニル（BZ受容体阻害により呼吸抑制を解除）(p.259)

【補足事項】
- 急性狭隅角緑内障は，抗コリン作用により増悪するため禁忌とされているが，実際の臨床上問題となることは少ない．
- ロルメタゼパム（睡眠薬），ロラゼパム（抗不安薬）の代謝にはCYPが関与しないため，肝障害患者や高齢者にも使いやすい．
- BZ系薬での奇異反応として，本来の作用とは逆に，不安感や焦燥感の上昇による興奮，攻撃的行動などがある．

指導 pick up
- □「眠気・めまい等が起こることがあるので，自動車の運転等危険を伴う作業は行わないでください」
- □「ふらつくことがあるので，夜間のトイレ時などに転ばないように気をつけてください」
- □「自己判断で薬の量を変えたり，急に飲むのをやめたりしないでください」
- □「アルコールを一緒に摂取すると，薬の作用を強くして危険なので，避けてください」

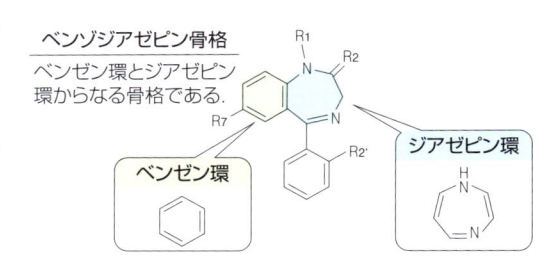

ベンゾジアゼピン骨格
ベンゼン環とジアゼピン環からなる骨格である．

商品名【ベンゾジアゼピン系睡眠薬】●トリアゾラム：ハルシオン（錠）●ブロチゾラム：レンドルミン（錠, OD）●ニトラゼパム：ベンザリン（細，錠），ネルボン（散，錠）●フルラゼパム塩酸塩：ベノジール（カ），ダルメート（カ）【ベンゾジアゼピン系抗不安薬】●エチゾラム：デパス（細，錠）●ロラゼパム：ワイパックス（錠）●オキサゾラム：セレナール（錠，散）●ロフラゼプ酸エチル：メイラックス（錠，細）**略語**●γ-アミノ酪酸（GABA）：γ-aminobutyric acid

神経活動を抑える
ベンゾジアゼピン系薬の作用

- ベンゾジアゼピン（BZ）系薬は，GABA_A 受容体(p.13)に結合し，抑制シグナルを増強する．
- 抑制シグナルの増強は様々な神経活動を抑制し，以下のような薬理作用が現れる．

GABAの作用
- γ-アミノ酪酸（GABA）は，中枢における最も豊富な抑制性神経伝達物質であり，神経細胞を過分極させる(p.10)．

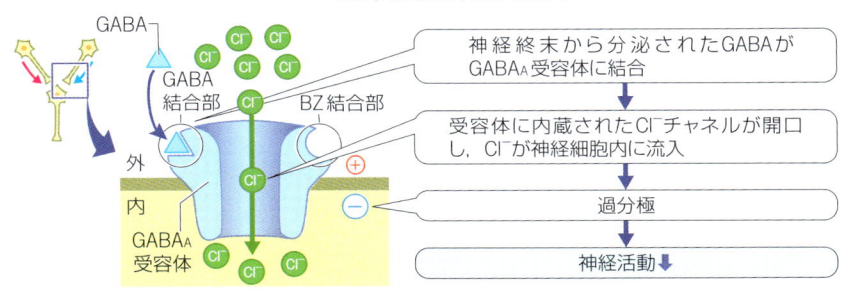

- 神経終末から分泌されたGABAがGABA_A受容体に結合
- 受容体に内蔵されたCl⁻チャネルが開口し，Cl⁻が神経細胞内に流入
- 過分極
- 神経活動↓

BZ系薬の作用
- BZ系薬は，抗不安薬，睡眠薬，抗けいれん薬などに分類され使用されているが，基本的には抗けいれん作用，鎮静・催眠作用，抗不安作用，筋弛緩作用の4つの薬理作用を全て有している．

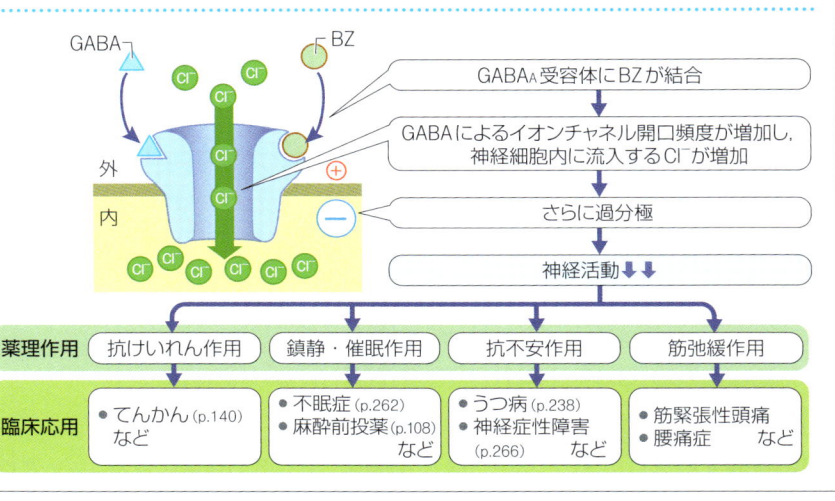

- GABA_A受容体にBZが結合
- GABAによるイオンチャネル開口頻度が増加し，神経細胞内に流入するCl⁻が増加
- さらに過分極
- 神経活動↓↓

薬理作用	抗けいれん作用	鎮静・催眠作用	抗不安作用	筋弛緩作用
臨床応用	・てんかん(p.140) など	・不眠症(p.262) ・麻酔前投薬(p.108) など	・うつ病(p.238) ・神経症性障害(p.266) など	・筋緊張性頭痛 ・腰痛症 など

高齢者や肝障害患者への投与には注意が必要
体内動態・薬物相互作用

- ほとんどのBZ系薬は，次のような体内動態を示す．
- ロルメタゼパム（睡眠薬），ロラゼパム（抗不安薬）の代謝にはCYPが関与しないため，肝障害患者や高齢者にも使いやすい．

体内動態（経口摂取の場合）

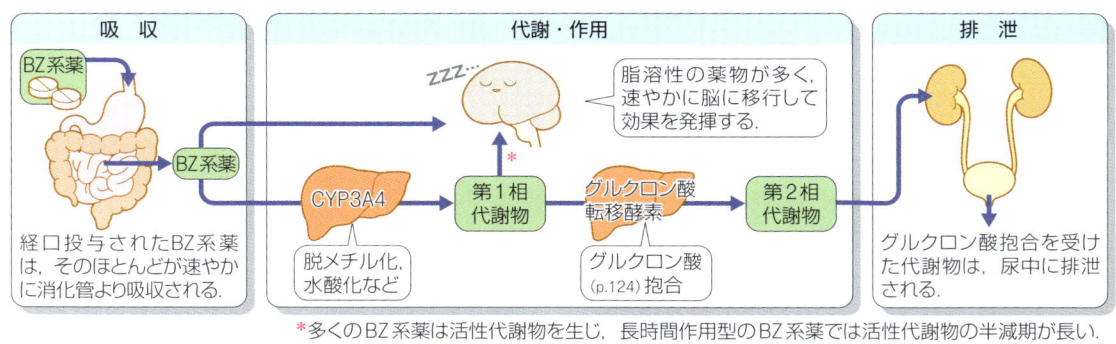

吸収：経口投与されたBZ系薬は，そのほとんどが速やかに消化管より吸収される．

代謝・作用：脂溶性の薬物が多く，速やかに脳に移行して効果を発揮する．
CYP3A4（脱メチル化，水酸化など）→ 第1相代謝物 → グルクロン酸転移酵素（グルクロン酸(p.124)抱合）→ 第2相代謝物

排泄：グルクロン酸抱合を受けた代謝物は，尿中に排泄される．

*多くのBZ系薬は活性代謝物を生じ，長時間作用型のBZ系薬では活性代謝物の半減期が長い．

相互作用	BZ系薬の血中濃度↑（CYP3A4↓）	BZ系薬の血中濃度↓（CYP3A4↑）
薬物，要因	・加齢　・肝障害 ・アルコール　・シメチジン ・アゾール系抗真菌薬 ・HIVプロテアーゼ阻害薬　など	・タバコ

略語
- ベンゾジアゼピン（BZ）：benzodiazepine
- γ-アミノ酪酸（GABA）：γ-aminobutyric acid
- シトクロムP450（CYP）：cytochrome P450
- ヒト免疫不全ウイルス（HIV）：human immunodeficiency virus

分布と作用・副作用
ω₁受容体とω₂受容体

- 中枢神経系のBZ受容体にはω₁，ω₂の2つのサブタイプがある．
- BZ系薬は，ω₁，ω₂受容体の選択性が低く両方に作用するものが多い．
- ω₂受容体への作用が強い薬剤では，筋弛緩による転倒リスク上昇や，耐性・依存の形成をきたしやすい．
- BZ系睡眠薬のクアゼパム，非BZ系睡眠薬のゾルピデムは，ω₁受容体に選択的に作用するため，抗不安作用は少ないが，転倒リスクや依存・耐性形成を軽減することができると考えられている．

受容体	分布	作用
ω₁	大脳皮質，脳幹，小脳に広く分布	・催眠 ・鎮静
ω₂	大脳辺縁系，脊髄に分布	・筋弛緩 ・抗不安 ・抗けいれん

BZ受容体の分布の広さがあだとなる
副作用の全体像

- BZ感受性GABA_A受容体は，大脳皮質，大脳辺縁系，間脳，脳幹，脊髄などに広く分布する．そのため，目的とする作用に関わる部位以外の神経抑制が，副作用として現れる．
- また長期投与の際には，通常治療に用いる量で形成される臨床用量依存（常用量依存）(p.258)や，耐性形成(p.274)が問題となる．

薬理作用	機序	副作用
抗てんかん作用	・大脳皮質の抑制	・精神機能抑制（記憶や学習能力の低下など）
鎮静・催眠作用	・脳幹網様体賦活系の抑制	・眠気，倦怠感
抗不安作用	・内側前頭前野，扁桃体の抑制	・前向性健忘（海馬の機能抑制）
筋弛緩作用	・脊髄シナプス前抑制	・ふらつき，転倒・呼吸抑制*
その他	―	・精神依存　・身体依存（離脱症状，反跳現象） ・耐性**　・持越し効果　・奇異反応

*BZによる呼吸抑制は，主に上気道の筋弛緩，脳幹の呼吸中枢の抑制による．

**同じGABA受容体を介した作用をもつバルビツール酸系薬，エタノールとの間では交差耐性を示す．

日本では，精神科に限らず様々な診療科の日常診療において，BZ系薬が頻用されています．
キレがよく安全性の高い薬剤である反面，依存性や高齢者の転倒・骨折リスク上昇等，漫然とした投与は有害となる可能性があることを認識し，適切な使用を心がける必要があります．
薬物療法以外の治療法も十分に試み，高齢者の不眠では，加齢による生理的な睡眠の変化も考慮します．

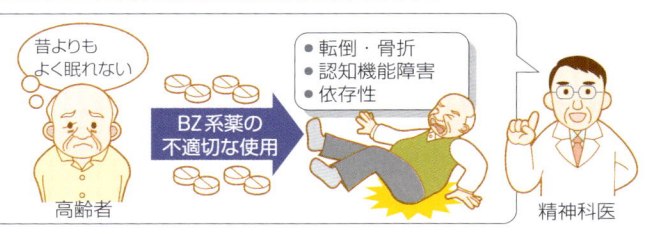

昔よりもよく眠れない → BZ系薬の不適切な使用 → 転倒・骨折／認知機能障害／依存性

アドヒアランス・安全性を高める
処方・服薬指導の注意点

- BZ系薬は安全性の高い薬であるが，間違った使用法では様々な有害事象が生じうる．アドヒアランスと安全性を高めるため，薬剤と患者の特徴を理解し，正しい使用法で安心して服薬できるようサポートする．

	問題点	対応
患者	・睡眠薬は危険で，できるだけ飲まない方がよいと考える人が多く，アドヒアランスが不良となる．	・正しく使えば安全で効果的な薬だと伝える．
	・服薬への不安から自己判断で減薬・中断して離脱症状が起こり，結果的に治療が長引くことがある．	・自己判断で薬の量を変えず，気になることがあれば相談するよう伝える．
	・不安を感じやすく，減薬により偽性離脱症状（減薬したことに対する不安症状）が生じることがある．	・薬物療法だけではなく適切な精神療法を行い，不安の軽減を図る．
薬剤	・長期使用では依存性，耐性が問題になる．	・漫然とした投与は避け，必要な場合には長期使用に適した薬剤に変更する(p.258, 269)．
	・多剤併用，症状や患者背景に合わない薬剤の使用，服薬時の飲酒などの不適切な使用法により，副作用のリスクが高くなる．	・単剤投与を基本とする． ・症状（発作性，持続性など）や患者背景（年齢，肝機能など）に合った薬を選択する(p.263, 269)． ・服薬時の飲酒は避ける．

高齢者の寝たきりの原因になる
転倒・骨折

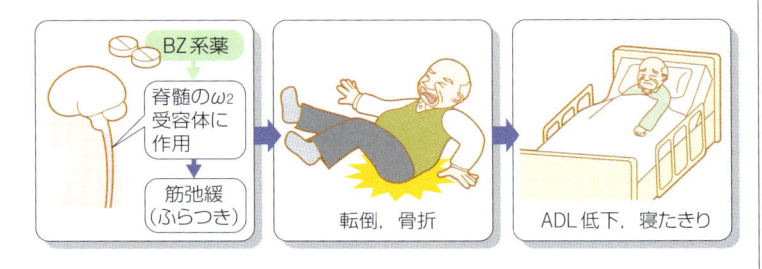

- 高齢者は精神疾患や身体疾患に伴う不眠や不安症状の頻度が高く、ベンゾジアゼピン（BZ）系薬の処方頻度が高い。
- 一方、BZ系薬にはω_2受容体作用による筋弛緩作用があり、特に高齢者では転倒・骨折リスクの上昇が問題となる。
- 骨強度が低下している高齢者は転倒により容易に骨折する。大腿骨頸部骨折は頻度が高く、ADL低下や寝たきりの主要な原因の1つとなっている。
- 転倒予防のためには、ω_1受容体選択性睡眠薬を使用し、長時間作用型BZ（高齢者では蓄積、持越し効果が起きやすい）は回避する(p.257)。夜間トイレ時の点灯など、環境面の配慮も重要である。

服薬後の記憶をなくす
前向性健忘

- 服薬から入眠までの間や、中途覚醒したときの出来事を覚えていない現象を、前向性健忘という。
- 超短時間・短時間型BZ系睡眠薬で起こりやすい。
- 麻酔前投薬や検査時の鎮静においては有用な作用である。

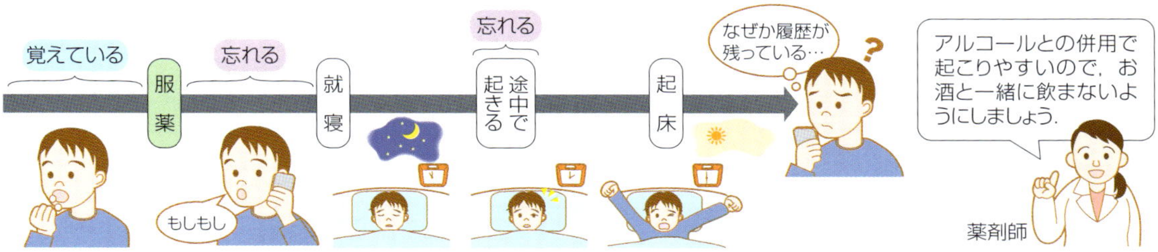

長く効きすぎる
持越し効果

- 効果を期待する期間を超えて精神運動機能抑制が続くことを、持越し効果という。
- 長時間作用型BZ系薬で起こりやすい。

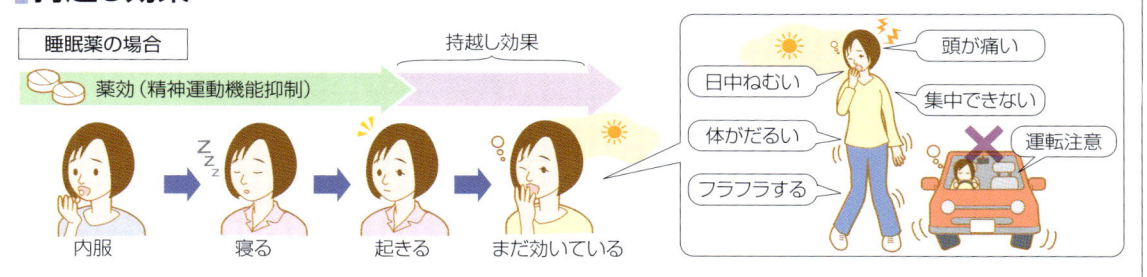

乱用しなくても生じる依存
臨床用量（常用量）依存

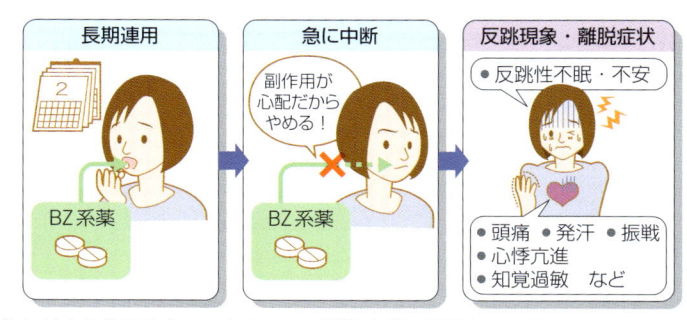

- BZ系薬の長期連用では、通常の用量であっても身体依存を形成する場合がある(p.278)。
- 身体依存を形成すると、急な服薬中止により反跳現象や離脱症状を生じる。
- 特に高力価・短時間作用型のBZ系薬では依存を形成しやすく、夜間の服薬により昼間の反跳性不安が問題となることもある。
- BZ系薬の離脱症状は、同様にGABA$_A$受容体に対する作用をもつエタノールの離脱症状に類似している(p.276)。
- 漫然とした長期投与は避け、投与を終了する場合には徐々に減薬するか、または長時間作用型の薬剤に切り替えてから徐々に減薬する。

略語 ● 日常生活動作（ADL）: activities of daily living ● ベンゾジアゼピン（BZ）: benzodiazepine ● γ-アミノ酪酸（GABA）: γ-aminobutyric acid

呼吸抑制
SASやCOPDの患者では要注意

- 睡眠時無呼吸症候群（SAS）(p.263) や慢性閉塞性肺疾患（COPD）(病④ p.204) は不眠を合併することが多いが，これらの疾患の患者では，BZ系薬の不適切な使用により呼吸抑制を生じる危険性がある．
- 原因としては，BZ系薬の筋弛緩作用による上気道の狭小化や呼吸筋の弛緩，呼吸中枢抑制による低酸素時の呼吸促進反応の鈍化などがある．
- 重症のSASやCOPDの患者の不眠に対しては，筋弛緩作用のないラメルテオン (p.265) を用いるか，持続陽圧呼吸（CPAP）で十分な呼吸を確保したうえでBZ系薬を使用する．

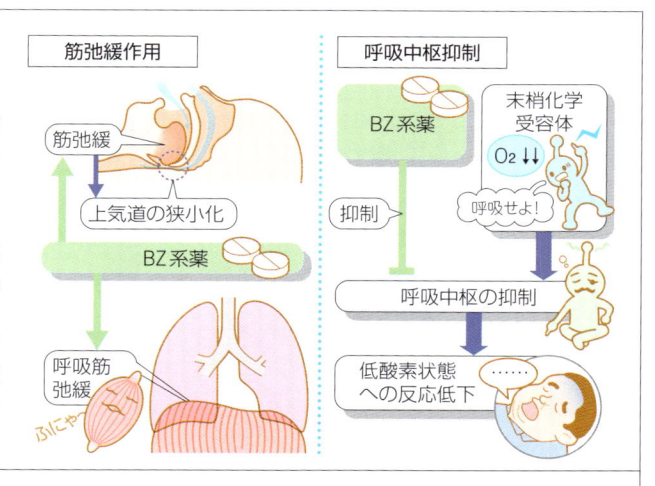

筋弛緩作用：BZ系薬 → 筋弛緩 → 上気道の狭小化／呼吸筋弛緩
呼吸中枢抑制：BZ系薬 → 末梢化学受容体 $O_2\downarrow\downarrow$ → 呼吸中枢の抑制 → 低酸素状態への反応低下

急性中毒
意識障害・呼吸抑制をきたす

- 医療目的の静注や自殺企図による過量服薬（OD）により，BZ系薬の急性中毒が起こりうる．
- BZ系薬はブロムワレリル尿素やバルビツール酸系薬 (p.112, 150) に比べ安全性が高い薬であり，単剤での中毒死の危険性は少ないが，他剤との複合中毒等のリスクがあると重篤化することがある．

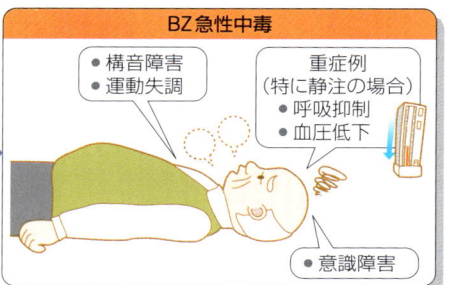

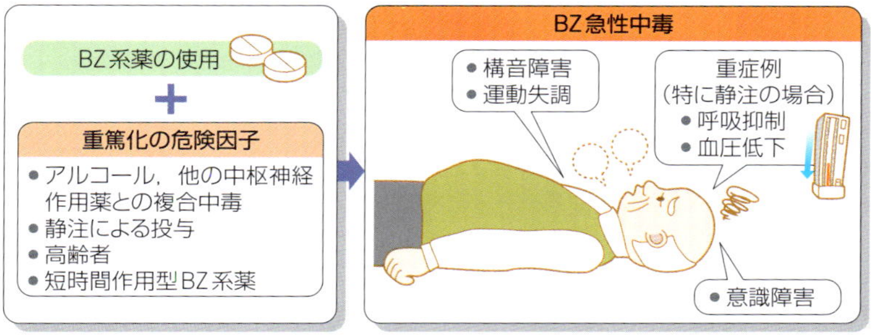

BZ系薬の使用 ＋ 重篤化の危険因子
- アルコール，他の中枢神経作用薬との複合中毒
- 静注による投与
- 高齢者
- 短時間作用型BZ系薬

BZ急性中毒
- 構音障害
- 運動失調
- 重症例（特に静注の場合）：呼吸抑制，血圧低下
- 意識障害

治療
- 全身管理（気道確保，輸液，人工呼吸，保温）*
- フルマゼニルの投与**
- （内服の場合）活性炭と下剤の投与
- （内服後2時間以内）胃洗浄を考慮

*呼吸循環動態の安定化を図る．また誤嚥性肺炎や低体温にも注意する．
**てんかん患者や催けいれん作用のある薬物（TCAなど）との複合中毒の場合，フルマゼニルは使用しない．

フルマゼニル
ベンゾジアゼピン系薬の拮抗薬

- フルマゼニルは，BZ系薬の効果を打ち消す薬である．
- BZ系薬による鎮静状態を解除して目を覚まさせたい場合や，BZ系薬の過剰作用による**呼吸抑制が起こってしまった場合**に使用される．
- バルビツール酸系の薬もBZ系薬と同様にGABA_A受容体に作用する薬であるが，フルマゼニルの拮抗作用はBZ系薬に対してのみ発揮される． 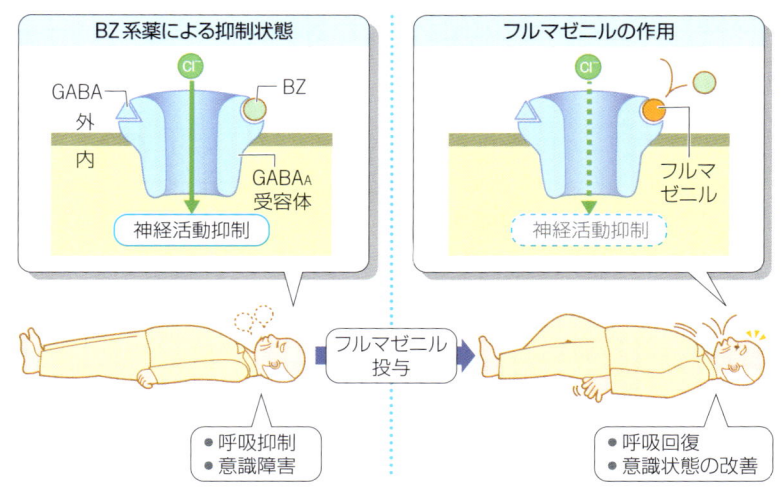
- BZ系薬を長期間投与している患者では，フルマゼニルの投与により離脱症状が出現する場合があることに注意する．特に，てんかん患者では，反跳発作が起こる危険があるため禁忌である．
- 作用時間が短いため，いったん症状の改善がみられても，時間の経過とともに再び意識障害・呼吸抑制が再発することがあり，注意が必要である．

BZ系薬による抑制状態：GABA，BZ → GABA_A受容体 → Cl^-流入 → 神経活動抑制
フルマゼニルの作用：フルマゼニルによりBZ結合阻害 → 神経活動抑制が解除

フルマゼニル投与前：呼吸抑制・意識障害
フルマゼニル投与後：呼吸回復・意識状態の改善

略語
- 睡眠時無呼吸症候群（SAS）：sleep apnea syndrome
- 慢性閉塞性肺疾患（COPD）：chronic obstructive pulmonary disease
- 持続陽圧呼吸（CPAP）：continuous positive airway pressure
- 過量服薬（OD）：overdose
- 三環系抗うつ薬（TCA）：tricyclic antidepressant

睡　眠

監修：内山 真

WORDS & TERMS

病前性格 (p.238)
病気になる前のその人本来の性格・気質。ある性格的特徴は、特定の精神疾患の発症と関連があるとされ、その性格的特徴の有無を確認することで診断の補助となる場合がある。ただし、DSM診断では病前性格は考慮しない。

メランコリー親和型性格 (p.238)
うつ病患者に多い病前性格とされている。几帳面で勤勉、良心的で責任感が強く、対人関係では他者に気を遣い衝突を避けるといった特徴がある。

執着性格 (p.238)
うつ病患者に多い病前性格とされている。仕事熱心で凝り性、徹底的で正義感や責任感が強いといった特徴がある。

循環気質 (p.250)
双極性障害患者に多い病前性格とされている。社交的で親しみやすく、協調的な性格で、活発で陽気な状態と不活発で憂鬱な状態の間で気分が変動する。

上行性網様体賦活系 (p.261)
脳幹網様体や視床の非特殊核、視床下部までを含めた経路であり、末梢からの感覚刺激などの入力を受け、大脳皮質を覚醒状態にする。

メラトニン (p.261)
概日リズムを調整するホルモンで、間脳に位置する松果体で合成・分泌される。

交差耐性 (p.270)
ある薬物に耐性（薬効の減弱）が生じたときに、別の薬の効果も減弱すること。作用機序が同じか類似した薬で認められる。GABAA受容体に作用するベンゾジアゼピン系薬とエタノールの他、抗菌薬、抗悪性腫瘍薬などで多くみられる。

「深い」と「浅い」を繰り返す
正常な睡眠

- 睡眠には、ノンレム睡眠とレム睡眠の2種類がある。
- 正常な睡眠では、深いノンレム睡眠と浅いレム睡眠を90〜120分周期で交互に繰り返す。

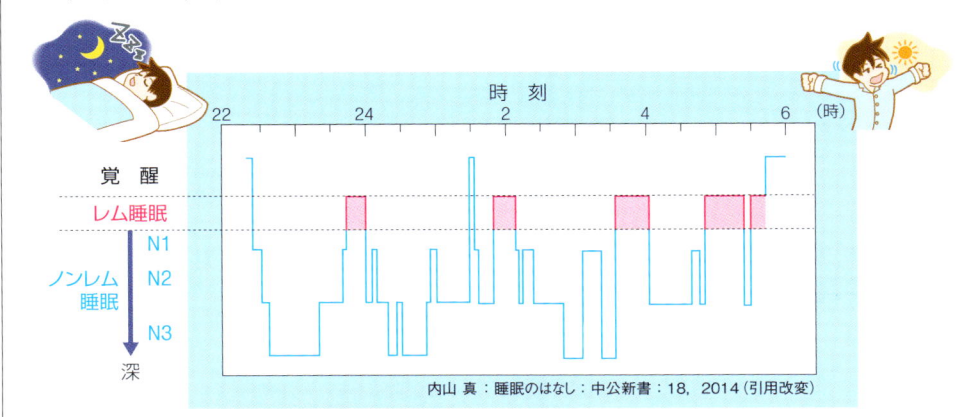

内山 真：睡眠のはなし・中公新書：18, 2014（引用改変）

- ノンレム睡眠の深さは、初期は深いが、後期に移行するにつれて浅くなる。深度の浅い方から、ノンレム1（N1）、ノンレム2（N2）、ノンレム3（N3）の3段階に分けられる。
- 長時間起きて疲労がたまると、ノンレム睡眠が増えて、睡眠は深く長くなる。
- 深いノンレム睡眠中には、成長ホルモンが活発に分泌される。
- 1サイクルのうち、最初はノンレム睡眠の方が長いが、徐々にノンレム睡眠とレム睡眠の時間差が少なくなる。

眼球運動の有無で区別する
レム睡眠とノンレム睡眠

- レム（REM）睡眠では、急速眼球運動（Rapid Eye Movement）を伴い、脳が活動していて夢を見る。
- ノンレム（non-REM）睡眠では、眼球運動は認めず、脳の活動は低下していて夢体験は生じない。

	レム睡眠	ノンレム睡眠
一晩の割合	15〜25%	75〜85%
活動状態	身体の休息（筋緊張消失）	大脳の休息（深いときに高振幅の徐波）
脳波	ノンレム1（N1）によく似た低振幅の徐波と速波	ノンレム1（N1）：低振幅の徐波と速波 ノンレム2（N2）：K複合、紡錘波など ノンレム3（N3）：睡眠徐波
眼球運動	物を見ているときのような急速眼球運動　きょときょと	なし（あってもゆるい動き）
筋電図（筋緊張）	消失（身体は完全に休息）	残存（身体は完全には休息していない）
夢見体験	あり	なし
呼吸	浅い、不規則	深い、ゆったり
寝汗	不活発	感熱性活発
ペニス勃起	あり	なし

略語 ● レム（REM）睡眠：rapid eye movement sleep　● ノンレム（non-REM）睡眠：non-rapid eye movement sleep

2つのメカニズムが有力
睡眠を調節するしくみ

- 古くは，睡眠とは上行性網様体賦活系(p.260)を主とする覚醒機構が疲労して大脳皮質の活動が低下した状態である，と考えられていた．
- 現在，睡眠は2つのメカニズム（睡眠恒常性維持機構と体内時計機構）により調節されると考えられている．

睡眠のメカニズム

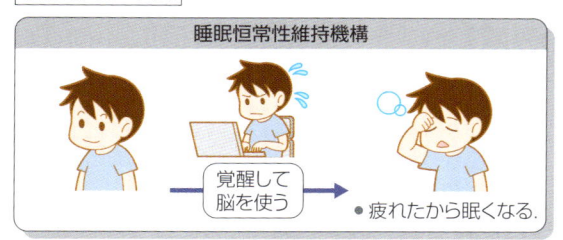

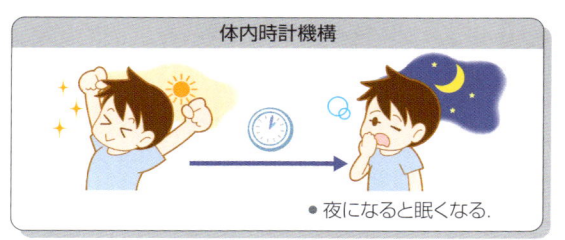

睡眠恒常性維持機構：覚醒して脳を使う → 疲れたから眠くなる．

体内時計機構：夜になると眠くなる．

疲れたから眠るしくみ
睡眠恒常性維持機構

- 長時間起きていると疲労がたまり，以下のメカニズムによって眠くなる．

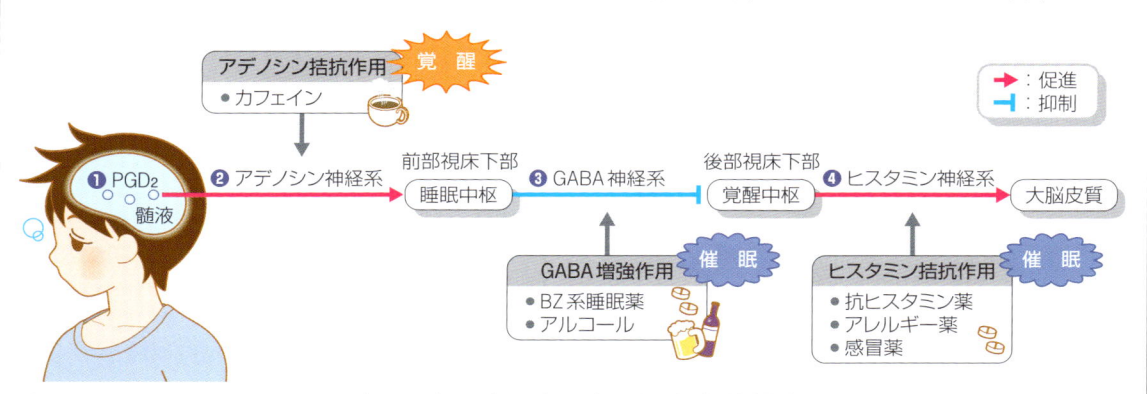

アデノシン拮抗作用 → 覚醒
- カフェイン

→：促進　┤：抑制

① PGD_2（髄液）→ ② アデノシン神経系 → 前部視床下部（睡眠中枢）→ ③ GABA神経系 ┤ 後部視床下部（覚醒中枢）→ ④ ヒスタミン神経系 → 大脳皮質

GABA増強作用（催眠）
- BZ系睡眠薬
- アルコール

ヒスタミン拮抗作用（催眠）
- 抗ヒスタミン薬
- アレルギー薬
- 感冒薬

① 脳が活動していると，脳脊髄液中にプロスタグランジンD_2（PGD_2）などの睡眠物質が蓄積する．
② PGD_2が蓄積すると，アデノシン神経系を介して睡眠中枢に伝わる．
③ 睡眠中枢がGABA神経系を介し，覚醒中枢を抑制する．
④ ヒスタミン神経系を介して大脳皮質を覚醒させる覚醒中枢が，抑制されることにより，大脳皮質の働きが弱まり睡眠が引き起こされる．

夜だから眠るしくみ
体内時計機構（概日リズム）

- 体内時計は，昼夜のサイクルに合わせて，およそ24時間周期で動いている．

深部体温リズム

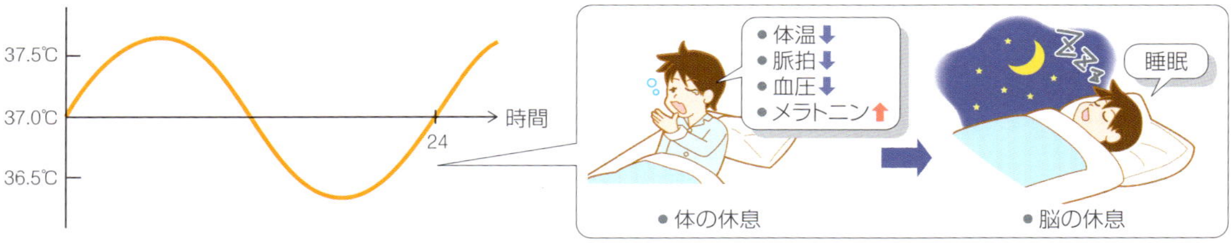

37.5℃／37.0℃／36.5℃　時間（24）

- 体温↓
- 脈拍↓
- 血圧↓
- メラトニン↑

体の休息 → 脳の休息（睡眠）

- 体内時計が夜の状態になると，体温・脈拍・血圧が低下し，メラトニン(p.260)分泌が増加する．
- 朝起きて日を浴びてから14〜16時間で体が休息態勢になり，脳が休息する睡眠へと移行する．
- このように，約24時間の周期で変動する生理現象を，概日リズム（サーカディアンリズム）という．

略語 ● プロスタグランジンD_2（PGD_2）：prostaglandin D_2　● γ-アミノ酪酸（GABA）：γ-aminobutyric acid　● ベンゾジアゼピン（BZ）：benzodiazepine

中枢神経系の疾患と薬　不眠症・神経症性障害

不眠症

監 修：内山 真

intro.：不眠症とは，夜間に十分な睡眠の質，量が得られず，日中に眠気，倦怠感，集中力の低下，作業能力の低下などの機能障害を生じ，生活に支障をきたす状態である．

WORDS & TERMS

周期性四肢運動障害 [p.263]
睡眠中，不意に手足が動く疾患．特に足のぴくつきが繰り返されるため何度も目が覚め，熟眠感が得にくくなる．レストレスレッグス症候群と併存することが多く，病態や薬物治療は共通している．

ガバペンチン エナカルビル [p.263]
ガバペンチンを経口投与した際の薬物動態（吸収のばらつき・飽和など）を改善することを目的としたプロドラッグ．体内で速やかに加水分解され，活性代謝物のガバペンチン(p.153)を生成する．

MINIMUM ESSENCE

疫学・好発
- 成人の約5人に1人が不眠の訴えをもち，約20人に1人が睡眠薬を使用している．

症状・所見
- **入眠障害**：寝付きが悪く，入眠まで時間がかかる．
- **中途覚醒**：夜中に何度も目が覚め，その後なかなか眠れない．
- **早朝覚醒**：通常より著しく朝早く目覚め，再び眠れない．
- **熟眠困難**：睡眠時間は十分でも眠りが浅く，熟眠感がない．

治療・管理
- 日中の眠気，集中力の低下などを訴えた場合に，治療対象となる．
- まず<u>生活習慣の指導</u>を行う．
- QOLの改善がない場合，早急な改善を要する場合は，薬物療法を併用する．
- 不眠のタイプにより，作用時間（生物学的半減期）の異なる睡眠薬を使い分ける．

要因が絡み合って慢性化する
不眠のしくみと生活指導

- 不眠は，以下のメカニズムが複合的に絡み合い，睡眠と覚醒のバランスがくずれ，睡眠＜覚醒となったときに慢性化する．

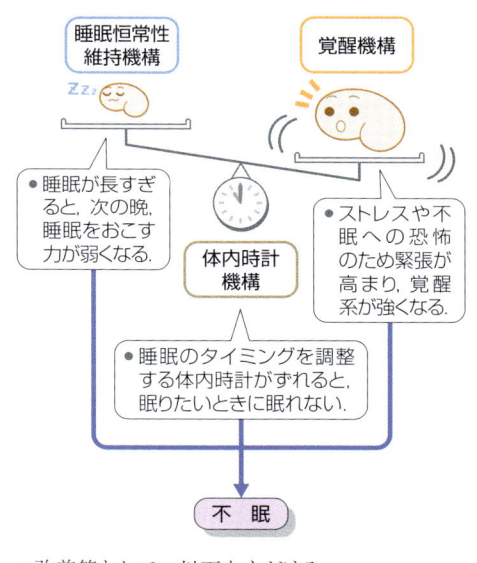

（図：睡眠恒常性維持機構と覚醒機構のバランス，体内時計機構）

- 睡眠が長すぎると，次の晩，睡眠をおこす力が弱くなる．
- ストレスや不眠への恐怖のため緊張が高まり，覚醒系が強くなる．
- 睡眠のタイミングを調整する体内時計がずれると，眠りたいときに眠れない．

→ **不 眠**

- 改善策として，以下を心がける．

生活指導
- 寝付けない場合は離床する．
- 寝床で過ごす時間を制限し，身体が要求する睡眠時間に近づける．
- 起床時刻を一定にし，起床後は太陽光に当たる．

睡眠12箇条
健康づくりのための睡眠指針

- 厚生労働省により，睡眠の問題を予防・改善するための生活の工夫として「健康づくりのための睡眠指針」が定められている．

睡眠12箇条
1. 良い睡眠で，からだもこころも健康に．
2. 適度な運動，しっかり朝食，ねむりとめざめのメリハリを．
3. 良い睡眠は，生活習慣病予防につながります．
4. 睡眠による休養感は，こころの健康に重要です．
5. 年齢や季節に応じて，ひるまの眠気で困らない程度の睡眠を．
6. 良い睡眠のためには，環境づくりも重要です．
7. 若年世代は夜更かし避けて，体内時計のリズムを保つ．
8. 勤労世代の疲労回復・能率アップに，毎日十分な睡眠を．
9. 熟年世代は朝晩メリハリ，ひるまに適度な運動で良い睡眠．
10. 眠くなってから寝床に入り，起きる時間は遅らせない．
11. いつもと違う睡眠には，要注意．
12. 眠れない，その苦しみをかかえずに，専門家に相談を．

厚生労働省：平成26年 健康づくりのための睡眠指針2014

- 若年世代（中高生ら）は，慢性的な夜更かしが続くと体内時計の遅れが起こり戻せなくなる．土日に遅くまで寝ていると夜型化促進．
- 勤労世代（20代～60代前半）は，仕事の無理による睡眠不足はかえって作業能率を落として非効率になり，心身の健康を損なう．
- 熟年世代（60代後半～）は，適切な睡眠時間が短くなる．

年代ごとの適切な睡眠時間
- 10代前半まで 8時間以上
- 25歳 7時間
- 45歳 6.5時間
- 65歳 6時間

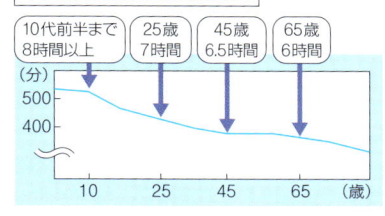

Ohayon MM et al.: Meta-analysis of quantitative sleep parameters from childhood to old age in healthy individuals: developing normative sleep values across the human lifespan: Sleep 27: 1255-1273, 2004（引用改変）

略語 ● 生活の質（QOL）: quality of life

睡眠薬の選択
不眠のタイプに応じた薬物選択

- ベンゾジアゼピン受容体作動薬（ベンゾジアゼピン系薬，非ベンゾジアゼピン系薬）が多く使われる．
- 不眠には4つのタイプがあり，患者のタイプに合わせた投薬を行う．
- 実際は不眠のタイプが混在し，薬の作用時間には個人差があるため，あくまで目安とする．

タイプ	入眠障害	中途覚醒	早朝覚醒	熟眠困難
症状	寝付けない	寝てから起きてしまう	まだ寝ている時間なのに起きてしまう	寝たのに，寝た気がしない
投薬	超短～短時間作用型	短～中時間作用型	中～長時間作用型	

- 睡眠薬は，患者の自己判断で急に中断しない．
- 睡眠薬の減量・離脱の際には，ゆっくりと半年くらい時間をかけて漸減する．
- まず減量から開始し，2～4週間おきに用量を徐々に減らしていく．また，就床時刻と起床時刻の見直しも行う．
- 十分に減量できたら休薬日を設定する．休薬日には眠くなってから寝床につくか，就寝時刻を1時間ほど遅らせるよう指導する．

不眠の原因
原因に合わせた治療法の選択

- 不眠症の原因としては，原発性不眠症の他に，疾患や薬物などによる二次性不眠症がある．
- 原因となりうる疾患や薬物としては，以下のものがある．
- 原疾患がある不眠症の場合，その治療を優先する．

不眠の原因となる疾患や薬物

原発性睡眠障害	入眠障害をおこすもの	・レストレスレッグス症候群
	中途覚醒をおこすもの	・閉塞性睡眠時無呼吸症候群（病④p.277）　・周期性四肢運動障害（p.262）
不眠を呈しうる精神疾患		・うつ病　・不安障害　など
不眠を呈しうる身体疾患		・痛みやかゆみを呈する身体疾患（がん，アトピー性皮膚炎など）　・頻尿
副作用により不眠を呈しうる薬物		・イソニアジド（抗結核薬）　・メチルドパ（降圧薬）　・プロプラノロール（β受容体遮断薬） ・レボドパやアマンタジン（パーキンソン病治療薬）　・インターフェロン
不眠を呈しうる飲食物		・カフェイン（コーヒー，緑茶，紅茶など）　・アルコール

身体疾患と関連する不眠とその治療

レストレスレッグス症候群（下肢静止不能症候群）
- むずむず脚症候群ともよばれる．
- じっとしていられない強い衝動，不快な感覚が，下肢に出現する．
- 安静時に出現し，夕方～夜間に悪化するが，動かすと軽減する（p.165）．

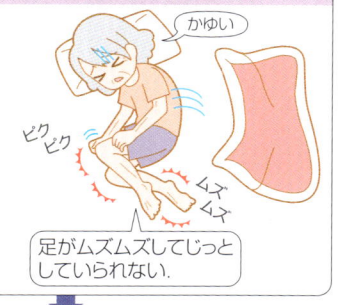

治療薬
- 中枢ドパミン受容体作動薬（プラミペキソール，ロチゴチン）
- GABA誘導体（ガバペンチン エナカルビル p.262）
- 〔適外〕ベンゾジアゼピン受容体作動薬（クロナゼパム）

閉塞性睡眠時無呼吸症候群（閉塞性SAS）
- 睡眠中の呼吸停止，激しいいびきが観測される．
- 熟眠感不足，日中の眠気やだるさを訴える．
- 中途覚醒をおこすことがある．
- 夜間頻尿，夜間高血圧になりやすい．

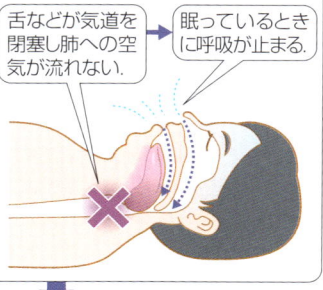

治療薬
- 閉塞性SASの治療を優先する．
- 鼻マスクから空気を送り，気道に圧力をかけて気道閉塞を防ぐ持続陽圧呼吸（CPAP）を行う．
- ※基本的にベンゾジアゼピン受容体作動薬は使用しない．

商品名　【ドパミン受容体作動薬】・プラミペキソール塩酸塩水和物：ビ・シフロール（錠）　・ロチゴチン：ニュープロ（貼）　【GABA誘導体】・ガバペンチン エナカルビル：レグナイト（錠）　【ベンゾジアゼピン系薬】・クロナゼパム：ランドセン（細，錠），リボトリール（細，錠）　**略語**　・睡眠時無呼吸症候群（SAS）：sleep apnea syndrome　・γ-アミノ酪酸（GABA）：γ-aminobutyric acid　・持続陽圧呼吸（CPAP）：continuous positive airway pressure

睡眠薬（催眠薬）

監修：内山 真

睡眠薬の分類
BZ系薬，非BZ系薬が多く使われる

- 睡眠薬は，入眠までの時間，入眠後の覚醒回数・時間を減らし，睡眠時間を延長させる．
- 睡眠薬は，作用機序や化学構造により分類される．
- 睡眠薬には，ベンゾジアゼピン（BZ）受容体作動薬，メラトニン受容体作動薬，オレキシン受容体拮抗薬がある．
- BZ受容体作動薬は，化学構造により，BZ系薬，非BZ系薬に分類される．
- 高齢者には，筋弛緩作用が弱い薬（非BZ系薬，またはメラトニン受容体作動薬）を選択する．持越し効果(p.258)が出る場合には，作用時間の短い薬を選択する．
- バルビツール酸系薬は，中毒症状や依存性を生じやすいため，睡眠薬として使用されなくなってきた(p.112)．

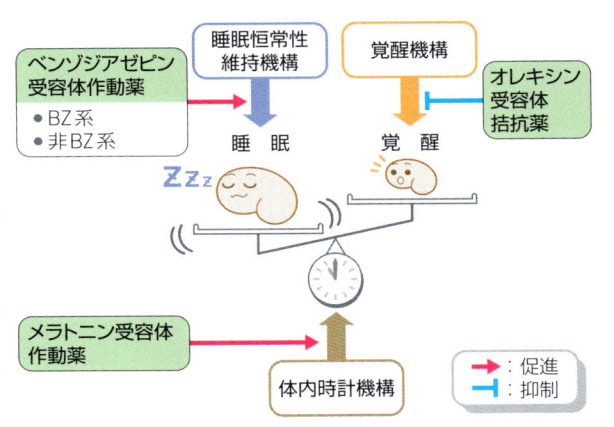

ベンゾジアゼピン系睡眠薬
自然に近い睡眠をもたらす

- ベンゾジアゼピン（BZ）系睡眠薬は，GABA$_A$受容体のベンゾジアゼピン結合部位に結合して，レム睡眠に影響しにくく自然に近い睡眠をもたらす．
- バルビツール酸系薬に比べて，副作用(p.257)，薬物依存(p.258)，耐性を生じにくく，比較的安全性が高いため，最も広く用いられる内服の睡眠薬である．
- BZ系睡眠薬は，主に半減期により分類される．
- 多くはベンゾジアゼピン骨格を有する．例外的にリルマザホンは，代謝により閉環しベンゾジアゼピン誘導体となって薬効を示す．

分類	半減期	薬剤	投与経路
超短時間型	2〜4時間	●トリアゾラム	内服
短時間型	6〜10時間	●ブロチゾラム ●ロルメタゼパム ●リルマザホン	
中時間型	20〜30時間	●ニトラゼパム ●フルニトラゼパム ●エスタゾラム	
長時間型	30〜100時間	●フルラゼパム ●クアゼパム ●ハロキサゾラム	

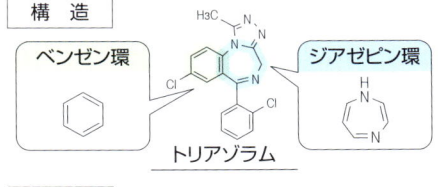

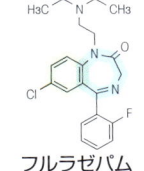

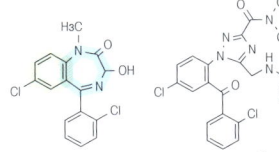

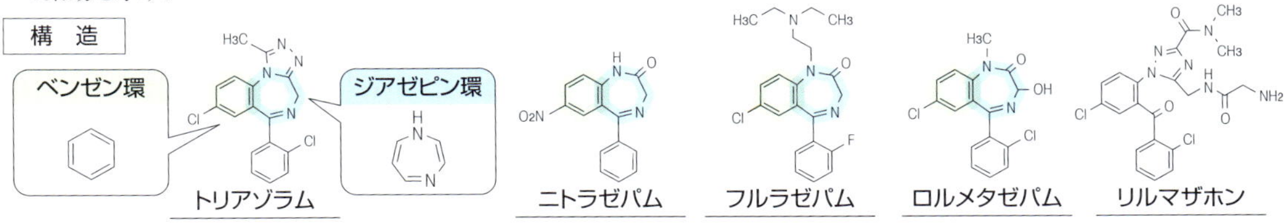

代謝
- ほとんどのBZ系睡眠薬はCYP(p.215)により水酸化などを受けた後グルクロン酸抱合を受ける(p.256)が，ロルメタゼパムは構造中に水酸基をもつため主に直接グルクロン酸抱合され排泄される．そのため，CYP3A4阻害作用のある薬（イトラコナゾールなど）と併用する場合は，ロルメタゼパムが推奨される．

相互作用
- トリアゾラムは，アゾール系抗真菌薬（イトラコナゾールなど），HIVプロテアーゼ阻害薬（リトナビルなど），エファビレンツ（HIV逆転写酵素阻害薬），テラプレビル（C型慢性肝炎治療薬）と併用すると，CYP阻害により作用が増強されるため，併用禁忌である．
- BZ系睡眠薬は，中枢神経抑制薬（クロルプロマジン，フェノバルビタールなど），モノアミン酸化酵素（MAO）阻害薬，アルコールなどと併用すると，中枢抑制作用が増強される．
- ほとんどのBZ系睡眠薬は，CYP誘導薬（リファンピシンなど）と併用すると効果が減弱し，CYP阻害薬（リトナビル，イトラコナゾール，シメチジンなど）と併用すると血中濃度が上昇する(p.215, 256)．

商品名【ベンゾジアゼピン系睡眠薬】●トリアゾラム：ハルシオン（錠）　**●ブロチゾラム**：レンドルミン（錠, OD）　**●ロルメタゼパム**：エバミール（錠），ロラメット（錠）　**●リルマザホン塩酸塩水和物**：リスミー（錠）　**●ニトラゼパム**：ベンザリン（細，錠），ネルボン（散，錠）　**●フルニトラゼパム**：サイレース（錠，注），ロヒプノール（錠，注）　**●エスタゾラム**：ユーロジン（散，錠）　**●フルラゼパム塩酸塩**：ベノジール（カ），ダルメート（カ）　**●クアゼパム**：ドラール（錠）　**●ハロキサゾラム**：ソメリン（細，錠）

転倒リスクが少ない
非ベンゾジアゼピン系睡眠薬

- 非ベンゾジアゼピン系睡眠薬は，ベンゾジアゼピン系睡眠薬と化学構造は異なるが，同じく$GABA_A$受容体のベンゾジアゼピン結合部位に結合する．
- 日本では，ゾピクロン，ゾルピデムに次いで，2012年にエスゾピクロンが発売された．
- いずれも超短時間作用型の睡眠薬である．
- エスゾピクロンは，ラセミ体（R体とS体の等量混合物）(p.78)であるゾピクロンを光学分割して得たS体であり，ゾピクロンの薬理活性の大部分を有する．持越し効果，依存性，耐性を生じない利点がある．

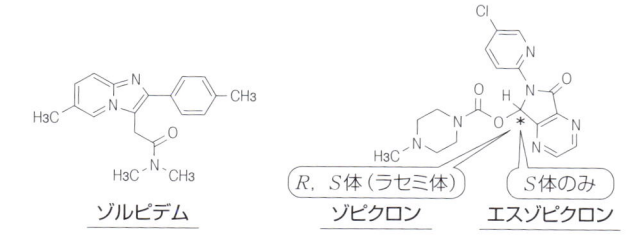

非ベンゾジアゼピン系薬の特徴
- ベンゾジアゼピン骨格を有さない．
- 相対的にω_2受容体に対する親和性が弱く，ω_1受容体への選択性が高いため，筋弛緩作用などの副作用が少ない(p.257)．

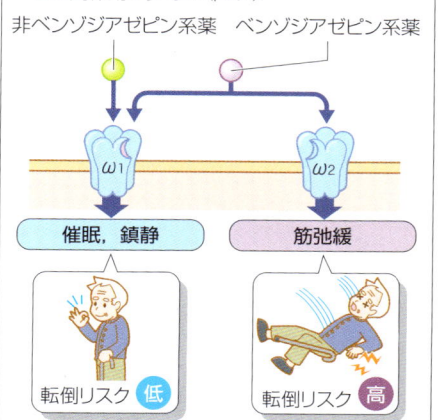

ゾルピデム　ゾピクロン（R, S体（ラセミ体））　エスゾピクロン（S体のみ）

睡眠覚醒リズムを調節する
メラトニン受容体作動薬

- メラトニン受容体作動薬は，体内時計に働きかけ睡眠を促す．
- メラトニンMT_1，MT_2受容体を刺激し，睡眠覚醒リズムを調節する睡眠薬として，2010年にラメルテオンが発売された．
- ラメルテオンは耐性や依存が生じにくい．また筋弛緩作用がほとんどみられないため，転倒を起こしにくい．
- 主に肝臓で代謝されるので，高度な肝障害のある患者に禁忌である．また，SSRIのフルボキサミン（抗うつ薬）は肝代謝酵素であるCYPの阻害作用をもち，ラメルテオンの血中濃度を上昇させるため併用禁忌である(p.215, 246)．

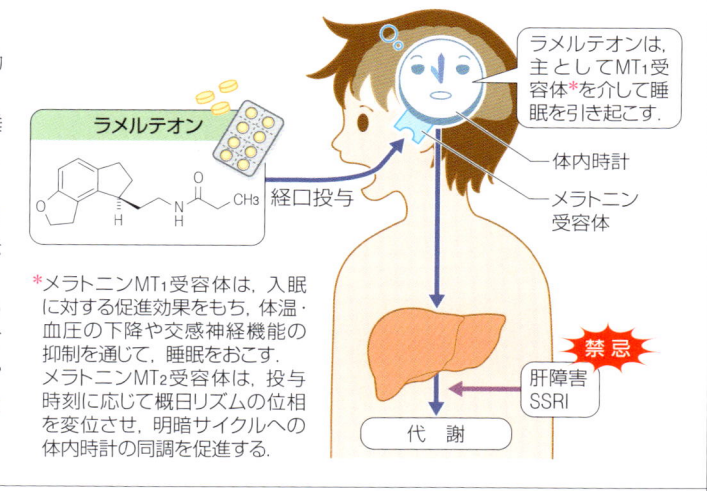

*メラトニンMT_1受容体は，入眠に対する促進効果をもち，体温・血圧の下降や交感神経機能の抑制を通じて，睡眠をおこす．メラトニンMT_2受容体は，投与時刻に応じて概日リズムの位相を変位させ，明暗サイクルへの体内時計の同調を促進する．

脳の覚醒状態を抑える
オレキシン受容体拮抗薬

- オレキシンは，外側視床下部で産生される神経ペプチドであり，種々のモノアミン神経系を活性化させ覚醒保持に関与している．
- オレキシン受容体拮抗薬は，覚醒保持に関連したオレキシン神経系の働きを遮断し，睡眠をもたらす．耐性・依存性や筋弛緩作用が少ないことが期待されて開発され，2014年にスボレキサントの製造が開始された．

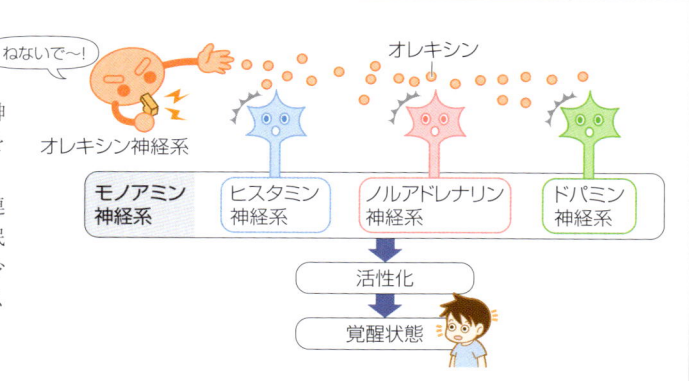

- **商品名**【非ベンゾジアゼピン系睡眠薬】●ゾルピデム酒石酸塩：マイスリー（錠）　●ゾピクロン：アモバン（錠）　●エスゾピクロン：ルネスタ（錠）
- 【メラトニン受容体作動薬】●ラメルテオン：ロゼレム（錠）
- **略語**　●ベンゾジアゼピン（BZ）：benzodiazepine　●γ-アミノ酪酸（GABA）：γ-aminobutyric acid　●シトクロムP450（CYP）：cytochrome P450　●ヒト免疫不全ウイルス（HIV）：human immunodeficiency virus　●モノアミン酸化酵素（MAO）：monoamine oxidase　●選択的セロトニン再取り込み阻害薬（SSRI）：selective serotonin reuptake inhibitor

神経症性障害

監修：中村 純

主に心因により生じる
神経症性障害の概念

- 主に心因（特別な出来事，心理的・精神的な原因，きっかけ）により精神的・身体的な症状を自覚するものを神経症性障害という．
- 近年では，心因に加え生物学的な素因も発症に関与することがわかってきている．

主な神経症性障害

- 全般性不安障害
- パニック障害 ┐
- 社交不安障害 ├ 不安障害
- 特定の恐怖症 │
  （先端恐怖症など）┘
- 強迫性障害
- 解離性（転換性）障害
- 身体表現性障害

心身症との違い

	神経症性障害	心身症 (p.272)
身体症状の位置づけ	心因による精神障害に付随して身体症状が生じる．	身体疾患の発病や増悪に心因が寄与する．
身体症状の種類	機能的な症状 （例）人前での動悸・冷汗	器質的な障害も生じる （例）消化性潰瘍

- 神経症性障害と心身症 (p.272) を厳密に区別することは難しいが，前者は精神症状が主で付随的に機能的な身体症状が生じるのに対し，後者は身体疾患側からみた概念（心理的配慮が必要な身体疾患）であるという点で考え方が異なる．

バカバカしいと思っても繰り返さずにはいられない
強迫性障害（OCD）

症状・特徴

- 患者自身も不合理だと感じる考えが頭から離れず（強迫観念），不安を打ち消すために過剰な洗浄や確認のような行為を繰り返し行わざるをえない（強迫行為）．
- 小児期～成人期早期に発症し，慢性化しやすい．
- 原因として，セロトニン調節障害などが考えられている．

治療

- 薬物療法は，SSRI（フルボキサミン，パロキセチン），クロミプラミン (p.243) といった強力なセロトニン再取り込み阻害作用をもつ抗うつ薬が第一選択となる．
- 精神療法として，曝露反応妨害法を行う．

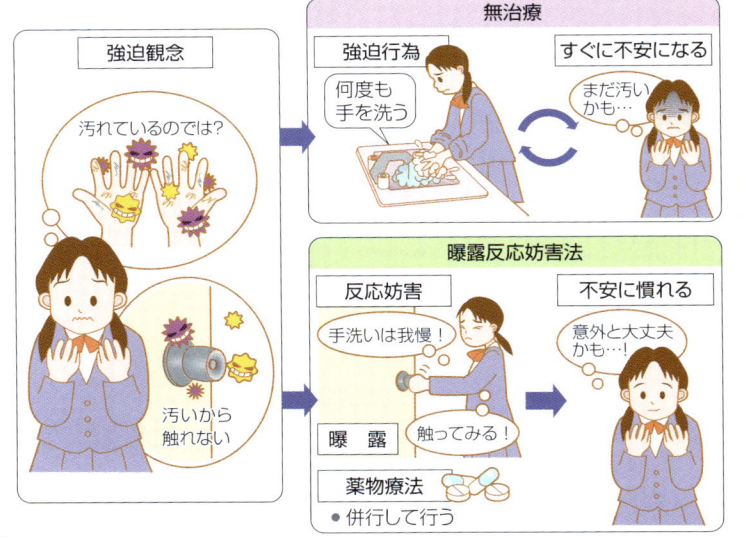

強迫観念：汚れているのでは？／汚いから触れない

無治療：強迫行為（何度も手を洗う）→すぐに不安になる（まだ汚いかも…）

曝露反応妨害法：
- 反応妨害（手洗いは我慢！）→不安に慣れる（意外と大丈夫かも…！）
- 曝露（触ってみる！）
- 薬物療法
  - 併行して行う

あれこれと取り越し苦労をしてしまう
全般性不安障害（GAD）

症状・特徴

- 次のような症状が数週～数ヵ月以上にわたり，ほとんど毎日ある．

治療

- 薬物療法として，SSRI (p.246)，SNRI (p.247)，抗不安薬（BZ系薬，タンドスピロン）(p.268) を用いる．
- 精神療法として，支持的精神療法 (p.238)，認知行動療法，リラクセーションを行う．

過剰な不安：
- コントロールできない，全般的で持続性の不安
- 特定の対象はなく，漠然とした不安感があり，次から次へと心配事が頭に浮かぶ

（旦那が交通事故にあったらどうしよう…／空き巣に入られたらどうしよう…／癌になったらどうしよう…）ソワソワ

運動性緊張：
- 肩こり，緊張性頭痛
- そわそわとした落ち着きのなさ
- 振戦　など

自律神経機能亢進：
- 発汗，冷たく湿った手
- 動悸・頻脈
- 口渇　など

略語 ●強迫性障害（OCD）：obsessive-compulsive disorder ●全般性不安障害（GAD）：generalized anxiety disorder ●選択的セロトニン再取り込み阻害薬（SSRI）：selective serotonin reuptake inhibitor ●セロトニン・ノルアドレナリン再取り込み阻害薬（SNRI）：serotonin noradrenaline reuptake inhibitor ●ベンゾジアゼピン（BZ）：benzodiazepine

パニック障害（PD） — 広場恐怖を伴うことが多い

- 予期せぬパニック発作の反復と予期不安とを主症状とする障害であり、広場恐怖を伴うことが多い。予期不安や広場恐怖により、日常生活が著しく制限される。

症状・特徴
- 若年成人に好発し、女性に多い。発症には心因だけでなく生物学的素因の関与も大きい。
- 不安発作様の症状を示す身体疾患（低血糖、褐色細胞腫、甲状腺中毒症など）を見逃さないよう注意する。

治療
- 薬物療法は、SSRIと長時間作用性BZ系薬の併用から始める。依存・耐性などの防止のため、SSRIの効果が現れはじめたらBZ系薬を漸減し、頓服使用とする。
- 精神療法は、認知行動療法（段階的曝露療法）などを行う。

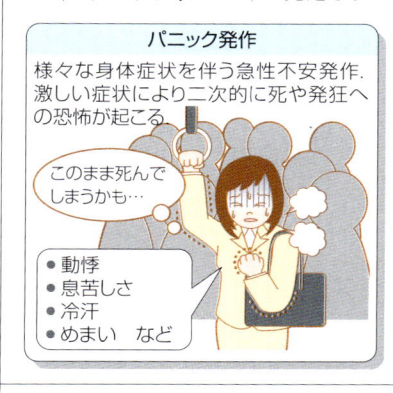

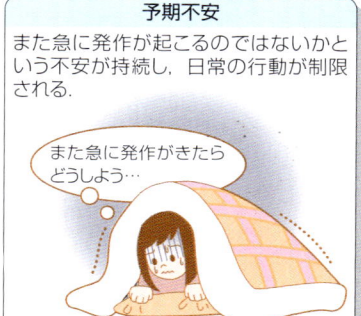

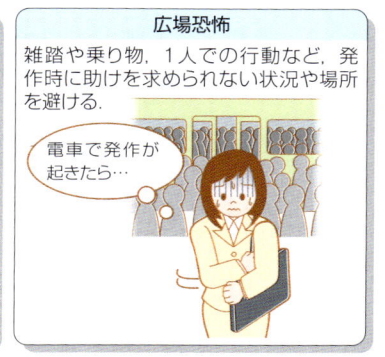

パニック発作
様々な身体症状を伴う急性不安発作。激しい症状により二次的に死や発狂への恐怖が起こる。
「このまま死んでしまうかも…」
- 動悸
- 息苦しさ
- 冷汗
- めまい　など

予期不安
また急に発作が起こるのではないかという不安が持続し、日常の行動が制限される。
「また急に発作がきたらどうしよう…」

広場恐怖
雑踏や乗り物、1人での行動など、発作時に助けを求められない状況や場所を避ける。
「電車で発作が起きたら…」

段階的曝露療法 — 不安が少ない課題から順にチャレンジする

- なんとか我慢できる程度の弱い不安のある状況から順に、曝露による順化を試み、徐々に不安の強い状況までを克服していく精神療法である。

段階的曝露療法の例

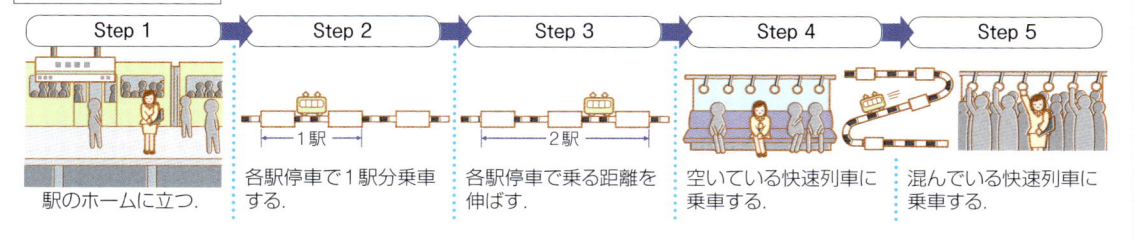

- Step 1：駅のホームに立つ。
- Step 2：各駅停車で1駅分乗車する。
- Step 3：各駅停車で乗る距離を伸ばす。
- Step 4：空いている快速列車に乗車する。
- Step 5：混んでいる快速列車に乗車する。

社交不安障害（SAD） — 人に注目される場面で強い不安が生じる

症状・特徴
- 注目される状況で、緊張による動悸、震え、発汗、赤面などの身体症状や、強い苦痛、不安が生じる。
- 不安になる状況を回避するようになるため、仕事や学業などに支障をきたす。

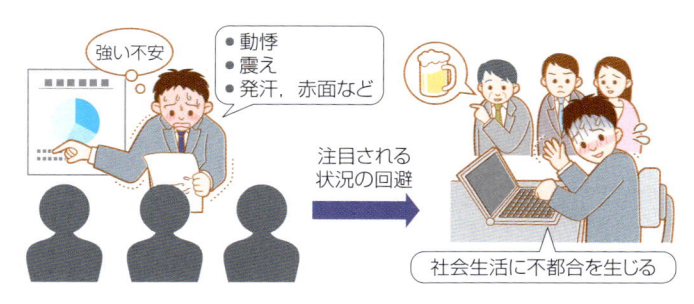

強い不安
- 動悸
- 震え
- 発汗、赤面など

注目される状況の回避 → 社会生活に不都合を生じる

治療
- 薬物療法としては、SSRIが第一選択であり、注目を浴びる出来事の前にBZ系薬やβ受容体遮断薬を頓服使用することもある。
- 精神療法として、認知行動療法を行う。

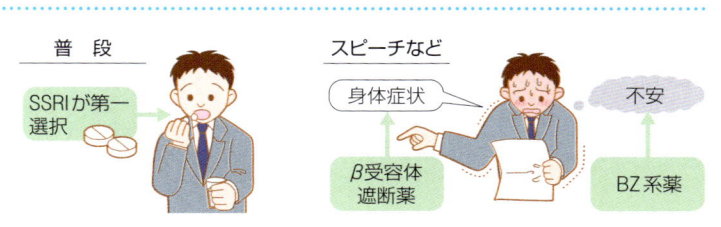

普段：SSRIが第一選択

スピーチなど：身体症状 ← β受容体遮断薬／不安 ← BZ系薬

略語
- パニック障害（PD）：panic disorder
- 社交不安障害（SAD）：social anxiety disorder

中枢神経系の疾患と薬／不眠症・神経症性障害

神経症性障害の治療

監修：中村 純

薬物療法だけではない
神経症性障害の治療

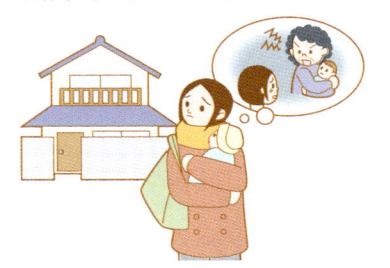

- 神経症性障害の治療では，ストレス要因に対するアプローチ（環境調整），患者の人格に対するアプローチ（精神療法），不安などの症状に対するアプローチ（薬物療法やリラクセーション）が行われる．

環境調整
- 除去可能なストレス要因がある場合には，調整のための助言を行う．
- 例えば，両親との一時的な同居の解消，職場での配置換え，小児では両親からの過干渉の防止などが効果的であることがある．

精神療法
- リラックスによる症状の軽減，コーピングスキル(p.271)の向上などを目的として，精神療法を行う．

  - 患者・家族に対する心理教育
  - 支持的精神療法(p.238)
  - 精神療法（曝露反応妨害法，段階的曝露療法，系統的脱感作など）
  - 自律訓練法などのリラクセーション法

自律訓練法
- 気持ちが落ち着いている
- 右腕が重たい
  （同様に）左腕→両脚
- 右腕が温かい
  （同様に）左腕→両脚
  ：

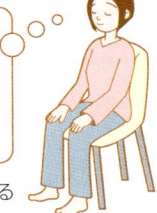

上記のような公式を心の中で繰り返し唱える

薬物療法
- 神経症性障害では，原因となったストレスに加え，それによって生じた不安の存在自体が心因となって新たな症状を生み，悪循環となりやすい．
- 速やかに患者の苦痛を軽減し，悪循環を絶つため，対症療法としての薬物療法が重要である．
- 不安にはGABA系，5-HT系，NA系の神経経路が関与するため，右記の薬剤が有効である．

抗不安薬	・速やかに不安を解消するため，特に治療早期に有用. ・依存性や鎮静作用，筋弛緩作用などに注意し漫然とした使用は避ける．
抗うつ薬	・セロトニン再取り込み阻害作用が強いSSRI，三環系抗うつ薬が有効．効果発現までに時間を要する．
β受容体遮断薬	・緊張を伴う場面での，自律神経症状（動悸など）の改善のため用いられる．

ベンゾジアゼピン系薬が中心
抗不安薬の種類と特徴

- 不安や緊張の除去や軽減を目的とした薬剤を，抗不安薬とよぶ．メジャートランキライザー（抗精神病薬）に対し，マイナートランキライザーともよばれる．
- ベンゾジアゼピン（BZ）系薬，同様の作用機序をもつチエノジアゼピン系薬（エチゾラムなど）が，種類が多く最も一般的な抗不安薬である．

	薬剤	作用機序	特徴
ベンゾジアゼピン系薬（チエノジアゼピン系薬も同様）	・（短）エチゾラム ・（中）ロラゼパム ・（長）オキサゾラム など	・BZ受容体に結合し，抑制性のGABA系神経の機能を亢進させる． ・大脳辺縁系や大脳皮質の神経過活動の抑制により，抗不安作用を示す．	・即効性で，急性不安に有効． ・依存性や耐性や転倒リスク等の副作用が問題となりやすい． ・睡眠薬，抗けいれん薬などとしても用いられる．
5-HT$_{1A}$受容体部分作動薬	・タンドスピロン	・大脳辺縁系のセロトニン5-HT$_{1A}$受容体刺激による抗不安作用を示す．	・BZ系薬のような筋弛緩，依存性，記憶障害等が少なく，長期投与や高齢者に向くが，BZ系薬に比べ効果が弱く，作用発現までに時間がかかる．
ヒスタミンH$_1$受容体拮抗薬	・ヒドロキシジン	・ヒスタミンH$_1$受容体遮断による抗不安作用，鎮静作用を示す．	・抗アレルギー作用と精神安定作用をあわせもつ．依存性は少ない． ・注射薬が利用可能．
SSRI(p.246)	・フルボキサミン ・パロキセチン ・セルトラリン ・エスシタロプラム	・セロトニンの再取り込み阻害作用により，5-HT$_{1A}$受容体を介した抗不安作用を示す．	・学習された不安や恐怖（慢性不安）に有効． ・作用発現までに時間がかかる． ・抗うつ薬として広く用いられている．

商品名【ベンゾジアゼピン系抗不安薬】●フルタゾラム：コレミナール（錠，細）●クロチアゼパム：リーゼ（錠，顆）●エチゾラム：デパス（細，錠）●アルプラゾラム：コンスタン（錠），ソラナックス（錠）●ロラゼパム：ワイパックス（錠）●ブロマゼパム：レキソタン（錠，細），セニラン（錠，細，坐）●クロルジアゼポキシド：コントール（錠，散），バランス（錠，散）●オキサゾラム：セレナール（錠，散）●メダゼパム：レスミット（錠）●ジアゼパム：セルシン（散，錠，シ，注），ホリゾン（錠，散，注）●フルジアゼパム：エリスパン（錠，細）●メキサゾラム：メレックス（錠，細）

半減期・作用持続時間が重要
ベンゾジアゼピン系抗不安薬

- BZ系薬は，抗不安薬の中核をなす薬剤であり，多数の同種同効薬が存在する．
- 不安障害を中心とした神経症性障害で頻用されるが，強迫性障害(p.266)や解離性（転換性）障害には有効性が低い．
- 神経症性障害以外でも，様々な精神疾患において不安を伴う場合に広く用いられている．
- BZ系抗不安薬は，以下のように主に半減期による分類で区別される．

BZ系抗不安薬	分類	半減期	薬剤
	短時間型	≦6時間	・フルタゾラム　・クロチアゼパム*　・エチゾラム*
	中時間型	12～24時間	・アルプラゾラム　・ロラゼパム　・ブロマゼパム
	長時間型	≧24時間	・クロルジアゼポキシド　・オキサゾラム　・メダゼパム　・ジアゼパム ・フルジアゼパム　・メキサゾラム　・クロラゼプ酸二カリウム　・クロキサゾラム
	超長時間型	≧90時間	・ロフラゼプ酸エチル　・フルトプラゼパム

*チエノジアゼピン誘導体であるが，BZ系薬とほぼ同じ薬理作用を示し，同等に扱われている．

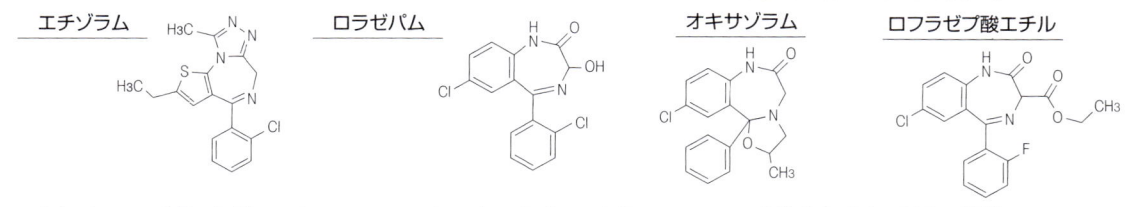

エチゾラム　　ロラゼパム　　オキサゾラム　　ロフラゼプ酸エチル

- 大部分のBZ系薬は肝臓のシトクロムP450（CYP）で代謝された後にグルクロン酸抱合を受けて尿中に排泄される(p.256)．
- ロラゼパムの代謝にはCYPが関与せず，そのままグルクロン酸抱合を受けるため，肝障害患者や高齢者にも使いやすい(p.264)．
- アルプラゾラム，ジアゼパムとHIVプロテアーゼ阻害薬，クロラゼプ酸二カリウムとリトナビルは，併用によりBZ系薬の血中濃度が著しく上昇するため，併用禁忌である．

適材適所の使用で依存や副作用を防ぐ
ベンゾジアゼピン系抗不安薬の使い方

- BZ系薬はそれぞれ抗不安，抗けいれん，筋弛緩，鎮静・催眠，健忘の作用をもつ．主に各作用の強さと半減期の長さにより，症状に合った薬剤が選択される．
- 抗不安作用が強いものが抗不安薬として使用され，さらにその中でも，緊張性頭痛や肩こりがある場合には筋弛緩作用が強いもの（例：エチゾラム），というように選ばれる．
- 半減期（作用持続時間）の長さと使い分けは，以下の表のようになる．

半減期	使い方	欠点
短い	・発作性の不安に対する頓用での使用． ・緊張が予想される場面での症状の予防．	・依存・耐性を形成しやすく，減薬時の離脱症状が生じやすい．
長い	・長期間の薬物療法が必要な場合． ・夜間や早朝の症状，いつ起こるかわからない症状の予防．	・持越し効果(p.258)が生じる． ・特に高齢者，肝・腎障害患者では，体内に蓄積しやすい．

- 依存や副作用の防止のため，BZ系薬の使用は必要最低限に留めることが望ましい．そのため，長期間の投与が必要な場合には半減期の長いBZ系薬を選択する他に，SSRIの使用も考慮する．

→【ベンゾジアゼピン系抗不安薬】・クロラゼプ酸二カリウム：メンドン（カ）　・クロキサゾラム：セパゾン（錠，散）　・ロフラゼプ酸エチル：メイラックス（錠，細）　・フルトプラゼパム：レスタス（錠）　略語　・γ-アミノ酪酸（GABA）：γ-aminobutyric acid　・セロトニン／5-ヒドロキシトリプタミン（5-HT）：5-hydroxytryptamine　・ノルアドレナリン（NA）：noradrenaline　・選択的セロトニン再取り込み阻害薬（SSRI）：selective serotonin reuptake inhibitor　・ベンゾジアゼピン（BZ）：benzodiazepine　・シトクロムP450（CYP）：cytochrome P450　・ヒト免疫不全ウイルス（HIV）：human immunodeficiency virus

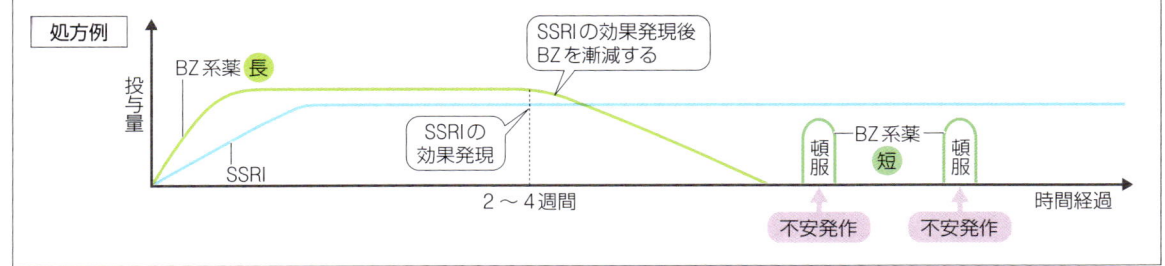

ベンゾジアゼピン系以外の抗不安薬
GABA$_A$受容体を介さない抗不安作用を示す

- ベンゾジアゼピン（BZ）系薬以外の抗不安薬には，タンドスピロン，ヒドロキシジン，SSRI（p.246）がある．

タンドスピロン（5-HT$_{1A}$受容体作動薬）

タンドスピロンクエン酸塩

薬理作用	・5-HT$_{1A}$受容体刺激による抗不安作用，抗うつ作用
特徴（BZ系薬との違い）	・利点：BZ薬のような筋弛緩作用，健忘作用，催眠作用，依存性は少ない． ・欠点：効果発現はBZ系薬に比べると遅い．また，罹病期間の長い例や重症例，BZ抵抗性例に対する効果は弱い．
副作用	・眠気，めまい，ふらつき　など
相互作用	・ブチロフェノン系抗精神病薬（p.227）との併用で抗ドパミン作用を増強する． ・SSRIとの併用でセロトニン作用を増強→セロトニン症候群（p.242）に注意する．
注意	・BZ系薬とは作用機序が異なり交差耐性（p.260）がないため，BZ系薬からの切替時には，BZ系薬の離脱症状を防ぐため漸次変更する必要がある．

ヒドロキシジン

ヒドロキシジン塩酸塩（アタラックス®）

※アタラックス-P〔注以外〕はパモ酸塩

薬理作用	・抗アレルギー作用 ・ヒスタミンH$_1$受容体遮断による抗不安作用，鎮静作用，制吐作用
特徴（主な使用目的）	・内服薬：かゆみ止め，睡眠薬，抗不安薬 ・注射薬：麻酔前投薬（鎮静，制吐，唾液分泌抑制），術前・術後の悪心・嘔吐防止，抗不安薬
副作用	・眠気，倦怠感，口渇　など
禁忌	・以下の薬剤に対する過敏症 　・セチリジン 　・ピペラジン誘導体 　・アミノフィリン 　・エチレンジアミン ・ポルフィリン症 ・妊婦

5-HT$_{1A}$受容体作動薬とSSRI
セロトニン神経の機能亢進により不安を抑制する

- セロトニン神経は内側前頭前野（mPFC）や扁桃体において，不安を抑制する方向に作用している．
- 5-HT$_{1A}$受容体作動薬（タンドスピロン）とSSRIは，長期投与によりシナプス後部の5-HT$_{1A}$受容体を介した神経伝達を亢進させる（GABA神経を興奮させる）ことにより，抗不安作用を示すと考えられる．
- 長期投与による変化であるため，どちらも効果の発現までには時間がかかる．

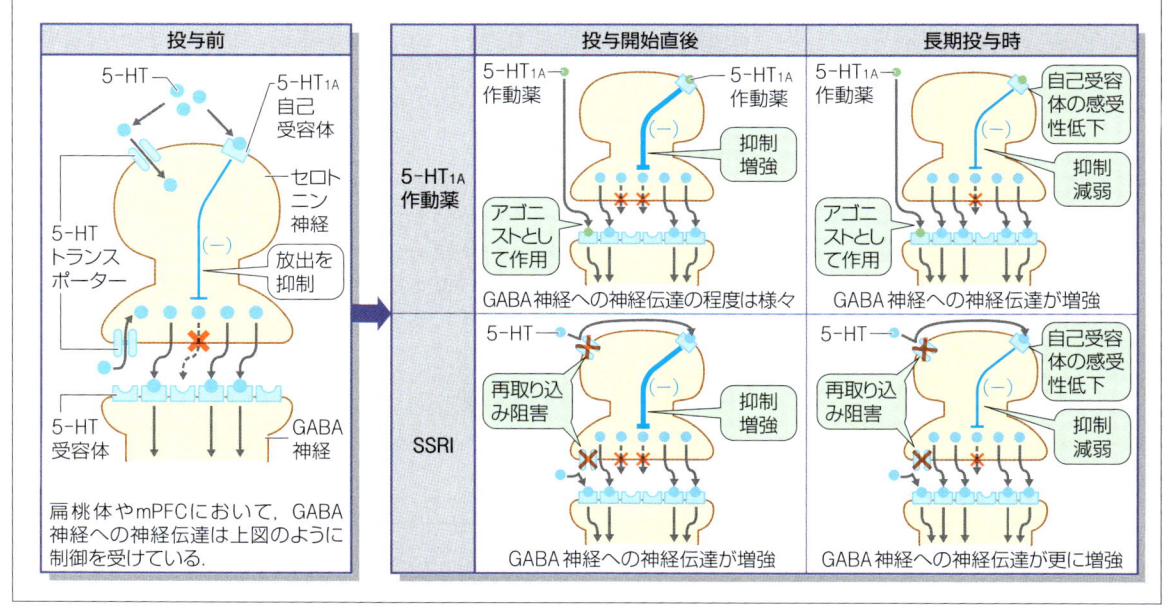

商品名【5-HT$_{1A}$受容体作動薬】●タンドスピロンクエン酸塩：セディール（錠）　【H$_1$受容体拮抗薬】●ヒドロキシジン：アタラックス（錠），アタラックス-P（カ，散，シ，DS，注）　**略語**●γ-アミノ酪酸（GABA）：γ-aminobutyric acid　●ベンゾジアゼピン（BZ）：benzodiazepine　●選択的セロトニン再取り込み阻害薬（SSRI）：selective serotonin reuptake inhibitor　●セロトニン／5-ヒドロキシトリプタミン（5-HT）：5-hydroxytryptamine　●内側前頭前野（mPFC）：medial prefrontal cortex

ストレス関連障害・心身症

監修
中村 純

ストレス関連障害

ストレス直後の一過性で激しい症状
急性ストレス障害（ASD）

- 極めて強烈なストレスを受けた直後に，急性・一過性に様々な精神症状が現れ，著しい苦痛や社会的障害を生じている状態をいう．
- 典型的にはある出来事の直後から，感情や感覚の麻痺，健忘などの解離症状が起こり，次いで外傷後ストレス障害（PTSD）と同様の再体験症状，回避症状，過覚醒症状，不安や抑うつなどが生じる．
- 症状の持続期間は**2日間～4週間以内**で，自然回復することが多いが，PTSDに移行することもある．

生死に関わるような災害・事故，暴力や性犯罪被害の体験・目撃 → 解離症状（茫然自失した状態） → PTSDと同様の症状（再体験，回避，過覚醒，不安・抑うつ） → 多くは自然回復する． / 一部はPTSDに移行

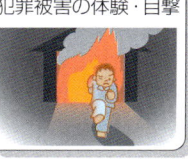

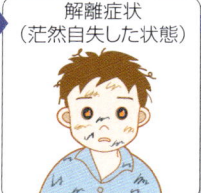

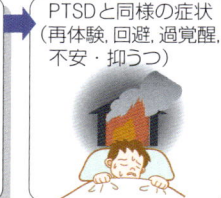

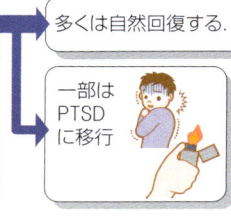

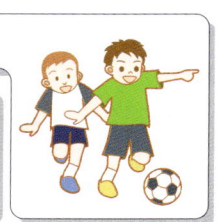

症状が4週間以上持続する
外傷後ストレス障害（PTSD）

- 極めて強烈なストレスを受けた後，再体験，回避，認知や気分の異常，過覚醒の各症状が**4週間以上持続**し，著しい苦痛や社会的障害を生じている状態をいう．
- うつ病を合併することが多い．また，女性の生涯有病率は，男性の約2倍である．

症状

再体験
- フラッシュバック ● 悪夢
- トラウマ体験の想起による苦悩や身体反応 など

回避・麻痺
- 出来事を思い出させる刺激（場所や人など）を避ける
- 感情が麻痺したような感じ など

認知や気分の異常
- 抑うつ，不安，恐怖，罪責感，孤独感などの否定的感情
- 興味の減少 など

過覚醒
- 不眠
- 易刺激性（イライラ）
- 集中困難 など

治療
- PTSDの原因となる被害にあった場合，まずは社会的支援や支持的な対応により自然回復のための環境を整備する．
- 自然に回復しない場合や症状が重い場合には，認知行動療法（持続エクスポージャー療法）などの精神療法や，SSRI（特にパロキセチン，セルトラリン）[p.246]などの薬物療法を行う．

ストレス源に対する適応不全状態
適応障害

- 生活上の急激な変化や，ストレスフルな出来事に対する反応が，生活に支障をきたすほど重大である状態をいう．
- 抑うつ・不安といった情緒の障害に加え，暴飲暴食などの行動障害，学業・仕事の成績低下などが問題となる．
- 通常，ストレス源の終結から6ヵ月以上続くことはない．

正常
ストレス源 → コーピング（対処）
- 多少の不安や落ち込みはあるが，普通に生活できる．

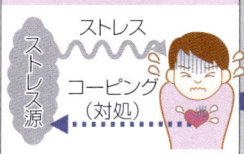

適応障害
ストレス源 → コーピング（対処）
- ストレスにより生じた症状のために生活に支障が出る．

治療
- 環境調整によるストレス源の除去．
- 支持的精神療法や認知行動療法などの精神療法によるコーピングスキルの向上．
- 不安や抑うつ，不眠などに対し，対症的に薬物療法を行うこともある．

ストレス源 → ストレス源除去 / コーピングスキルを高める / 対症的な薬物療法 → 不安・不眠

略語 ●急性ストレス障害（ASD）：acute stress disorder ●外傷後ストレス障害（PTSD）：post-traumatic stress disorder ●選択的セロトニン再取り込み阻害薬（SSRI）：selective serotonin reuptake inhibitor

心身症

心身症の概念
"心身相関"に起因する身体疾患

- 精神状態と身体の状態が互いに影響を及ぼし合うことを，心身相関という．
- 例えば，個人の先天的・身体的な素因にストレスが加わることにより身体疾患が発症し，さらにその経過も心理的要因により影響を受ける．
- 身体疾患の中で，その発症や経過に心理社会的要因が密接に関与し，器質的または機能的障害が認められる病態を心身症という．

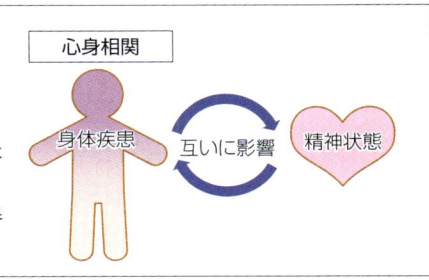

代表的疾患
若年者は機能的疾患，高齢者は器質的疾患が多い

- 心理的要因に配慮が必要な代表的疾患を以下に示す．

消化器系	過敏性腸症候群，機能性ディスペプシア，消化性潰瘍 など
循環器系	本態性高血圧症，起立性低血圧症，冠動脈疾患 など
代謝・内分泌系	甲状腺機能亢進症，摂食障害，糖尿病，肥満 など
呼吸器系	気管支喘息，過換気症候群，神経性咳嗽 など
神経系	片頭痛，緊張性頭痛，自律神経失調症，チック など
筋・骨格系	関節リウマチ，腰痛症，線維筋痛症 など
皮膚	アトピー性皮膚炎，慢性じんま疹，円形脱毛症 など
その他	更年期障害，視力低下，メニエール症候群，顎関節症 など

- 上記の疾患全てが心身症ということではなく，上記の身体疾患の患者において心理社会的要因の関与が濃厚な場合に，心身症であるといえる．

ストレスと生理的反応
遷延すると身体に悪影響を及ぼす

- 精神的・身体的ストレスに曝露されると，自律神経系や内分泌系においてストレス反応が生じる．適度なストレスは向上心や意欲をもたらし，短期的には危機的状況の打開のため有用な反応であるが，慢性ストレスにより反応が遷延すると，全身臓器に様々な疾患を引き起こす．

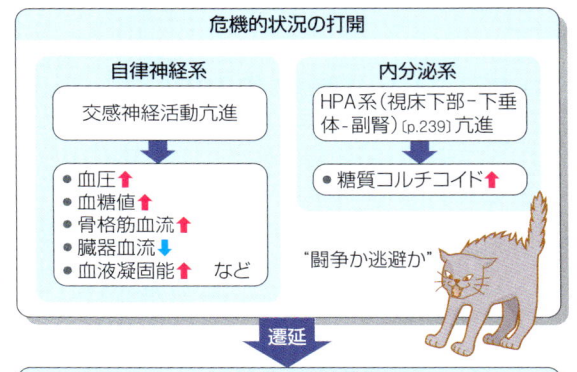

危機的状況の打開

自律神経系
交感神経活動亢進
- 血圧 ↑
- 血糖値 ↑
- 骨格筋血流 ↑
- 臓器血流 ↓
- 血液凝固能 ↑ など

内分泌系
HPA系（視床下部－下垂体－副腎）(p.239) 亢進
- 糖質コルチコイド ↑

"闘争か逃避か"

↓遷延

全身臓器への悪影響
- コルチゾール過剰による免疫抑制，消化管粘膜血流低下による消化性潰瘍 など

心身症と関連する性格傾向
心身症の危険因子の1つ

- 心身症の危険因子の1つとして，以下のような性格傾向がある．

アレキシサイミア／失感情（言語）症
- 自分の感情を自覚すること，言葉にして表現することが苦手．

過剰適応
- 自分の感情や欲求を押し殺してまで，周囲の環境に適応しようとする．

タイプA性格
- 活動的，せっかちで競争心が強く攻撃的．
- 冠動脈疾患の危険因子として有名

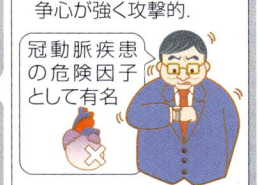

心身症の治療
心と身体の両面から治療する

- 身体疾患に対する治療と同時に，心理医学的治療が行われる．

胃潰瘍の例

身体疾患の治療
- 生活習慣改善
- H.pylori除菌
- 抗潰瘍薬（PPI，H2ブロッカー）

心身両面の治療 ← ストレス源

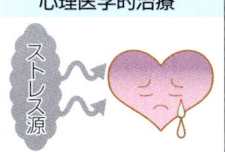

心理医学的治療
- 支持的精神療法
- リラクセーション
- 薬物療法（抗不安薬，SSRI，睡眠薬など）

略語
- 視床下部－下垂体－副腎（HPA）系：hypothalamic-pituitary-adrenal axis
- プロトンポンプ阻害薬（PPI）：proton pump inhibitor
- 選択的セロトニン再取り込み阻害薬（SSRI）：selective serotonin reuptake inhibitor

精神刺激薬の適応疾患

監修
中村 純

居眠りとレム睡眠関連症状が特徴

ナルコレプシー

- 神経ペプチドであるオレキシンの欠乏が病態に関係すると考えられる．

	[1] 日中の強い眠気と睡眠発作	レム（REM）睡眠関連症状		
		[2] 情動脱力発作（カタプレキシー）	[3] 睡眠麻痺	[4] 入眠時幻覚
症状（四主徴）	●居眠りの反復 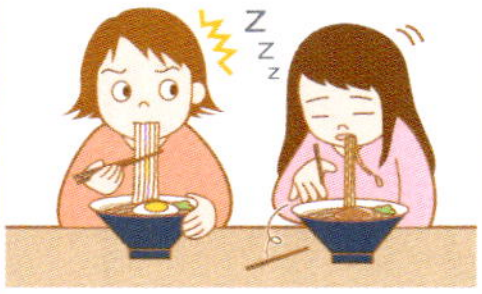	●強い感情で脱力 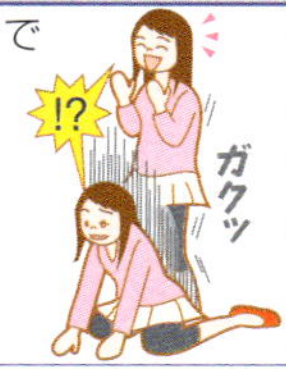	●いわゆる金縛り 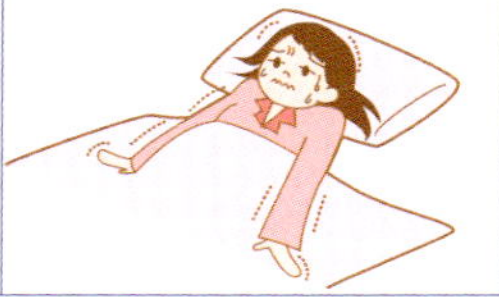	●寝入りばなの鮮明な悪夢 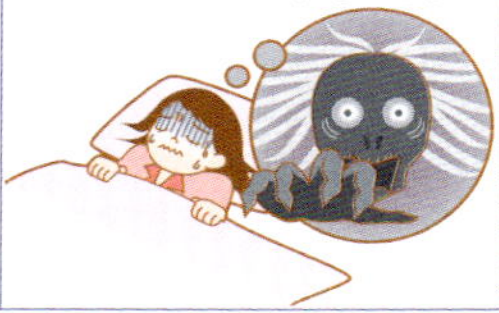
薬物治療	●眠気➡精神刺激薬（メチルフェニデートなど） ●レム（REM）睡眠関連症状➡三環系抗うつ薬（クロミプラミン）[p.243] など			

不注意，多動性，衝動性が主要症状

注意欠如・多動症（ADHD）

- ドパミンおよびノルアドレナリン系神経の機能低下が関係すると考えられている．
- 学齢期の3～5%に認められる．

	不注意	多動性	衝動性
症状	●1つのことを続けられない ●忘れ物やなくし物をする ●外からの刺激で気が散りやすい　など 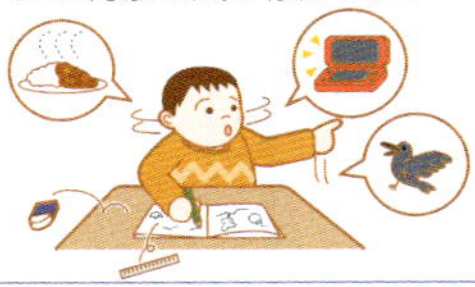	●授業中に歩きまわる ●絶えず身体をそわそわと動かす ●しゃべり過ぎる　など 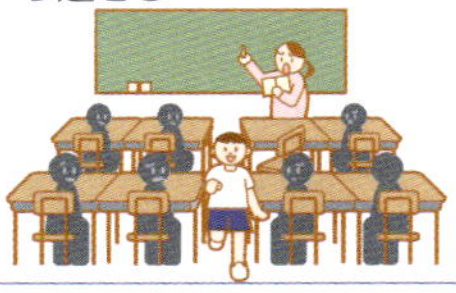	●質問が終わる前に答える ●思い通りにならないと癇癪（かんしゃく）を起こす ●順番を待てない　など 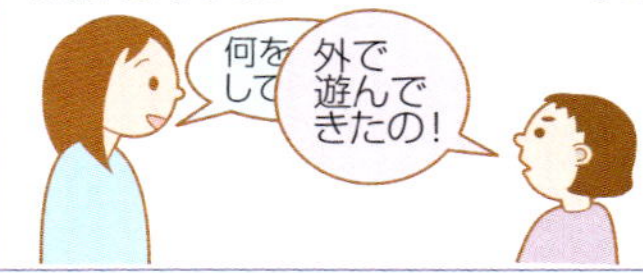
薬物治療	●精神刺激薬（メチルフェニデート，アトモキセチン）		

依存性に注意

精神刺激薬

- ナルコレプシー，注意欠如・多動症（ADHD）には，中枢を興奮させ覚醒度を上げる，精神刺激薬が用いられる．
- メチルフェニデートは合法覚醒剤として乱用が社会問題となった歴史があり，厳重な管理体制のもと，適正な診断と処方が求められている．
- 下記の他に，ナルコレプシーに対して処方されるモダフィニル，ペモリンがある．

薬剤名	メチルフェニデート		アトモキセチン
	リタリン®	コンサータ®	ストラテラ®
適応	●ナルコレプシー	●注意欠如・多動症（ADHD）	●注意欠如・多動症（ADHD）
作用機序	●ドパミン，ノルアドレナリン再取り込み阻害，シナプス小胞からの放出促進による中枢興奮作用		●ノルアドレナリントランスポーターの選択的阻害*
注意	●依存性が高く，乱用防止のため厳しく流通管理されている． ●処方のためには医師，医療機関，薬局，調剤責任者の登録が必要．		●効果はやや弱いが，依存性が少ない． ●処方に登録は必要ない．
指導	「眠れなくなるため，夕方以降の服薬は避けてください」	「午前中までに服薬してください」 「徐放剤なので，噛んだり割ったりせずそのまま飲みこんでください」	「眼球刺激性があるので，カプセル剤を開けないでください」

*アトモキセチンは，ADHDの症状に関係する前頭前野（病⑦p.20）においてはノルアドレナリン濃度に加えドパミン濃度も上昇させ，効果を発揮する．一方，依存に関係する側坐核ではドパミン濃度に影響を与えないため，依存性が少ない．

[商品名]【精神刺激薬】●**メチルフェニデート塩酸塩**：リタリン（錠，散），コンサータ（徐錠）　●**アトモキセチン塩酸塩**：ストラテラ（カ，液）　●**モダフィニル**：モディオダール（錠）　●**ペモリン**：ベタナミン（錠）　[略語] ●レム（REM）睡眠：rapid eye movement sleep　●注意欠如・多動症（ADHD）：attention－deficit／hyperactivity disorder

薬物中毒・依存症

監修
中村 純

総論

やめたくてもやめられない
■薬物依存症の全体像

- 精神依存・身体依存の形成の結果，有害であることを知りながら，薬物の継続的摂取をやめたくてもやめられない精神的・身体的な状態を薬物依存症という．
- 依存の形成により薬物摂取の自己制御が不可能になり，以前の楽しみや仕事を犠牲にして，薬物中心の思考・生活をするようになる．
- 薬物を何としてでも手に入れるための薬物探索行動が生じ，入手困難になると借金や犯罪などに手を染めてしまうこともある．

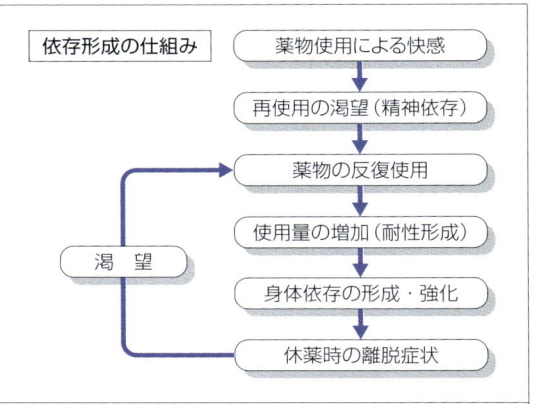

依存形成の仕組み

薬物使用による快感
↓
再使用の渇望（精神依存）
↓
薬物の反復使用 ← 渇望
↓
使用量の増加（耐性形成）
↓
身体依存の形成・強化
↓
休薬時の離脱症状

耐性により使用量が増加する
■耐性

- 同じ用量での効果が使用を重ねるごとに減弱し，同等の効果を得るために必要な薬物量が増加する現象である．酵素誘導や受容体数の増減などの身体の適応反応により起こる．
- 耐性の形成のため薬物使用量が増え続け，依存症患者に精神的・身体的・経済的ダメージを与える．
- 薬物使用量の増加により，離脱症状も生じやすくなる．
- 薬理作用によって耐性の生じやすさが異なる（右下「逆耐性現象・フラッシュバック」参照）．

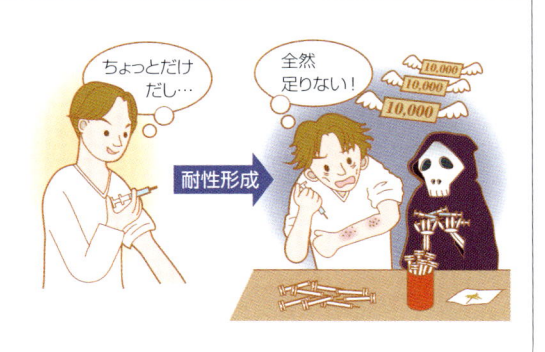

精神依存は全ての依存性薬物で生じる
■精神依存と身体依存

- 薬物依存は精神依存と身体依存に分けられる．

精神依存
- 薬物依存の基本となる現象で，薬物による精神作用（快感）を得るため，または不快な離脱症状を避けるために薬物摂取の強迫的欲求を生じる．
- 多くの薬物は中脳辺縁系のドパミン神経を中心とした報酬系（p.220）に何らかの影響を与えることにより快感を生じ，精神依存を形成する．

（快感を求める）

身体依存
- 耐性と同様に，生体の適応により，薬物の存在下で体内の生理的平衡が保たれるようになるため，休薬すると平衡が崩れ，不快な症状が生じる．
- オピオイドやアルコールなど，中枢神経を抑制する薬物は，一般に身体依存を形成しやすい．

（不快感を避ける）

覚醒剤や幻覚剤でみられる
■逆耐性現象，フラッシュバック

- 覚醒剤による快感は耐性を形成しやすいが，幻覚・妄想などの精神症状（p.277）は逆に，反復使用により感受性が亢進する逆耐性現象を示し，より少量の使用やストレスでも精神病症状が出現しやすくなる．
- 感受性の亢進により，覚醒剤中止後の飲酒や他の依存性薬物使用，ストレスなどの非特異的な刺激で精神病症状が再燃する，フラッシュバック（再燃現象）もみられる．

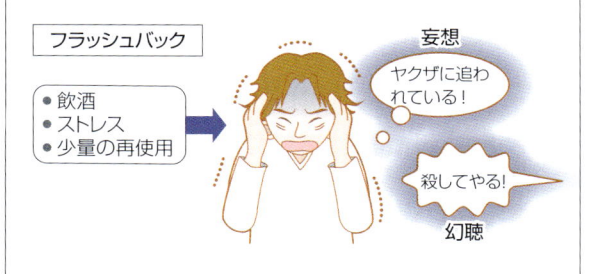

フラッシュバック
- 飲酒
- ストレス
- 少量の再使用

→ 妄想「ヤクザに追われている！」
　 幻聴「殺してやる！」

エタノール

エタノールの作用
上位脳から順に抑制・麻痺を生じる

- 酒に含まれるエタノール（エチルアルコール）と，その代謝物のアセトアルデヒドは，全身に様々な薬理作用を及ぼす．
- 中枢神経系においては，大脳皮質➡小脳➡脊髄➡延髄の順に不規則性下行性麻痺(p.107)が生じる．
- 少量飲酒では，中枢抑制系の抑制（脱抑制）作用により興奮を起こすが，大量飲酒によりさらに中枢神経系が抑制されると意識障害を生じる．
- エタノールは肝において細胞傷害作用，線維化作用を示し，長期飲酒により脂肪蓄積や線維化，肝障害（アルコール性肝障害，肝硬変）をきたす．

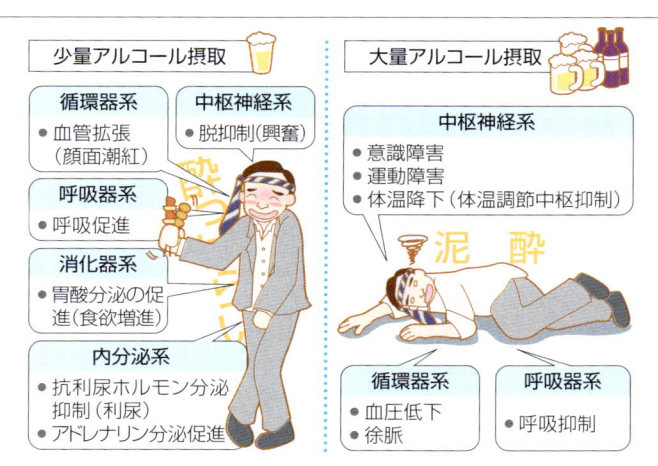

少量アルコール摂取
- **循環器系**：血管拡張（顔面潮紅）
- **中枢神経系**：脱抑制（興奮）
- **呼吸器系**：呼吸促進
- **消化器系**：胃酸分泌の促進（食欲増進）
- **内分泌系**：抗利尿ホルモン分泌抑制（利尿）、アドレナリン分泌促進

大量アルコール摂取（泥酔）
- **中枢神経系**：意識障害、運動障害、体温降下（体温調節中枢抑制）
- **循環器系**：血圧低下、徐脈
- **呼吸器系**：呼吸抑制

嫌酒薬とエタノールの代謝
ALDH2を阻害する

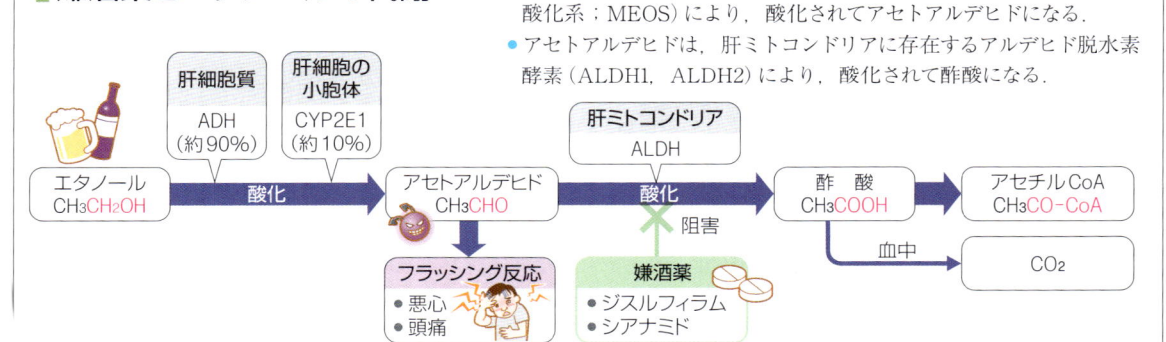

- エタノールは肝臓において，細胞質に存在するアルコール脱水素酵素（ADH）や，小胞体に存在するCYP2E1（ミクロソームエタノール酸化系；MEOS）により，酸化されてアセトアルデヒドになる．
- アセトアルデヒドは，肝ミトコンドリアに存在するアルデヒド脱水素酵素（ALDH1，ALDH2）により，酸化されて酢酸になる．

代謝経路：
エタノール CH_3CH_2OH →（酸化：肝細胞質 ADH 約90%／肝細胞の小胞体 CYP2E1 約10%）→ アセトアルデヒド CH_3CHO →（酸化：肝ミトコンドリア ALDH）→ 酢酸 CH_3COOH → アセチルCoA $CH_3CO\text{-}CoA$／血中 CO_2

- フラッシング反応：悪心、頭痛
- 嫌酒薬（ジスルフィラム、シアナミド）がALDHを阻害

- 飲酒時のアセトアルデヒド分解には主にALDH2が関与し，活性が低い人（日本人に多い）では飲酒時にアセトアルデヒドが蓄積，末梢血管拡張による顔面潮紅や血圧低下，頭痛，悪心・嘔吐などの不快なフラッシング反応を生じる．
- 嫌酒薬は，飲酒によりフラッシング反応が生じるようにすることで断酒を継続させる薬であり，患者が断酒を決意し薬剤の作用を理解したうえで使用する必要がある．
- 嫌酒薬の使用中は，飲酒以外の少量のアルコール摂取（化粧品，奈良漬など）でもフラッシング反応が生じるため，これらを避けるよう患者に指導する．

急性アルコール中毒
若年者の死亡が社会問題化

- 飲酒により血中アルコール濃度が上昇し，意識障害や運動失調，嘔吐などをきたし，生命の危険がある状態を急性アルコール中毒とよぶ．
- 嘔吐物や舌根沈下による窒息，脳幹抑制による呼吸停止が死因となることが多い．
- 呼吸の異常，意識障害，尿失禁などがあればすぐに救急受診する．
- 嘔吐と意識障害がある場合，顔を横に向け，口内の嘔吐物を掻き出し，窒息を防止する．
- 治療は呼吸循環管理，保温，輸液などを行うが，頭部外傷などその他の原因による意識障害の鑑別も必要である．

単純酩酊の進行

血中濃度	症状
0.05～0.15%	脱抑制（多弁，多幸，自制心欠如）、集中力・判断力低下、心拍数・呼吸数↑
0.15～0.25%	構音障害（ろれつが回らない）、失調性歩行（千鳥足）、悪心・嘔吐、傾眠
0.25%以上	歩行困難、著明な言語障害、意識障害、粗い呼吸
0.40%以上	昏睡、尿失禁、呼吸抑制、循環不全、死亡

略語
- アルデヒド脱水素酵素（ALDH）：aldehyde dehydrogenase
- アルコール脱水素酵素（ADH）：alcohol dehydrogenase
- シトクロムP450（CYP）：cytochrome P450
- ミクロソームエタノール酸化系（MEOS）：microsomal ethanol-oxidizing system

アルコール依存症

WORDS & TERMS

アカンプロサートカルシウム [p.276]
2013年に発売された，嫌酒薬ではない新しい作用機序のアルコール依存症治療薬．中枢神経系において，アルコール依存により亢進したグルタミン酸作動性神経活動を抑制することで，飲酒欲求そのものを抑制する．

CAGE質問票 [p.276]
4つの質問からなる，最も簡便なアルコール依存症のスクリーニング検査．(1) 減酒の必要性の自覚(Cut down)，(2) 飲酒の批判によるいらだち(Annoyed by criticism)，(3) 飲酒への罪悪感(Guilty feeling)，(4) 朝酒，迎え酒(Eye opener) という質問内容の頭文字を取ってCAGEとよばれる．2項目以上当てはまればアルコール依存症の可能性が高い．

KAST [p.276]
日本で開発されたアルコール依存症スクリーニング検査．男性版では10項目中4項目以上，女性版では8項目中3項目以上で「アルコール依存症の疑い」と判定される．

AUDIT [p.276]
アルコール関連問題の重症度を判定する検査．多くの国で用いられており，カットオフ値はそれぞれの地域の飲酒文化に応じて設定される．

リープマン現象 [p.276]
閉眼させて眼球を軽く圧迫しながら暗示を与えると，それが幻視として見える現象．

作業せん妄 [p.276]
仕事など普段行っている作業の動作を行うせん妄．

パレイドリア [p.276]
壁のしみや雲の形など，意味のない形に対して人の顔などの意味を認識してしまう錯覚．

intro.：飲酒行動の自己制御が不可能になり，仕事や人間関係を犠牲にしてまでも，常に相当量の飲酒をせざるをえない状態．

MINIMUM ESSENCE

疫学・好発

- 国内の患者数は81万人．有病率は男性の1.9%，女性の0.1%(2003年の調査)
- 中年男性の比率が高いが，近年では女性や高齢者の患者が増加している．

病態生理

- 長期の習慣飲酒により，アルコールに対し**精神依存**，**身体依存**，**耐性**が形成される．

症状・所見

- 飲酒の渇望，飲酒中心の思考，時と場所を選ばない飲酒による生活破綻 〈精神依存〉
- 飲酒中止時の離脱症状(自律神経症状，振戦，振戦せん妄，けいれん発作) 〈身体依存〉
- 飲酒量の増加，大量飲酒 〈耐性〉
- 肝障害，膵炎，心筋症，多発神経炎，糖尿病 など 〈身体合併症〉

検査・診断

- スクリーニングに**CAGE**，KAST，AUDITなどが用いられる．
- 本人，家族から飲酒歴と生活の状況を聴取，身体合併症の検索を行い，総合的に判断する．

治療・管理

- **断酒の継続**を目標として，心理社会的療法，薬物療法などを行う．
  1. 心理社会的療法：本人の断酒意志を固めるためのサポート，自助会(断酒会，AAグループ)への参加 など
  2. 薬物療法：**嫌酒薬**(ジスルフィラム，シアナミド)，アカンプロサート

【補足事項】
- 嫌酒薬は，患者に断酒の意志がある場合にのみ使用する．投与前には，服用中にアルコールを摂取した場合の反応を十分に説明し，患者・家族の了解を得る．
- 嫌酒薬服用時には，飲酒以外の少量のアルコール摂取も危険であることを説明する(p.275)．
- ジスルフィラムにより肝障害が現れることがあるため，投与中には定期的な肝機能検査を行う．

離脱症状に加え，栄養障害にも注意

アルコール依存症に関連する精神障害

- アルコール依存症では，身体依存や合併する低栄養により様々な精神障害が起こりうる．
- ベンゾジアゼピン(BZ系薬)はアルコールと同じくGABA$_A$受容体機能を増強するため(p.13)，アルコールの離脱症状に対し置換療法として用いられる．また，アルコールはBZ系薬との交差耐性(p.260)を有する．

精神障害	症状	原因	治療
早期退薬症状	●自律神経症状(手指振戦，発汗，頻脈，悪心・嘔吐，頭痛) ●不安 ●焦燥 ●飲酒の渇望 ●けいれん ●一過性の錯覚や幻視	身体依存	●**ベンゾジアゼピン系薬**(ジアゼパムなど) ●ビタミンを含む輸液
振戦せん妄	●意識変容 ●幻覚(特に小動物幻視) ●リープマン現象 ●作業せん妄 ●パレイドリア ●精神運動興奮	身体依存	●ミアンセリン ●抗精神病薬
ウェルニッケ脳症 (病⑦p.482)	●意識障害 ●眼球運動障害 ●失調性歩行	ビタミンB$_1$欠乏	●**ビタミンB$_1$経静脈投与**
コルサコフ症候群 (病⑦p.346)	●記銘力障害 ●失見当識 ●作話などからなる健忘症候群(ウェルニッケ脳症の後遺症)	ビタミンB$_1$欠乏	(薬物療法は無効)
ペラグラ (病③p.164)	●皮膚炎 ●下痢 ●認知症	ナイアシン欠乏	●ナイアシン経口投与

[商品名] **【嫌酒薬】** ●**シアナミド**：シアナマイド(液) ●**ジスルフィラム**：ノックビン(末) **【アルコール依存症治療薬】** ●**アカンプロサートカルシウム**：レグテクト(錠) [略語] ●KAST：Kurihama Alcoholism Screening Test ●AUDIT：Alcohol Use Disorders Identification Test ●アルコホーリクス・アノニマス(AA)：Alcoholics Anonymous ●γ－アミノ酪酸(GABA)：γ－aminobutyric acid ●ベンゾジアゼピン(BZ)：benzodiazepine

その他の依存性薬物

最も頻度の高い薬物依存症
ニコチン（タバコ）依存症

- ニコチンは，強い身体・精神依存を形成し，反復摂取により容易に耐性(p.274)を形成する．
- タバコにはニコチンの他にもタールや一酸化炭素をはじめとした有害物質が大量に含まれ，肺癌などの悪性腫瘍や虚血性心疾患，COPDなどの多くの疾患のリスクを上昇させるため，問題となる．

ニコチンの薬理作用
- 脳内のニコチン受容体と結合し，様々な神経伝達物質の遊離を促進する．腹側被蓋野から辺縁系・大脳皮質に投射するドパミン神経の機能亢進により多幸感や依存性を生じる．

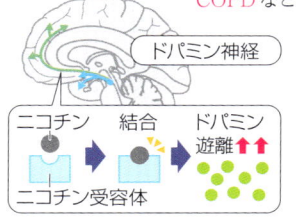

ニコチンの離脱症状
- 禁煙24時間以内にイライラ，怒り，抑うつ，倦怠感，集中困難，不安，不眠などを生じ，再喫煙への渇望が生じる．

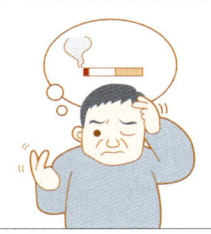

心理社会的療法と薬物療法を行う
ニコチン依存症の治療

- 医療機関における禁煙治療は，通常12週間・診察5回のスケジュールで行われる．
- 心理社会的療法に加え，離脱症状や喫煙時の快感を減少させる禁煙補助薬が用いられる．

ニコチン置換療法
- ニコチン摂取を喫煙からガムやパッチに切り替え，漸減することにより，離脱症状を軽減する．
- ガムタイプは禁煙の口寂しさを紛らわし，喫煙欲求に対する効果が速い．またパッチタイプはより簡便で目立たないなど，それぞれの利点がある．

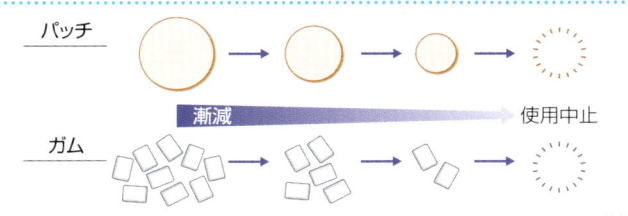

ニコチン受容体部分アゴニスト（バレニクリン）
- 喫煙に比べ少量のドパミンが放出されることにより，離脱症状を軽減する．
- また，ニコチンの受容体への結合を阻害するため，喫煙による報酬（快感）が得られなくなり，喫煙欲求が減少する．

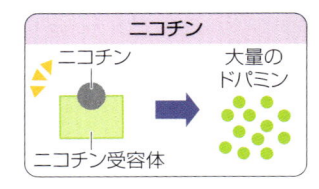

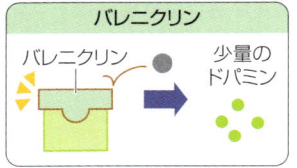

心理社会的療法
- 離脱症状の軽減方法，喫煙欲求への対処（ガムを噛む，水を飲むなど），環境整備（喫煙具を捨てる，酒の席への参加を控えるなど）を指導する．

統合失調症に類似した精神障害を生じる
覚醒剤による精神障害

- 覚醒剤により，表のような精神障害が生じる．

精神障害		症状
急性中毒	中枢神経系↑	興奮・多弁　多幸・万能感　不安・焦燥
	交感神経↑	頻脈・血圧↑　振戦　高体温　散瞳
	離脱症状	無欲状態　疲労・脱力感　抑うつ気分
覚醒剤精神病		統合失調症に類似した幻覚妄想状態を生じる．
フラッシュバック（再燃現象）		少量の覚醒剤や他の依存性薬物の使用による再燃（薬物による再燃），ストレスなどによる再燃（自然再燃）が起こる．

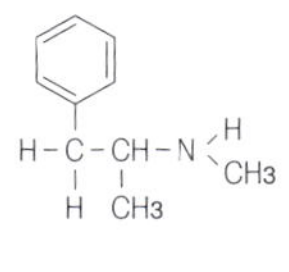

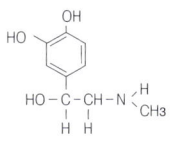

- 覚醒剤の構造はカテコールアミン(p.27)に類似している．ドパミンなどのモノアミン遊離促進・再取り込み阻害作用の他，カテコールアミン受容体への直接的な刺激作用も有する．

略語 ● 慢性閉塞性肺疾患（COPD）：chronic obstructive pulmonary disease

大麻草に由来する精神作用物質
カンナビノイド

- カンナビノイドは，大麻（cannabis）に含まれ特有の精神作用をもつ成分の総称である．
- Δ9-THC（デルタ-9-テトラヒドロカンナビノール）は，特に薬理作用が強力で主要な成分である．
- 脂溶性の物質で，乾燥大麻草（マリファナ），樹脂（ハシッシュ），抽出液（ハシッシュオイル）として用いられる．
- 脳や末梢組織のCB_1受容体（カンナビノイド受容体）と結合し，精神症状や身体症状をきたす．

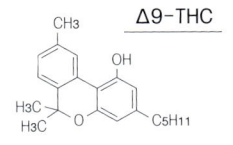

症　状		
精神症状	急性	・知覚異常（視覚・聴覚の鋭敏化，時間・空間の感覚の変調） ・陶酔感，多幸感，性欲亢進 ・いわゆるバッドトリップ（パニック発作，恐怖感，錯乱）
	慢性	・無為・うつ状態
身体症状		・洞性頻脈　・眼球結膜充血　など

- 弱い精神依存を生じ，身体依存・耐性は生じない．
- 依存性は弱いが，ゲートウェイドラッグ（他のハードドラッグの乱用につながる入り口）としての役割が重要視されている．

"サイケデリック体験"を引き起こす
LSD（リゼルギン酸ジエチルアミド）

- 麦角アルカロイドから合成された物質で，トリプタミン構造をもつ．
- セロトニンと類似の構造であり，セロトニン受容体に対する作用をもつ．
- 催幻覚作用を示す．

症　状	
精神症状	・幻覚などの知覚異常（特に視覚） ・色彩に富む幻視，錯視，時間感覚の異常，浮動感，聴覚異常，注意力・判断力低下，異常感覚による神秘感，恍惚感　など ※いわゆるサイケデリック体験
身体症状	・悪寒，悪心，散瞳，頻脈，血圧上昇（自律神経症状）

- 弱い精神依存を生じ，耐性を生じるが，身体依存は生じない．乱用中止後もフラッシュバックをきたす．

身体依存は中枢抑制薬＋ニコチン
依存性薬物のまとめ

- 代表的な依存性薬物の特徴を以下に示す．
- 幻覚剤以外は最終的に脳内ドパミン系，報酬系に影響を与える．

分類		薬物	作用機序	依存 身体	依存 精神	耐性	特徴
中枢抑制薬	バルビツレート類	・アルコール ・バルビツール酸系薬 ・ベンゾジアゼピン系薬	・$GABA_A$受容体機能の亢進	＋	＋	＋	・交差耐性(p.260)
	オピオイド	・モルヒネ　・ヘロイン ・コデイン　・フェンタニル	・オピオイドμ受容体に結合	＋	＋	＋	・激烈な離脱症状（自律神経の嵐）
	ニコチン	・ニコチン	・ニコチン性アセチルコリン受容体に結合	＋	＋	＋	・最も頻度の高い依存性薬物
中枢興奮薬	覚醒剤	・アンフェタミン ・メタンフェタミン	・カテコールアミン，セロトニンの遊離促進，再取り込み阻害	－	＋	＋	・逆耐性現象 ・フラッシュバック現象
	幻覚薬	・LSD ・メスカリン ・シロシビン	・$5\text{-}HT_{2A}$受容体を介したセロトニン神経の活動低下	－	＋	＋	・フラッシュバック現象
	有機溶剤	・トルエン ・キシレン ・ノルマルヘキサン	・$GABA_A$受容体とNMDA受容体のバランス異常	＋	＋	＋	・シンナーとして吸引されることが多い
	コカイン	・コカイン	・カテコールアミン，セロトニンの再取り込み阻害	－	＋	－	・覚醒剤とほぼ同様の作用
	大麻（マリファナ）*	・テトラヒドロカンナビノール（△9-THC）	・カンナビノイド（CB）受容体に結合	－	＋	－	・ゲートウェイドラッグとして重要

*カンナビノイドは中枢神経の興奮作用と抑制作用をあわせもつ．

略語
- Δ9-THC：delta9-tetrahydrocannabinol　● リゼルグ酸ジエチルアミド（LSD）：（独）Lysergsäure Diäthylamid　（英）lysergic acid diethylamide　● γ-アミノ酪酸（GABA）：γ-aminobutyric acid　● セロトニン／5-ヒドロキシトリプタミン（5-HT）：5-hydroxytryptamine　● N-メチル-D-アスパラギン酸（NMDA）：N-methyl-D-aspartate

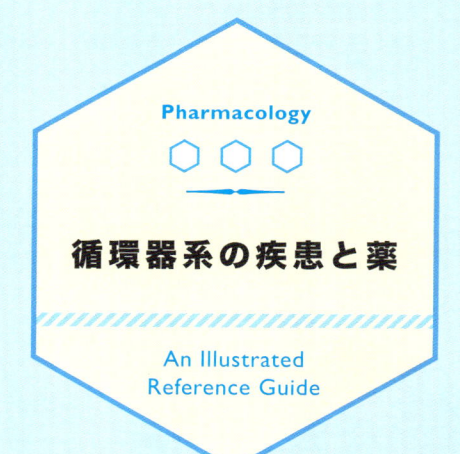

循環器系の疾患と薬

Pharmacology

An Illustrated Reference Guide

循環器の構造と機能

(病②p.2)　監修　赤石 誠

WORDS & TERMS

不応期 (p.284)
心筋細胞が興奮（活動電位を発生）後、再興奮できない時間帯のこと。過剰な興奮が伝わるのを抑えることができる。全く反応しない絶対不応期の後に、強い刺激があれば興奮する相対不応期が続く。

陽性変時作用，陰性変時作用 (p.70)
心拍数を変化させる作用を変時作用という。陽性変時作用とは心拍数増加、陰性変時作用とは心拍数減少をもたらす作用をいう。

陽性変力作用，陰性変力作用
心筋収縮力を変化させる作用を変力作用という。陽性変力作用とは心筋収縮力増大、陰性変力作用とは心筋収縮力減少をもたらす作用をいう。

フランク・スターリングの法則 (p.287)
拡張期に心室内に流入する血液量（前負荷）が増加し、心室が伸ばされて心筋の長さが増すと、続く収縮期に心筋の収縮力が強くなり、結果的に心室の1回拍出量は増加する。前負荷の増大が慢性化すると、心拡大（遠心性肥大）が生じる。拡大心は長期の負荷の増大により心筋の収縮力低下をきたす（心不全 p.330）。

バゾプレシン (p.287)
脳の視床下部で産生され、下垂体後葉から血中に分泌されるホルモン。抗利尿ホルモン（ADH）ともよばれ、腎臓の集合管のV_2受容体に結合し、水の再吸収を促進する。一定以上の量では血管収縮および血圧上昇作用も示す。バゾプレシンの分泌は、血漿浸透圧の上昇、血圧・循環血液量の低下により亢進する。

循環器系の中心 心臓の概観

- 心臓、血管（動脈、静脈、毛細血管）、リンパ系(病②p.6)からなる循環器系は、血液およびリンパ液を体全体に循環させることで、酸素（O_2）や栄養素の運搬、老廃物の排泄に働く。
- 心臓は握り拳ほどの大きさの臓器で、胸部の中央に位置し、左右を肺に囲まれている。

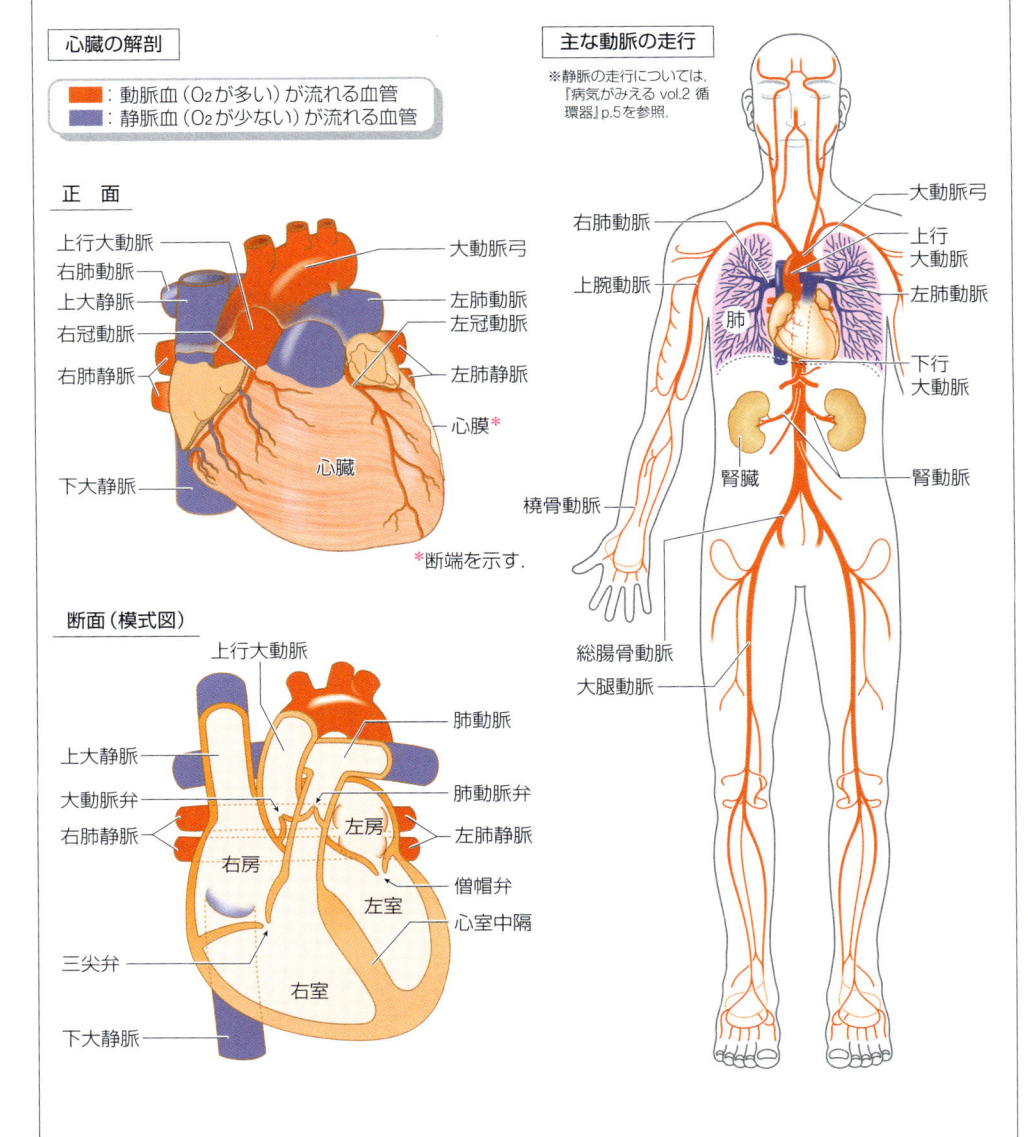

心臓の解剖

- 🟥 ：動脈血（O_2が多い）が流れる血管
- 🟦 ：静脈血（O_2が少ない）が流れる血管

正面

（図：上行大動脈、右肺動脈、上大静脈、右冠動脈、右肺静脈、下大静脈、大動脈弓、左肺動脈、左冠動脈、左肺静脈、心膜*、心臓）

*断端を示す。

断面（模式図）

（図：上行大動脈、上大静脈、大動脈弁、右肺静脈、右房、三尖弁、下大静脈、肺動脈、肺動脈弁、左肺静脈、左房、僧帽弁、心室中隔、左室、右室）

主な動脈の走行

※静脈の走行については、『病気がみえる vol.2 循環器』p.5を参照。

（図：大動脈弓、右肺動脈、上行大動脈、上腕動脈、左肺動脈、肺、下行大動脈、腎臓、腎動脈、橈骨動脈、総腸骨動脈、大腿動脈）

- 心臓は、右房と右室（右心系）、左房と左室（左心系）の4つに区切られている。
- 右心系と左心系は中隔（心房中隔と心室中隔）によって隔てられている。
- 弁は血液の逆流を防ぐ役割をしている。

略語 ● 抗利尿ホルモン（ADH）：antidiuretic hormone

血液を循環させるポンプ
心臓の機能

- 心臓は収縮と拡張(弛緩)を周期的に繰り返し，血液を全身に循環させるポンプとして働く．

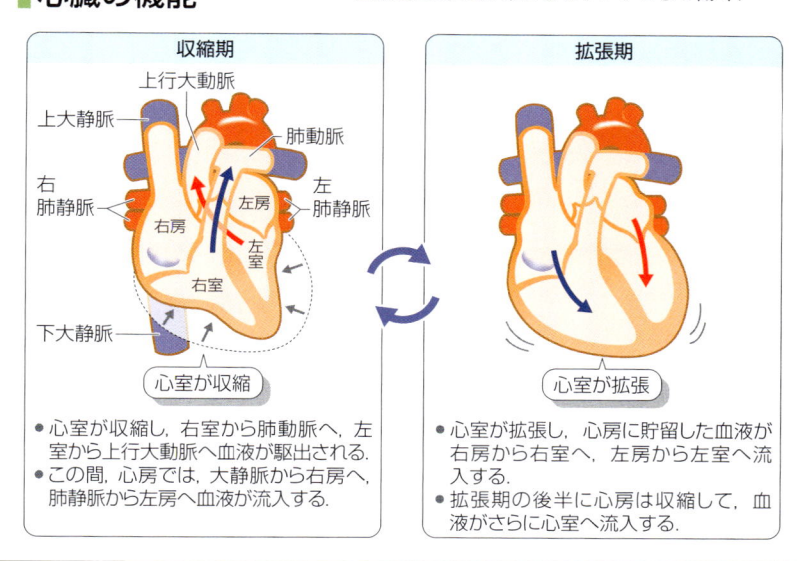

収縮期

上大静脈／上行大動脈／肺動脈／右肺静脈／左肺静脈／右房／左房／左室／右室／下大静脈
心室が収縮

- 心室が収縮し，右室から肺動脈へ，左室から上行大動脈へ血液が駆出される．
- この間，心房では，大静脈から右房へ，肺静脈から左房へ血液が流入する．

拡張期

心室が拡張

- 心室が拡張し，心房に貯留した血液が右房から右室へ，左房から左室へ流入する．
- 拡張期の後半に心房は収縮して，血液がさらに心室へ流入する．

心機能の指標の1つ
心拍出量

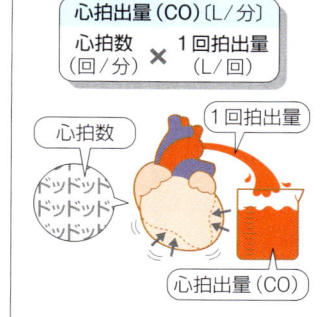

心拍出量(CO)〔L/分〕
心拍数(回/分) × 1回拍出量(L/回)

心拍数　ドッドッドッドッドッ
1回拍出量
心拍出量(CO)

- 1分間に心臓から駆出される血液量を心拍出量という．
- 血圧(p.374)は，血圧(BP) = 心拍出量(CO) × 全末梢血管抵抗(TPR)で表される．

血液の循環経路
体循環と肺循環

- 心臓から動脈血(O_2が多い)を全身の各組織へ送り，各組織でO_2を消費した後の静脈血(O_2が少なく，CO_2が多い)を心臓に戻すサイクルを体循環という(左室➡動脈系➡各組織➡静脈系➡右房)．
- 体循環ではO_2やCO_2の運搬と同時に，全身の各組織へ栄養を送り，老廃物を回収している．
- 心臓から静脈血を肺へ送り，肺でガス交換をした後，動脈血を心臓に戻すサイクルを肺循環という(右室➡肺動脈➡肺(ガス交換)➡肺静脈➡左房)．
- 体循環の動脈・静脈と異なり，肺循環の肺動脈では静脈血が，肺静脈では動脈血が流れる．

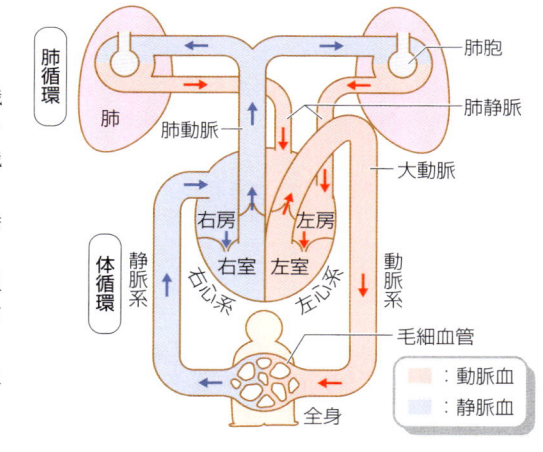

肺循環：肺胞／肺／肺動脈／肺静脈
大動脈／右房／左房／右室／左室／動脈系／静脈系
体循環：毛細血管／全身
■：動脈血　■：静脈血

心筋に収縮の刺激を伝える
刺激伝導系

- 心臓には固有心筋(心房筋，心室筋)と刺激伝導系(特殊心筋)がある．
- 正常では，洞結節(洞房結節)の興奮(活動電位の発生 p.284)が刺激伝導系を伝わり，固有心筋の興奮(活動電位の発生)と心筋の収縮 (p.283) が生じる．
- 洞結節の自発的な興奮により心臓は周期的な収縮を繰り返すことができる(自動能)．

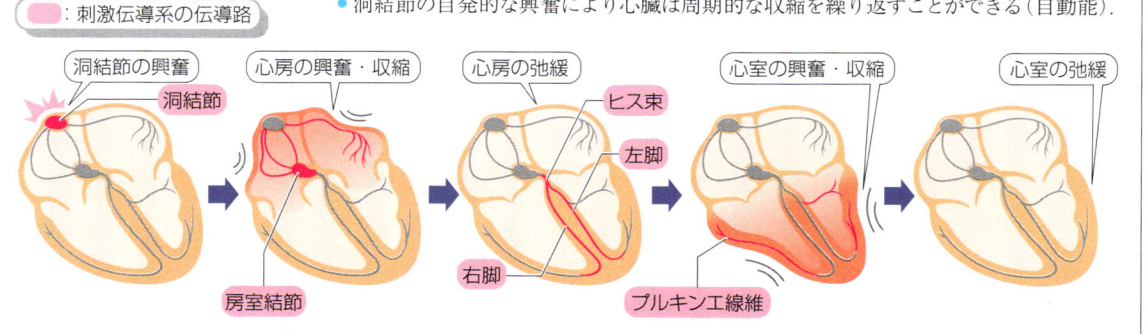

■：刺激伝導系の伝導路

洞結節の興奮：洞結節 → 心房の興奮・収縮：房室結節 → 心房の弛緩：ヒス束／右脚／左脚 → 心室の興奮・収縮：プルキンエ線維 → 心室の弛緩

略語 ● 心拍出量(CO)：cardiac output　● 血圧(BP)：blood pressure　● 全末梢血管抵抗(TPR)：total peripheral resistance

循環器系の疾患と薬 — 循環器の構造と機能

心筋の構造
心筋細胞の一群が筋線維

- 心筋は骨格筋と同じ横紋筋である(p.14).
- 心筋は自発的に収縮を繰り返す(p.281), 心筋全体に興奮が伝わり収縮する(p.283), 不応期を有する(p.284), 初期長に応じて心収縮力が変化する(p.280)などの点が骨格筋と異なる.

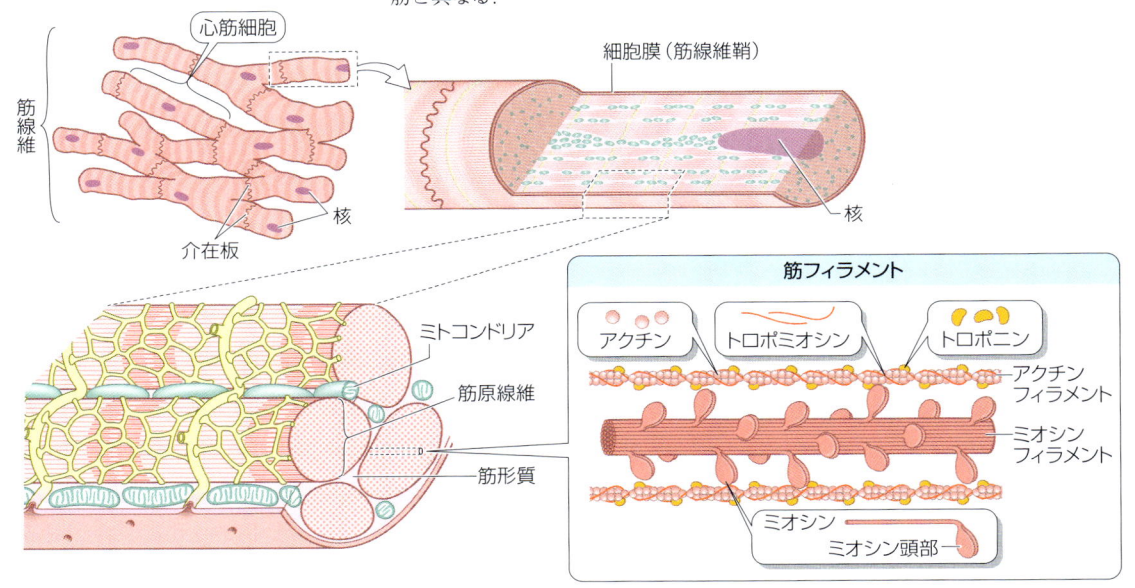

- 心筋細胞は筋フィラメントの束である筋原線維の集合からなり, 分枝した心筋細胞同士が連結して筋線維の網状の組織(心筋)を形成する.

心筋細胞
イオンチャネルやポンプなどがある

- 心筋細胞には, 様々なイオンチャネルやポンプ, 受容体などが存在し, 心臓(心筋)に作用する薬物は, これらを標的部位として薬理作用を発揮する.

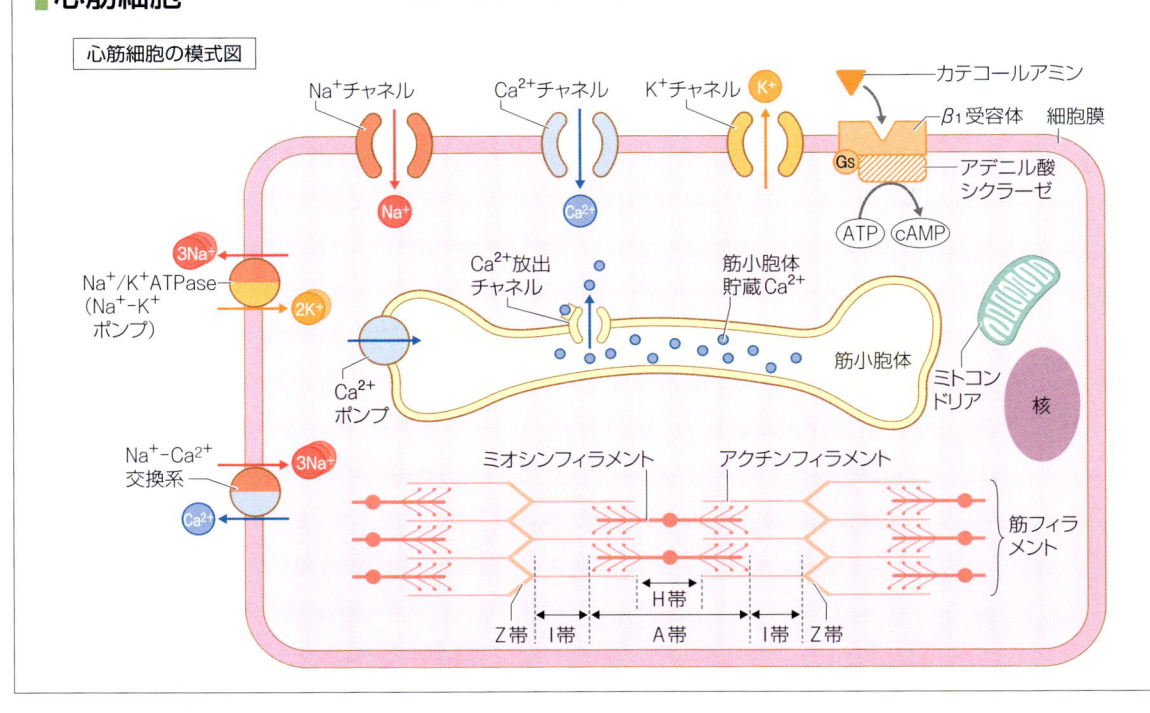

略語
- アデノシン三リン酸(ATP): adenosine triphosphate
- 環状アデノシン一リン酸(cAMP): cyclic adenosine monophosphate

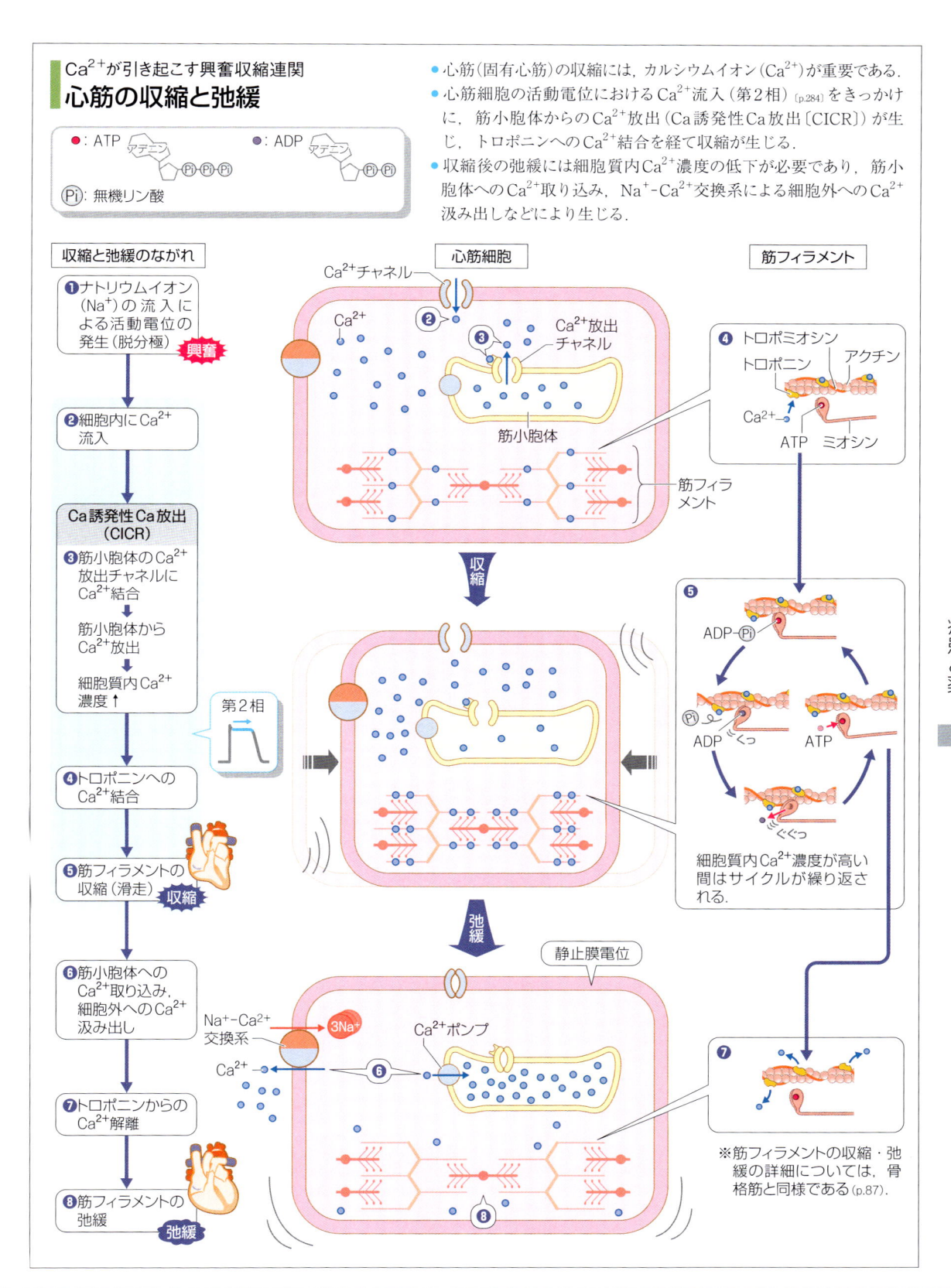

Ca²⁺が引き起こす興奮収縮連関
心筋の収縮と弛緩

- ●：ATP アデニン Pi-Pi-Pi
- ●：ADP アデニン Pi-Pi
- Pi：無機リン酸

- 心筋（固有心筋）の収縮には，カルシウムイオン（Ca^{2+}）が重要である．
- 心筋細胞の活動電位におけるCa^{2+}流入（第2相）(p.284)をきっかけに，筋小胞体からのCa^{2+}放出（Ca誘発性Ca放出〔CICR〕）が生じ，トロポニンへのCa^{2+}結合を経て収縮が生じる．
- 収縮後の弛緩には細胞質内Ca^{2+}濃度の低下が必要であり，筋小胞体へのCa^{2+}取り込み，Na^+-Ca^{2+}交換系による細胞外へのCa^{2+}汲み出しなどにより生じる．

収縮と弛緩のながれ

❶ ナトリウムイオン（Na^+）の流入による活動電位の発生（脱分極）　**興奮**

❷ 細胞内にCa^{2+}流入

Ca誘発性Ca放出（CICR）
❸ 筋小胞体のCa^{2+}放出チャネルにCa^{2+}結合
↓
筋小胞体からCa^{2+}放出
↓
細胞質内Ca^{2+}濃度↑

第2相

❹ トロポニンへのCa^{2+}結合

❺ 筋フィラメントの収縮（滑走）　**収縮**

❻ 筋小胞体へのCa^{2+}取り込み，細胞外へのCa^{2+}汲み出し

❼ トロポニンからのCa^{2+}解離

❽ 筋フィラメントの弛緩　**弛緩**

心筋細胞

Ca^{2+}チャネル、Ca^{2+}放出チャネル、筋小胞体、収縮、弛緩、Na^+-Ca^{2+}交換系、$3Na^+$、Ca^{2+}ポンプ、静止膜電位

筋フィラメント

❹ トロポミオシン、トロポニン、アクチン、Ca^{2+}、ATP、ミオシン

❺ ADP-Pi → (Pi) ADP くっ → ATP → ぐぐっ

細胞質内Ca^{2+}濃度が高い間はサイクルが繰り返される．

❼

※筋フィラメントの収縮・弛緩の詳細については，骨格筋と同様である(p.87)．

循環器系の疾患と薬　循環器の構造と機能

略語 ● アデノシン二リン酸（ADP）：adenosine diphosphate　● カルシウム誘発〔性〕カルシウム放出／Ca誘発〔性〕Ca放出（CICR）：calcium-induced calcium release／Ca-induced Ca release

心筋の活動電位
心筋の興奮，収縮を生じる

- 心筋細胞は，膜電位の上昇（脱分極）により興奮し，膜電位の低下（再分極）により静止状態（静止膜電位，膜電位が－の状態）に戻る。
- 活動電位は，Na^+，Ca^{2+}，K^+の陽イオンが細胞膜上のチャネルやポンプを通して細胞内外を移動することにより発生する。その波形は心臓の部位ごとに異なる。

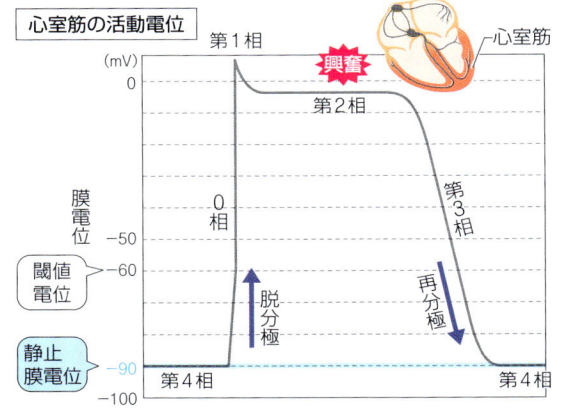

心室筋の活動電位

- 心房筋，ヒス束以下の心室内刺激伝導系もほぼ同様の活動電位を形成する。

静止状態では，細胞質内の電位は－になっています（静止膜電位）。そして，細胞内はK^+濃度が高く，細胞外はNa^+濃度が高いという状態にあります (p.7)。
脱分極によって細胞内に流入した陽イオン（Na^+やCa^{2+}）は，細胞間のギャップジャンクションを通じて隣接する細胞にも流入し，これをきっかけに隣接する細胞でも脱分極が始まります（興奮伝導）(p.8)。

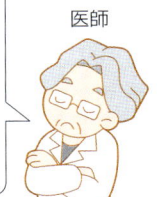

0相 （急速脱分極）	第1相 （早期急速再分極）	第2相 （プラトー相）	第3相 （最終急速再分極）	第4相 （静止期）
Na^+チャネルが開口（活性化）してNa^+が急速に細胞内に流入（内向きNa^+電流〔I_{Na}〕）。	Na^+チャネルの閉鎖（不活性化）と，一過性のK^+流出（一過性外向き電流〔I_{to}〕）によるわずかな再分極。	Ca^{2+}チャネルが開口（活性化）してCa^{2+}が細胞内に流入（内向きCa^{2+}電流〔I_{Ca}〕）。	Ca^{2+}チャネルが閉鎖する。 第2相の後半から始まったK^+チャネル開口が進み，K^+が細胞外へ流出（外向きK^+電流〔I_K〕）。	Na^+/K^+ATPaseやNa^+-Ca^{2+}交換系などが働いて細胞内外のイオン環境が元に復する。

Na^+チャネルの不活性化時期（不応期）

※第3相の後半からは内向き整流K^+電流（I_{K1}）も生じる。

洞結節の活動電位

- 心室筋での第1相，第2相にあたる時相はない。
- 房室結節も同様の活動電位を形成する。

0相	第3相	第4相
Ca^{2+}チャネルの開口によりCa^{2+}が細胞内に流入する（I_{Ca}）。	Ca^{2+}チャネルが閉鎖し，K^+チャネルの開口によりK^+が流出する（I_K）。	ペースメーカー電流（I_f）〔Na^+などの流入による内向きの電流〕が緩徐な脱分極を起こす。

心電図
心筋の電気的興奮を反映

Ⅱ誘導

- 心電図は，心筋の電気的興奮の時間的変化を体表面に取り付けた電極から記録するものである (p.341).
- 心筋の各部位における様々な活動電位 (p.284) を総合したものと考えられる．
- 誘導法など心電図検査の詳細については『病気がみえる vol.2 循環器』p.28～38 を参照のこと．

QRS波
心室の電気的興奮（脱分極）が心室全体に広がることにより生じる波形

P波
心房の電気的興奮（脱分極）が心房全体に広がることにより生じる波形

T波
心室の電気的興奮がおさまり，元に回復する（再分極）ことにより生じる波形

U波*
T波に続いてみられる波形だが，その成因は不明

*誘導によってはみられない．

RR間隔／PQ間隔／QRS幅／ST／QT間隔

血管の構造
動脈，静脈，毛細血管

- 血管には，動脈，静脈，毛細血管があり，それぞれの血管内壁は内皮細胞で被われている．

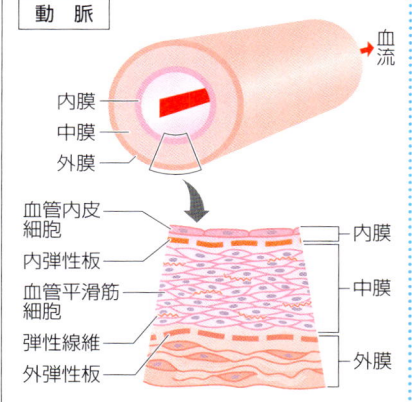

動脈
内膜／中膜／外膜
血管内皮細胞／内弾性板／血管平滑筋細胞／弾性線維／外弾性板

- 動脈の壁は内膜，中膜，外膜の3層からなる．
- 中膜は大型の動脈では弾性線維に富み，中型や小動脈，細動脈は平滑筋細胞が主体となる．
- 細動脈は，末梢血管抵抗の主体となる（収縮で抵抗↑，拡張で抵抗↓）ため，抵抗血管ともよばれる．

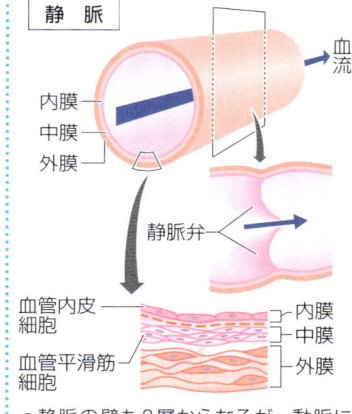

静脈
内膜／中膜／外膜／静脈弁
血管内皮細胞／血管平滑筋細胞／内膜／中膜／外膜

- 静脈の壁も3層からなるが，動脈に比べて薄く，伸展しやすい．
- 血液の逆流を防ぐための弁（静脈弁）がある．
- 静脈は血液を大量に貯留することができるため，容量血管ともよばれ，静脈が収縮すると貯留する血液の容量は減少する．

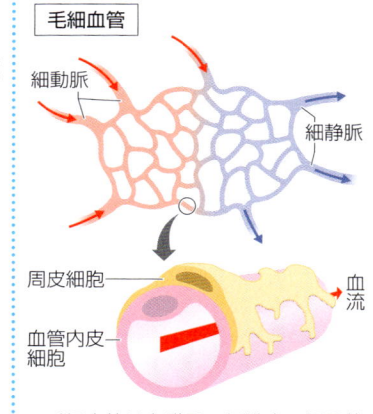

毛細血管
細動脈／細静脈／周皮細胞／血管内皮細胞

- 毛細血管は各臓器・組織内で網目状の毛細血管床を形成し，動脈系と静脈系をつないでいる．
- 毛細血管ではその壁を通して血液-組織間の物質交換（O_2，CO_2，栄養素，水分など）が行われている．

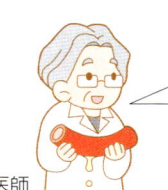

毛細血管からは血液の液体成分（血漿）が滲み出して，組織中を満たしています．これを間質液（組織液）とよび，間質液は，細静脈側で再吸収，またはリンパ管に吸収されて循環しています．リンパ管に流入した間質液はリンパ液とよばれます．

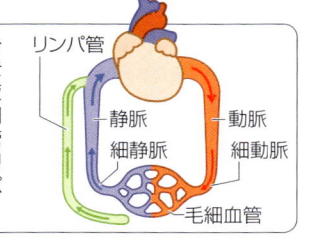

医師

リンパ管／静脈／動脈／細静脈／細動脈／毛細血管

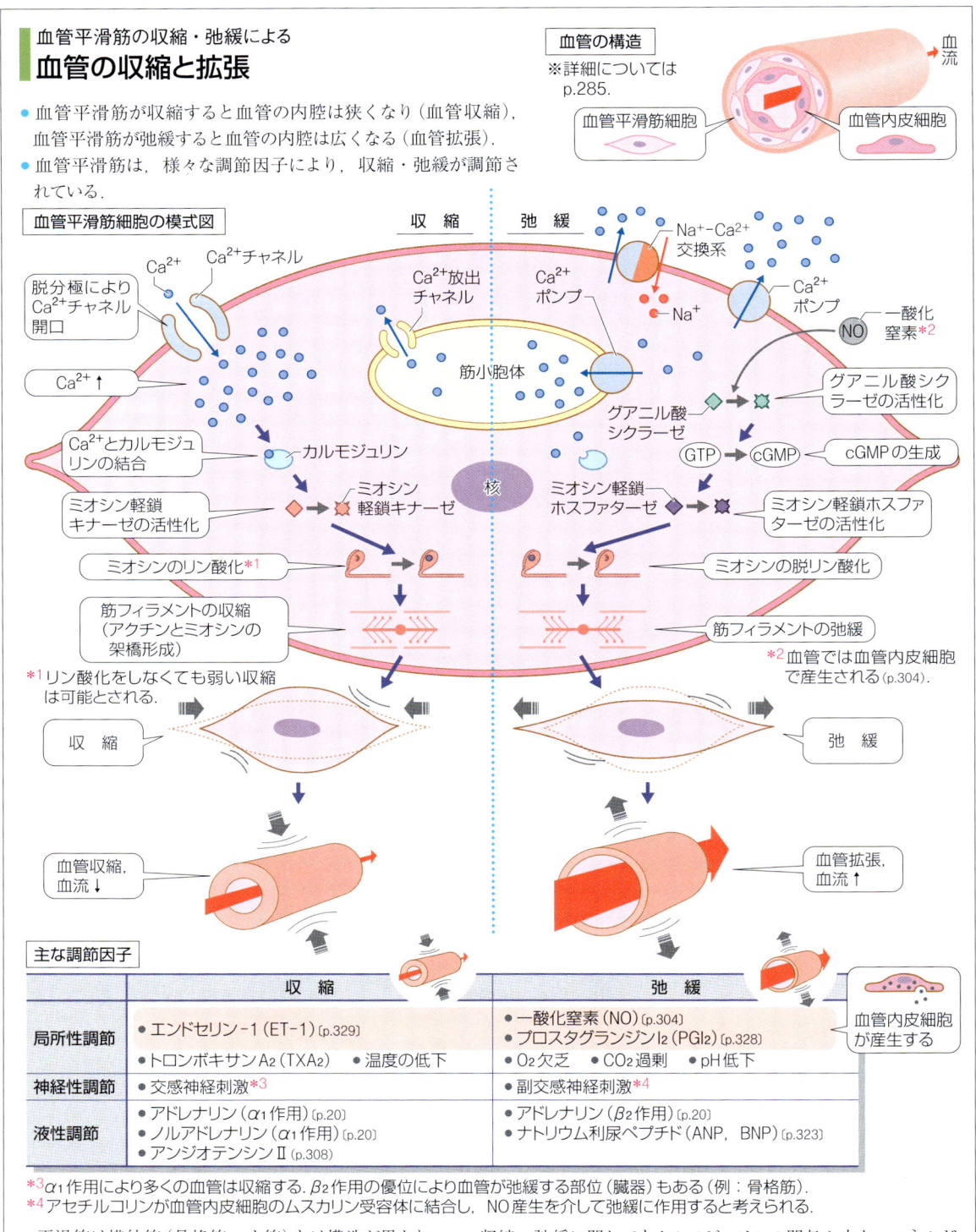

血管平滑筋の収縮・弛緩による
血管の収縮と拡張

- 血管平滑筋が収縮すると血管の内腔は狭くなり（血管収縮），血管平滑筋が弛緩すると血管の内腔は広くなる（血管拡張）．
- 血管平滑筋は，様々な調節因子により，収縮・弛緩が調節されている．

血管の構造
※詳細については p.285.
- 血管平滑筋細胞
- 血管内皮細胞
- 血流

血管平滑筋細胞の模式図

収縮側：
- 脱分極により Ca^{2+} チャネル開口
- Ca^{2+} チャネル
- Ca^{2+} ↑
- Ca^{2+} とカルモジュリンの結合
- カルモジュリン
- ミオシン軽鎖キナーゼの活性化
- ミオシン軽鎖キナーゼ
- ミオシンのリン酸化*1
- 筋フィラメントの収縮（アクチンとミオシンの架橋形成）
- Ca^{2+} 放出チャネル
- 筋小胞体
- 核

*1 リン酸化をしなくても弱い収縮は可能とされる．

弛緩側：
- Ca^{2+} ポンプ
- Na^+-Ca^{2+} 交換系
- Na^+
- Ca^{2+} ポンプ
- 一酸化窒素（NO）*2
- グアニル酸シクラーゼ
- グアニル酸シクラーゼの活性化
- GTP → cGMP
- cGMPの生成
- ミオシン軽鎖ホスファターゼ
- ミオシン軽鎖ホスファターゼの活性化
- ミオシンの脱リン酸化
- 筋フィラメントの弛緩

*2 血管では血管内皮細胞で産生される (p.304)．

→ 収縮 → 血管収縮，血流↓
→ 弛緩 → 血管拡張，血流↑

主な調節因子

	収縮	弛緩
局所性調節	●エンドセリン-1（ET-1）[p.329] ●トロンボキサンA_2（TXA_2）　●温度の低下	●一酸化窒素（NO）[p.304] ●プロスタグランジンI_2（PGI_2）[p.328] ●O_2欠乏　●CO_2過剰　●pH低下
神経性調節	●交感神経刺激*3	●副交感神経刺激*4
液性調節	●アドレナリン（$α_1$作用）[p.20] ●ノルアドレナリン（$α_1$作用）[p.20] ●アンジオテンシンⅡ [p.308]	●アドレナリン（$β_2$作用）[p.20] ●ナトリウム利尿ペプチド（ANP，BNP）[p.323]

血管内皮細胞が産生する

*3 $α_1$作用により多くの血管は収縮する．$β_2$作用の優位により血管が弛緩する部位（臓器）もある（例：骨格筋）．
*4 アセチルコリンが血管内皮細胞のムスカリン受容体に結合し，NO産生を介して弛緩に作用すると考えられる．

- 平滑筋は横紋筋（骨格筋，心筋）とは構造が異なり [p.14]，収縮・弛緩に関してもカルモジュリンの関与や少ないエネルギーで収縮を維持できるなど異なる点がみられる．
- 血管平滑筋細胞には調節因子が作用する受容体やチャネルが様々あり，それらは組織や臓器の血管ごとに存在する種類や数が異なるため，各部位で特有の反応を示し，適切な血流が調節される．

略語
- グアノシン三リン酸（GTP）：guanosine triphosphate
- 環状グアノシン一リン酸（cGMP）：cyclic guanosine monophosphate
- エンドセリン1（ET-1）：endothelin-1
- トロンボキサンA_2（TXA_2）：thromboxane A_2
- プロスタサイクリン／プロスタグランジンI_2（PGI_2）：prostacyclin／prostaglandin I_2

神経性調節を制御する
延髄の循環中枢

- 延髄にある循環中枢は，各部位の受容器からの情報を受け取り，それらの情報をもとに交感神経，副交感神経を制御し，適切な循環調節を行う（循環反射）．

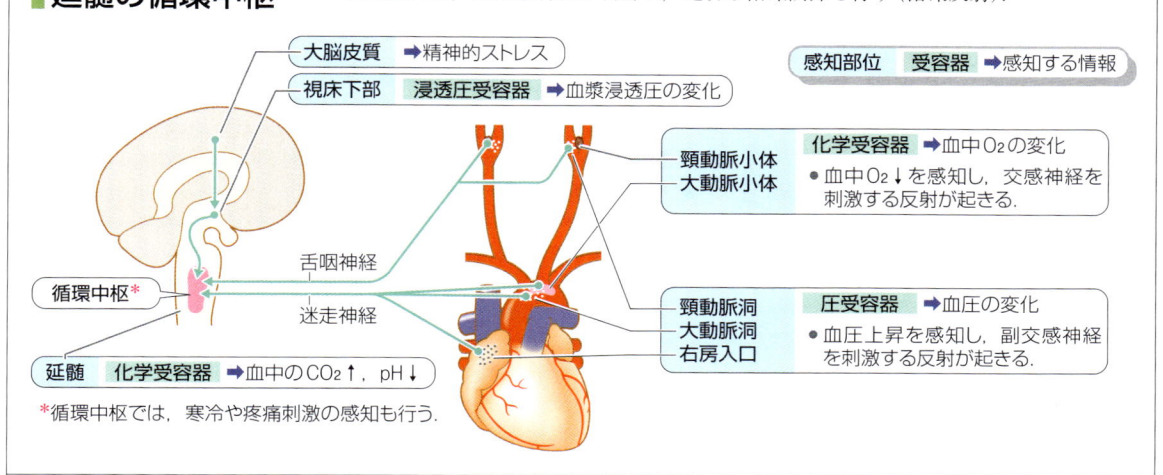

| 感知部位 | 受容器 | 感知する情報 |

- 大脳皮質 → 精神的ストレス
- 視床下部　浸透圧受容器 → 血漿浸透圧の変化
- 頸動脈小体／大動脈小体　化学受容器 → 血中O_2の変化
  - 血中O_2↓を感知し，交感神経を刺激する反射が起きる．
- 循環中枢* ／舌咽神経／迷走神経
- 頸動脈洞／大動脈洞／右房入口　圧受容器 → 血圧の変化
  - 血圧上昇を感知し，副交感神経を刺激する反射が起きる．
- 延髄　化学受容器 → 血中のCO_2↑，pH↓

＊循環中枢では，寒冷や疼痛刺激の感知も行う．

血圧を保ち血流配分を行う
循環調節機構

- 自律神経系（交感神経，副交感神経）による神経性調節や，循環血液中の因子による液性調節などが働くことで，血圧は一定範囲内に保たれ全身の血流が維持されている．
- 加えて，各臓器や組織における局所性調節により，各部位での血流量の調節（血流配分）が行われる．

神経性調節の経路
- 交感神経：
- 副交感神経：

液性調節の経路：

脳／下垂体後葉／ナトリウム利尿ペプチド／副交感神経／迷走神経／交感神経＊／心臓／バゾプレシン（抗利尿ホルモン〔ADH〕）／血管／副腎／RAA系／腎臓

＊交感神経終末はノルアドレナリンを分泌．
＊＊副腎は主にアドレナリンを分泌．

血圧は，血圧＝心拍出量×全末梢血管抵抗＝（1回拍出量×心拍数）×全末梢血管抵抗で表されます（p.374）．

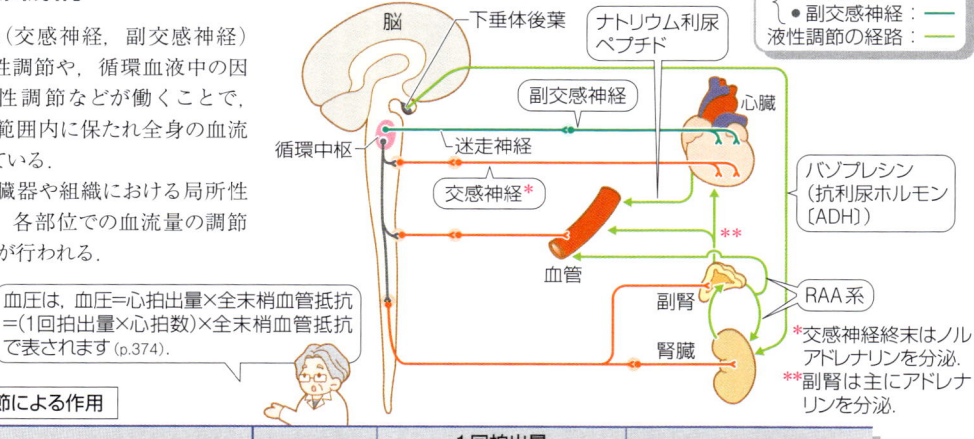

調節による作用		心拍数	1回拍出量		末梢血管抵抗
			心筋収縮力	循環血液量	
神経性調節	交感神経(p.26)	↑(β_1作用)	↑(β_1作用)	—	↑(α_1作用)〔血管収縮〕 ↓(β_2作用)〔血管拡張〕
	副交感神経(p.54)	↓	↓	—	↓〔血管拡張〕
液性調節	カテコールアミン(p.27)（アドレナリン，ノルアドレナリン）	↑(β_1作用)	↑(β_1作用)	—	↑(α_1作用)〔血管収縮〕 ↓(β_2作用)〔血管拡張〕
	RAA系(p.308) アンジオテンシンⅡ	—	—	—	↑〔血管収縮〕
	RAA系 アルドステロン	—	—	↑	—
	バゾプレシン(p.280)	—	—	↑	↑〔血管収縮〕
	ナトリウム利尿ペプチド（ANP，BNP）(p.323)	—	—	↓	↓〔血管拡張〕

- 神経性調節では，頸動脈や大動脈などにある受容器からの情報を受け取った延髄の循環中枢が，それらの情報をもとに交感神経，副交感神経を制御している(p.286)．
- 循環調節機構は他に，腎臓での利尿作用による循環血液量↓，心筋細胞の肥大による心収縮力↑，血管平滑筋細胞の増殖による末梢血管抵抗↑，血管収縮・拡張の調節因子(p.286)，フランク・スターリングの法則(p.280)などもある．

略語 ● 抗利尿ホルモン（ADH）：antidiuretic hormone　● レニン・アンジオテンシン・アルドステロン（RAA）系：renin-angiotensin-aldosterone system　● 心房性ナトリウム利尿ペプチド（ANP）：atrial natriuretic peptide　● 脳性ナトリウム利尿ペプチド（BNP）：brain natriuretic peptide

循環器疾患治療薬

総論

監修：赤石 誠

主要な循環器疾患と治療薬
1つの薬物が複数の疾患に有効

- 循環器疾患に用いる治療薬は，1疾患だけでなく複数の疾患で有効な作用を示すものが多い．
- また，主要な疾患は，各々の病態が関わり合っているため，進行や重症化により複数の疾患の合併がみられる．
- 以下にCa拮抗薬と硝酸薬の適応例を示す．

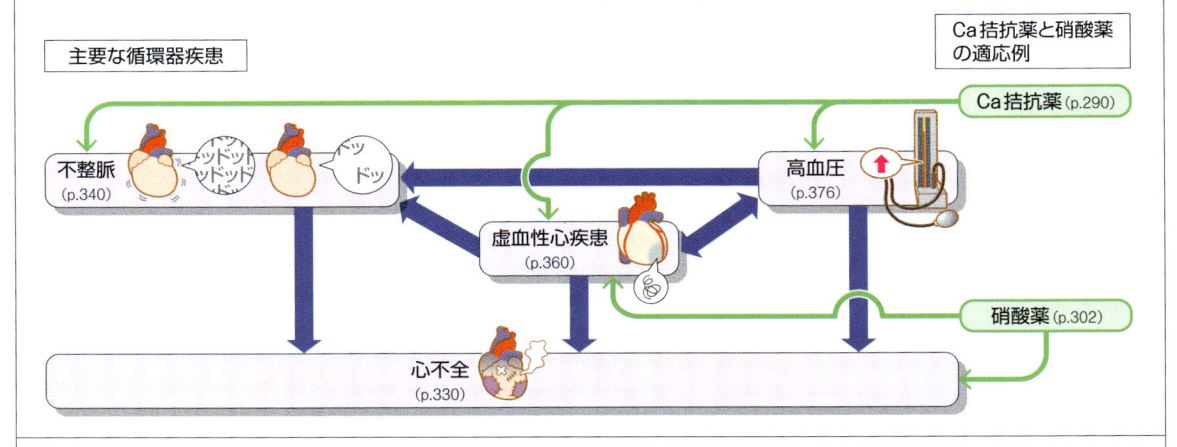

主要な循環器疾患

- 不整脈（p.340）
- 虚血性心疾患（p.360）
- 高血圧（p.376）
- 心不全（p.330）

Ca拮抗薬と硝酸薬の適応例
- Ca拮抗薬（p.290）
- 硝酸薬（p.302）

薬物治療の目的
症状の緩和と予後の改善

- 循環器疾患の薬物治療の目的は，症状の緩和と予後の改善に大別される．
- 特に予後の改善のための薬剤は，患者がその薬剤の必要性を理解し，使用法や副作用への対処などを知ったうえで長期的に服用することが重要となる．

心不全と心房細動での目的別の薬剤例

	薬物治療の目的	
	症状の緩和	予後の改善
心不全（p.330）	・利尿薬 ・強心薬，昇圧薬 ・硝酸薬　　など ➡血行動態の改善 （うっ血症状や末梢循環不全の緩和）	・ACE阻害薬 ・ARB ・β遮断薬　　など ➡心筋のリモデリング（p.330）を抑制し，心不全の進行を防ぐ．
心房細動（p.344）	・β遮断薬（Ⅱ群薬） ・Ca拮抗薬（Ⅳ群薬） ・ジギタリス ・Na⁺チャネル遮断薬（Ⅰa，Ⅰc群薬） ➡心拍数調節または洞調律への回復 ※非薬物治療であるカテーテルアブレーションも考慮される．	・抗凝固薬 （ワルファリン，NOAC） ➡血栓形成を抑制し，塞栓症（特に脳塞栓症）を予防． ※心不全の合併例には上記の薬剤も併用される．

予後の改善を目的にした薬物は，患者さんの自覚症状を改善するものではありません．また，検査値の改善など薬効が現れるためには，一定期間の服用の継続を必要とするものが多いです．そのため，患者さんがその使用目的をきちんと理解していないと自己判断で服用を中止してしまうおそれがあります．そうならないために，処方時には，患者さんに十分な説明をすることが重要です．

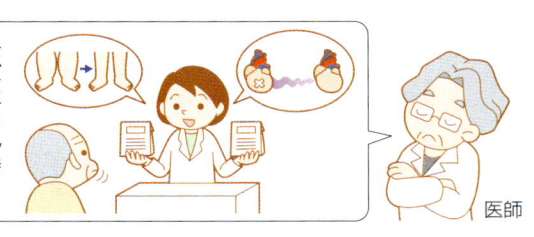

医師

略語
- アンジオテンシン変換酵素（ACE）阻害薬：angiotensin converting enzyme inhibitor
- アンジオテンシンⅡ受容体拮抗薬（ARB）：angiotensin Ⅱ receptor blocker
- 新規経口抗凝固薬（NOAC）：novel oral anticoagulant

治療薬の全体像
循環器疾患治療薬の一覧

薬物			一般名（※表中は代表的な薬剤のみ記載）		薬物治療の参照ページ
Ca拮抗薬 (Ca²⁺チャネル 遮断薬) (p.290)	ジヒドロピリジン (DHP)系Ca拮抗薬		・アムロジピン	・ニフェジピン	・虚血性心疾患 (p.371) ・高血圧 (p.386)
	Ⅳ群抗不整脈薬		・ベラパミル ・ベプリジル	・ジルチアゼム	・不整脈 (p.354)
交感神経 抑制薬 (p.43, 294)	α受容体遮断薬		・ドキサゾシン	・プラゾシン	・高血圧 (p.386)
	αβ受容体遮断薬		・カルベジロール	・ラベタロール	・心不全 (p.336) ・不整脈 (p.354) ・虚血性心疾患 (p.371) ・高血圧 (p.386)
	β受容体遮断薬 (β遮断薬)／ Ⅱ群抗不整脈薬		・ビソプロロール ・メトプロロール	・プロプラノロール ・アテノロール	
Na⁺チャネル 遮断薬／ Ⅰ群抗不整脈薬 (p.296)	Ⅰa群		・プロカインアミド ・シベンゾリン	・ジソピラミド ・キニジン	・不整脈 (p.354)
	Ⅰb群		・リドカイン	・メキシレチン　・アプリンジン	
	Ⅰc群		・プロパフェノン	・フレカイニド　・ピルシカイニド	
K⁺チャネル遮断薬／ Ⅲ群抗不整脈薬 (p.300)			・アミオダロン ・ソタロール	・ニフェカラント	・不整脈 (p.354)
硝酸薬 (p.302)			・ニトログリセリン ・一硝酸イソソルビド	・硝酸イソソルビド	・心不全 (p.336) ・虚血性心疾患 (p.371)
レニン・ アンジオテン シン(RA)系 阻害薬 (p.308)	ACE阻害薬 (p.311)		・ペリンドプリル ・イミダプリル	・エナラプリル ・カプトプリル	・心不全 (p.336) ・虚血性心疾患 (p.371) ・高血圧 (p.386)
	ARB (p.314)		・ロサルタン ・オルメサルタン メドキソミル	・カンデサルタン シレキセチル ・テルミサルタン	
	レニン阻害薬 (p.310)		・アリスキレン		
強心薬 (p.316)	ジギタリス製剤 (p.317)		・ジゴキシン	・メチルジゴキシン	・心不全 (p.336) ・不整脈 (p.354)
	PDEⅢ阻害薬 (p.320)		・ミルリノン	・オルプリノン	・心不全 (p.336)
			・ピモベンダン ・ブクラデシン	・コルホルシンダロパート	
利尿薬 (p.398)	ループ利尿薬 (p.403)		・フロセミド	・アゾセミド	・心不全 (p.336) ・高血圧 (p.386)
	チアジド系利尿薬 (p.404)		・トリクロルメチアジド		
	K保持性 利尿薬 (p.406)	抗アルド ステロン薬	・スピロノラクトン	・エプレレノン	
			・トリアムテレン		
ANP製剤 (p.323)			・カルペリチド		・心不全 (p.336)
抗血栓薬 (p.324)	抗血小板薬 (p.325)		・アスピリン ・クロピドグレル	・チクロピジン ・シロスタゾール	・虚血性心疾患 (p.371)
	抗凝固薬 (p.326)		・ヘパリン	・ワルファリン	・虚血性心疾患 (p.371) ・不整脈 　(心房細動) (p.344)
		NOAC	・ダビガトラン ・アピキサバン	・リバーロキサバン ・エドキサバン	
	血栓溶解薬 (p.327)	t-PA製剤	・アルテプラーゼ ・ウロキナーゼ	・モンテプラーゼ	・虚血性心疾患 (p.371)
末梢血管 拡張薬 (p.328)	プロスタグランジン 製剤		・アルプロスタジルアルファデクス ・リマプロストアルファデクス		・慢性動脈閉塞症 (p.393)
			・エポプロステノール	・ベラプロスト	・肺高血圧症 (p.394)
	PDE5阻害薬		・シルデナフィル	・タダラフィル	
	エンドセリン 受容体拮抗薬		・ボセンタン	・アンブリセンタン	

・上記のうち、小児に使用可能な薬剤や投与方法については、『小児期心疾患における薬物療法ガイドライン（JCS2012）』を参照のこと．

略語 ・ジヒドロピリジン（DHP）：dihydropyridine ・レニン・アンジオテンシン（RA）系：renin-angiotensin system ・ホスホジエステラーゼ（PDE）Ⅲ阻害薬：phosphodiesterase（PDE）Ⅲ inhibitor ・心房性ナトリウム利尿ペプチド（ANP）：atrial natriuretic peptide ・組織型プラスミノゲンアクチベーター（t-PA）：tissue plasminogen activator ・ホスホジエステラーゼ5（PDE5）：phosphodiesterase 5

Ca 拮抗薬（Ca²⁺チャネル遮断薬）

監修：井上 博

ジヒドロピリジン系 Ca 拮抗薬（DHP 系 Ca 拮抗薬）

intro.：Ca 拮抗薬は，細胞膜上の Ca²⁺ チャネルを遮断し，細胞内へのカルシウムイオン（Ca²⁺）流入を抑制する．DHP 系 Ca 拮抗薬は，血管拡張作用が主体の Ca 拮抗薬の一群で，主な適応は高血圧(p.376)であり，狭心症(p.361)にも使用される．

MINIMUM ESSENCE

一般名
- ❶ ニフェジピン …… 内
- ❷ ニカルジピン … 内, 注
- ❸ ニトレンジピン … 内
- ❹ マニジピン …… 内
- ❺ フェロジピン … 内
- ❻ シルニジピン … 内
- ❼ アムロジピン …… 内　など

作用
- 血管拡張，冠血管拡張
- 血圧低下（降圧）作用

適応
- 高血圧
- 〔❶❸❼〕狭心症
- 〔❷注〕急性心不全

禁忌
- 〔❷注を除く〕妊婦または妊娠の可能性
- 〔❶❺〕心原性ショック
- 〔❶[徐放剤以外]〕急性心筋梗塞
- 〔❷〕頭蓋内出血で止血が完成していない患者，脳卒中急性期で頭蓋内圧亢進
- 〔❶❺❼〕本剤の成分に対する過敏症（ジヒドロピリジン系薬過敏症）
- 〔❷注〕急性心不全において高度大動脈弁狭窄・僧帽弁狭窄・閉塞性肥大型心筋症・低血圧・心原性ショックのある患者，急性心不全において発症直後で病態が安定していない重篤な急性心筋梗塞のある患者，本剤の成分に過敏症の既往歴

副作用
- 血圧低下 ➡ 頻脈，動悸（血圧低下による反射性頻脈），めまい・ふらつき
- 血管拡張 ➡ 頭痛，顔面紅潮，歯肉増殖，浮腫 など

相互作用
- 他の降圧薬との併用による作用増強（過度の血圧低下）に注意する．
- グレープフルーツジュースの飲用により作用増強するものが多い．

【補足事項】
- シルニジピンは，交感神経抑制作用をあわせもち，頻脈を起こしにくい．
- 非 DHP 系 Ca 拮抗薬（ベラパミル，ジルチアゼム，ベプリジル）に比べ，心収縮力抑制作用は少ない．
- ニフェジピンのうち，エマベリンL®（カプセル）は添加物としてカゼインが含まれるため，禁忌に牛乳アレルギーが加えられる．
- ニフェジピンの妊婦に対する禁忌は妊娠 20 週未満と記載されている．
- 上記の副作用の他，肝機能障害・黄疸，血小板減少が多くの薬物で重大な副作用となっている．

ニフェジピン　シルニジピン　アムロジピンベシル酸塩

> Ca 拮抗薬をはじめ，一般に血圧低下（降圧）作用がある薬はめまい，ふらつきを生じる可能性があることから，服用中は高所作業や車の運転など危険を伴う機械作業は避けることが望ましいです．
> 医師

商品名【Ca 拮抗薬】●ニフェジピン：アダラート（カ），アダラートL（徐錠），アダラートCR（徐錠），セパミット（細，徐細，徐カ）●ニカルジピン塩酸塩：ペルジピン（散，錠，徐カ，注）●ニトレンジピン：バイロテンシン（錠）●マニジピン塩酸塩：カルスロット（錠）●フェロジピン：ムノバール（錠），スプレンジール（錠）●シルニジピン：アテレック（錠）●アムロジピンベシル酸塩：ノルバスク（錠，OD），アムロジン（錠，OD）　**略語**●ジヒドロピリジン（DHP）：dihydropyridine

ベラパミル

intro.：フェニルアルキルアミン系Ca拮抗薬．抗不整脈作用が強い．主な適応は頻脈性不整脈である．

MINIMUM ESSENCE

一般名	●ベラパミル…内，注
作用	●洞結節および房室結節の抑制➡抗不整脈作用　●心筋収縮力抑制（心負荷の軽減） ●血管拡張，冠動脈拡張　●血圧低下（降圧）作用
適応	●上室性頻脈性不整脈（発作性上室頻拍(p.342)，心房細動(p.344)など）　●狭心症
禁忌	●重篤なうっ血性心不全　●2度以上の房室ブロック，洞房ブロック ●本剤の成分に対する過敏症 ●〔内〕妊婦または妊娠の可能性 ●〔注〕重篤な低血圧あるいは心原性ショック，高度の徐脈，急性心筋梗塞，重篤な心筋症，β遮断薬の静注を受けている
副作用	●催不整脈作用➡徐脈★，房室ブロック★など徐脈性不整脈 ●心収縮力の低下➡心不全★ ●血圧低下➡めまい・ふらつき　●血管拡張➡頭痛　など
相互作用	●DHP系Ca拮抗薬(p.290)を参照．

ジルチアゼム

intro.：ベンゾチアゼピン系Ca拮抗薬．抗不整脈作用が強い．高血圧，狭心症，頻脈性不整脈と幅広く使用される．

MINIMUM ESSENCE

一般名	●ジルチアゼム…内，注
作用	●洞結節および房室結節の抑制➡抗不整脈作用　●心筋収縮力抑制（心負荷の軽減） ●血管拡張，冠動脈拡張　●血圧低下（降圧）作用
適応	●高血圧　●狭心症　●上室性頻脈性不整脈
禁忌	●妊婦または妊娠の可能性　●重篤なうっ血性心不全 ●2度以上の房室ブロック，洞不全症候群（持続性洞性徐脈，洞停止，洞房ブロックなど） ●本剤の成分に対する過敏症 ●〔注〕重篤な低血圧あるいは心原性ショック，重篤な心筋症
副作用	●催不整脈作用➡徐脈★，房室ブロック★などの徐脈性不整脈 ●心収縮力の低下➡心不全★ ●血圧低下➡めまい・ふらつき　●血管拡張➡頭痛　など
相互作用	●DHP系Ca拮抗薬(p.290)を参照．

【補足事項】
- ベラパミル，ジルチアゼムは相互作用を引き起こす薬物が多いため注意が必要である．
- ベラパミルは，狭心症にも適応があるが，狭心症に対する目的で使用されることは少ない．
- 他に抗不整脈作用が強いCa拮抗薬にベプリジルがある(p.293)．

商品名【Ca拮抗薬】●ベラパミル塩酸塩：ワソラン（錠，注）　●ジルチアゼム塩酸塩：ヘルベッサー（錠，徐力，注）

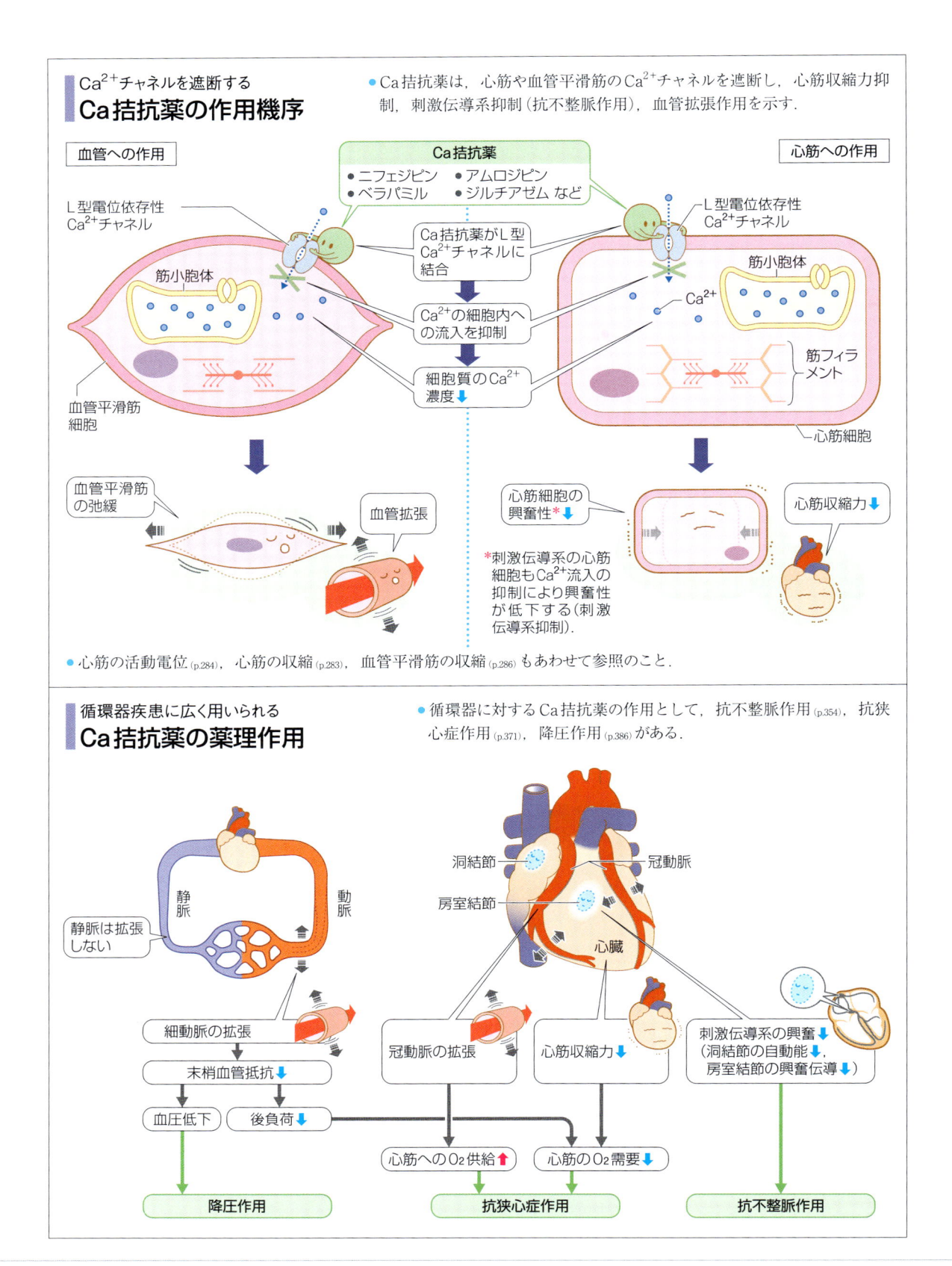

Ca²⁺チャネルを遮断する
Ca拮抗薬の作用機序

- Ca拮抗薬は，心筋や血管平滑筋のCa²⁺チャネルを遮断し，心筋収縮力抑制，刺激伝導系抑制（抗不整脈作用），血管拡張作用を示す．

【血管への作用】

Ca拮抗薬
- ニフェジピン　・アムロジピン
- ベラパミル　・ジルチアゼム　など

【心筋への作用】

L型電位依存性Ca²⁺チャネル
筋小胞体
血管平滑筋細胞

Ca拮抗薬がL型Ca²⁺チャネルに結合
↓
Ca²⁺の細胞内への流入を抑制
↓
細胞質のCa²⁺濃度↓

L型電位依存性Ca²⁺チャネル
筋小胞体
Ca²⁺
筋フィラメント
心筋細胞

血管平滑筋の弛緩 → 血管拡張

心筋細胞の興奮性*↓
＊刺激伝導系の心筋細胞もCa²⁺流入の抑制により興奮性が低下する（刺激伝導系抑制）．

心筋収縮力↓

- 心筋の活動電位(p.284)，心筋の収縮(p.283)，血管平滑筋の収縮(p.286)もあわせて参照のこと．

循環器疾患に広く用いられる
Ca拮抗薬の薬理作用

- 循環器に対するCa拮抗薬の作用として，抗不整脈作用(p.354)，抗狭心症作用(p.371)，降圧作用(p.386)がある．

静脈／動脈
静脈は拡張しない

洞結節
冠動脈
房室結節
心臓

細動脈の拡張
↓
末梢血管抵抗↓
↓
血圧低下　後負荷↓
↓
降圧作用

冠動脈の拡張　心筋収縮力↓
↓
心筋へのO₂供給↑　心筋のO₂需要↓
↓
抗狭心症作用

刺激伝導系の興奮↓
（洞結節の自動能↓，房室結節の興奮伝導↓）
↓
抗不整脈作用

商品名【Ca拮抗薬】　●ニフェジピン：アダラート（力），アダラートL（徐錠），アダラートCR（徐錠），セパミット（細，徐細，徐力）　●ニカルジピン塩酸塩：ペルジピン（散，錠，徐力，注）　●ニトレンジピン：バイロテンシン（錠）　●マニジピン塩酸塩：カルスロット（錠）　●フェロジピン：ムノバール（錠），スプレンジール（錠）　●シルニジピン：アテレック（錠）　●アムロジピンベシル酸塩：ノルバスク（錠，OD），アムロジン（錠，OD）

3つに大別できる
Ca拮抗薬の薬物群

- Ca拮抗薬は，薬物ごとに作用の程度は異なり，大別すると，ジヒドロピリジン（DHP）系Ca拮抗薬は血管拡張作用（降圧作用）が主体，ベラパミル，ベプリジルは抗不整脈薬作用が主体，ジルチアゼムは両者の中間である．

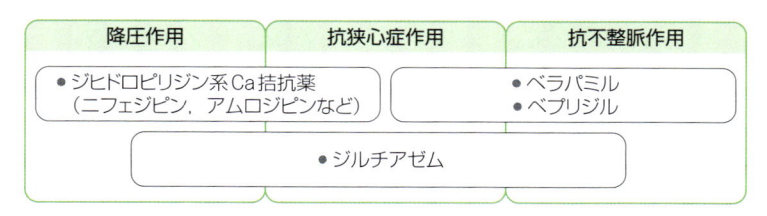

降圧作用	抗狭心症作用	抗不整脈作用
・ジヒドロピリジン系Ca拮抗薬（ニフェジピン，アムロジピンなど）		・ベラパミル ・ベプリジル
	・ジルチアゼム	

- ベラパミル，ベプリジル，ジルチアゼムはIV群抗不整脈薬(p.354)であり，非ジヒドロピリジン系Ca拮抗薬にまとめられる．

薬剤ごとに副作用の傾向が異なる
Ca拮抗薬の副作用

- Ca拮抗薬の主な副作用には以下のものがある．

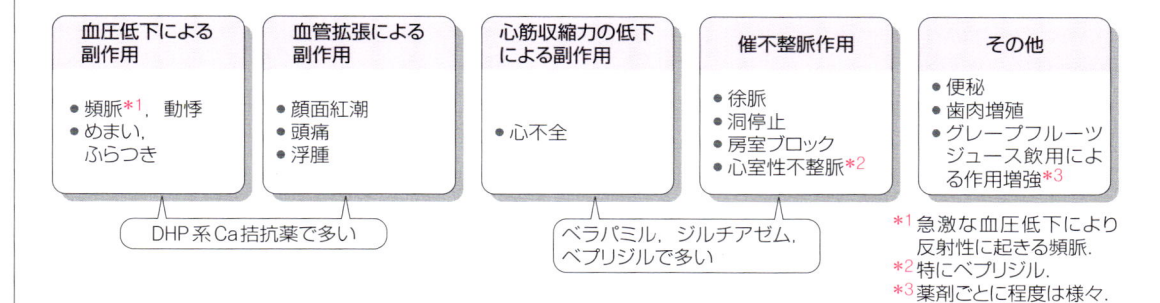

血圧低下による副作用	血管拡張による副作用	心筋収縮力の低下による副作用	催不整脈作用	その他
・頻脈*1, 動悸 ・めまい，ふらつき	・顔面紅潮 ・頭痛 ・浮腫	・心不全	・徐脈 ・洞停止 ・房室ブロック ・心室性不整脈*2	・便秘 ・歯肉増殖 ・グレープフルーツジュース飲用による作用増強*3

- DHP系Ca拮抗薬で多い（血圧低下・血管拡張による副作用）
- ベラパミル，ジルチアゼム，ベプリジルで多い（心筋収縮力低下・催不整脈作用）

*1 急激な血圧低下により反射性に起きる頻脈．
*2 特にベプリジル．
*3 薬剤ごとに程度は様々．

- グレープフルーツジュースに含まれる成分がCa拮抗薬の代謝に関わる酵素CYP3A4を阻害するため，Ca拮抗薬の血中濃度が必要以上に上昇し，作用が増強する．特に血圧の過度な低下に注意が必要である．

SUPPLEMENT

ベプリジル

- ベラパミル，ジルチアゼムと同様に抗不整脈作用の強いCa拮抗薬（IV群抗不整脈薬(p.354)）であるベプリジルは，Ca^{2+}チャネル遮断の他，K^+チャネルやNa^+チャネルの遮断作用をあわせもつ．

ベプリジル塩酸塩水和物・HCl・H_2O

投与経路	・内服
適応	・以下の不整脈で他の抗不整脈を使用できないか無効の場合 　・持続性心房細動 　・心室性頻拍性不整脈 ・狭心症
禁忌	・妊婦または妊娠の可能性 ・うっ血性心不全 ・高度の刺激伝導障害（房室・洞房ブロック） ・著明な洞徐脈 ・著明なQT延長 ・HIVプロテアーゼ阻害薬投与中
副作用 (★：重大)	・間質性肺炎★ ・無顆粒球症★ ・QT延長★，TdP誘発★，心室頻拍★，心室細動★ ・徐脈，房室ブロック★，洞停止★　など

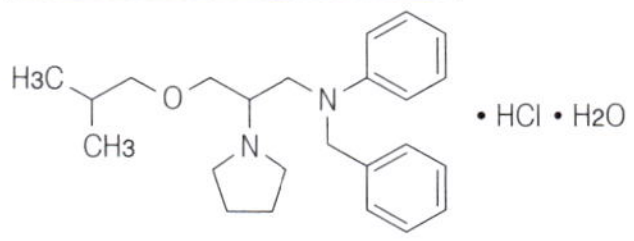

商品名【Ca拮抗薬】 ●ベラパミル塩酸塩：ワソラン（錠，注） ●ジルチアゼム塩酸塩：ヘルベッサー（錠，徐力，注） ●ベプリジル塩酸塩水和物：ベプリコール（錠） **略語** ●ジヒドロピリジン（DHP）：dihydropyridine ●ヒト免疫不全ウイルス（HIV）：human immunodeficiency virus ●トルサードドポアンツ／倒錯〔型〕心室頻拍（TdP）：torsade〔s〕de pointes

交感神経抑制薬（抗アドレナリン薬）

監修：井上 博

α受容体遮断薬（α遮断薬）

intro.： α₁受容体の遮断により血管拡張作用を示す薬物（選択的α₁受容体遮断薬(p.45)）が高血圧に対して使用される．前立腺肥大症(p.436)を合併した高血圧によい適応となる．プラゾシン，ブナゾシン，テラゾシン，ドキサゾシンなどがある(p.44)．

αβ受容体遮断薬（αβ遮断薬）

intro.： β受容体（β₁およびβ₂）の遮断に加え，α₁受容体の遮断による血管拡張作用をあわせもつ薬物(p.47)．適応や禁忌などはβ遮断薬とほぼ同様である．ラベタロール，カルベジロール，アモスラロール，アロチノロールがある．

β受容体遮断薬（β遮断薬）

intro.： β受容体の遮断により作用を発揮する薬物(p.46)．非選択的β遮断薬（β₁およびβ₂を遮断）と選択的β₁遮断薬（β₁のみを遮断）がある．循環器疾患においては，β₁受容体の遮断が薬理作用を発揮し，高血圧，狭心症，不整脈，心不全と幅広く使用される．

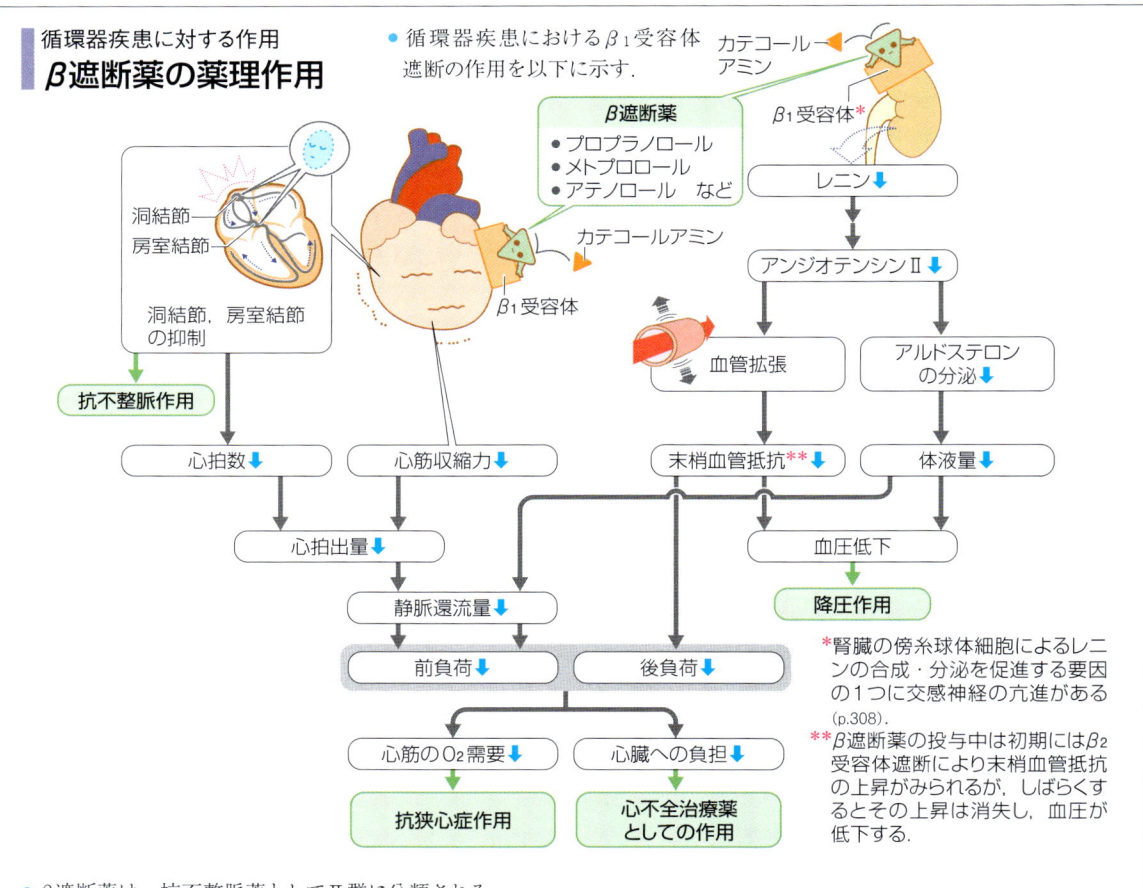

循環器疾患に対する作用
β遮断薬の薬理作用

- 循環器疾患におけるβ₁受容体遮断の作用を以下に示す．

β遮断薬
- プロプラノロール
- メトプロロール
- アテノロール　など

洞結節
房室結節
洞結節，房室結節の抑制
→ **抗不整脈作用**

カテコールアミン → β₁受容体

心拍数↓　心筋収縮力↓
心拍出量↓
静脈還流量↓
前負荷↓　後負荷↓
心筋のO₂需要↓　心臓への負担↓
抗狭心症作用　**心不全治療薬としての作用**

カテコールアミン → β₁受容体*
レニン↓
アンジオテンシンⅡ↓
血管拡張　アルドステロンの分泌↓
末梢血管抵抗**↓　体液量↓
血圧低下
降圧作用

*腎臓の傍糸球体細胞によるレニンの合成・分泌を促進する要因の1つに交感神経の亢進がある(p.308)．
**β遮断薬の投与中は初期にはβ₂受容体遮断により末梢血管抵抗の上昇がみられるが，しばらくするとその上昇は消失し，血圧が低下する．

- β遮断薬は，抗不整脈薬としてⅡ群に分類される(p.354)．
- 心不全に対しては，心臓への負担軽減の他，心筋リモデリング(p.330)抑制作用により長期予後を改善する．
- ただし，心筋収縮力を低下させるため，重症心不全では使用しない．

商品名【**αβ受容体遮断薬**】● ラベタロール塩酸塩：トランデート（錠）　● カルベジロール：アーチスト（錠）　● アモスラロール塩酸塩：ローガン（錠）　● アロチノロール塩酸塩：アロチノロール塩酸塩（錠）　【**非選択的β受容体遮断薬**】● プロプラノロール塩酸塩：インデラル（錠，注）　● ナドロール：ナディック（錠）　● ニプラジロール：ハイパジール（錠）　● ピンドロール：カルビスケン（錠）　● カルテオロール塩酸塩：ミケラン（細，錠），ミケランLA（徐力）　【**選択的β₁受容体遮断薬**】● メトプロロール酒石酸塩：ロプレソール（錠，徐錠），セロケン（錠，徐錠）➡

心臓に対するβ遮断薬の作用

β₁受容体を遮断

- β遮断薬は，心臓のβ₁受容体を遮断することで心筋収縮力抑制，刺激伝導系抑制（抗不整脈作用）をもたらす．

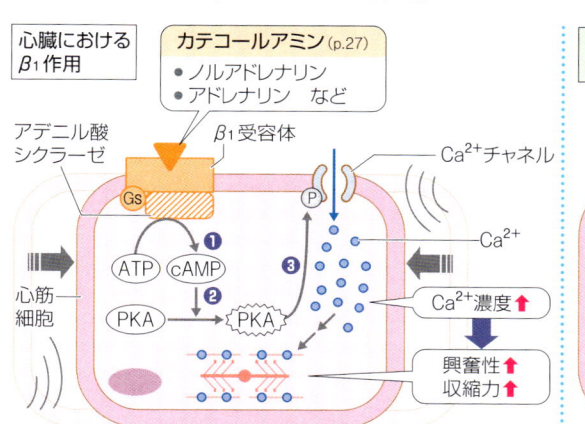

心臓におけるβ₁作用

❶心筋細胞のβ₁受容体にカテコールアミンが結合すると，促進性のG蛋白質（Gs）を介してアデニル酸シクラーゼが活性化し，ATPからcAMPへの変換が進む．
❷cAMPは，プロテインキナーゼA（PKA）をはじめとする多くのプロテインキナーゼを活性化する．*
❸活性化PKAはCa²⁺チャネルをリン酸化して活性化し，Ca²⁺流入を促進する．
*PKAは筋小胞体のCa²⁺ポンプの活性化にも働き，心筋弛緩時の筋小胞体内へのCa²⁺の回収を促す．

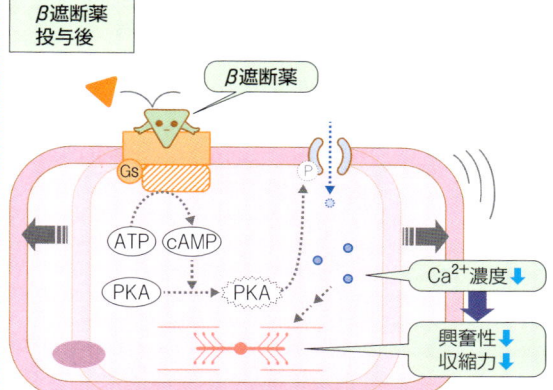

β遮断薬投与後

- β遮断薬は心筋細胞のβ₁受容体を遮断し，心臓におけるβ₁作用（左図参照）を抑制する．
- β₁受容体の遮断による細胞内Ca²⁺の低下は心筋収縮力の低下をもたらし，また刺激伝導系の興奮性を低下させ，心拍数が低下する．
- 心筋収縮力の低下および心拍数の減少により心拍出量が低下する．

循環器疾患での適応

薬物ごとの適応のまとめ

- β遮断薬とαβ遮断薬の循環器疾患における適応を以下にまとめる．

		ISA (p.47)	一般名	高血圧	狭心症	不整脈	心不全	備考
β遮断薬	非選択的β遮断薬（β₁, β₂受容体を遮断）	(−)	プロプラノロール	●	●	●		狭心症（p.361）では，発作の予防に有効である．ただし，冠攣縮性狭心症（異型狭心症）では冠攣縮を誘発するため，投薬する場合はCa拮抗薬との併用が推奨される． ・心不全（p.330）では，少量から投与を開始し，徐々に増量する． ・心筋梗塞（p.368）に対しては，急性期からの使用が有効である． ・肥大型心筋症（心不全の改善，致死性不整脈の予防）や甲状腺機能亢進症（頻脈や振戦の抑制）などにも使用される．
			ナドロール	●	●	●		
			ニプラジロール*	●	●			
		(+)	ピンドロール	●	●	●		
			カルテオロール	●	●	●		
	選択的β₁遮断薬（β₁受容体のみを遮断）	(−)	メトプロロール	●	●	●		
			アテノロール	●	●	●		
			ビソプロロール	●	●	●	●	
			ベタキソロール	●				
		(+)	アセブトロール	●		●		
			セリプロロール	●				
αβ遮断薬（α₁, β₁, β₂受容体を遮断）		(+)	ラベタロール	●				
		(−)	カルベジロール	●	●		●	
			アモスラロール	●				
			アロチノロール	●	●	●		

*硝酸薬に類似した血管拡張作用（p.304）をあわせもつ．

- 非選択的β遮断薬およびαβ遮断薬は，β₂受容体遮断による気管支平滑筋の収縮をもたらすため，気管支喘息には禁忌となる．
- 禁忌や副作用，糖代謝へ及ぼす悪影響などについての詳細はp.46，47を参照のこと．

→ ●アテノロール：テノーミン（錠） ●ビソプロロールフマル酸塩：メインテート（錠） ●ベタキソロール塩酸塩：ケルロング（錠） ●アセブトロール塩酸塩：アセタノール（カ） ●セリプロロール塩酸塩：セレクトール（錠） 略語 ●アデノシン三リン酸（ATP）：adenosine triphosphate ●環状アデノシン一リン酸／サイクリックAMP（cAMP）：cyclic adenosine monophosphate／cyclic AMP ●プロテインキナーゼA（PKA）：protein kinase A ●内因性交感神経刺激作用（ISA）：intrinsic sympathomimetic activity

Na⁺チャネル遮断薬

監修：井上 博

intro.： Na⁺チャネルを遮断して，活動電位の立ち上がりにおける細胞内へのナトリウムイオン（Na⁺）流入（0相）を阻害する．抗不整脈薬のヴォーン・ウイリアムス分類ではⅠ群(p.354)であり，さらに活動電位持続時間（APD）(p.356)への影響によりⅠa，Ⅰb，Ⅰc群に分類される．

Na⁺チャネル遮断薬／Ⅰa群

intro.： Ⅰa群は，活動電位持続時間（APD）を延長する．

MINIMUM ESSENCE

一般名
- ❶ キニジン …………… 内
- ❷ プロカインアミド
- ❸ ジソピラミド ｝ … 内，注
- ❹ シベンゾリン
- ❺ ピルメノール …………… 内

作用
- 抗不整脈作用（興奮伝導速度の低下，不応期の延長，自動能の抑制）

適応
- 頻脈性不整脈（上室性，心室性） ※ピルメノールは心室性のみに適応

禁忌
- 本剤の成分に対する過敏症
- 〔❶❷〕刺激伝導障害（房室ブロック，洞房ブロック，脚ブロックなど）
- 〔❸❹❺〕高度の房室ブロック，高度の洞房ブロック，緑内障，尿貯留傾向
- 〔❶❷〕〔❸注〕重篤なうっ血性心不全
- 〔❸内〕〔❹❺〕うっ血性心不全
- 〔❶〕高K血症
- 〔❷〕重症筋無力症
- 〔❸徐放剤のみ〕透析患者を含む重篤な腎機能障害，高度な肝機能障害
- 〔❹〕透析中

相互作用
- 以下の薬物は併用禁忌である．
- 〔❶❷❹❺〕〔❸内〕バルデナフィル，トレミフェン，モキシフロキサシン
- 〔❶❷❺〕〔❸内〕アミオダロンの注射剤
- 〔❸内〕スパルフロキサシン
- 〔❸内〕〔❹〕フィンゴリモド
- 〔❶〕キヌプリスチン・ダルホプリスチン配合，ボリコナゾール，サキナビル，ネルフィナビル，リトナビル，イトラコナゾール，フルコナゾール，ホスフルコナゾール，ミコナゾール，メフロキン

副作用
- 催不整脈作用➡QT延長，TdP誘発，心室頻拍★，心室細動★，洞停止★ など
- 心筋収縮力の低下➡心不全★
- 〔❸❹❺〕低血糖★
- 〔❸❹❺〕抗コリン作用➡口渇，便秘，排尿障害（尿閉），眼圧上昇 など

【補足事項】
- Ⅰa群は，K⁺チャネル遮断作用をもつことにより，APDを延長する．
- ジソピラミドとシベンゾリンは，適応外使用として閉塞性肥大型心筋症(p.392)の血行動態改善が知られている．

キニジン硫酸塩水和物

商品名【Na⁺チャネル遮断薬／Ⅰa群】● キニジン硫酸塩水和物：硫酸キニジン（錠，末） ● プロカインアミド塩酸塩：アミサリン（錠，注） ● ジソピラミド：リスモダン（カ），ジソピラミドリン酸塩：リスモダンR（徐錠），リスモダンP（注） ● シベンゾリンコハク酸塩：シベノール（錠，注） ● ピルメノール塩酸塩水和物：ピメノール（カ） **略語** ● 活動電位持続時間（APD）：action potential duration ● トルサードドポアンツ／倒錯〔型〕心室頻拍（TdP）：torsade〔s〕de pointes

Na⁺チャネル遮断薬／Ⅰb群

intro.：Ⅰb群は，活動電位持続時間（APD）を短縮する．

MINIMUM ESSENCE

一般名	❶リドカイン……注　❷メキシレチン…内，注 ❸アプリンジン…内，注
作用	● 抗不整脈作用（興奮伝導速度の低下）　※リドカインは局所麻酔薬としても使用 (p.79)
適応	● 頻脈性不整脈（心室性）　　　　※アプリンジンは上室性にも有効． ●〔❷〕糖尿病神経障害に伴う自覚症状の改善
禁忌	● 重篤な刺激伝導障害 ●〔❶〕〔❷内〕本剤の成分に対する過敏症 ●〔❶〕アミド型局所麻酔薬に対する過敏症 ●〔❸〕重篤なうっ血性心不全，妊婦または妊娠の可能性 〔原則禁忌〕 ●〔❷内〕糖尿病神経障害に伴う自覚症状の改善を目的として投与する場合：重篤な心不全を合併している患者
副作用	● 中枢神経症状（けいれん★，精神症状，めまい，振戦★ など） ● 肝障害　● 催不整脈作用（心室頻拍★など）など

【補足事項】
- Ⅰb群は，心筋収縮力の低下作用は比較的弱く，重篤な不整脈の誘発も少ない．
- リドカインは上室性頻脈性不整脈にも適応があるが，これに対する使用は少ない．
- アプリンジンはⅠb群だが，臨床効果はⅠa群に近い．
- 重大な副作用として，けいれんは〔❶〕と〔❸注〕で，振戦は〔❶〕で起こりうる．

リドカイン塩酸塩

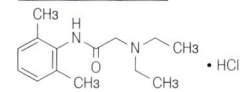

Na⁺チャネル遮断薬／Ⅰc群

intro.：Ⅰc群は，活動電位持続時間（APD）に影響しない．

MINIMUM ESSENCE

一般名	❶プロパフェノン…内　❷フレカイニド…内，注 ❸ピルシカイニド…内，注
作用	● 抗不整脈作用（興奮伝導速度の低下，自動能の抑制）
適応	● 頻脈性不整脈（上室性，心室性）
禁忌	● うっ血性心不全　● 高度の房室ブロック，高度の洞房ブロック ●〔❷〕心筋梗塞後の無症候性心室期外収縮または非持続性心室頻拍，妊婦または妊娠の可能性
相互作用	● 併用禁忌：〔❶❷〕リトナビル，ミラベグロン，テラプレビル
副作用	● 催不整脈作用➡QRS幅の増大，心室頻拍★，心室細動★，洞停止★ など ● 心筋収縮力の低下➡心不全★　● 肝障害★ など

【補足事項】
- Ⅰc群は，Ⅰ群の中で最も抗不整脈作用が強い傾向にある．
- フレカイニド，ピルシカイニドは，ブルガダ症候群（p.350）に特徴的な心電図変化を顕在化し，心室頻拍や心室細動を誘発することがあるため注意が必要である．

プロパフェノン塩酸塩

商品名【Na⁺チャネル遮断薬／Ⅰb群】● リドカイン：キシロカイン（注），オリベス（注）　● メキシレチン塩酸塩：メキシチール（カ，注）　● アプリンジン塩酸塩：アスペノン（カ，注）　【Na⁺チャネル遮断薬／Ⅰc群】● プロパフェノン塩酸塩：プロノン（錠）　● フレカイニド酢酸塩：タンボコール（錠，注）　● ピルシカイニド塩酸塩水和物：サンリズム（カ，注）

Na⁺の流入を抑制する
Na⁺チャネル遮断薬の作用機序

- Na⁺チャネル遮断薬は，Na⁺の心筋細胞内への流入を抑制し，心筋の活動電位(p.284)の立ち上がりを抑制することで，抗不整脈作用を示す．

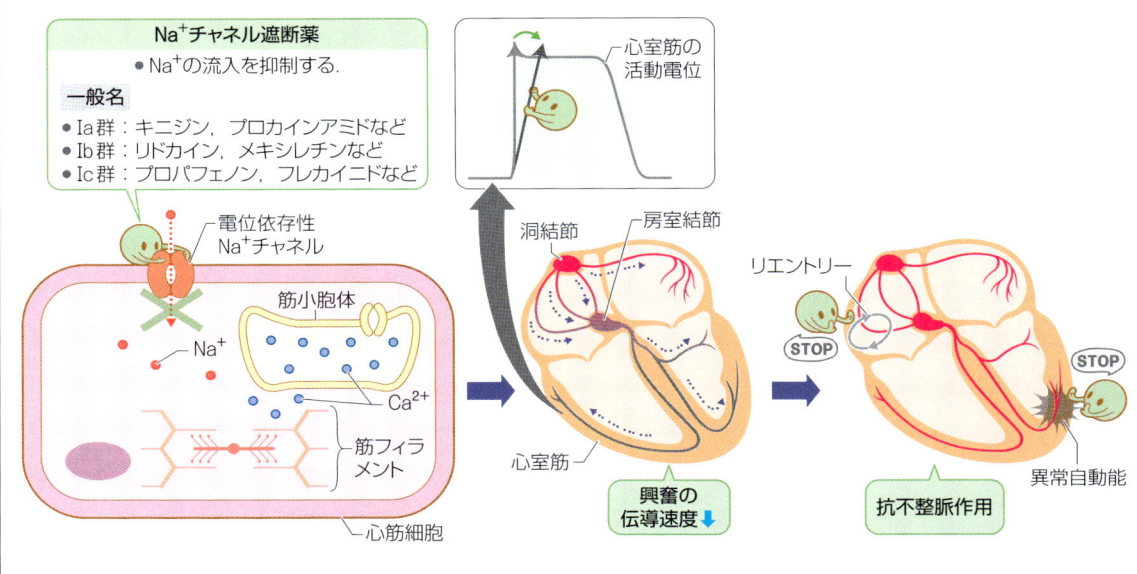

Na⁺チャネル遮断薬
- Na⁺の流入を抑制する．

一般名
- Ⅰa群：キニジン，プロカインアミドなど
- Ⅰb群：リドカイン，メキシレチンなど
- Ⅰc群：プロパフェノン，フレカイニドなど

- Na⁺チャネル遮断薬が心筋の電位依存性Na⁺チャネルに結合し，Na⁺の流入を抑制する．

- 心筋の活動電位の立ち上がりを抑制し，興奮伝導速度の低下が生じる．
- また，Na⁺チャネルの不活化からの回復を遅らせ，不応期を延長する（特にⅠa群）．

- 結果として，抗不整脈作用（異常自動能，トリガードアクティビティ(p.340)，リエントリー(p.341)などの抑制）をもたらす．

心筋収縮力の低下，催不整脈作用など
Na⁺チャネル遮断薬の副作用

- Na⁺チャネル遮断薬の代表的な副作用として以下のものがある．

心筋収縮力の低下 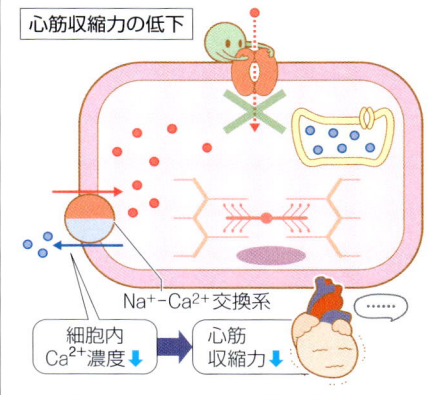
- Na⁺流入の抑制がNa⁺-Ca²⁺交換系を刺激し，Ca²⁺の流出を促すため，心筋収縮力の低下を引き起こす．
- 心不全患者では慎重な投与が必要となる．

催不整脈作用 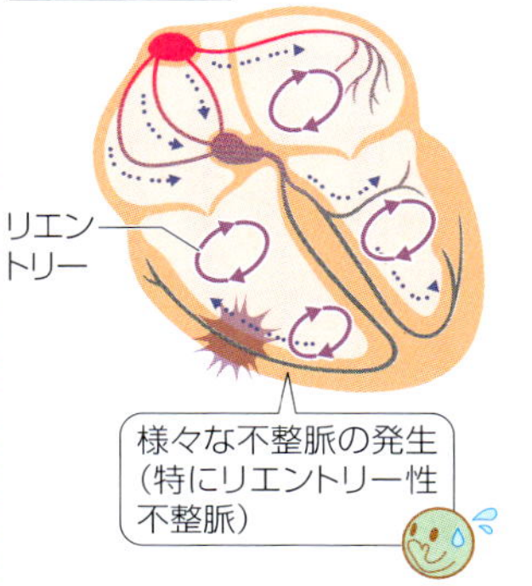
- 伝導速度の不十分な低下などにより，かえって不整脈を誘発する可能性がある（心室頻拍など重篤な不整脈も起こりうる）．
- 催不整脈作用はNa⁺チャネル遮断薬に限らず全ての抗不整脈薬で起こりうる．

その他の遮断作用
キニジンやジソピラミドなどの抗コリン作用 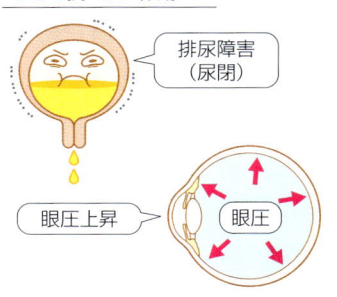
- Na⁺チャネル以外の遮断作用をあわせもつ薬剤では，その作用が副作用として生じることがある(p.296)．
- 例えば，ジソピラミドなど抗コリン作用（ムスカリン受容体遮断作用）をあわせもつものは，副作用として排尿障害（尿閉），眼圧上昇，口渇，便秘などを生じうる．

【商品名】【Na⁺チャネル遮断薬／Ⅰa群】● キニジン硫酸塩水和物：硫酸キニジン（錠，末）● プロカインアミド塩酸塩：アミサリン（錠，注）● ジソピラミド：リスモダン（カ）● ジソピラミドリン酸塩：リスモダンR（徐錠），リスモダンP（注）● シベンゾリンコハク酸塩：シベノール（錠，注）● ピルメノール塩酸塩水和物：ピメノール（カ）

Advanced Study
電位依存性Na⁺チャネル

● 心筋や神経組織などに存在する電位依存性Na⁺チャネルは，活性化ゲートと不活性化ゲートをもち，静止，活性化，不活性化の状態を移行しながらNa⁺の通過を制御している．

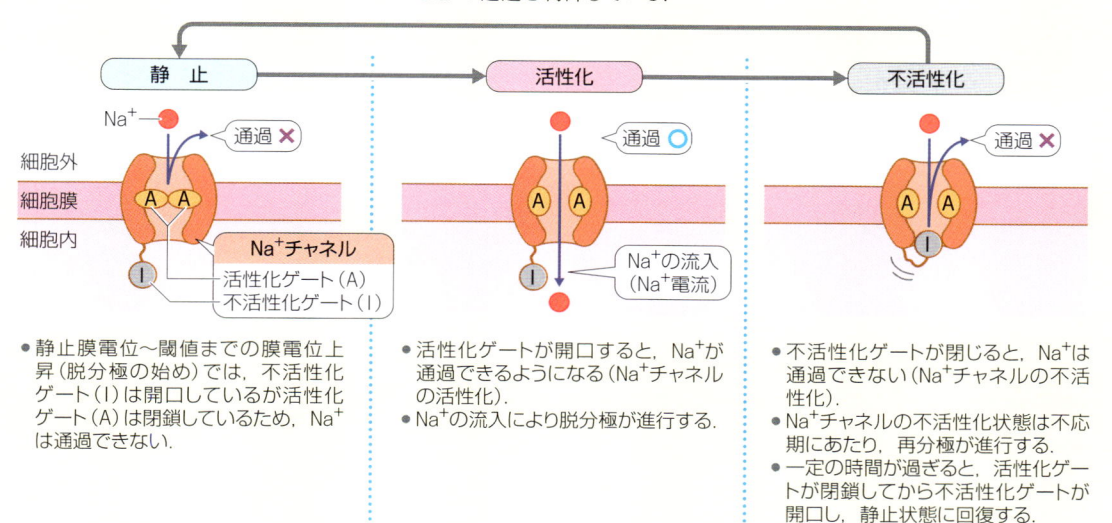

静止 → 活性化 → 不活性化

- 静止：通過×
- 活性化：通過○（Na⁺の流入（Na⁺電流））
- 不活性化：通過×

Na⁺チャネル／活性化ゲート(A)／不活性化ゲート(I)

● 静止膜電位～閾値までの膜電位上昇（脱分極の始め）では，不活性化ゲート(I)は開口しているが活性化ゲート(A)は閉鎖しているため，Na⁺は通過できない．

● 活性化ゲートが開口すると，Na⁺が通過できるようになる（Na⁺チャネルの活性化）．
● Na⁺の流入により脱分極が進行する．

● 不活性化ゲートが閉じると，Na⁺は通過できない（Na⁺チャネルの不活性化）．
● Na⁺チャネルの不活性化状態は不応期にあたり，再分極が進行する．
● 一定の時間が過ぎると，活性化ゲートが閉鎖してから不活性化ゲートが開口し，静止状態に回復する．

● Na⁺チャネル遮断薬はほとんどが静止状態のNa⁺チャネルには結合せず，活性化または不活性化状態のときにNa⁺チャネルに結合し，これを遮断する（状態依存性チャネル遮断）．

Advanced Study
Na⁺チャネル遮断薬の多様性

● Na⁺チャネル遮断薬は，ヴォーン・ウイリアムス分類(p.354)でのⅠa群（活動電位持続時間〔APD〕延長），Ⅰb群（APD短縮），Ⅰc群（APD変化なし）以外に，薬物ごとに解離速度や親和性が異なり，その詳細がシシリアン・ガンビット分類(p.355)に示されている．

解離速度
Fast：速
Med：中等
Slow：遅

● Na⁺チャネルに結合して遮断してから解離するまでが速い薬物(Fast)，遅い薬物(Slow)，その中間(Med)に分けられる．

親和性
A：活性化チャネル遮断
I：不活性化チャネル遮断

● 活性化状態のときに結合する薬物(A)と，不活性化状態のときに結合する薬物(I)．

遮断作用
● ：高
● ：低

● 解離速度が遅い，または中間の薬物は，遮断作用が高い傾向にある．

シシリアン・ガンビット分類（一部抜粋）

ヴォーン・ウイリアムス分類との対応	薬物	Na⁺ Fast	Na⁺ Med	Na⁺ Slow
Ⅰb	リドカイン	●		
Ⅰb	メキシレチン	●		
Ⅰa	プロカインアミド		Ⓐ	
Ⅰa	ジソピラミド			Ⓐ
Ⅰa	キニジン		Ⓐ	
Ⅰc	プロパフェノン		Ⓐ	
Ⅰb	アプリンジン		Ⓘ	
Ⅰa	シベンゾリン			Ⓐ
Ⅰa	ピルメノール			Ⓐ
Ⅰc	フレカイニド			Ⓐ
Ⅰc	ピルシカイニド			Ⓐ

※上記の他にも各薬物のチャネルや受容体に対する作用が示されている(p.355)．

● Na⁺チャネル遮断薬は，Na⁺チャネルが静止状態のときはNa⁺チャネルから解離する(前項参照)．
● そのため，解離速度が速い薬物(Fast)は，興奮頻度が高い（Na⁺チャネルの静止状態が短い）頻脈の場合に遮断作用を発揮できる．
● 解離速度が遅い(Slow)または中間(Med)の薬物は，興奮頻度が低くても高くても持続的な遮断作用を発揮できるが，その分，副作用としての催不整脈作用も強くなる．
● 活性化チャネル遮断薬(A)は，心筋の活動電位の立ち上がり(0相)の短い間に結合するため，APDには影響されない．
● 一方，不活性化チャネル遮断薬(I)は，長いプラトー相（第2相）の間に結合するため，心房筋よりもAPDの長い心室筋や，不活性化状態のチャネルが増加する虚血心筋で遮断作用を発揮できると考えられる．

商品名 【Na⁺チャネル遮断薬／Ⅰb群】 ● リドカイン：キシロカイン(注), オリベス(注) ● メキシレチン塩酸塩：メキシチール(カ, 注) ● アプリンジン塩酸塩：アスペノン(カ, 注) 【Na⁺チャネル遮断薬／Ⅰc群】 ● プロパフェノン塩酸塩：プロノン(錠) ● フレカイニド酢酸塩：タンボコール(錠, 注) ● ピルシカイニド塩酸塩水和物：サンリズム(カ, 注) **略語** ● 活動電位持続時間(APD)：action potential duration

K^+チャネル遮断薬

監修：井上博

intro.：K^+チャネルを遮断してカリウムイオン（K^+）が細胞外に流出するのを抑制し，再分極の遅延により活動電位持続時間（APD）と不応期を延長するⅢ群抗不整脈薬(p.354)である．

WORDS & TERMS

肺線維症 [p.300]
病理所見で肺の間質（肺胞壁）に線維増殖がびまん性にみられる（全体的に線維化している）状態．間質性肺炎（下記参照）は炎症の一連の過程を指す用語であり，肺線維症は炎症の進行後に線維化をきたした状態ととらえられる（病④p.188）．

間質性肺炎 [p.300]
肺の間質（肺胞壁）を中心とした炎症性疾患の総称（病④p.186）．臨床的には呼吸困難や乾性咳嗽，胸部X線で両側びまん性陰影，拘束性換気障害の所見が特徴である．原因は，膠原病，薬剤性など様々であり，原因不明（原因が特定できないもの）は特発性間質性肺炎（病④p.190）とよぶ．肺線維症に進行すると予後不良である．

光線過敏症 [p.300]
通常では問題とならない程度の光線によって，日焼けや湿疹などの皮膚症状が発生または増悪する病態．原因は，遺伝性，薬剤性，アレルギー性，原因不明など様々である．

◇ アミオダロン

intro.：K^+チャネル遮断，Na^+チャネル遮断，Ca^{2+}チャネル遮断，β受容体遮断作用をもつⅢ群抗不整脈薬．

MINIMUM ESSENCE

一般名	● アミオダロン…内，注
作用	● 再分極の遅延 ➡ 不応期の延長 ➡ 抗不整脈作用
適応	● 心室細動　● 心室頻拍　● 心不全や肥大型心筋症を伴う心房細動
禁忌	● 〔内〕重篤な洞不全症候群，2度以上の房室ブロック ● 〔注〕洞性徐脈，洞房ブロック，重度伝導障害，洞不全症候群がありペースメーカーを使用していない患者，循環虚脱または重篤な低血圧，重篤な呼吸不全 ● 〔内，注〕本剤の成分またはヨウ素に対する過敏症 ● 原則禁忌：〔注〕妊婦または妊娠の可能性，甲状腺機能障害またはその既往歴
相互作用	以下の薬物は併用禁忌である． ● 〔内，注〕リトナビル，サキナビル，インジナビル，ネルフィナビル，スパルフロキサシン，モキシフロキサシン，トレミフェン，テラプレビル，フィンゴリモド ● 〔内〕バルデナフィル，シルデナフィル ● 〔注〕Ⅰ群およびⅢ群の抗不整脈薬，ベプリジル，エリスロマイシン注射剤，ペンタミジン
副作用	● 間質性肺炎★，肺線維症★　● 甲状腺機能異常★　● 心不全★ ● 肝障害★，肝機能異常★ ● 催不整脈作用 ➡ QT延長(p.351)，TdP誘発(p.351)，心室頻拍★，心室細動★，徐脈★ など ● 光線過敏症　● 角膜色素沈着　● 振戦　● 運動失調 など ※アミオダロンは，臓器・組織に蓄積しやすく，特に高用量や長期投与の場合に注意すべき副作用が多い．

肺線維症，間質性肺炎
アミオダロンの副作用の中でも肺線維症，間質性肺炎は重篤であり，ときに致死的です．そのためアミオダロン投与中は，自覚症状（咳，呼吸困難など）や聴診による呼吸音異常の確認，胸部X線やCTなどの検査を定期的に行う必要があります．肺線維症，間質性肺炎を発症した場合には，直ちに投与を中止し，必要に応じてステロイド投与などの治療を行います．

医師

◇ ニフェカラント

intro.：K^+チャネル遮断作用のみをもつⅢ群抗不整脈薬．

MINIMUM ESSENCE

一般名	● ニフェカラント…注
作用	● 再分極の遅延 ➡ 不応期の延長 ➡ 抗不整脈作用
適応	● 心室細動　● 心室頻拍
禁忌	● QT延長症候群 ● 原則禁忌：妊婦または妊娠の可能性
相互作用	● 併用禁忌：アミオダロン注射剤，フィンゴリモド
副作用	● 催不整脈作用 ➡ QT延長，TdP誘発★，心室頻拍★，心室細動★，徐脈 など

商品名【K^+チャネル遮断薬】● アミオダロン塩酸塩：アンカロン（錠，注）　● ニフェカラント塩酸塩：シンビット（注）　**略語**● 活動電位持続時間（APD）：action potential duration　● トルサードポアンツ／倒錯〔型〕心室頻拍（TdP）：torsade〔s〕de pointes

ソタロール

intro.：K⁺チャネル遮断とβ受容体遮断作用をもつⅢ群抗不整脈薬.

MINIMUM ESSENCE

一般名	● ソタロール…内
作用	● 再分極の遅延 ➡ 不応期の延長 ➡ 抗不整脈作用
適応	● 心室細動　● 心室頻拍
禁忌	● 心原性ショック　● 重度のうっ血性心不全　● 重篤な腎障害　● 高度の洞性徐脈 ● 高度の刺激伝導障害　● 気管支喘息，気管支けいれん ● 先天性または後天性のQT延長症候群　● 本剤の成分に対する重篤な過敏症 ● 心筋抑制のある麻酔薬（シクロプロパンなど）を投与中
相互作用	併用禁忌：アミオダロン注射剤，バルデナフィル，モキシフロキサシン，トレミフェン，フィンゴリモド
副作用	● 催不整脈作用 ➡ QT延長，TdP誘発★，心室細動★，心室頻拍★，徐脈 など ● 頭痛　● 立ちくらみ など

【補足事項】 Ⅲ群薬は他の抗不整脈薬に比べ，心筋収縮力の低下作用は少ない．

アミオダロン塩酸塩　　　ニフェカラント塩酸塩　　　ソタロール塩酸塩

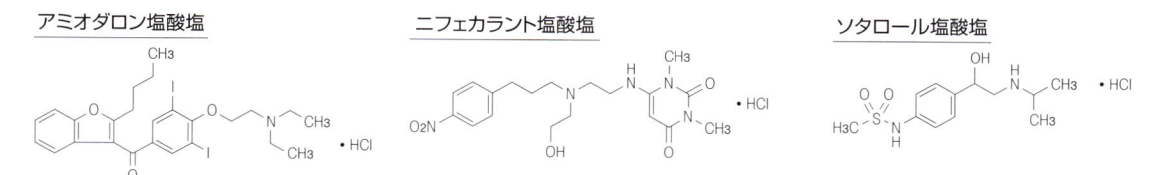

K⁺チャネル遮断薬の作用機序

● K⁺の流出を抑制

● K⁺チャネル遮断薬は，心筋細胞からのK⁺の流出を抑制し，活動電位の再分極を遅延させ，不応期の延長をもたらして抗不整脈作用を示す．

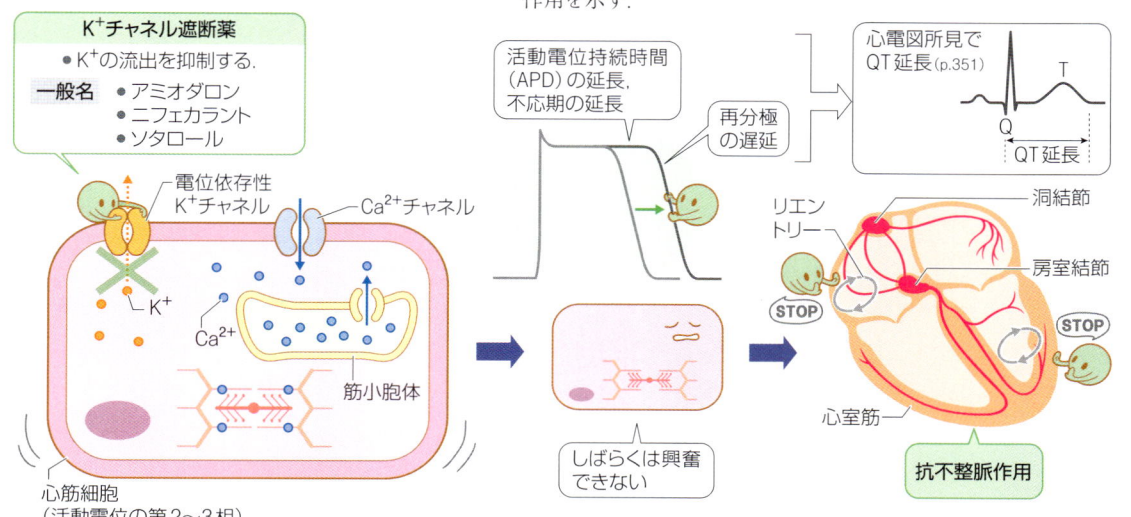

K⁺チャネル遮断薬
● K⁺の流出を抑制する．
一般名：● アミオダロン　● ニフェカラント　● ソタロール

- K⁺チャネル遮断薬は心筋の電位依存性K⁺チャネルに作用し，K⁺の流出（主にIkr〔遅延整流K⁺電流の速い成分〕）を抑制する．
- 活動電位の第2相（プラトー相）が延長し，第3相の再分極が遅延する．よって，APDは延長し，不応期も延長する（心電図上ではQT延長）．
- 不応期の延長は，主にリエントリー性の不整脈（p.341）に対して抗不整脈作用をもたらす．

商品名【K⁺チャネル遮断薬】● ソタロール塩酸塩：ソタコール（錠）

硝酸薬

監 修：渡辺 重行

硝酸薬

intro.：体内で一酸化窒素（NO）を遊離し，血管拡張作用を示す薬物．狭心症(p.361)，心筋梗塞(p.361)，急性心不全(p.332)に対して使用される．様々な剤形があり，目的によって使い分ける．

MINIMUM ESSENCE

一般名
- ❶ ニトログリセリン …… 口腔，皮（経皮吸収），注（静注，冠動脈注）
- ❷ 硝酸イソソルビド …… 口腔，内，皮（経皮吸収），注（静注，冠動脈注）
- ❸ 一硝酸イソソルビド … 内　　　　　　　　　　　　　　　など
- ※舌下錠またはスプレー剤（舌下や口腔内に投与）は速効性が高い．

作用
- 静脈の拡張 ➡ 静脈還流量↓ ➡ 前負荷の軽減
- 動脈の拡張 ➡ 末梢血管抵抗↓ ➡ 後負荷の軽減
- 冠動脈の拡張 ➡ 冠血流量↑ ➡ 心筋へのO₂供給↑

適応
- 狭心症
  - 発作時の使用には，〔❶❷〕舌下錠，〔❶❷〕スプレー剤を投与．重症例（不安定狭心症）では注射剤の静注．
  - 発作の予防には，〔❷❸〕内服薬，〔❶❷〕貼付剤を投与．
- 〔❶❷〕心筋梗塞
- 〔❶❷〕急性心不全

禁忌
- 閉塞隅角緑内障　● 硝酸系薬過敏症　● PDE5阻害薬投与中
- 〔❶注を除く〕重篤な低血圧，心原性ショック，頭部外傷，脳出血
- 〔❷注を除く〕高度な貧血
- 〔❷注〕アイゼンメンジャー症候群，原発性肺高血圧症，右室梗塞，脱水症状，神経循環無力症

副作用
- 血管拡張 ➡ 頭痛，顔面紅潮
- 血圧低下 ➡ 動悸，頻脈，めまい，立ちくらみ，失神
- 〔❶注〕急激な血圧低下★，心拍出量低下★
- 〔❷注〕ショック★，心室細動★，心室頻拍★
- 〔❸〕肝機能障害★，黄疸★　など

注意
- 連用による作用減弱（耐性(p.274)の出現）に注意する．

【補足事項】
- 冠動脈造影時に冠攣縮の寛解のためにカテーテルを介して冠動脈に注入することがある．
- ニトログリセリンは，肝臓を通過するときに肝酵素により加水分解され，作用が減弱する（初回通過効果を受けやすい）．このため，内服薬（経口投与 ➡ 消化管吸収 ➡ 肝臓を通過）ではなく，舌下錠や注射剤，貼付剤として使用される(p.306)．
- 上記以外の硝酸薬にニトロプルシドがある．

ニトログリセリン
CH₂ — ONO₂
CH — ONO₂
CH₂ — ONO₂

硝酸イソソルビド

一硝酸イソソルビド

WORDS & TERMS

初回通過効果 [p.302]
内服薬が経口投与されてから，消化管粘膜で吸収され，門脈を経て肝臓を通過し，循環血液中に至る（体循環に入る）までの間に，薬物が消化管粘膜や肝臓に存在する酵素により代謝を受けること．肝臓における代謝が主であり，特に肝初回通過効果ともいう．肝初回通過効果により薬理作用が減弱する薬物を全身投与する場合は，薬物が肝臓を通過する前に薬理作用を発揮できるよう静脈内注射，舌下投与（舌下錠），経皮投与，直腸内投与（坐薬）などの投与法を用いる必要がある．

ニトロプルシド [p.302]
主に血圧低下（降圧）を目的として使用する硝酸薬．静注投与で，手術時の低血圧維持，手術時の異常高血圧の救急処置に適応がある．

スチール現象 [p.303]
正常部位の心筋に血流が集まり，虚血部の心筋の血流が低下すること．酸素不足により蓄積するアデノシンなどの作用で，虚血部の心筋壁内の細い血管はすでに拡張しているため，血管拡張薬を投与してもほとんど拡張せず，一方，正常心筋の細い血管が拡張することで生じる．硝酸薬は主に冠動脈本幹の太い動脈を拡張するため，スチール現象を起こしにくいとされる．

ずり応力 [p.304]
流体（気体や液体）の移動に対して生じる抵抗力のこと．血流においては，血流速度が増大すると血管内皮細胞へのずり応力が増す．このとき血管内皮細胞で一酸化窒素（NO）の産生が促進され，NOが血管平滑筋を弛緩させて血管が拡張する．

【商品名】●硝酸薬●ニトログリセリン：ニトログリセリン（舌下），バソレーター（テ，注），ミリスロール（注），冠動注用ミリスロール（注），ミオコール（ス，注），ミリステープ（テ），ニトロダームTTS（貼），ミニトロテープ（テ），メディトランステープ（テ）●硝酸イソソルビド：ニトロール（錠，徐力，注，ス），フランドル（徐錠，テ）●一硝酸イソソルビド：アイトロール（錠）●ニトロプルシドナトリウム水和物：ニトプロ（注）

血管拡張がもたらす効果
硝酸薬の薬理作用

- 硝酸薬は NO を遊離して全身性の血管拡張をもたらす(p.304)が，特に静脈の拡張が主作用であり，抗狭心症作用と心不全治療薬としての作用を示す．

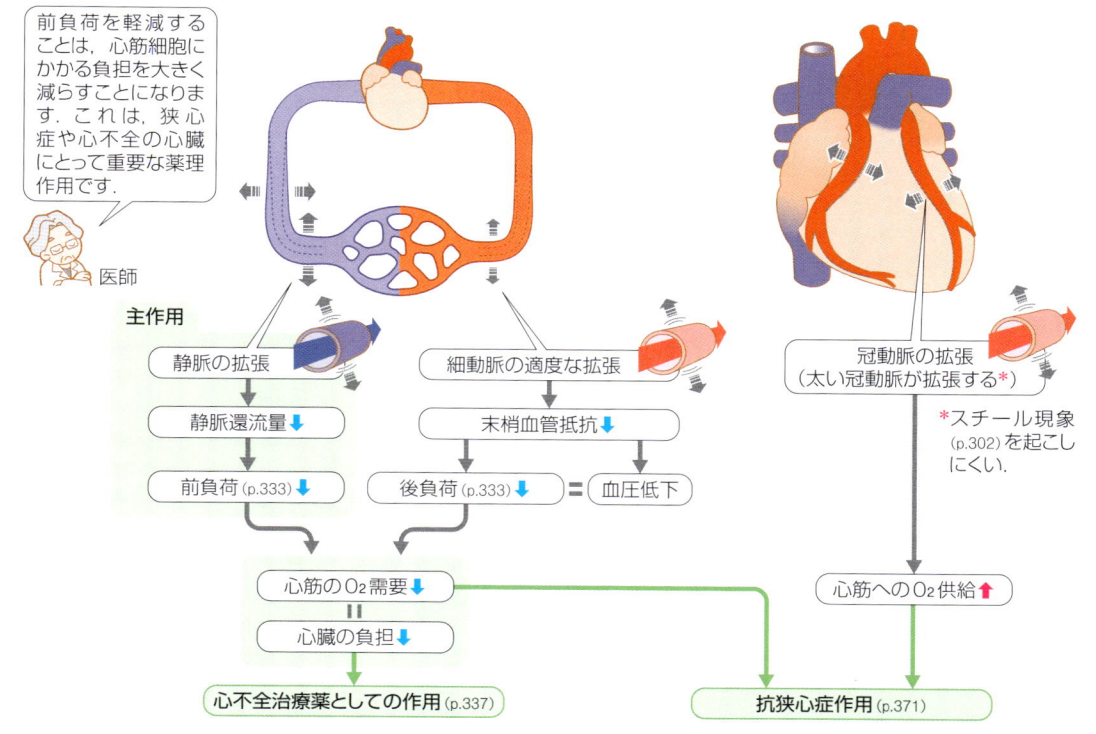

前負荷を軽減することは，心筋細胞にかかる負担を大きく減らすことになります．これは，狭心症や心不全の心臓にとって重要な薬理作用です．
医師

主作用

静脈の拡張 → 静脈還流量↓ → 前負荷(p.333)↓
細動脈の適度な拡張 → 末梢血管抵抗↓ → 後負荷(p.333)↓ = 血圧低下

冠動脈の拡張（太い冠動脈が拡張する*）
*スチール現象(p.302)を起こしにくい．

心筋の O₂ 需要↓ = 心臓の負担↓ → 心不全治療薬としての作用(p.337)
心筋への O₂ 供給↑ → 抗狭心症作用(p.371)

静脈拡張による前負荷軽減
硝酸薬の主作用

- 前負荷（容量負荷）とは，拡張終期に心室に流入する血液量による負荷であり，収縮開始時の心室の大きさ（心室容積）にあたる．
- 硝酸薬は，静脈を拡張させて静脈に血液を貯留し，静脈還流量を減少させる．これにより前負荷が軽減する（収縮開始時の心室容積が小さくなる）ことで，心筋の O₂ 需要（心筋酸素消費量(p.372)）が減少する．

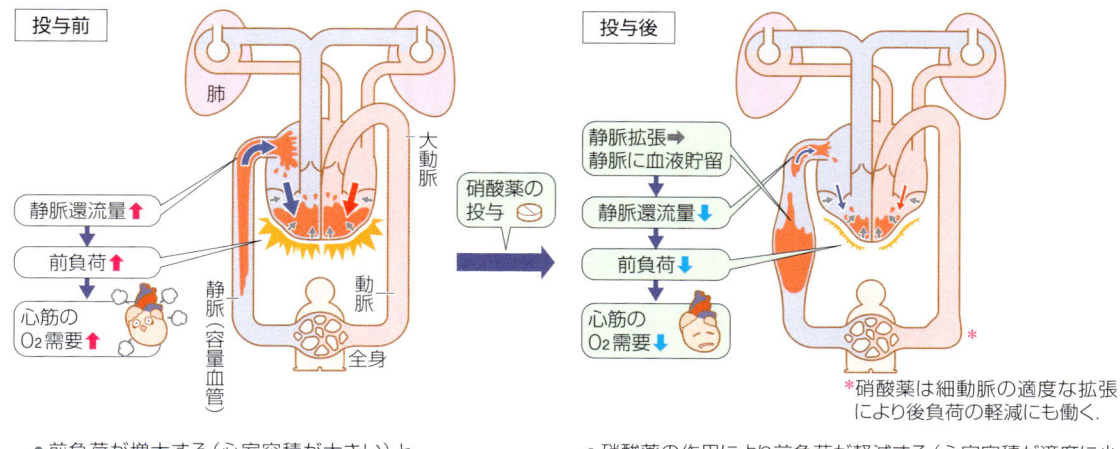

投与前
肺／大動脈／静脈（容量血管）／動脈／全身
静脈還流量↑ → 前負荷↑ → 心筋の O₂ 需要↑

硝酸薬の投与

投与後
静脈拡張→静脈に血液貯留 → 静脈還流量↓ → 前負荷↓ → 心筋の O₂ 需要↓
*硝酸薬は細動脈の適度な拡張により後負荷の軽減にも働く．

- 前負荷が増大する（心室容積が大きい）と，収縮時に心筋が最大限の力で収縮するため，心筋 O₂ 需要が多くなり，心筋虚血に陥る．
- 硝酸薬の作用により前負荷が軽減する（心室容積が適度に小さい）と，収縮時に心筋は少ない力で効率よく収縮するため，心筋 O₂ 需要が少なくなり，心筋虚血から回復する．

略語 ● 一酸化窒素（NO）：nitric oxide ● ホスホジエステラーゼ（PDE）：phosphodiesterase

硝酸薬の作用機序
NOを遊離して血管拡張

- 硝酸薬は，体内でニトロ基（-NO₂）が還元されると，一酸化窒素（NO）を遊離する．
- NOは，血管平滑筋細胞内でグアニル酸シクラーゼを活性化し，cGMPの生成を増加させることで血管平滑筋の弛緩，すなわち血管拡張に働く．
- 硝酸薬は，血管内皮細胞の受容体を介さず直接，血管平滑筋細胞に作用する内皮非依存性の血管拡張薬である．
- NOは血小板内のグアニル酸シクラーゼを活性化し，cGMPを増加させることで血小板凝集抑制にも働く．

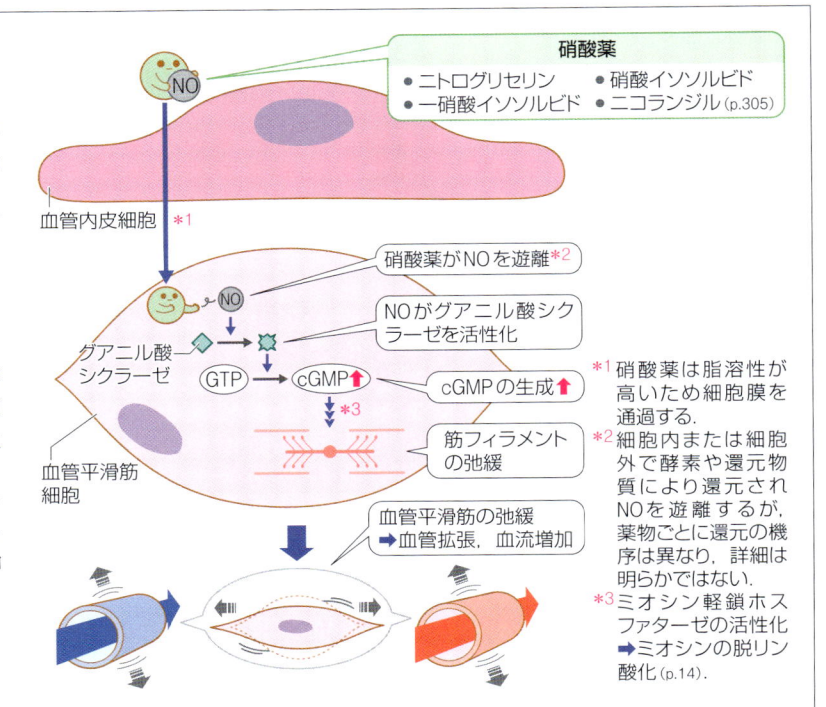

硝酸薬
- ニトログリセリン
- 硝酸イソソルビド
- 一硝酸イソソルビド
- ニコランジル (p.305)

*1 硝酸薬は脂溶性が高いため細胞膜を通過する．
*2 細胞内または細胞外で酵素や還元物質により還元されNOを遊離するが，薬物ごとに還元の機序は異なり，詳細は明らかではない．
*3 ミオシン軽鎖ホスファターゼの活性化
→ミオシンの脱リン酸化 (p.14)．

NOによる血管拡張
Advanced Study

- 一酸化窒素（NO）は生体で産生される重要な生理活性物質であり，血管においては血管内皮細胞で産生され，血管平滑筋細胞を弛緩させ，血管拡張に働く．
- 血管内皮細胞でのNO産生を促進する因子には，アセチルコリンの受容体刺激，ずり応力の増大 (p.302)，ブラジキニン (p.313)，ヒスタミンなどがある．

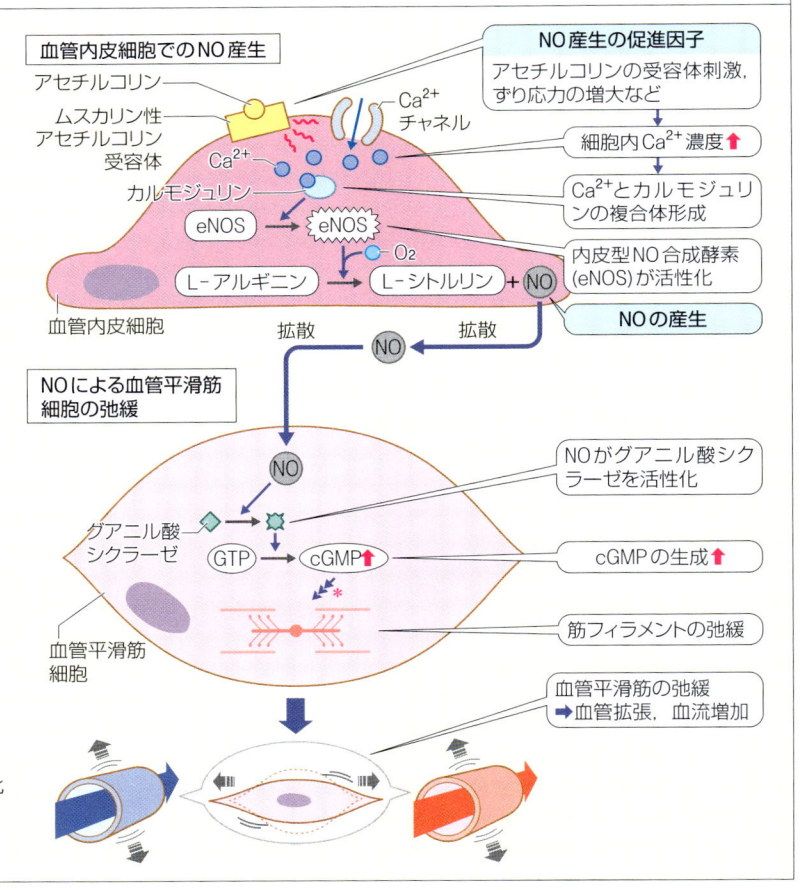

*ミオシン軽鎖フォスファターゼの活性化
→ミオシンの脱リン酸化 (p.14)．

略語
- 一酸化窒素（NO）：nitric oxide
- 環状グアノシン一リン酸（cGMP）：cyclic guanosine monophosphate
- グアノシン三リン酸（GTP）：guanosine triphosphate
- 内皮型一酸化窒素合成酵素（eNOS）：endothelial nitric oxide synthase

併用禁忌
PDE5阻害薬との併用禁忌

- PDE5阻害薬（シルデナフィル，バルデナフィル，タダラフィル[p.329, 440]）は，cGMPを分解する酵素であるホスホジエステラーゼ5（PDE5）を阻害する．
- そのため，硝酸薬と併用するとcGMP濃度が過剰となり，血管拡張作用が増強して過度の血圧低下からショックを引き起こす危険があるため併用禁忌である． 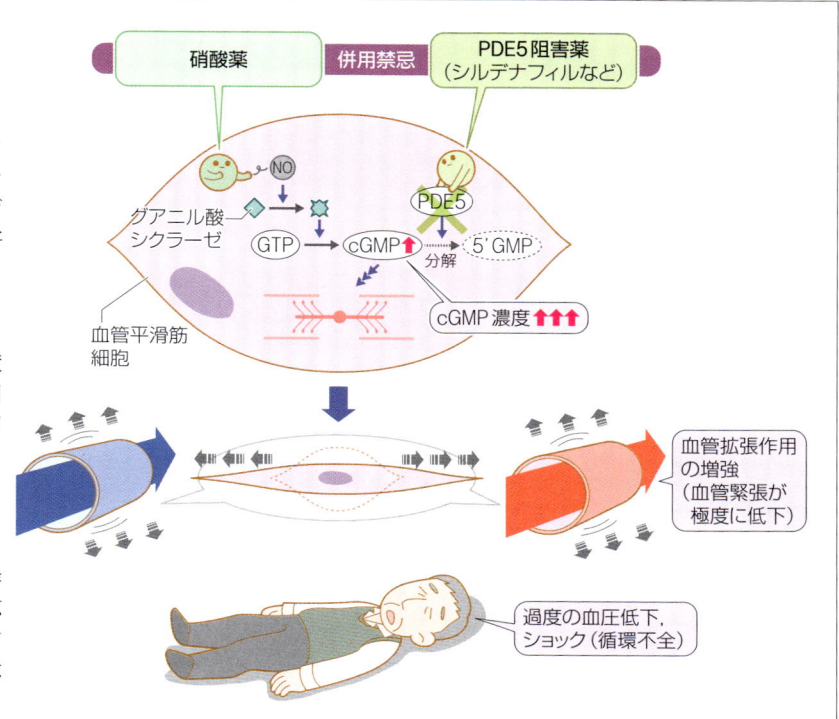
- 他にCa拮抗薬[p.290]などの降圧薬，アルコールなど血管拡張または血圧低下作用を示すものは硝酸薬との併用に注意が必要である．

SUPPLEMENT

ニコランジル

投与経路	● 内服　● 注射
適応	● 狭心症　● 急性心不全
禁忌	● PDE5阻害薬投与中〔注射剤〕 ● 重篤な肝・腎機能障害 ● 重篤な脳機能障害 ● 重篤な低血圧，心原性ショック ● アイゼンメンジャー症候群，原発性肺高血圧症 ● 右室梗塞 ● 脱水症状 ● 神経循環無力症 ● 閉塞隅角緑内障 ● 硝酸系薬過敏症
主な副作用（★：重大）	● めまい，立ちくらみ ● 頭痛　● 血管浮腫 ● 肝機能障害★，黄疸★ ● 血小板減少★

- ニコランジルは，硝酸薬としてのNO遊離作用に加え，ATP感受性K$^+$チャネル開口作用をあわせもち，両作用により血管拡張に働く．

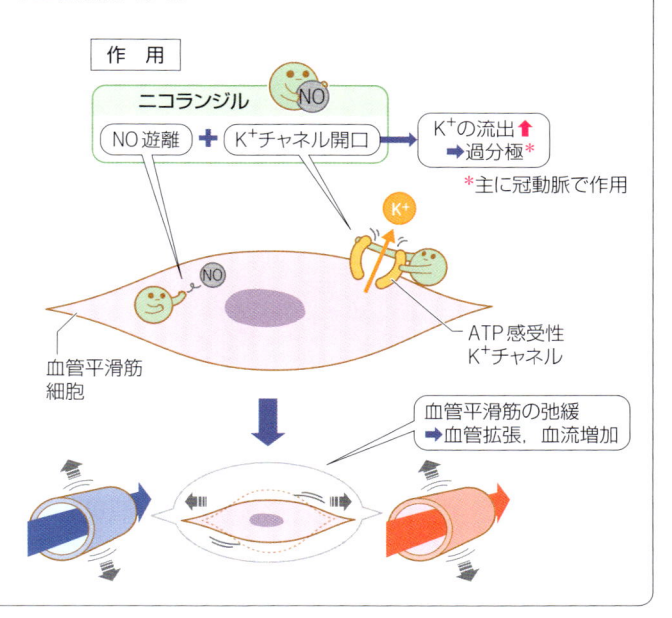

- 近年，心筋保護作用も報告されている．虚血時の心筋細胞内のミトコンドリアがもつATP感受性K$^+$チャネルを開口させることが心筋細胞死の抑制につながるとされる（虚血プレコンディショニング）．
- よってニコランジルは，虚血性心疾患による急性心不全に対して有効性が高いと考えられている．

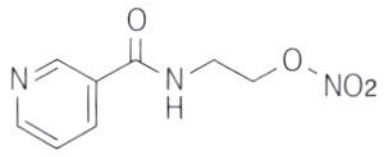

*主に冠動脈で作用

商品名【硝酸薬】 ● ニコランジル：シグマート（錠，注）　　**略語** ● アデノシン三リン酸（ATP）：adenosine triphosphate　● ホスホジエステラーゼ5（PDE5）：phosphodiesterase 5

剤形ごとの特徴
硝酸薬の使い分け

- 硝酸薬は剤形により，吸収・効果発現の速さ，作用持続時間などが異なる．

剤 形	特 徴	適 応			
		狭心症			心筋梗塞	急性心不全
		発作寛解	発作予防	不安定狭心症		
舌下錠	●吸収が速く，速効性がある(速効型)． ●作用持続時間は短い． ●患者自身が携帯して使用できる．	●			●	●
スプレー剤		●				
貼付剤	●吸収が遅く，効果発現までに時間がかかる． ●作用持続時間が長い(持続型)．		●			
内服薬			●			
注射剤	●速効性があり，用量調節が容易である． ●点滴や持続静注により作用を持続できる．			●	●	●

速効型の硝酸薬①
舌下錠

- 舌下錠は舌下投与により速効性を示すもので，狭心症の発作(前胸部の圧迫感・絞扼感)が出現したときに発作寛解(症状の緩和)のために主に使用する．

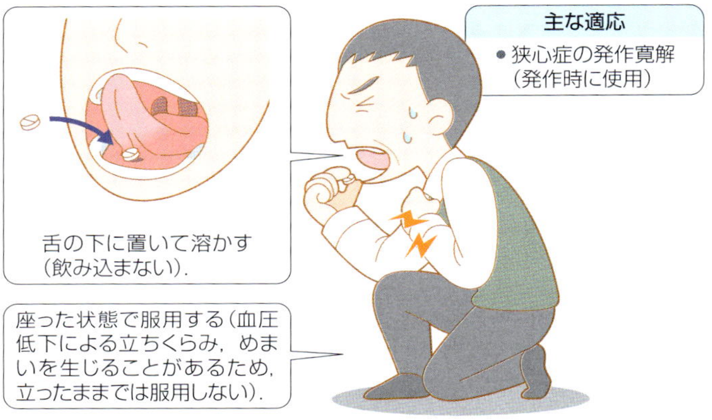

主な適応
- 狭心症の発作寛解(発作時に使用)

- 通常，1回1錠の服用で1～2分で効果が現れる．
- 5分ほど経過しても効果がない場合は追加投与し(約5分おきに3回まで)，それでも効果が不十分であれば，直ちに来院する．
- 口腔内が乾燥していると吸収されないため，その際には水で粘膜を湿らせてから使用する(薬を水で飲まないようにする)．

舌の下に置いて溶かす(飲み込まない)．

座った状態で服用する(血圧低下による立ちくらみ，めまいを生じることがあるため，立ったままでは服用しない)．

速効型の硝酸薬②
スプレー剤

- スプレー剤は舌下投与(または口の中に投与)により速効性を示すもので，舌下錠と同様，狭心症の発作寛解に使用する．

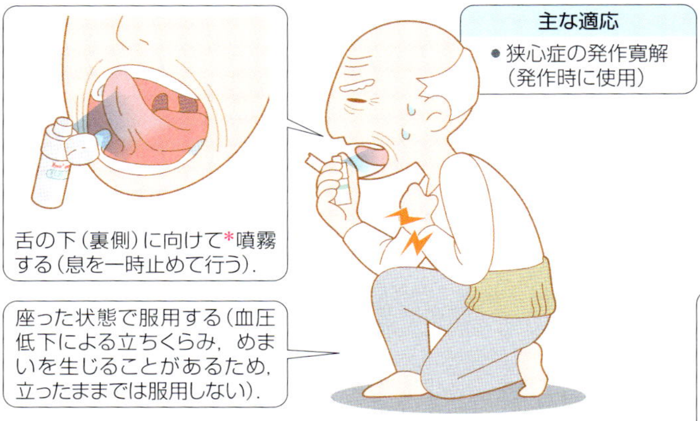

主な適応
- 狭心症の発作寛解(発作時に使用)

- 1回に1噴霧で3分ほど経過しても効果がない場合はもう1回追加し，それでも効果不十分であれば直ちに来院する．
- 口腔内が乾燥していると吸収されないため，その際には水で粘膜を湿らせてから使用する．
- 高齢者など唾液の少なく口腔内が乾燥しやすい人には舌下錠よりもスプレー剤の方が有効である．

舌の下(裏側)に向けて*噴霧する(息を一時止めて行う)．

座った状態で服用する(血圧低下による立ちくらみ，めまいを生じることがあるため，立ったままでは服用しない)．

医師：舌下錠やスプレーの投与では，口腔内の静脈から吸収されるため，心臓に速効性の作用を発揮します．また，肝臓を通過しないで作用するため，肝酵素による作用の減弱(初回通過効果 p.302)を受けずに高い効果を示します．

*ニトログリセリン(ミオコール®スプレー)は舌下に噴霧，硝酸イソソルビド(ニトロール®スプレー)では，舌を上げずに口腔内に噴霧．

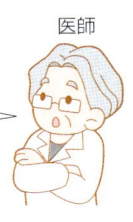

商品名【硝酸薬】 ●**ニトログリセリン**：ニトログリセリン(舌下)，バソレーター(テ，注)，ミリスロール(注)，冠動注用ミリスロール(注)，ミオコール(ス，注)，ミリステープ(テ)，ニトロダームTTS(貼)，ミニトロテープ(テ)，メディトランステープ(テ) ●**硝酸イソソルビド**：ニトロール(錠，徐力，注，ス)，フランドル(徐錠，テ) ●**一硝酸イソソルビド**：アイトロール(錠) ●**ニコランジル**：シグマート(錠，注)

■持続型の硝酸薬①
内服薬（経口投与）

- 内服薬（錠剤，カプセルなど）は，経口投与により持続的に効果を示すもので，主に狭心症に対して発作予防のために日常的に服用する．

内服薬（経口投与）*

*硝酸薬の内服薬のうち，ニトロール®の錠剤は，狭心痛の寛解にも使用できる．この場合，噛み砕いて舌の下で溶かす．

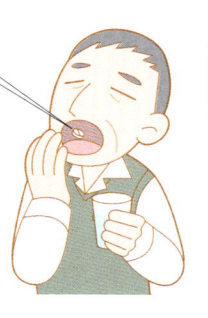

主な適応
- 狭心症（発作の予防）

硝酸薬は耐性を生じやすい（継続的な使用で効果が減弱する）薬物です．貼付剤や内服薬では休薬期間を設ける，点滴静注では投与量を調整するなどを行い，血中濃度が低下するタイミングをつくると耐性が生じにくいとされています．

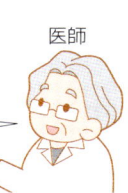

医師

■持続型の硝酸薬②
貼付剤

- 貼付剤（テープ，パッチなど）は，薬物を経皮的に徐々に吸収させることにより持続的な効果を示すもので，主に狭心症に対して発作予防のために日常的に使用する．

胸部に貼る*

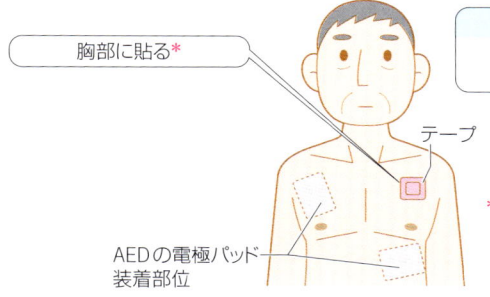

テープ

AEDの電極パッド装着部位

主な適応
- 狭心症（発作の予防）

*貼付部位は胸部の他，上腹部，背部なども可（ただし製剤により異なる）．胸部の場合は，AED（p.358）の電極パッドの装着部位は避けて貼付する．

■重症例に使用する硝酸薬
注射剤（静注）

- 硝酸薬の注射剤は，静注により速効かつ持続的に効果を示すもので，不安定狭心症などの重症例に対して院内で使用する．

静注

主な適応
- 不安定狭心症，心筋梗塞
- 急性心不全

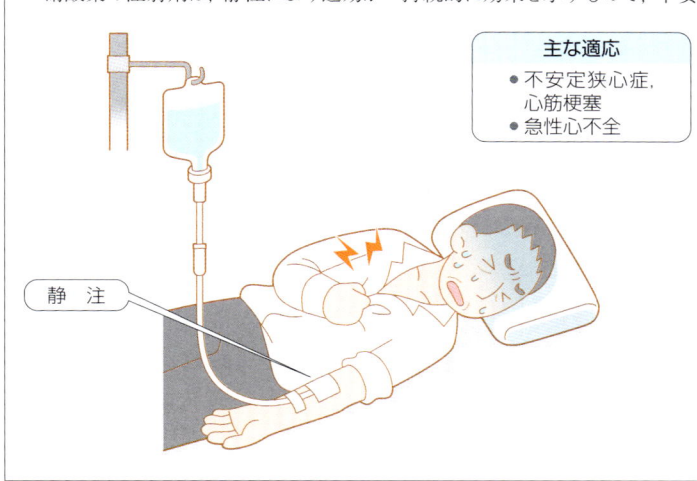

- 点滴静注やシリンジポンプを用いた持続静注により，効果を持続する．
- 心カテーテルから冠動脈に注入し，冠動脈造影時（PCI（p.373）施行中を含む）に冠動脈攣縮の抑制のために使用することもある．

略語 ● 自動体外式除細動器（AED）：automated external defibrillator ● 経皮的冠〔状〕動脈インターベンション（PCI）：percutaneous coronary intervention

循環器系の疾患と薬

硝酸薬

レニン・アンジオテンシン（RA）系阻害薬

監修：苅尾 七臣

intro.: 循環血中でアンジオテンシンⅡを産生することで血圧上昇に働く機構をレニン・アンジオテンシン（RA）系またはレニン・アンジオテンシン・アルドステロン（RAA）系とよぶ．RA系を阻害してアンジオテンシンⅡの産生または作用を抑制する薬物として，アンジオテンシン変換酵素（ACE）阻害薬，アンジオテンシンⅡ受容体拮抗薬（ARB），レニン阻害薬（直接的レニン阻害薬）があり，降圧薬，心不全治療薬として用いられる．

WORDS & TERMS

レニン [p.308]
腎臓の輸入細動脈にある傍糸球体細胞で産生され，血中に分泌される蛋白分解酵素．肝臓で産生・分泌されるペプチドであるアンジオテンシノゲンのN末端を切断して，アンジオテンシンⅠに変換する．レニンの分泌は，腎動脈圧の低下（輸入細動脈の灌流圧低下），交感神経の活性化，尿量の低下（遠位尿細管の緻密斑で感知するNa⁺, Cl⁻の濃度低下）などにより亢進する．一方，血圧上昇，循環血漿量の増加，アンジオテンシンⅡの増加は，レニンの分泌を抑制する（ネガティブ・フィードバック）．

アンジオテンシン変換酵素（ACE） [p.308]
ACEは蛋白分解酵素であり，アンジオテンシンⅠのC末端の一部を切断してアンジオテンシンⅡに変換する．肺，血管壁，脳，腎臓，血漿，尿中などに広く存在し，特に肺の酵素活性が高い．ブラジキニンを分解するキニナーゼⅡと同一の酵素である [p.312]．

アンジオテンシンⅡ [p.286]
RA系で産生されるペプチド．血管平滑筋のAT₁受容体に結合して，血管収縮作用を発揮し，血圧を上昇させる．また，副腎皮質のAT₁受容体に結合してアルドステロンの分泌を促進する．その他，バソプレシンの分泌促進，腎臓の輸出細動脈の収縮などの作用をもつ．循環血液中だけでなく，組織中でも産生される（組織アンジオテンシン産生系 [p.309]）．

重要な循環調節機構の1つ
RA系・RAA系

- 主に血圧低下に反応して腎臓はレニンを分泌し，血中でアンジオテンシンⅡが産生され，血管収縮が生じる．引き続いて副腎からアルドステロンが分泌され，体液貯留が生じ，これらにより血圧は上昇する．
- また，正常であれば，血圧上昇やアンジオテンシンⅡの増加などがネガティブ・フィードバックとして働き，レニンの分泌は抑制される．
- レニンの分泌からアンジオテンシンⅡの分泌とその作用に至る過程をレニン・アンジオテンシン系（RA系）とよび，その後のアルドステロン分泌とその作用を含んだ過程をレニン・アンジオテンシン・アルドステロン系（RAA系）とよぶ．

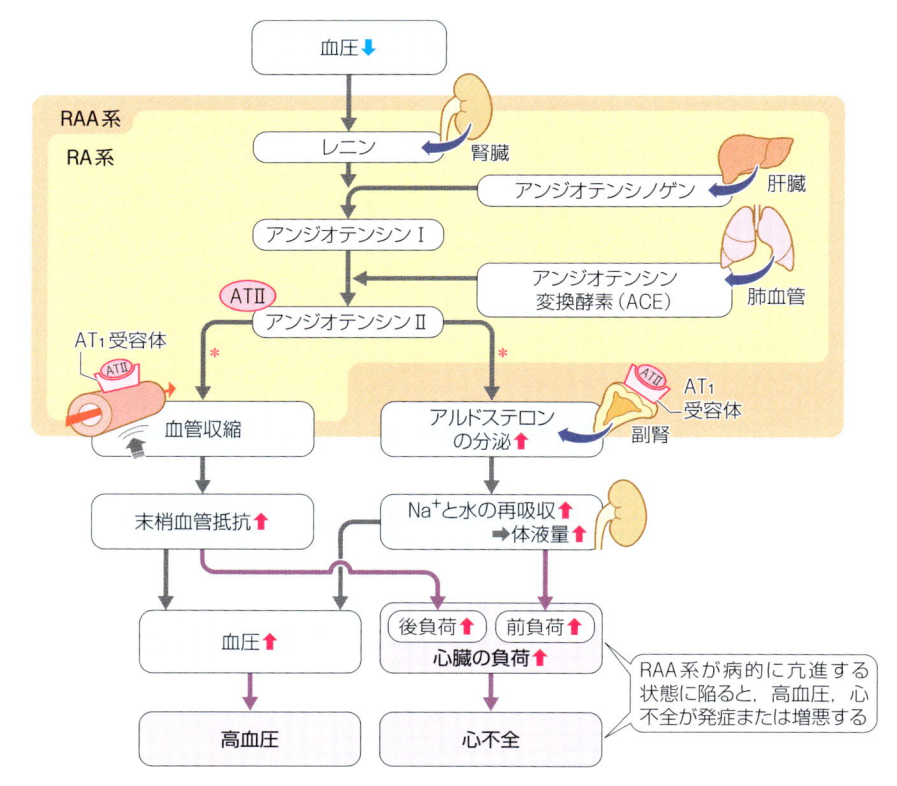

＊全身の血管を収縮させる作用は速効性であるが，副腎からアルドステロンが分泌され，腎臓に作用するまでには数時間以上を要する．

略語 ●レニン・アンジオテンシン（RA）系：renin-angiotensin system ●レニン・アンジオテンシン・アルドステロン（RAA）系：renin-angiotensin-aldosterone system ●アンジオテンシン変換酵素（ACE）：angiotensin converting enzyme ●アンジオテンシンⅡ受容体拮抗薬（ARB）：angiotensinⅡreceptor blocker

WORDS & TERMS

組織アンジオテンシン産生系 [p.308]
心臓や血管壁などの組織中でアンジオテンシンが産生される経路. 組織の炎症部位で, マクロファージがACE, マスト細胞がキマーゼ (ACEと同じ働きをする酵素) を発現させ, アンジオテンシンIIを産生する. 組織中のアンジオテンシンIIは, 細胞増殖や肥大に作用し, 心筋肥大 (心筋リモデリング) や動脈硬化などに関与する. 血行性のRA系 (循環血液中で起こるアンジオテンシンIIの産生) とは異なる反応系である.

アルドステロン [p.287]
副腎皮質で合成されるステロイドホルモンの1つ. 副腎皮質の球状層で産生・分泌され, 電解質コルチコイドとして働く (病③p.254). 腎臓の集合管にあるアルドステロン受容体 (ミネラルコルチコイド受容体) に結合してNa$^+$の再吸収と, 二次的な水の再吸収を促進する. また, 尿細管腔へのK$^+$とH$^+$の分泌 (尿中への排泄) も促進する. アルドステロンの分泌は, アンジオテンシンIIの他, ACTH, 血中K$^+$の上昇により亢進する.

ACE阻害薬, ARB, レニン阻害薬
RA系阻害薬の作用機序

- RA系阻害薬はRAA系亢進の抑制に働き, 高血圧, 心不全に対して有効である.

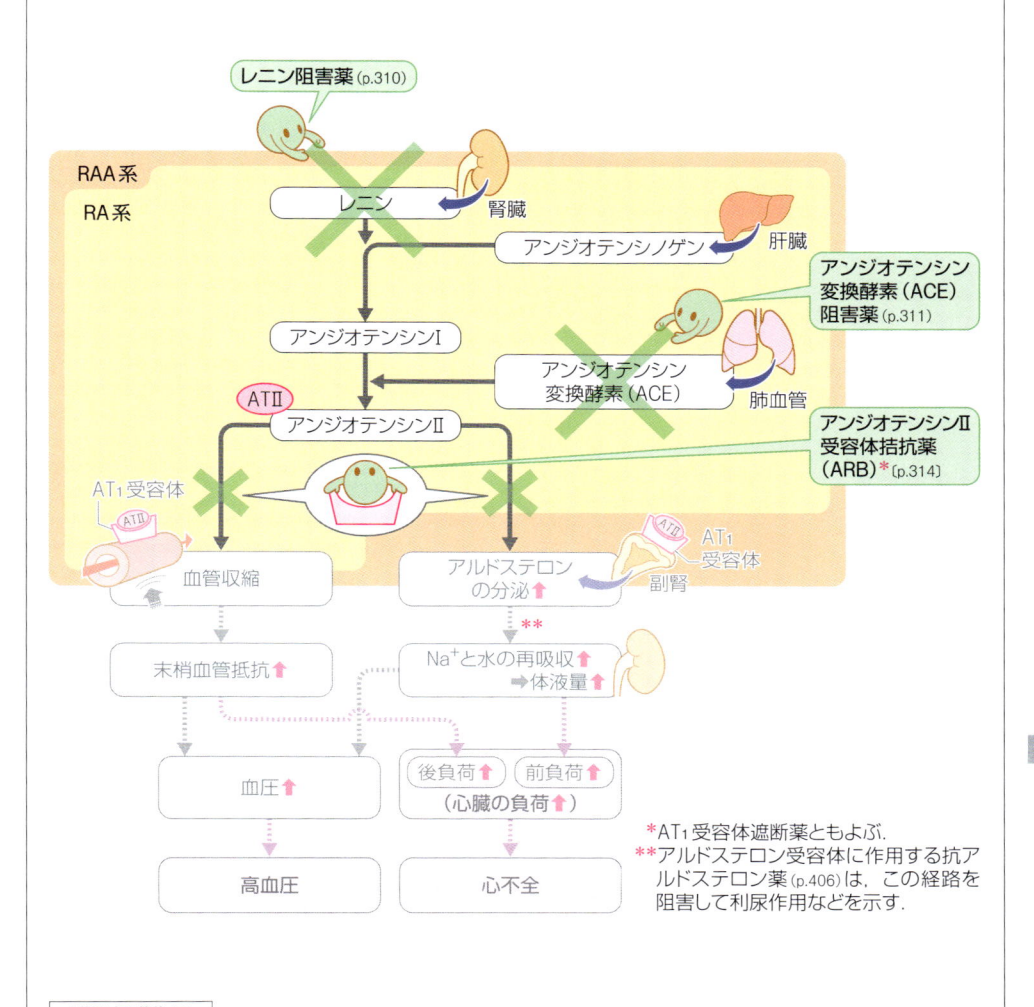

*AT$_1$受容体遮断薬ともよぶ.
**アルドステロン受容体に作用する抗アルドステロン薬 (p.406) は, この経路を阻害して利尿作用などを示す.

臓器保護作用

- 上記の循環血中のRAA系 (血行性アンジオテンシン産生系) とは異なり, 炎症など病的状態にある組織では組織内での炎症細胞の関与によりアンジオテンシンIIが産生される (組織アンジオテンシン産生系).
- 組織内のアンジオテンシンIIは臓器障害に関与し, 心臓では心室リモデリング (p.330) を引き起こすとされる.
- そのため, アンジオテンシンIIの産生および作用を抑制するRA系阻害薬は心臓や腎臓で臓器保護作用を示す (病③p.269).

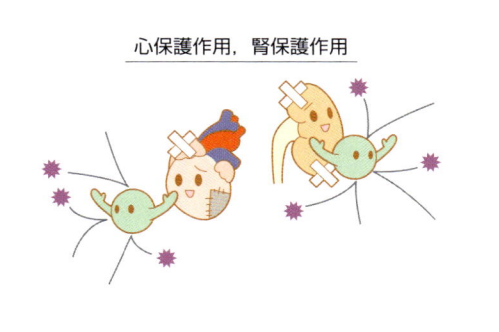

心保護作用, 腎保護作用

略語 ● アンジオテンシンIIタイプ1受容体 (AT$_1$R): angiotensin II type 1 (AT$_1$) receptor ● 副腎皮質刺激ホルモン (ACTH): adrenocorticotropic hormone

■ 副作用の違いがポイント
RA系阻害薬の比較

- RA系阻害薬の相違点を以下にまとめる．

		RA系阻害薬		
		アンジオテンシン変換酵素（ACE）阻害薬	アンジオテンシンⅡ受容体拮抗薬（ARB）	レニン阻害薬
作用機序		ACEを阻害し，アンジオテンシンⅡの産生を抑制	AT₁受容体を遮断し，アンジオテンシンⅡの作用を抑制	レニンを直接的に阻害し，アンジオテンシンⅠおよびⅡの産生を抑制
血液検査	血漿レニン活性（PRA）	↑*	↑*	↓**
	アンジオテンシンⅡ濃度	↓	↑	↓
	アルドステロン濃度	↓	↓	↓
ブラジキニン(p.313)の増加		あり（ブラジキニンの分解を抑制）	なし	なし
主な副作用		● 空咳　(p.313) ● 高K血症 (p.313) ● 血管浮腫 (p.311)	● 高K血症 ● 血管浮腫	● 高K血症 ● 血管浮腫

*腎臓からのレニン分泌を抑制するネガティブ・フィードバックが働かなくなるため，レニン分泌が増加（血漿レニン濃度〔PRC〕が上昇）し，レニン活性が上昇する（PRAが上昇）．
**レニン分泌は増加（PRCが増加）するが，レニン阻害薬によりレニン活性は低下する（PRAが低下）．

- RA系阻害薬はいずれも妊婦では禁忌であり，腎機能低下例では慎重投与（用量の減量などが必要）である．

SUPPLEMENT

レニン阻害薬

- レニン阻害薬（直接的レニン阻害薬）は，RA系阻害薬のうち最も新しい薬であり，レニンを直接的に阻害してアンジオテンシンⅠおよびアンジオテンシンⅡの産生を抑制する．
- 長時間作用するという利点があるが，生体利用率が低い（消化管での吸収が悪い），作用の個人差が大きいといった欠点もある．

レニン阻害薬
- レニンを直接的に阻害する．
- 一般名　● アリスキレン

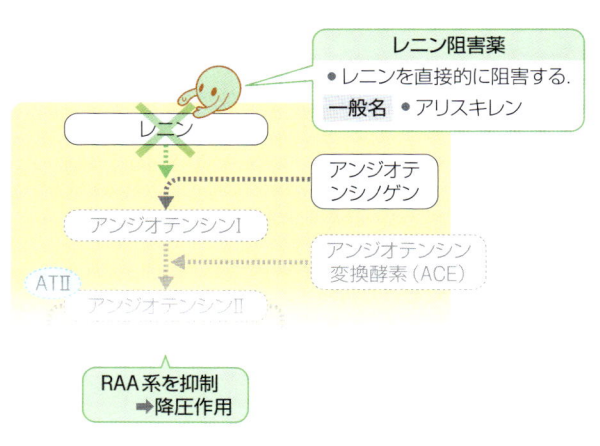

アリスキレンフマル酸塩

投与経路	● 内服
適応	● 高血圧
禁忌	● 本剤の成分に対する過敏症 ● 妊婦または妊娠の可能性 ● イトラコナゾール，シクロスポリンを投与中 ● ACE阻害薬またはARBを投与中の糖尿病
主な副作用 （★：重大）	● 高K血症★ ● 血管浮腫★ ● 腎機能障害★　など

商品名【レニン阻害薬】● アリスキレンフマル酸塩：ラジレス（錠）　**略語**● レニン・アンジオテンシン（RA）系：renin-angiotensin system　● アンジオテンシン変換酵素（ACE）：angiotensin converting enzyme　● アンジオテンシンⅡ受容体拮抗薬（ARB）：angiotensin Ⅱ receptor blocker　● アンジオテンシンⅡタイプ1受容体（AT₁R）：angiotensin Ⅱ type 1（AT₁）receptor　● 血漿レニン活性（PRA）：plasma renin activity　● 血漿レニン濃度（PRC）：plasma renin concentration

アンジオテンシン変換酵素（ACE）阻害薬

intro.： アンジオテンシン変換酵素（ACE）を阻害して，アンジオテンシンⅡの産生を抑制する薬物．レニン・アンジオテンシン（RA）系阻害薬の１つ．主に高血圧(p.376)，心不全(p.330)に対して使用される．

MINIMUM ESSENCE

一般名
- ❶ カプトプリル
- ❷ エナラプリル
- ❸ アラセプリル
- ❹ リシノプリル
- ❺ イミダプリル
- ❻ テモカプリル
- ❼ ペリンドプリル

…内 など

作用
- 血管拡張 ➡ 末梢血管抵抗↓ ➡ 血圧低下（降圧）作用　〈後負荷の軽減〉
- アルドステロン分泌↓ ➡ Na^+・水の排泄↑ ➡ 体液量の減少　〈前負荷の軽減〉
- 心保護作用（心不全の長期予後改善），腎保護作用

適応
- 高血圧
- 〔❷❹〕慢性心不全
- 〔❺〕1型糖尿病に伴う糖尿病腎症

禁忌
- 本剤の成分に対する過敏症
- 血管浮腫の既往歴
- デキストラン硫酸固定化セルロース，トリプトファン固定化ポリビニルアルコールまたはポリエチレンテレフタレート（陰性に荷電した吸着剤）を用いた吸着器によるアフェレーシス施行中
- アクリロニトリルメタリルスルホン酸Na膜（AN69）〔陰性に荷電した吸着剤〕を用いた血液透析施行中
- 妊婦または妊娠の可能性
- アリスキレン（レニン阻害薬）を投与中の糖尿病

副作用
- 空咳（乾性咳嗽）(p.313)
- 血管浮腫 ★
- 高K血症 (p.313)
- 〔❶〕ネフローゼ症候群 ★
- 〔❶❷❹❺❼〕急性腎不全 ★ など

【補足事項】 インスリン抵抗性を改善する作用があるため，糖尿病腎症にも使用される．

WORDS & TERMS

カリクレイン・キニン系 [p.312]
キニンと総称される生理活性ペプチドを産生する反応系．キニンの前駆蛋白（キニノーゲン）に蛋白分解酵素のカリクレインが作用し，ブラジキニンやカリジンなどのキニンが産生される．キニンの代表がブラジキニンであり，血管拡張および血圧低下（降圧），発痛，内臓収縮（気管支，腸管，子宮の平滑筋収縮），腎臓でのNa^+再吸収の抑制および利尿などの作用を有する．

血管浮腫 [p.310]
皮膚や粘膜の深部に限局性に生じる浮腫で，血管神経性浮腫，クインケ浮腫ともよぶ．発作性に出現し，発赤や瘙痒感はない，顔面や口唇に好発，非対称性，指圧痕が残らない，ときに痛みを伴う，通常1～3日後に消退するなどの特徴がある．口腔粘膜や舌，咽頭や喉頭の浮腫では，呼吸困難，嗄声（かすれ声），構音障害がみられ，喉頭浮腫が進むと気道狭窄や閉塞（窒息）を生じるため危険性が高い．また，腸管の浮腫では，食欲不振，悪心・嘔吐，下痢，腹痛がみられる．原因として，常染色体優性遺伝によるC1インヒビター欠損・機能異常（遺伝性血管浮腫），薬剤誘発性，自己免疫性，特発性（原因不明）などがある．原因薬剤はACE阻害薬，ARB，NSAIDs，ペニシリン，経口避妊薬などで，特にACE阻害薬では，内服患者の0.1～0.5%に生じ，喉頭浮腫による死亡例の報告もある．そのため，血管浮腫の既往がある患者には禁忌であり，副作用として生じた場合は，投薬の中止，必要に応じて気道確保を行い，副腎皮質ホルモン，抗ヒスタミン薬，エピネフリン，C1インヒビターの投与も考慮する．

商品名【ACE阻害薬】
- **カプトプリル**：カプトリル（細，錠，徐力）
- **エナラプリルマレイン酸**：レニベース（錠）
- **アラセプリル**：セタプリル（錠）
- **リシノプリル水和物**：ロンゲス（錠），ゼストリル（錠）
- **イミダプリル塩酸塩**：タナトリル（錠）
- **テモカプリル塩酸塩**：エースコール（錠）
- **ペリンドプリルエルブミン**：コバシル（錠）

略語 非ステロイド性抗炎症薬（NSAIDs）：non-steroidal anti-inflammatory drugs

ACE阻害薬の作用機序
アンジオテンシンⅡを減少させる

- ACE阻害薬は，アンジオテンシン変換酵素（ACE）の活性を阻害し，アンジオテンシンⅡの産生を抑制することにより，降圧作用，心臓への負荷軽減をもたらす．

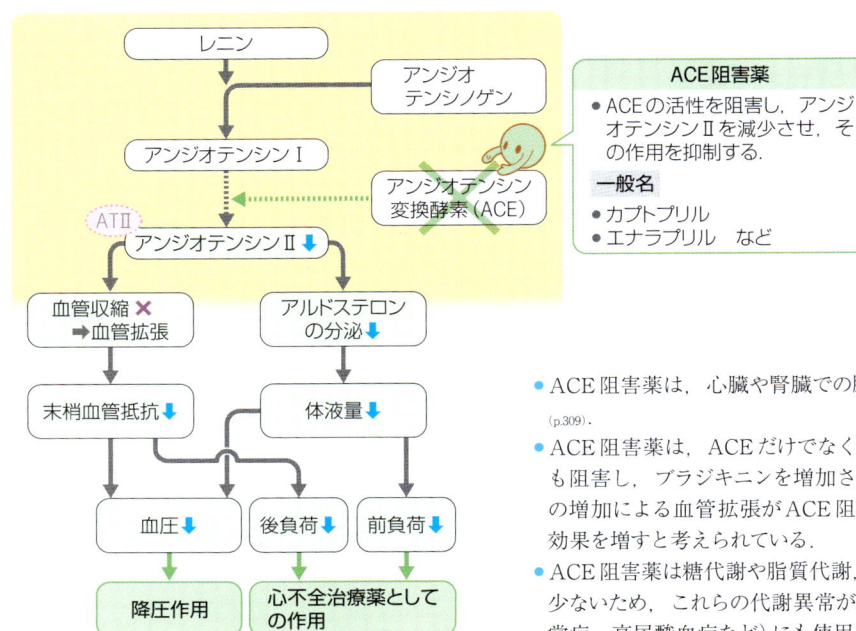

ACE阻害薬
- ACEの活性を阻害し，アンジオテンシンⅡを減少させ，その作用を抑制する．

一般名
- カプトプリル
- エナラプリル　など

- ACE阻害薬は，心臓や腎臓での臓器保護作用もあわせもつ (p.309)．
- ACE阻害薬は，ACEだけでなくキニナーゼⅡとしての働きも阻害し，ブラジキニンを増加させる (次項参照)．ブラジキニンの増加による血管拡張がACE阻害薬の血圧低下（降圧）の効果を増すと考えられている．
- ACE阻害薬は糖代謝や脂質代謝，尿酸代謝へ与える影響が少ないため，これらの代謝異常がある患者（糖尿病，脂質異常症，高尿酸血症など）にも使用しやすい．

アンジオテンシン変換酵素（ACE）の働き
アンジオテンシンⅡの産生，ブラジキニンの分解

- アンジオテンシン変換酵素（ACE）は，RA系においてアンジオテンシンⅠをアンジオテンシンⅡに変換する酵素である．
- 加えて，ACEはカリクレイン・キニン系(p.311)において，ブラジキニンを分解して不活化する酵素（キニナーゼⅡ）としても働く．

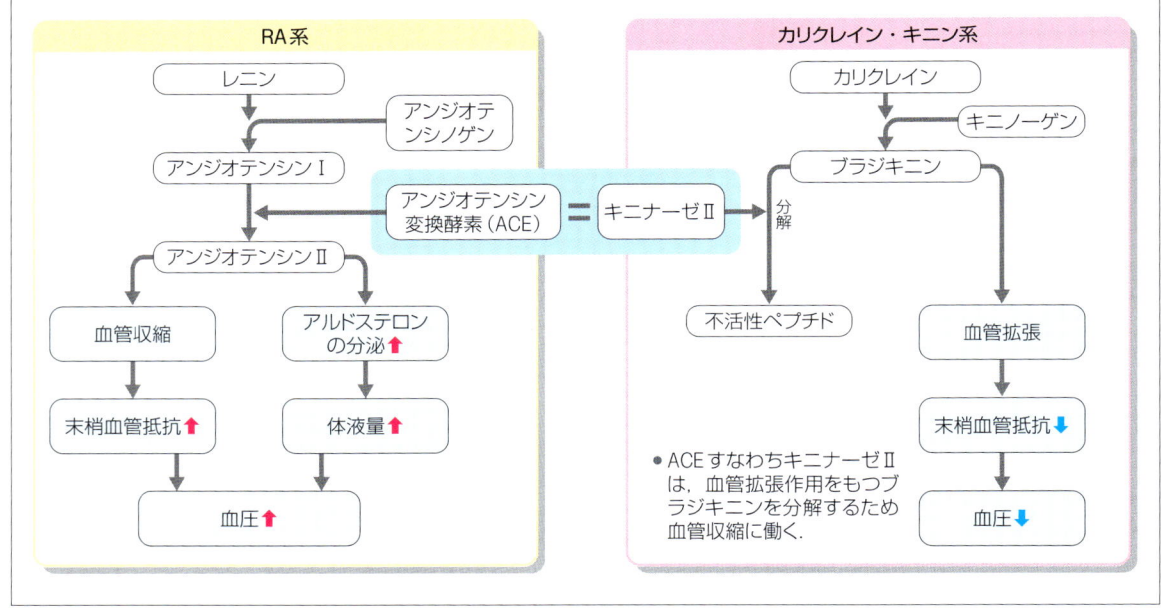

- ACEすなわちキニナーゼⅡは，血管拡張作用をもつブラジキニンを分解するため血管収縮に働く．

略語
- アンジオテンシン変換酵素（ACE）: angiotensin converting enzyme
- レニン・アンジオテンシン（RA）系: renin-angiotensin system
- アンジオテンシンⅡ受容体拮抗薬（ARB）: angiotensin Ⅱ receptor blocker

ACE阻害薬の副作用
空咳，高K血症など

- ACE阻害薬の主な副作用に，空咳，高K血症がある．

空咳（乾性咳嗽）
- ACE阻害薬に特徴的なブラジキニンの増加による副作用であり，頻度が高い．
- ブラジキニンが気管支平滑筋を収縮させるために生じるが，高齢者では逆に誤嚥の防止となり有用とする考えもある．
- 空咳がみられたら中止，またはARBへの変更を検討する(p.315)．

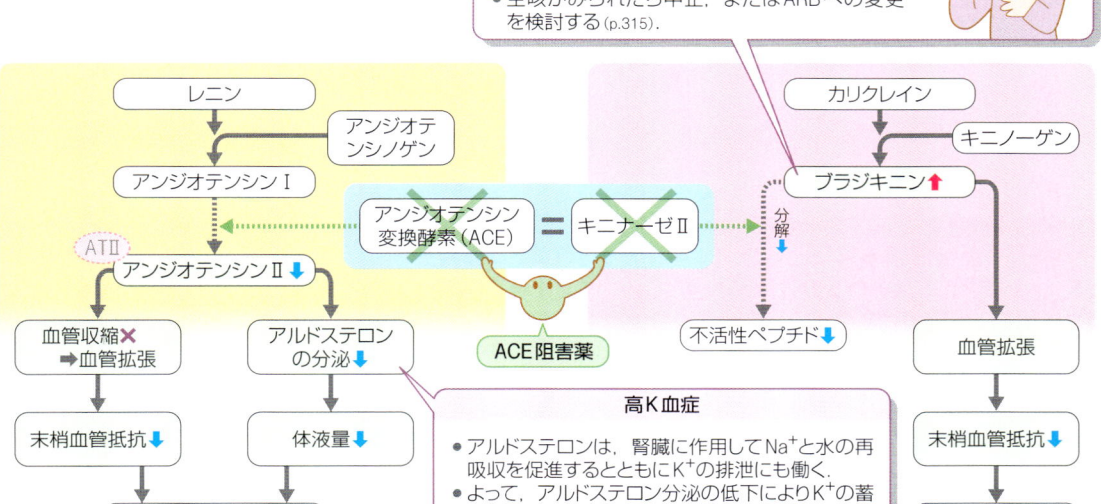

高K血症
- アルドステロンは，腎臓に作用してNa^+と水の再吸収を促進するとともにK^+の排泄にも働く．
- よって，アルドステロン分泌の低下によりK^+の蓄積を生じやすくなり，高K血症が生じる．
- K^+保持性利尿薬(p.406)との併用には注意が必要である．
- ACE阻害薬の他，ARB，レニン阻害薬でも生じうる副作用である．

- ACE阻害薬は，腎機能低下患者では投与量を減らす必要があり，両側（または片腎で一側）の腎動脈狭窄例では急性腎不全をきたす可能性がある．
- まれだが重篤な副作用に血管浮腫(p.311)があり，喉頭の浮腫による呼吸困難を引き起こしうるため血管浮腫の既往がある患者には禁忌となる．
- 妊婦または妊娠の可能性のある人には禁忌である(p.384)．

SUPPLEMENT
ブラジキニン

- ブラジキニンは，カリクレイン・キニン系(p.311)において産生される生理活性ペプチドである．
- 血管拡張および血圧低下（降圧）作用の他，発痛，腸管，子宮の平滑筋収縮，利尿作用をもち，炎症やアレルギー反応に関与する．
- 血管拡張作用は，血管内皮細胞でのNO産生促進により生じる．

医師：ACE阻害薬は，ブラジキニンの増加をもたらすため，血管拡張により血圧低下（降圧）の効果を増すと考えられます．しかし，副作用として，ブラジキニンによる気管支平滑筋の収縮作用で空咳が生じやすいです．

ブラジキニンの血管拡張作用

- ブラジキニンはB_2受容体に結合して血管内皮細胞でのNO産生を促進し，NOが血管平滑筋の弛緩に働くことで血管が拡張する(p.304)．
- ただし，血管内皮細胞が傷害された血管ではNOが産生されず，逆に血管平滑筋の収縮（血管収縮）が生じる．

略語 ● 一酸化窒素（NO）: nitric oxide

アンジオテンシンⅡ受容体拮抗薬（ARB）

intro.： アンジオテンシンⅡとその受容体（AT_1受容体）との結合に拮抗して（競合して），AT_1受容体を遮断し，アンジオテンシンⅡの作用を抑制する．RA系阻害薬の1つ．ACE阻害薬と同様，主に高血圧(p.376)，心不全(p.330)に対して使用される．

MINIMUM ESSENCE

一般名
- ❶ カンデサルタン シレキセチル
- ❷ ロサルタン
- ❸ バルサルタン
- ❹ テルミサルタン
- ❺ オルメサルタン メドキソミル
- ❻ イルベサルタン
- ❼ アジルサルタン

…内

作用
- 血管拡張 ➡ 末梢血管抵抗↓ ➡ 血圧低下（降圧）作用　　〈後負荷の軽減〉
- アルドステロン分泌↓ ➡ Na^+・水の排泄↑ ➡ 体液量の減少　　〈前負荷の軽減〉
- 心保護作用（心不全の長期予後改善），腎保護作用

適応
- 高血圧
- 〔❶〕慢性心不全
- 〔❷〕高血圧および蛋白尿を伴う2型糖尿病の糖尿病腎症

禁忌
- 本剤の成分に対する過敏症
- 妊婦または妊娠の可能性
- アリスキレン（レニン阻害薬）を投与中の糖尿病
- 〔❷〕重篤な肝障害
- 〔❹〕胆汁分泌が極めて悪い，または重篤な肝障害

副作用
- 血管浮腫★
- 高K血症★
- ショック★，失神★，意識消失★
- 腎不全（急性腎不全）★
- 肝機能障害★，黄疸★
- 〔❷❸〕肝炎（急性肝炎）★
- 〔❶〜❻〕低血糖★，横紋筋融解症★ など

【補足事項】
- チアジド系利尿薬との合剤（例：ロサルタン＋ヒドロクロロチアジド）またはCa拮抗薬との合剤（例：バルサルタン＋アムロジピン）が多く存在する．
- ARBとACE阻害薬の併用は有効性が十分ではないため推奨されない．
- ほとんどが肝代謝・排泄の薬物であり，肝障害例では慎重な投与が必要となる．
- 上記❶〜❼のすべての薬物で，肝機能障害（AST，ALTなどの上昇）は副作用としてあるが，重大な副作用としているのは❶❹❺❻である．
- 上記❶❷❹❺❻の薬物で，黄疸は副作用としてあり，重大な副作用としているのは❶❹❺❻である．

カンデサルタン シレキセチル　　ロサルタンカリウム　　バルサルタン　　オルメサルタン メドキソミル

商品名【ARB】 ●カンデサルタン シレキセチル：プロプレス（錠）　●ロサルタンカリウム：ニューロタン（錠）　●バルサルタン：ディオバン（錠，OD）　●テルミサルタン：ミカルディス（錠）　●オルメサルタン メドキソミル：オルメテック（錠）　●イルベサルタン：イルベタン（錠），アバプロ（錠）　●アジルサルタン：アジルバ（錠）　**略語** ●アンジオテンシンⅡ受容体拮抗薬（ARB）：angiotensin Ⅱ receptor blocker ➡

ARBの作用機序
アンジオテンシンⅡ受容体を遮断する

- アンジオテンシンⅡ受容体拮抗薬（ARB）はAT₁受容体遮断薬ともよばれ，AT₁受容体を遮断して，アンジオテンシンⅡの作用を抑制する．

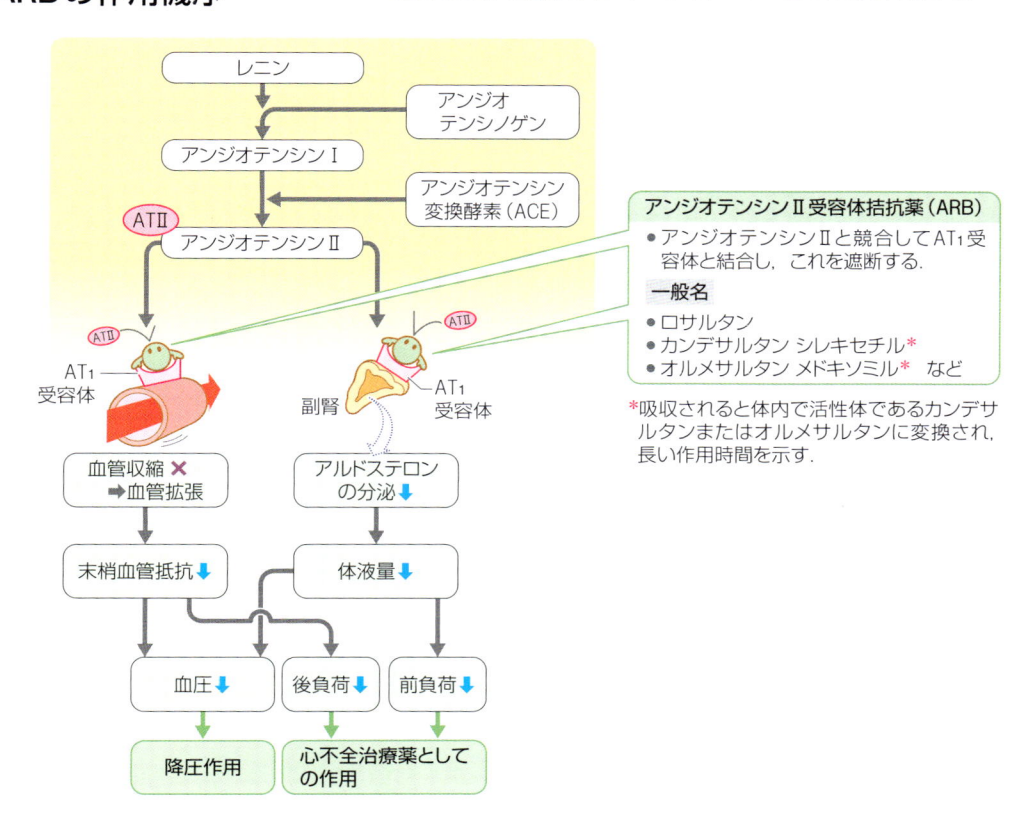

```
レニン
  ↓ ← アンジオテンシノゲン
アンジオテンシンⅠ
  ↓ ← アンジオテンシン変換酵素（ACE）
アンジオテンシンⅡ
  ↓           ↓
AT₁受容体    副腎 AT₁受容体
  ↓           ↓
血管収縮✕   アルドステロンの分泌↓
→血管拡張
  ↓           ↓
末梢血管抵抗↓  体液量↓
  ↓     ↓     ↓
 血圧↓ 後負荷↓ 前負荷↓
  ↓       ↓
降圧作用  心不全治療薬としての作用
```

アンジオテンシンⅡ受容体拮抗薬（ARB）
- アンジオテンシンⅡと競合してAT₁受容体と結合し，これを遮断する．

一般名
- ロサルタン
- カンデサルタン シレキセチル*
- オルメサルタン メドキソミル* など

*吸収されると体内で活性体であるカンデサルタンまたはオルメサルタンに変換され，長い作用時間を示す．

- 心臓や腎臓の臓器保護作用をあわせもつ (p.309)．
- ARBはブラジキニンの分解を阻害しないためブラジキニン増加がなく，このためACE阻害薬でみられる空咳の副作用はARBでは出現しない (p.313)．
- 妊婦または妊娠の可能性がある人には禁忌である (p.384)．

Advanced Study
アンジオテンシンⅡ受容体

- アンジオテンシンⅡ受容体には，AT₁受容体とAT₂受容体がある．
- アンジオテンシンⅡ（ATⅡ）の結合により，AT₁受容体は血管収縮および血圧上昇に働くのに対し，AT₂受容体は血管拡張および血圧低下（降圧）作用を示す．
- ARBは，AT₁受容体を遮断して降圧作用を示すことに加えて，余剰となったATⅡがAT₂受容体を刺激することでも二次的に降圧作用を発揮する．
- このAT₂受容体の刺激がARBの長期的な降圧作用や臓器保護作用に関与していると考えられている．

ARBによるAT₁受容体遮断およびAT₂受容体刺激

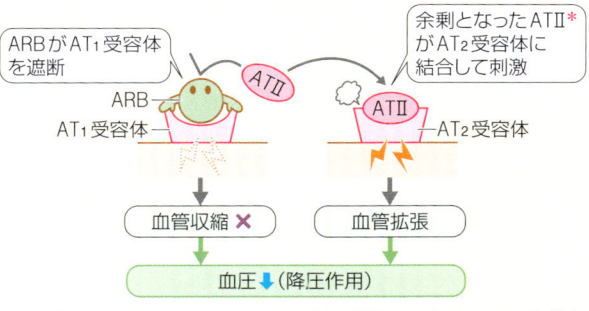

- ARBがAT₁受容体を遮断 → AT₁受容体 → 血管収縮✕
- 余剰となったATⅡ*がAT₂受容体に結合して刺激 → AT₂受容体 → 血管拡張
- → 血圧↓（降圧作用）

*AT₁受容体遮断によりレニンは反射性に増加するため，ATⅡも増加している (p.310)．

→ アンジオテンシンⅡタイプ1受容体（AT₁R）: angiotensin Ⅱ type 1 (AT₁) receptor ● アンジオテンシンⅡタイプ2受容体（AT₂R）: angiotensin Ⅱ type 2 (AT₂) receptor ● レニン・アンジオテンシン（RA）系: renin-angiotensin system ● アンジオテンシン変換酵素（ACE）: angiotensin converting enzyme ● アスパラギン酸アミノトランスフェラーゼ（AST）: aspartate aminotransferase ● アラニンアミノトランスフェラーゼ（ALT）: alanine aminotransferase

強心薬

監修：岡本 洋

WORDS & TERMS

G蛋白質（GTP結合蛋白質） [p.316]
細胞膜に存在する7回膜貫通型のG蛋白質共役型受容体では，α，β，γのサブユニットからなる三量体のG蛋白質が，受容体の刺激を細胞内に伝達するための分子スイッチとして働く．G蛋白質に結合しているグアノシン二リン酸（GDP）が，受容体の刺激によりグアノシン三リン酸（GTP）に変換したときに作用する（スイッチオン）．その作用はG蛋白質の種類により異なり，アデニル酸シクラーゼを促進するGs，反対にアデニル酸シクラーゼを抑制するGi，ホスホリパーゼCを活性化するGqなどがある．$β_1$受容体や$β_2$受容体はGsと共役する代表的な受容体である．

キサンチン誘導体 [p.316]
キサンチン（プリンの代謝産物）の窒素にメチル基が結合したメチルキサンチンの総称．代表的なものに，カフェイン，テオフィリン，テオブロミンがある．ホスホジエステラーゼ（PDE）を非選択的に阻害し，細胞内のcAMP濃度を増加させることにより，中枢興奮，気管支拡張，血管拡張，心筋収縮力増加，利尿などの作用を発揮する．PDE阻害に加えて，アデノシン受容体に拮抗する作用機序もある．気管支拡張薬であるテオフィリン薬（アミノフィリン，ジプロフィリン，プロキシフィリン）は，うっ血性心不全にも適応があるが，強心薬としての臨床使用は少ない．

二段脈 [p.317]
洞調律（正常の調律）[p.340]と心室期外収縮（VPC）[p.348]とが，1回ずつ交互に出現する不整脈（病②p.108）．

三段脈 [p.317]
洞調律2回に対して，心室期外収縮（VPC）が1回出現する，または洞調律1回に対して，VPCが2回出現する不整脈（病②p.108）．

ジギタリス製剤，PDE Ⅲ阻害薬など
強心薬の概要

- 強心薬は，心筋収縮力を増強する作用（強心作用）をもつ薬物の総称である．
- ジギタリス製剤（強心配糖体），$β_1$受容体刺激薬，PDE Ⅲ阻害薬などがあり，それぞれ機序は異なるが，結果的に心筋細胞内のCa^{2+}濃度を上昇させることにより強心作用を示す．
- 心不全治療薬として収縮不全に対して心拍出量の増加を目的に短期間使用する (p.336)．
- 心筋酸素消費量を増大させ，不整脈を誘発するため，長期間の投与は生命予後を悪化させる可能性がある．

強心薬の作用

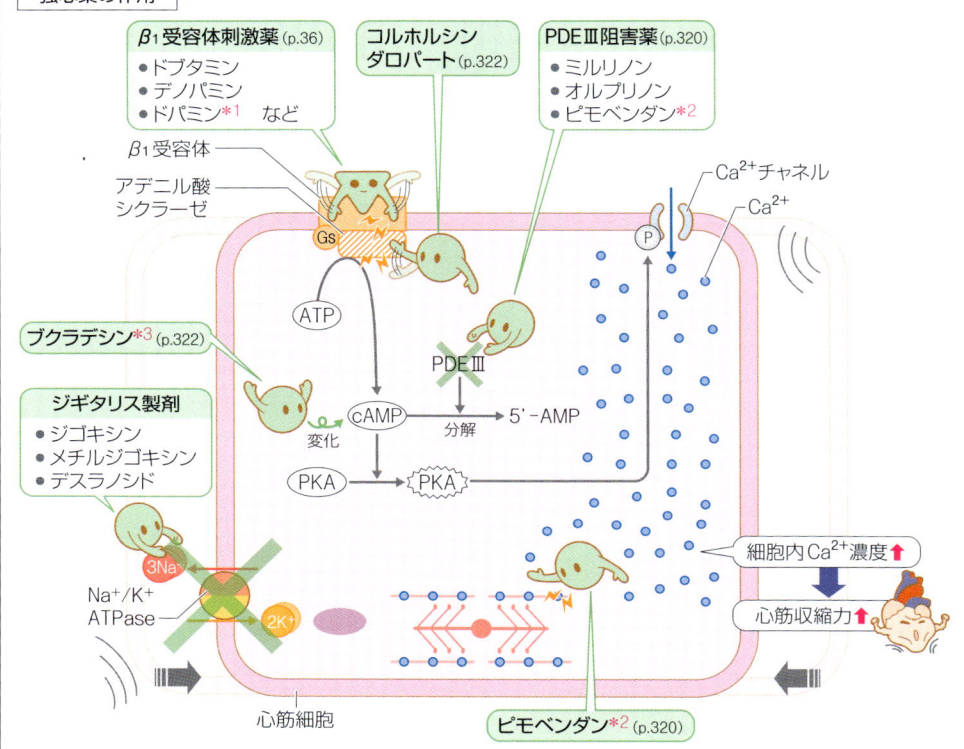

$β_1$受容体刺激薬 [p.36]
- ドブタミン
- デノパミン
- ドパミン*1 など

コルホルシンダロパート [p.322]

PDE Ⅲ阻害薬 [p.320]
- ミルリノン
- オルプリノン
- ピモベンダン*2

ブクラデシン*3 [p.322]

ジギタリス製剤
- ジゴキシン
- メチルジゴキシン
- デスラノシド

ピモベンダン*2 [p.320]

*1 ドパミンは低用量で主に利尿作用，中用量で強心作用と心拍数増加を示す (p.39)．
*2 ピモベンダンは，PDE Ⅲの阻害に加え，トロポニンC（収縮調節蛋白）のCa^{2+}に対する感受性を増強する作用ももつ．
*3 ブクラデシンは，自身がcAMPに変化する．

※心筋収縮機構におけるCa^{2+}の働きについてはp.283を参照のこと．

- PDE Ⅲ阻害薬，コルホルシンダロパート，ブクラデシンは血管平滑筋にも働き，細胞内cAMP濃度の上昇を介して血管拡張作用も示す (p.321, 322)．このように，強心作用と血管拡張作用をあわせもつ薬物をイノダイレーターという．
- 上記以外に，非選択的PDE阻害薬であるキサンチン誘導体も強心作用を示すが，強心薬としての臨床使用は少ない．

略語 ● ホスホジエステラーゼ（PDE）Ⅲ阻害薬：phosphodiesterase（PDE）Ⅲ inhibitor ● アデノシン三リン酸（ATP）：adenosine triphosphate ● 環状アデノシン一リン酸（cAMP）：cyclic adenosine monophosphate ● 心室期外収縮（VPC／PVC）：ventricular premature contraction／premature ventricular contraction ● アデノシン一リン酸（AMP）：adenosine monophosphate ● プロテインキナーゼA（PKA）：protein kinase A ● グアノシン三リン酸（GTP）：guanosine triphosphate ● グアノシン二リン酸（GDP）：guanosine diphosphate

ジギタリス製剤（強心配糖体）

intro.: ジギタリス類の植物の葉に含まれる成分である強心配糖体は，心筋収縮力増強（強心作用），心拍数減少作用をもつ．心不全(p.330)や頻脈性不整脈(p.340)に対して使用する．

MINIMUM ESSENCE

一般名
- ❶ ジゴキシン ………… 内，注
- ❷ メチルジゴキシン … 内
- ❸ デスラノシド ……… 注

作用
- $Na^+/K^+ATPase$の阻害 ➡➡ 細胞内Ca^{2+}濃度↑ ➡ 心筋収縮力の増強 〈強心作用〉
- 迷走神経刺激，房室結節の抑制 ➡ 心拍数の低下 〈心拍数抑制作用〉

適応
- うっ血性心不全
- 上室性頻脈性不整脈（心房細動，心房粗動，発作性心房頻拍） 〈合併例で有効〉

禁忌
- 房室ブロック，洞房ブロック
- ジギタリス中毒
- 閉塞性肥大型心筋症
- 本剤の成分またはジギタリス製剤に対する過敏症

相互作用
- 併用禁忌：〔❶エリキシル剤，注射剤〕〔❸〕ジスルフィラム，シアナミド
- 原則併用禁忌：Ca注射剤（グルコン酸カルシウム水和物〔カルチコール®〕，塩化カルシウム水和物など），スキサメトニウム

副作用
- ジギタリス中毒★（血中濃度の上昇により不整脈など中毒症状が生じる）(p.319)
  - 様々な不整脈（ブロックを伴う心房頻拍，二段脈，三段脈(p.316)，心室頻脈性不整脈，徐脈性不整脈など）
  - めまい，頭痛，失見当識，錯乱など精神・神経症状
  - 視覚異常
  - 悪心・嘔吐

注意
- 体内に蓄積しやすく，治療域が狭いため，投与中は治療薬物モニタリング（TDM）が定期的に必要である．
- 低K血症（利尿薬やステロイド投与時など），高齢者，腎機能低下の患者でジギタリス中毒が生じやすい．

【補足事項】
- ジギタリス中毒の治療は，投与の中止，血中K^+濃度の正常化，ジゴキシンに対する抗体製剤（わが国では未承認）を必要に応じて行う．
- ジギタリス製剤は，相互作用を生じる薬物が多いため注意が必要である（特に併用薬物によるジギタリス作用増強や低K血症を生じることによるジギタリス中毒に注意）．
- ジギタリス製剤には，上記の他，ジギトキシンがあるが，現在は製造中止となっている．
- ジゴキシンは腎排泄性であるのに対し，ジギトキシンは肝排泄性であるため，腎機能障害がある患者に使用されることがあった．ただし，ジギトキシンは蓄積性が高いため，肝障害時に中毒を起こしやすかった．

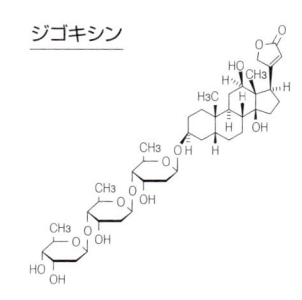

ジゴキシン

商品名【ジギタリス製剤】●ジゴキシン：ジゴキシンKY（錠），ジゴキシン「AFP」（錠），ジゴシン（散，錠，エ，注），ハーフジゴキシンKY（錠）●メチルジゴキシン：ラニラピッド（錠） ●デスラノシド：ジギラノゲン（注） **略語** 治療薬物〔血中濃度〕モニタリング（TDM）：therapeutic drug monitoring

ジギタリス製剤の作用①
強心作用の機序

- ジギタリス製剤は，Na^+/K^+ ATPase（Na^+-K^+ポンプ）を直接阻害する．
- Na^+/K^+ ATPaseの阻害は，間接的にNa^+-Ca^{2+}交換系を抑制し，細胞内Ca^{2+}濃度の上昇により強心作用をもたらす．
- ただし，強心作用を発揮するには血中濃度を高くする必要がある．

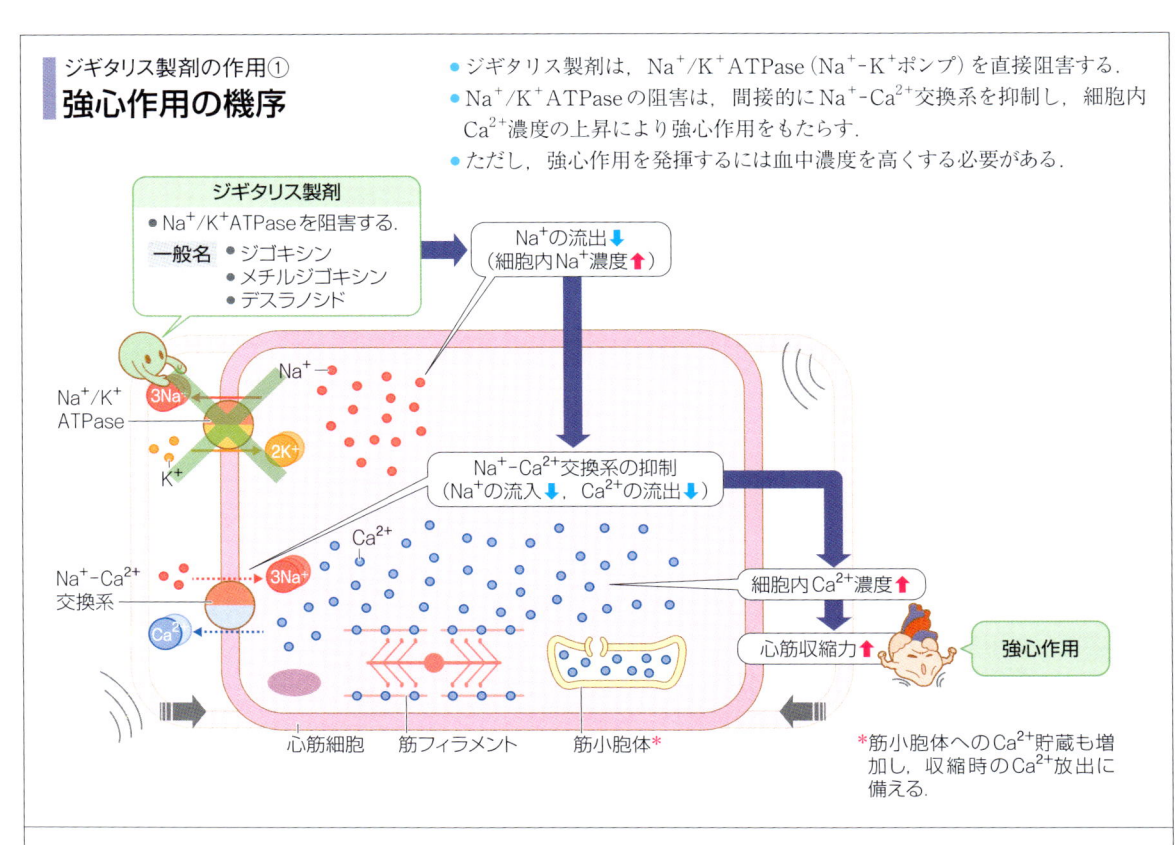

*筋小胞体へのCa^{2+}貯蔵も増加し，収縮時のCa^{2+}放出に備える．

ジギタリス製剤の作用②
心拍数抑制作用の機序

- ジギタリス製剤は強心作用に加え，心拍数抑制作用を示す．
- 心拍数抑制作用は，主に迷走神経（心臓に分布する副交感神経）(p.29)の刺激作用と房室結節の興奮伝導抑制により生じ，心拍数が減少する．
- 心電図上はPQ間隔の延長などジギタリス効果(p.319)がみられる．

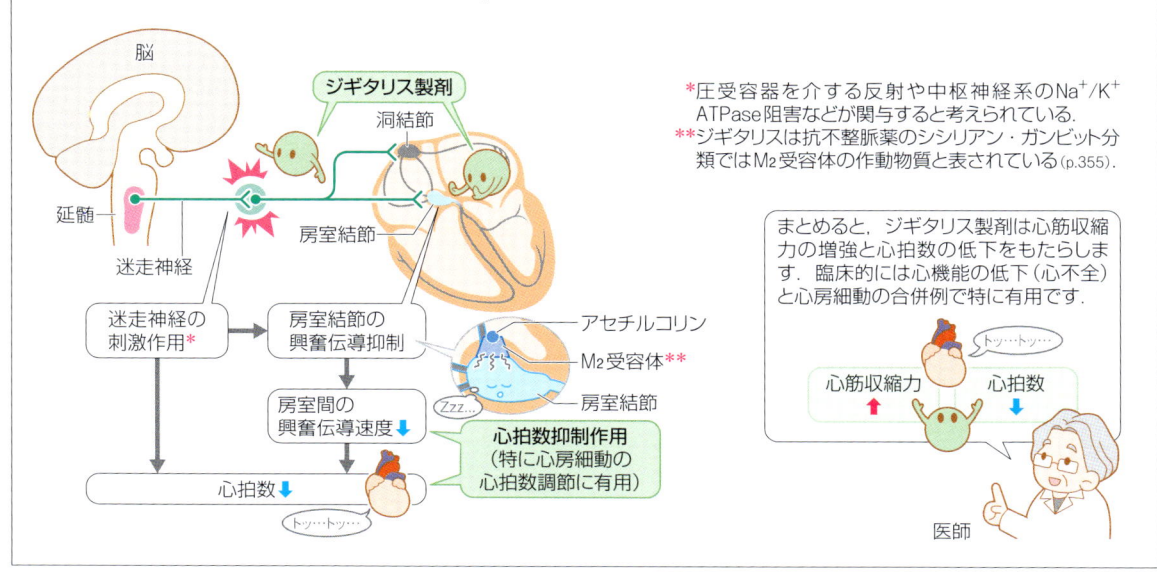

*圧受容器を介する反射や中枢神経系のNa^+/K^+ ATPase阻害などが関与すると考えられている．
**ジギタリスは抗不整脈薬のシシリアン・ガンビット分類ではM_2受容体の作動物質と表されている(p.355)．

まとめると，ジギタリス製剤は心筋収縮力の増強と心拍数の低下をもたらします．臨床的には心機能の低下（心不全）と心房細動の合併例で特に有用です．

商品名【ジギタリス製剤】●ジゴキシン：ジゴキシンKY（錠），ジゴキシン「AFP」（錠），ジゴシン（散，錠，エ，注），ハーフジゴキシンKY（錠）
● メチルジゴキシン：ラニラピッド（錠） ● デスラノシド：ジギラノゲン（注）

投与中の心電図変化
ジギタリス効果

- ジギタリス投与中の特徴的な心電図所見をジギタリス効果という．
- これは薬理効果を示す所見であり，問題となるものではない．

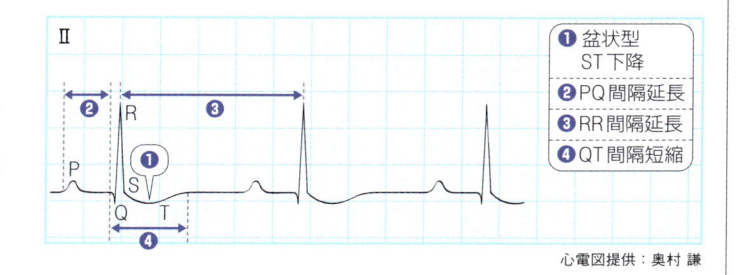

❶ 盆状型ST下降
❷ PQ間隔延長
❸ RR間隔延長
❹ QT間隔短縮

心電図提供：奥村 謙

低K血症で誘発されやすい
ジギタリス中毒

- ジギタリス製剤は，体内に蓄積されやすく，治療域（効果を発揮し副作用を許容できる血中濃度の範囲）が狭いため，副作用としてジギタリス中毒の出現に注意する（病②p.108）．
- 投与中は，治療薬物モニタリング（TDM）が必要となる．
- ジギタリス中毒がみられたら，投与の中止と血中K^+濃度の正常化（K^+の補充）を必要に応じて行う．

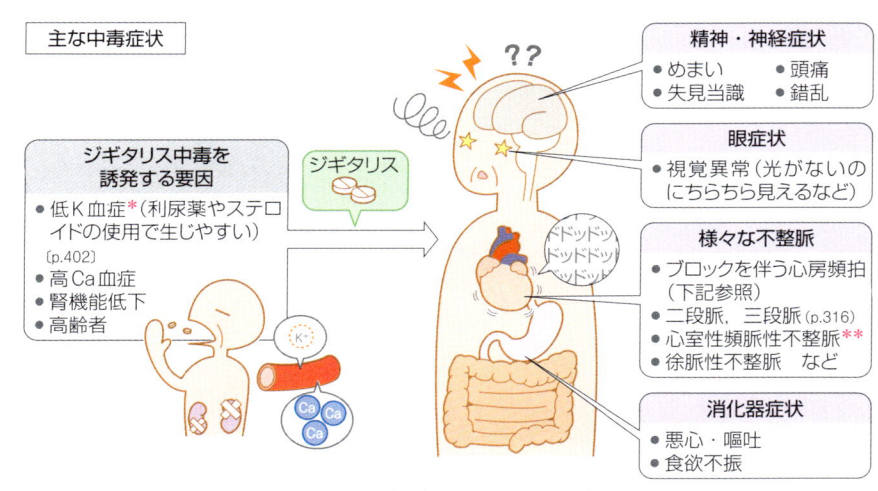

主な中毒症状

ジギタリス中毒を誘発する要因
- 低K血症*（利尿薬やステロイドの使用で生じやすい）[p.402]
- 高Ca血症
- 腎機能低下
- 高齢者

精神・神経症状
- めまい
- 頭痛
- 失見当識
- 錯乱

眼症状
- 視覚異常（光がないのにちらちら見えるなど）

様々な不整脈
- ブロックを伴う心房頻拍（下記参照）
- 二段脈，三段脈（p.316）
- 心室性頻脈性不整脈**
- 徐脈性不整脈　など

消化器症状
- 悪心・嘔吐
- 食欲不振

*血中すなわち細胞外のK^+の減少は，Na^+/K^+ATPaseの働き（K^+の流入）を抑制し，ジギタリスの作用を強めることになる．
**房室結節の抑制とは逆に，ヒス束以下の心室の刺激伝導系は興奮性（自動能）が高くなる．

ブロックを伴う心房頻拍

- 下例は伝導比2：1の房室ブロック（p.353）を伴う異所性心房頻拍で，P波の間隔は等しい．

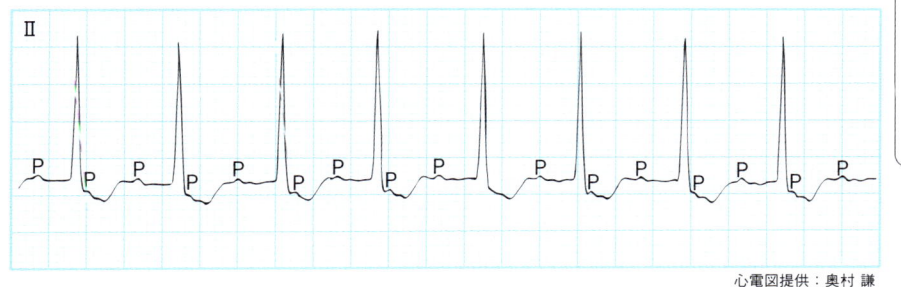

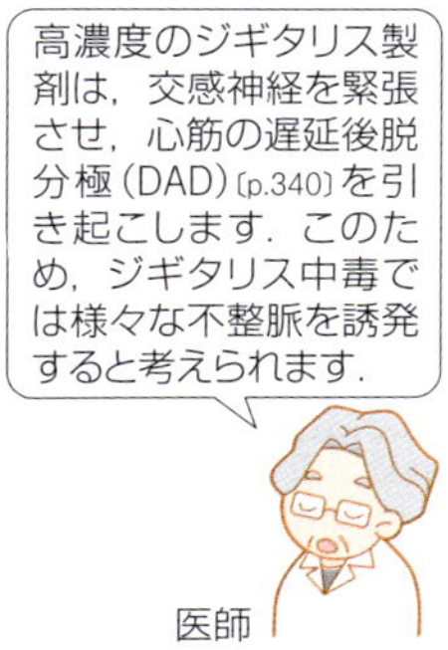

心電図提供：奥村 謙

高濃度のジギタリス製剤は，交感神経を緊張させ，心筋の遅延後脱分極（DAD）（p.340）を引き起こします．このため，ジギタリス中毒では様々な不整脈を誘発すると考えられます．
医師

略語
- アデノシン三リン酸（ATP）：adenosine triphosphate
- 治療薬物〔血中濃度〕モニタリング（TDM）：therapeutic drug monitoring
- 遅延後脱分極（DAD）：delayed afterdepolarization

循環器系の疾患と薬／強心薬

ホスホジエステラーゼⅢ（PDE Ⅲ）阻害薬

intro.：ホスホジエステラーゼⅢ（PDE Ⅲ）を阻害して，細胞内のcAMPを増加させ，強心作用や血管拡張作用をもたらす．

MINIMUM ESSENCE

一般名	❶ オルプリノン …注
	❷ ミルリノン ……注

作用	・PDE Ⅲ阻害 ➡ 心筋の細胞内cAMP↑ ➡ 細胞内Ca^{2+}濃度↑ ➡ **心筋収縮力の増強**
	・PDE Ⅲ阻害 ➡ 血管平滑筋の細胞内cAMP↑ ➡ **血管拡張** ➡ 末梢血管抵抗↓ ➡ 後負荷軽減

適応	・**急性心不全**

禁忌	・閉塞性肥大型心筋症
	・〔❶〕妊婦または妊娠の可能性
	・〔❷〕本剤の成分に対する過敏症

副作用	・心室細動★，心室頻拍★などの不整脈
	・血圧低下★
	・腎機能障害★
	・血小板減少 など

【補足事項】 ・$β_1$受容体刺激薬に比べ，心筋酸素消費量の増加が軽度である．

オルプリノン塩酸塩水和物

ミルリノン

SUPPLEMENT

ピモベンダン

・ピモベンダンは，PDE Ⅲの阻害に加えて，心筋のトロポニンC（収縮調節蛋白）のCa^{2+}に対する感受性を高めることにより強心作用を発揮する．

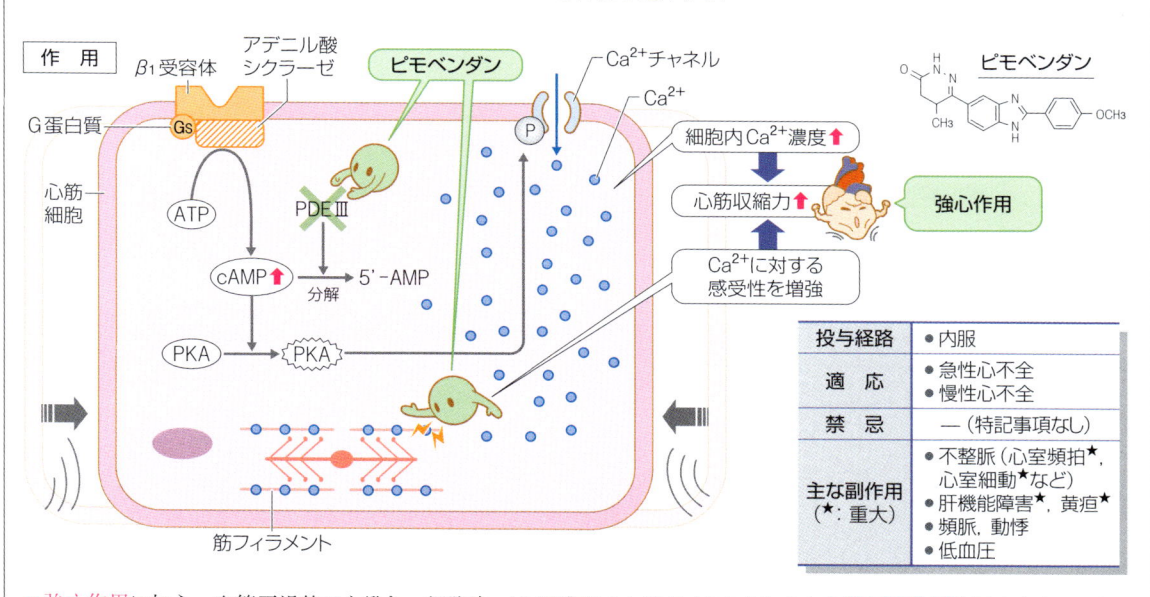

ピモベンダン

投与経路	・内服
適応	・急性心不全
	・慢性心不全
禁忌	ー（特記事項なし）
主な副作用（★：重大）	・不整脈（心室頻拍★，心室細動★ など）
	・肝機能障害★，黄疸★
	・頻脈，動悸
	・低血圧

・**強心作用**に加え，血管平滑筋にも働き，細胞内cAMP濃度を上昇させることにより**血管拡張作用**を示す（イノダイレーター）．

商品名【PDEⅢ阻害薬】●オルプリノン塩酸塩水和物：コアテック（注），コアテックSB（注） ●ミルリノン：ミルリーラ（注） ●ピモベンダン：アカルディ（力） **略語** ●ホスホジエステラーゼ（PDE）Ⅲ阻害薬：phosphodiesterase（PDE）Ⅲ inhibitor ●環状アデノシンーリン酸（cAMP）：cyclic adenosine monophosphate ●アデノシン三リン酸（ATP）：adenosine triphosphate ●アデノシンーリン酸（AMP）：adenosine monophosphate ●プロテインキナーゼA（PKA）：protein kinase A

cAMPの分解を抑制する
PDE Ⅲ阻害薬の作用機序

- PDE Ⅲ阻害薬は，PDE Ⅲ（cAMPの分解酵素）を阻害して，細胞内のcAMP濃度の上昇させる．
- cAMP濃度の上昇を介して心筋収縮力の増強（強心作用）と血管拡張作用をもたらす（イノダイレーター）．

強心作用

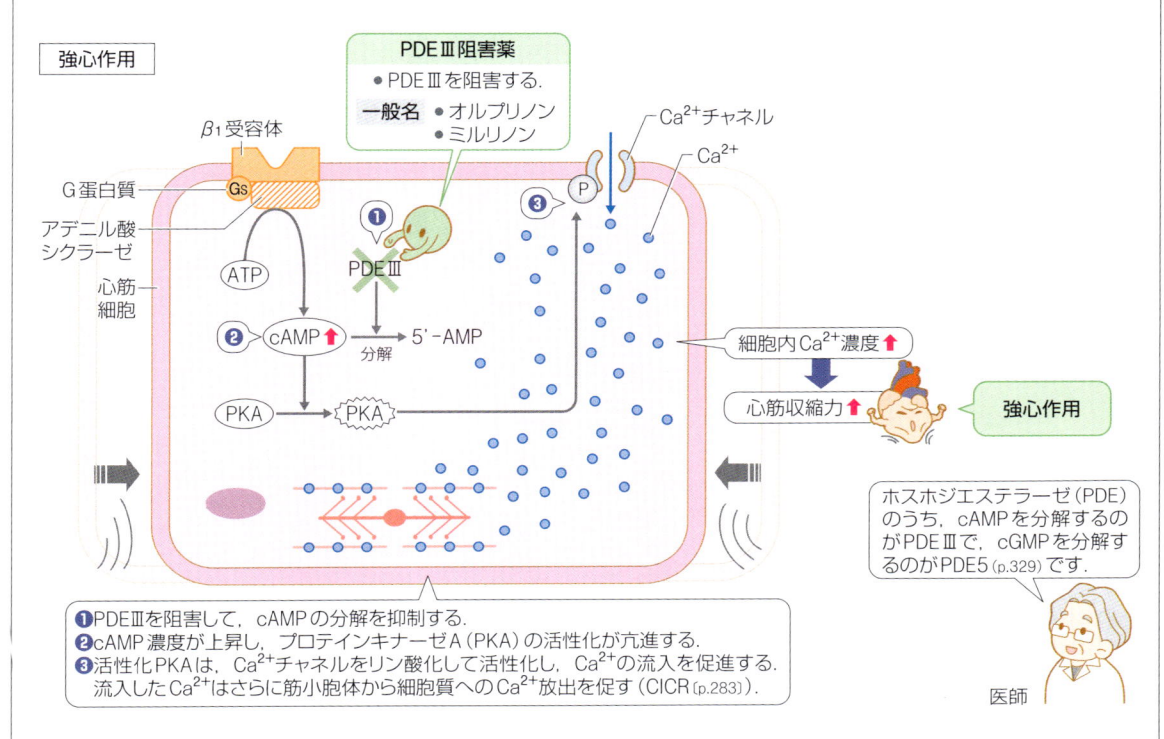

PDE Ⅲ阻害薬
- PDE Ⅲを阻害する．
- 一般名：オルプリノン、ミルリノン

❶ PDE Ⅲを阻害して，cAMPの分解を抑制する．
❷ cAMP濃度が上昇し，プロテインキナーゼA（PKA）の活性化が亢進する．
❸ 活性化PKAは，Ca^{2+}チャネルをリン酸化して活性化し，Ca^{2+}の流入を促進する．流入したCa^{2+}はさらに筋小胞体から細胞質へのCa^{2+}放出を促す（CICR(p.283)）．

- ❶〜❸により，心筋細胞内でのCa^{2+}濃度が上昇し，心筋収縮力が増強する．

ホスホジエステラーゼ（PDE）のうち，cAMPを分解するのがPDE Ⅲで，cGMPを分解するのがPDE5(p.329)です．

血管拡張作用
- 血管平滑筋細胞ではcAMP濃度の上昇により血管平滑筋の弛緩，すなわち血管拡張が生じる．

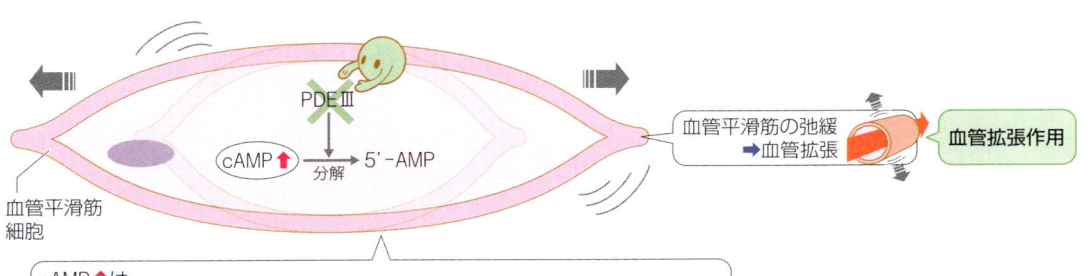

cAMP↑は，
① ミオシン軽鎖キナーゼ（MLCK）の不活性化➡ミオシン軽鎖のリン酸化↓，
② Ca^{2+}の流出↑やCa^{2+}の筋小胞体への取り込み↑➡細胞内Ca^{2+}濃度↓
に働き，①②により筋フィラメントの弛緩が生じる．

- 強心作用に加えて，血管拡張作用による後負荷の軽減が心不全に対して有効となる．
- β_1受容体を介さずに作用するため，β_1受容体刺激薬やβ遮断薬の投与中に併用しても効果を発揮する．

略語
- カルシウム誘発〔性〕カルシウム放出／Ca誘発〔性〕Ca放出（CICR）：calcium-induced calcium release／Ca-induced Ca release
- ホスホジエステラーゼ（PDE）：phosphodiesterase
- 環状グアノシン一リン酸（cGMP）：cyclic guanosine monophosphate
- ミオシン軽鎖キナーゼ（MLCK）：myosin light-chain kinase

SUPPLEMENT
コルホルシンダロパート

- 強心薬の1つであるコルホルシンダロパートは，アデニル酸シクラーゼ（cAMPの合成酵素）を直接活性化して，cAMP濃度を上昇させる．

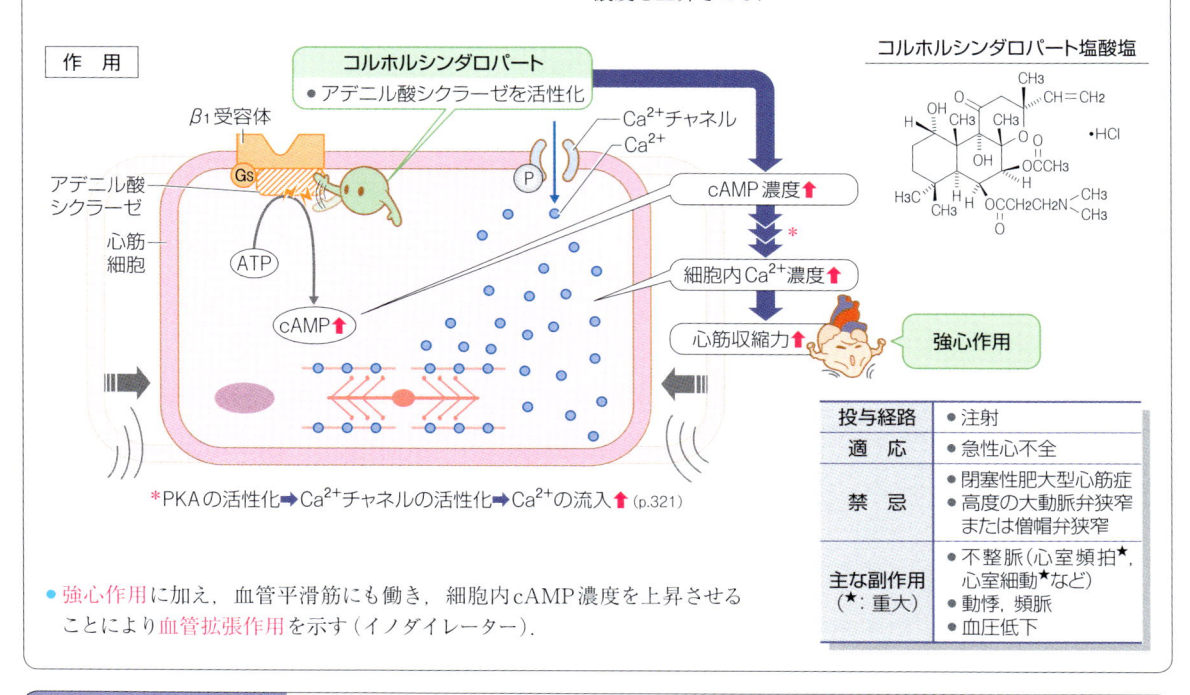

作用

コルホルシンダロパート
- アデニル酸シクラーゼを活性化

β_1受容体、Ca²⁺チャネル、Ca²⁺、アデニル酸シクラーゼ、心筋細胞、ATP、cAMP↑、cAMP濃度↑、細胞内Ca²⁺濃度↑、心筋収縮力↑ → 強心作用

コルホルシンダロパート塩酸塩（化学構造式）・HCl

*PKAの活性化 ➡ Ca²⁺チャネルの活性化 ➡ Ca²⁺の流入↑（p.321）

投与経路	注射
適応	急性心不全
禁忌	閉塞性肥大型心筋症 高度の大動脈弁狭窄または僧帽弁狭窄
主な副作用 （★：重大）	不整脈（心室頻拍★，心室細動★など） 動悸，頻脈 血圧低下

- 強心作用に加え，血管平滑筋にも働き，細胞内cAMP濃度を上昇させることにより血管拡張作用を示す（イノダイレーター）．

SUPPLEMENT
ブクラデシン

- 強心薬の1つであるブクラデシンは，細胞膜を通過して，自身がcAMPに変化する．

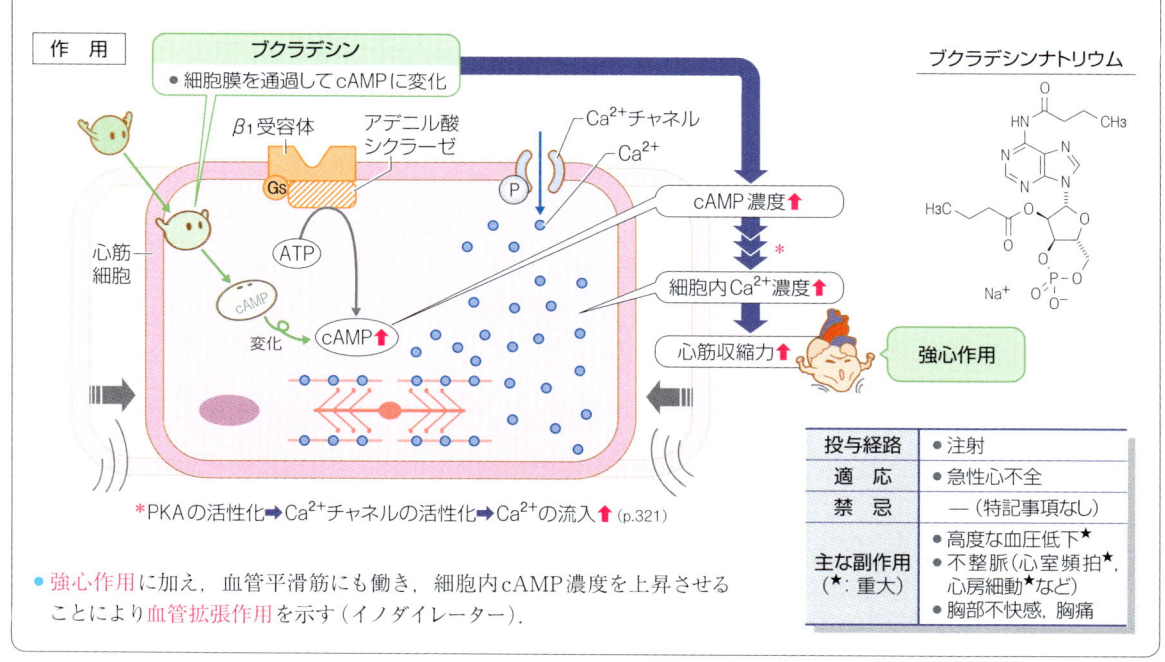

作用

ブクラデシン
- 細胞膜を通過してcAMPに変化

β_1受容体、アデニル酸シクラーゼ、Ca²⁺チャネル、Ca²⁺、心筋細胞、ATP、cAMP、変化、cAMP↑、cAMP濃度↑、細胞内Ca²⁺濃度↑、心筋収縮力↑ → 強心作用

ブクラデシンナトリウム（化学構造式）

*PKAの活性化 ➡ Ca²⁺チャネルの活性化 ➡ Ca²⁺の流入↑（p.321）

投与経路	注射
適応	急性心不全
禁忌	―（特記事項なし）
主な副作用 （★：重大）	高度な血圧低下★ 不整脈（心室頻拍★，心房細動★など） 胸部不快感，胸痛

- 強心作用に加え，血管平滑筋にも働き，細胞内cAMP濃度を上昇させることにより血管拡張作用を示す（イノダイレーター）．

商品名 【その他の強心薬】● コルホルシンダロパート塩酸塩：アデール（注）　● ブクラデシンナトリウム：アクトシン（注）　**略語** ● アデノシン三リン酸（ATP）：adenosine triphosphate　● 環状アデノシン一リン酸（cAMP）：cyclic adenosine monophosphate　● プロテインキナーゼA（PKA）：protein kinase A

利尿薬

監修：岡本 洋

intro.：腎臓の尿細管に作用して水・Na^+の再吸収を抑制し，利尿（尿量の増加）を促す薬物．循環器疾患においては心不全(p.330)に対するうっ血症状（肺うっ血や浮腫など）の改善や，高血圧治療（降圧）(p.385)に使用する．ループ利尿薬，チアジド（サイアザイド）系利尿薬，K保持性利尿薬などがある．詳細はp.396～409を参照のこと．

心房性ナトリウム利尿ペプチド（ANP）製剤

intro.：心房性ナトリウム利尿ペプチド（ANP）は，心房から分泌される循環調節因子である．遺伝子組換えANP製剤は，利尿作用，血管拡張作用により心負荷軽減に働く心不全治療薬である．

MINIMUM ESSENCE

一般名	● カルペリチド…注
作用	● 利尿作用 ➡ 体液量↓ ➡ 前負荷軽減 ● 血管拡張作用 ➡ 末梢血管抵抗↓，血圧低下 ➡ 後負荷軽減
適応	● 急性心不全（慢性心不全の急性増悪期含む）
禁忌	● 重篤な低血圧，心原性ショック ● 右室梗塞 ● 脱水症状
副作用	● 血圧低下★，低血圧性ショック★ ● 徐脈★ ● 心室性不整脈★などの不整脈 ● 電解質異常★ など

【補足事項】
- 心不全の急性期に尿量確保が困難な重症・難治性心不全に使用する．
- 強心作用（心筋収縮力の増強）がないため，心機能低下例には単独で使用せず強心作用をもつβ₁受容体刺激薬などと併用する．

カルペリチド（遺伝子組換え製剤）

H-Ser-Leu-Arg-Arg-Ser-Ser-Cys-Phe-
Gly-Gly-Arg-Met-Asp-Arg-   ┐
Ile-Gly-Ala-Gln-Ser-Gly-Leu-Gly-Cys-┘ S-S
Asn-Ser-Phe-Arg-Tyr-OH

利尿作用と血管拡張作用をもつ ANP製剤の作用機序

- ANP製剤は利尿作用と血管拡張作用をもつ心不全治療薬であり，ANPの受容体（GC-A受容体）に結合して細胞内cGMP濃度を上昇させることにより，作用を発揮する．

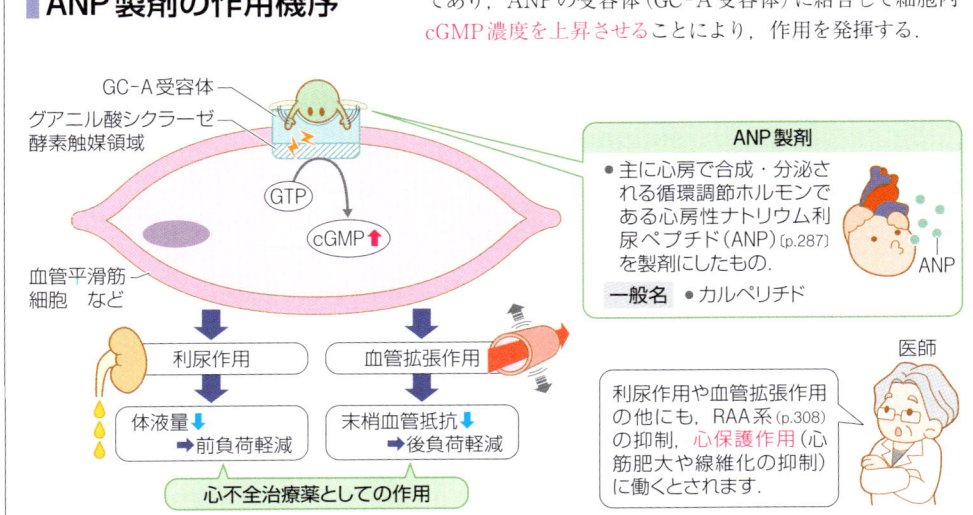

[図：GC-A受容体、グアニル酸シクラーゼ酵素触媒領域、GTP→cGMP↑、血管平滑筋細胞など → 利尿作用（体液量↓→前負荷軽減）、血管拡張作用（末梢血管抵抗↓→後負荷軽減）→心不全治療薬としての作用]

ANP製剤
- 主に心房で合成・分泌される循環調節ホルモンである心房性ナトリウム利尿ペプチド（ANP）(p.287)を製剤にしたもの．
- 一般名 ● カルペリチド

医師：利尿作用や血管拡張作用の他にも，RAA系(p.308)の抑制，心保護作用（心筋肥大や線維化の抑制）に働くとされます．

WORDS & TERMS

ナトリウム利尿ペプチド [p.286]
過剰な容量負荷(p.333)に反応して分泌される循環調節ホルモン．主に心房から分泌される心房性ナトリウム利尿ペプチド（ANP），主に心室から分泌される脳性ナトリウム利尿ペプチド（BNP）(p.335)，主に血管内皮細胞から分泌されるC型ナトリウム利尿ペプチド（CNP）がある．BNPは血液検査で心不全マーカーとして利用されている(p.330)．

GC-A受容体 [p.323]
ナトリウム利尿ペプチドの受容体の1つ．1回膜貫通型の細胞外のペプチド結合領域と細胞内のグアニル酸シクラーゼ（GC）触媒領域が一体となっている．GC-AはANPとBNPの受容体であり，これらの結合によって細胞内cGMP濃度が上昇し，Na^+排泄，利尿，血管拡張などの作用をもたらす．ナトリウム利尿ペプチドの受容体として他に，CNPの受容体であるGC-B受容体，3種のナトリウム利尿ペプチドが結合することでそれらを血中から除去するクリアランス型受容体（C受容体）がある．

商品名【ANP製剤】● カルペリチド：ハンプ（注） **略語** ● 心房性ナトリウム利尿ペプチド（ANP）：atrial natriuretic peptide ● 脳性ナトリウム利尿ペプチド（BNP）：brain natriuretic peptide ● C型ナトリウム利尿ペプチド（CNP）：C-type natriuretic peptide ● グアニル酸シクラーゼ（GC）：guanylate cyclase ● レニン・アンジオテンシン・アルドステロン（RAA）系：renin-angiotensin-aldosterone system

抗血栓薬

監修：井上 博

WORDS & TERMS

播種性血管内凝固（DIC） [p.326]
悪性腫瘍、白血病、敗血症、産科疾患などの基礎疾患を背景として、血管内で凝固系が過度に亢進し、全身性に微小血栓が多発する病態。それと同時に凝固因子や血小板の大量消費、線溶系の亢進により出血傾向をきたす。血栓による虚血性の臓器障害と、出血傾向による出血症状（頭蓋内出血、消化管出血、血尿、紫斑など）が同時に生じる。基礎疾患の治療を第一とし、全身管理と薬物治療（主に抗凝固療法）を行う（病⑤p.176）。

ヘパリン起因性血小板減少症（HIT） [p.326]
ヘパリン製剤の副作用として、凝固反応が亢進し、動静脈血栓を形成して、血小板の消費性の減少が生じること。HITでは、ヘパリンの投与を中止し、他の抗凝固薬に変更、治療としてアルガトロバン（合成抗トロンビン薬）を投与する。

低分子ヘパリン [p.326]
分子量3,000～35,000程度のものが混在している未分画ヘパリンを処理して、平均分子量5,000程度に分画したもの。低分子ヘパリン（ダルテパリンやエノキサパリンなど）やヘパリン類似物質（ダナパロイド）は、Ⅹa阻害作用が強く、トロンビン阻害作用は少ない。また、未分画ヘパリンに比べ出血の副作用が少ない。

アンチトロンビン（AT） [p.326]
血液中に存在する凝固阻害因子の1つで、アンチトロンビンⅢ（ATⅢ）ともよばれる。ATは、血管内皮細胞上のヘパリン様物質と複合体を形成して活性化した後、トロンビン（Ⅱa）、Ⅹaなどの凝固因子に結合して凝固反応を阻害する。凝固阻害因子には他にプロテインC、プロテインSがある（病⑤p.156）。

抗血栓薬とは
病的な血栓形成を抑制

- 血管損傷時の血栓形成による止血、および修復後の血栓溶解は、生体防御に不可欠な止血機構である（病⑤p.150）。
- ただし、血栓形成が病的に働き、血管の狭窄・閉塞、臓器血流の低下などの病態をもたらすことがある（例：虚血性心疾患〔急性冠症候群〕、脳梗塞）。
- このような病的な血栓形成に対して抗血栓薬（抗血小板薬、抗凝固薬、血栓溶解薬）が用いられる。

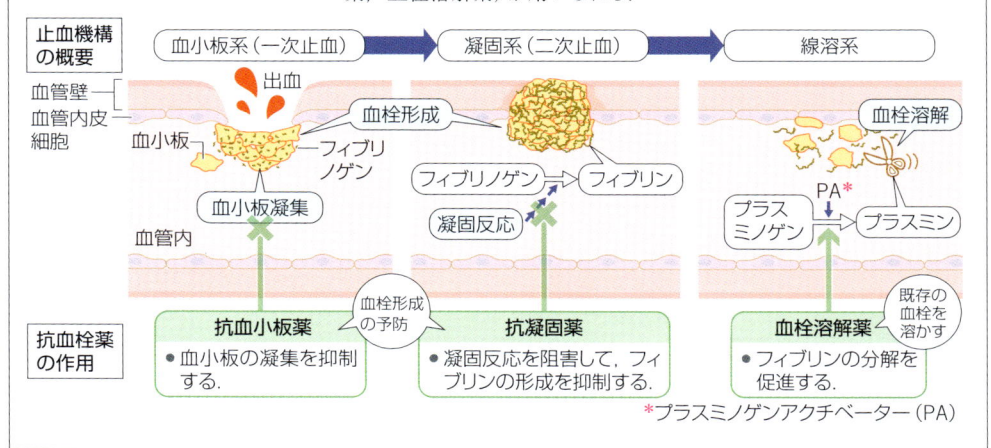

止血機構の概要：血小板系（一次止血）→ 凝固系（二次止血）→ 線溶系

抗血栓薬の作用：
- 抗血小板薬：血栓形成の予防。血小板の凝集を抑制する。
- 抗凝固薬：凝固反応を阻害して、フィブリンの形成を抑制する。
- 血栓溶解薬：既存の血栓を溶かす。フィブリンの分解を促進する。

*プラスミノゲンアクチベーター（PA）

抗血栓薬の適応
虚血性心疾患・脳血管疾患などに用いる

- 代表的な抗血栓薬とその適応を以下にまとめる（適応外使用を含む）。

	一般名（投与経路）		心筋梗塞 急性期	心筋梗塞 慢性期	PCI後*1	動脈閉塞症 (p.393)	静脈血栓症 (p.394)	心房細動*2 (p.344)	脳梗塞 (p.192)
抗血小板薬	アスピリン（内）	[p.325]	●	●	●				●
	チクロピジン（内）	[p.325]			●	●			●
	クロピドグレル（内）	[p.325]	●		●				●
	シロスタゾール（内）	[p.325]				●			●*3
	オザグレルナトリウム（注）	[p.197]							●*4
抗凝固薬	ヘパリンナトリウム（注）	[p.326]	●				●		
	ヘパリンカルシウム（注）	[p.326]	●				●		
	ワルファリンカリウム（内）	[p.326]					●	●	
NOAC	ダビガトラン（内）	[p.327]						●	
	リバーロキサバン（内）	[p.327]						●	
	アピキサバン（内）	[p.327]						●	
	エドキサバン（内）	[p.327]					●		
t-PA製剤	アルテプラーゼ（注）	[p.325]	●						●
血栓溶解薬	モンテプラーゼ（注）	[p.327]	●				●*5		
	ウロキナーゼ（注）	[p.327]	●			●	●		●

*1 特にステント留置後。 *2 心原性脳塞栓症（p.345）の予防のための抗凝固療法。 *3 心原性脳塞栓症を除く。
*4 脳塞栓症には禁忌。 *5 急性肺塞栓症に適応。

- 上記以外の薬物を含め、詳細は『薬がみえる vol.2』（2015年発行予定）「抗血栓薬」の章を参照のこと。

略語
- 播種性血管内凝固（DIC）：disseminated intravascular coagulation
- ヘパリン起因性血小板減少症（HIT）：heparin-induced thrombocytopenia
- アンチトロンビン（AT）：antithrombin
- 新規経口抗凝固薬（NOAC）：novel oral anticoagulant
- 組織型プラスミノゲンアクチベーター（t-PA）：tissue plasminogen activator
- トロンボキサンA_2（TXA$_2$）：thromboxane A_2
- ホスホジエステラーゼ（PDE）：phosphodiesterase
- シクロオキシゲナーゼ（COX）：cyclooxygenase

抗血小板薬

血小板凝集を抑制

- 抗血小板薬は，血小板凝集を阻害して血栓形成を抑制する．

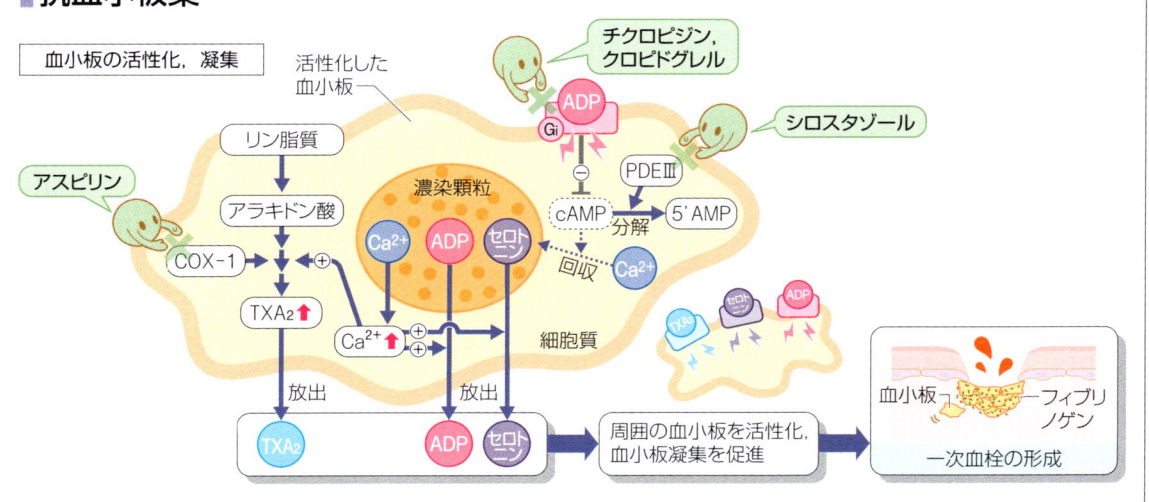

血小板の活性化，凝集

（図：アスピリンはCOX-1を阻害しTXA₂産生を抑制；チクロピジン，クロピドグレルはADP受容体を阻害；シロスタゾールはPDEIIIを阻害しcAMP分解を抑制；活性化した血小板から濃染顆粒のCa²⁺, ADP, セロトニンが放出され，周囲の血小板を活性化，血小板凝集を促進→一次血栓の形成（血小板＋フィブリノゲン））

主な抗血小板薬の概要

	COX阻害薬（NSAIDs）	ADP受容体遮断薬		PDE阻害薬
一般名（投与経路）	アスピリン（内）	チクロピジン（内）	クロピドグレル（内）	シロスタゾール（内）
作用機序	・COX-1を阻害 ➡ TXA₂産生↓ ➡ 血小板凝集↓，血栓形成の抑制	・ADP受容体を阻害 ➡ cAMP↑ ➡ Ca²⁺の回収↑ ➡ 細胞質内Ca²⁺↓ ➡ 血小板凝集↓，血栓形成の抑制		・PDEIIIを阻害 ➡ cAMPの分解↓ ➡ cAMP↑
主な適応 *適応外使用	・虚血性心疾患（狭心症，心筋梗塞）・虚血性脳血管障害（脳梗塞，TIA）・PCIまたはCABG施行後・川崎病（p.360）	・慢性動脈閉塞症・虚血性脳血管障害・冠動脈ステント留置後*・虚血性心疾患（チクロピジン*）		・慢性動脈閉塞症・脳梗塞（心原性を除く）発症後・冠動脈ステント留置後*・徐脈性不整脈*（p.355）
禁忌	・出血傾向・消化性潰瘍・アスピリン喘息またはその既往症・出産予定日まで12週以内の妊婦・低出生体重児，新生児，乳児・本剤の成分またはサリチル酸製剤に対する過敏症	・出血・白血球減少症または本剤によるその既往・重篤な肝障害・本剤の成分に対する過敏症	・出血・本剤の成分に対する過敏症	・出血・うっ血性心不全・妊婦または妊娠の可能性・本剤の成分に対する過敏症
主な副作用（★：重大）	・消化性潰瘍★・喘息発作の誘発★・ショック★，アナフィラキシー★・中毒性表皮壊死症（ライエル症候群★）・腎障害	・出血★（脳出血などの頭蓋内出血，消化管出血など）・血栓性血小板減少性紫斑病（TTP）★〔病⑤p.164〕・血小板減少★，無顆粒球症★・肝障害★		・うっ血性心不全★・虚血性心疾患★・心室頻拍★・肝機能障害★，黄疸★
備考	・用量を増やすと血小板凝集抑制に働くPGI₂の産生も低下する（アスピリンジレンマ）．・そのため，抗血栓療法としては，低用量を使用する（低用量アスピリン）．	・チクロピジンでは，上記の重大な副作用が投与後2ヵ月以内に出現する例が報告されている．そのため，原則として2週に1回は血球算定，肝機能検査を行う．・ADP受容体遮断薬には他にプラスグレル（2014年承認）がある．		・血管平滑筋でのPDEIII阻害により血管拡張作用を示す．・TXA₂による血小板凝集を抑制する作用機序もある．

- 上記の他，抗血小板凝集作用を示す薬物に，ジピリダモール（p.372），オザグレルナトリウム（p.197），サルポグレラート（薬②），ベラプロスト（p.328），イコサペント酸エチル（EPA-E）（薬②）がある．

商品名【抗血小板薬】●アスピリン・ダイアルミネート配合：バファリン（錠） ●アスピリン：バイアスピリン（腸溶） ●チクロピジン塩酸塩：パナルジン（細，錠） ●クロピドグレル硫酸塩：プラビックス（錠） ●プラスグレル塩酸塩：エフィエント（錠） ●シロスタゾール：プレタール（散，OD）

略語 ●一過性脳虚血発作（TIA）：transient ischemic attack ●経皮的冠〔状〕動脈インターベンション（PCI）：percutaneous coronary intervention ●冠〔状〕動脈バイパス〔手〕術（CABG）：coronary artery bypass grafting／coronary artery bypass graft surgery

抗凝固薬
凝固因子を阻害

- 抗凝固薬は，凝固因子を阻害して血栓形成を抑制する．
- 下記の他，抗凝固薬には，フォンダパリヌクス，アルガトロバン，アンチトロンビンⅢ製剤，プロテインC製剤などがある（薬②）．

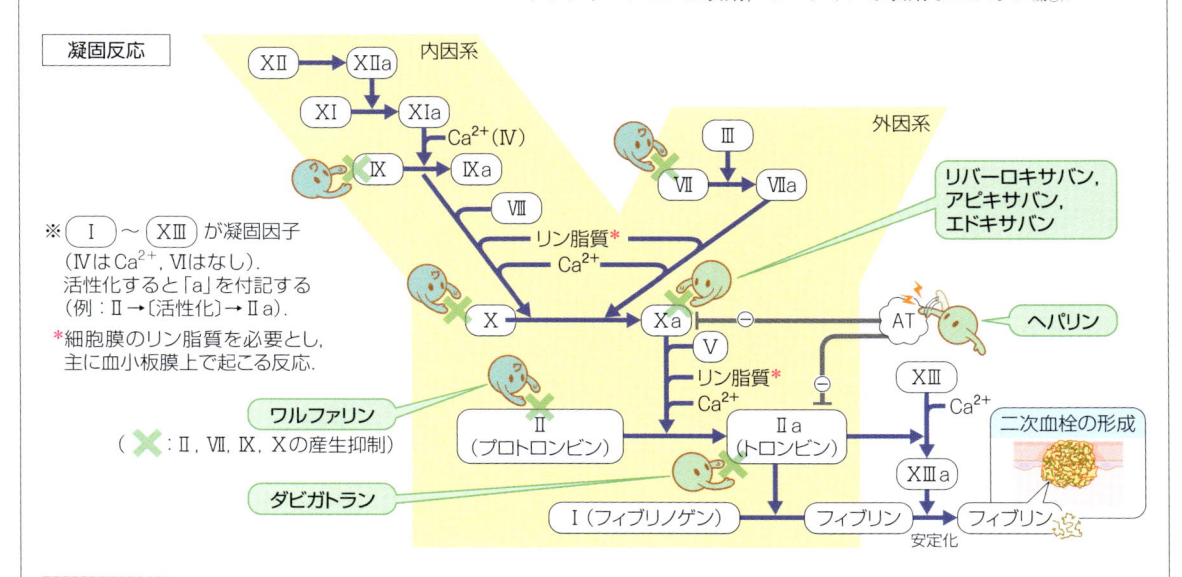

凝固反応

※〔Ⅰ〕〜〔ⅩⅢ〕が凝固因子（ⅣはCa^{2+}，Ⅵはなし）．活性化すると「a」を付記する（例：Ⅱ→〔活性化〕→Ⅱa）．

*細胞膜のリン脂質を必要とし，主に血小板膜上で起こる反応．

（✗：Ⅱ，Ⅶ，Ⅸ，Ⅹの産生抑制）

内因系：Ⅻ→Ⅻa，Ⅺ→Ⅺa，Ⅸ→Ⅸa（Ca^{2+}（Ⅳ）），Ⅷ，リン脂質*・Ca^{2+}
外因系：Ⅲ，Ⅶ→Ⅶa
Ⅹ→Ⅹa，Ⅴ，リン脂質*・Ca^{2+} → Ⅱa（トロンビン）← Ⅱ（プロトロンビン）
Ⅰ（フィブリノゲン）→フィブリン→（ⅩⅢa，Ca^{2+}，ⅩⅢ）→フィブリン（安定化）

- リバーロキサバン，アピキサバン，エドキサバン → Ⅹa
- ヘパリン → AT
- ワルファリン → Ⅱ，Ⅶ，Ⅸ，Ⅹ産生抑制
- ダビガトラン → Ⅱa

二次血栓の形成

主な抗凝固薬の概要

	ヘパリン（未分画ヘパリン）	ワルファリン（クマリン系薬）
一般名（投与経路）	ヘパリンナトリウム（注） ヘパリンカルシウム（注）	ワルファリンカリウム（内）
作用機序	・アンチトロンビン（AT）[p.324]を活性化 ➡ トロンビン（Ⅱa）とⅩaの阻害作用を増強 ➡ 血栓形成の抑制	・肝臓でビタミンKと拮抗 ➡ ビタミンK依存性凝固因子（Ⅱ，Ⅶ，Ⅸ，Ⅹ）の産生を阻害 ➡ 血栓形成の抑制
主な適応	・血栓塞栓症（静脈血栓症，心筋梗塞，肺塞栓症，脳塞栓症[*1]など）の治療および予防 ・播種性血管内凝固（DIC）[p.324] ・血管カテーテル挿入時	・心房細動 ※経口抗凝固薬であるワルファリンは服用の継続により血栓塞栓症の発症予防に有用である．
禁忌 ※ヘパリンの記載事項は原則禁忌	・出血，出血の可能性 ・重篤な肝障害 ・中枢神経系の手術後または外傷後日の浅い患者 ・ヘパリン起因性血小板減少症（HIT）の既往歴	・重篤な腎障害 ・本剤の成分に対する過敏症 ・妊婦または妊娠の可能性 ・骨粗鬆症治療用ビタミンK$_2$（メナテトレノン）投与中 ・イグラチモド投与中
主な副作用（★：重大）	・HIT[p.324]などによる血小板減少★ ・ショック★，アナフィラキシー★	・出血★（脳出血など頭蓋内出血，消化管出血など） ・皮膚壊死★ ・肝機能障害★，黄疸★
比較	モニタリング[*2] ・APTT[病⑤p.183] 拮抗薬[*3] ・プロタミン（薬②） ・作用発現が速く，作用持続時間は短い． ・生体内および試験管内でも作用発現． ・妊婦に投与可能．	PT-INR[病⑤p.183] フィトナジオン（ビタミンK$_1$）[薬②] ・作用発現が遅く，作用持続時間は長い． ・生体内でのみ作用発現． ・妊婦への投与は禁忌．
備考	・未分画ヘパリンは陰性に荷電したグリコサミノグリカン（ムコ多糖）であり，分子量が大きい． ・ヘパリン製剤には未分画ヘパリン以外に低分子ヘパリン，ヘパリノイド（ヘパリン類似物質）がある[p.324]．	・相互作用を示す薬剤が多いため併用薬に注意する． ・ビタミンKを多く含む食品（納豆，青汁，大量の緑黄色野菜）の摂取により，ワルファリンの作用が減弱するため，摂取を控える必要がある．

[*1] 心原性脳塞栓症の発症予防として，心内血栓予防のため心房細動の他，弁膜症や弁置換術で機械弁[p.390]留置後の患者に抗凝固療法を行う．
[*2] 投与中，投与量調節のために作用の程度を評価する指標となる検査．
[*3] 重篤な出血を生じたときなど作用を速やかに中和するための薬物．

商品名 【抗凝固薬】●ヘパリンナトリウム：ヘパリンナトリウム（注），ノボ・ヘパリン（注） ●ヘパリンカルシウム：カプロシン（注） ●ワルファリンカリウム：ワーファリン（顆，錠），ワルファリンカリウム「HD」（錠） ●ダビガトランエテキシラートメタンスルホン酸塩：プラザキサ（カ） ●リバーロキサバン：イグザレルト（錠） ●アピキサバン：エリキュース（錠） ●エドキサバントシル酸塩水和物：リクシアナ（錠） **略語** ●アンチトロンビン（AT）：antithrombin ●活性化部分トロンボプラスチン時間（APTT）：activated partial thromboplastin time

- 経口抗凝固薬は従来のワルファリンに加え，近年，下記の4剤が使用可能になり，薬物の選択肢が増えた．
- ワルファリンを含め各々の利点・欠点を把握し，個々の患者に適する薬物とその投与量を見極めることが重要である．

	新規経口抗凝固薬（NOAC）(p.192)			
	トロンビン直接阻害薬	合成Xa因子阻害薬		
一般名（投与経路）	ダビガトラン（内）	リバーロキサバン（内）	アピキサバン（内）	エドキサバン（内）
作用機序	・トロンビンを阻害 ➡ 血栓形成の抑制	・Xaを阻害 ➡ 血栓形成の抑制		
適応	・非弁膜症性心房細動	・非弁膜症性心房細動	・非弁膜症性心房細動	・下肢の整形外科手術施行患者 ・非弁膜症性心房細動（適応外使用）
禁忌	・透析患者を含む高度の腎障害（C_{cr} 30 mL/分/1.73 m² 未満） ・脊椎・硬膜外カテーテル留置中および抜去後1時間以内 ・イトラコナゾール（内服薬）投与中	・出血　・本剤の成分に対する過敏症		
		・中等度以上の肝障害 ・妊婦または妊娠の可能性 ・HIVプロテアーゼ阻害薬投与中 ・アゾール系抗真菌薬投与中（フルコナゾールを除く） ・急性細菌性心内膜炎	・凝固異常を伴う肝疾患 ・腎不全（C_{cr} 15 mL/分/1.73 m² 未満）	・高度の腎障害（C_{cr} 30 mL/分/1.73 m² 未満） ・急性細菌性心内膜炎
主な副作用（*：重大）	・出血*（脳出血など頭蓋内出血，消化管出血など）　・血尿			
	・間質性肺炎* ・アナフィラキシー*	・肝機能障害*，黄疸* ・貧血	・味覚異常	・貧血 ・血小板増加
備考	・ワルファリンで必要となるビタミンKを多く含む食品（納豆など）の摂取制限は不要． ・拮抗薬やモニタリングに適する指標は開発中である（モニタリングとしてダビガトランはAPTT，リバーロキサバンはPT〔病⑤p.183〕による大まかな血中濃度の推定が可能）．			

血栓溶解薬

既存の血栓を溶解

- 血栓溶解薬は，内因性のプラスミノゲンアクチベーター（PA）を製剤にしたもので，フィブリンの分解を促進して血栓を溶解する．

線溶系

二次血栓
フィブリン
プラスミノゲン → プラスミン
t-PA製剤　ウロキナーゼ

フィブリンの分解*
➡ 血栓の溶解

*プラスミンはフィブリノゲンの分解も行う．

	t-PA製剤（rt-PA）		ウロキナーゼ（u-PA）
一般名（投与経路）	アルテプラーゼ（注）	モンテプラーゼ（注）	ウロキナーゼ（注）
作用機序	・プラスミノゲンアクチベーター（PA）として作用し，プラスミノゲンを活性化してプラスミンを生成 ➡ フィブリン分解が促進 ➡ 血栓の溶解		
主な適応	・虚血性脳血管障害急性期（発症後4.5時間以内）	・急性心筋梗塞（発症後6時間以内） ・急性肺塞栓症	・脳血栓症 ・末梢の動脈・静脈塞栓症
禁忌 ※適応により異なる．	・出血　・重篤な高血圧		
	・抗凝固薬投与中の患者でPT-INRやAPTTが延長 ・急性膵炎 ・低血糖 ・虚血性脳血管障害の発症時にけいれん発作 ・本剤の成分に対する過敏症	・頭蓋内や脊髄の手術または障害を受けた患者（2ヵ月以内） ・頭蓋内腫瘍，動静脈奇形，動脈瘤 ・出血性素因	・重篤な意識障害を伴う患者 ・脳塞栓またはその疑いのある患者
主な副作用（*：重大）	・出血*（脳出血などの頭蓋内出血，消化管出血など） ・ショック*　・心破裂*		
備考	・血栓中のプラスミノゲンを活性化するため，血栓部位で局所的に作用する． ・そのため，副作用としての出血がウロキナーゼに比べて少ない． ・急性心筋梗塞（p.368）では，血栓溶解療法として静注で投与する．		・血栓中だけでなく血液中のプラスミノゲンを活性化し全身性に作用することから，副作用として出血が起きやすい． ・血液中で不活性化されるため大量に投与する必要がある． ・急性心筋梗塞ではPCI施行時に冠動脈注で用いる．
拮抗薬	・抗プラスミン薬（トラネキサム酸）		

商品名【血栓溶解薬】●アルテプラーゼ：アクチバシン（注），グルトパ（注）　●モンテプラーゼ：クリアクター（注）　●ウロキナーゼ：ウロナーゼ（注），ウロキナーゼ「フジ」（注）　略語　●プロトロンビン時間国際標準比（PT-INR）：prothrombin time-international normalized ratio　●新規経口抗凝固薬（NOAC）：novel oral anticoagulant　●クレアチニンクリアランス（C_{cr}）：creatinine clearance　●プロトロンビン時間（PT）：prothrombin time　●プラスミノゲンアクチベーター（PA）：plasminogen activator

末梢血管拡張薬

監修：岡本洋

WORDS & TERMS

末梢血管拡張薬 (p.328)
末梢の血管を拡張し，血行を改善する薬物．プロスタグランジン製剤，ニコチン酸系薬（薬②），イソクスプリン(p.35)，ファスジル(p.209)，イコサペント酸エチル(EPA-E)〔薬②〕が主に末梢動脈疾患(PAD)に用いられる．広義には肺動脈性肺高血圧症治療薬を含む．

末梢動脈疾患 (PAD) (p.328)
四肢の末梢動脈に生じる病変を広義には末梢動脈疾患(PAD)と総称し，閉塞性動脈硬化症(ASO)，閉塞性血栓血管炎(TAO)，急性動脈閉塞症などの末梢動脈閉塞性疾患と末梢動脈瘤が含まれる．しかし近年は，PAD患者のほとんどが閉塞性動脈硬化症(ASO)，すなわち動脈硬化による閉塞であるため，PADはASOと同義に用いられることも多い (p.393)．

エイコサノイド (p.328)
炭素数20の不飽和脂肪酸（主にアラキドン酸）から生成される生理活性物質の総称で，プロスタグランジン(PG)，トロンボキサン，ロイコトリエン(LT)などが含まれる．アラキドン酸は細胞膜のリン脂質に結合して存在し，細胞への刺激が加わるとホスホリパーゼA2が作用してリン脂質から遊離し，エイコサノイドの生成過程が開始する（アラキドン酸カスケード）．

血管拡張，血小板凝集抑制
プロスタグランジン製剤

- エイコサノイドであるプロスタグランジン(PG)は，PGE$_1$とPGI$_2$（プロスタサイクリン）が末梢血管拡張薬として用いられる．

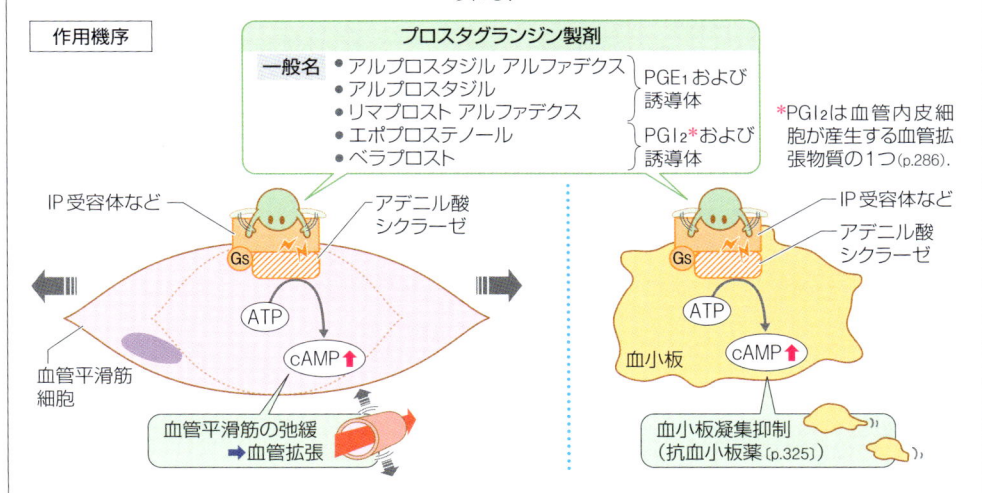

作用機序

プロスタグランジン製剤

一般名
- アルプロスタジル アルファデクス ｝ PGE$_1$および誘導体
- アルプロスタジル
- リマプロスト アルファデクス
- エポプロステノール ｝ PGI$_2$*および誘導体
- ベラプロスト

*PGI$_2$は血管内皮細胞が産生する血管拡張物質の1つ(p.286)．

（図：血管平滑筋細胞および血小板において，IP受容体など→Gs→アデニル酸シクラーゼ→ATP→cAMP↑により，血管平滑筋の弛緩→血管拡張，血小板凝集抑制（抗血小板薬 p.325））

- 血管平滑筋細胞および血小板でのcAMP濃度の上昇により血管拡張および血小板凝集抑制を示す．

薬物の概要

- PG製剤は慢性動脈閉塞症（閉塞性動脈硬化症〔ASO〕や閉塞性血栓血管炎〔TAO〕〔バージャー病〕），肺動脈性肺高血圧症などに投与される．

	一般名（投与経路）	適応	禁忌	主な副作用（★：重大）
PGE$_1$および誘導体	❶アルプロスタジル アルファデクス（注）	・慢性動脈閉塞症(ASOやTAO)(p.393)〔動注または静注〕・末梢循環障害や皮膚潰瘍の改善〔静注〕・動脈管依存性先天性心疾患（動脈管の開存維持のため投与）〔静注〕・❶勃起不全の診断（陰茎海綿体に注射）など	〔❶20μg〕〔❷〕重篤な心不全，出血 〔❶20μg〕〔❷〕重篤な肺水腫 〔❶500μg〕〔❷〕妊婦または妊娠の可能性，本剤の成分に対する過敏症 〔❶500μg〕重症の動脈硬化症および心あるいは脳に高度な循環障害，重症の肝疾患・腎疾患，非代償性の高度の出血，ショック状態および呼吸不全，未治療の貧血	・ショック★，アナフィラキシー★・心不全★，肺水腫★，胸水・脳出血，消化管出血★・注射部位の血管痛・肝機能障害，黄疸・心筋梗塞★・無顆粒球症★，白血球減少★
	❷アルプロスタジル（注）			
	❸リマプロスト アルファデクス（内）	・閉塞性血栓血管炎(TAO)(p.393)・後天性の腰部脊柱管狭窄症	・妊婦または妊娠の可能性	・肝機能障害，黄疸★・過敏症・出血傾向
PGI$_2$および誘導体	❹エポプロステノール（注）	・肺動脈性肺高血圧症(p.394)〔プロスタサイクリン持続静注療法〔病④ p.257〕として投与〕	・本剤の成分に対する過敏症・右心不全の急性増悪時・重篤な左心機能障害・重篤な低血圧・用量設定期に肺水腫が増悪した患者	・過度の血圧低下★，過度の徐脈・意識喪失★，ショック・潮紅・低血圧
	❺ベラプロスト（内）	・肺動脈性肺高血圧症・慢性動脈閉塞症	・出血している患者・妊婦または妊娠の可能性	・出血傾向★・ショック★，失神★・間質性肺炎

商品名【プロスタグランジン製剤】●アルプロスタジル アルファデクス：プロスタンディン（注） ●アルプロスタジル：パルクス（注），リプル（注） ●リマプロスト アルファデクス：オパルモン（錠），プロレナール（錠） ●エポプロステノールナトリウム：フローラン（注） ●ベラプロストナトリウム：ドルナー（錠），プロサイリン（錠），ケアロードLA（徐錠），ベラサスLA（徐錠） **略語** ●ホスホジエステラーゼ(PDE)：phosphodiesterase ●プロスタグランジン(PG)：prostaglandin ●プロスタサイクリン／プロスタグランジンI$_2$(PGI$_2$)：prostacyclin/prostaglandin I$_2$

cGMPの分解を抑制
PDE5阻害薬

作用機序

- cGMPの分解酵素であるホスホジエステラーゼ5（PDE5）を阻害し，cGMP濃度の上昇を介して血管を拡張する．

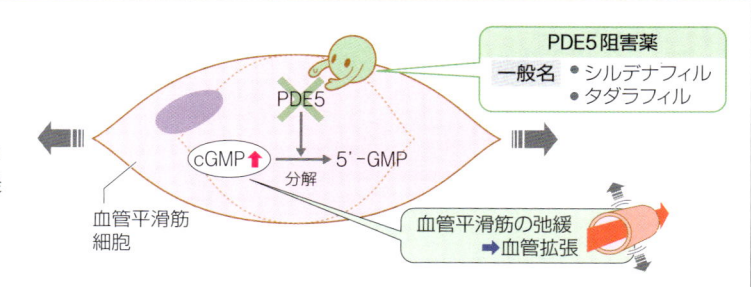

PDE5阻害薬
一般名：シルデナフィル，タダラフィル

薬物の概要

- PDE5阻害薬は，肺動脈性肺高血圧症(p.394)，勃起不全(p.439)に投与される．

一般名 〔投与経路〕	適応	禁忌	主な副作用 （★：重大）
❶シルデナフィル （レバチオ®） 〔内〕 ❷タダラフィル （アドシルカ®） 〔内〕	・肺動脈性肺高血圧症 ※勃起不全に対しては，シルデナフィル（バイアグラ®），タダラフィル（シアリス®），バルデナフィル（レビトラ®）が用いられる．(p.440)．	・本剤の成分に対する過敏症 ・硝酸薬またはNO供与薬を投与中(p.305) ・CYP3A4を強く誘導する薬剤（リファンピシン，フェニトイン，カルバマゼピン，フェノバルビタール）を長期的に投与中 ・〔❶〕重度の肝機能障害，アミオダロン（内服薬）を投与中，リトナビル，ダルナビル，インジナビル，イトラコナゾール，テラプレビルを投与中 ・〔❷〕重度の肝障害，重度の腎機能障害，上記薬剤を含めCYP3A4を強く阻害する薬剤を投与中	・過敏症（❷★） ・頭痛，めまい ・潮紅 ・低血圧 ・消化不良，悪心，下痢 ・四肢痛，筋痛

ET-1による血管収縮を阻害
エンドセリン受容体拮抗薬

- エンドセリン（ET）は，生理活性ペプチドであり，血管内皮細胞で産生されるET-1は強力な血管収縮物質である．
- エンドセリン受容体拮抗薬はET-1とその受容体（ET_A受容体またはET_B受容体）の結合を阻害し，血管拡張に働く．

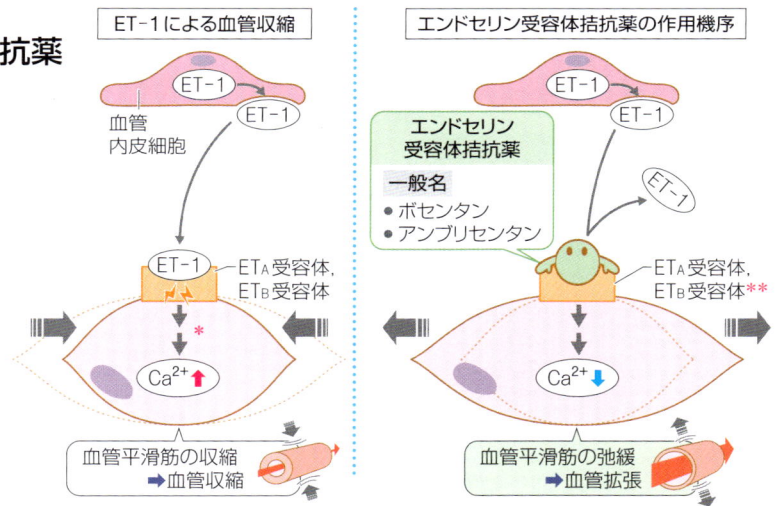

エンドセリン受容体拮抗薬
一般名：ボセンタン，アンブリセンタン

*GTP結合蛋白質であるGqを介したホスホリパーゼCの活性化➡IP_3とジアシルグリセロール（DG）の生成➡IP_3による筋小胞体からのCa^{2+}放出促進など➡細胞内Ca^{2+}濃度上昇
**ボセンタンはET_A受容体とET_B受容体を非選択的に阻害する．アンブリセンタンはET_A受容体のみを選択的に阻害する．

薬物の概要

- エンドセリン受容体拮抗薬は，肺動脈性肺高血圧症(p.394)に投与される．

一般名 （投与経路）	適応	禁忌	主な副作用 （★：重大）
❶ボセンタン（内） ❷アンブリセンタン（内）	・肺動脈性肺高血圧症	・妊婦または妊娠の可能性 ・本剤の成分に対する過敏症 ・肝障害（中等度～高度〔❶〕，高度〔❷〕） ・〔❶〕シクロスポリンまたはタクロリムス投与中，グリベンクラミドの投与中	・重篤な肝機能障害（❶★） ・肝機能異常 ・貧血★ ・頭痛

商品名【PDE5阻害薬】●シルデナフィルクエン酸塩：レバチオ（錠）　●タダラフィル：アドシルカ（錠）　【エンドセリン受容体拮抗薬】●ボセンタン水和物：トラクリア（錠）　●アンブリセンタン：ヴォリブリス（錠）　**略語**　●プロスタグランジンE_1（PGE_1）：prostaglandin E_1　●イノシトール三リン酸（IP_3）：inositol triphosphate　●閉塞性動脈硬化症（ASO）：arteriosclerosis obliterans　●末梢動脈疾患（PAD）：peripheral arterial disease　●閉塞性血栓血管炎（TAO）／バージャー病：thromboangiitis obliterans／Buerger's disease　●エンドセリン1（ET-1）：endothelin-1

心不全

監修
岡本 洋

心不全

(病❷p.56)

WORDS & TERMS

収縮不全 [p.331]
収縮期に左室が大動脈へ血液を駆出する能力を一般に収縮機能という．収縮不全は収縮機能が低下し，駆出率（EF）が40%以下を示す．収縮不全と拡張不全は明確に区別することが難しい（心不全患者の多くで収縮機能とともに拡張機能の低下がみられる）ため，近年では「左室駆出率が低下した心不全（HFrEF）」ともよぶ．

拡張不全 [p.331]
拡張期に左室が左房から十分な血液量を受け取る能力を一般に拡張機能という．拡張不全は拡張機能が低下し，収縮機能は低下していない（EFは正常）．高齢者や女性，高血圧の患者に多い．近年では「左室駆出率が保持された心不全（HFpEF）」ともよぶ．

高拍出性心不全 [p.331]
末梢組織の酸素需要を増大させる原因疾患があり，酸素供給を増やすために心拍出量が増加するが，十分な拍出量を維持できない状態の心不全．甲状腺機能亢進症，貧血，敗血症などが原因となる．

心筋リモデリング [p.294]
負荷や傷害を受けた心臓で，心筋細胞の肥大や間質の線維化が起こり，主に心室の構造が変化すること（心室リモデリング）．負荷や傷害に対する適応反応として生じるが，長期的には病態を悪化する方向に働いてしまう．容量負荷による遠心性肥大（心拡大），圧負荷による求心性肥大（心肥大），心筋梗塞部位の菲薄化がある．

---

intro.：心臓のポンプ機能が低下することで，心拍出量の低下や末梢循環不全，肺や体静脈系のうっ血をきたす病態である（うっ血性心不全）．

MINIMUM ESSENCE

原因・誘因
- 虚血性心疾患，高血圧，弁膜症，心筋症 など

病態生理
- 様々な原因疾患により心臓のポンプ機能が低下し，血行動態が悪化して症状が出現する．
- RAA系[p.308]や交感神経系の亢進が心不全を進行させる．
- 進行速度により，急性心不全，慢性心不全に分けられる．

症状・所見
- 心拍出量の低下 ➡ 易疲労感，意識障害，冷汗，
  不穏，チアノーゼ，低血圧，乏尿 など　　　　〈左心不全〉
- 肺うっ血 ➡ 呼吸困難，息切れ，頻呼吸，起坐呼吸，
  発作性夜間呼吸困難，喘鳴，ピンク色泡沫状痰 など
- 体静脈うっ血 ➡ 頸静脈怒張，浮腫，体重増加，食欲低下，
  腹水（腹部膨満感），心窩部不快感，　　　　〈右心不全〉
  肝うっ血（肝腫大，肝胆道系酵素↑，
  肝頸静脈逆流，右季肋部痛）など

検査・診断
- 聴診で，肺野の水泡音，心雑音（Ⅲ音やⅣ音〔ギャロップリズム〕）など
- 血液検査で，脳性ナトリウム利尿ペプチド（BNP）↑　〈心不全の鋭敏なマーカー〉
- 胸部単純X線像で，心陰影の拡大（心胸郭比↑），蝶形像（バタフライシャドウ），カーリーBライン，胸水など
- 心エコー，心電図，血液ガス分析などの他，必要に応じて心臓カテーテルや心臓核医学検査を行って診断を進める．

治療・管理
- 以下の治療を個々の患者の病態にあわせて行う．
 1. 薬物療法が基本
    a. 血行動態や症状の改善を図る薬物：利尿薬，心房性ナトリウム利尿ペプチド（ANP）製剤，硝酸薬などの血管拡張薬，強心薬
    b. 心保護作用をもつ薬物：ACE阻害薬，ARB，β遮断薬
 2. 重症例では，補助循環法（IABP，PCPS，VAS），CRTなどの非薬物療法
 ※原因疾患や合併症の治療をあわせて行う．

【補足事項】
- 急性心不全では，緊急治療を含め早急に適切な治療を開始する必要がある．
- 生活上の一般管理（塩分制限，禁煙など）が重要であり，和温療法[p.336]，運動療法なども行われる．

略語 ●駆出率／駆出分画（EF）：ejection fraction ●左室駆出率が低下した心不全（HFrEF）：heart failure with reduced ejection fraction ●左室駆出率が保持された心不全（HFpEF）：heart failure with preserved ejection fraction ●レニン・アンジオテンシン・アルドステロン（RAA）系：renin-angiotensin-aldosterone system ●脳性ナトリウム利尿ペプチド（BNP）：brain natriuretic peptide ●アンジオテンシン変換酵素（ACE）阻害薬：angiotensin converting enzyme inhibitor ➡

心不全の概要

心不全とは
3つの分類でとらえる

- 心不全は，全身の各臓器の酸素需要に対して，心臓が十分な血液を供給できない（送り出せない）状態といえる．
- 様々な原因疾患により，心臓のポンプ機能が低下し，心拍出量の低下や末梢循環不全，肺や体静脈系のうっ血をきたす病態であり，低拍出性心不全やうっ血性心不全ともよぶ．
- 心不全への進行速度による分類（急性心不全，慢性心不全），低下する心機能による分類（収縮不全，拡張不全(p.330)），症状や身体所見による分類（左心不全，右心不全）がある．

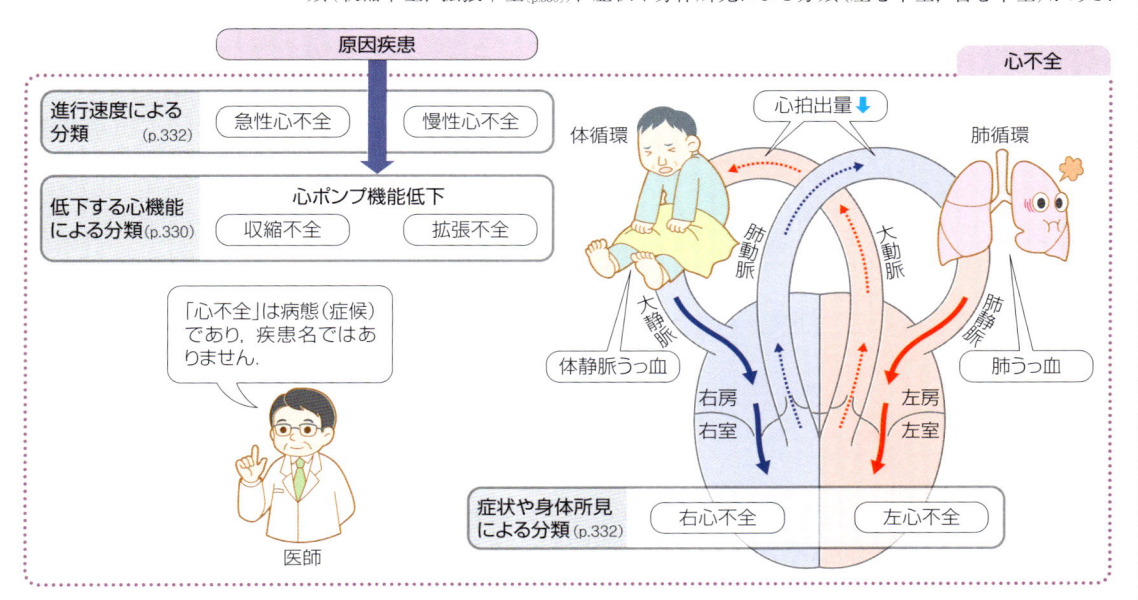

原因疾患 → 心ポンプ機能低下 → 心不全

- 進行速度による分類(p.332)：急性心不全／慢性心不全
- 低下する心機能による分類(p.330)：収縮不全／拡張不全
- 症状や身体所見による分類(p.332)：右心不全／左心不全

「心不全」は病態（症候）であり，疾患名ではありません．（医師）

体循環／肺循環／心拍出量↓／大動脈／肺動脈／大静脈／肺静脈／体静脈うっ血／肺うっ血／右房・右室／左房・左室

原因疾患
心不全をきたす背景

- 心不全は，心疾患の終末的な病態であり，ほとんど全ての心疾患が心不全に陥る可能性をもつ．
- 肺疾患（による肺高血圧症(p.394)）や糖尿病や膠原病などによる心筋障害も原因となる．

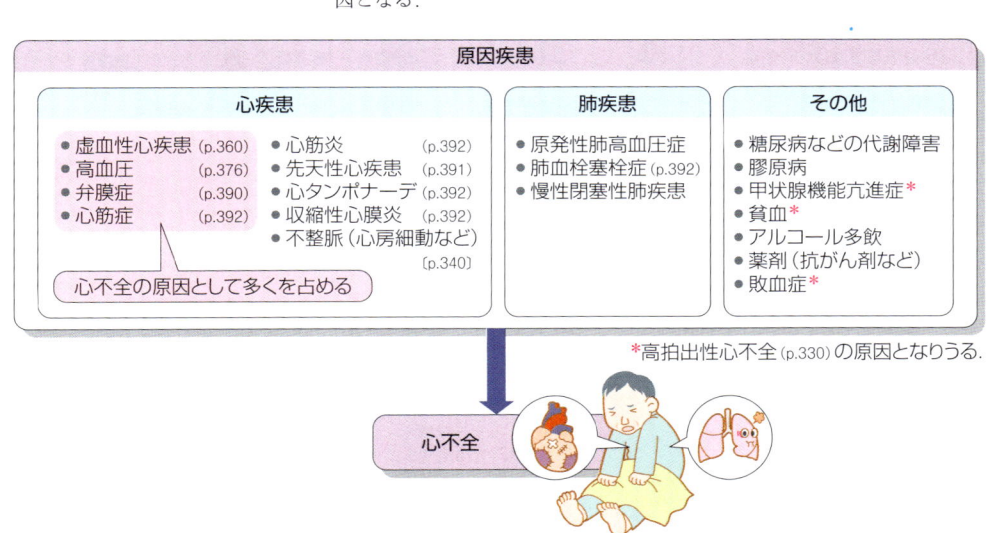

原因疾患

心疾患	肺疾患	その他
・虚血性心疾患 (p.360) ・高血圧 (p.376) ・弁膜症 (p.390) ・心筋症 (p.392) ・心筋炎 (p.392) ・先天性心疾患 (p.391) ・心タンポナーデ (p.392) ・収縮性心膜炎 (p.392) ・不整脈（心房細動など）(p.340)	・原発性肺高血圧症 ・肺血栓塞栓症 (p.392) ・慢性閉塞性肺疾患	・糖尿病などの代謝障害 ・膠原病 ・甲状腺機能亢進症＊ ・貧血＊ ・アルコール多飲 ・薬剤（抗がん剤など） ・敗血症＊

心不全の原因として多くを占める

＊高拍出性心不全(p.330)の原因となりうる．

→ 心不全

→ ・アンジオテンシンⅡ受容体拮抗薬（ARB）: angiotensin Ⅱ receptor blocker ・大動脈内バルーンパンピング（IABP）: intra-aortic balloon pumping ・経皮的心肺補助〔法，装置〕（PCPS）: percutaneous cardiopulmonary support ・心室補助装置（VAS／VAD）: ventricular assist system／ventricular assist device ・心臓再同期療法（CRT）: cardiac resynchronization therapy

症状や身体所見による分類
左心不全と右心不全

- 左心不全では，左心の機能低下により左心拍出量低下と肺うっ血をきたす．
- 右心不全では，右心の機能低下により右心拍出量低下と体静脈うっ血をきたす．

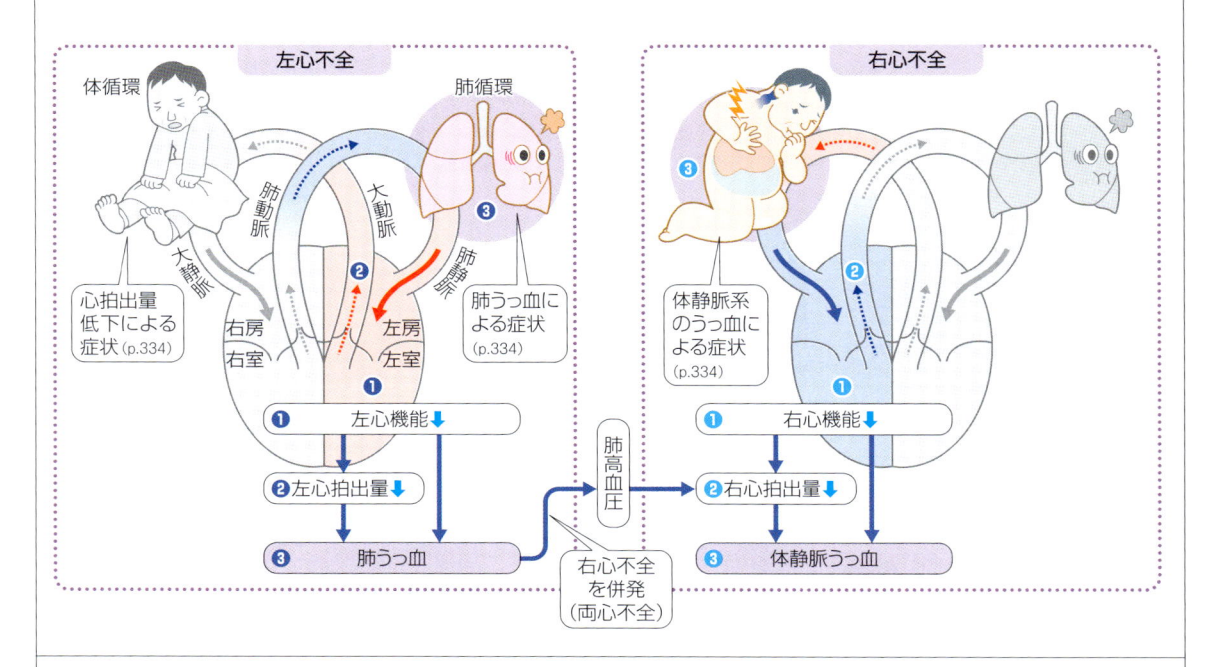

左心不全

体循環 / 肺循環
大静脈 / 肺動脈 / 大動脈 / 肺静脈
右房右室 / 左房左室

- 心拍出量低下による症状（p.334）
- 肺うっ血による症状（p.334）

❶ 左心機能↓
❷ 左心拍出量↓
❸ 肺うっ血

→ 肺高血圧 → 右心不全を併発（両心不全）

右心不全

- 体静脈系のうっ血による症状（p.334）

❶ 右心機能↓
❷ 右心拍出量↓
❸ 体静脈うっ血

進行速度や治療緊急度による分類
急性心不全と慢性心不全

- 急性心不全とは，血行動態の悪化を急激にきたす状態である．
- 慢性心不全とは，代償機構（p.333）が長期間働き，血行動態の悪化が徐々に進行する状態である．
- 急性心不全，慢性心不全ともに，薬物療法（p.336）を主体として血行動態の安定化を図り，症状を軽減させる．

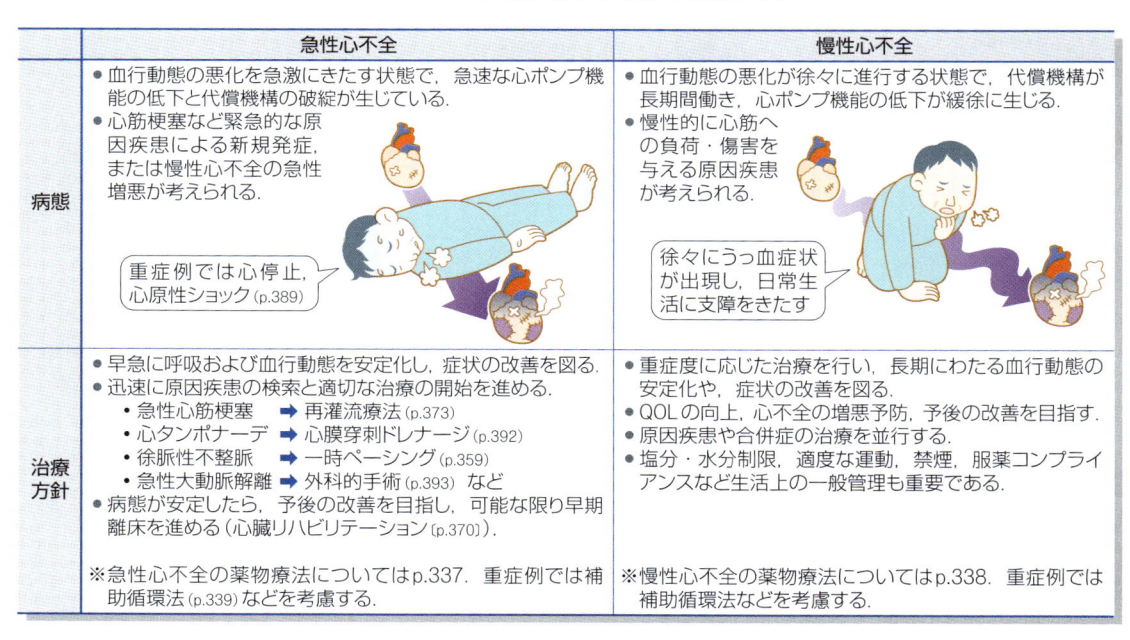

	急性心不全	慢性心不全
病態	・血行動態の悪化を急激にきたす状態で，急速な心ポンプ機能の低下と代償機構の破綻が生じている． ・心筋梗塞など緊急的な原因疾患による新規発症，または慢性心不全の急性増悪が考えられる． 重症例では心停止，心原性ショック（p.389）	・血行動態の悪化が徐々に進行する状態で，代償機構が長期間働き，心ポンプ機能の低下が緩徐に生じる． ・慢性的に心筋への負荷・傷害を与える原因疾患が考えられる． 徐々にうっ血症状が出現し，日常生活に支障をきたす
治療方針	・早急に呼吸および血行動態を安定化し，症状の改善を図る． ・迅速に原因疾患の検索と適切な治療の開始を進める． 　・急性心筋梗塞 ➡ 再灌流療法（p.373） 　・心タンポナーデ ➡ 心膜穿刺ドレナージ（p.392） 　・徐脈性不整脈 ➡ 一時ペーシング（p.359） 　・急性大動脈解離 ➡ 外科的手術（p.393） など ・病態が安定したら，予後の改善を目指し，可能な限り早期離床を進める（心臓リハビリテーション（p.370））． ※急性心不全の薬物療法についてはp.337．重症例では補助循環法（p.339）などを考慮する．	・重症度に応じた治療を行い，長期にわたる血行動態の安定化や，症状の改善を図る． ・QOLの向上，心不全の増悪予防，予後の改善を目指す． ・原因疾患や合併症の治療を並行する． ・塩分・水分制限，適度な運動，禁煙，服薬コンプライアンスなど生活上の一般管理も重要である． ※慢性心不全の薬物療法についてはp.338．重症例では補助循環法などを考慮する．

略語
- 生活の質（QOL）：quality of life

心不全の病態生理
交感神経系とRAA系の亢進

代償機構
交感神経系↑	・α₁作用 → ❹ ・β₁作用 → ❶, ❷
レニン・アンジオテンシン・アルドステロン系（RAA系）↑	・アンジオテンシンⅡ → ❹ ・アルドステロン → ❸

心機能低下の初期

心機能↓ → 心拍出量（CO）↓

↓（代償機構）

- 収縮能↑（❶）／心拍数↑（❷） → 心拍出量（CO）↑
- 循環血液量↑（❸） → 心臓への静脈還流↑ → 前負荷（容量負荷）↑
- 血管収縮（❹） → 末梢血管抵抗（PR）↑ → 後負荷（圧負荷）↑

→ 血圧（BP）*↑

*血圧＝心拍出量×全末梢血管抵抗
（BP）　（CO）　　（TPR）

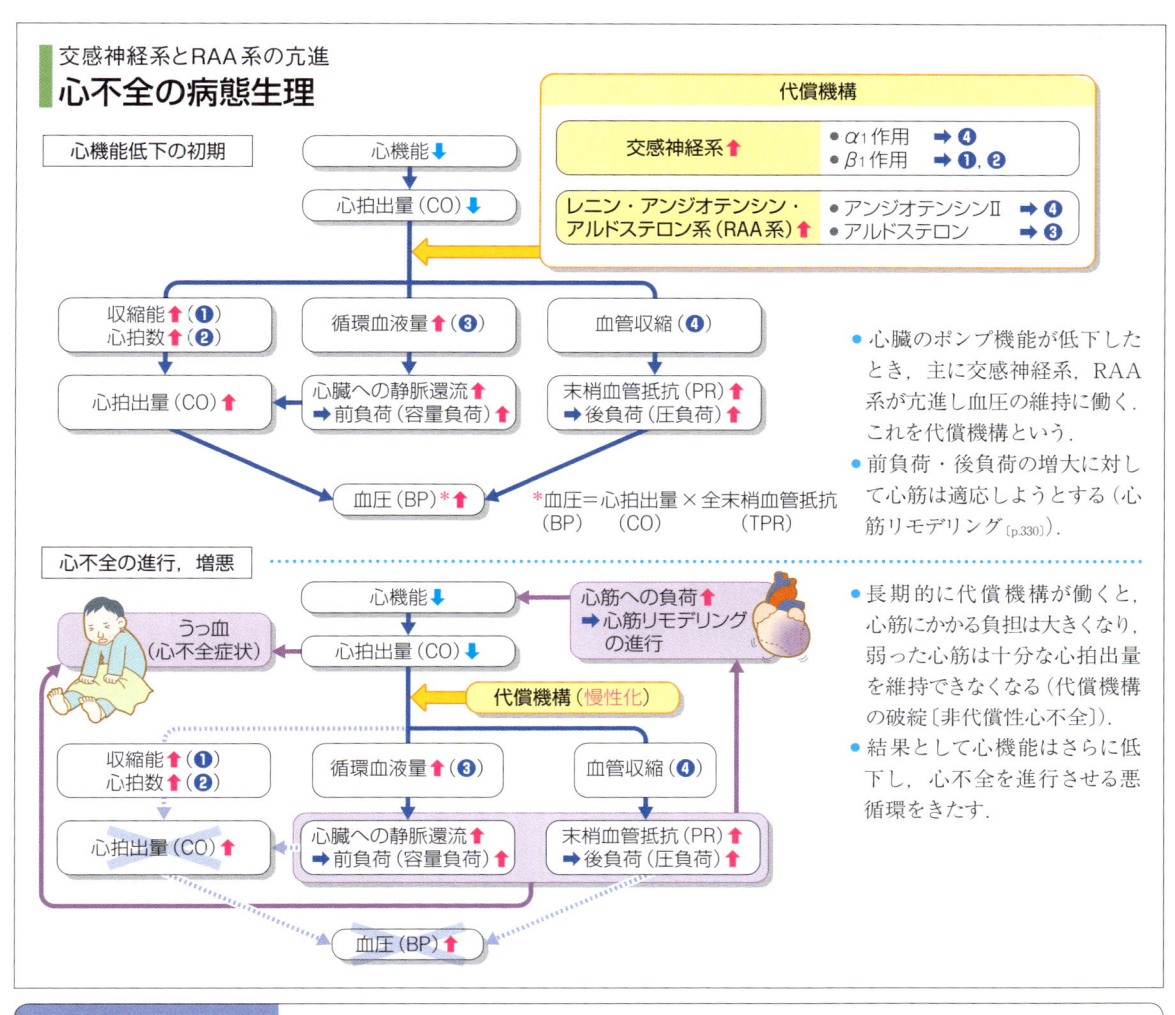

- 心臓のポンプ機能が低下したとき，主に交感神経系，RAA系が亢進し血圧の維持に働く．これを代償機構という．
- 前負荷・後負荷の増大に対して心筋は適応しようとする（心筋リモデリング〔p.330〕）．

心不全の進行，増悪

心筋への負荷↑ → 心筋リモデリングの進行

心機能↓ → 心拍出量（CO）↓ → うっ血（心不全症状）

↓（代償機構〔慢性化〕）

- 収縮能↑（❶）／心拍数↑（❷） → 心拍出量（CO）↑ ✕
- 循環血液量↑（❸） → 心臓への静脈還流↑ → 前負荷（容量負荷）↑
- 血管収縮（❹） → 末梢血管抵抗（PR）↑ → 後負荷（圧負荷）↑

→ 血圧（BP）↑ ✕

- 長期的に代償機構が働くと，心筋にかかる負担は大きくなり，弱った心筋は十分な心拍出量を維持できなくなる（代償機構の破綻〔非代償性心不全〕）．
- 結果として心機能はさらに低下し，心不全を進行させる悪循環をきたす．

SUPPLEMENT
前負荷と後負荷

- 前負荷は，心室が収縮を開始する前（拡張終期）に心室にかかる容量負荷をいい，後負荷は，心室が収縮を開始した後（収縮期の間）に心室にかかる圧負荷をいう．

拡張終期

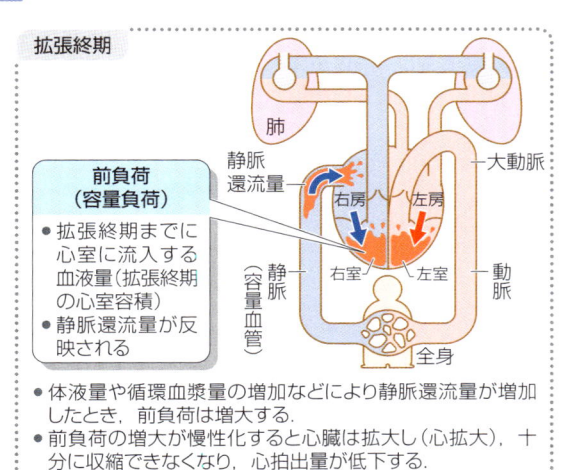

前負荷（容量負荷）
- 拡張終期までに心室に流入する血液量（拡張終期の心室容積）
- 静脈還流量が反映される

- 体液量や循環血漿量の増加などにより静脈還流量が増加したとき，前負荷は増大する．
- 前負荷の増大が慢性化すると心臓は拡大し（心拡大），十分に収縮できなくなり，心拍出量が低下する．

収縮期

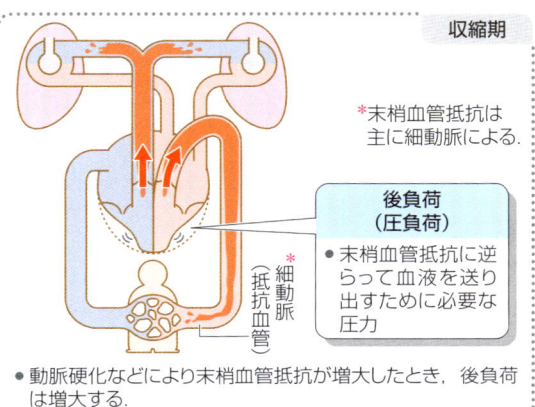

*末梢血管抵抗は主に細動脈による．

後負荷（圧負荷）
- 末梢血管抵抗に逆らって血液を送り出すために必要な圧力

- 動脈硬化などにより末梢血管抵抗が増大したとき，後負荷は増大する．
- 後負荷の増大が慢性化すると心臓は肥大し（心肥大），十分に拡張できなくなり，心拍出量が低下する．

略語 ●レニン・アンジオテンシン・アルドステロン（RAA）系：renin-angiotensin-aldosterone system ●心拍出量（CO）：cardiac output ●末梢血管抵抗（PR）：peripheral resistance ●血圧（BP）：blood pressure ●全末梢血管抵抗（TPR）：total peripheral resistance

心不全の症状・所見

WORDS & TERMS

NT－proBNP 〔p.335〕
BNP（p.335）は，前駆体BNP（proBNP）が蛋白分解酵素によって，BNPと生理活性をもたないNT－proBNPに分離されることで産生される．BNPと同様にNT－proBNPの血中濃度は心不全の病態を反映して上昇するため，心不全マーカーとして有用である．BNPに比べ，血中半減期が長い，血清での測定が可能などの利点がある．

起坐呼吸 〔p.334〕
心不全患者では，就寝時などに仰臥位（仰向け）の姿勢をとると，静脈還流量が増加して肺うっ血を助長し，呼吸困難が増悪する．このとき，患者は上体を起こして坐位になる．それは静脈還流量が減少し呼吸困難が軽減するためである．これを起坐呼吸という．

発作性夜間呼吸困難 〔p.334〕
心不全患者では，就寝中は仰臥位による静脈還流量の増加に加えて，交感神経刺激の減少による心機能抑制や呼吸中枢抑制が生じるため，呼吸困難が増悪する．そのため，就寝後2～3時間頃に突然息苦しくなって目覚めることを発作性夜間呼吸困難という．

左心不全が引き起こす症状①
心拍出量低下による症状

- 左心不全により大動脈への心拍出量（左心拍出量）が低下すると，右の症状がみられる．

> 初期には労作時の呼吸困難（肺うっ血による症状）や動悸がみられ，進行すると，安静時でも呼吸困難がみられるようになります．重症例では意識障害や乏尿をきたします（心原性ショック〔p.389〕）．
> 医師

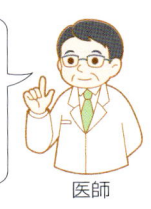

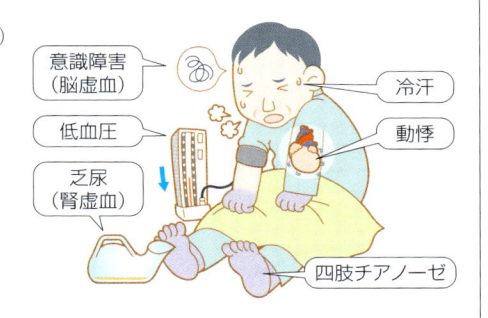

意識障害（脳虚血）／低血圧／乏尿（腎虚血）／冷汗／動悸／四肢チアノーゼ

左心不全が引き起こす症状②
肺うっ血による症状

- 左心不全により肺に血液がうっ滞（肺うっ血）すると，以下の症状がみられる．
- 肺うっ血が進行すると，肺の血管外へ血液成分が漏出して肺水腫の状態となる（心原性肺水腫〔病④ p.260〕）．

肺うっ血／肺水腫／労作時呼吸困難／発作性夜間呼吸困難／肺野に水泡音（コース・クラックル）／ピンク色泡沫状痰／肺胞／痰／起坐呼吸／チアノーゼ

右心不全が引き起こす症状
体静脈系のうっ血による症状

- 右心不全により体静脈系に血液がうっ滞すると，右記の症状がみられる．
- 右心不全の多くは左心不全に続発する．この場合，右心不全が高度になると左心不全の肺うっ血による所見は目立たなくなる．
- 右室梗塞など右心系のみに原因がある場合の右心不全では，体静脈系のうっ血のみがみられる．

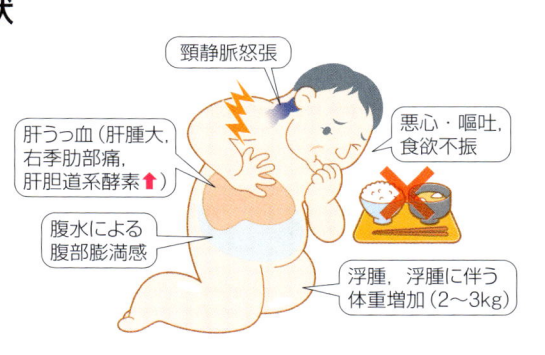

頸静脈怒張／肝うっ血（肝腫大，右季肋部痛，肝胆道系酵素↑）／腹水による腹部膨満感／悪心・嘔吐，食欲不振／浮腫，浮腫に伴う体重増加（2～3kg）

略語 ● 脳性ナトリウム利尿ペプチド前駆体N端フラグメント（NT－proBNP）：N−terminal pro brain natriuretic peptide

心拡大，蝶形像などの所見
胸部X線像

- 心不全患者の胸部X線像では，心拡大や蝶形像（バタフライシャドウ）などがみられる (病②/p.63).

| 正常 | 心不全 |

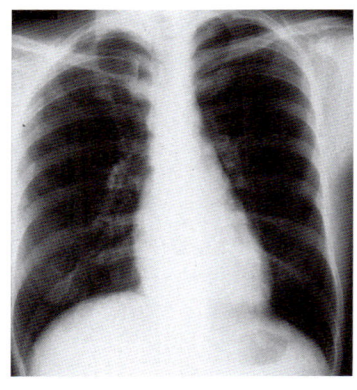

蝶形像
心陰影の拡大

- 心陰影の拡大はみられず，肺野にうっ血を示唆する所見を認めない．
- 心陰影の拡大（心胸郭比の増大）が著明で，蝶形像（肺門部を中心とした浸潤影・すりガラス陰影），肺血管陰影の増強の所見を認める．

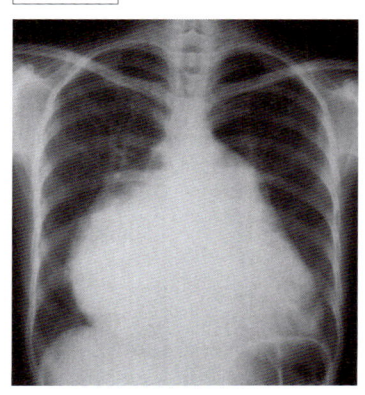

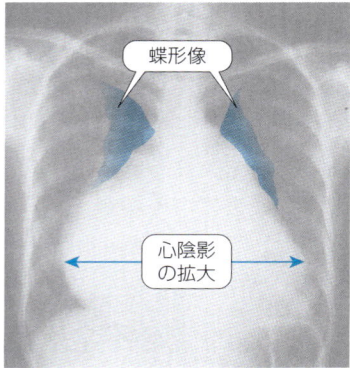

血液検査における心不全マーカー
脳性ナトリウム利尿ペプチド（BNP）

- 脳性ナトリウム利尿ペプチド（BNP）は，主に心室が分泌する循環調節ホルモンであり，心室に対する負荷に応じて血中濃度が上昇し，利尿作用や血管拡張作用などを示す．
- 心不全の病態を反映する指標（心不全マーカー）として，血液検査でBNPまたはNT-proBNP (p.334) の血漿濃度の測定が行われる．
- 心不全の重症度に応じて上昇し，治療により低下するため，診断および重症度判定，治療効果の評価に有用な指標となる．
- 主に心房が分泌する心房性ナトリウム利尿ペプチド（ANP）は，体液量の評価に有用な指標となる（心不全マーカーとしてはBNPの方が鋭敏である）．さらにANP製剤は心不全治療薬として使用されている (p.323).

ナトリウム利尿ペプチドと心不全での主な利用法

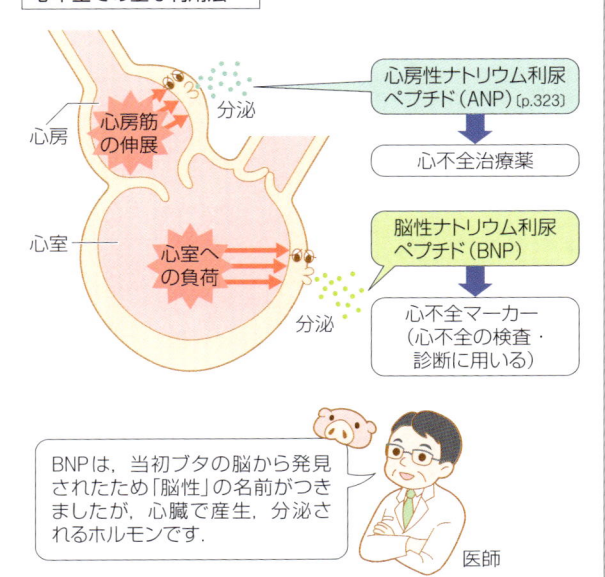

心房筋の伸展 → 分泌 → 心房性ナトリウム利尿ペプチド（ANP）(p.323) → 心不全治療薬

心室への負荷 → 分泌 → 脳性ナトリウム利尿ペプチド（BNP） → 心不全マーカー（心不全の検査・診断に用いる）

医師：BNPは，当初ブタの脳から発見されたため「脳性」の名前がつきましたが，心臓で産生，分泌されるホルモンです．

略語
- 脳性ナトリウム利尿ペプチド（BNP）: brain natriuretic peptide
- 心房性ナトリウム利尿ペプチド（ANP）: atrial natriuretic peptide

心不全の治療

WORDS & TERMS

和温療法 [p.330]
遠赤外線サウナ装置を用いた心不全の新しい治療法．60℃の乾式サウナ浴を15分間施行後，毛布による30分間の安静保温を追加し，発汗量に見合った水分補給を行う．深部体温が約1.0℃上昇することで，温熱により末梢血管が拡張し，前負荷・後負荷が軽減する．長期的な効果として心機能の改善や症状の軽減が期待できる．運動療法が禁忌となる重症心不全患者でも行うことができる．

経口強心薬 [p.338]
強心作用を示す内服薬．わが国ではピモベンダン，デノパミン，ドカルパミン，ベスナリノンが認可されている．予後改善効果は否定されているが，重症例でのQOL改善目的，静注強心薬からの離脱時，β遮断薬の導入時の使用では有用性が検討されている．

ノリア・スティーブンソン分類 [p.338]
急性心不全の重症度評価法の1つ．うっ血所見（起坐呼吸，頸静脈圧の上昇，浮腫，腹水，肝頸静脈逆流）[p.334]と，低灌流所見（末梢循環不全の所見：小さい脈圧，四肢冷感，傾眠傾向など）[p.334]により，profile A，B，L，Cに分類する．短期間の死亡例はprofile CとBに多い．
profile A：dry-warm
profile B：wet-warm
profile L：dry-cold
profile C：wet-cold

	A (dry-warm)	B (wet-warm)
低灌流 なし		
低灌流 あり	L (dry-cold)	C (wet-cold)
	なし	あり
	うっ血	

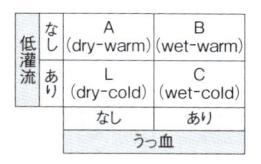

心不全治療の概要 — 薬物療法が主体

- 心不全の治療は，血行動態の改善，症状の緩和，長期予後の改善を目的とした薬物療法が主体となる． 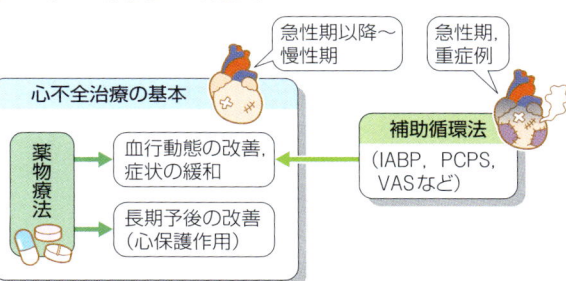
- 原因疾患や合併症の治療をあわせて行う（急性期の緊急治療を含む［例：心筋梗塞に対するPCI］）．
- 重症例では，心室再同期療法（CRT）[p.339]や外科手術，心臓移植も考慮する．
- 生活上の一般管理（塩分制限や禁煙など）や運動療法も重要である．

心不全治療の基本
- 薬物療法 → 血行動態の改善，症状の緩和
- 薬物療法 → 長期予後の改善（心保護作用）

補助循環法（IABP，PCPS，VASなど）
- 急性期，重症例
- 急性期以降〜慢性期

心不全治療薬 — 心不全治療薬のまとめ

- 心不全治療薬は，血行動態や症状の改善を図るものと，心保護作用をもつものに大別される．

血行動態や症状の改善を図る薬物

- 前負荷や後負荷[p.333]の軽減，心筋収縮力の増強によって血行動態の改善を図る．

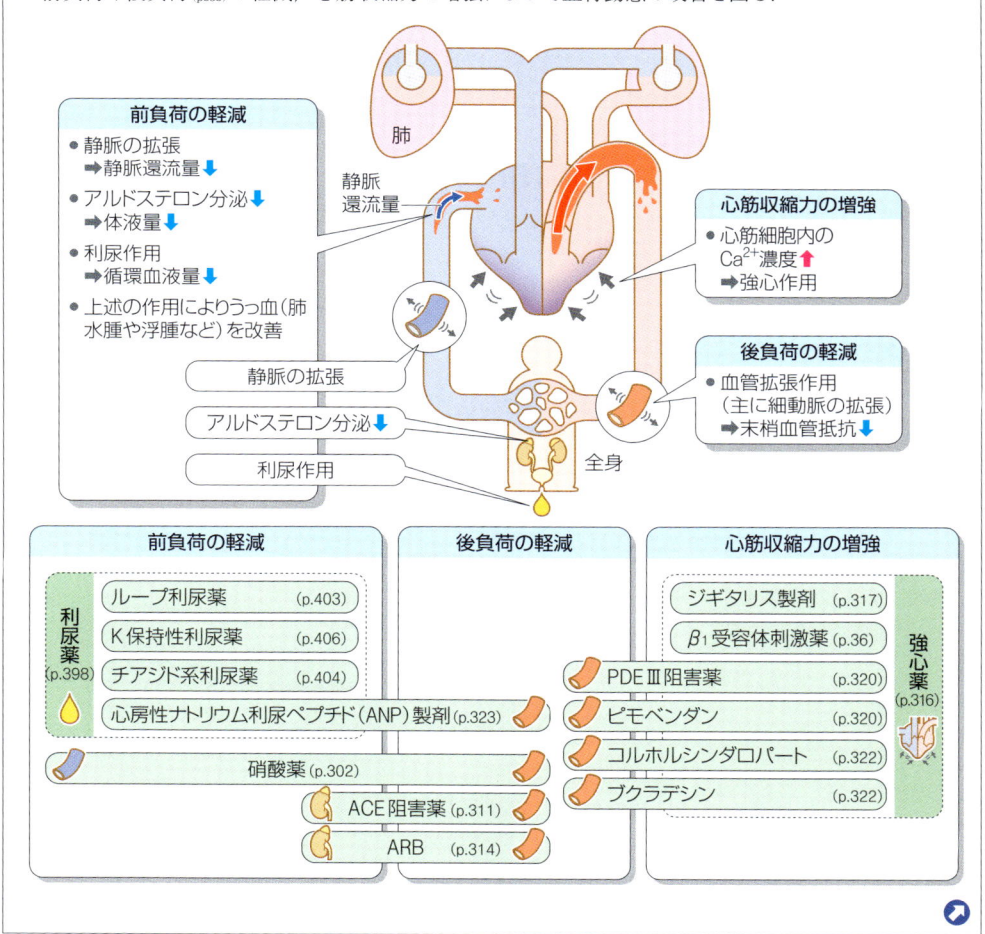

前負荷の軽減
- 静脈の拡張 → 静脈還流量↓
- アルドステロン分泌↓ → 体液量↓
- 利尿作用 → 循環血液量↓
- 上述の作用によりうっ血（肺水腫や浮腫など）を改善

心筋収縮力の増強
- 心筋細胞内のCa^{2+}濃度↑ → 強心作用

後負荷の軽減
- 血管拡張作用（主に細動脈の拡張）→ 末梢血管抵抗↓

前負荷の軽減
利尿薬 [p.398]
- ループ利尿薬 (p.403)
- K保持性利尿薬 (p.406)
- チアジド系利尿薬 (p.404)
- 心房性ナトリウム利尿ペプチド（ANP）製剤 (p.323)
- 硝酸薬 (p.302)
- ACE阻害薬 (p.311)
- ARB (p.314)

後負荷の軽減
- PDE III阻害薬 (p.320)
- ピモベンダン (p.320)
- コルホルシンダロパート (p.322)
- ブクラデシン (p.322)

心筋収縮力の増強
強心薬 [p.316]
- ジギタリス製剤 (p.317)
- β$_1$受容体刺激薬 (p.36)

略語
- 生活の質（QOL）：quality of life
- 大動脈内バルーンパンピング（IABP）：intra-aortic balloon pumping
- 経皮的心肺補助〔法，装置〕（PCPS）：percutaneous cardiopulmonary support
- 心室補助装置（VAS／VAD）：ventricular assist system／ventricular assist device
- 経皮的冠〔状〕動脈インターベンション（PCI）：percutaneous coronary intervention
- 心臓再同期療法（CRT）：cardiac resynchronization therapy

心保護作用をもつ薬物

- 心不全の代償機構として働く神経・体液性因子(p.287)のうち，RAA系(p.308)および交感神経系の亢進は心筋リモデリング（心筋の肥大，間質の線維化など）(p.330)を引き起こし，悪循環を形成してしまう(p.333)．
- 下記の薬物は，心筋リモデリングを抑制して心保護作用を示し，長期予後の改善に働く．

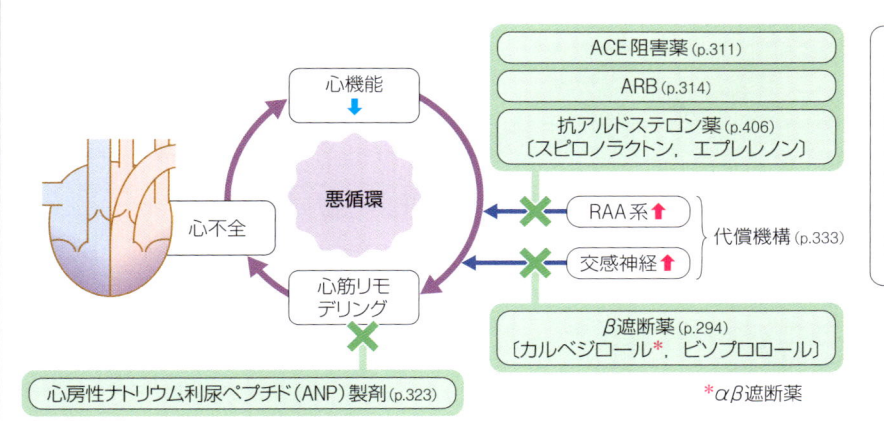

心機能↓ → 悪循環 → 心不全 → 心筋リモデリング

- ACE阻害薬(p.311)
- ARB(p.314)
- 抗アルドステロン薬(p.406)〔スピロノラクトン，エプレレノン〕
- RAA系↑ / 交感神経↑ 代償機構(p.333)
- β遮断薬(p.294)〔カルベジロール*，ビソプロロール〕
- 心房性ナトリウム利尿ペプチド（ANP）製剤(p.323)

*αβ遮断薬

医師：β遮断薬は心筋収縮力を抑制する（β₁受容体遮断作用）ため，従来は心不全で禁忌とされていました．しかし，近年では，ACE阻害薬，ARBと並び，リモデリングを改善し，生命予後を延長する主要な心不全治療薬として広まっています．

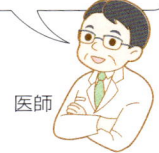

早急に血行動態の改善を図る
急性心不全の薬物療法

- 急性心不全（新規発症または慢性心不全の急性増悪）では，早急に適切な治療を開始することが重要であり(p.332)，呼吸および血行動態の安定化を図りつつ，原因疾患を検索する．
- 治療の初期（急性期）に，症状の改善と血行動態の安定のために静注投与で使用できる薬物を以下に示す．

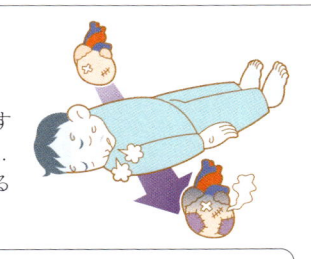

血圧やショック状態，急性冠症候群，右心不全など，患者の病態・原因疾患に応じた薬物を選択します．例えば，収縮期血圧が140 mmHgより高ければ血管拡張薬，収縮期血圧が100～140 mmHgであればANP製剤や利尿薬，収縮期血圧が100 mmHgより低く，低灌流所見があれば強心薬を選択します．

急性心不全の治療薬（静注投与できる薬物）

薬物（一般名）			概要
麻薬性鎮痛薬		●モルヒネ(p.124)	●鎮静作用により呼吸困難感や不穏状態を緩和． ●血管拡張作用（静脈系や細動脈）もあり，前負荷と後負荷を軽減する．
利尿薬(p.398)	ループ利尿薬(p.403)	●フロセミド	●利尿薬は，肺うっ血や浮腫などのうっ血症状を軽減する． ●カルペリチドは，利尿作用と血管拡張作用をあわせもち，心保護作用も有するとされる．
	ANP製剤(p.323)	●カルペリチド(hANP)	
強心薬(p.316)	ジギタリス製剤(p.317)	●ジゴキシン	●強心薬は，左室拡大や収縮不全がある患者，血圧低下，末梢循環不全などに使用され，短期的な血行動態の改善に有効である． ●心筋酸素需要を増大させ，心筋のCa²⁺負荷を強めることにより，不整脈や心筋虚血など副作用を生じるおそれがあるため，投与には十分な注意を要する． ●ドパミン，ドブタミン，ノルアドレナリンは急激な血圧低下（ショック）に対して昇圧薬としても使用される．
	昇圧薬 アドレナリン作動薬(p.30)	●ドパミン ●ドブタミン ●ノルアドレナリン	
	PDE III阻害薬(p.320)	●ミルリノン ●オルプリノン	
	●コルホルシンダロパート(p.322)		
硝酸薬(p.302)		●ニトログリセリン ●硝酸イソソルビド ●ニコランジル ●ニトロプルシド	●血管拡張作用（主に静脈系の拡張）により，肺うっ血や浮腫などうっ血症状を軽減する． ●高血圧や心筋虚血，僧帽弁逆流がある患者でのうっ血症状に対しては，利尿薬よりも血管拡張作用のある薬物が望ましい．

- 心不全は様々な不整脈が出現しうるが，多くの抗不整脈薬は心筋収縮力抑制や催不整脈作用を有するため，適切な薬物を選択し，必要最小限の使用とする．
- 患者の病態が安定したら，心筋保護作用のあるACE阻害薬またはARB，β遮断薬の投与を開始して，予後の改善を図る．

略語 ●心房性ナトリウム利尿ペプチド（ANP）：atrial natriuretic peptide ●アンジオテンシン変換酵素（ACE）阻害薬：angiotensin converting enzyme inhibitor ●アンジオテンシンII受容体拮抗薬（ARB）：angiotensin II receptor blocker ●ホスホジエステラーゼ（PDE）III阻害薬：phosphodiesterase III inhibitor ●レニン-アンジオテンシン-アルドステロン（RAA）系：renin-angiotensin-aldosterone system ●ヒト心房性ナトリウム利尿ペプチド（hANP）：human atrial natriuretic peptide

重症度に応じた治療
慢性心不全の薬物療法

- 収縮不全(p.330)に対する薬物療法は，重症度に応じて以下のように行う．
- 拡張不全(p.330)に対しては，高血圧があれば降圧薬，容量負荷があれば利尿薬を用いるが，治療指針は十分確立されていない．

心不全の重症度からみた薬物治療指針

NYHA分類	無症候性	軽症	中等症〜重症	難治性
		I	II	III	IV
AHA/ACC Stage分類	Stage A	Stage B	Stage C	Stage D

薬物療法の適用範囲：
- ACE阻害薬：Stage A〜D
- ARB：Stage A〜D
- β遮断薬：Stage B〜D
- 抗アルドステロン薬：Stage C〜D
- 利尿薬：Stage C〜D
- ジギタリス：Stage C〜D
- 経口強心薬：Stage C〜D
- 静注強心薬・h-ANP：Stage D

循環器病の診断と治療に関するガイドライン(2009年度合同研究班報告)．慢性心不全治療ガイドライン(2010年改訂版)．http://www.j-circ.or.jp/guideline/pdf/JCS2010_matsuzaki_h.pdf (2014年8月閲覧)

Stage A〜Dの分類と治療の概要

	Stage A	Stage B	Stage C	Stage D
	器質的疾患なし，心不全症状なし，心不全ハイリスク	器質的心疾患あり，心不全の症状・徴候なし	器質的心疾患あり，心不全の既往または現症あり	特別な治療を要する難治性心不全
患者の病態	・高血圧 ・動脈硬化性疾患 ・肥満 ・メタボリックシンドローム ・心毒性のある薬剤の使用歴 ・心筋症の家族歴	・心筋梗塞既往者 ・左室肥大および駆出率低下を含む左室リモデリング ・無症候性弁膜症	・器質的心疾患の診断が確定しており，息切れや易疲労感，運動耐容能の低下がある	・最大限の薬物治療にもかかわらず，安静時に著明な症状がある（繰り返し入院している患者，あるいは特殊な治療行為なしでは安全に退院できない患者など）
治療の概要	・危険因子（高血圧，耐糖能異常，脂質異常，喫煙など）をあわせもつ高血圧または糖尿病患者では，積極的にACE阻害薬(p.311)またはARB(p.314)の投与． ・危険因子それぞれの是正．	・ACE阻害薬またはARBを投与． ・β遮断薬(p.294)の導入も考慮． ・心房細動による頻脈を伴う患者ではジギタリス製剤(p.317)	・ACE阻害薬またはARBに加えて，β遮断薬の導入*． ・症状・所見に応じて利尿薬(p.398)，低用量ジゴキシン，ピモベンダン(p.320)，スピロノラクトン(p.406)の投与． ・NYHA IV度に至った場合は入院とし，静注薬物で血行動態の安定化を図る(p.337).	・治療が適正か見直し，心臓移植の適応について検討． ・予後の改善が期待されない場合，患者や家族の同意のもとで末期医療ケアを行う．

- 慢性心不全の急性増悪時は，急性心不全に準じた治療を行う．

*禁忌がなければ，少量から始めてできるだけ増量．

SUPPLEMENT
NYHA分類

- NYHA分類は，身体活動能力により心不全の重症度を評価する方法で，主に慢性心不全の診療に用いられる．
- 客観性に乏しいのが欠点だが，問診により簡便に患者の状態が把握できる．

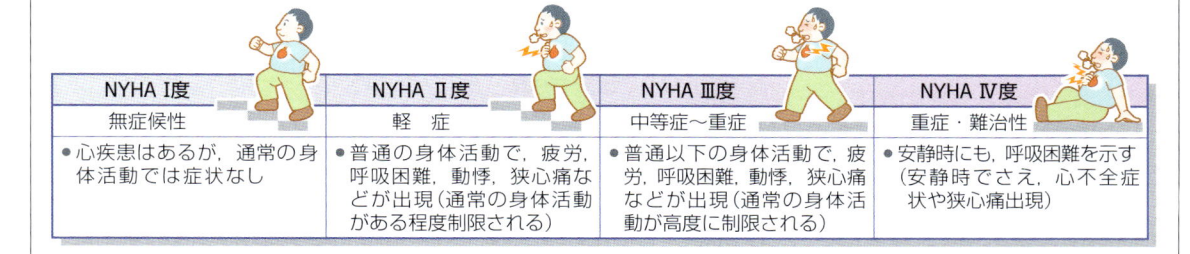

NYHA I度	NYHA II度	NYHA III度	NYHA IV度
無症候性	軽症	中等症〜重症	重症・難治性
・心疾患はあるが，通常の身体活動では症状なし	・普通の身体活動で，疲労，呼吸困難，動悸，狭心痛などが出現（通常の身体活動がある程度制限される）	・普通以下の身体活動で，疲労，呼吸困難，動悸，狭心痛などが出現（通常の身体活動が高度に制限される）	・安静時にも，呼吸困難を示す（安静時でさえ，心不全症状や狭心痛出現）

- 他に重症度評価法には，他覚所見によるキリップ分類(病②p.66)，血行動態によるフォレスター分類(病②p.67)，末梢循環（低灌流）とうっ血所見によるノリア・スティーブンソン分類(p.336)があり，これらは主に急性心不全の診断・治療に用いられる．

略語 ●ニューヨーク心臓協会(NYHA)：New York Heart Association ●アメリカ心臓協会(AHA)：American Heart Association ●アメリカ心臓病学会(ACC)：American College of Cardiology ●アンジオテンシン変換酵素(ACE)阻害薬：angiotensin converting enzyme inhibitor ●アンジオテンシンII受容体拮抗薬(ARB)：angiotensin II receptor blocker ●ヒト心房性ナトリウム利尿ペプチド(hANP)：human atrial natriuretic peptide

補助循環法
IABP, PCPS, VAS など

- 機械的に循環を補助する方法（補助循環法）には以下のようなものがある．
- 薬物療法が無効な重症例に対して，主に急性期に用いられる．

大動脈内バルーンパンピング（IABP）

- 胸部下行大動脈の位置にバルーン付きのカテーテルを挿入し，拡張期にはバルーンを拡張，収縮期には収縮させて，循環を補助する（病②p.70）．

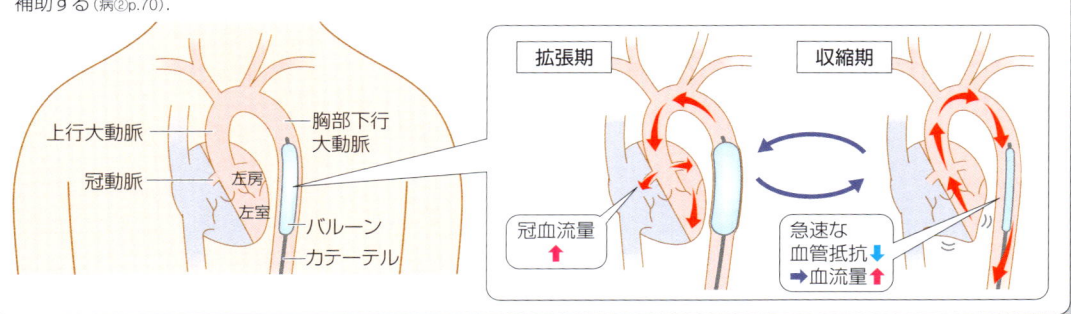

経皮的心肺補助法（PCPS）

- 大腿動脈・静脈にカニューレを挿入し，静脈血を体外ポンプで汲み出し，膜型人工肺で酸素化して動脈血として体内に戻す人工心肺装置である（病②p.70）．

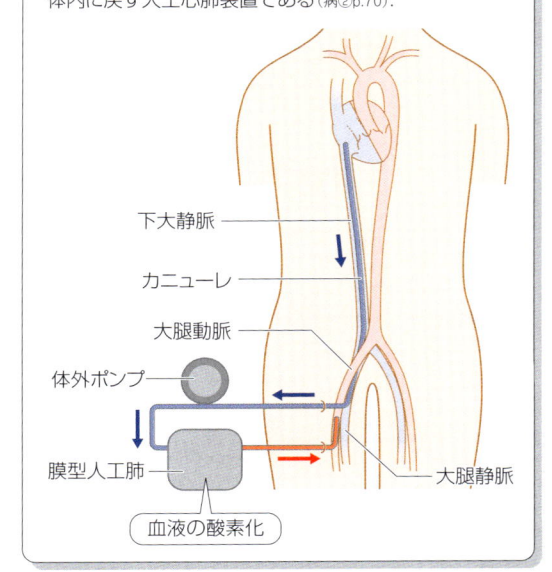

心室補助装置（VAS）

- 自己心臓の近くに人工心臓（血液ポンプ）を設置する．
- 左心系の循環を補助するLVASと右心系を補助するRVASがあり，それぞれ血液ポンプを体外または体内に設置する（病②p.71）．

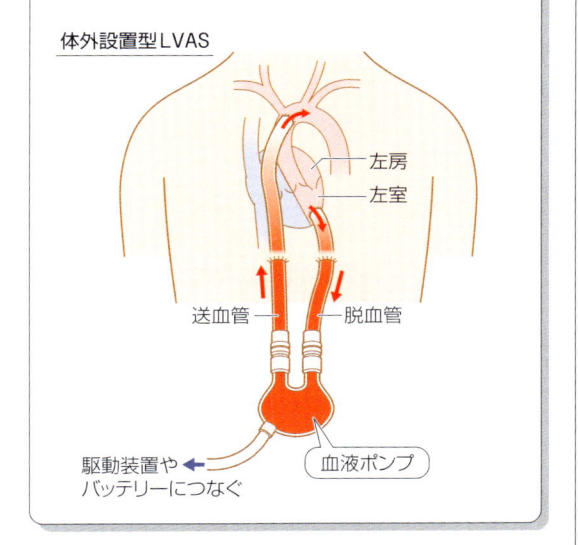

心臓再同期療法（CRT）
心室収縮のタイミングを合わせる

- ペースメーカーのリードを挿入して電極を両心室と右房に置き，ペーシング（興奮を感知し，適切な電気刺激を与える）を行うことで，心室収縮のタイミングのずれを解消し，拍出量を増加させる（病②p.219）．
- 左脚ブロックなど左室への興奮伝導遅延がある患者で有効である．
- 植込み型除細動器（心停止時に電気ショックを与える）(p.358)の機能をあわせもつCRT-Dも用いられている．

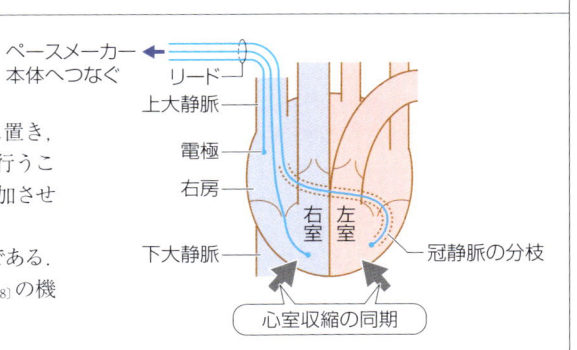

略語
- 大動脈内バルーンパンピング（IABP）：intra-aortic balloon pumping
- 経皮的心肺補助〔法，装置〕（PCPS）：percutaneous cardiopulmonary support
- 心室補助装置（VAS／VAD）：ventricular assist system／ventricular assist device
- 左室補助装置（LVAS／LVAD）：left ventricular assist system／left ventricular assist device
- 右室補助装置（RVAS／RVAD）：right ventricular assist system／right ventricular assist device
- 心臓再同期療法（CRT）：cardiac resynchronization therapy

不整脈

総　論

（病❷p.102）　　監修：奥村 謙

WORDS & TERMS

トリガードアクティビティ（撃発活動） (p.298)
　心筋細胞の活動電位が引き金となって、再分極の途中から終了後の間に正常では起こらない興奮（後脱分極）が生じる現象．

早期後脱分極（EAD） (p.341)
　再分極の途中（第2～3相）に生じる後脱分極．活動電位持続時間（APD）の過度の延長に続いて発生しやすく、徐脈や低カリウム血症などが発生を助長する．QT延長症候群におけるTdPの誘発に関与する (p.351)．

遅延後脱分極（DAD） (p.341)
　再分極の終了後（第4相〔静止期〕）に生じる後脱分極．心筋細胞内のCa^{2+}が過剰であるときに一過性内向き電流が生じて発生する．ジギタリス中毒 (p.319) やカテコールアミン作用下、虚血、低カリウム血症などで発生しやすい．

迷走神経刺激法 (p.342)
　迷走神経 (p.29) を刺激すると房室伝導が抑制されることを利用した頻拍停止法．吸気時の息こらえ（バルサルバ法）、冷水に顔をつける、嘔吐反射（嘔吐動作をする）、深呼吸、頸動脈圧迫などの方法がある (病❷p.117)．

高頻度ペーシング (p.342)
　頻拍のレートより高いレート（例えば頻拍が160回/分であれば170回/分以上）で10～20回ペーシングを行い、頻拍を停止させる方法．ペーシングレートが速すぎると別の不整脈（心房細動など）を誘発する可能性があるため注意．

刺激伝導系と心電図
正常では洞調律を形成

- 正常では、洞結節（洞房結節）で生じた興奮（活動電位の発生 (p.284)）が刺激伝導系（特殊心筋）を伝わり、固有心筋（心房筋、心室筋）の興奮・収縮を引き起こす．
- 洞結節は自発的に一定のリズムで興奮する（自動能）ため、これがペースメーカーとなり洞調律を形成する．

正常（洞調律）の興奮伝導　　■：刺激伝導系の伝導路

| 洞結節の興奮 | 心房の興奮・収縮 | 心房の弛緩 | 心室の興奮・収縮 | 心室の弛緩 |

洞結節／房室結節／ヒス束／左脚後枝／右脚／プルキンエ線維／左脚前枝／左脚

心電図との対応

- **P波**：心房の興奮（脱分極）を表す波形
- **QRS波**：心室の興奮を表す波形
- **T波**：心室の興奮からの回復（再分極）を表す波形

不整脈の分類
頻脈性、徐脈性に大別

- 不整脈とは、洞調律以外の異常な心拍のことをいう．
- 心拍数が100回/分を超えることを頻脈といい、60回/分未満を徐脈という．
- 不整脈は頻脈性不整脈と徐脈性不整脈に大別される．
- 頻脈性不整脈は、心房や房室結節に起因する上室性頻脈（頻拍）と心室に起因する心室性頻脈（頻拍）に分けられる．
- さらに、重症度による分類（例：1～3度房室ブロック (p.353)）、持続時間による分類（例：発作性心房細動、持続性心房細動 (p.344)）など様々な観点から分類される．

主な不整脈の種類

分類		種類
頻脈性不整脈（>100回/分）	上室性（心房性）	洞頻脈 (病❷p.102)／心房期外収縮（APC） (p.342)／発作性上室頻拍（PSVT） (p.342)／心房粗動（AFL） (p.347)／心房細動（AF）* (p.344)
	心室性	心室期外収縮（VPC） (p.348)／心室頻拍（VT） (p.348)／心室細動（VF） (p.350)
徐脈性不整脈（<60回/分）		洞不全症候群（SSS） (p.352)／房室ブロック (p.353)
その他		WPW症候群 (p.347)／QT延長症候群（LQTS） (p.351)／ブルガダ症候群 (p.350)　など

*徐脈性の場合もある．

略語　●早期後脱分極（EAD）：early afterdepolarization　●活動電位持続時間（APD）：action potential duration　●トルサードドポアンツ／倒錯〔型〕心室頻拍（TdP）：torsade〔s〕de pointes　●遅延後脱分極（DAD）：delayed afterdepolarization　●心房期外収縮（APC／PAC）：atrial premature contraction／premature atrial contraction　●発作性上室頻拍（PSVT）：paroxysmal supraventricular tachycardia　●心房粗動（AFL）：atrial flutter　●心房細動（AF）：atrial fibrillation

心拍リズムの異常
不整脈の発生機序

- 心不全や心筋梗塞などの様々な心疾患，電解質異常，遺伝子異常などにより心筋イオンチャネルの量的・質的な変化（電気的リモデリング）を起こし（不整脈発生機序の上流），刺激生成の異常や興奮伝導の異常が生じる（下流）ことで不整脈が誘発される．

主な発生機序

刺激生成の異常	自動能の亢進／低下	・洞結節の自動能の亢進（洞頻脈）． ・洞結節の自動能の低下． ・洞結節以外の刺激伝導系の自動能が亢進．
	異常自動能	・固有心筋が自動能をもち，刺激生成を行う．
	トリガード アクティビティ（撃発活動）	・早期後脱分極（EAD）[p.340]や遅延後脱分極（DAD）[p.340]による活動電位の誘発．
刺激伝導の異常	伝導ブロック	・興奮しにくい部位で伝導が遮断される． ・房室ブロック(p.353)，脚ブロック(p.349)などがある．
	リエントリー	・心筋組織内に異常な電気回路（リエントリー回路）が形成され，興奮が伝導（旋回）し続ける．

リエントリーが原因となる主な頻脈性不整脈

1. 洞結節リエントリー頻拍 (p.342)
2. 心房粗動（AFL） (p.347)
3. 房室結節リエントリー頻拍（AVNRT） (p.343)
4. 房室回帰頻拍（AVRT） (p.343)
5. 心室頻拍（VT） (p.348)

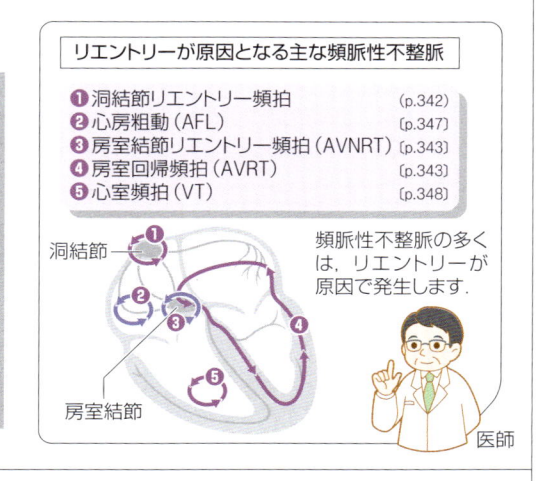

頻脈性不整脈の多くは，リエントリーが原因で発生します．

動悸，失神など
不整脈の症状

- 不整脈の症状は様々で，個人差が大きい．
- 症状がない場合は，無症候性不整脈とよぶ．

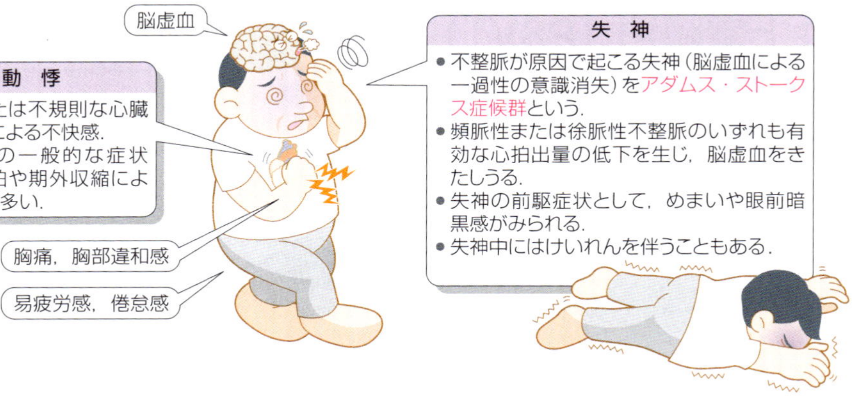

動悸
- 強いまたは不規則な心臓の鼓動による不快感．
- 不整脈の一般的な症状で，頻拍や期外収縮によることが多い．

脳虚血／胸痛，胸部違和感／易疲労感，倦怠感

失神
- 不整脈が原因で起こる失神（脳虚血による一過性の意識消失）を**アダムス・ストークス症候群**という．
- 頻脈性または徐脈性不整脈のいずれも有効な心拍出量の低下を生じ，脳虚血をきたしうる．
- 失神の前駆症状として，めまいや眼前暗黒感がみられる．
- 失神中にはけいれんを伴うこともある．

不整脈を検出する
心電図検査

- 心電図は，心筋の電気的興奮の時間的変化を体表面に取りつけた電極から記録するものである．

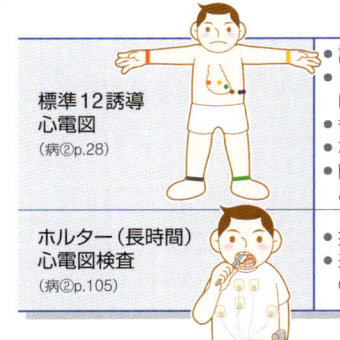

標準12誘導心電図（病②p.28）	・計12個の誘導（Ⅰ，Ⅱ，Ⅲ，aV_R，aV_L，aV_F，V_1〜V_6）の心電図波形を同時に得る検査法． ・Ⅰ，Ⅱ，Ⅲ，aV_R，aV_L，aV_Fは，両手首，両足首につけた4つの電極で，V_1〜V_6は胸部につけた6つの電極で得られる． ・各誘導は反映する心臓の部位が異なるため，詳細な観察が可能となる． ・なかでもⅡ誘導は，P波とQRS波が大きく，観察しやすい基本的な波形である． ・簡易な心電図検査では，12誘導全てではなく，Ⅱ誘導のみなど少ない誘導で調べることも多い．
ホルター（長時間）心電図検査（病②p.105）	・携帯型の装置を装着し，24時間の心電図を記録する． ・来院時以外の日常生活で発生する不整脈を検出することができ，診断の他，治療効果の評価にも用いられる．

- 上記の他，運動負荷や薬物負荷を行って心電図を調べる検査もある．
- また，不整脈の診断や治療のため電気生理学的検査(p.359)を行うことがある．

略語 ● 心室期外収縮（VPC／PVC）：ventricular premature contraction／premature ventricular contraction ● 心室頻拍（VT）：ventricular tachycardia ● 心室細動（VF）：ventricular fibrillation ● 洞不全症候群（SSS）：sick sinus syndrome ● QT延長症候群（LQTS）：long QT syndrome ● 房室結節リエントリー〔性〕頻拍（AVNRT）：atrioventricular nodal reentrant tachycardia ● 房室回帰〔性〕頻拍（AVRT）：atrioventricular reciprocating tachycardia

心房期外収縮（APC）

(病❷p.113)　監　修：奥村 謙

APCの概要
異所性P波が出現

- 心房期外収縮（APCまたはPAC）は，洞調律の周期に外れて，洞結節よりも早期に心房が興奮し，それが伝導する不整脈である．
- 房室接合部の興奮による期外収縮（接合部期外収縮）とあわせて上室期外収縮ともよばれる．

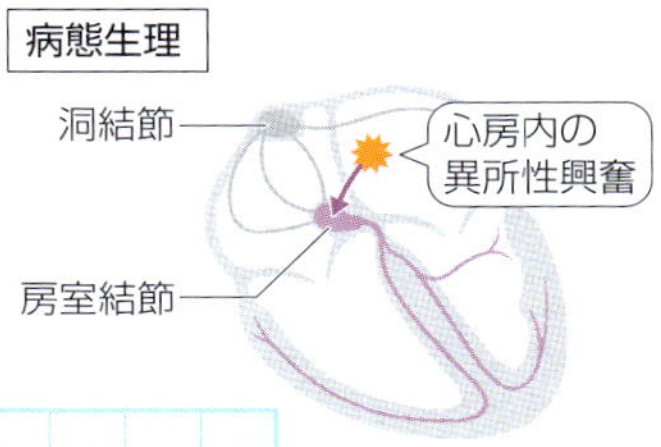

病態生理
洞結節／心房内の異所性興奮／房室結節

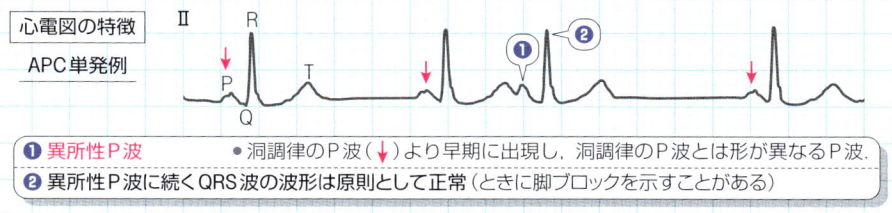

心電図の特徴
APC単発例

❶ 異所性P波　　　　●洞調律のP波（↓）より早期に出現し，洞調律のP波とは形が異なるP波．
❷ 異所性P波に続くQRS波の波形は原則として正常（ときに脚ブロックを示すことがある）

治療
- 特に治療を要さない．
- 自覚症状が強い場合，β遮断薬やNa$^+$チャネル遮断薬を用いる．

発作性上室頻拍（PSVT）

(病❷p.114)　監　修：奥村 謙

PSVTの種類
AVNRT，AVRTなど

- PSVTは，心房が関与する機序によって頻拍発作が生じる不整脈の総称であり，主な機序はリエントリーである．
- PSVTのうち，房室結節リエントリー頻拍（AVNRT）と房室回帰頻拍（AVRT）で約9割を占める．

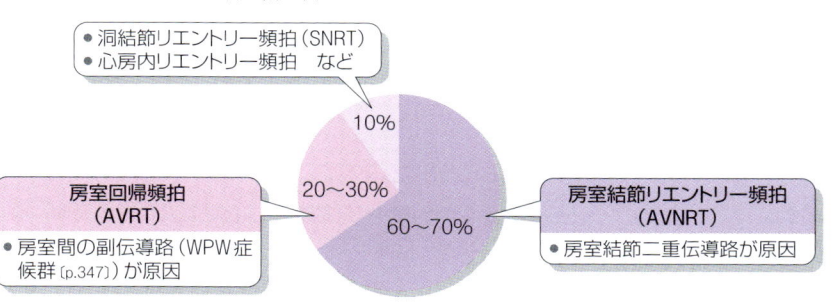

- 洞結節リエントリー頻拍（SNRT）
- 心房内リエントリー頻拍　など　10%

房室回帰頻拍（AVRT）　20〜30%
- 房室間の副伝導路（WPW症候群 [p.347]）が原因

房室結節リエントリー頻拍（AVNRT）　60〜70%
- 房室結節二重伝導路が原因

PSVTの治療
発作時の頻拍停止と発作予防

● AVNRTやAVRTなどのPSVTの治療を以下に示す．

発作時の頻拍停止	血行動態が安定している場合	●迷走神経刺激法（吸気時の息こらえなど）[p.340] を試みる． ●Ca拮抗薬（ベラパミル [p.291]）やATP [p.354] などの静注．
	血行動態が不安定*な場合	●カルディオバージョン [p.358] や高頻度ペーシング [p.340]．
発作予防		●根治療法はカテーテルアブレーション（副伝導路または房室結節遅伝導路を焼灼する）[p.359]． ●根治療法を行わない場合は薬物治療による発作予防（AVNRTではジゴキシン [p.317]，β遮断薬 [p.294]，ベラパミル，WPW症候群が明らかなAVRTでは，ジソピラミド [p.296]，シベンゾリン [p.296]）が有用）．

*有効な心拍出量が保たれず，血圧低下，意識障害，ショックなどがみられる．

略語　●心房期外収縮（APC／PAC）：atrial premature contraction／premature atrial contraction　●発作性上室頻拍（PSVT）：paroxysmal supraventricular tachycardia　●房室結節リエントリー〔性〕頻拍（AVNRT）：atrioventricular nodal reentrant tachycardia　●房室回帰〔性〕頻拍（AVRT）：atrioventricular reciprocating tachycardia

最も多いPSVT
房室結節リエントリー頻拍（AVNRT）の概要

- 房室結節を含む二重伝導路（速伝導路と遅伝導路）をリエントリー回路として生じる頻拍で，期外収縮をきっかけとして発生する．

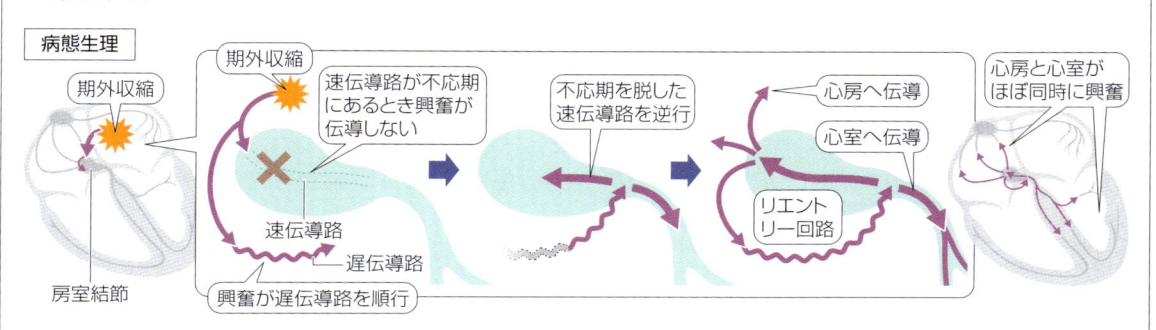

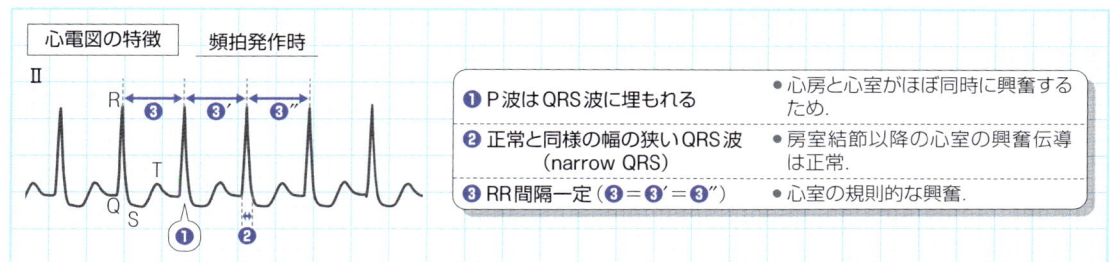

病態生理

（図：期外収縮 → 速伝導路が不応期にあるとき興奮が伝導しない／興奮が遅伝導路を順行 → 不応期を脱した速伝導路を逆行 → 心房へ伝導／心室へ伝導（リエントリー回路） → 心房と心室がほぼ同時に興奮）

心電図の特徴　頻拍発作時（II）

① P波はQRS波に埋もれる ● 心房と心室がほぼ同時に興奮するため．
② 正常と同様の幅の狭いQRS波（narrow QRS） ● 房室結節以降の心室の興奮伝導は正常．
③ RR間隔一定（③＝③'＝③"） ● 心室の規則的な興奮．

- 洞調律時には，洞結節の興奮は速伝導路を通って心室に伝わり，遅伝導路の興奮は途中で消失するため，頻拍発作は生じない（心電図波形も正常である）．

WPW症候群に伴うPSVT
房室回帰頻拍（AVRT）の概要

- 心房と心室を連結する副伝導路（ケント束）が存在する例（WPW症候群 p.347）で起こる頻拍で，期外収縮をきっかけにリエントリー回路を形成して発生する．

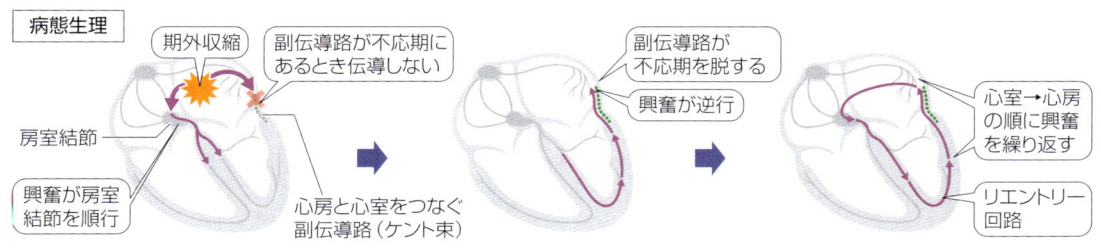

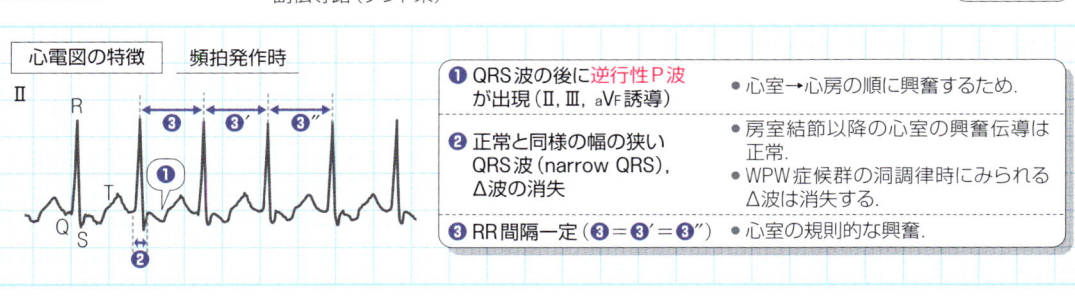

病態生理

（図：期外収縮／興奮が房室結節を順行／副伝導路が不応期にあるとき伝導しない／心房と心室をつなぐ副伝導路（ケント束） → 副伝導路が不応期を脱する／興奮が逆行 → 心室→心房の順に興奮を繰り返す（リエントリー回路））

心電図の特徴　頻拍発作時（II）

① QRS波の後に逆行性P波が出現（II, III, aVF誘導） ● 心室→心房の順に興奮するため．
② 正常と同様の幅の狭いQRS波（narrow QRS），Δ波の消失 ● 房室結節以降の心室の興奮伝導は正常．● WPW症候群の洞調律時にみられるΔ波は消失する．
③ RR間隔一定（③＝③'＝③"） ● 心室の規則的な興奮．

- WPW症候群では，洞調律時には，洞結節の興奮は副伝導路を順行して心室の早期興奮が生じる（心電図でΔ波，PQ間隔短縮，wide QRSを示す p.347）が，リエントリー回路は形成されないため頻拍発作は生じない．

略語 ● 洞結節リエントリー〔性〕頻拍（SNRT）：sinus nodal reentrant tachycardia／sinus node reentry tachycardia ● アデノシン三リン酸（ATP）：adenosine triphosphate

心房細動（AF）

（病❷ p.121）　　監 修：奥村 謙

intro.：心房の高頻度で無秩序な電気的興奮が心室へ不規則に伝導するため，心拍リズムが不整となる．

MINIMUM ESSENCE

疫学・好発
- 高齢者（加齢とともに増加する）
- 僧帽弁疾患，高血圧，心不全，虚血性心疾患など基礎疾患がある患者

病態生理
- 心房の高頻度で無秩序な興奮が心室へ不規則に伝導し，しばしば頻脈を呈する．
- 心房の血流うっ滞により，左房に血栓が生じやすく，塞栓症を引き起こす可能性がある．

症状・所見
- 動悸，脈拍の不整などの自覚症状や，基礎疾患に伴う症状・所見．

検査・診断
- 心電図で，RR間隔が全く不整（irregular tachycardia），
  QRS波は基本的に正常（narrow QRS），
  P波がみられず基線が細かく動揺（心房細動波）．
  ※例外的にWPW症候群に伴うAFでは，偽性心室頻拍とよばれる心電図波形を示す．
- 心エコー検査が基礎疾患や左房内の血栓の有無を調べるのに有用である．

治療・管理
- 治療の緊急性やAFの持続時間，器質的心疾患の有無などにより治療方針が異なる．
1. 塞栓症予防のための抗凝固療法：〔静注〕ヘパリン(p.326)，〔経口〕ワルファリン(p.326)，
   新規経口抗凝固薬（ダビガトラン，リバーロキサバン，アピキサバン(p.327)）
2. 心拍数調節：β遮断薬(p.294)，Ca拮抗薬（ベラパミル，ジルチアゼム）(p.290)，ジギタリス(p.317)
   ※WPW症候群ではNa⁺チャネル遮断薬（Ⅰ群薬）(p.296)
3. 洞調律化および再発予防：
   a. 洞調律化のため，電気的除細動（カルディオバージョン）(p.358)または薬学的除細動
      （ⅠaまたはⅠc群薬〔ピルシカイニド，シベンゾリンなど〕(p.296, 297)），ベプリジル(p.293)
   b. 再発予防のため，カテーテルアブレーション，または薬物治療（ⅠaまたはⅠc群薬，
      アミオダロン(p.300)，ソタロール(p.301)）
※基礎疾患に対する治療（アップストリーム治療）もあわせて行う．

【補足事項】● 塞栓症予防のための抗血小板薬（アスピリンなど）の投与はAFでは推奨されない．

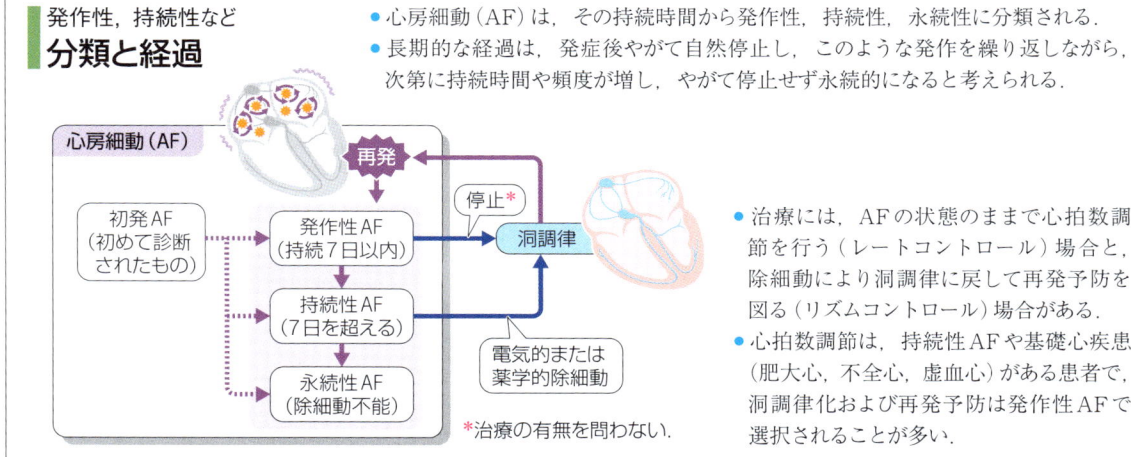

WORDS & TERMS

初発心房細動 (p.344)
心電図上，初めて確認された心房細動のこと．心房細動の持続時間は問わない．

発作性心房細動 (p.340)
発症後7日以内に自然に洞調律に復する心房細動のこと．

持続性心房細動 (p.340)
発症後7日を超えて持続している心房細動のこと．発症後1年以上持続している場合は長期持続性心房細動という．

永続性心房細動 (p.344)
電気的あるいは薬学的に除細動不能の心房細動のこと．

弁膜症性心房細動 (p.345)
人工弁置換（機械弁，生体弁を問わず），またはリウマチ性僧帽弁膜症（主に狭窄症）の心房細動患者．

非弁膜症性心房細動 (p.345)
弁膜症性心房細動（上記参照）を除く心房細動患者．僧帽弁修復術後（人工弁を留置していない），またはリウマチ性以外の僧帽弁閉鎖不全症の患者を含む．

発作性，持続性など 分類と経過

- 心房細動（AF）は，その持続時間から発作性，持続性，永続性に分類される．
- 長期的な経過は，発症後やがて自然停止し，このような発作を繰り返しながら，次第に持続時間や頻度が増し，やがて停止せず永続的になると考えられる．

心房細動（AF）
- 初発AF（初めて診断されたもの）
- 発作性AF（持続7日以内）
- 持続性AF（7日を超える）
- 永続性AF（除細動不能）
- 洞調律
- 再発
- 停止*
- 電気的または薬学的除細動

*治療の有無を問わない．

- 治療には，AFの状態のままで心拍数調節を行う（レートコントロール）場合と，除細動により洞調律に戻して再発予防を図る（リズムコントロール）場合がある．
- 心拍数調節は，持続性AFや基礎心疾患（肥大心，不全心，虚血心）がある患者で，洞調律化および再発予防は発作性AFで選択されることが多い．

略語 ● 心房細動（AF）：atrial fibrillation

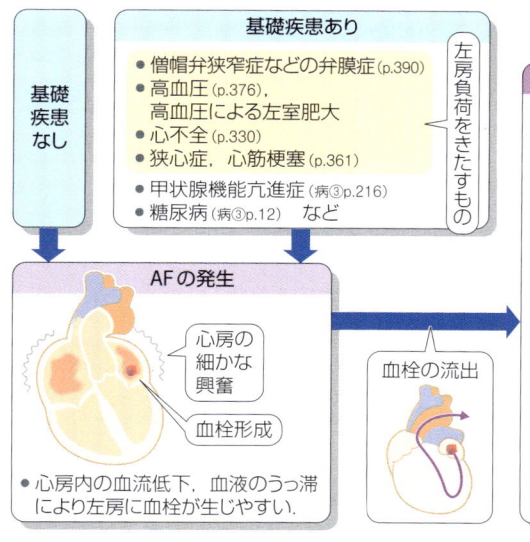

発症要因と合併症
塞栓症の合併に注意

- AFの主な発症要因は左房への負荷で，臨床的には高血圧（による左室肥大）が多い．
- 塞栓症の合併に注意が必要であり，他に心不全の増悪や頻脈誘発性心筋症の合併もみられる．

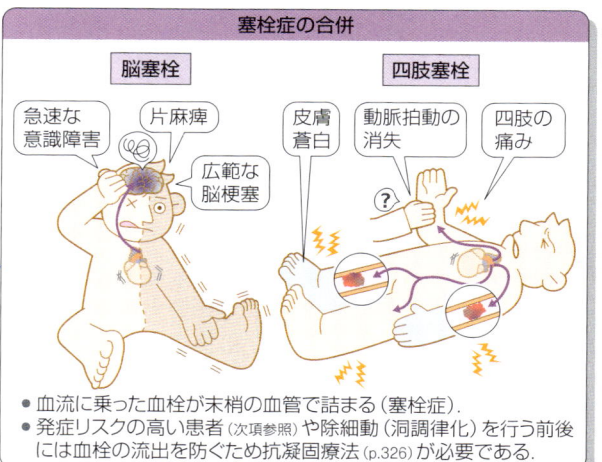

基礎疾患なし

基礎疾患あり
- 僧帽弁狭窄症などの弁膜症 (p.390)
- 高血圧 (p.376)，高血圧による左室肥大
- 心不全 (p.330)
- 狭心症，心筋梗塞 (p.361)
- 甲状腺機能亢進症 (病③p.216)
- 糖尿病 (病③p.12) など

左房負荷をきたすもの

AFの発生
- 心房の細かな興奮
- 血栓形成
- 心房内の血流低下，血液のうっ滞により左房に血栓が生じやすい．

血栓の流出

塞栓症の合併

脳塞栓
- 急速な意識障害
- 片麻痺
- 広範な脳梗塞

四肢塞栓
- 皮膚蒼白
- 動脈拍動の消失
- 四肢の痛み

- 血流に乗った血栓が末梢の血管で詰まる（塞栓症）．
- 発症リスクの高い患者（次項参照）や除細動（洞調律化）を行う前後には血栓の流出を防ぐため抗凝固療法 (p.326) が必要である．

Advanced Study
AFの抗凝固療法

- 僧帽弁狭窄症 (p.390) や人工弁置換術後 (p.390) の患者（弁膜症性心房細動 (p.344)）では，塞栓症（特に脳梗塞発症）のリスクが高いため，経口抗凝固薬のワルファリン (p.326) の永続的な投与が必要となる．
- 非弁膜症性心房細動 (p.344) の患者では，リスク評価のためCHADS$_2$スコアの合計点数やその他のリスクを考慮して，抗凝固療法の要否を検討する．

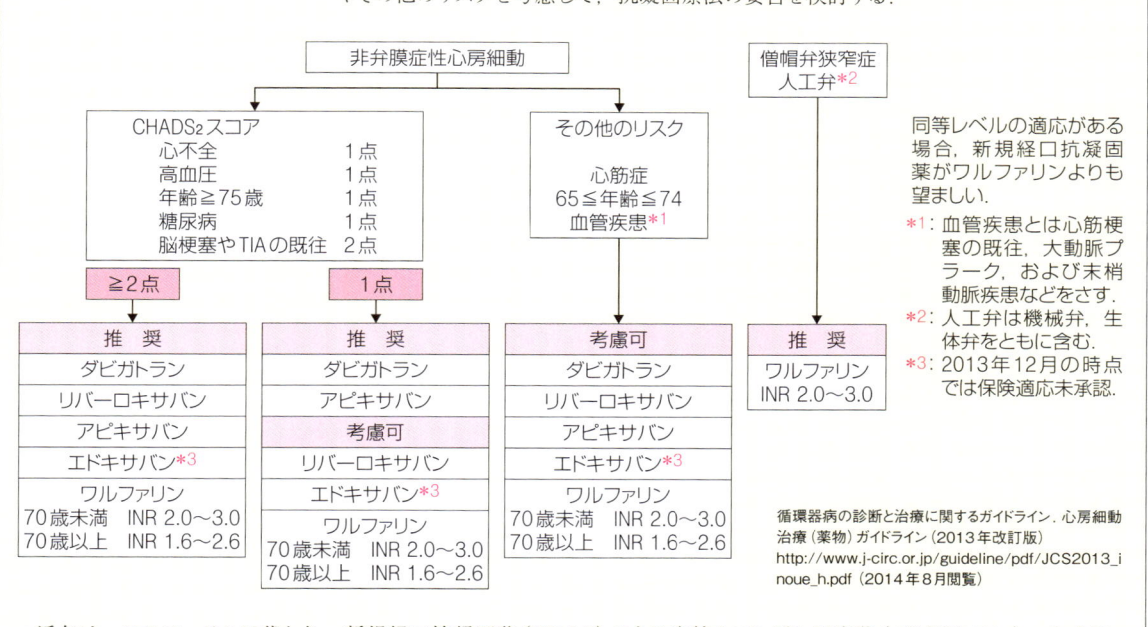

非弁膜症性心房細動

CHADS$_2$スコア	
心不全	1点
高血圧	1点
年齢≧75歳	1点
糖尿病	1点
脳梗塞やTIAの既往	2点

その他のリスク
- 心筋症
- 65≦年齢≦74
- 血管疾患*1

僧帽弁狭窄症 人工弁*2

同等レベルの適応がある場合，新規経口抗凝固薬がワルファリンよりも望ましい．

*1：血管疾患とは心筋梗塞の既往，大動脈プラーク，および末梢動脈疾患などをさす．
*2：人工弁は機械弁，生体弁をともに含む．
*3：2013年12月の時点では保険適応未承認．

≧2点 推奨	1点 推奨	考慮可	推奨
ダビガトラン	ダビガトラン	ダビガトラン	ワルファリン INR 2.0〜3.0
リバーロキサバン	アピキサバン	リバーロキサバン	
アピキサバン	**考慮可**	アピキサバン	
エドキサバン*3	リバーロキサバン	エドキサバン*3	
ワルファリン	エドキサバン*3	ワルファリン	
70歳未満 INR 2.0〜3.0	ワルファリン	70歳未満 INR 2.0〜3.0	
70歳以上 INR 1.6〜2.6	70歳未満 INR 2.0〜3.0	70歳以上 INR 1.6〜2.6	
	70歳以上 INR 1.6〜2.6		

循環器病の診断と治療に関するガイドライン．心房細動治療（薬物）ガイドライン（2013年改訂版）
http://www.j-circ.or.jp/guideline/pdf/JCS2013_inoue_h.pdf（2014年8月閲覧）

- 近年は，ワルファリンに代わり，新規経口抗凝固薬（NOAC）である直接トロンビン阻害薬（ダビガトラン），合成Ｘa因子阻害薬（リバーロキサバン，アピキサバン，エドキサバン）のいずれかの投与も推奨・考慮される (p.327)．
- 抗凝固薬のヘパリン静注は，緊急の除細動（洞調律化）や手術時に用いられる (p.358)．

商品名【抗凝固薬】● ワルファリンカリウム：ワーファリン（顆，錠），ワルファリンカリウム「HD」（錠） ● ダビガトランエテキシラートメタンスルホン酸塩：プラザキサ（カ） ● リバーロキサバン：イグザレルト（錠） ● アピキサバン：エリキュース（錠） ● エドキサバントシル酸塩水和物：リクシアナ（錠）　**略語**　● CHADS$_2$：Congestive heart failure / LV dysfunction, Hypertension, Age≧75y, Diabetes mellitus, Stroke / TIA　● 新規経口抗凝固薬（NOAC）：novel oral anticoagulant

絶対性不整脈とよばれる
心房細動（AF）の病態生理と心電図

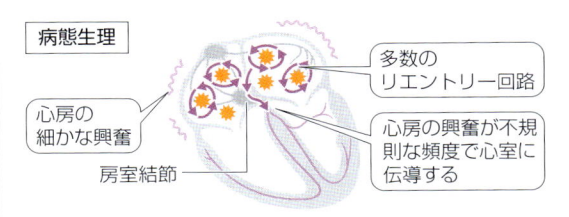

- AFは，心房期外収縮をきっかけとして，心房の各部分に高頻度で無秩序な電気的興奮が生じ，心拍リズムの絶対的な不整を示す（絶対性不整脈）．
- 頻脈を示す（頻脈性心房細動）ことが多いが，心室への興奮伝導が少ない場合，徐脈を示す（徐脈性心房細動）．

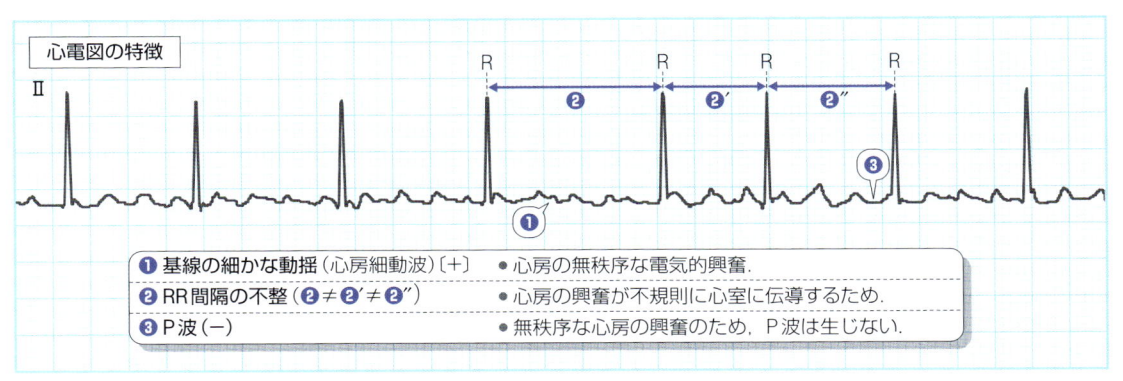

病態生理
- 多数のリエントリー回路
- 心房の細かな興奮
- 房室結節
- 心房の興奮が不規則な頻度で心室に伝導する

心電図の特徴 II

❶ 基線の細かな動揺（心房細動波）〔＋〕 ・心房の無秩序な電気的興奮．
❷ RR間隔の不整（❷≠❷´≠❷´´） ・心房の興奮が不規則に心室に伝導するため．
❸ P波（−） ・無秩序な心房の興奮のため，P波は生じない．

副伝導路がある例で生じるAF
WPW症候群に伴うAF

- WPW症候群(p.347)にAFが合併すると，偽性心室頻拍（pseudo VT）とよばれる特異的な心電図波形を示す．
- 心房の興奮が心室に伝わるルートが正常の房室結節と副伝導路の2つあるため，副伝導路を介して早期に興奮が伝わるとQRS幅が広がり，心室頻拍（VT）に似た波形となる．

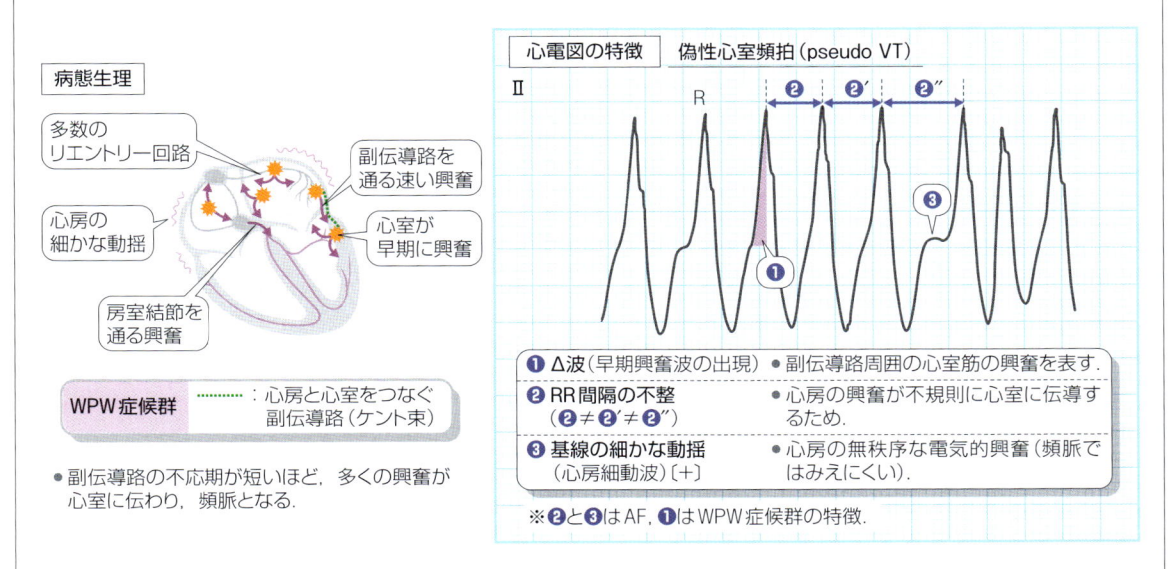

病態生理
- 多数のリエントリー回路
- 副伝導路を通る速い興奮
- 心房の細かな動揺
- 心室が早期に興奮
- 房室結節を通る興奮

WPW症候群 ……… ：心房と心室をつなぐ副伝導路（ケント束）

- 副伝導路の不応期が短いほど，多くの興奮が心室に伝わり，頻脈となる．

心電図の特徴　偽性心室頻拍（pseudo VT） II

❶ Δ波（早期興奮波の出現） ・副伝導路周囲の心室筋の興奮を表す．
❷ RR間隔の不整（❷≠❷´≠❷´´） ・心房の興奮が不規則に心室に伝導するため．
❸ 基線の細かな動揺（心房細動波）〔＋〕 ・心房の無秩序な電気的興奮（頻脈ではみえにくい）．

※❷と❸はAF，❶はWPW症候群の特徴．

- ジギタリス，Ca拮抗薬を使用するのは禁忌である．これらは房室結節（正常伝導路）を抑制することで，副伝導路の伝導が促進してしまい，心室細動（VF）へ移行するリスクが高まるためである．

略語 ・心房細動（AF）：atrial fibrillation ・心室頻拍（VT）：ventricular tachycardia ・心室細動（VF）：ventricular fibrillation

心房粗動（AFL）

(病❷p.123)　監修：奥村謙

粗動波がみられる
AFL の概要

病態生理

- 心房内のリエントリー回路
- 一定の頻度で心室へ興奮が伝わる

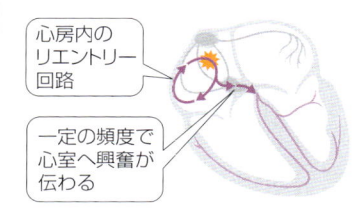

- P波の代わりにレートが約300回／分の粗動波を生じる．
- 房室伝導比は4：1や2：1が多い．

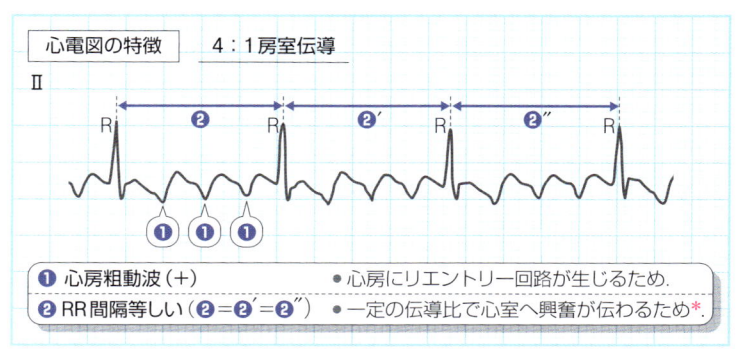

治療

- 塞栓症予防のための抗凝固療法，心拍数調節（レートコントロール）は心房細動（AF）(p.344)に準じる．
- 根治療法として，カテーテルアブレーション (p.359) が著効する．

心電図の特徴　4：1房室伝導

- AFLは，心房内を電気的興奮が旋回し（リエントリー），一定の頻度で規則的に心室に伝導する不整脈である．

❶ 心房粗動波（+）　●心房にリエントリー回路が生じるため．
❷ RR間隔等しい（❷＝❷′＝❷″）　●一定の伝導比で心室へ興奮が伝わるため＊．

＊伝導比が一定でない場合，RR間隔は不規則になる．

WPW 症候群

(病❷p.118)　監修：奥村謙

副伝導路が存在し，Δ波が出現
WPW 症候群の概要

病態生理

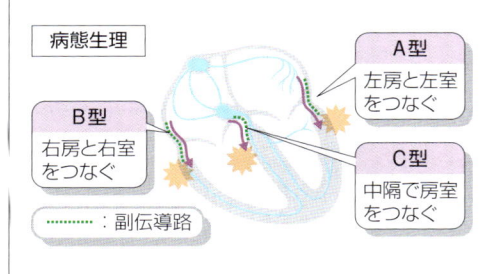

- A型：左房と左室をつなぐ
- B型：右房と右室をつなぐ
- C型：中隔で房室をつなぐ
- ……：副伝導路

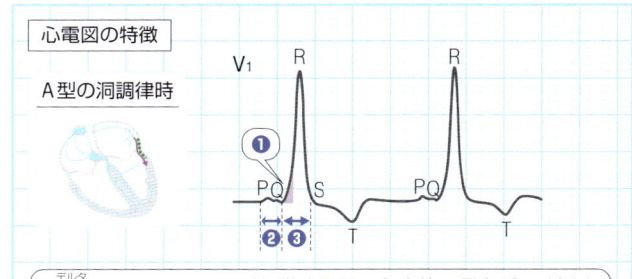

治療

- 頻拍発作がなければ，経過観察とする．頻拍発作の治療についてはPSVTの治療(p.342)，心房細動（AF）の治療(p.344)を参照のこと．
- カテーテルアブレーションが根治療法となる．

心電図の特徴　A型の洞調律時

- WPW症候群では，心房と心室を直接連結する副伝導路（ケント束）が存在し，副伝導路の伝導速度が速いために洞調律時に心室の早期興奮が生じる．

❶ Δ波（早期興奮波の出現）　●副伝導路周囲の心室筋の興奮が，Δ波として現れる．
❷ PQ間隔短縮　●副伝導路経由の興奮が，正常伝導路の興奮より先に心室に伝わる．
❸ 幅広いQRS波（wide QRS）　●副伝導路経由の興奮と正常伝導路からの興奮が心室で融合し，幅広いQRS波となる．

WPW症候群は，洞調律時には頻拍を生じません．しかし，期外収縮をきっかけとしてAVRTやAFの頻拍発作を引き起こします．

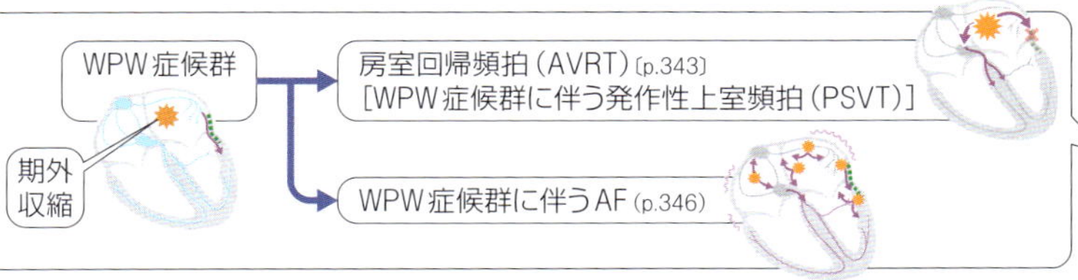

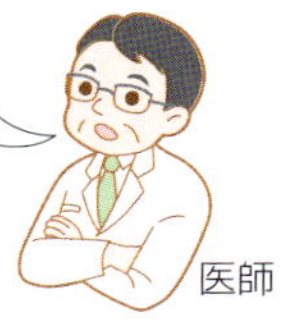

WPW症候群 → 期外収縮 →
- 房室回帰頻拍（AVRT）(p.343)［WPW症候群に伴う発作性上室頻拍（PSVT）］
- WPW症候群に伴うAF (p.346)

略語 ● 心房粗動（AFL）：atrial flutter　● 房室回帰〔性〕頻拍（AVRT）：atrioventricular reciprocating tachycardia　● 発作性上室頻拍（PSVT）：paroxysmal supraventricular tachycardia

循環器系の疾患と薬／不整脈

心室期外収縮（VPC）

(病❷p.124)　監修：奥村謙

VPCの概要
先行するP波を欠く幅広いQRS

- 心室期外収縮（VPCまたはPVC）は，洞調律の心室興奮より早期に異所性の心室興奮が起こる不整脈であり，先行するP波を欠き幅の広いQRSを示す．

病態生理

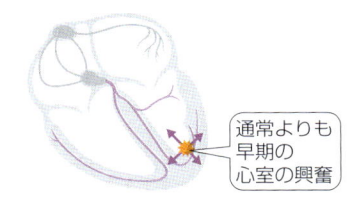

通常よりも早期の心室の興奮

- VPC直後に洞調律の収縮が欠落する（代償性休止期を伴う）場合もある．

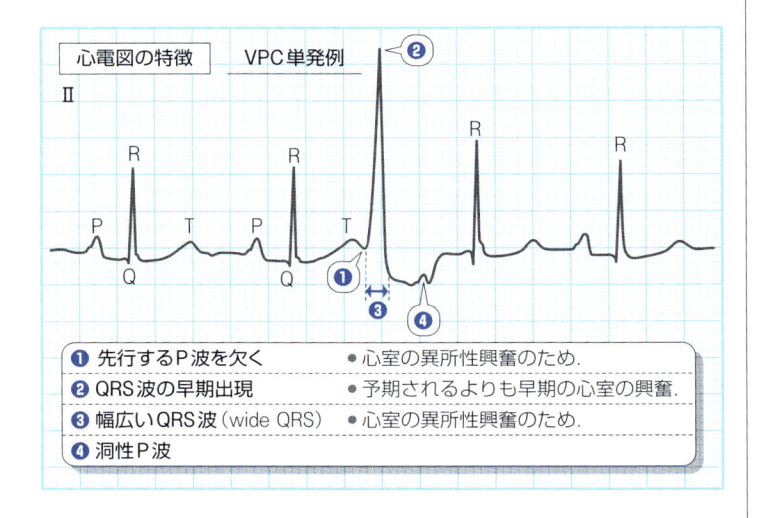

心電図の特徴　VPC単発例

❶ 先行するP波を欠く　・心室の異所性興奮のため．
❷ QRS波の早期出現　・予期されるよりも早期の心室の興奮．
❸ 幅広いQRS波（wide QRS）　・心室の異所性興奮のため．
❹ 洞性P波

治療

- 基礎心疾患がある患者で，連発，頻発などの重症度の高いVPCがみられた場合には，持続性VTやVFが発生するリスクがあるため治療を要する．薬物治療の他，近年はカテーテルアブレーションも行われている．
- 心筋梗塞急性期(p.370)のVPCには，K^+チャネル遮断薬（ニフェカラント，アミオダロン）(p.300)やNa^+チャネル遮断薬（プロカインアミド，リドカイン）(p.296)の静注を行うことがある．
- 基礎心疾患を伴う（心筋梗塞急性期後を含む）患者は，心機能に応じて，β遮断薬(p.294)やアミオダロンを投与する．
- 基礎心疾患がない患者（特発性）では，まず生活習慣の改善（睡眠不足の解消，禁煙など）を行って経過観察とする．症状が強い場合はβ遮断薬，Na^+チャネル遮断薬の投与やカテーテルアブレーションも行われる．

心室頻拍（VT）

(病❷p.128)　監修：奥村謙

VTの分類
持続性，多形性など

- VTは，心室に起因する頻拍の総称である．
- 心電図波形，持続時間などで分類され，治療方針が異なる．

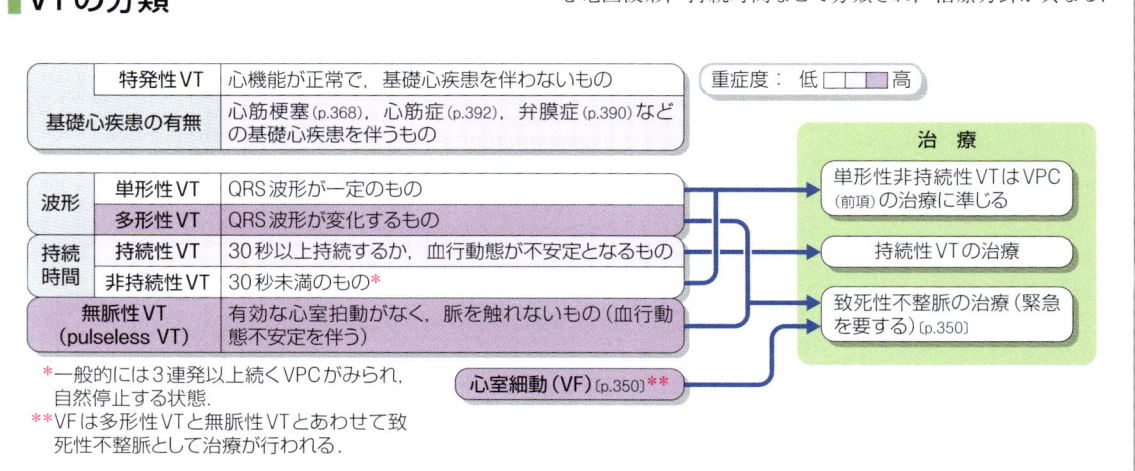

基礎心疾患の有無	特発性VT	心機能が正常で，基礎心疾患を伴わないもの	
	基礎心疾患を伴うもの	心筋梗塞(p.368)，心筋症(p.392)，弁膜症(p.390)などの基礎心疾患を伴うもの	
波形	単形性VT	QRS波形が一定のもの	
	多形性VT	QRS波形が変化するもの	
持続時間	持続性VT	30秒以上持続するか，血行動態が不安定となるもの	
	非持続性VT	30秒未満のもの*	
無脈性VT（pulseless VT）		有効な心室拍動がなく，脈を触れないもの（血行動態不安定を伴う）	

重症度：低　高

治療
- 単形性非持続性VTはVPC（前項）の治療に準じる
- 持続性VTの治療
- 致死性不整脈の治療（緊急を要する）(p.350)

心室細動（VF）(p.350)**

*一般的には3連発以上続くVPCがみられ，自然停止する状態．
**VFは多形性VTと無脈性VTとあわせて致死性不整脈として治療が行われる．

略語 ● 心室期外収縮（VPC／PVC）：ventricular premature contraction／premature ventricular contraction　● 心室頻拍（VT）：ventricular tachycardia　● 心室細動（VF）：ventricular fibrillation

WORDS & TERMS

心室内伝導障害 [p.349]
心室内の刺激伝導系である①右脚，②左脚（本幹）③左脚前枝，④左脚後枝，⑤プルキンエ線維のうち単独または複数において，虚血や変性などの器質的な原因によって伝導障害が生じるもの．障害部位は脚ブロックでは①or②，脚枝ブロックでは③or④，2枝ブロックでは①+③or④，3枝ブロックでは①+③or④+1度or2度房室ブロックである．

右脚ブロック(RBBB)，左脚ブロック(LBBB) [p.341]
脚ブロックでは，右脚または左脚において伝導障害が生じることにより，心室筋全体への興奮伝導が遅延し，心室筋の興奮持続時間が延長するためにQRS波の幅が広くなる（wide QRS）．QRS幅が0.12秒以上を完全脚ブロック，0.10〜0.12秒を不完全脚ブロックという．脚ブロック単独で基礎心疾患がない場合は治療の対象とはならない．右脚ブロック（RBBB）の心電図所見はV₁またはV₂誘導のrSR'型と陰性T波，V₅またはV₆誘導の幅の広いS波，wide QRSである．左脚ブロック（LBBB）の心電図所見はV₅・V₆誘導に引っかかり（ノッチ）のあるR波と陰性T波，V₁・V₂・V₃誘導で小さなR波と幅広いS波，wide QRSである（病②p.37）．

右軸偏位(RAD)，左軸偏位(LAD) [p.349]
QRS平均電気軸は心室興奮の平均ベクトル（向き）を表すもので，標準肢誘導（Ⅰ，Ⅱ，Ⅲ）の心電図のQRS波の波高により求められる．正常範囲は-30°〜110°であり，右軸偏位では110°〜180°，左軸偏位では-90°〜-30°を示す（病②p.34）．

心室内変行伝導
上室性期外収縮や心房細動時に不応期のずれなどの機能的な原因により生じる心室内の伝導障害．

幅広いQRSが規則的に出現
VTの病態生理と心電図

- ヒス束分岐部より遠位の心室内の刺激伝導系または固有心室筋から発生する頻拍である．

病態生理：心室においてリエントリー回路または異所性興奮が連続して発生（ヒス束）

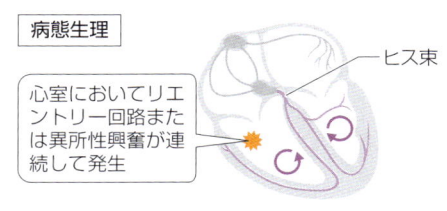

心電図の特徴　単形性VT

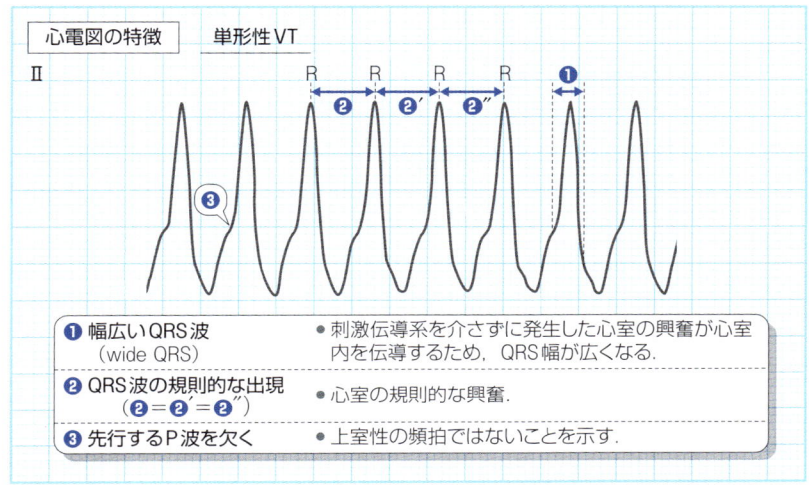

① 幅広いQRS波（wide QRS）
- 刺激伝導系を介さずに発生した心室の興奮が心室内を伝導するため，QRS幅が広くなる．

② QRS波の規則的な出現（❷＝❷'＝❷"）
- 心室の規則的な興奮．

③ 先行するP波を欠く
- 上室性の頻拍ではないことを示す．

頻拍停止と再発予防
持続性VTの治療

発作時の頻拍停止法

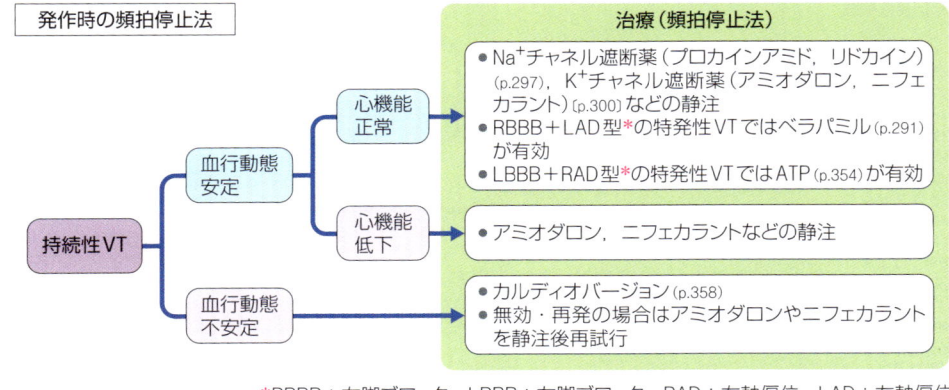

持続性VT
- 血行動態安定
  - 心機能正常
    - **治療（頻拍停止法）**
    - Na⁺チャネル遮断薬（プロカインアミド，リドカイン）(p.297)，K⁺チャネル遮断薬（アミオダロン，ニフェカラント）(p.300)などの静注
    - RBBB＋LAD型*の特発性VTではベラパミル(p.291)が有効
    - LBBB＋RAD型*の特発性VTではATP(p.354)が有効
  - 心機能低下
    - アミオダロン，ニフェカラントなどの静注
- 血行動態不安定
  - カルディオバージョン(p.358)
  - 無効・再発の場合はアミオダロンやニフェカラントを静注後再試行

*RBBB：右脚ブロック，LBBB：左脚ブロック，RAD：右軸偏位，LAD：左軸偏位

頻拍停止後の再発予防

- 基礎心疾患がない患者（特発性）では，カテーテルアブレーション(p.359)，基礎心疾患がある患者では，植込み型除細動器（ICD）(p.358)が根治療法となる．

略語
- 右脚ブロック(RBBB)：right bundle branch block ● 左脚ブロック(LBBB)：left bundle branch block ● 右軸偏位(RAD)：right axis deviation ● 左軸偏位(LAD)：left axis deviation ● 植込み型除細動器(ICD)：implantable cardioverter defibrillator
- アデノシン三リン酸(ATP)：adenosine triphosphate

循環器系の疾患と薬／不整脈

心室細動（VF）

(病②p.130)　監修：奥村 謙

WORDS & TERMS

QT短縮症候群 (p.350)
心電図上でQT間隔が短い所見がある例で，ときに心室細動（VF）が発生し，突然死をきたす可能性がある．心筋のイオンチャネルの遺伝子異常が報告されている．突然死予防のための治療はICD植込みである．薬物治療は確立されていないが，キニジンが有効である可能性がある(病②p.127)．

ブルガダ症候群 (p.297)
12誘導心電図のV₁，V₂誘導で右脚ブロック様のST上昇という特徴的所見を示し，明らかな基礎心疾患を認めない例で，ときにVFが発生し，突然死をきたす可能性がある．アジア人の男性に多く，突然死の好発年齢は25〜50歳代で夜間の発生が多い．心筋のイオンチャネルの遺伝子異常が報告されている．突然死予防のための治療はICD植込みである．薬物治療はVFの予防として急性期にはイソプレナリン静注，慢性期にはキニジン，シロスタゾール，ベプリジルが有効である可能性がある(病②p.132)．

先天性QT延長症候群 (p.351)
ロマノ・ワード症候群は常染色体優性遺伝を示す．ジャーベル・ランゲ・ニールセン症候群は先天性難聴を伴い，常染色体劣性遺伝を示す．心筋のイオンチャネルの遺伝子異常が見つかっており，遺伝子型として前者ではLQT1〜13，後者ではJLN 1〜2が報告されている．なかでもLQT1, LQT2, LQT3は頻度が高い．LQT1は心事故（失神，心停止，突然死）の発生が運動中（特に水泳中）に多い．治療には運動制限，β遮断薬が有効である．LQT2は情動ストレス時の心事故が多く，治療はLQT1と同様．LQT3は睡眠中や安静時の心事故が多く，メキシレチンが有効である．

心室が無秩序に興奮し，心拍出量0となる
VFの病態生理と心電図

- VFは心室筋が全く無秩序に興奮した不整脈で，速やかに治療しなければ死に至る．
- VF時の心臓には収縮期も拡張期も存在せず，心室容積は常にほぼ一定となり，心拍出量は0になる．

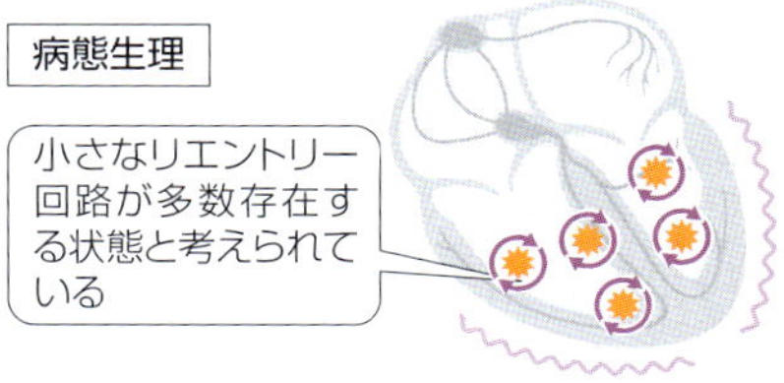

病態生理：小さなリエントリー回路が多数存在する状態と考えられている

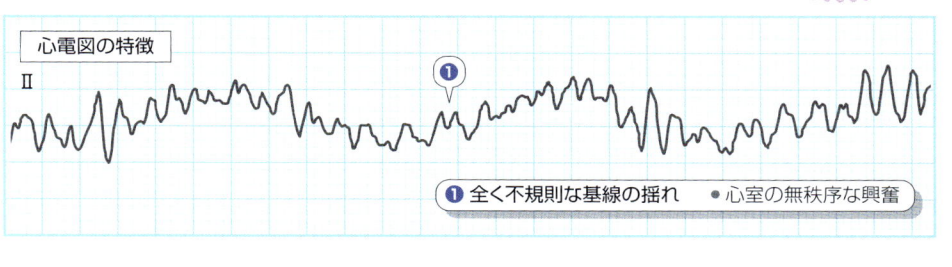

心電図の特徴 II

❶ 全く不規則な基線の揺れ ● 心室の無秩序な興奮

迅速な対応が重要
致死性不整脈の治療

- 心室頻拍（VT）のうち，多形性VTと無脈性VTは上述のVFとあわせて致死性不整脈ともよばれる．
- 急激な心拍出量の低下（心停止の状態）と意識消失をきたすため，緊急治療を要する．
- 致死性不整脈を引き起こす原因には，虚血性心疾患をはじめとする心疾患の他，QT延長症候群(p.351)，QT短縮症候群，ブルガダ症候群などがある．

発作時の頻拍停止

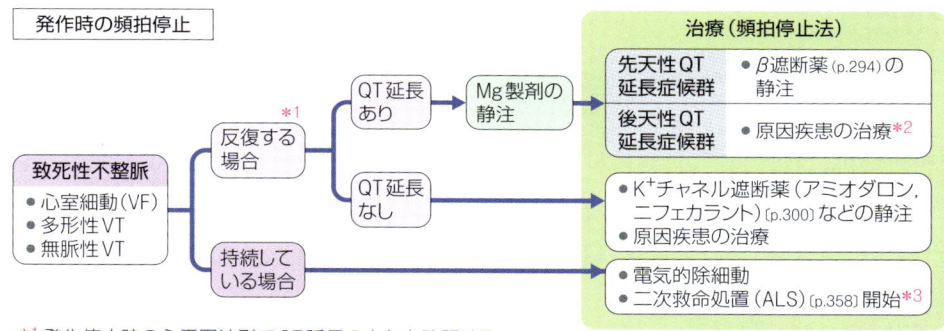

致死性不整脈
- 心室細動（VF）
- 多形性VT
- 無脈性VT

→ 反復する場合*1 → QT延長あり → Mg製剤の静注
　　　　　　　　→ QT延長なし
→ 持続している場合

治療（頻拍停止法）
- 先天性QT延長症候群 → β遮断薬(p.294)の静注
- 後天性QT延長症候群 → 原因疾患の治療*2
- K⁺チャネル遮断薬（アミオダロン，ニフェカラント）(p.300)などの静注
- 原因疾患の治療
- 電気的除細動
- 二次救命処置（ALS）(p.358)開始*3

*1 発作停止時の心電図波形でQT延長の有無を確認する．
*2 原因が徐脈性不整脈であれば，その治療として心室ペーシングやイソプレナリン（イソプロテレノール）静注(p.352)．
*3 電気的除細動（病院外ではAEDを使用可）を行う前までに胸骨圧迫（心臓マッサージ）の開始・継続が重要．

頻拍停止後の再発予防

- 突然死予防のための治療は植込み型除細動器（ICD）(p.358)である．
- ICD治療を行えない場合またはICD植込み後に頻拍を繰り返す場合は，病態に応じた薬物治療（アミオダロンなど）を行う．
- ただし基礎心疾患がない，またはあっても心機能が正常〜軽度以下の患者で，原因疾患の治療のみで不整脈が消失する場合はICDや薬物治療は必要ない．

略語 ●心室細動（VF）: ventricular fibrillation ●植込み型除細動器（ICD）: implantable cardioverter defibrillator ●心室頻拍（VT）: ventricular tachycardia ●二次救命処置（ALS／ACLS）: advanced life support／advanced cardiac life support ●自動体外式除細動器（AED）: automated external defibrillator

QT延長症候群（LQTS）

監修：奥村 謙

QT延長の原因
先天性LQTS，二次性LQTS

- QT延長とは，心筋の活動電位持続時間（APD）の延長により，心電図上でQT間隔が延長することをいう．
- 原因は，先天性（家族性，遺伝性）と二次性（後天性）があり，QT延長症候群（LQTS）としてまとめられる．

先天性QT延長症候群(p.350)	遺伝性		● ロマノ・ワード症候群　● ジャーベル・ランゲ・ニールセン症候群
	特発性		● 遺伝の関連性が不明瞭なもの
二次性（後天性）QT延長症候群〈主な原因を示す〉	薬剤誘発性	抗不整脈薬	● Ⅰ群（Na^+チャネル遮断薬）*(p.296)　● Ⅲ群（K^+チャネル遮断薬）(p.300)　など
		抗菌薬，抗ウイルス薬	● エリスロマイシン（薬③）　● アマンタジン(p.169)　など
		精神疾患治療薬	● フェノチアジン系（クロルプロマジンなど）(p.226)　● 三環系抗うつ薬(p.243)　など
	徐脈性不整脈		● 房室ブロック(p.353)　● 洞不全症候群（SSS）(p.352)
	電解質異常		● 低K血症(p.407)　● 低Mg血症(病⑧p.101)　● 低Ca血症(病⑧p.98)
	その他		● 上記以外の心疾患，代謝異常，中枢神経疾患も原因となる．

*特にⅠa群(p.356)．

LQTSの概要
QT延長がTdPを誘発

- QT延長症候群（LQTS）は，トルサードドポアンツ（TdP）という特殊な多形性心室頻拍やVF(p.350)などの致死性不整脈を誘発し，めまい，失神や突然死をきたすことがある．

QT延長症候群（LQTS） — 洞調律時のQT延長

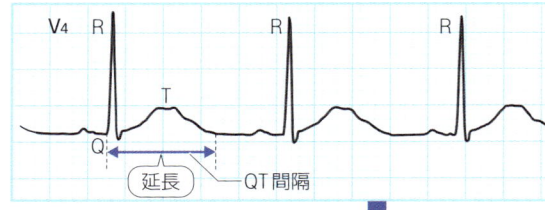

- 補正QT（QTc）時間*が0.48秒を超える（QTc＞0.48）．
- ただし，年齢や性別，原因によってQT延長と判断される数値は異なる．
- QT延長の他，T波交互脈（T波が1拍ごとに変化する）などの所見もみられる．

↓誘発

トルサードドポアンツ（TdP）

*QTc＝QT間隔/√RR間隔を用いるのが一般的である（Bazettの補正）．小児など心拍数が高い例では，QTc＝QT間隔/∛RR間隔 が推奨される（Fridericiaの補正）．

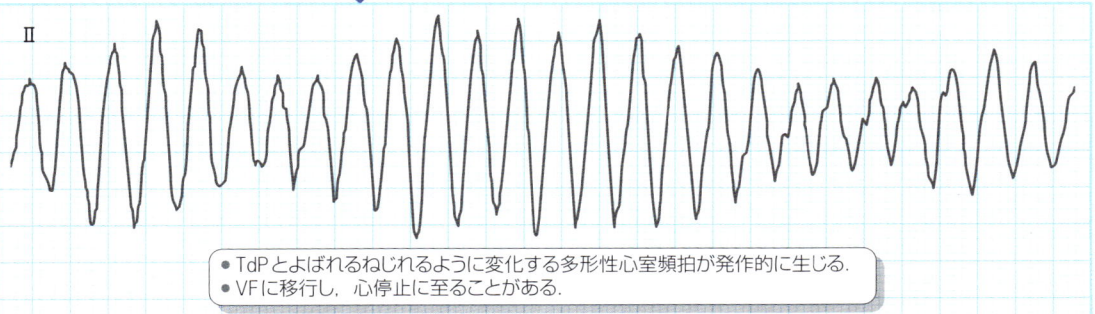

- TdPとよばれるねじれるように変化する多形性心室頻拍が発作的に生じる．
- VFに移行し，心停止に至ることがある．

治療
- TdPの予防（発作急性期の治療）には，マグネシウム製剤(p.354)の静注が有効であり，必要に応じて原因薬物の中止，徐脈に対する一時ペーシング，電解質異常（特に低K血症）の補正などを行う．
- 再発予防のための治療としては，先天性LQTSでは症例に応じてβ遮断薬の投与やICD，徐脈性不整脈によるLQTSではペースメーカー植込み(p.359)を考慮する．

略語
- QT延長症候群（LQTS）：long QT syndrome
- 活動電位持続時間（APD）：action potential duration
- 洞不全症候群（SSS）：sick sinus syndrome
- トルサードドポアンツ／倒錯〔型〕心室頻拍（TdP）：torsade〔s〕de pointes
- 補正QT（QTc）間隔／補正QT（QTc）時間：corrected QT interval

洞不全症候群（SSS）

(病❷p.133)　　監修：井上 博

SSSの病態生理と心電図
Ⅰ〜Ⅲ型に分けられる

洞結節あるいはその周囲の異常により興奮・伝導が障害され，徐脈を呈する不整脈（徐脈性不整脈）であり，Ⅰ〜Ⅲ型に分けられる．

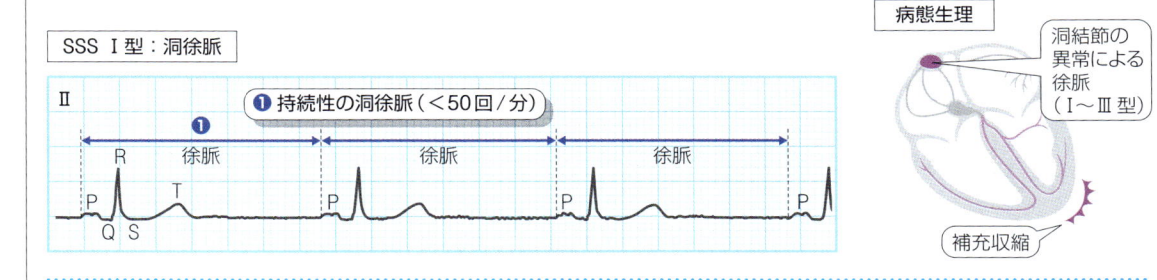

SSS Ⅰ型：洞徐脈

❶持続性の洞徐脈（＜50回／分）

病態生理
洞結節の異常による徐脈（Ⅰ〜Ⅲ型）
補充収縮

SSS Ⅱ型：洞房ブロックまたは洞停止

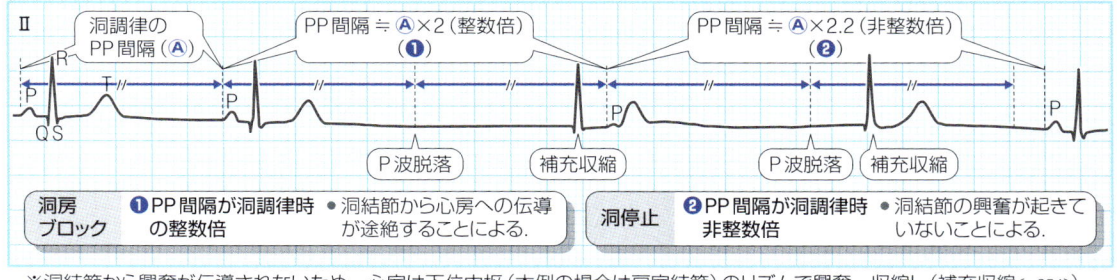

洞調律のPP間隔 Ⓐ
PP間隔 ≒ Ⓐ×2（整数倍）❶
PP間隔 ≒ Ⓐ×2.2（非整数倍）❷
P波脱落　補充収縮

洞房ブロック	❶PP間隔が洞調律時の整数倍	・洞結節から心房への伝導が途絶することによる．
洞停止	❷PP間隔が洞調律時非整数倍	・洞結節の興奮が起きていないことによる．

※洞結節から興奮が伝導されないため，心室は下位中枢（本例の場合は房室結節）のリズムで興奮・収縮し（補充収縮 p.354）QRS波が出現する．

SSS Ⅲ型：徐脈頻脈症候群

・上室性頻脈性不整脈 (p.340) の停止時に，洞房ブロックまたは洞停止が出現する．

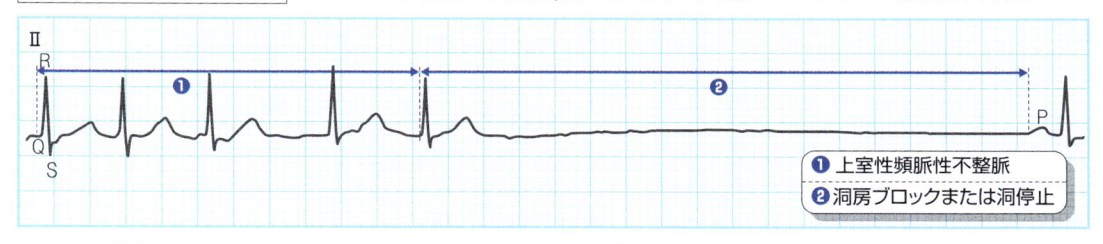

❶上室性頻脈性不整脈
❷洞房ブロックまたは洞停止

徐脈性不整脈の治療
有症状で要治療

めまい，失神，心不全症状など徐脈に伴う症状がある患者では治療が必要となる．

洞不全症候群	房室ブロック		治療
Ⅰ型（洞徐脈）	1度房室ブロック		・無症状であれば経過観察． ・有症状なら治療を検討（下記参照）．
Ⅱ型（洞房ブロックまたは洞停止） Ⅲ型（徐脈頻脈症候群）	2度房室ブロック	ウェンケバッハ型	・可逆性の原因（薬剤，電解質異常など）があれば原因を除去する． ・血行動態が不安定で緊急を要する場合は，一時ペーシングやアトロピン (p.69) などの静注を行う． ・有症状であれば，ペースメーカー植込み (p.359) が適応となる． ・ペースメーカー植込みを行わない場合は，アトロピンやイソプレナリン（イソプロテレノール）(p.35) などを用いる薬物療法を行う (p.355)．
		モビッツⅡ型	
	3度房室ブロック（完全房室ブロック）		

・徐脈性心房細動に対しても同様の治療を行う．

略語 ・洞不全症候群（SSS）：sick sinus syndrome

房室ブロック

（病②p.136） 監修：井上 博

1～3度に分けられる
房室ブロックの病態生理と心電図

- 心房から心室への興奮伝導が遅延または途絶し，徐脈を呈する不整脈（徐脈性不整脈）で，1～3度に分けられる．

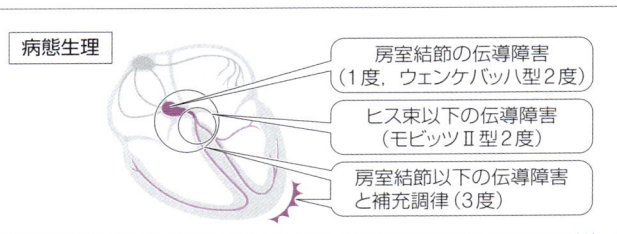

病態生理
- 房室結節の伝導障害（1度，ウェンケバッハ型2度）
- ヒス束以下の伝導障害（モビッツⅡ型2度）
- 房室結節以下の伝導障害と補充調律（3度）

1度房室ブロック
- PQ間隔が正常（≦0.20秒）以上に延長したもので，QRS波は脱落しない．

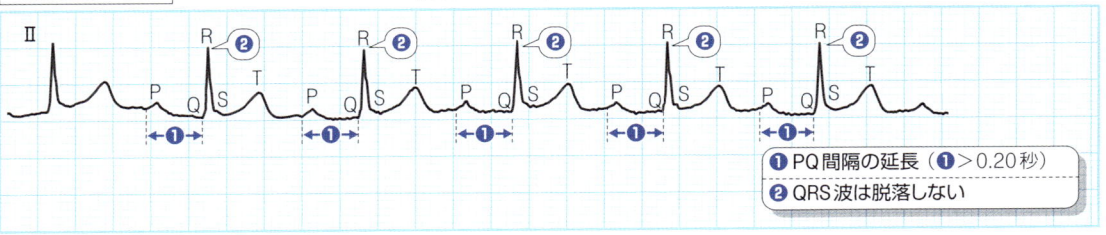

❶ PQ間隔の延長（❶＞0.20秒）
❷ QRS波は脱落しない

ウェンケバッハ型2度房室ブロック*
*モビッツⅠ型2度房室ブロックともよばれる．
- PQ間隔が次第に延びて，QRS波が脱落する．

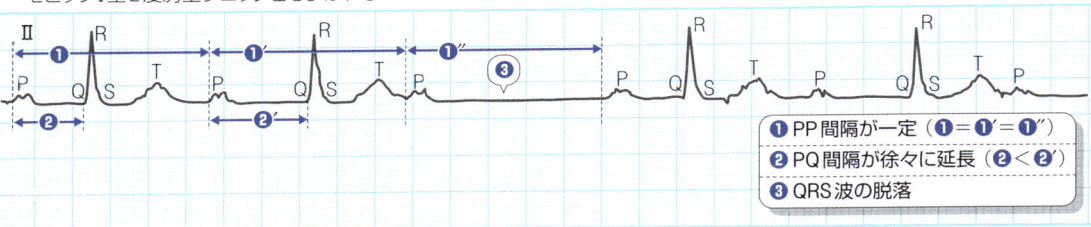

❶ PP間隔が一定（❶＝❶'＝❶"）
❷ PQ間隔が徐々に延長（❷＜❷'）
❸ QRS波の脱落

モビッツⅡ型2度房室ブロック
- PQ間隔は延長せず，P波の後のQRS波が突然脱落する（PP間隔は一定）．

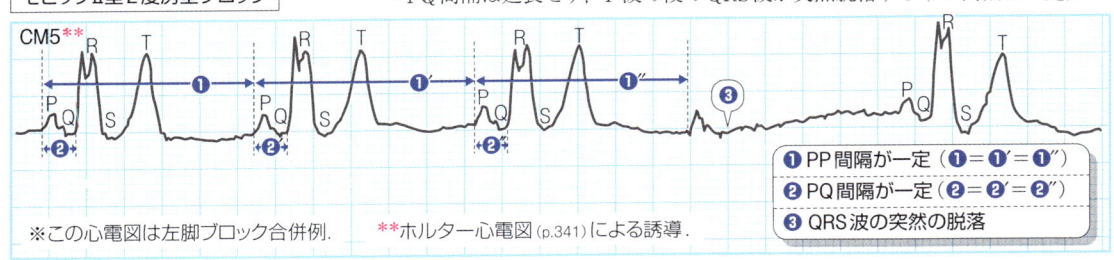

CM5**

❶ PP間隔が一定（❶＝❶'＝❶"）
❷ PQ間隔が一定（❷＝❷'＝❷"）
❸ QRS波の突然の脱落

※この心電図は左脚ブロック合併例．　**ホルター心電図（p.341）による誘導．

3度房室ブロック（完全房室ブロック）
- P波の後にQRS波が続かず，両者が全く独立したリズムで出現する．

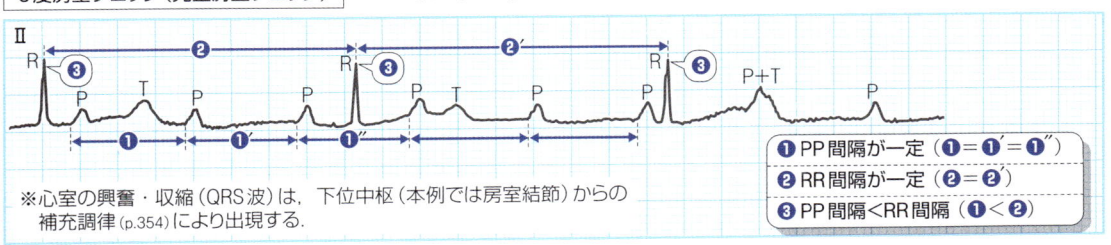

❶ PP間隔が一定（❶＝❶'＝❶"）
❷ RR間隔が一定（❷＝❷'）
❸ PP間隔＜RR間隔（❶＜❷）

※心室の興奮・収縮（QRS波）は，下位中枢（本例では房室結節）からの補充調律（p.354）により出現する．

- 上記の他，QRS波が2拍以上連続して脱落するものを高度房室ブロックという．

循環器系の疾患と薬

不整脈

不整脈の薬物治療

監修：井上 博

WORDS & TERMS

補充収縮，補充調律 [p.352, 353]
洞結節からの興奮が減少したとき，それを補うために他の刺激伝導系が興奮を起こすこと．SSSや房室ブロックでみられる．1拍の場合を補充収縮とよび，これが連続する場合を補充調律とよぶ．

ATP製剤 [p.342]
ATP製剤であるアデノシン三リン酸二ナトリウム水和物は体内で速やかに代謝されてアデノシンとなる．血管拡張作用により臓器の血流量を増やすため，主に脳梗塞治療薬として使用される薬物．アデノシン（A_1）受容体に結合し，アセチルコリン活性化K^+チャネルを活性化（K^+の流出を促進）して洞結節や房室結節の抑制作用を示す．頻脈性不整脈（特に発作性上室頻拍）に対して頻拍停止を目的に，急速静注を行う（適応外使用）．使用時に灼熱感，悪心などの自覚症状，心筋虚血や気管支攣縮の誘発に注意する（狭心症，気管支喘息では使用を避ける）．

マグネシウム（Mg）製剤
硫酸マグネシウム補正液の静注が，QT延長症候群 [p.351] での多形性心室頻拍（TdP）や心室細動などの発生時，子癇 [p.384] に対して行われる．

テオフィリン [p.355]
気管支拡張作用により主に気管支喘息や閉塞性肺疾患に対して使用される薬物．作用機序は，PDE阻害による細胞内cAMP濃度の上昇である．徐脈性不整脈に対して使用することもある（適応外使用）．

不整脈の停止と再発予防
不整脈治療の概要

- 不整脈の治療は，不整脈の停止と再発予防に大別される．

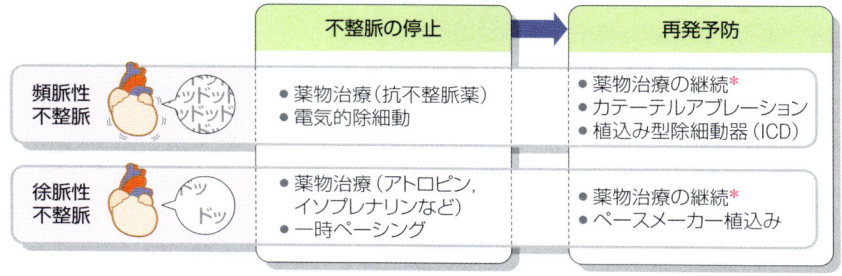

	不整脈の停止	再発予防
頻脈性不整脈	・薬物治療（抗不整脈薬） ・電気的除細動	・薬物治療の継続* ・カテーテルアブレーション ・植込み型除細動器（ICD）
徐脈性不整脈	・薬物治療（アトロピン，イソプレナリンなど） ・一時ペーシング	・薬物治療の継続* ・ペースメーカー植込み

*再発予防のための非薬物治療を行わない場合．

- 軽症例は経過観察とすることもある．
- 不整脈を引き起こす基礎疾患の治療もあわせて行う．

抗不整脈薬Ⅰ～Ⅳ群
頻脈性不整脈の薬物治療

- 抗不整脈薬とは，頻脈性不整脈に用いる薬物の総称で，頻拍の停止または予防を目的とする．
- ヴォーン・ウイリアムス分類で活動電位持続時間に与える影響などによりⅠ～Ⅳ群に分けられる [p.356]．
- 主な副作用には，催不整脈作用（新たな不整脈の誘発，既存の不整脈の悪化）や心筋収縮力の低下があり，心臓以外の副作用にも注意する．

薬物			一般名	作用機序	主な適応
ヴォーン・ウイリアムス分類	Ⅰ群	Ⅰa	・プロカインアミド ・ジソピラミド ・キニジン ・シベンゾリン ・ピルメノール	・心筋の活動電位の立ち上がり（0相）を抑制し，興奮伝導速度を低下させる． ・活動電位持続時間（APD）[p.356]を延長．	・頻脈性不整脈（上室，心室性） ※ピルメノールは心室性のみ．
		Ⅰb	・リドカイン ・メキシレチン ・アプリンジン	・APDを短縮．	・頻脈性不整脈（心室性） ※アプリンジンは上室性にも有効．
		Ⅰc	・プロパフェノン ・フレカイニド ・ピルシカイニド	・APDは変化なし．	・頻脈性不整脈（上室，心室性）
	Ⅱ群	β遮断薬 [p.294]	・プロプラノロールなど	・交感神経のβ作用を抑制し，洞結節や房室結節を抑制．	・頻脈性不整脈（上室，心室性）
	Ⅲ群	K^+チャネル遮断薬 [p.300]	・ソタロール ・アミオダロン ・ニフェカラント	・再分極を遅延させ，APDおよび不応期を延長（QT延長）．	・心室頻拍（VT）[p.348] ・心室細動（VF）[p.350]
	Ⅳ群	Ca拮抗薬（Ca^{2+}チャネル遮断薬）[p.290]	・ベプリジル ・ベラパミル ・ジルチアゼム	・Ca^{2+}流入によって脱分極する洞結節や房室結節を抑制．	・頻脈性不整脈（上室性） ※Ca拮抗薬の一部は心室性にも有効．
アデノシン三リン酸（ATP）			・ATP	・Ca^{2+}やK^+チャネルに影響して洞結節や房室結節を抑制．	
ジギタリス製剤 [p.317]			・ジゴキシン	・迷走神経刺激作用があり，房室結節を抑制．	

- 上記の他，抗凝固療法 [p.326] やマグネシウム製剤の静注がある．

略語
- 洞不全症候群（SSS）：sick sinus syndrome
- アデノシン三リン酸（ATP）：adenosine triphosphate
- トルサードドポアンツ／倒錯〔型〕心室頻拍（TdP）：torsade〔s〕de pointes
- ホスホジエステラーゼ（PDE）：phosphodiesterase
- 環状アデノシン一リン酸（cAMP）：cyclic adenosine monophosphate

徐脈性不整脈の薬物治療
アトロピンやイソプレナリンなど

- 洞不全症候群（SSS）(p.352)や房室ブロック(p.353)など徐脈性不整脈の薬物治療では、アトロピンやイソプレナリンなどが用いられる．

薬物	一般名	作用機序	主な適応
抗ムスカリン薬（副交感神経遮断薬）(p.68)	アトロピン	ムスカリン（M_2）受容体を遮断し、迷走神経（副交感神経）の作用を抑制することで相対的に交感神経作用を優位にし、洞結節や房室結節機能を亢進	徐脈性不整脈 ※迷走神経緊張が関与する例で有用
アドレナリン作動薬（交感神経刺激薬）(p.30)	イソプレナリン（イソプロテレノール）	交感神経のβ受容体を刺激し、洞結節や房室結節機能を亢進	徐脈性不整脈

- 上記の他、テオフィリン(p.354)やシロスタゾール(p.325)を用いることもある．

シシリアン・ガンビット分類
チャネルや受容体への作用による分類

- 抗不整脈薬の分類としてヴォーン・ウイリアムス分類(p.354)が以前から用いられているが、近年は、個々の薬物についてチャネルや受容体への作用を詳細に検討したシシリアン・ガンビット分類も使われている．

遮断作用
- ● : 高
- ● : 中等
- ● : 低
- A : 活性化チャネル遮断
- I : 不活性化チャネル遮断

Na^+チャネルの解離速度
- Fast : 速
- Med : 中等
- Slow : 遅

その他
- ■ : 作動薬（刺激作用）

ヴォーン・ウイリアムス分類との対応		薬物	イオンチャネル						受容体				ポンプ
			Na^+ Fast	Na^+ Med	Na^+ Slow	Ca^{2+}	K^+	I_f	α	β	M_2	A_1	Na^+/K^+ ATPase
Na^+チャネル遮断薬	Ib	リドカイン	●										
	Ib	メキシレチン	●										
	Ia	プロカインアミド		A			●						
	Ia	ジソピラミド			A		●				●		
	Ia	キニジン		A			●		●				
	Ic	プロパフェノン		A			●			●			
	Ib	アプリンジン		I		●	●	●					
	Ia	シベンゾリン			A		●				●		
	Ia	ピルメノール			A		●				●		
	Ic	フレカイニド			A		●						
	Ic	ピルシカイニド			A								
Ca拮抗薬（Ca^{2+}チャネル遮断薬）	IV	ベプリジル	●			●	●						
		ベラパミル	●			●			●				
		ジルチアゼム				●							
K^+チャネル遮断薬	III	ソタロール					●			●			
		アミオダロン	●			●	●		●	●			
		ニフェカラント					●						
β遮断薬	II	ナドロール								●			
		プロプラノロール	●							●			
		アトロピン*									●		
		ATP											■	
		ジゴキシン										■	●

*表中でアトロピンのみが徐脈性不整脈に用いる薬物．その他は頻脈性不整脈に用いる．

I_f：ペースメーカー電流
M_2：ムスカリン受容体
A_1：アデノシン受容体

小川 聡：抗不整脈薬ガイドライン：CD-ROM版ガイドラインの解説とシシリアンガンビットの概念：ライフメディコム，2000（引用改変）

略語
- 植込み型除細動器（ICD）：implantable cardioverter defibrillator
- 活動電位持続時間（APD）：action potential duration
- 心室頻拍（VT）：ventricular tachycardia
- 心室細動（VF）：ventricular fibrillation

SUPPLEMENT

抗不整脈薬Ⅰ〜Ⅳ群の比較

- 抗不整脈薬のヴォーン・ウイリアムス分類のⅠ〜Ⅳ群薬はそれぞれ心筋の活動電位に与える影響が異なる．

心筋の活動電位（正常）

- 心室筋，洞結節，房室結節の活動電位と各相における主要なイオンチャネルの働きは以下のようであり，詳細についてはp.284を参照のこと．

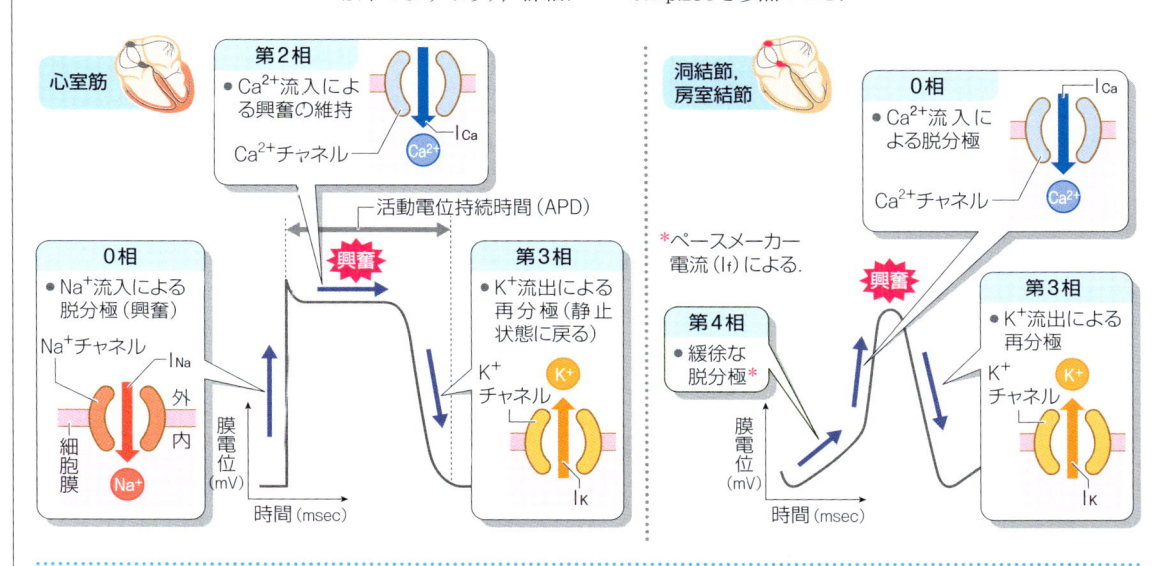

心室筋

- 第2相: Ca^{2+}流入による興奮の維持 — Ca^{2+}チャネル（I_{Ca}）
- 0相: Na^+流入による脱分極（興奮） — Na^+チャネル（I_{Na}）
- 第3相: K^+流出による再分極（静止状態に戻る） — K^+チャネル（I_K）
- 活動電位持続時間（APD）

洞結節，房室結節

- 0相: Ca^{2+}流入による脱分極 — Ca^{2+}チャネル（I_{Ca}）
- 第4相: 緩徐な脱分極* （*ペースメーカー電流（I_f）による．）
- 第3相: K^+流出による再分極 — K^+チャネル（I_K）

活動電位の変化

― : 正常の活動電位　― : 各薬物が与える影響

- Ⅰ群薬は主に固有心筋（心房筋，心室筋）の活動電位の立ち上がり（0相）を抑制する．
- Ⅰ群薬はさらにⅠa, Ⅰb, Ⅰc群に分けられ，それぞれ活動電位持続時間（APD）の変化に特徴がある．

Ⅰ群薬：Na^+チャネル遮断薬(p.296)

	Ⅰa群	Ⅰb群	Ⅰc群
一般名	キニジン，ジソピラミド，ピルメノール，プロカインアミド，シベンゾリン	リドカイン，メキシレチン，アプリンジン	プロパフェノン，フレカイニド，ピルシカイニド
心室筋の活動電位	立ち上がり（0相）の抑制（中等度）／活動電位持続時間（APD）の延長*	立ち上がりの抑制（軽度）／APDの短縮	立ち上がりの抑制（高度）／APDは変化なし

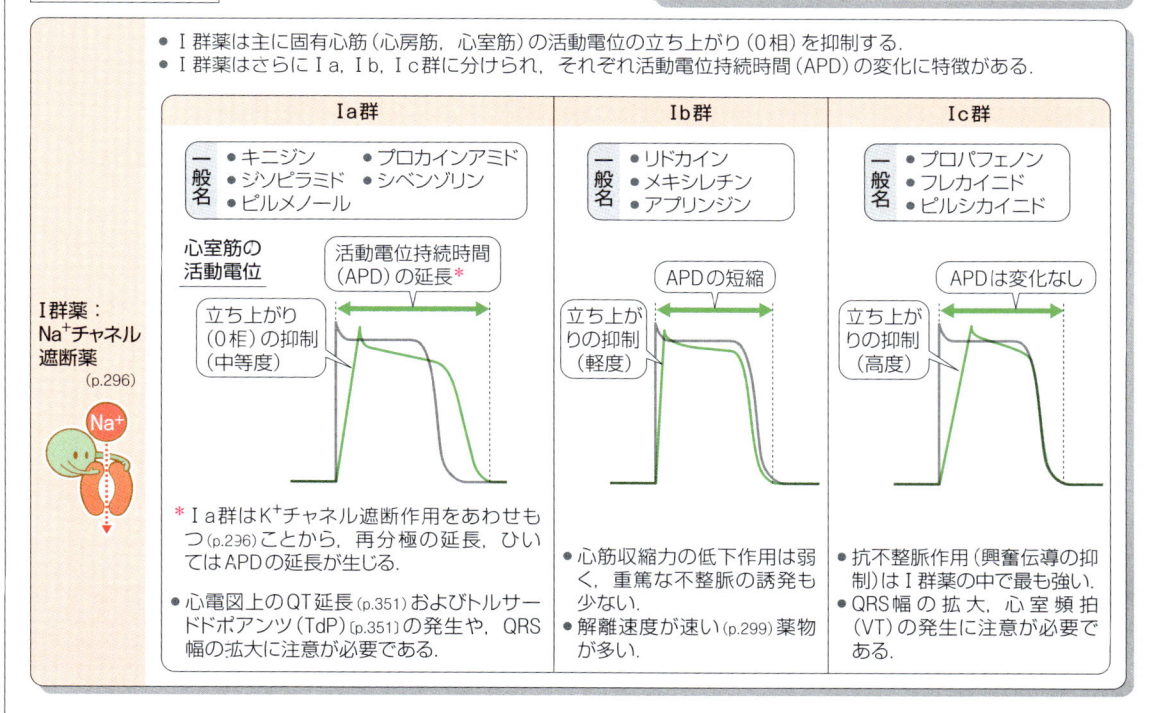

- *Ⅰa群はK⁺チャネル遮断作用をあわせもつ(p.236)ことから，再分極の延長，ひいてはAPDの延長が生じる．
- 心電図上のQT延長(p.351)およびトルサードドポアンツ（TdP）(p.351)の発生や，QRS幅の拡大に注意が必要である．

- 心筋収縮力の低下作用は弱く，重篤な不整脈の誘発も少ない．
- 解離速度が速い(p.299)薬物が多い．

- 抗不整脈作用（興奮伝導の抑制）はⅠ群薬の中で最も強い．
- QRS幅の拡大，心室頻拍（VT）の発生に注意が必要である．

略語 ● 活動電位持続時間（APD）: action potential duration　● トルサードドポアンツ／倒錯〔型〕心室頻拍（TdP）: torsade〔s〕de pointes　● 心室頻拍（VT）: ventricular tachycardia

II群薬：β遮断薬 (p.294)

一般名
- プロプラノロール など

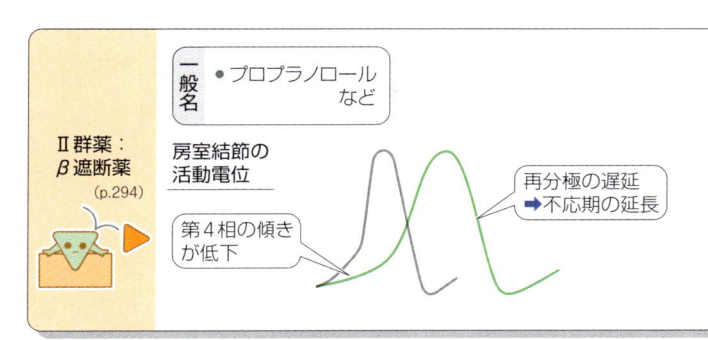

房室結節の活動電位
- 第4相の傾きが低下
- 再分極の遅延 ➡ 不応期の延長

- 交感神経のβ受容体作用は，Ca^{2+}流入を促進したり(p.295)，I_fを増加させることが知られているため，洞結節および房室結節の興奮性が増す．
- II群薬（β遮断薬）は，上記の作用を抑えて，洞結節および房室結節を抑制する．
- さらに房室結節では，再分極の遅延，不応期の延長も生じる．
- II群薬は，交感神経の興奮状態（運動，ストレスなど）が関与する上室性頻脈性不整脈に有用である．

III群薬：K^+チャネル遮断薬 (p.300)

一般名
- ソタロール
- アミオダロン
- ニフェカラント

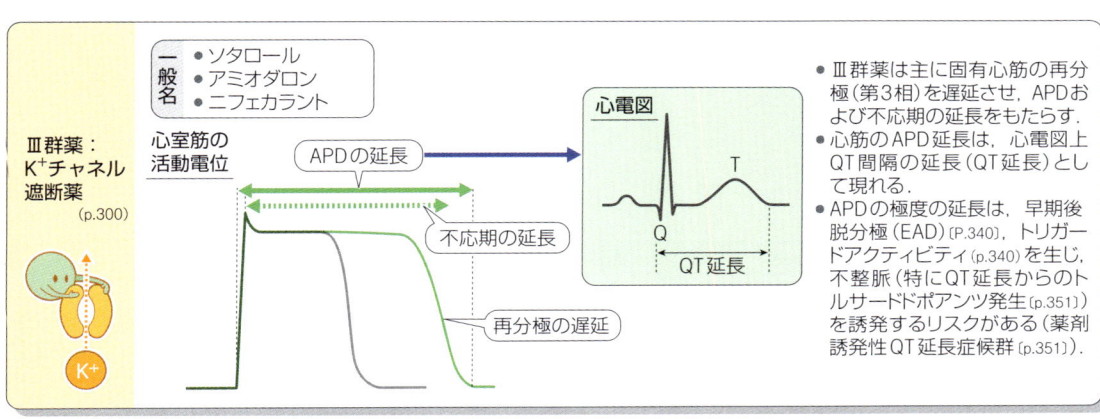

心室筋の活動電位
- APDの延長
- 不応期の延長
- 再分極の遅延

心電図：QT延長

- III群薬は主に固有心筋の再分極（第3相）を遅延させ，APDおよび不応期の延長をもたらす．
- 心筋のAPD延長は，心電図上QT間隔の延長（QT延長）として現れる．
- APDの極度の延長は，早期後脱分極（EAD）(p.340)，トリガードアクティビティ(p.340)を生じ，不整脈（特にQT延長からのトルサードドポアンツ発生(p.351)）を誘発するリスクがある（薬剤誘発性QT延長症候群(p.351)）．

IV群薬：Ca拮抗薬（Ca^{2+}チャネル遮断薬）(p.290)

一般名
- ベラパミル
- ジルチアゼム
- ベプリジル

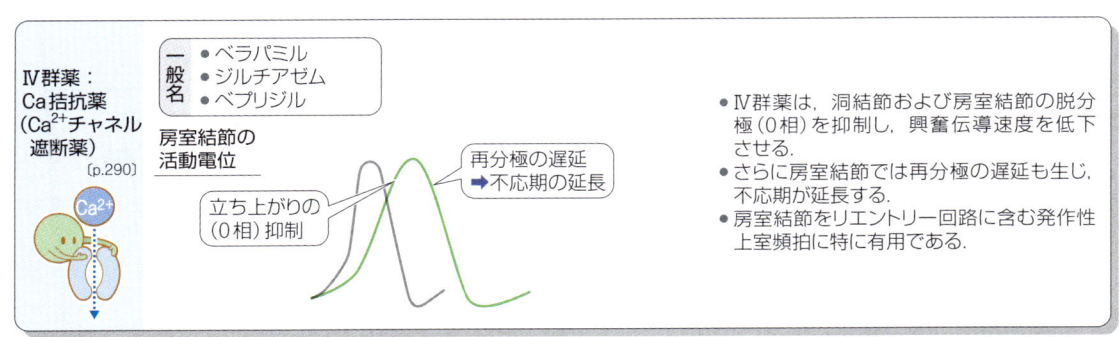

房室結節の活動電位
- 立ち上がりの（0相）抑制
- 再分極の遅延 ➡ 不応期の延長

- IV群薬は，洞結節および房室結節の脱分極（0相）を抑制し，興奮伝導速度を低下させる．
- さらに房室結節では再分極の遅延も生じ，不応期が延長する．
- 房室結節をリエントリー回路に含む発作性上室頻拍に特に有用である．

ここでは正常な活動電位と薬が与える影響について説明しました．しかし，薬の投与が必要になるような不整脈患者の心筋では，イオンチャネルに量的・質的変化が生じていることが知られており（電気的リモデリング），正常の活動電位とは異なっています．例えば，下図のような変化があり，不整脈を誘発しやすくなっているのです．

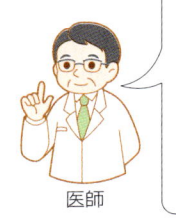

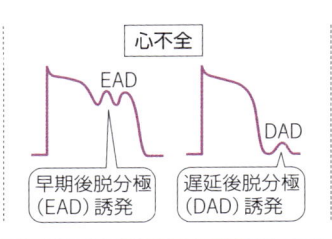

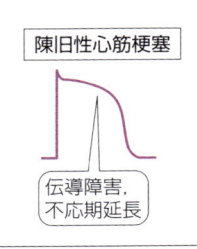

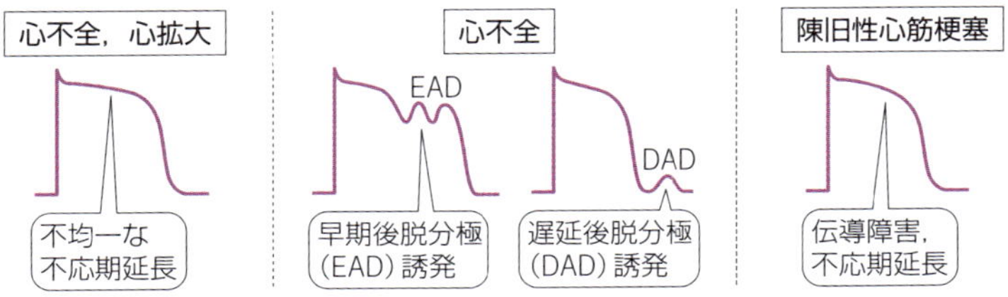

- 心不全，心拡大：不均一な不応期延長
- 心不全：早期後脱分極（EAD）誘発
- 心不全：遅延後脱分極（DAD）誘発
- 陳旧性心筋梗塞：伝導障害，不応期延長

医師

略語
- 早期後脱分極（EAD）: early afterdepolarization
- 遅延後脱分極（DAD）: delayed afterdepolarization

不整脈の非薬物治療

監修：奥村 謙

WORDS & TERMS

一次救命処置（BLS）
[p.358]

心停止を疑う患者を発見したときに行う基本的な救命処置．AEDの使用を含め医療者以外の一般市民も行うことができる．まずは患者の反応がないのを確かめ，周囲の安全を確保し，大声で人を呼び，緊急通報，AEDの準備をする．呼吸がないのを確認した後（医療者であれば気道確保や脈拍の有無の確認も行う），直ちに胸骨圧迫を開始し，心肺蘇生（CPR）として，胸骨圧迫30回と人工呼吸2回を繰り返す．AEDが到着したら装着させてAEDの指示に従いながらCPRを継続する．

二次救命処置（ALS）
[p.350]

一次救命処置（BLS）に引き続き，救急車内や医療施設で医療者が器具や薬剤を用いて行う高度な救命処置．ALSはACLSともよばれる．心電図で心停止（心室細動〔VF〕，無脈性心室頻拍〔pulseless VT〕，無脈性電気活動〔PEA〕，心静止）の確認と併行して，CPRの継続，呼吸管理，末梢静脈路の確保，薬物投与（アドレナリン，バソプレシン，アミオダロンなど）を行う．VF，無脈性心室頻拍では電気的除細動を行う．BLS，ALSともに詳しくは，JRC蘇生ガイドライン2010を参照のこと．成人だけでなく，小児や新生児のアルゴリズムも示されている．

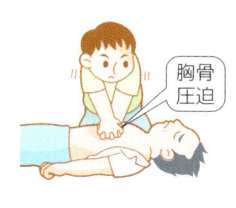

胸骨圧迫

電気ショックで洞調律に戻す
電気的除細動

- 除細動器を用いて直流電流を心臓に通電し（電気ショック），心臓全体を同時に脱分極させて，血行動態が不安定な不整脈（特に心室細動〔VF〕[p.350]）を早急に洞調律に戻して心拍出を回復させる．
- QRS波に同期せずに通電するものと，R波を検知しQRS波に同期して通電するもの（カルディオバージョン）がある．
- 二次救命処置（ALS）で用いられる．

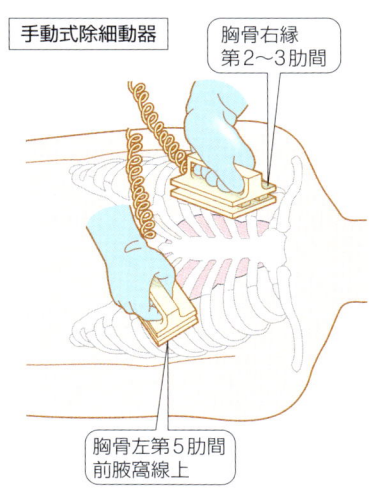

手動式除細動器

胸骨右縁 第2〜3肋間

胸骨左第5肋間 前腋窩線上

	通電の方法	適応
非同期通電	● QRS波に同期せず通電	● 心室細動（VF） ● 無脈性心室頻拍（pulseless VT） ● 血行動態が不安定な多形性心室頻拍
カルディオバージョン（同期通電）	● QRS波に同期して通電	● 単形性心室頻拍 ● 発作性上室頻拍（PSVT） ● 心房粗動（AFL） ● 心房細動（AF）

体内に留置する除細動器
植込み型除細動器（ICD）

- 除細動器を小型化したものを体内に植込み，心室頻拍（VT）や心室細動（VF）の発生時に通電を行い，洞調律に戻すものである．(病②p.110)
- 心臓突然死のリスクの高い不整脈の患者に適応となる．

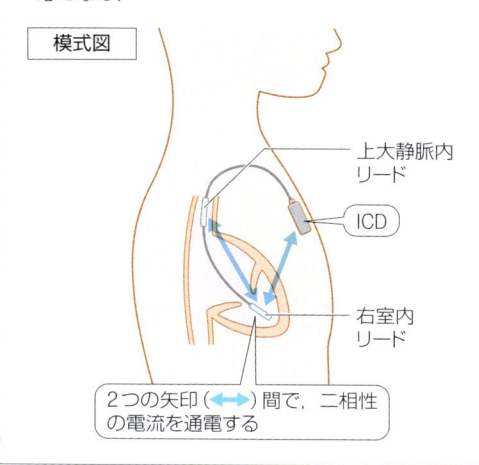

模式図

上大静脈内リード
ICD
右室内リード

2つの矢印（←→）間で，二相性の電流を通電する

市民にも使える除細動器
自動体外式除細動器（AED）

- AEDは病院内の他，病院外の様々な公共施設に設置されている除細動器である．
- 一般市民でも使いやすいよう，操作方法が簡略化されており，音声ガイドもついている．

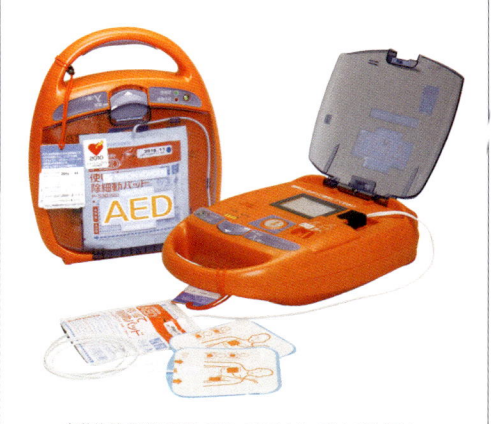

自動体外式除細動器 AED-2150シリーズ カルジオライフ
写真提供：日本光電工業株式会社

略語 ● 一次救命処置（BLS）：basic life support ● 自動体外式除細動器（AED）：automated external defibrillator ● 二次救命処置（ALS／ACLS）：advanced life support／advanced cardiac life support ● 心室細動（VF）：ventricular fibrillation ● 心室頻拍（VT）：ventricular tachycardia ● 無脈性電気活動（PEA）：pulseless electrical activity ● 心肺蘇生〔法，術〕（CPR）：cardiopulmonary resuscitation ● 日本蘇生協議会（JRC）：Japan Resuscitation Council

頻脈性不整脈の根治療法
カテーテルアブレーション

- カテーテルアブレーションとは，不整脈の起源部位やリエントリー回路中の異常伝導部位を高周波などのエネルギーによって焼灼（傷害）する方法で，頻脈性不整脈の根治療法である．
- 電気生理学的検査（次々項参照）で不整脈の発生機序を同定した後に施行する．

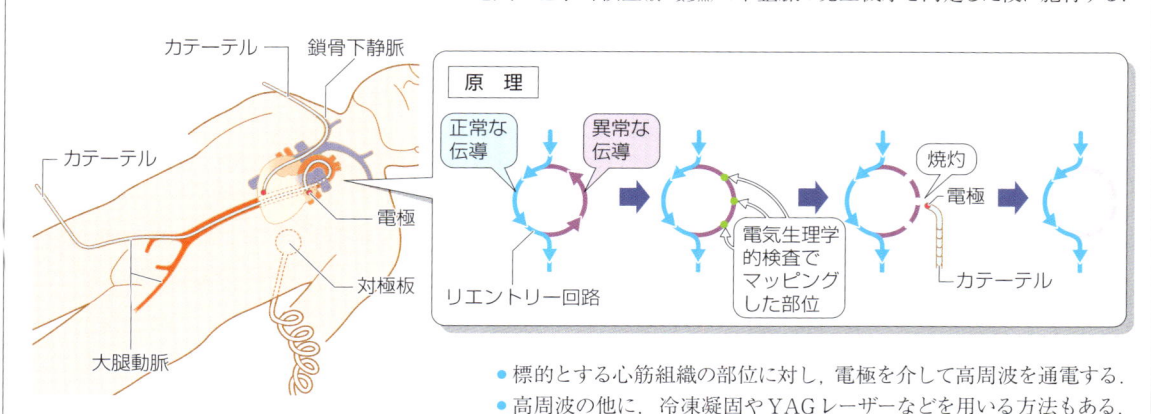

原理

正常な伝導 / 異常な伝導 / リエントリー回路 / 電気生理学的検査でマッピングした部位 / 焼灼 / 電極 / カテーテル

- 標的とする心筋組織の部位に対し，電極を介して高周波を通電する．
- 高周波の他に，冷凍凝固やYAGレーザーなどを用いる方法もある．

徐脈性不整脈の治療
人工ペースメーカー

- 人工ペースメーカーは，洞結節の代わりに適切な電気刺激を心臓に与え続け（ペーシング），調律をコントロールするものである．
- 緊急時などに一時的に取り付ける一時ペースメーカーと，体内（皮下）に植込んで永続的に使用する植込み式（恒久）ペースメーカーがある．
- 植込み式ペースメーカーは，徐脈性不整脈に対して行う治療である．

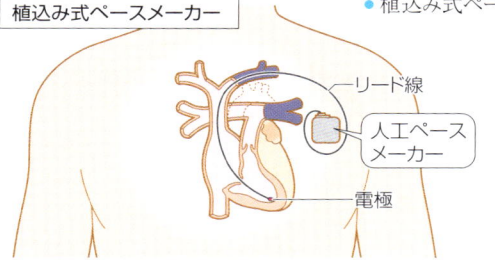

> 植込み式ペースメーカーやICDなどのデバイスを使用している患者には，磁気を利用した検査機器であるMRIを行ってはいけません（原則禁忌）．ただし，近年はMRI対応機種も発売されています．また，CTも機種によっては注意が必要です． ——医師

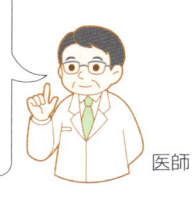

SUPPLEMENT
電気生理学的検査

- 心電図でとらえられない不整脈の診断やカテーテルアブレーション（前々項）を目的として行われる．
- 局所麻酔下で心腔内に電極カテーテルを挿入し，電位を記録するとともにペーシング刺激で頻拍を誘発し，不整脈自体の診断と発症機序を診断する．
- CARTO® systemを用いた3次元マッピング法（CARTO®マップ）を用いると，頻拍中の興奮伝播，起源，回路が表示可能となる．

心房粗動（AFL）例　右房左前斜位像

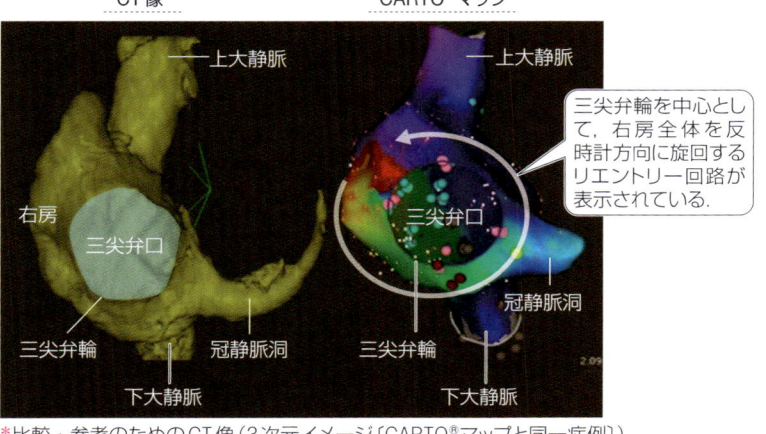

CT像＊　／　CARTO®マップ

三尖弁輪を中心として，右房全体を反時計方向に旋回するリエントリー回路が表示されている．

＊比較・参考のためのCT像（3次元イメージ〔CARTO®マップと同一症例〕）．

略語 ●発作性上室頻拍（PSVT）：paroxysmal supraventricular tachycardia　●心房粗動（AFL）：atrial flutter　●心房細動（AF）：atrial fibrillation　●植込み型除細動器（ICD）：implantable cardioverter defibrillator　●YAGレーザー：yttrium aluminum garnet laser　●磁気共鳴画像（MRI）：magnetic resonance imaging　●コンピュータ断層撮影〔法〕（CT）：computed tomography　●カルト®装置：CARTO® system

虚血性心疾患

監修　渡辺 重行

総 論

（病❷p.72）

WORDS & TERMS

細動脈硬化（小動脈硬化） [p.360]
細小動脈壁に生じる硝子様変性を中心とした病変．高血圧との関連が強い．高血圧性脳出血や脳梗塞（ラクナ梗塞），腎硬化症の原因病変となる．

モンケベルグ型動脈硬化 [p.360]
中型動脈や小動脈（血管平滑筋に富む筋性動脈）に生じる中膜の輪状石灰化を特徴とする病変．内腔の狭窄は生じにくい．

無症候性心筋虚血 [p.361]
心筋虚血が生じているにもかかわらず，胸痛などの自覚症状を伴わない病態．無痛性心筋虚血ともよぶ．糖尿病や高齢者に多い．発見が遅れて重症化する場合があり，リスクが高い患者では，運動負荷心電図（p.362）や心臓核医学検査（病❷p.78）などで心筋虚血を確認することが推奨される．治療は狭心症と同様に薬物療法を行い，血行再建術を考慮する必要がある．

川崎病 [p.325]
小児，特に4歳以下に好発する全身の血管炎．ときに冠動脈炎を生じるため，発症中または治癒後の冠動脈病変により虚血性心疾患を引き起こしうる．1967年に川崎富作により報告された疾患で，急性熱性皮膚粘膜リンパ節症候群ともよぶ．原因は未だに不明であり，急性期の発熱，皮膚粘膜病変（両側眼球結膜の充血，口唇紅潮，苺舌，不定形発疹など），頸部リンパ節腫脹などの主要症状により診断される．γ-グロブリン超大量静注療法やアスピリン療法が急性期に行われる（病❻p.110）．

冠動脈の狭窄・閉塞
虚血性心疾患とは

- 心臓を栄養する血管は冠動脈とよばれ，大動脈起始部から左冠動脈と右冠動脈が分枝する．
- その血流量は心拍出量の5％を占め，心臓のポンプ運動を支えている．
- 冠動脈が何らかの原因で狭窄・閉塞してしまうと，酸素需要に見合った血液を心筋に送ることができなくなり，心筋が虚血に陥る．このような病態を虚血性心疾患という．

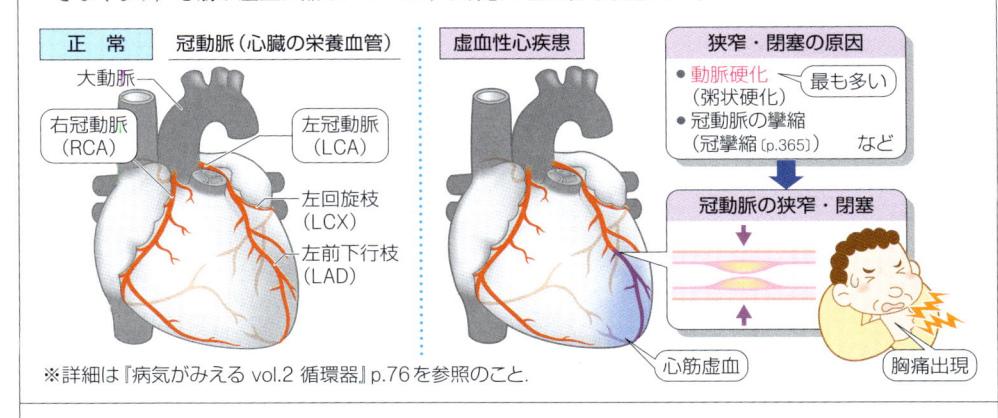

【正常】冠動脈（心臓の栄養血管）
- 大動脈
- 右冠動脈（RCA）
- 左冠動脈（LCA）
- 左回旋枝（LCX）
- 左前下行枝（LAD）

【虚血性心疾患】
- 心筋虚血

【狭窄・閉塞の原因】
- 動脈硬化（粥状硬化）　最も多い
- 冠動脈の攣縮（冠攣縮 p.365）　など

→ 冠動脈の狭窄・閉塞 → 胸痛出現

※詳細は『病気がみえる vol.2 循環器』p.76を参照のこと．

高血圧，喫煙など
冠危険因子

- 虚血性心疾患の主要な原因は動脈硬化であり，動脈硬化を引き起こす危険因子は冠危険因子とよばれる．
- 動脈硬化の予防・進展防止のため，冠危険因子のうち，コントロールが可能なものに関しては，是正や治療が必要となる．

動脈硬化の危険因子（冠危険因子）

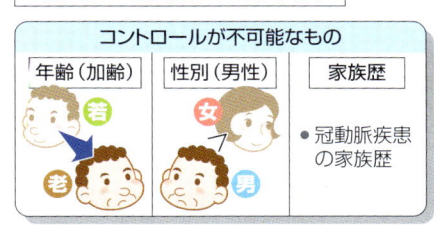

コントロールが不可能なもの			コントロールが可能なもの	
年齢（加齢）	性別（男性）	家族歴	疾患	生活習慣
若→老	女／男	・冠動脈疾患の家族歴	・高血圧 ・脂質異常症（高脂血症） ・糖尿病 ・高尿酸血症	・喫煙 ・肥満（内臓脂肪型） ・運動不足 ・ストレス ・性格

SUPPLEMENT
動脈硬化

- 動脈硬化とは，動脈壁の細胞増殖，再構築などにより，動脈壁が弾力性や柔軟性を失った病態をいい，粥状硬化，小動脈硬化，モンケベルグ型動脈硬化がある．
- 虚血性心疾患の主な原因は，冠動脈の粥状硬化による内腔の狭窄・閉塞である．
- 動脈硬化は，虚血性心疾患の他，脳梗塞や脳出血，大動脈瘤など様々な疾患の原因となる．

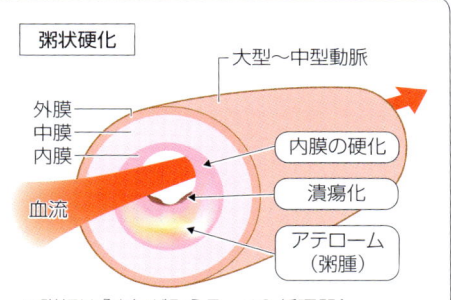

【粥状硬化】
- 大型～中型動脈
- 外膜
- 中膜
- 内膜
- 血流
- 内膜の硬化
- 潰瘍化
- アテローム（粥腫）

※詳細は『病気がみえる vol.2 循環器』p.74を参照のこと．

略語
- 右冠（状）動脈（RCA）：right coronary artery
- 左冠（状）動脈（LCA）：left coronary artery
- 左回旋枝（LCX）：left circumflex artery
- 左前下行枝（LAD）：left anterior descending artery

虚血性心疾患の分類
狭心症と心筋梗塞

- 虚血性心疾患には，一過性の心筋虚血である狭心症と，心筋虚血の持続により心筋壊死に陥る心筋梗塞がある．
- 以下の表に示す労作性狭心症，冠攣縮性狭心症，不安定狭心症，急性心筋梗塞（AMI）が臨床的に重要である．

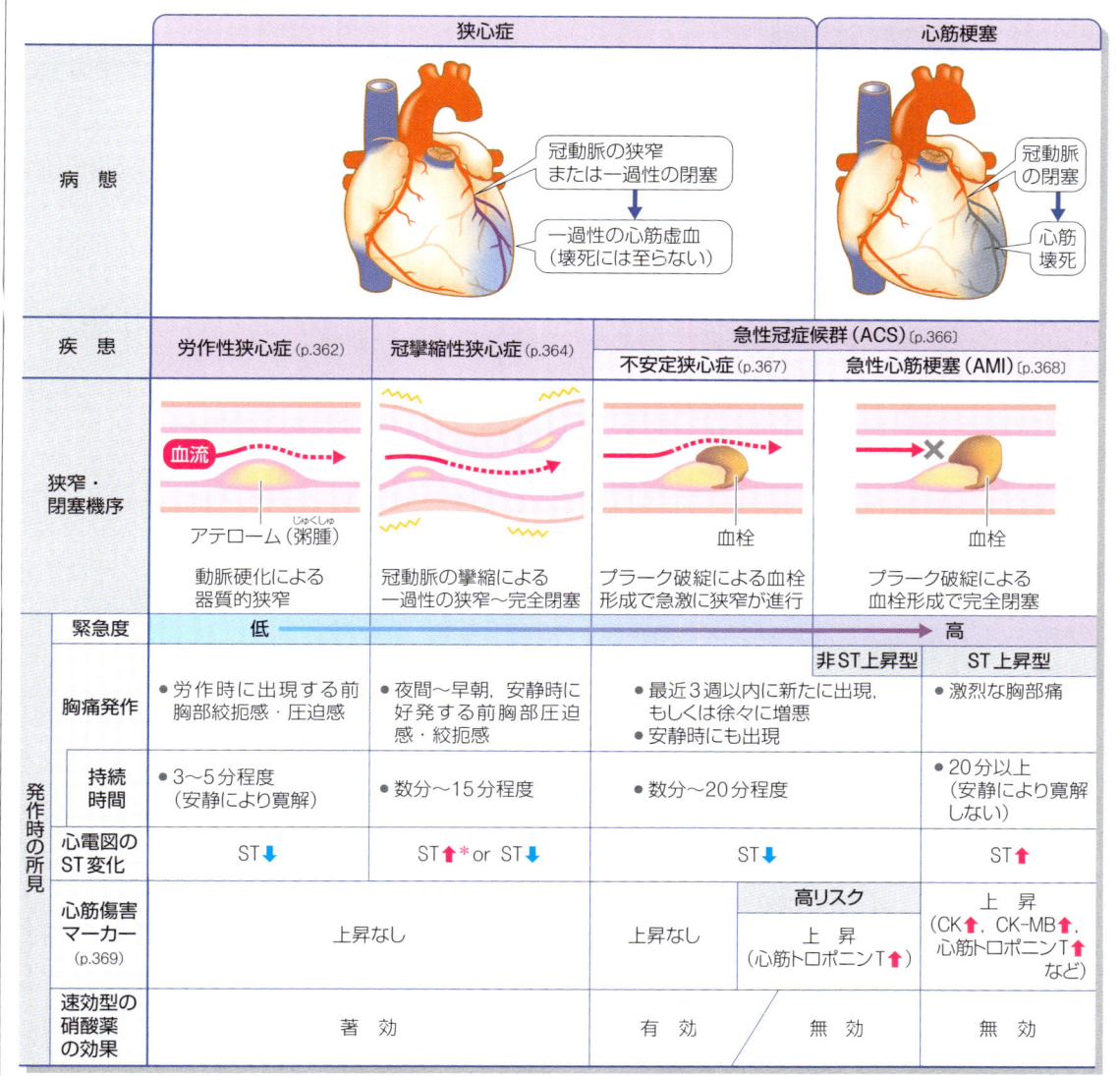

	狭心症		心筋梗塞	
病態	冠動脈の狭窄または一過性の閉塞 → 一過性の心筋虚血（壊死には至らない）		冠動脈の閉塞 → 心筋壊死	
疾患	労作性狭心症 (p.362)	冠攣縮性狭心症 (p.364)	急性冠症候群（ACS）(p.366)	
			不安定狭心症 (p.367)	急性心筋梗塞（AMI）(p.368)
狭窄・閉塞機序	アテローム（粥腫）／動脈硬化による器質的狭窄	冠動脈の攣縮による一過性の狭窄〜完全閉塞	血栓／プラーク破綻による血栓形成で急激に狭窄が進行	血栓／プラーク破綻による血栓形成で完全閉塞
緊急度	低 ←――――――――――――――――――――→ 高		非ST上昇型	ST上昇型
胸痛発作	・労作時に出現する前胸部絞扼感・圧迫感	・夜間〜早朝，安静時に好発する前胸部圧迫感・絞扼感	・最近3週以内に新たに出現，もしくは徐々に増悪 ・安静時にも出現	・激烈な胸部痛
持続時間	・3〜5分程度（安静により寛解）	・数分〜15分程度	・数分〜20分程度	・20分以上（安静により寛解しない）
心電図のST変化	ST↓	ST↑* or ST↓	ST↓	ST↑
心筋傷害マーカー (p.369)	上昇なし	上昇なし	高リスク：上昇（心筋トロポニンT↑）	上昇（CK↑，CK-MB↑，心筋トロポニンT↑ など）
速効型の硝酸薬の効果	著効	有効	無効	無効

*冠攣縮性狭心症のうち，完全閉塞でST上昇をきたすものを異型狭心症 (p.364) とよぶ．

- 労作時に症状が出現する労作性狭心症に対し，症状が安静時に生じるものを安静時狭心症とよぶことがあり，冠攣縮性狭心症と不安定狭心症が安静時狭心症を呈しうる．
- 高率に心筋梗塞へ進展しうる不安定狭心症に対し，発作の発現形式や症状が3週間以上不変であるものを安定狭心症とよぶこともある．
- 近年，無症候性心筋虚血 (p.360) も疾患として重要視されている．
- 冠動脈の狭窄・閉塞の原因には，動脈炎（川崎病 (p.360) など）や塞栓症，大動脈解離 (p.393) などもありうる．

略語 ● 急性心筋梗塞（AMI）: acute myocardial infarction ● 急性冠症候群（ACS）: acute coronary syndrome ● クレアチンキナーゼ（CK）: creatine kinase ● クレアチンキナーゼMB分画（CK-MB）: creatine kinase MB

労作性狭心症

(病❷ p.84)

intro.：労作時に一過性の心筋虚血状態をきたし，狭心症の発作（狭心痛）が出現する．

MINIMUM ESSENCE

疫学・好発
- 高血圧，糖尿病，脂質異常症，喫煙，高齢者などの冠危険因子がある．

病態生理
- 動脈硬化による冠動脈狭窄が主な原因となり，労作（運動）で心筋の酸素需要（心筋酸素消費量）が増大したときに一過性の心筋虚血をきたす．

症状・所見
- 労作時に，前胸部絞扼感・圧迫感が出現し，3～5分程度持続．〈狭心症の発作〉
- 速効型の硝酸薬で速やかに発作が消失．
- 発作時に，心電図でST下降を認める．

検査・診断
- 運動負荷心電図で，ST下降を認める．
- 血液検査で，心筋傷害マーカーの上昇なし．〈心筋梗塞の否定〉

治療・管理
1. 薬物治療は発作の寛解および予防のために行う．
    a. 発作時の使用：速効型の硝酸薬（ニトログリセリンの舌下投与など） 〈抗狭心症薬〉
    b. 発作の予防　：硝酸薬，Ca拮抗薬，β遮断薬
    c. 抗血小板薬（アスピリンなど） 〈血栓形成の予防〉
    d. スタチン（HMG-CoA還元酵素阻害薬）(p.372) 〈動脈硬化の改善〉
2. 血行再建術：冠動脈造影（CAG）で冠動脈の狭窄部位を確認後，症例に応じて経皮的冠動脈インターベンション（PCI）または冠動脈バイパス術（CABG）を行う(p.373)．
3. 生活習慣改善による冠危険因子の是正・治療

【補足事項】
- 診断時の補助検査として，心筋血流シンチグラフィを行い，運動負荷時の心筋虚血所見を確認することもある．
- 近年は，冠動脈CTやMRIで冠動脈の狭窄を検査することも多くなっている．

WORDS & TERMS

心筋血流シンチグラフィ (p.362)
^{201}Tl（タリウム），^{99m}Tc（テクネシウム）などの放射性同位元素を含む製剤を静注し，その体内分布を放射線を検出して画像化する検査を核医学検査という．心臓核医学検査のうち，心筋血流を反映する製剤を使用して行うのが心筋血流シンチグラフィである．心筋の正常部位には製剤が取り込まれるが，血流の低下した虚血部位は取り込みが少なく欠損像として描出される．狭心症では，安静時と，運動または薬物負荷時の画像を比較する(病❷ p.78)．

エルゴメーター (p.362)
固定式自転車のこと．ペダルに一定の抵抗を加えて行うことで運動負荷する．

マスター二階段試験 (p.362)
二段の階段を昇降することで運動負荷する．

放散痛，関連痛 (p.363)
放散痛とは疼痛や刺激が病変部（病巣の存在部位）に限局せず，周辺に拡がることをいう．関連痛とは疼痛や刺激が病変部とは離れた部位に生じることをいう．放散痛は病変部から関連痛の部位へと拡がるように感じる場合も含む．

運動時の心電図変化をみる検査
運動負荷心電図法

- 運動により心筋の酸素需要を増大させて虚血状態を誘発し，心電図のST変化を観察する．
- 運動負荷時にST下降を認めたら，労作性狭心症と判断できる．
- 原則として安静時の心電図が正常な患者に行う．
- 不安定狭心症(p.367)や急性心筋梗塞（AMI）(p.368)の疑われる場合や，不安定な不整脈，あるいは重症の心不全患者には実施してはならない．

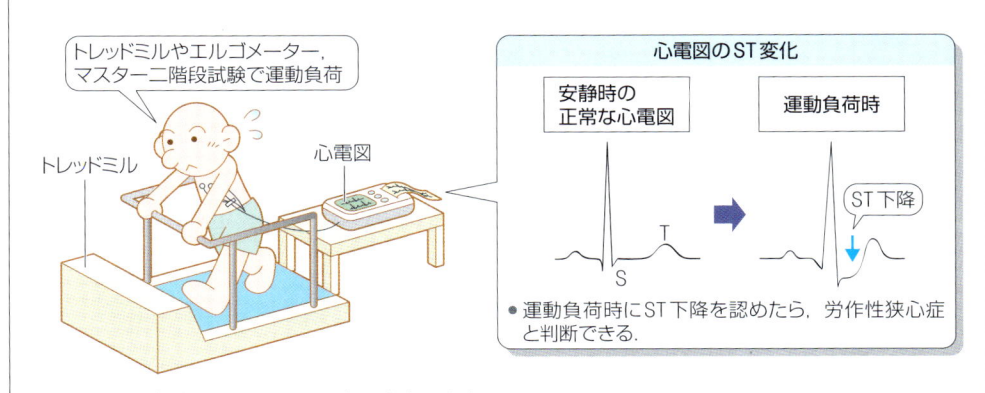

略語
- ヒドロキシメチルグルタリル・コエンザイムA（HMG-CoA）還元酵素阻害薬：hydroxymethylglutaryl-coenzyme A reductase inhibitor
- 冠〔状〕動脈造影〔法〕（CAG）：coronary angiography／coronary arteriography
- 経皮的冠〔状〕動脈インターベンション（PCI）：percutaneous coronary intervention
- 冠〔状〕動脈バイパス〔手〕術（CABG）：coronary artery bypass grafting／coronary artery bypass graft surgery
- 急性心筋梗塞（AMI）：acute myocardial infarction

病態生理と症状・所見
心筋の相対的酸素不足

- 労作性狭心症は，労作（運動）時に心拍出量や心拍数の増加などによる心筋の酸素需要の増大に対して，酸素の供給が確保できない状態である．

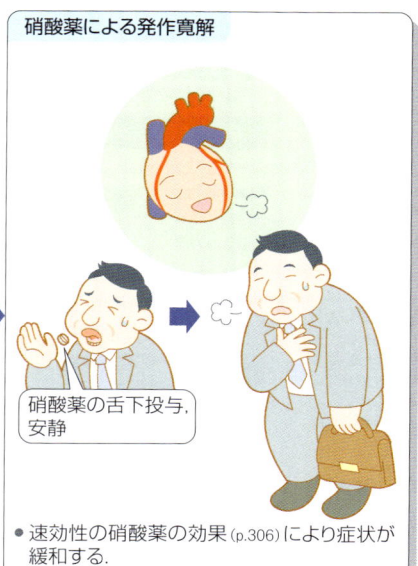

労作時の発作出現

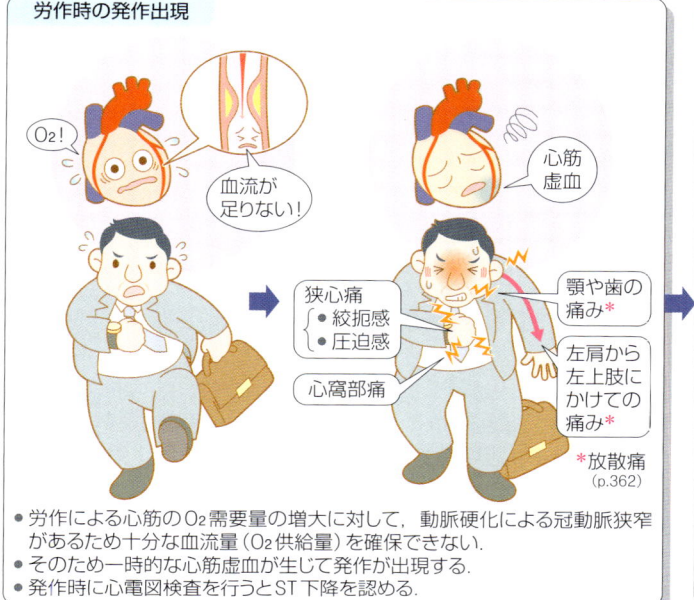

- O₂！
- 血流が足りない！
- 心筋虚血
- 狭心痛
  - 絞扼感
  - 圧迫感
- 心窩部痛
- 顎や歯の痛み*
- 左肩から左上肢にかけての痛み*
- *放散痛（p.362）

- 労作による心筋のO₂需要量の増大に対して，動脈硬化による冠動脈狭窄があるため十分な血流量（O₂供給量）を確保できない．
- そのため一時的な心筋虚血が生じて発作が出現する．
- 発作時に心電図検査を行うとST下降を認める．

硝酸薬による発作寛解

- 硝酸薬の舌下投与，安静

- 速効性の硝酸薬の効果（p.306）により症状が緩和する．
- 心筋壊死は生じない．

SUPPLEMENT
冠動脈造影（CAG）

- 冠動脈造影（CAG）は，冠動脈にカテーテルを挿入して造影剤を注入し，血管の内腔を描出する検査で，冠動脈の狭窄・閉塞の部位・程度を観察できる（病②p.77）．

冠動脈造影像

左冠動脈（第2斜位）

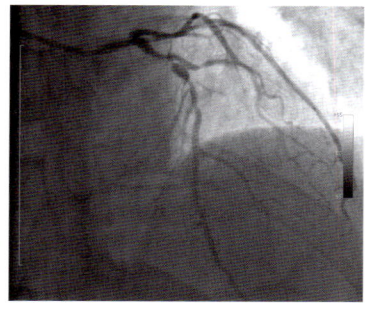

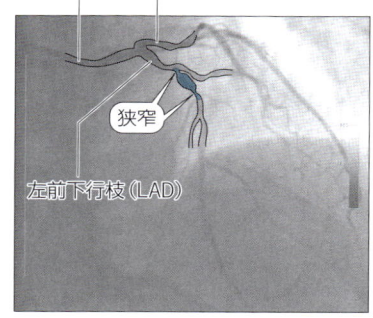

左冠動脈（LCA）／左回旋枝（LCX）／狭窄／左前下行枝（LAD）

右冠動脈（第2斜位）

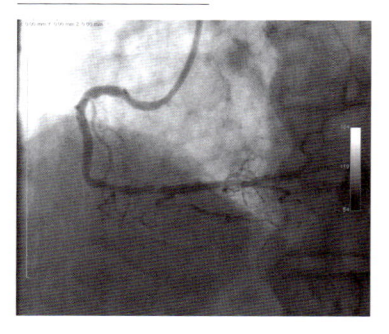

右冠動脈（RCA）／狭窄

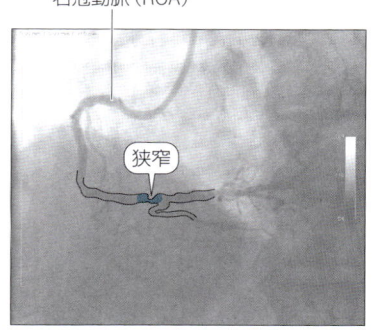

略語 ● 左冠〔状〕動脈（LCA）：left coronary artery　● 左回旋枝（LCX）：left circumflex artery　● 左前下行枝（LAD）：left anterior descending artery　● 右冠〔状〕動脈（RCA）：right coronary artery

冠攣縮性狭心症

(病❷p.88)

intro.：冠攣縮を原因とする狭心症で，夜間〜早朝，安静時に発作（狭心痛）が好発する．

MINIMUM ESSENCE

疫学・好発
- 冠危険因子(p.360)のある患者（特に喫煙），多量の飲酒習慣など

病態生理
- 冠攣縮によって冠動脈が閉塞し，一過性の心筋虚血をきたす．

症状・所見
- 前胸部絞扼感・圧迫感が数分〜15分程度持続，夜間〜早朝，安静時に好発する．〈狭心症の発作〉
- 速効性の硝酸薬で発作消失．
- 発作時に心電図でST上昇またはST下降を認める．

検査・診断
- 血液検査で心筋傷害マーカーの上昇なし．〈心筋梗塞の否定〉
- 心電図変化が明らかでない場合は，冠動脈造影（CAG）下の冠攣縮薬物負荷試験（アセチルコリン，エルゴノビン注入）で，冠攣縮発作の誘発がみられれば確定診断となる．

治療・管理
1. 薬物療法による発作の寛解および予防が主体となる．
   a. 発作時の使用：速効型の硝酸薬（ニトログリセリンの舌下投与など）
   b. 発作の予防　：Ca拮抗薬，硝酸薬
   〈抗狭心症薬〉
   ※β遮断薬の単独投与は禁忌（Ca拮抗薬との併用は可）．
2. 生活習慣の改善（例：禁煙，節酒）などによる冠危険因子の是正・治療

【補足事項】
- 発作は安静時に好発するが，労作時にも起こりうる．
- β遮断薬は，β受容体の遮断により血管拡張作用（β₂作用）が抑制され，冠攣縮を悪化させるため，単独投与は禁忌となる．
- 薬物療法では，Rhoキナーゼ阻害薬のファスジル(p.209)の有効性も報告されているが，わが国では狭心症に対する使用は未承認である．

> 安静時または労作時に出現し，硝酸薬により速やかに消失する発作で，右の4つのうちどれか1つがある場合に冠攣縮を疑います．
>
> ❶特に夜間から早朝にかけて，安静時に出現
> ❷早朝の運動時に胸部症状が出現するが，日中には生じない（早朝の運動能の低下）
> ❸過換気により誘発
> ❹Ca拮抗薬により発作が抑制されるが，β遮断薬では抑制されない
>
> 医師

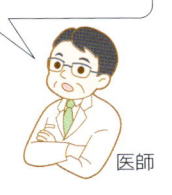

WORDS & TERMS

エルゴノビン（エルゴメトリン） (p.364)
麦角アルカロイドで，平滑筋収縮作用をもつ．子宮の平滑筋に特異的に作用するため，主に子宮収縮薬として用いられる．また，冠攣縮性狭心症の確定診断として冠攣縮薬物負荷試験にも用いられる．試験ではエルゴノビンを冠動脈注して，血管平滑筋収縮作用により冠攣縮を誘発する．誘発した冠攣縮を解除するために，硝酸薬（ニトログリセリンなど）の冠動脈注が必要となることが多い (p.44)．

Rhoキナーゼ阻害薬 (p.364)
平滑筋は最終的にミオシン軽鎖（MLC）のリン酸化により収縮する(p.14)．ミオシン軽鎖ホスファターゼ（MLCP）は収縮を抑制し，RhoキナーゼはこのMLCPを不活性化する．Rhoキナーゼを阻害することでMLCPは活性化し，平滑筋は弛緩する．Rhoキナーゼ阻害薬には脳循環改善薬のファスジル (p.209) がある．ファスジルは難治性の冠攣縮性狭心症に対して有効である可能性がある．

異型狭心症 (p.361)
安静狭心症のうち，発作時に心電図でST上昇がみられるもの．冠攣縮性狭心症の一病型であり，冠攣縮による冠動脈の完全閉塞が一過性の貫壁性虚血を引き起こすためにST上昇を示すと考えられる．

CCSの狭心症重症度分類 (p.367)
カナダ心臓血管学会（CCS）による分類．Ⅰ度は日常の身体活動では狭心発作を起こさない，Ⅱ度はわずかな日常の身体活動制限（例：200mを超える平地歩行で発作出現），Ⅲ度は著しい日常の身体活動制限（例：100〜200mの平地歩行で発作出現），Ⅳ度はあらゆる動作で症状が出現し，安静時にもみられる．

略語 ●冠〔状〕動脈造影〔法〕（CAG）：coronary angiography／coronary arteriography ●ミオシン軽鎖（MLC）：myosin light chain ●ミオシン軽鎖ホスファターゼ（MLCP）：myosin light-chain phosphatase ●カナダ心臓血管学会（CCS）：Canadian Cardiovascular Society

冠動脈の攣縮, 過収縮
冠攣縮とは

- 冠攣縮とは, 一過性に起きる冠動脈の攣縮であり, 細動脈レベルよりも太い部位の冠動脈に主に生じる.
- 冠攣縮は狭心症だけでなく, 心筋梗塞の発症にも関与する病態であり, 急性冠症候群(ACS)[p.366]における不安定プラークの破綻の原因となりうる.

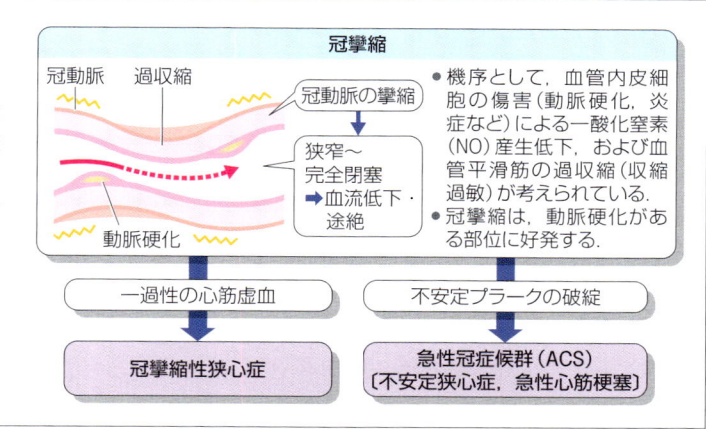

- 機序として, 血管内皮細胞の傷害(動脈硬化, 炎症など)による一酸化窒素(NO)産生低下, および血管平滑筋の過収縮(収縮過敏)が考えられている.
- 冠攣縮は, 動脈硬化がある部位に好発する.

冠攣縮
冠動脈 → 過収縮 → 冠動脈の攣縮 → 狭窄～完全閉塞 → 血流低下・途絶
動脈硬化

- 一過性の心筋虚血 → **冠攣縮性狭心症**
- 不安定プラークの破綻 → **急性冠症候群(ACS)**〔不安定狭心症, 急性心筋梗塞〕

安静時に好発する狭心症の発作
症状・所見

- 冠攣縮性狭心症の発作の特徴を以下に示す.
- 発作は過換気や飲酒により誘発されたり, 早朝の運動時に生じることも多い.

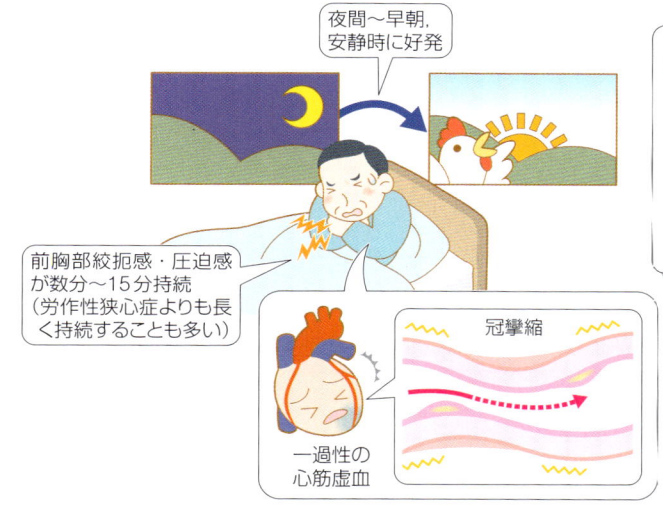

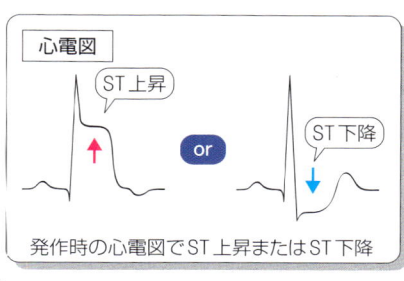

夜間～早朝, 安静時に好発

前胸部絞扼感・圧迫感が数分～15分持続(労作性狭心症よりも長く持続することも多い)

心電図: ST上昇 or ST下降
発作時の心電図でST上昇またはST下降

- 冠攣縮により冠動脈の完全閉塞が生じて貫壁性の心筋虚血をきたし, ST上昇がみられる(異型狭心症[p.364]).
- 狭窄の程度や側副血行路の発達によって非貫壁性の心筋虚血となると, ST下降がみられる.

循環器系の疾患と薬／虚血性心疾患

SUPPLEMENT
不安定プラークと安定したプラークの比較

- プラークとは, 動脈硬化(粥状硬化)によって形成される粥状の隆起性病変であり, 不安定プラークと安定したプラークの状態がある.
- 急性冠症候群(ACS)とは, 不安定プラークの破綻がきっかけとなり生じる病態である.

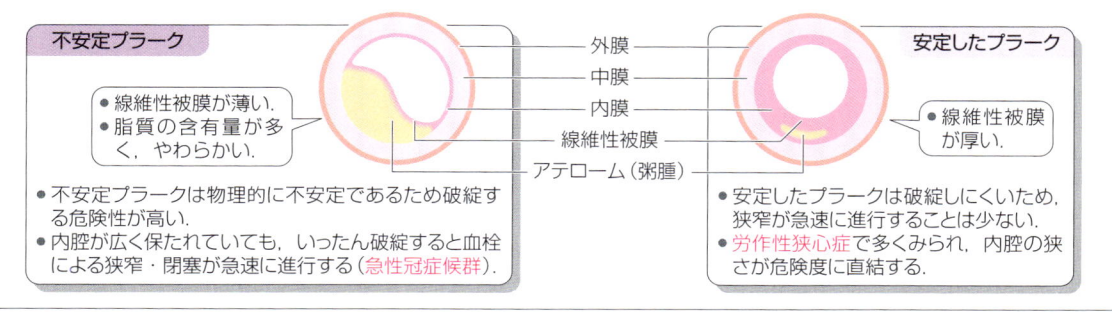

不安定プラーク
- 線維性被膜が薄い.
- 脂質の含有量が多く, やわらかい.

外膜／中膜／内膜／線維性被膜／アテローム(粥腫)

安定したプラーク
- 線維性被膜が厚い.

- 不安定プラークは物理的に不安定であるため破綻する危険性が高い.
- 内腔が広く保たれていても, いったん破綻すると血栓による狭窄・閉塞が急速に進行する(急性冠症候群).

- 安定したプラークは破綻しにくいため, 狭窄が急速に進行することは少ない.
- 労作性狭心症で多くみられ, 内腔の狭さが危険度に直結する.

略語 ● 急性冠症候群(ACS): acute coronary syndrome

急性冠症候群（ACS）

(病②p.90)

急速に進行する狭窄・閉塞
急性冠症候群とは

- 急性冠症候群（ACS）とは，動脈硬化(p.360)により形成された不安定プラーク(p.365)が破綻し，そこに血栓ができることによって冠動脈内腔が急速に狭窄または閉塞する病態である．
- 不安定狭心症(p.367)，急性心筋梗塞（AMI）(p.368)，虚血による心臓突然死を含む概念である．

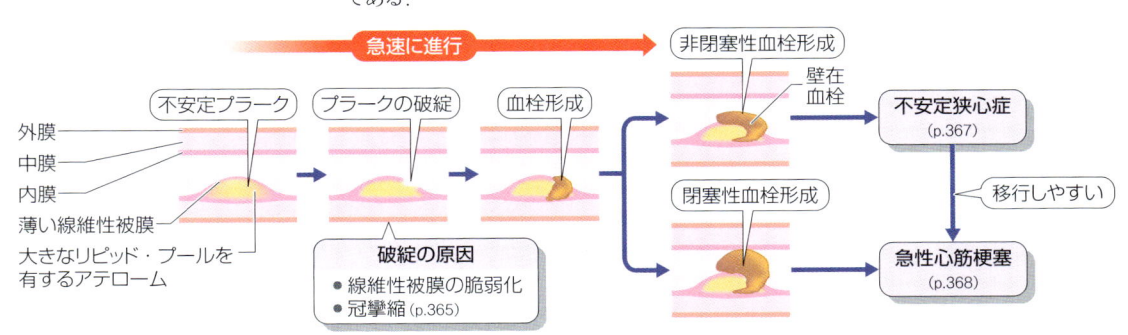

急速に進行

外膜
中膜
内膜
薄い線維性被膜
大きなリピッド・プールを有するアテローム

不安定プラーク → プラークの破綻 → 血栓形成

破綻の原因
- 線維性被膜の脆弱化
- 冠攣縮(p.365)

非閉塞性血栓形成
壁在血栓
→ 不安定狭心症(p.367) — 移行しやすい → 急性心筋梗塞(p.368)

閉塞性血栓形成
→ 急性心筋梗塞(p.368)

治療方針決定の指標
ST上昇型／非ST上昇型ACS

- 急性冠症候群（ACS）は緊急の対応が必要であり，初期に心電図上でSTが正常あるいは下降を示すもの（非ST上昇型）と上昇するもの（ST上昇型）に大別して，早急に治療を行う．
- ST下降は心内膜下虚血（非貫壁性の虚血）を，ST上昇は心筋壁全層の虚血（貫壁性虚血）を示す所見となる．

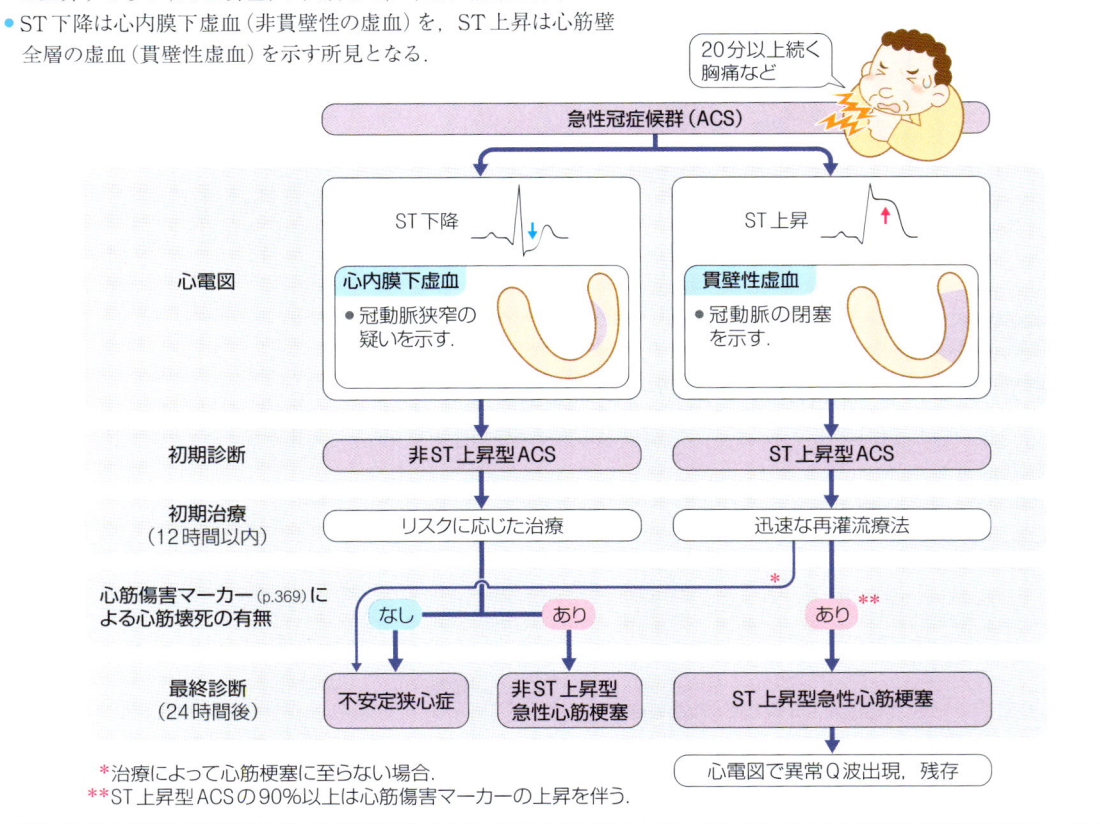

20分以上続く胸痛など

急性冠症候群（ACS）

	ST下降	ST上昇
心電図	心内膜下虚血 ● 冠動脈狭窄の疑いを示す．	貫壁性虚血 ● 冠動脈の閉塞を示す．
初期診断	非ST上昇型ACS	ST上昇型ACS
初期治療（12時間以内）	リスクに応じた治療	迅速な再灌流療法
心筋傷害マーカー(p.369)による心筋壊死の有無	なし ／ あり	あり** *
最終診断（24時間後）	不安定狭心症 ／ 非ST上昇型急性心筋梗塞	ST上昇型急性心筋梗塞 心電図で異常Q波出現，残存

*治療によって心筋梗塞に至らない場合．
**ST上昇型ACSの90%以上は心筋傷害マーカーの上昇を伴う．

略語 ● 急性冠症候群（ACS）：acute coronary syndrome ● 急性心筋梗塞（AMI）：acute myocardial infarction

不安定狭心症

(病②p.92)

リスク評価と治療
高～低リスクに応じた治療

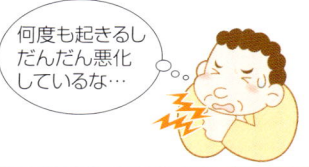

（何度も起きるしだんだん悪化しているな…）

- 不安定狭心症は，増悪傾向にある狭心症（誘因や機序を問わない）で，急性心筋梗塞や突然死に至る可能性がある．
- 不安定狭心症と非ST上昇型急性心筋梗塞を含めた非ST上昇型ACSは，患者によって重症度が大きく異なる．
- そのため，重症度の評価を行い（高～低リスク），リスクに応じて治療方針を決定する．

非ST上昇型ACS（不安定狭心症，非ST上昇型急性心筋梗塞）における短期リスク評価

ACC/AHA 2007ガイドラインより引用・改変

	高リスク	中等度リスク	低リスク
	少なくとも下記項目のうち1つが存在する場合	高リスクの所見がなく，少なくとも下記項目のうちどれか1つが存在する場合	高あるいは中等度リスクの所見がなく，下記項目のどれかが存在する場合
病歴	・先行する48時間中に急激に進行	・心筋梗塞，末梢血管疾患，脳血管障害，冠動脈バイパス手術の既往 ・アスピリン服用歴	―
胸痛の特徴	・安静時胸痛の遷延性持続（>20分）	・遷延性（>20分）安静時狭心症があったが現在は消退しており，冠動脈疾患の可能性が中等度～高度である ・夜間狭心症 ・安静時狭心症（<20分または安静かニトログリセリン舌下により寛解） ・安静時狭心症（>20分）はなく過去2週間にCCSクラス(p.364)ⅢまたはⅣの狭心症の新規発症または増悪があり，冠動脈疾患の可能性が中等度～高度である	・持続時間，頻度，強度が増悪している狭心症 ・より低い閾値で生じる狭心症 ・過去2週間～2ヵ月以内の新規発症の狭心症
臨床所見	・おそらく虚血と関連する肺水腫 ・新規または増悪する僧帽弁逆流音 ・Ⅲ音または新規または増悪するラ音 ・低血圧，徐脈，頻脈 ・年齢>75歳	・年齢>70歳	―
心電図	・一過性のST変化（>0.05 mV）を伴う安静時狭心症 ・新規または新規と思われる脚ブロック ・持続性心室頻拍	・T波の変化 ・異常Q波または安静時心電図で多くの誘導（前胸部，下壁，側壁誘導）におけるST下降（<0.1 mV）	・心電図は正常または変化なし
心筋傷害マーカー	・心筋トロポニンT, Iの上昇，またはCK-MBの上昇	・心筋トロポニンT, Iの軽度上昇，CK-MBの上昇	・心筋傷害マーカーの上昇なし

初期治療：アスピリン，ヘパリン，硝酸薬，β遮断薬またはCa拮抗薬，スタチンの投与

治療方針

早期侵襲的治療
冠動脈造影を行い，PCIまたはCABGの適応を判断・施行

早期保存的治療
- 上記の治療で安定化を図る
- CTなどの画像検査を行い，PCIまたはCABGを考慮

- 非ST上昇型ACSでは，血栓溶解療法（t-PA製剤の静注）(p.327)は推奨されないので行わない．
- 生活習慣の改善など冠危険因子の是正・治療もあわせて行う．

略語
- カナダ心臓血管学会（CCS）: Canadian Cardiovascular Society
- クレアチンキナーゼMB分画（CK-MB）: creatine kinase MB
- 経皮的冠〔状〕動脈インターベンション（PCI）: percutaneous coronary intervention
- コンピュータ断層撮影〔法〕（CT）: computed tomography
- 冠〔状〕動脈バイパス〔手〕術（CABG）: coronary artery bypass grafting／coronary artery bypass graft surgery
- 組織型プラスミノゲンアクチベーター（t-PA）: tissue plasminogen activator

急性心筋梗塞（AMI）

(病❷ p.94)

intro.：ST上昇型心筋梗塞（STEMI），非ST上昇型心筋梗塞（NSTEMI）に分類される．ここではST上昇型急性心筋梗塞について解説する．

MINIMUM ESSENCE

疫学・好発
- 高血圧，糖尿病，脂質異常症，喫煙，高齢者などの冠危険因子がある．

病態生理
- 冠動脈血流の急激な減少により心筋壊死をきたした病態．

症状・所見
- 安静でも **20分以上持続する激しい胸痛**，冷汗，悪心．
- 聴診で，Ⅲ音・Ⅳ音などを聴取． 〈心ポンプ機能の低下による所見〉
- 心電図で，T波の増高，**ST上昇**，さらに経過時間が長ければ **異常Q波**，冠性T波を認める．

検査・診断
- 血液検査で **クレアチンキナーゼ（CK）**，**心筋トロポニンT**，ミオグロビンなどの **心筋傷害マーカーの上昇**． 〈心筋壊死所見〉
- 鑑別診断と重症度診断のため，胸部X線検査，心エコー検査などを行う．

治療・管理
- 診断と初期治療を迅速に進め，緊急に再灌流療法を行う．
1. 初期治療
   a. **モルヒネ**(p.124)の静注
   b. **O₂投与**
   c. **硝酸薬**の舌下投与や静注など（速効型製剤）
   d. **アスピリン**の服用（腸溶剤の場合は咀嚼服用）
   e. ヘパリンの静注
   f. β遮断薬の投与

   〈モルヒネ（M），酸素（O），硝酸薬（N），アスピリン（A）でMONAと覚える〉

2. 再灌流療法（冠動脈の閉塞解除➡血流回復）
   a. 経皮的冠動脈インターベンション（PCI）が第一選択
   b. PCIが緊急に行えない場合は，血栓溶解療法（t-PA製剤の静注）(p.327)
   c. PCIが無効な例には，CABGを考慮
3. 症例や治療内容に応じて薬物治療の追加・継続
   a. 抗血小板薬：アスピリン，クロピドグレル，チクロピジン
   b. 抗狭心症薬：β遮断薬，硝酸薬，Ca拮抗薬
   c. スタチン（HMG-CoA還元酵素阻害薬）(p.372)
   d. ACE阻害薬またはARB
4. 不整脈や心不全，脳塞栓などの合併症に対する対処・治療
5. 心臓リハビリテーション，退院後管理（服薬内容の再評価や生活習慣の改善など）による再発予防

【補足事項】
- 発症後，長時間（1ヵ月以上）経過した心筋梗塞を陳旧性心筋梗塞という．
- 非ST上昇型急性心筋梗塞については，不安定狭心症を含めて，初期治療を行いつつ，患者ごとにリスクに応じて治療方針を決定する(p.367)．
- 心電図は救急外来到着後，10分以内に記録し，急性心筋梗塞の確定診断が得られない場合には，5～10分ごとに心電図をとり直す必要がある．
- 抗凝固薬としては，初期治療でのヘパリンの静注が行われる．ワルファリンなどの内服薬は，心房細動(p.344)や左房血栓合併例などに対して使用する．

WORDS & TERMS

クレアチンキナーゼ（CK），CK-MB [p.368]
クレアチン＋ATP ⇄ クレアチンリン酸＋ADPの反応を触媒する酵素．筋肉や脳に存在する．クレアチンホスホキナーゼ（CPK）ともよぶ．CK-MBはCKのうち心筋に特異的なもの．CKが心筋以外の骨格筋傷害などでも血中濃度が上昇するのに対し，CK-MBは心筋傷害のみで上昇する．

心破裂（左室自由壁破裂） [p.370]
急性心筋梗塞の発症後，脆弱な梗塞部位の心筋が物理的に損傷することがあり，これを機械的合併症とよぶ(p.370)．心破裂は，心室自由壁が破裂したもので，心タンポナーデ(p.392)が生じる．左室に生じる（左室自由壁破裂）と，突然の意識消失，ショック状態に陥る．心嚢ドレナージ，緊急手術を要する．

心室中隔穿孔 [p.370]
機械的合併症の1つ．心室中隔が穿孔し，左右シャント(p.391)が生じる．心破裂と同様，ショック状態に陥ることが多く，緊急手術を要する．

乳頭筋断裂 [p.370]
機械的合併症の1つ．房室弁（僧帽弁，三尖弁）と心室筋をつないで支持している乳頭筋が断裂し，弁の閉鎖不全が生じる．僧帽弁に生じると，僧帽弁閉鎖不全症（MR）(p.390)から心不全に陥るため，早急に手術（弁形成術や弁置換術）が必要となる．

左室瘤（心室瘤） [p.370]
機械的合併症の1つ．梗塞部の心筋が菲薄化して，病変部が突出する．心不全，心室性不整脈，瘤内の血栓（壁在血栓）形成の原因となる．心不全や不整脈が治療抵抗性である場合，外科手術により瘤切除を行うこともある．

略語 ● 急性心筋梗塞（AMI）：acute myocardial infarction ● ST上昇〔型〕心筋梗塞（STEMI）：ST〔-segment〕elevation myocardial infarction ● 非ST上昇〔型〕心筋梗塞（NSTEMI）：non-ST〔-segment〕elevation myocardial infarction ● クレアチンキナーゼ（CK）：creatine kinase ● 経皮的冠〔状〕動脈インターベンション（PCI）：percutaneous coronary intervention ● 組織型プラスミノゲンアクチベーター（t-PA）：tissue plasminogen activator ➡

症状・所見
安静でも持続する胸痛

- 速効型の硝酸薬（舌下投与など）を使用しても効果が少なく，症状が持続する．

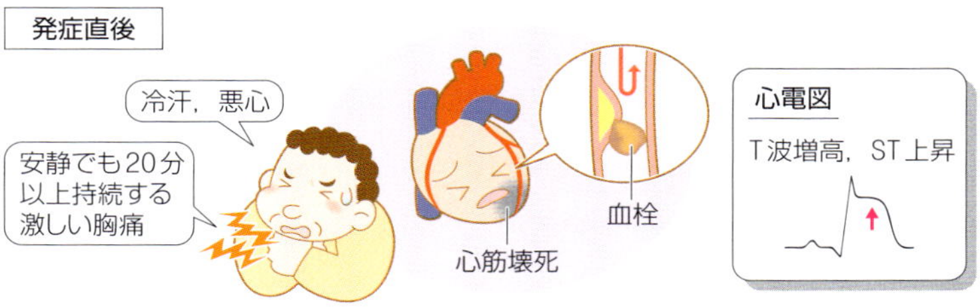

発症直後
- 安静でも20分以上持続する激しい胸痛
- 冷汗，悪心
- 心筋壊死
- 血栓

心電図
T波増高，ST上昇

心筋傷害マーカー
心筋壊死を確認する

- 心筋壊死が起こると心筋細胞からは特有の酵素や蛋白（心筋傷害マーカー）が血中へ流出するため，血液検査により心筋壊死の発生や程度を知ることができる．

心筋傷害マーカー

心筋細胞中の酵素や蛋白	・クレアチンキナーゼ（CK）(p.368) ・クレアチンキナーゼMB（CK-MB） ・ミオグロビン* ・心臓型脂肪酸結合蛋白（H-FABP）*
筋フィラメントの構造蛋白	・心筋トロポニンT*，I ・ミオシン軽鎖

*迅速診断ができる．

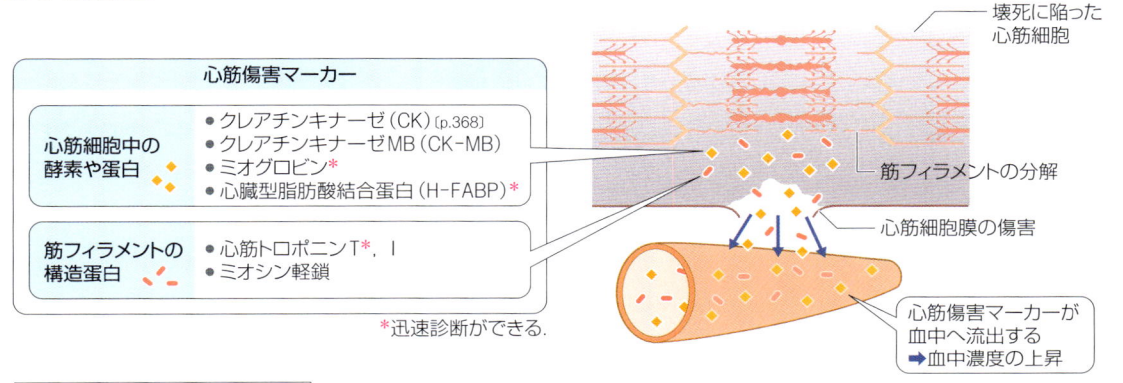

- 壊死に陥った心筋細胞
- 筋フィラメントの分解
- 心筋細胞膜の傷害
- 心筋傷害マーカーが血中へ流出する → 血中濃度の上昇

心筋傷害マーカーの経時的変化 ※線の太さは診断の有用性（感度，特異度の高さ）を表す．

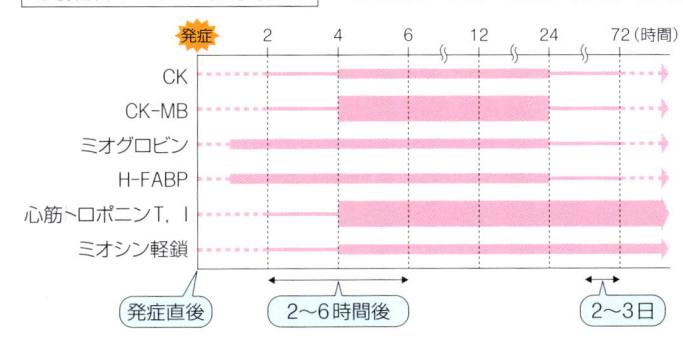

発症 2 4 6 12 24 72（時間）

- CK
- CK-MB
- ミオグロビン
- H-FABP
- 心筋トロポニンT，I
- ミオシン軽鎖

発症直後 / 2〜6時間後 / 2〜3日

- 近年，高感度心筋トロポニンの測定も行われるようになり，これは発症後2時間以内の診断にも有用である．
- 心筋壊死では，白血球（WBC），CRP，赤血球沈降速度（ESR）などの炎症マーカーも上昇する．

心電図の経時的変化
ST上昇，異常Q波など

- 心電図(p.285)は，急性心筋梗塞の診断に最も有用かつ簡便な必須の検査であり，経時的変化がみられる．

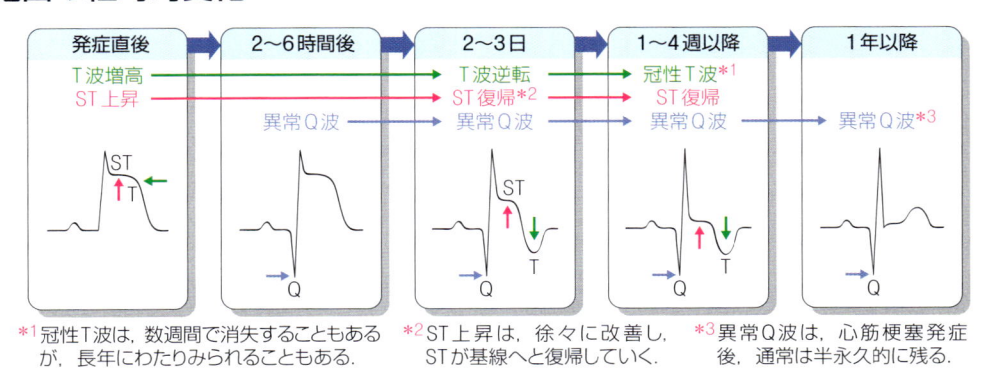

発症直後	2〜6時間後	2〜3日	1〜4週以降	1年以降
T波増高 ST上昇		T波逆転 ST復帰*2 異常Q波	冠性T波*1 ST復帰 異常Q波	異常Q波*3

*1 冠性T波は，数週間で消失することもあるが，長年にわたりみられることもある．
*2 ST上昇は，徐々に改善し，STが基線へと復帰していく．
*3 異常Q波は，心筋梗塞発症後，通常は半永久的に残る．

→・冠〔状〕動脈バイパス〔手〕術（CABG）：coronary artery bypass grafting／coronary artery bypass graft surgery ・ヒドロキシメチルグルタリル・コエンザイムA（HMG-CoA）還元酵素阻害薬：hydroxymethylglutaryl-coenzyme A reductase inhibitor ・クレアチンキナーゼMB分画（CK-MB）：creatine kinase MB ・ヒト心臓由来脂肪酸結合蛋白（H-FABP）：heart-type fatty acid-binding protein ・白血球（WBC）：white blood cell ・C反応性蛋白（CRP）：C-reactive protein ・赤血球沈降速度／赤沈（ESR）：erythrocyte sedimentation rate

急性心筋梗塞の合併症
不整脈，機械的合併症，心不全など

- 心筋や刺激伝導系の虚血，心ポンプ機能低下などを原因として様々な合併症が起こりうる．

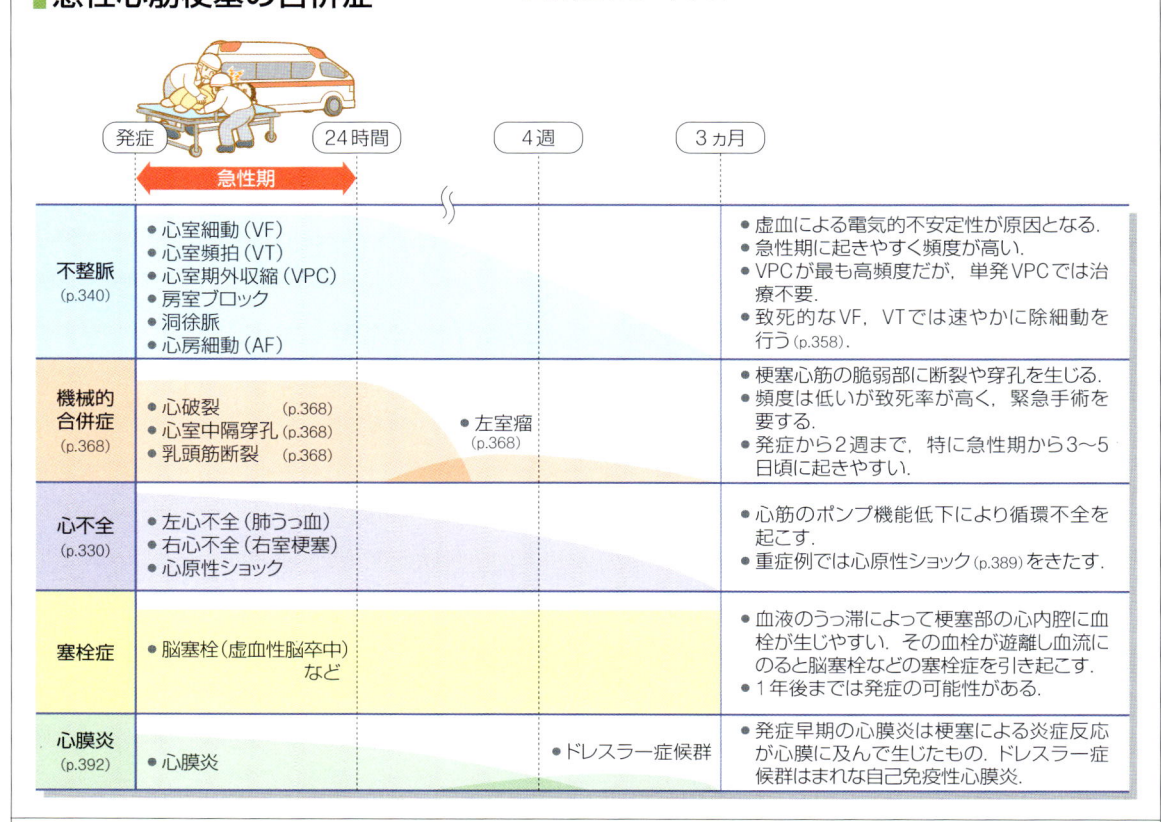

発症 ─ 急性期 ─ 24時間 ～ 4週 ～ 3ヵ月

分類	症状	時期	説明
不整脈 (p.340)	・心室細動（VF） ・心室頻拍（VT） ・心室期外収縮（VPC） ・房室ブロック ・洞徐脈 ・心房細動（AF）	急性期中心	・虚血による電気的不安定性が原因となる． ・急性期に起きやすく頻度が高い． ・VPCが最も高頻度だが，単発VPCでは治療不要． ・致死的なVF，VTでは速やかに除細動を行う（p.358）．
機械的合併症 (p.368)	・心破裂 (p.368) ・心室中隔穿孔 (p.368) ・乳頭筋断裂 (p.368)	左室瘤 (p.368)	・梗塞心筋の脆弱部に断裂や穿孔を生じる． ・頻度は低いが致死率が高く，緊急手術を要する． ・発症から2週まで，特に急性期から3～5日頃に起きやすい．
心不全 (p.330)	・左心不全（肺うっ血） ・右心不全（右室梗塞） ・心原性ショック		・心筋のポンプ機能低下により循環不全を起こす． ・重症例では心原性ショック(p.389)をきたす．
塞栓症	・脳塞栓（虚血性脳卒中）など		・血液のうっ滞によって梗塞部の心内腔に血栓が生じやすい．その血栓が遊離し血流にのると脳塞栓などの塞栓症を引き起こす． ・1年後までは発症の可能性がある．
心膜炎 (p.392)	・心膜炎	ドレスラー症候群	・発症早期の心膜炎は梗塞による炎症反応が心膜に及んで生じたもの．ドレスラー症候群はまれな自己免疫性心膜炎．

Advanced Study
心臓リハビリテーション

- 心臓リハビリテーションとは，心血管疾患の再発予防やQOL改善を目的に，運動療法，患者教育（服薬，食事，禁煙など），カウンセリング等を総合的に行う長期プログラムをいう．
- 運動療法が主体となるため，患者ごとに適切な強度の運動を継続していくことが重要である．
- 医師，看護師，理学療法士，栄養士，社会福祉士および在宅看護チームなどが連携して行う．

急性心筋梗塞発症後の心臓リハビリテーションの例

発症（入院） ─ 3～7日目 ─ 退院 7～14日頃 ─ 社会復帰 3ヵ月

場所	ICU/CCUおよび一般病棟	一般病棟	外来	外来
内容	・坐位 ・食事，歯磨き / ・立位，室内歩行	・歩行 ・自転車こぎ など	・エアロビクス ・自転車こぎ など	リハビリを継続
		面接（カウンセリング）	面接（カウンセリング）	面接（カウンセリング）
区分	急性期リハビリ	回復期リハビリ		維持期リハビリ

患者教育プログラム（回復期リハビリ～維持期リハビリ前半）

- わが国では，回復期，維持期のリハビリが可能な施設が少ないのが現状である．

略語
- 心室細動（VF）：ventricular fibrillation
- 心室頻拍（VT）：ventricular tachycardia
- 心房細動（AF）：atrial fibrillation
- 心室期外収縮（VPC／PVC）：ventricular premature contraction／premature ventricular contraction
- 生活の質（QOL）：quality of life
- 集中治療室（ICU）：intensive care unit
- 冠〔状〕動脈疾患集中治療室（CCU）：coronary care unit

虚血性心疾患の治療

狭心症，心筋梗塞に対する治療
治療のながれ

- 狭心症では，動脈硬化に対する薬物治療を中心に行い，心筋虚血が残存するときには待機的な血行再建術（PCIまたはCABG）を行う．

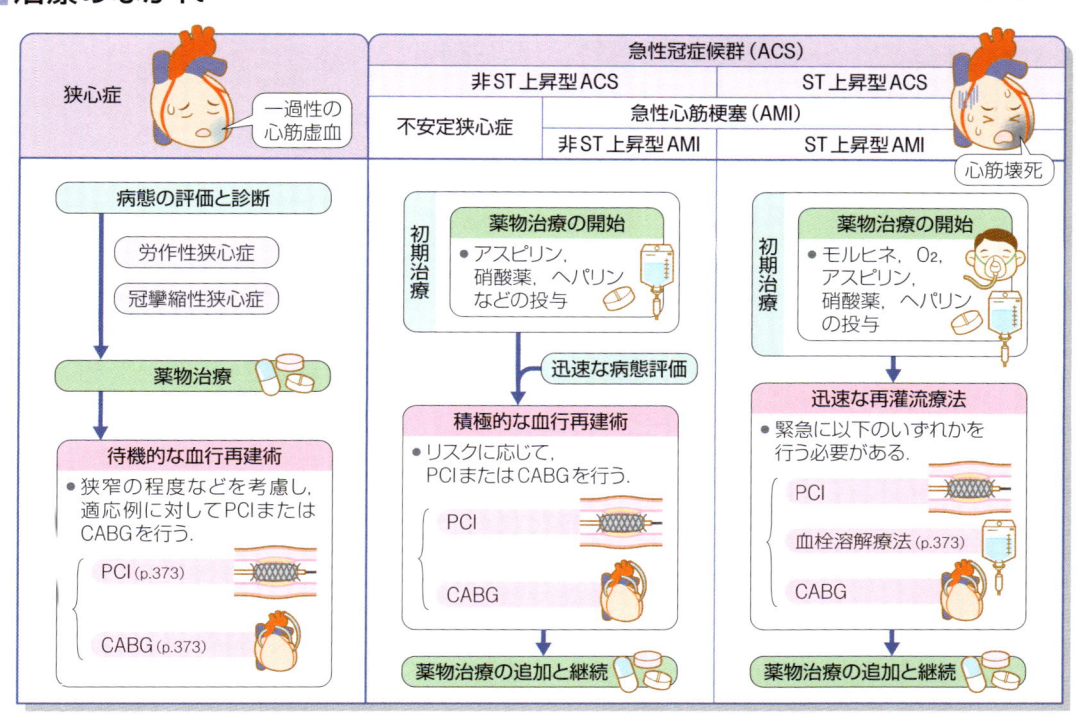

狭心症	急性冠症候群（ACS）	
	非ST上昇型ACS	ST上昇型ACS
	不安定狭心症	
	急性心筋梗塞（AMI）	
	非ST上昇型AMI	ST上昇型AMI

一過性の心筋虚血 / 心筋壊死

狭心症
- 病態の評価と診断
  - 労作性狭心症
  - 冠攣縮性狭心症
- 薬物治療
- 待機的な血行再建術
  - 狭窄の程度などを考慮し，適応例に対してPCIまたはCABGを行う．
  - PCI (p.373)
  - CABG (p.373)

非ST上昇型ACS（初期治療）
- 薬物治療の開始
  - アスピリン，硝酸薬，ヘパリンなどの投与
- 迅速な病態評価
- 積極的な血行再建術
  - リスクに応じて，PCIまたはCABGを行う．
  - PCI
  - CABG
- 薬物治療の追加と継続

ST上昇型ACS（初期治療）
- 薬物治療の開始
  - モルヒネ，O_2，アスピリン，硝酸薬，ヘパリンの投与
- 迅速な再灌流療法
  - 緊急に以下のいずれかを行う必要がある．
  - PCI
  - 血栓溶解療法 (p.373)
  - CABG
- 薬物治療の追加と継続

- 非ST上昇型ACS（不安定狭心症，非ST上昇型急性心筋梗塞）では初期治療とともにリスクに応じてPCIまたはCABGを積極的に考慮する (p.367)．
- ST上昇型ACS（ST上昇型急性心筋梗塞）では，初期治療開始から迅速な再灌流療法（PCI，血栓溶解療法，CABG）を行うことが重要である．再灌流後も再発予防としての薬物療法が極めて重要である．
- 冠危険因子（高血圧，糖尿病，脂質異常症，肥満，喫煙など）の是正・治療も重要である．

治療・予防のために重要
薬物治療の概要

- 虚血性心疾患に対して用いる主な薬物を以下に示す．

薬物治療

冠動脈プラークを有する全例に投与	病態に応じて以下を追加	
スタチン (p.372) ・プラークの抑制（脂質異常症を改善し，動脈硬化を抑制）．	硝酸薬（速効型） ・狭心症の発作時に使用（発作寛解）．	Ca拮抗薬 ・冠攣縮 (p.365) が関与する症例に対して有効．
抗血小板薬（アスピリンなど） ・血栓形成の予防．	硝酸薬（持続型），Ca拮抗薬，β遮断薬 ・狭心症の発作予防のため，日常的に使用．	ACE阻害薬またはARB，β遮断薬 ・左室収縮低下例に対し，増悪を防止し，収縮力を改善する． ・長期予後を改善する (p.294, 309)．

- ACSでは，初期の薬物治療として，上記のアスピリン，硝酸薬の他，ヘパリンの投与（ST上昇型ACSではこれらにモルヒネ，O_2投与を加える）を早急に行うことが重要である（前項参照）．

略語 ●急性冠症候群（ACS）: acute coronary syndrome ●経皮的冠〔状〕動脈インターベンション（PCI）: percutaneous coronary intervention ●冠〔状〕動脈バイパス〔手〕術（CABG）: coronary artery bypass grafting／coronary artery bypass graft surgery ●アンジオテンシン変換酵素（ACE）阻害薬: angiotensin converting enzyme inhibitor ●アンジオテンシンⅡ受容体拮抗薬（ARB）: angiotensin Ⅱ receptor blocker

WORDS & TERMS

心筋の酸素需要 [p.303]
心筋の酸素需要（心筋酸素消費量）を規定する主な3つの因子は、心筋収縮性（収縮速度と収縮力）、心拍数、心室壁張力である。そのうち、心室壁張力は、前負荷に相当する収縮開始時の心室容積と、後負荷に相当する収縮期血圧（収縮期の心室内圧）の2つが規定する。つまり、心筋収縮性、心拍数、前負荷（心室容積）、後負荷（収縮期血圧）のいずれかが増大するとO_2需要は増加する。臨床的には、「心拍数×収縮期血圧」（二重積とよばれる）を心筋のO_2需要の指標とする。

スタチン（HMG-CoA還元酵素阻害薬） [p.362]
脂質異常症治療薬の1つで、肝臓でのコレステロール合成に関わるHMG-CoA還元酵素を阻害する。特にLDLコレステロールの低下作用が強力である。加えて動脈硬化の抑制、プラークの安定化作用により、虚血性心疾患の発症および再発予防（一次および二次予防）に有効である。

ジピリダモール [p.325]
冠血管拡張、血小板凝集抑制、尿蛋白減少作用をもつ薬物。冠血管拡張は、血中のアデノシンが赤血球などへ取り込まれるのを抑制することで、アデノシンがもつ血管拡張作用を増強させて生じる。血小板凝集抑制は、血小板のホスホジエステラーゼ（PDE）を阻害することで、血小板内のcAMPを上昇させて生じる。血流のスチール現象 [p.302] が生じて逆に虚血が悪化することがあるため、ST上昇型急性心筋梗塞の診療に関するガイドライン2013年改訂版では単独投与は禁忌的（クラスⅢ）とされている。

硝酸薬、Ca拮抗薬、β遮断薬
抗狭心症薬

- 狭心症は心筋の酸素需要に対して酸素供給が不足して起こる一過性の心筋虚血である。抗狭心症薬はこのバランスを是正する方向に働く。
- 心筋梗塞に対しても用いられる。

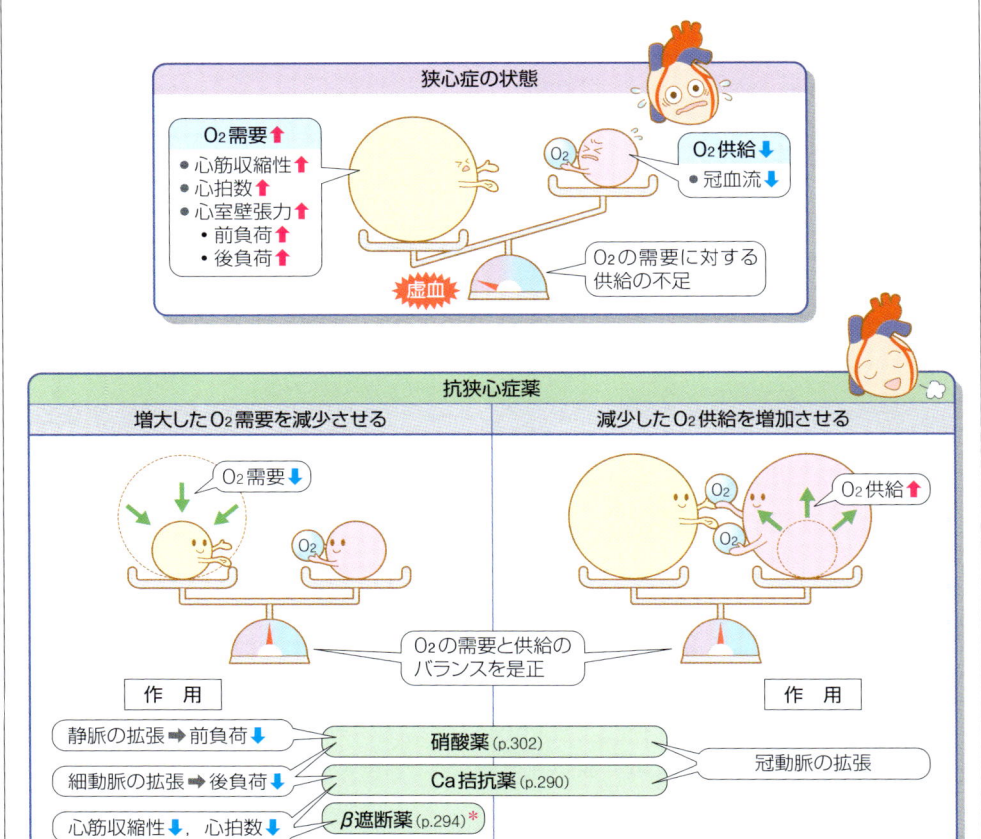

*β遮断薬には、心筋リモデリングの抑制、長期予後の改善の作用もある。

冠動脈内の血栓形成を防止
抗血小板薬

- 冠動脈内の血栓は血小板血栓であるため、抗血栓薬（抗血小板薬、抗凝固薬、血栓溶解薬）[p.324] のなかでも、虚血性心疾患に対しては抗血小板薬を主に使用する。

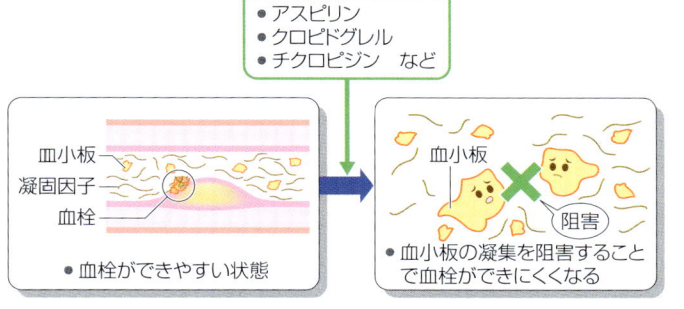

抗血小板薬 [p.325]
- アスピリン
- クロピドグレル
- チクロピジン　など

- 抗凝固薬としては、ACSの初期治療としてヘパリンの静注が行われる [p.371]。ワルファリンなどの内服薬は心房細動や左房血栓合併例などに対して使用する。

- **略語** ● ホスホジエステラーゼ（PDE）：phosphodiesterase　● 環状アデノシン一リン酸（cAMP）：cyclic adenosine monophosphate
- ● ヒドロキシメチルグルタリル・コエンザイムA（HMG-CoA）還元酵素阻害薬：hydroxymethylglutaryl-coenzyme A reductase inhibitor
- ● 低比重リポ蛋白（LDL）：low-density lipoprotein　● 急性冠症候群（ACS）：acute coronary syndrome

薬物で血栓を溶かす
血栓溶解療法

- 血栓溶解薬であるt-PA製剤を静注して既存の血栓を溶かす治療法であり、再灌流療法の1つである。
- ST上昇型ACS（ST上昇急性心筋梗塞）の患者に対して、迅速なPCIが不可能な場合にまず施行される。
- 非ST上昇型ACS（不安定狭心症、非ST上昇型急性心筋梗塞）では、血栓溶解療法は推奨されないので行わない。
- 血栓溶解薬のウロキナーゼは、PCI施行時にカテーテルから血栓に向けて注入（冠動脈注）する方法で用いることがある。

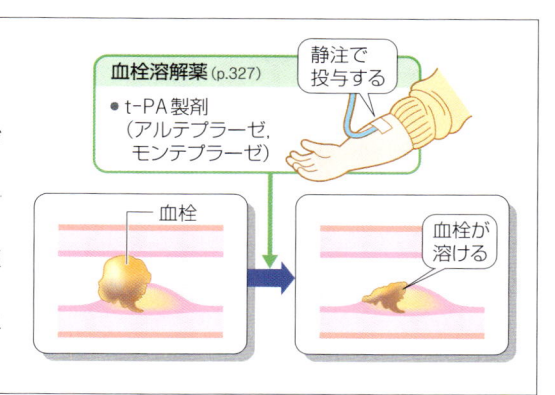

血栓溶解薬(p.327)
- t-PA製剤（アルテプラーゼ、モンテプラーゼ）
静注で投与する
血栓／血栓が溶ける

狭窄部位をカテーテル治療で拡張
経皮的冠動脈インターベンション（PCI）

- カテーテルで冠動脈の狭窄部位に様々なデバイスを送り込み、血管内腔を拡げる治療法を総称してPCIという（病②p.82）。
- 急性心筋梗塞に対する再灌流療法として、第一選択である。
- 狭心症に対しても血行再建術としてPCIが行われることが多い。

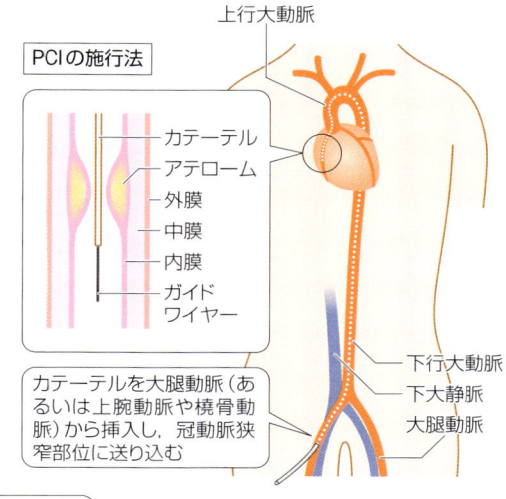

PCIの施行法：上行大動脈／カテーテル／アテローム／外膜／中膜／内膜／ガイドワイヤー／下行大動脈／下大静脈／大腿動脈

カテーテルを大腿動脈（あるいは上腕動脈や橈骨動脈）から挿入し、冠動脈狭窄部位に送り込む

ベアメタルステント（BMS）
- PCIの手技の1つにベアメタルステントの留置がある。

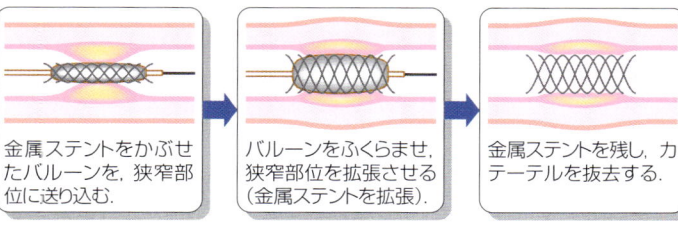

金属ステントをかぶせたバルーンを、狭窄部位に送り込む。／バルーンをふくらませ、狭窄部位を拡張させる（金属ステントを拡張）。／金属ステントを残し、カテーテルを抜去する。

- BMSでは、ステント周囲に新生・増生する内膜組織により再狭窄を生じることがあるため、新生内膜の増生を抑制するための薬剤（シロリムスやパクリタキセルなど）が溶出するステント（薬剤溶出性ステント〔DES〕）が使用されることが多くなってきた。
- ステントに付着する血栓予防のため、ステント留置後は抗血小板薬の服用を継続する。

虚血性心疾患の外科的治療
冠動脈バイパス術（CABG）

- CABGとは、冠動脈の狭窄部よりも末梢側の血管と大動脈をバイパスで継ぎ、末梢の血流を確保する術式である。
- PCIの施行が困難な患者（例：左冠動脈主幹部の病変）などに対して行われる（病②p.83）。
- バイパスに用いるグラフト（移植片）としては、内胸動脈、大伏在静脈、右胃大網動脈が多い。

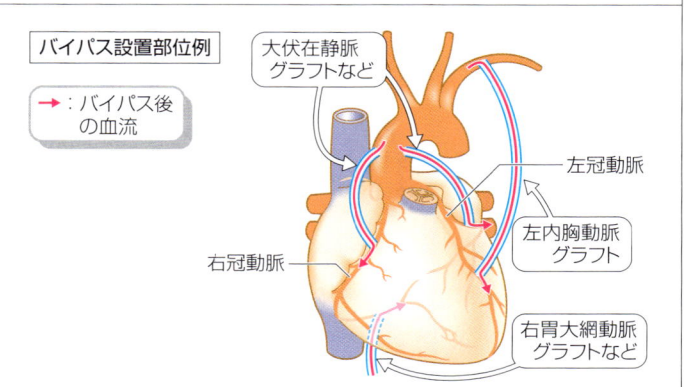

バイパス設置部位例／→：バイパス後の血流／大伏在静脈グラフトなど／左冠動脈／左内胸動脈グラフト／右胃大網動脈グラフトなど／右冠動脈

略語 ● 組織型プラスミノゲンアクチベーター（t-PA）：tissue plasminogen activator ● 経皮的冠〔状〕動脈インターベンション（PCI）：percutaneous coronary intervention ● ベアメタルステント（BMS）：bare metal stent ● 薬剤溶出〔性〕ステント（DES）：drug-eluting stent ● 冠〔状〕動脈バイパス〔手術〕（CABG）：coronary artery bypass grafting／coronary artery bypass graft surgery

血圧異常

血圧の概要

WORDS & TERMS

平均血圧（平均動脈圧）
心拍動に伴い変化する動脈圧の一周期全体を通しての平均値。およその値は，拡張期血圧に脈圧の1/3を加えて求めることができる（平均血圧＝拡張期血圧＋(収縮期血圧－拡張期血圧)/3）．

脈圧
収縮期血圧と拡張期血圧の差（脈圧＝収縮期血圧－拡張期血圧）．

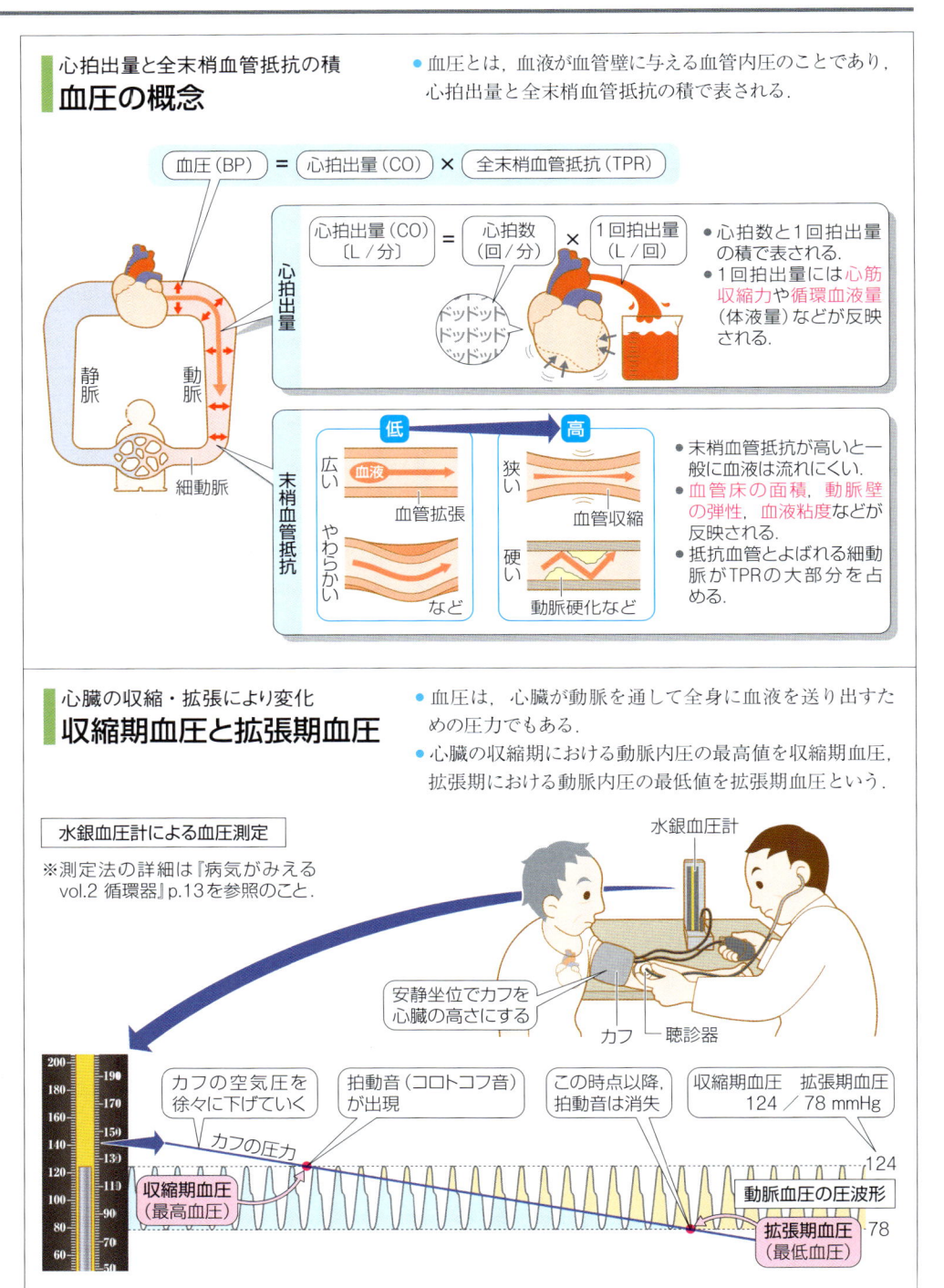

血圧の概念
心拍出量と全末梢血管抵抗の積

- 血圧とは，血液が血管壁に与える血管内圧のことであり，心拍出量と全末梢血管抵抗の積で表される．

$$血圧(BP) = 心拍出量(CO) \times 全末梢血管抵抗(TPR)$$

$$心拍出量(CO)〔L/分〕= 心拍数(回/分) \times 1回拍出量(L/回)$$

- 心拍数と1回拍出量の積で表される．
- 1回拍出量には**心筋収縮力**や**循環血液量**（体液量）などが反映される．

- 末梢血管抵抗が高いと一般に血液は流れにくい．
- **血管床の面積，動脈壁の弾性，血液粘度**などが反映される．
- 抵抗血管とよばれる細動脈がTPRの大部分を占める．

収縮期血圧と拡張期血圧
心臓の収縮・拡張により変化

- 血圧は，心臓が動脈を通して全身に血液を送り出すための圧力でもある．
- 心臓の収縮期における動脈内圧の最高値を収縮期血圧，拡張期における動脈内圧の最低値を拡張期血圧という．

水銀血圧計による血圧測定
※測定法の詳細は『病気がみえる vol.2 循環器』p.13を参照のこと．

収縮期血圧　拡張期血圧
124　／　78　mmHg

略語 ● 血圧（BP）: blood pressure　● 心拍出量（CO）: cardiac output　● 全末梢血管抵抗（TPR）: total peripheral resistance

血圧を一定に保つしくみ
血圧の調節機構

- 血圧を一定範囲に保ち，全身の血流を維持することは，生体にとって必須である．
- 血圧の調節機構には，神経性調節や液性調節などがあり，血圧に関わる因子（心拍数，心収縮力，循環血液量〔体液量〕，末梢血管抵抗）を変化させることで調節に働く (p.287).
- それぞれの調節系は，作用発現までの時間や調節能力の大きさが異なる．

主な血圧の調節機構

	調節系	働き	血圧の変化
短期の調節系（秒）	圧受容器 (p.287)	・血圧の上昇を鋭敏に感知し，迷走神経を興奮させる．	↓
	化学受容器 (p.287)	・O_2↓，CO_2↑，pH↓を感知し，交感神経を興奮させる（呼吸を促進する）．	↑
中期の調節系（分〜時間）	動脈壁の弛緩	・血液量が増大した場合に，血管壁がゆっくり伸展する．	ー
	レニン・アンジオテンシン系(RA系) (p.308)	・アンジオテンシンIIによる強力な血管収縮．	↑
	毛細血管内外での体液移動	・血圧が低いときは毛細血管内へ，高いときは外へ体液が移動する．	↑or↓
長期の調節系（数時間〜）	腎臓における体液調節	・血圧変化に対し尿量を増減させる（圧利尿）． ・RAA系と共同して働き，調節能力が最も高い．	↑or↓
	レニン・アンジオテンシン・アルドステロン系(RAA系) (p.308)	・アルドステロンが遠位尿細管・集合管に作用し，Na^+と水の再吸収を亢進させ循環血液量（体液量）を増加する．	↑
	バソプレシン（抗利尿ホルモン）(p.280)	・バソプレシンが腎臓の集合管に作用し，水の再吸収を亢進させ，循環血液量（体液量）を増加する．	↑

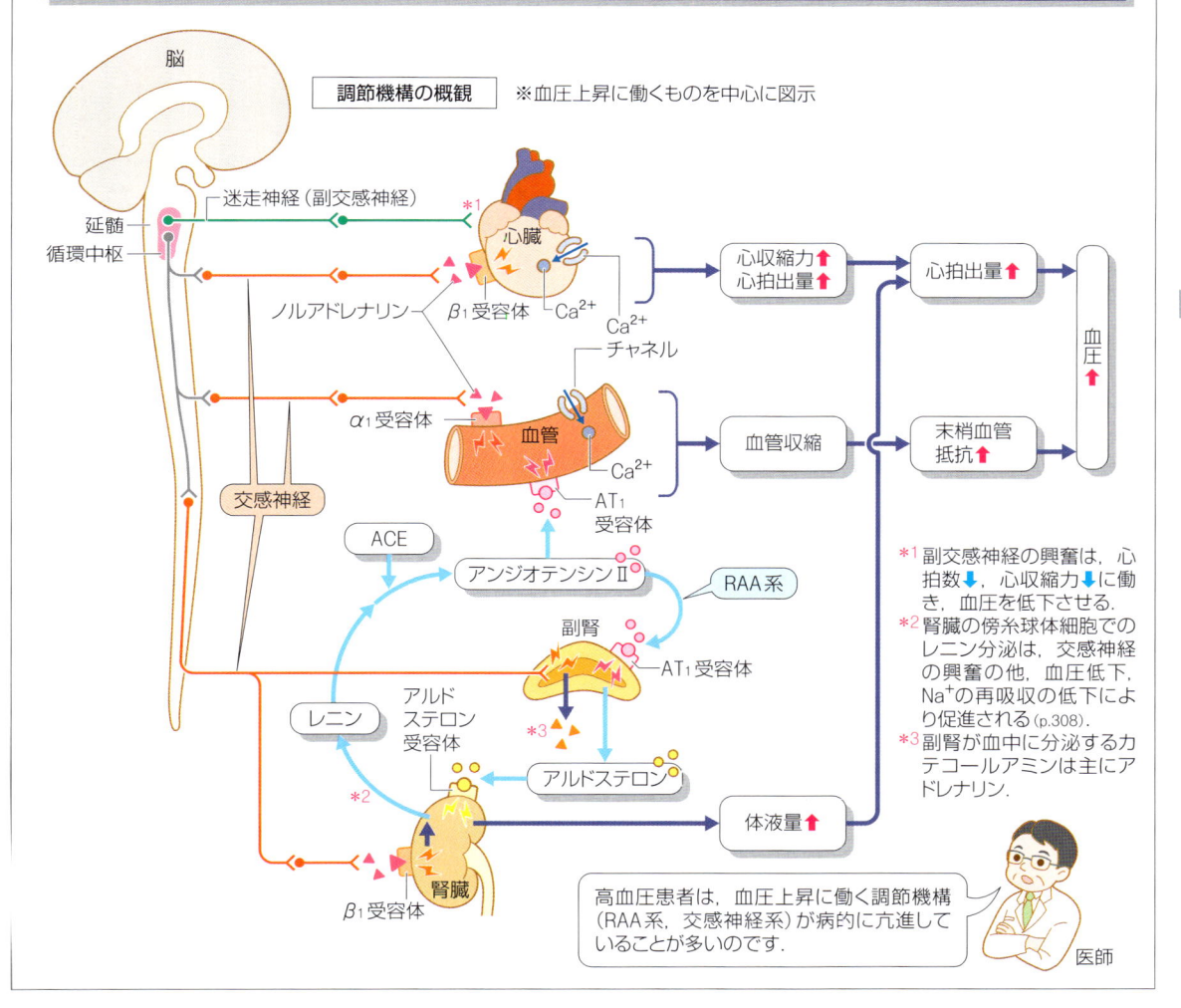

調節機構の概観
※血圧上昇に働くものを中心に図示

*1 副交感神経の興奮は，心拍数↓，心収縮力↓に働き，血圧を低下させる．
*2 腎臓の傍糸球体細胞でのレニン分泌は，交感神経の興奮の他，血圧低下，Na^+の再吸収の低下により促進される (p.308).
*3 副腎が血中に分泌するカテコールアミンは主にアドレナリン．

高血圧患者は，血圧上昇に働く調節機構（RAA系，交感神経系）が病的に亢進していることが多いのです．

略語 ● レニン・アンジオテンシン(RA)系：renin-angiotensin system ● レニン・アンジオテンシン・アルドステロン(RAA)系：renin-angiotensin-aldosterone system ● アンジオテンシン変換酵素(ACE)：angiotensin converting enzyme

高血圧総論

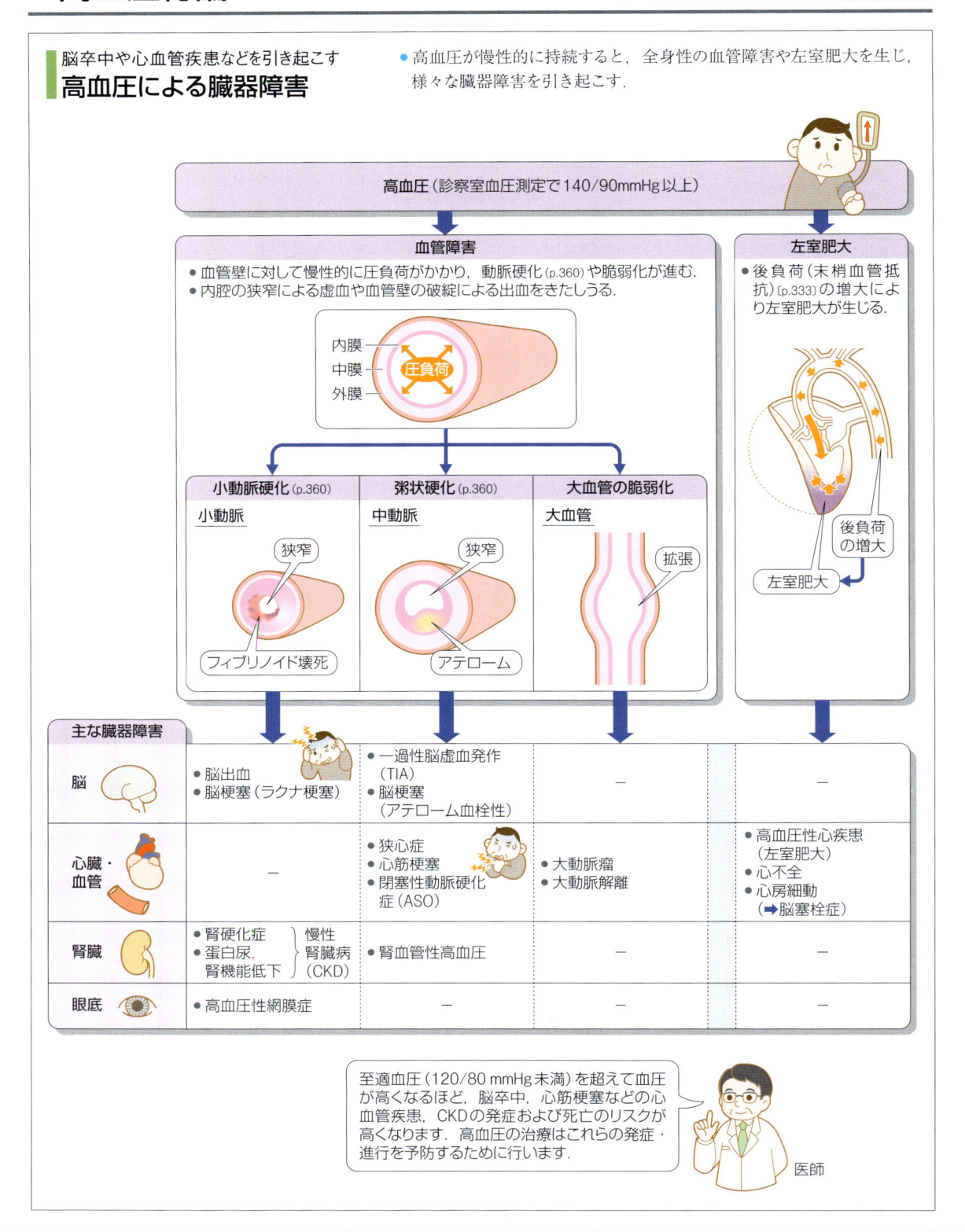

(病❷ p.282)

高血圧による臓器障害
脳卒中や心血管疾患などを引き起こす

- 高血圧が慢性的に持続すると，全身性の血管障害や左室肥大を生じ，様々な臓器障害を引き起こす．

高血圧（診察室血圧測定で140/90mmHg以上）

血管障害
- 血管壁に対して慢性的に圧負荷がかかり，動脈硬化（p.360）や脆弱化が進む．
- 内腔の狭窄による虚血や血管壁の破綻による出血をきたしうる．

（内膜／中膜／外膜　圧負荷）

- **小動脈硬化**（p.360）：小動脈　狭窄／フィブリノイド壊死
- **粥状硬化**（p.360）：中動脈　狭窄／アテローム
- **大血管の脆弱化**：大血管　拡張

左室肥大
- 後負荷（末梢血管抵抗）（p.333）の増大により左室肥大が生じる．

（後負荷の増大 → 左室肥大）

主な臓器障害

臓器	小動脈硬化	粥状硬化	大血管の脆弱化	左室肥大
脳	・脳出血 ・脳梗塞（ラクナ梗塞）	・一過性脳虚血発作（TIA） ・脳梗塞（アテローム血栓性）	—	—
心臓・血管	—	・狭心症 ・心筋梗塞 ・閉塞性動脈硬化症（ASO）	・大動脈瘤 ・大動脈解離	・高血圧性心疾患（左室肥大） ・心不全 ・心房細動（→脳塞栓症）
腎臓	・腎硬化症 ・蛋白尿，腎機能低下｝慢性腎臓病（CKD）	・腎血管性高血圧	—	—
眼底	・高血圧性網膜症	—	—	—

> 至適血圧（120/80mmHg未満）を超えて血圧が高くなるほど，脳卒中，心筋梗塞などの心血管疾患，CKDの発症および死亡のリスクが高くなります．高血圧の治療はこれらの発症・進行を予防するために行います．　―医師

略語
- 一過性脳虚血発作（TIA）：transient ischemic attack
- 閉塞性動脈硬化症（ASO）：arteriosclerosis obliterans
- 慢性腎臓病（CKD）：chronic kidney disease

原因疾患の有無による分類

本態性高血圧と二次性高血圧

- 高血圧は原因の有無により本態性高血圧と二次性高血圧に大別できる.

本態性高血圧 (p.381)

- 原因の明らかでない高血圧.
- 高血圧の約90%が本態性である.
- 遺伝や体質，生活習慣，加齢などが関与して発症すると考えられる.
- 自覚症状に乏しい.

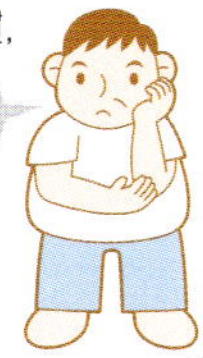

本態性と二次性の割合

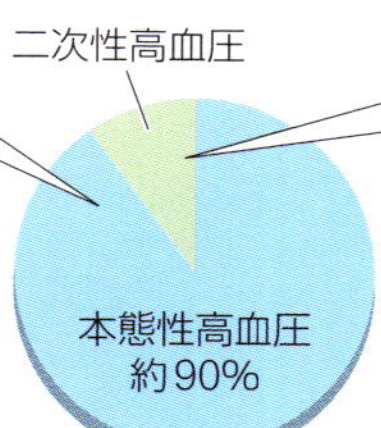

二次性高血圧 (次項参照)

- 原因疾患の症状としての高血圧.
- 腎性高血圧，内分泌性高血圧，血管性高血圧などがある.
- 重症または治療抵抗性を示す高血圧，急激な発症，若年での発症などの場合，二次性高血圧の可能性が高い.

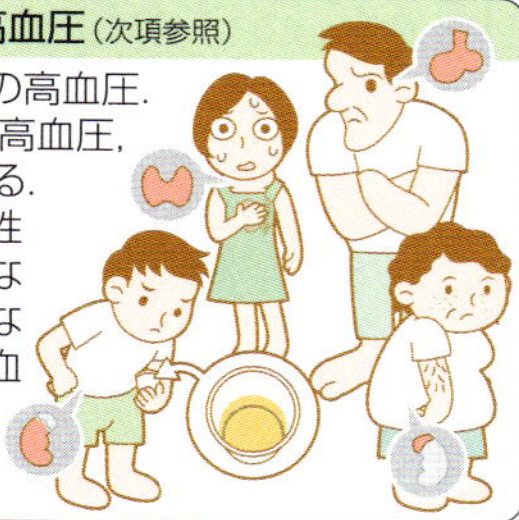

原因疾患が特定できる高血圧

二次性高血圧

- 二次性高血圧は，原因疾患の症状の1つとして高血圧をきたすものである.
- 原因疾患を適切に診断し治療を行えば，血圧は降下し寛解する.

腎性高血圧	腎実質性高血圧	● 糖尿病腎症(病⑧p.187)，慢性腎炎症候群(p.411)，腎硬化症(病⑧p.180)など腎実質(糸球体，尿細管，間質)の病変によって高血圧が生じる. ● 慢性腎臓病(CKD)〔p.422〕により，糸球体濾過量(GFR)低下や蛋白尿などがみられる(病⑧p.210). ● 高血圧全体の約2～5%で，二次性高血圧の中では最も頻度が高い. 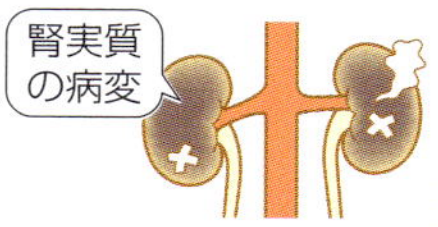
腎性高血圧	腎血管性高血圧(病⑧p.174)	● 腎動脈の狭窄・閉塞によって腎血流量が低下することでレニン(p.308)の産生・分泌が亢進し，高血圧をきたす. ● 狭窄・閉塞の機序は，中高年での粥状硬化が最も多く，若年者での線維筋性異形成，若年女性での高安動脈炎(大動脈炎症候群)〔p.393〕などもみられる. ● 高血圧全体の約1%とされる. 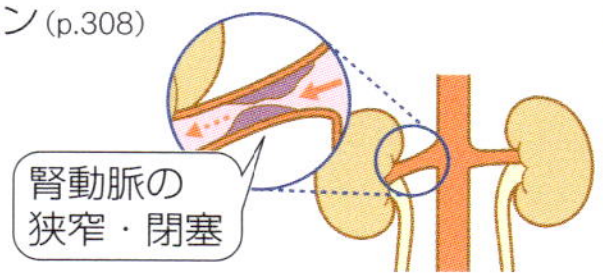
内分泌性高血圧	原発性アルドステロン症(病③p.262)	● 副腎腫瘍または過形成などによってアルドステロン(p.309)が過剰に産生・分泌される疾患. ● 典型例では，低K血症，高血圧などがみられる. ● 近年，従来考えられていたよりも高頻度の二次性高血圧と報告された(高血圧全体の約5%).
内分泌性高血圧	クッシング症候群(病③p.256)	● 下垂体腺腫，副腎腫瘍または過形成，異所性ACTH産生腫瘍などによってコルチゾールが過剰に産生・分泌される疾患. ● クッシング徴候(満月様顔貌，中心性肥満など)，糖尿病，高血圧などがみられる.
内分泌性高血圧	褐色細胞腫，パラガングリオーマ(病③p.278)	● 副腎髄質由来の褐色細胞腫や傍神経節由来のパラガングリオーマにより，カテコールアミンが過剰に産生・分泌される疾患. ● 運動，ストレスなどで誘発される高血圧発作，頭痛，動悸，耐糖能異常などがみられる.
内分泌性高血圧		[その他の疾患] ● 原発性アルドステロン症以外のミネラルコルチコイド過剰症(病③p.269) ● 先端巨大症(病③p.186) ● 甲状腺機能亢進症または低下症(病③p.214)
血管性(脈管性)高血圧		[主な疾患] ● 高安動脈炎(大動脈炎症候群) ● 大動脈縮窄症(病②p.178)
脳・中枢神経系による高血圧		[主な疾患] ● 脳腫瘍，脳・脊髄炎，脳外傷による頭蓋内圧亢進(病⑦p.128) ● 脳幹部血管圧迫
薬剤誘発性高血圧		[主な原因薬剤] ● 非ステロイド性抗炎症薬(NSAIDs) ● カンゾウ(甘草)，グリチルリチン(これらを含む薬剤，漢方薬など)〔病③p.269〕 ● グルココルチコイド(ステロイド)
閉塞性睡眠時無呼吸症候群(OSAS)〔病④p.279〕		● 睡眠中に上気道閉塞が繰り返し出現し，周期的な低酸素血症を生じる疾患. ● 治療抵抗性の高血圧患者が多くみられ，心血管疾患および脳血管疾患の危険因子となる.

- 急性心筋梗塞や急性大動脈解離，高血圧性脳症(p.385)などでは，血圧が高度に上昇し，急速に臓器障害が進行することがあり，直ちに治療する必要がある(高血圧緊急症〔p.384〕).
- 妊娠中の高血圧発症もある(妊娠高血圧症候群〔p.384〕).

[略語] ● 糸球体濾過量／糸球体濾過値(GFR)：glomerular filtration rate　● 副腎皮質刺激ホルモン(ACTH)：adrenocorticotropic hormone　● 非ステロイド性抗炎症薬(NSAIDs)：non－steroidal anti－inflammatory drugs　● 閉塞性睡眠時無呼吸症候群(OSAS)：obstructive sleep apnea syndrome

血圧測定と評価

診察室血圧での分類
成人における血圧値の分類

- 診察室血圧測定で140/90 mmHg以上が高血圧と診断される．

	分類	収縮期血圧（mmHg）		拡張期血圧（mmHg）
正常域血圧	至適血圧	<120	かつ	<80
	正常血圧	120-129	かつ/または	80-84
	正常高値血圧	130-139	かつ/または	85-89
高血圧	Ⅰ度高血圧	140-159	かつ/または	90-99
	Ⅱ度高血圧	160-179	かつ/または	100-109
	Ⅲ度高血圧	≧180	かつ/または	≧110
	(孤立性)収縮期高血圧	≧140	かつ	<90

日本高血圧学会高血圧治療ガイドライン作成委員会 編：高血圧治療ガイドライン 2014：19, 2014（引用改変）

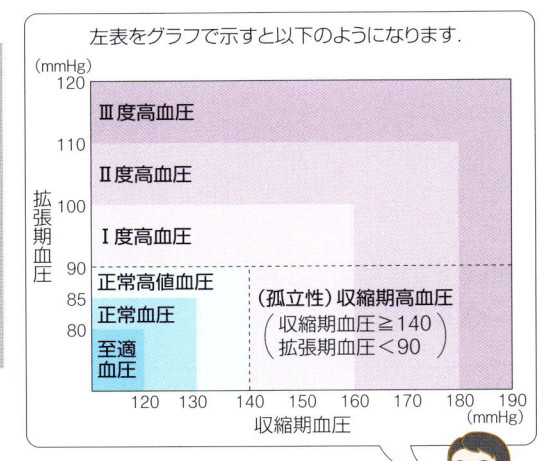

左表をグラフで示すと以下のようになります．

（孤立性）収縮期高血圧
- 収縮期血圧≧140
- 拡張期血圧<90

- 診断には必要に応じて家庭血圧測定または自由行動下血圧測定を行う（次項参照）．
- 至適血圧と比べると，正常血圧，正常高値血圧の順に心血管疾患の発症率が高く，また，正常血圧，正常高値血圧では生涯のうちに高血圧へ移行する確率が高い．

診察室，家庭，自由行動下
血圧測定法の比較

- 血圧測定には，以下の3つの方法があり，高血圧の基準はそれぞれ異なることに注意する．

		高血圧の基準 (mmHg)		測定方法	特徴など
		収縮期血圧	拡張期血圧		
	診察室血圧	140以上	かつ/または 90以上	・水銀血圧計または自動血圧計を用いる． ・1～2分の間隔をおいて複数回測定し，安定した値を示した2回の平均値を血圧値とする．	・血圧は変動しやすいため，再現性に乏しい． ・少なくとも2回以上の異なる機会の血圧値で高血圧を診断すべきである．
診察室外血圧	家庭血圧 (p.379)	135以上	かつ/または 85以上	・上腕カフの自動血圧計を用いる． ・1機会に原則2回測定し，その平均値を血圧値とする． ・朝と晩の2回の測定が必須で，必要に応じて追加する．	・診察室血圧と家庭血圧の間に診断の差がある場合，家庭血圧の診断を優先する． ・血圧の変動性や降圧薬の効果を評価することができる．
	自由行動下血圧 (ABPM) 24時間	130以上	かつ/または 80以上	・測定装置を装着することで血圧が15～30分間隔で自動的に測定される． ・通常，血圧は覚醒（起床）時に高値を示し，睡眠中は低値を示す．	・家庭血圧と同様，血圧の変動性や降圧薬の効果を評価できる． ・装着した日の活動性や睡眠状況が影響することに注意する．
	昼間（平均値）	135以上	かつ/または 85以上		
	夜間	120以上	かつ/または 70以上		

略語 ・自由行動下血圧測定（ABPM）：ambulatory blood pressure monitoring

白衣高血圧，仮面高血圧の診断
血圧測定による高血圧の分類

- 診察室血圧と診察室外血圧（家庭血圧，ABPM）の両者を調べることにより，白衣高血圧や仮面高血圧の診断ができる．

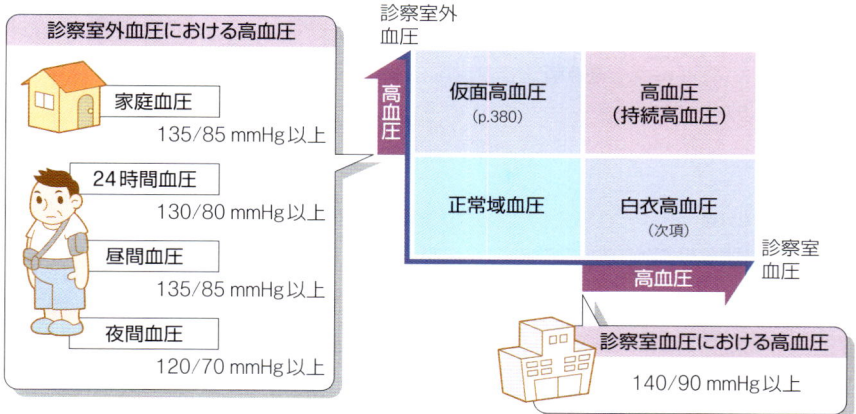

診察室外血圧における高血圧

- 家庭血圧　135/85 mmHg 以上
- 24時間血圧　130/80 mmHg 以上
- 昼間血圧　135/85 mmHg 以上
- 夜間血圧　120/70 mmHg 以上

	診察室血圧 正常域	診察室血圧 高血圧
診察室外血圧 高血圧	仮面高血圧（p.380）	高血圧（持続高血圧）
診察室外血圧 正常域	正常域血圧	白衣高血圧（次項）

診察室血圧における高血圧　140/90 mmHg 以上

診察室外の血圧は正常
白衣高血圧

- 白衣高血圧は，医療機関（診察室）でのみ高血圧を示し，診察室外血圧は正常を示すものである．
- 不安や緊張による精神的ストレスで一時的に血圧が上昇すると考えられ，高齢者で頻度が高く，長期的にみると持続性高血圧に移行するリスクが高い．
- 家庭血圧測定と生活習慣の修正を指導し，経過観察を行う．

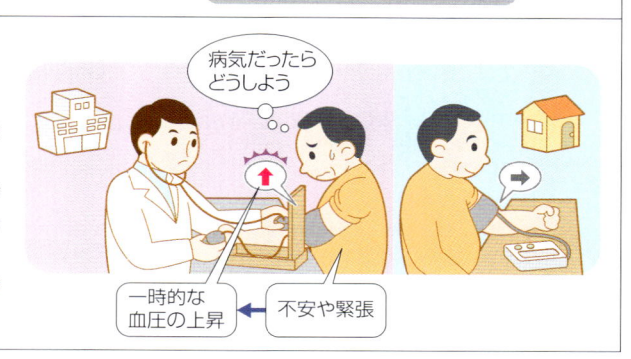

「病気だったらどうしよう」
一時的な血圧の上昇 ← 不安や緊張

SUPPLEMENT
家庭血圧の測定

- 家庭血圧は高血圧の診断や治療効果の評価に重要である．

測定のタイミング
- 朝と晩の2回の測定は必須で，必要に応じて他の機会も追加する．

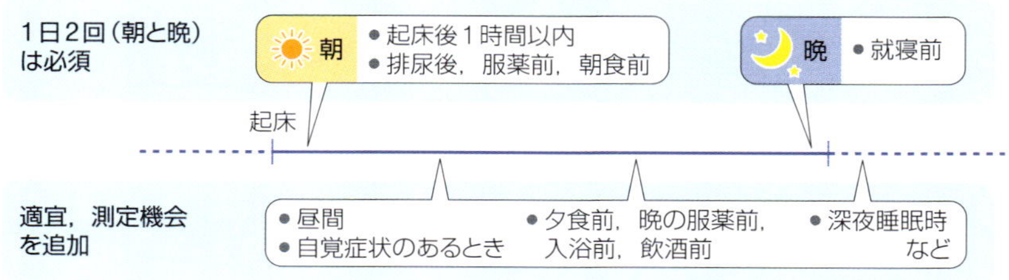

1日2回（朝と晩）は必須
- 朝：起床後1時間以内／排尿後，服薬前，朝食前
- 晩：就寝前

適宜，測定機会を追加
- 昼間
- 自覚症状のあるとき
- 夕食前，晩の服薬前，入浴前，飲酒前
- 深夜睡眠時　など

測定のポイント
- 静かで適当な室温
- 座った状態で1～2分安静にしてから測定
- 上腕血圧計の使用
- カフは心臓と同じ高さにする
- 背もたれのある椅子に脚を組まずに座る
- 厚手の服は脱ぐ（薄いシャツ1枚程度はそのまま）

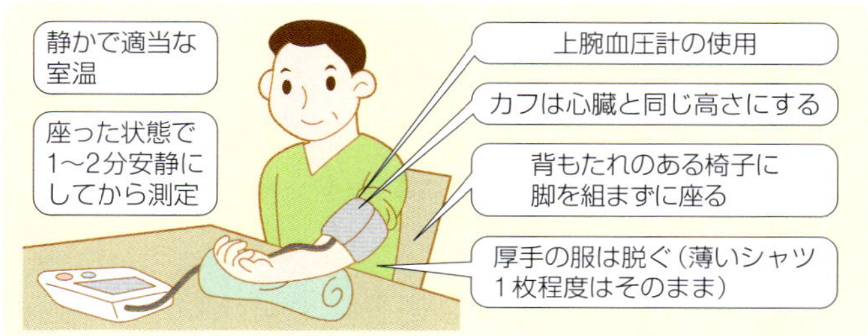

- 一度の測定機会につき原則2回測定し，平均値をとる（1回のみ測定の場合はその血圧値，3回の測定による平均値も可）．
- 記録には全ての測定値を記載する．

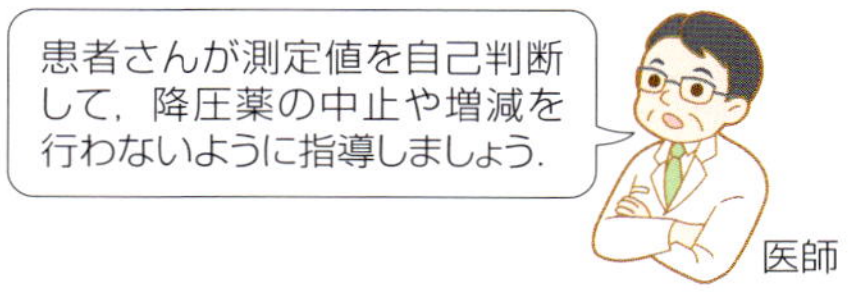

「患者さんが測定値を自己判断して，降圧薬の中止や増減を行わないように指導しましょう．」医師

循環器系の疾患と薬／血圧異常

早朝高血圧，昼間高血圧，夜間高血圧
仮面高血圧

- 仮面高血圧は，医療機関（診察室）では正常域血圧を示し，診察室外血圧で高血圧を示すものである．
- 未治療の仮面高血圧は持続性高血圧と同程度に臓器障害や心血管疾患の発症リスクが高い．

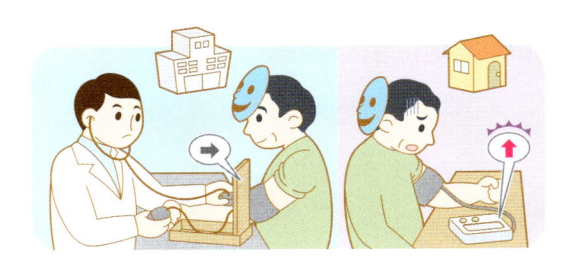

仮面高血圧の分類

早朝高血圧	昼間高血圧	夜間高血圧
● 診察室血圧が正常域血圧（140/90 mmHg未満）で，早朝に測定した家庭血圧の平均値が135/85 mmHg以上を示す． ● 夜間高血圧から移行するタイプと，朝方に急峻に血圧が上昇するサージタイプ（モーニングサージ）がある． ● アルコール，喫煙，寒冷，起立性高血圧，加齢，持続時間の不十分な降圧薬などが関与する．	● 診察室血圧や家庭血圧が正常域でも，ABPMで測定した昼間の時間帯の平均値が135/85 mmHg以上を示す． ● 日中活動時の職場や家庭での精神的ストレスや身体的ストレスが関与する．	● ABPMまたは睡眠時測定可能な家庭血圧計で測定した夜間血圧の平均値が120/70 mmHg以上を示す． ● 正常では夜間血圧は昼間の覚醒時よりも10〜20%低下する（dipper）[*]． ● 正常よりも夜間の血圧低下が少ないタイプをnon-dipper，逆に昼間の覚醒時よりも夜間に血圧上昇を示すタイプをriserと定義する． ● 心不全，腎不全，自律神経障害（起立性低血圧，糖尿病），睡眠時無呼吸症候群などが関与する．

[*]夜間血圧が過度に低下する（昼間よりも20%以上の低下）場合をextreme-dipperとよぶ．

血圧の日内変動例

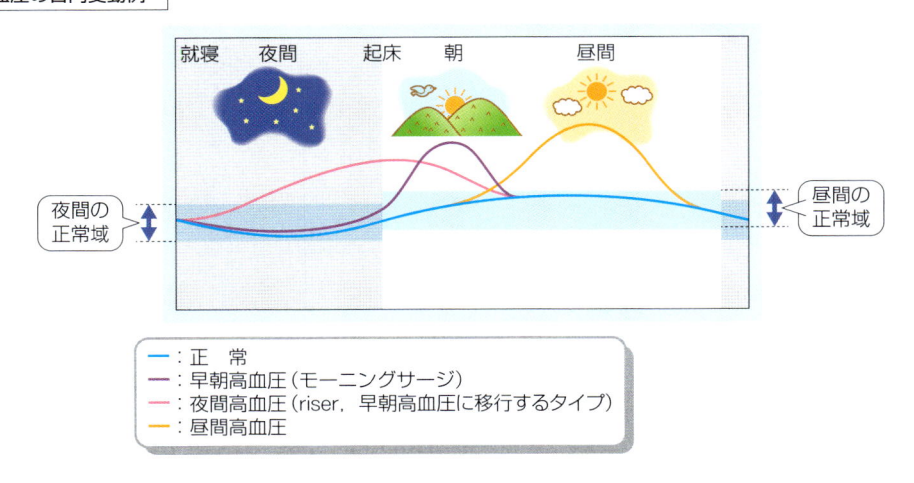

― ：正常
― ：早朝高血圧（モーニングサージ）
― ：夜間高血圧（riser，早朝高血圧に移行するタイプ）
― ：昼間高血圧

- 降圧薬治療は個々の患者の病態と血圧の上昇する時間帯を把握して行う必要がある（例：血圧の1日平均値を下げるための長時間作用型降圧薬の投与，夜間高血圧および早朝高血圧を予防するための就寝前の降圧薬投与）．

略語 ● 自由行動下血圧測定（ABPM）：ambulatory blood pressure monitoring

本態性高血圧

(病②p.293)

intro.：原因の明らかでない高血圧．すなわち，血圧上昇をきたす原因疾患が特定できない高血圧．高血圧患者のうち，約90％を占める．

MINIMUM ESSENCE

原因・誘因
- 遺伝因子，生活習慣（食塩の過剰摂取，運動不足など），加齢 〈発症因子〉

病態生理
- 原因（疾患）が明らかでない血圧上昇が慢性的にみられる．
- 未治療では，脳卒中や心筋梗塞などの心血管疾患発症リスクが高くなる．

症状・所見
- 診察室血圧で 140/90 mmHg 以上が2回以上の異なる機会にみられる．
- 自覚症状は乏しい．

検査・診断
1. 必要に応じて，診察室外血圧（家庭血圧，自由行動下血圧〔ABPM〕）の測定を行って診断を確定する（高血圧基準値は，家庭血圧で平均135/85 mmHg，ABPMで24時間平均130/80 mmHg以上）．
2. 病歴や生活習慣，身体所見，検査所見から以下を調べる．
   a. 二次性高血圧の除外（高血圧をきたす原因疾患がないことを確認）
   b. 高血圧による臓器障害の程度
   c. 心血管疾患やその危険因子，糖尿病，慢性腎臓病（CKD）などの合併症の有無　〈リスクの層別化〉

治療・管理
- まずは生活習慣の修正を指導し，降圧が不十分であれば薬物治療を行う（ただし，高リスク群には直ちに降圧薬治療を開始する）．
1. 生活習慣の修正：減塩などの食事指導，減量，運動，禁煙，節酒 など
2. 薬物治療（降圧薬治療）：Ca拮抗薬，ARB，ACE阻害薬，利尿薬(p.398)，β遮断薬 など
   ※薬剤は患者の病態や合併症を考慮して選択し，単剤または2・3剤の併用を行う(p.387)

【補足事項】
- 家庭血圧や自由行動下血圧は，白衣高血圧(p.379)や仮面高血圧(p.380)，血圧日内変動の診断に有用である．
- 家庭血圧は，治療効果の評価にも役立つため診療上重要であり，その測定値は診察室血圧よりも優先される(p.378)．
- 非薬物療法として腎神経焼灼術がある．

WORDS & TERMS

遺伝性高血圧 [p.381]
高血圧に関与する遺伝子多型や変異が近年は数多く発見されている．その中でも頻度はまれだが血圧上昇への影響が大きい遺伝子異常の一群がある．これを遺伝性高血圧とよぶ．代表的なものにリドル症候群があり，二次性高血圧に位置づけられる．

リドル症候群 [p.381]
腎臓の遠位尿細管上皮に存在するNa⁺チャネルの遺伝子変異・欠損を原因としてNa⁺の再吸収が亢進する．遺伝性高血圧の1つで，常染色体優性遺伝を示す．高血圧，低K血症，代謝性アルカローシスなど原発性アルドステロン症(p.377)に似た症状を呈する．しかし血中Na⁺の上昇によりRAA系は抑制されているため，血中や尿中のアルドステロン値は低下しているのが特徴である．治療は食塩摂取制限．Na⁺チャネルを阻害するトリアムテレン(p.406)の投与が有効である(病⑧p.171)．

腎神経焼灼術 [p.381]
腎動脈まで挿入したカテーテルの先端から高周波を発生させ，血管外膜に局在する神経終末を焼灼する治療法．交感神経を遮断することにより降圧効果を示す．治療抵抗性高血圧の新しい治療法として期待されている．

発症因子
遺伝因子，環境因子，加齢など

- 本態性高血圧は，遺伝因子や環境因子，加齢といった複数の発症因子に，RAA系(p.308)や交感神経系(p.287)などの血圧調節機構の変化が重なって発症すると考えられている（モザイク説）．
- 高血圧の慢性的な持続は，動脈硬化や左室肥大を進行させ，脳卒中や心筋梗塞など重篤な疾患を引き起こすリスクが高くなる(p.382)．

遺伝因子
- 遺伝子多型や遺伝子変異*

加齢
- 動脈硬化，血管の弾性低下

環境因子（生活習慣）
- 食塩の過剰摂取
- 身体活動の低下
- 肥満
- アルコール過剰摂取
- 喫煙　など

*血圧上昇に影響の大きい遺伝子変異の一群を遺伝性高血圧とよぶ．

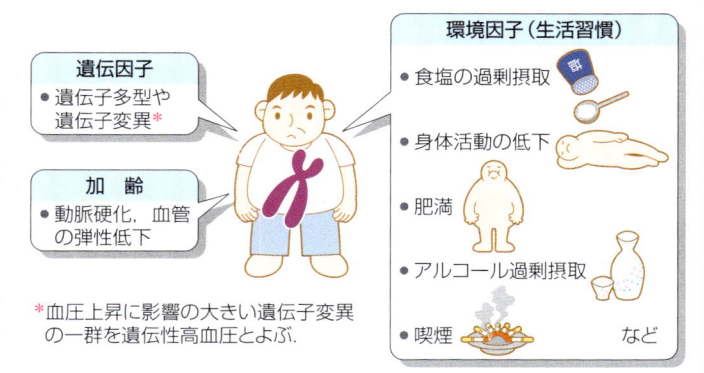

略語
- 慢性腎臓病（CKD）：chronic kidney disease
- アンジオテンシンⅡ受容体拮抗薬（ARB）：angiotensinⅡ receptor blocker
- アンジオテンシン変換酵素（ACE）阻害薬：angiotensin converting enzyme inhibitor
- レニン-アンジオテンシン-アルドステロン（RAA）系：renin-angiotensin-aldosterone system

循環器系の疾患と薬　血圧異常

低，中等，高リスクに層別化する
リスク層別化

- 高血圧患者の予後は，高血圧以外の危険因子と高血圧による臓器障害の程度や心血管病の有無が関与する（表1）．
- 危険因子（予後影響因子）の中でも糖尿病や慢性腎臓病（CKD）のリスクは特に大きい．
- 高血圧の血圧分類（Ⅰ～Ⅲ度）と予後影響因子により，患者を低リスク，中等リスク，高リスクの3段階に層別化する（表2）．
- 個々の患者のリスクに応じて治療を進める (p.383)．

高血圧管理計画のためのリスク層別化に用いる予後影響因子（表1）

A. 心血管病の血圧値以外の危険因子

高齢（65歳以上）

喫煙

脂質異常症[*1]
　低HDLコレステロール血症（<40 mg/dL）
　高LDLコレステロール血症（≧140 mg/dL）
　高トリグリセライド血症（≧150 mg/dL）

肥満（BMI≧25）（特に内臓脂肪型肥満）

メタボリックシンドローム（MetS）

若年（50歳未満）発症の心血管病の家族歴

糖尿病　空腹時血糖≧126 mg/dL
　　　　負荷後血糖2時間値≧200 mg/dL
　　　　随時血糖≧200 mg/dL
　　　　HbA1c≧6.5%（NGSP）

B. 臓器障害/心血管病

脳　　脳出血・脳梗塞
　　　無症候性脳血管障害
　　　一過性脳虚血発作

心臓　左室肥大（心電図，心エコー）
　　　狭心症，心筋梗塞，冠動脈再建術後
　　　心不全

腎臓　蛋白尿・アルブミン尿
　　　低いeGFR[*2]（<60 mL/分/1.73 m^2）
　　　慢性腎臓病（CKD），確立された腎疾患（糖尿病性腎症，腎不全など）

血管　動脈硬化性プラーク
　　　頸動脈内膜中膜複合体厚≧1.1 mm
　　　大血管疾患
　　　末梢動脈疾患（足関節上腕血圧比低値：ABI≦0.9）

眼底　高血圧性網膜症

[*1] 空腹時採血によりLDLコレステロールはFriedewaldの式（TC－HDL－C－TG/5）で計算する．TG 400 mg/dL以上や食後採血の場合にはnonHDL-C（TC－HDL－C）を使用し，その基準はLDL-C＋30 mg/dLとする．

[*2] eGFR（推算糸球体濾過量）は下記の血清クレアチニンを用いた推算式（eGFRcreat）(p.419)で算出するが，筋肉量が極端に少ない場合は，血清シスタチンを用いた推算式（eGFRcys）がより適切である．
eGFRcreat（mL/分/1.73 m^2）＝194×Cr$^{-1.094}$×年齢$^{-0.287}$（女性は×0.739）
eGFRcys（mL/分/1.73 m^2）＝（104×Cys$^{-1.019}$×0.996^{年齢}（女性は×0.929））－8

診察室血圧に基づいた心血管病リスク層別化（表2）

リスク層 （血圧以外の予後影響因子）	Ⅰ度高血圧 140-159/90-99 mmHg	Ⅱ度高血圧 160-179/100-109 mmHg	Ⅲ度高血圧 ≧180/≧110 mmHg
リスク第一層 （予後影響因子〔表1〕がない）	低リスク	中等リスク	高リスク
リスク第二層 （糖尿病以外の1-2個の危険因子，3項目を満たすMetS*のいずれかがある）	中等リスク	高リスク	高リスク
リスク第三層 （糖尿病，CKD，臓器障害/心血管病，4項目を満たすMetS*，3個以上の危険因子のいずれかがある）	高リスク	高リスク	高リスク

*メタボリックシンドローム（MetS）〔病③p.121〕：①肥満（特に内臓脂肪型肥満），②正常高値以上の血圧（130/85 mmHg以上），③空腹時血糖110 mg/dL以上，④脂質異常症，の4項目のうち①を必須とし，②～④中2項目以上を有するもの．

日本高血圧学会高血圧治療ガイドライン作成委員会 編：高血圧治療ガイドライン2014：32-33，2014（引用改変）

略語 ● 慢性腎臓病（CKD）：chronic kidney disease　● 高比重リポ蛋白（HDL）：high-density lipoprotein　● 低比重リポ蛋白（LDL）：low-density lipoprotein　● 体容量指数（BMI）：body mass index　● NGSP：National Glycohemoglobin Standardization Program　● 推算糸球体濾過量（eGFR）：estimated glomerular filtration rate　● 足関節上腕血圧比（ABI）：ankle brachial index

本態性高血圧の治療のながれ
初診時の高血圧管理計画

- 治療の対象は，全ての年齢層の高血圧患者である．
- 高血圧の治療は生活習慣の修正 (p.385) と降圧薬治療 (p.386) からなる．

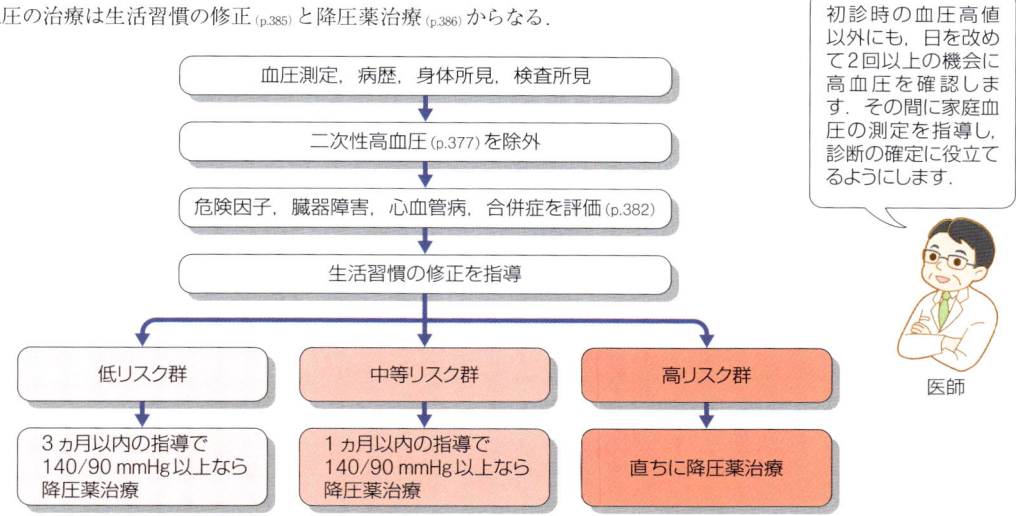

```
血圧測定，病歴，身体所見，検査所見
            ↓
       二次性高血圧 (p.377) を除外
            ↓
  危険因子，臓器障害，心血管病，合併症を評価 (p.382)
            ↓
       生活習慣の修正を指導
       ↓        ↓        ↓
    低リスク群  中等リスク群  高リスク群
       ↓        ↓        ↓
  3ヵ月以内の  1ヵ月以内の   直ちに降圧薬治療
  指導で       指導で
  140/90 mmHg  140/90 mmHg
  以上なら     以上なら
  降圧薬治療   降圧薬治療
```

> 初診時の血圧高値以外にも，日を改めて2回以上の機会に高血圧を確認します．その間に家庭血圧の測定を指導し，診断の確定に役立てるようにします．
>
> 医師

日本高血圧学会高血圧治療ガイドライン作成委員会 編：高血圧治療ガイドライン2014：33, 2014

- 正常高値血圧（130～139/85～89 mmHg）の患者では，生活習慣の修正を指導して高血圧の進展を防ぎ，リスクが高い場合は降圧薬治療を考慮する．

個々の患者で異なる
降圧目標

- 個々の患者で降圧目標は異なり，診察室血圧の目標値は以下のようになる．
- 家庭血圧での目標値は，収縮期血圧・拡張期血圧ともに5 mmHgずつ低い値を目安とする．

	診察室血圧	家庭血圧
若年，中年，前期高齢者（65～74歳）患者	140/90 mmHg未満	135/85 mmHg未満
後期高齢者（75歳以上）患者	150/90 mmHg未満（忍容性があれば140/90 mmHg未満）	145/85 mmHg未満（目安）（忍容性があれば135/85 mmHg未満）
糖尿病患者*	130/80 mmHg未満	125/75 mmHg未満
CKD患者（蛋白尿陽性）*	130/80 mmHg未満	125/75 mmHg未満（目安）
脳血管障害患者** 冠動脈疾患患者	140/90 mmHg未満	135/85 mmHg未満（目安）

*糖尿病，CKDでは130/80 mmHg以上が治療対象となる．
**脳梗塞，脳出血，くも膜下出血の患者の慢性期（発症1ヵ月後）の目標値．超急性期～急性期～亜急性期の高度の血圧上昇に対してはゆるやかな降圧を徐々に行う．

日本高血圧学会高血圧治療ガイドライン作成委員会 編：高血圧治療ガイドライン2014：35, 2014（引用改変）

- 抗血栓薬（抗血小板薬〔アスピリンなど〕，抗凝固薬〔ワルファリンなど〕）(p.324) を服用中の患者では，高血圧は頭蓋内出血の危険因子となるため，厳格な血圧管理を行う必要がある．

循環器系の疾患と薬　血圧異常

→ ● 総コレステロール（TC）：total cholesterol　●トリグリセライド／トリグリセリド（TG）：triglyceride　●メタボリックシンドローム（MetS）：metabolic syndrome

SUPPLEMENT

妊娠高血圧症候群

- 妊娠に関連した高血圧は，高血圧以外に腎症やけいれん発作を伴う場合があり，これらをまとめて妊娠高血圧症候群という（病⑩ p.98）．

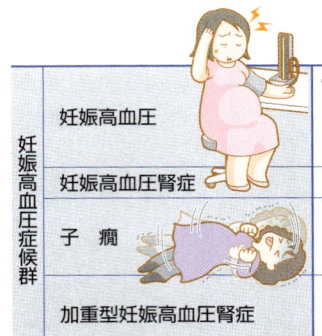

妊娠高血圧症候群	妊娠高血圧	妊娠20週以降に初めて高血圧（収縮期140 mmHg以上または拡張期90 mmHg以上）が発症し，分娩後12週までに正常に回復する．
	妊娠高血圧腎症	妊娠高血圧に蛋白尿を伴うもの．
	子癇	妊娠高血圧にけいれん発作を伴うもの（てんかんや二次性けいれんは除外する）．
	加重型妊娠高血圧腎症	妊娠20週までに高血圧または／かつ蛋白尿があり，20週以降に新たにどちらかが発症または両者が増悪する．

治療の概要

- 通常，160/110 mmHg以上で治療を開始するが，180/120 mmHg以上であれば高血圧緊急症として治療を進める．
- 緊急降圧時や降圧不十分な場合は，注射剤（ニカルジピン，ニトログリセリン，ヒドララジン）の静注も考慮する．
- 子癇に対してはマグネシウム製剤（p.354）を静注投与する．
- ACE阻害薬およびARBは妊婦には原則禁忌で，下記以外のβ遮断薬，Ca拮抗薬は患者に説明の上，医師の責任のもと使用する．

妊婦に使用可能な降圧薬

交感神経抑制薬	血管拡張薬
・メチルドパ (p.50) ・ラベタロール（αβ遮断薬 p.47）	・ヒドララジン (p.386) ・ニフェジピン*（Ca拮抗薬 p.290）

*妊娠20週以降で，長時間作用型の使用が基本．

SUPPLEMENT

高血圧緊急症

- 高血圧緊急症は血圧の高度の上昇（多くは180/120 mmHg以上）によって脳，心臓，腎臓，大血管などに急性の臓器障害が生じ，進行する病態である（病② p.290）．

主な原因疾患
- 高血圧性脳症
- 急性大動脈解離に合併した高血圧
- 肺水腫を伴う高血圧性左心不全
- 重症高血圧を伴う急性心筋梗塞，不安定狭心症
- 褐色細胞腫クリーゼ
- 子癇や重症高血圧を伴う妊娠高血圧症候群
- 脳血管障害
- 乳頭浮腫を伴う加速型−悪性高血圧（p.385）

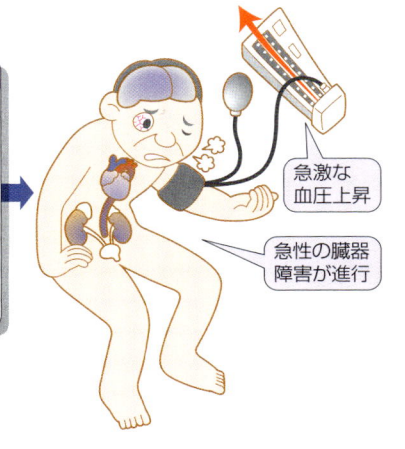

急激な血圧上昇 → 急性の臓器障害が進行

治療の概要

- 入院の上，直ちに静注による降圧薬治療を開始する．
- 急速に降圧すると臓器血流の低下を招くため，緩徐に降圧する．
- 疼痛や不安，興奮の除去も降圧に有効となる．

静注投与する降圧薬（注射剤）

血管拡張薬		交感神経抑制薬
・ニカルジピン (p.290)* ・ジルチアゼム (p.291)	}Ca拮抗薬	・フェントラミン ・プロプラノロール（β遮断薬 p.46）
・ニトログリセリン (p.302) ・ニトロプルシド (p.302)	}硝酸薬	
・ヒドララジン (p.386)*		

*妊婦への投与が可能（有益性がある場合のみ）．

- 血圧の高度な上昇があるが，急性の臓器障害を伴わない場合を高血圧切迫症といい，内服薬を主に使用して数時間以内に降圧を図る．
- 褐色細胞腫（p.377）を除く一過性の血圧上昇（パニック発作や過換気によるものなど）は，緊急治療の対象とはならない．

略語 ・アンジオテンシン変換酵素（ACE）阻害薬：angiotensin converting enzyme inhibitor ・アンジオテンシンⅡ受容体拮抗薬（ARB）：angiotensin Ⅱ receptor blocker

高血圧の治療

WORDS & TERMS

高血圧性脳症 (p.377)
急激または著しい血圧上昇により，脳血流の自動調節能が障害され脳浮腫を生じる病態．最も重篤な高血圧緊急症である．慢性的な高血圧患者では220/110 mmHg以上，正常血圧の患者では160/100 mmHg以上で発症しやすい．悪化する頭痛，悪心・嘔吐，けいれんなどを呈し，適切に治療しなければ，脳出血，意識障害，昏睡に陥る．治療は，降圧薬の静注を開始し，最初の2～3時間で25%程度の降圧を目安として，投与量を調節する（急速な過度の降圧による脳虚血を避けるため）．薬剤は脳への酸素供給を減少させないニカルジピン (p.290) が有用で，ジルチアゼム (p.291) やニトロプルシド (p.302) も使用可能である．頭蓋内圧を上昇させるヒドララジン (p.386) は不適である．

加速型－悪性高血圧 (p.384)
従来は眼底検査の網膜血管の所見で，乳頭浮腫を伴うものを悪性高血圧，出血や滲出性病変を伴うものを加速型高血圧と区別していたが，近年は両者をまとめて加速型－悪性高血圧とよぶ．拡張期血圧が120～130 mmHg以上で，腎機能障害が急速に進行し，放置すると全身症状が急激に増悪して心不全，高血圧性脳症，脳出血などが発症する．高血圧緊急症 (p.384) に準じて治療を行う．病理所見は細動脈の内皮障害，フィブリノイド壊死，増殖性内膜炎を示し，腎臓では悪性腎硬化症（病⑧ p.181）とよばれる．降圧薬治療の普及により近年は発症頻度が減少し，予後も改善している．

高血圧の治療の概要
生活習慣の修正，降圧薬治療

- 高血圧（特に本態性高血圧）の治療は，生活習慣の修正と降圧薬治療からなる．

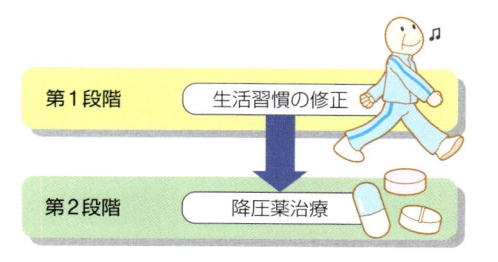

第1段階：生活習慣の修正
↓
第2段階：降圧薬治療

- 降圧薬治療の開始は個々の患者のリスクに応じて決定する (p.382, 383)．
- 二次性高血圧 (p.377) では原因疾患の治療を優先し，高血圧緊急症 (p.384) では直ちに降圧薬治療を開始する．

生活習慣の修正
環境因子をコントロールする

- 生活習慣の修正は高血圧治療の基本であり，降圧薬開始前だけでなく開始後も積極的に行うことが重要である．

食塩制限（減塩）
- 食塩を6 g/日未満に抑える．

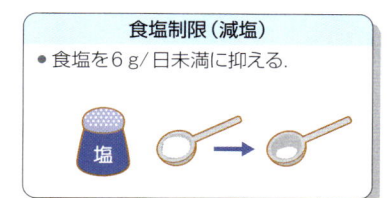

栄養素と食品
- 野菜・果物：積極的摂取*．
- 脂質：魚（魚油）の積極的摂取．
- コレステロールや飽和脂肪酸の摂取を控える．

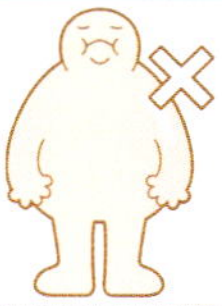

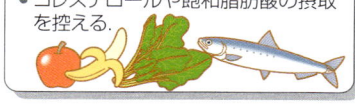

適正体重の維持（減量）
- BMI 25未満を目指す．

$$BMI = \frac{体重(kg)}{[身長(m)]^2}$$

運動
- 心血管疾患のない高血圧患者が対象．
- 速歩などの有酸素運動を中心に定期的（毎日30分以上を目標）に行う．

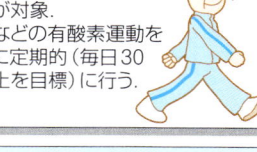

節酒
- エタノールで
  - 男性20～30 mL/日以下**
  - 女性10～20 mL/日以下
  にすべきである．

禁煙
- 禁煙の推進と受動喫煙の防止に努める．

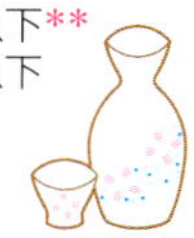

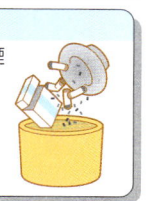

*慢性腎臓病（CKD）患者ではカリウム（K）を多く含む野菜・果物の摂取による高K血症に注意する．糖尿病患者や肥満者では糖分の多い果物の摂取に注意する．
**エタノール20～30 mL 相当は，日本酒1合，ビール中瓶1本，焼酎半合弱，ウィスキー・ブランデーダブル1杯，ワイン2杯弱．

- その他，血圧上昇を避けるために，防寒や適温での入浴などを心がける．

略語 ● 体容量指数（BMI）：body mass index ● 慢性腎臓病（CKD）：chronic kidney disease

循環器系の疾患と薬 / 血圧異常

血圧を低下させる薬物治療
降圧薬治療

- 以下に血圧上昇に働く血圧調節機構(p.287)と主な降圧薬(血圧を低下させる薬物)の作用部位を示す．

※赤字は主要降圧薬．

[図：延髄・循環中枢、交感神経、心臓（$β_1$受容体、Ca^{2+}チャネル）、血管（$α_1$受容体、Ca^{2+}チャネル、AT_1受容体）、副腎（AT_1受容体）、腎臓（アルドステロン受容体、$β_1$受容体）を示し、各部位に作用する降圧薬を示す]

主な降圧薬：
- β遮断薬(p.294)（αβ遮断薬を含む）
- α遮断薬
- Ca拮抗薬(p.290)
- ACE阻害薬(p.311)
- レニン阻害薬(p.310)
- ARB(p.314)
- アルドステロン拮抗薬(p.406)
- 利尿薬(p.398)
  - チアジド系利尿薬*
  - ループ利尿薬
  - K保持性利尿薬(p.406)

作用機序：ノルアドレナリン → 心収縮力↑，心拍出量↑ → 心拍出量↑ → 血圧↑
ノルアドレナリン → 血管収縮 → 末梢血管抵抗↑
RAA系：レニン → アンジオテンシンⅡ → 副腎 → アルドステロン → 体液量↑

*利尿薬の中でも降圧薬として一般的に使用されることが多い．長期的な使用により末梢血管抵抗を下げる作用も示す．

- 上記以外の降圧薬に，中枢性交感神経抑制薬（メチルドパ，グアナベンズ，クロニジン）(p.50)，ヒドララジンがある．

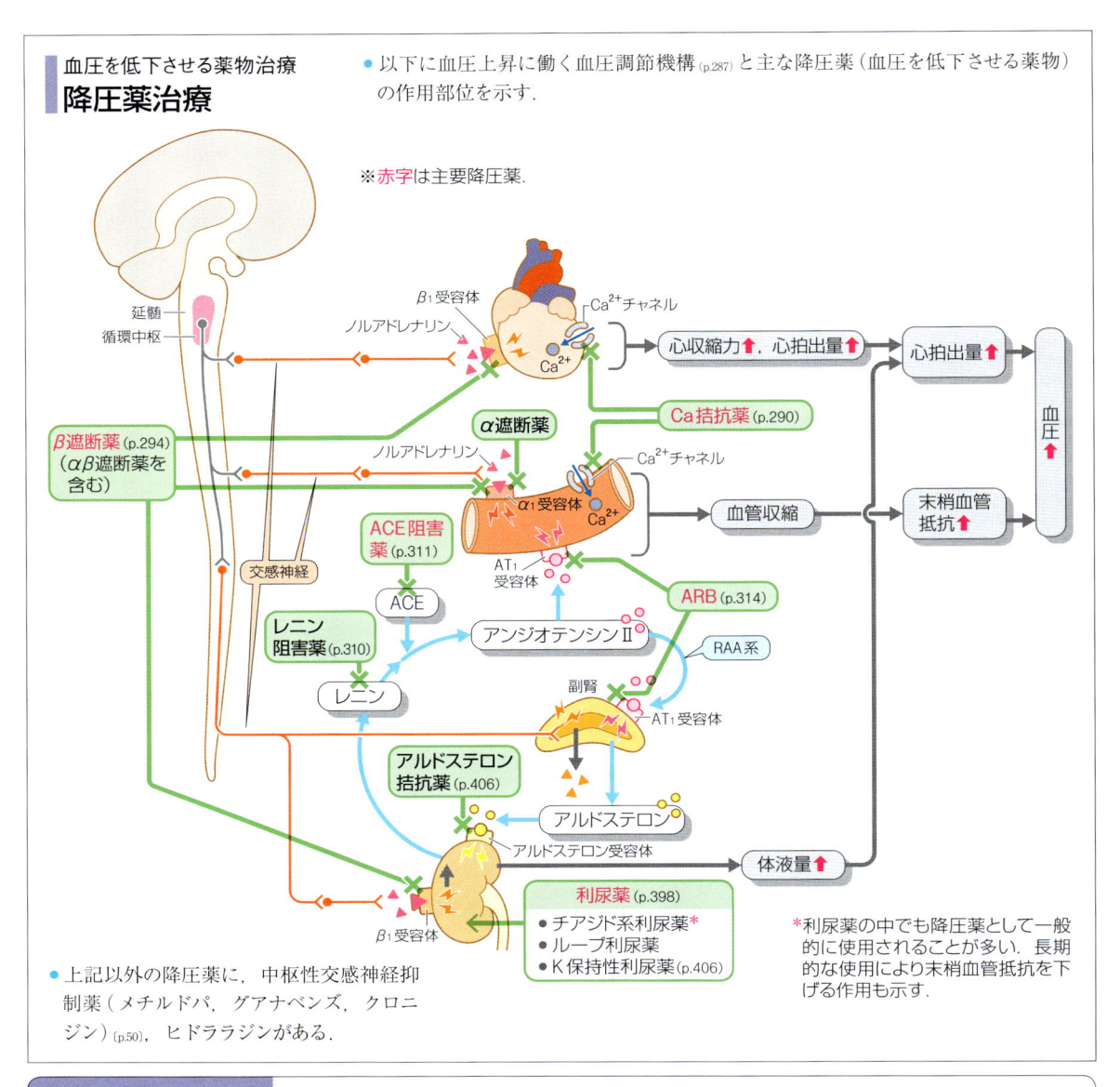

SUPPLEMENT
ヒドララジン

- ヒドララジンは，血管平滑筋に直接作用して血管拡張に働き，速効性の降圧作用を示す薬で，主に妊娠高血圧症候群に対して用いられる．

ヒドララジン塩酸塩
[構造式：HN-NH₂ フタラジン環 ・HCl]

投与経路	●内服　●注射
作　用	●血管拡張 ➡ 血圧低下（降圧）作用
適　応	●本態性高血圧症*　●妊娠高血圧症候群(p.384)　●高血圧緊急症(p.384)
禁　忌	●虚血性心疾患　●大動脈弁狭窄，僧帽弁狭窄および拡張不全 ●高度の頻脈および高心拍出性心不全　●肺高血圧症による右心不全 ●解離性大動脈瘤　●頭蓋内出血急性期　●本剤の成分に過敏症の既往歴
副作用 (★：重大)	●SLE様症状★　●劇症肝炎★，肝炎★，肝機能障害★，黄疸★　●うっ血性心不全★，狭心症発作誘発★ ●麻痺性イレウス★　●頭痛　●動悸，頻脈　●浮腫　など

*副作用が多いため，通常の高血圧治療薬としてはほとんど用いられない．

略語 ●ジヒドロピリジン(DHP)：dihydropyridine　●アンジオテンシン変換酵素(ACE)阻害薬：angiotensin converting enzyme inhibitor　●アンジオテンシン変換酵素(ACE)：angiotensin converting enzyme　●アンジオテンシンⅡ受容体拮抗薬(ARB)：angiotensin Ⅱ receptor blocker　●レニン・アンジオテンシン・アルドステロン(RAA)系：renin-angiotensin-aldosterone system　●全身性エリテマトーデス(SLE)：systemic lupus erythematosus　商品名【血管拡張薬】●ヒドララジン塩酸塩：アプレゾリン（散，錠，注）

積極的適応,禁忌,慎重投与
主要降圧薬の特徴

- 主要降圧薬とは,Ca拮抗薬,ARB,ACE阻害薬,利尿薬(少量投与),β遮断薬であり,個々の患者での積極的適応(使用が推奨されるもの)や禁忌,慎重投与となる病態,合併症の有無により選択する.
- 積極的適応がない場合,第一選択薬はCa拮抗薬,ARB,ACE阻害薬,利尿薬の中から選択する.

		Ca拮抗薬 (p.290)	ARB (p.314)	ACE阻害薬 (p.311)	チアジド系利尿薬 (p.404)	β遮断薬 (p.294)
積極的適応	左室肥大	●	●	●		
	心不全		●*1	●*1	●	●*1
	頻脈	●*2				●
	狭心症	●				●*3
	心筋梗塞後		●	●		●
	CKD 蛋白尿(−)	●	●	●	●	
	CKD 蛋白尿(+)		●	●		
	脳血管障害慢性期	●	●	●	●	
	糖尿病,メタボリックシンドローム		●	●		
	骨粗鬆症				●	
	誤嚥性肺炎			●		
禁忌 (詳細は各薬剤の項を参照)		●徐脈(非ジヒドロピリジン系)	●妊娠 ●高K血症	●妊娠 ●血管神経性浮腫 ●高K血症 ●特定の膜を用いるアフェレーシス・血液透析	●低K血症	●喘息 ●高度徐脈
慎重投与		●心不全	●腎動脈狭窄症*4	●腎動脈狭窄症*4	●痛風 ●妊娠 ●耐糖能異常	●耐糖能異常 ●閉塞性肺疾患 ●末梢動脈疾患

*1 少量から開始し,注意深く漸増する.　*2 非ジヒドロピリジン系Ca拮抗薬が積極的適応.
*3 冠攣縮性狭心症(p.364)には注意.　*4 両側性腎動脈狭窄の場合は,原則禁忌.

日本高血圧学会高血圧治療ガイドライン作成委員会 編:高血圧治療ガイドライン2014:46,2014(引用改変)

併用で降圧効果が高まる
併用療法

- 降圧薬の投与は基本的に単剤から開始するが,降圧が不十分であれば,増量または他の降圧薬を併用する.
- 降圧目標の達成のためには,2〜3剤の併用が必要となる場合が多い.

降圧薬の使い方

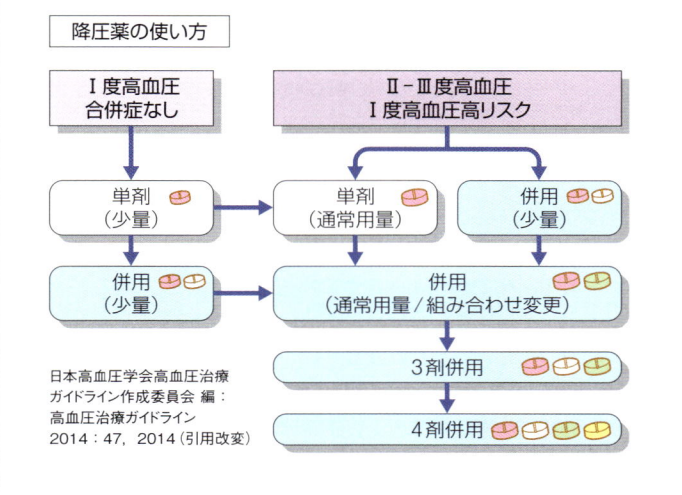

I度高血圧 合併症なし
→ 単剤(少量)
→ 併用(少量)

II-III度高血圧 I度高血圧高リスク
→ 単剤(通常用量) または 併用(少量)
→ 併用(通常用量/組み合わせ変更)
→ 3剤併用
→ 4剤併用

日本高血圧学会高血圧治療ガイドライン作成委員会 編:高血圧治療ガイドライン2014:47,2014(引用改変)

2剤の併用(推奨される組み合わせ)

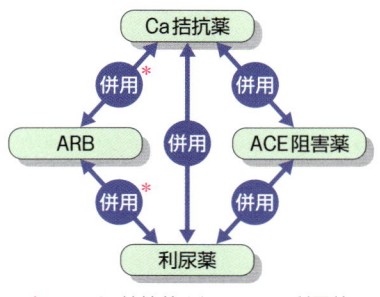

Ca拮抗薬 ⇔ ARB ⇔ ACE阻害薬 ⇔ 利尿薬(相互に併用)

*ARB+Ca拮抗薬またはARB+利尿薬の配合剤も使用できる.

日本高血圧学会高血圧治療ガイドライン作成委員会 編:高血圧治療ガイドライン2014:48,2014(引用改変)

略語 ● 慢性腎臓病(CKD):chronic kidney disease

低血圧

WORDS & TERMS

ショック (p.388)
何らかの原因により全身性に血行動態が悪化し、末梢の臓器・組織の血流が低下して機能不全に陥った状態. 血圧低下をはじめとして、意識障害, 尿量減少, 代謝性アシドーシス, ショックの5P（蒼白, 虚脱, 脈拍触知不能, 冷汗, 呼吸不全）など末梢循環不全の所見がみられる. 迅速に適切な診断と治療を行うことが重要で, ショック状態が遷延すれば多臓器不全から死に至る可能性が高い. ショックは血行動態（前負荷, 心拍出量, 後負荷〔末梢血管抵抗〕）から, 循環血液量減少性ショック, 心原性ショック, 血管閉塞性ショック, 血液分布不均衡性ショックに大別される.

循環血液量減少性ショック (p.388)
循環血液量または血漿量の漏出や喪失により生じるショック. 外傷, 大動脈瘤破裂, 消化管出血などの出血, 膵炎, 下痢, 嘔吐, 熱傷などが原因となる.

血管閉塞性ショック (p.388)
血流の物理的な閉塞により生じるショック. 肺血栓塞栓症, 心タンポナーデ, 緊張性気胸などが原因で生じる.

血液分布不均衡性ショック (p.388)
急激な血管拡張により有効循環血液量が低下して生じるショックで, 他のショックとは異なり末梢血管抵抗の低下を特徴とする（他のショックでは交感神経の亢進により末梢血管が収縮し, 末梢血管抵抗は上昇する). 敗血症性ショック（主にグラム陰性菌または菌体成分が原因）, アナフィラキシーショック（食物, 虫刺などによるアレルギー反応が原因）, 神経原性ショック（脊髄損傷, 脊髄麻酔などによる交感神経の遮断が原因）がある.

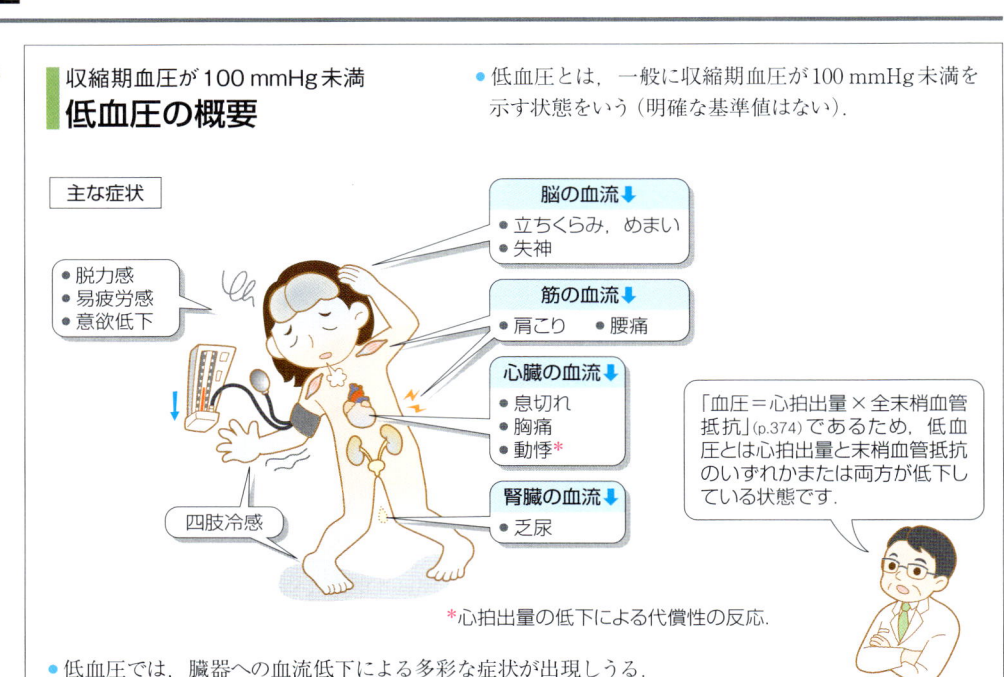

低血圧の概要
収縮期血圧が100 mmHg未満

- 低血圧とは、一般に収縮期血圧が100 mmHg未満を示す状態をいう（明確な基準値はない）.

主な症状
- 脱力感
- 易疲労感
- 意欲低下
- 四肢冷感

脳の血流↓
- 立ちくらみ, めまい
- 失神

筋の血流↓
- 肩こり ・腰痛

心臓の血流↓
- 息切れ
- 胸痛
- 動悸*

腎臓の血流↓
- 乏尿

「血圧＝心拍出量×全末梢血管抵抗」(p.374)であるため、低血圧とは心拍出量と末梢血管抵抗のいずれかまたは両方が低下している状態です.（医師）

*心拍出量の低下による代償性の反応.

- 低血圧では、臓器への血流低下による多彩な症状が出現しうる.
- 自覚症状がなく、無症状で経過する患者も多い（特に本態性低血圧）.
- 重度の低血圧が急激に生じるとショック（末梢循環不全）を引き起こす.

低血圧の分類
本態性と二次性, 起立性

- 原因の有無により本態性低血圧と二次性（症候性）低血圧に分けられる.
- 立位での血圧低下が生じるものは起立性低血圧とよばれる.

原因による分類		概　要
	本態性低血圧	・明らかな原因がないもの. ・生活習慣や精神・心理面の影響が考えられる. ・ほとんどが無症状である.
	二次性（症候性）低血圧	・原因が特定できるもの. **主な原因** ・自律神経障害（糖尿病, パーキンソン病などの中枢神経疾患, 加齢〔高齢〕） ・循環血漿量の低下（出血, 脱水など） ・心拍出量の低下（心不全）をきたす心肺疾患 ・薬物（降圧薬, 抗うつ薬, 抗精神病薬など）
	起立性低血圧	・臥位から立位への体位変換（起立時）で3分以内に血圧低下（収縮期血圧20 mmHg以上, 拡張期血圧で10 mmHg以上の血圧低下）がみられるもの. ・起立時は重力により血液が下半身に集まるが, 正常であれば調節機構（主に圧受容体反射による交感神経亢進）(p.287)が働き血圧は維持される. ・起立性低血圧患者では, 多くは自律神経障害（上記参照）により調節機構が働かない状態にある.

立位　臥位　血圧➡　血圧↓

- 上記の他、食後に血圧低下が生じる食事性低血圧も知られている.

生活上の管理が主な治療
低血圧の治療

- 低血圧の原因が特定できる場合（二次性低血圧）には，原因に対する対処・治療が優先される（例：原因薬物の中止・変更）．
- 低血圧に対しては，生活上の管理（生活習慣の改善など）が主な治療となり，薬物療法は症状が持続しQOLが損なわれる場合に併用される．

生活上の管理

- 十分な睡眠，規則正しい食事や排便の習慣，適度な運動など生活リズムをつくる．
- 水分や塩分を多めに摂取する（脱水の回避）．
- 大量発汗，入浴，アルコール摂取，食事後などの血圧低下に注意する．
- ゆっくりした体位変換を心がける（急に立ち上がらない）．
- 弾性ストッキングの着用．
- めまいなどの症状が出たときには，坐位で足を組む，身体を前傾するなどで症状を改善する．

薬物療法

- 低血圧の症状改善のため，以下の薬物を投与することがある．

分類	一般名		作用	
交感神経刺激薬	ドロキシドパ	(p.170)	ノルアドレナリン前駆物質であり，体内でノルアドレナリンとして作用	→ 血管収縮 → 血圧↑
	エチレフリン	(p.31)	$α_1$, $β_1$受容体の刺激	
	ミドドリン	(p.34)	$α_1$受容体の刺激	
	アメジニウム	(p.40)	ノルアドレナリン再取り込みの抑制	
ステロイド	フルドロコルチゾン (薬②)		合成ミネラルコルチコイドとして作用 → Na^+・水の貯留，体液量↑ → 血圧↑	

- ショック(p.388)に対する昇圧薬としては，アドレナリン(p.31)，ノルアドレナリン(p.31)やドパミン，ドブタミン(p.36)の他，上記のミドドリン，エチレフリンも用いられる．

SUPPLEMENT
心原性ショック

- ショック(p.388)のうち，心ポンプ機能の低下により末梢循環不全に陥ったものが心原性ショック（重症の急性心不全）であり，原因として急性心筋梗塞が最も多い．

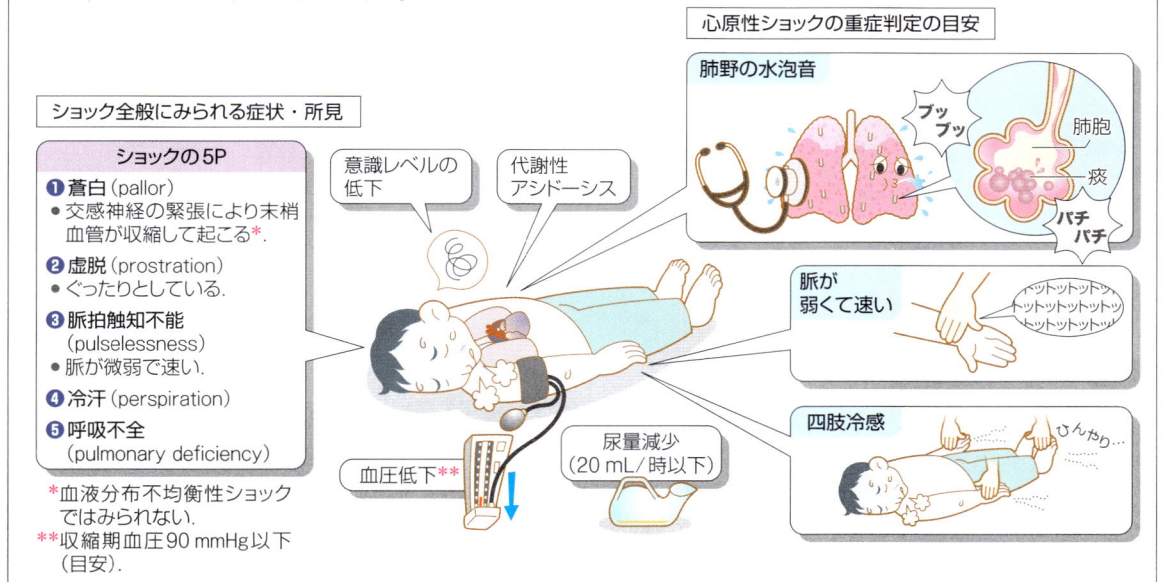

心原性ショックの重症判定の目安
- 肺野の水泡音
- 脈が弱くて速い
- 四肢冷感

ショック全般にみられる症状・所見

ショックの5P
1. 蒼白 (pallor)
   - 交感神経の緊張により末梢血管が収縮して起こる*．
2. 虚脱 (prostration)
   - ぐったりとしている．
3. 脈拍触知不能 (pulselessness)
   - 脈が微弱で速い．
4. 冷汗 (perspiration)
5. 呼吸不全 (pulmonary deficiency)

その他：意識レベルの低下，代謝性アシドーシス，血圧低下**，尿量減少（20 mL/時以下）

*血液分布不均衡性ショックではみられない．
**収縮期血圧90 mmHg以下（目安）．

- 治療は，原因疾患に対する治療（例：急性心筋梗塞に対するPCI），血行動態を改善するための薬物治療（急性心不全の薬物治療(p.337)）を行い，必要に応じて機械的な補助循環法(p.339)を行う．

略語 ●生活の質（QOL）：quality of life ●経皮的冠〔状〕動脈インターベンション（PCI）：percutaneous coronary intervention

その他の循環器疾患

監修 赤石 誠

WORDS & TERMS

三尖弁疾患
三尖弁狭窄症（TS）や三尖弁閉鎖不全症（TR）がある．三尖弁のみの障害はまれで，他の弁膜症と合併する連合弁膜症（2つ以上の弁で弁膜症が生じている状態）であることが多い（病②p.188）．

肺動脈弁疾患
肺動脈弁狭窄症（PS）〔病②p.160〕や肺動脈弁閉鎖不全症（PR）〔病②p.188〕がある．PSはほとんどが先天性（先天性心疾患）である．

リウマチ性弁膜症 [p.390]
A群β溶血性連鎖球菌（溶連菌）の上気道感染に続発する全身性の炎症性疾患をリウマチ熱〔病⑥p.158〕といい，心臓においては弁膜炎・心内膜炎，心膜炎，心筋炎を生じうる（リウマチ性心疾患）．弁膜炎は僧帽弁や大動脈弁で生じることが多く，リウマチ熱罹患から数十年後に弁変性による狭窄症や閉鎖不全症をきたす．

弁置換術 [p.390]
弁膜症で機能不全に陥った弁を人工弁で置換する手術．弁を切除した後，弁輪に人工弁を縫着する．

人工弁 [p.390]
人工弁には，全て人工素材でつくられた機械弁と，生物から採取した組織を材料とした生体弁とがある．さらに生体弁には，患者自身の弁を別の部位に取り付ける「自己生体弁」，ヒトの死体から採取して処理する「同種生体弁」，ブタの大動脈やウシの心膜から作成した「異種生体弁」がある．機械弁は耐久性が高いが血栓を生じやすいため，置換後はワルファリンによる抗凝固療法が必要である．異種生体弁は耐久性には劣るが，抗凝固療法は原則不要である（病②p.189）．

狭窄症，閉鎖不全症
弁膜症

- 後天性弁膜症は，生まれつきの心臓の異常（先天性心疾患）による弁膜症を除く全ての弁膜症であり，ほとんどが僧帽弁疾患と大動脈弁疾患である．
- 後天性弁膜症の原因は，リウマチ性（リウマチ熱の後遺症），弁変性，虚血性心疾患，腱索断裂，感染など様々である．

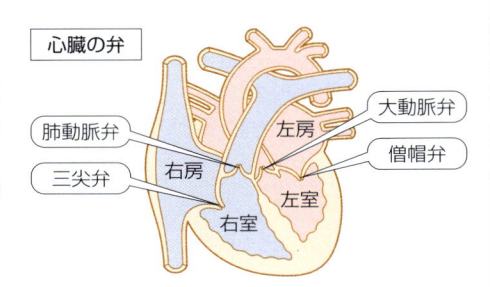

心臓の弁：肺動脈弁，三尖弁，右房，右室，大動脈弁，左房，僧帽弁，左室

主な後天性弁膜症

	大動脈弁疾患	
	大動脈弁狭窄症（AS）〔病②p.190〕	大動脈弁閉鎖不全症（AR）〔病②p.194〕
病態	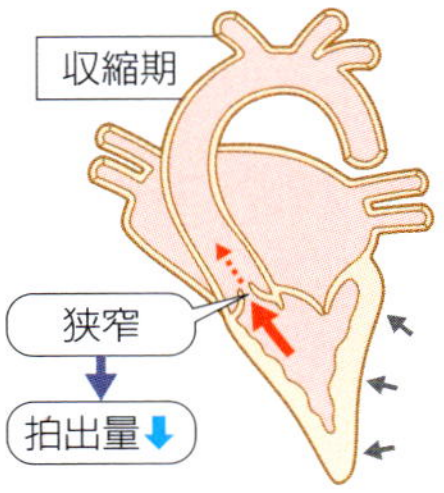 収縮期／狭窄／拍出量↓ ・大動脈弁口の狭窄により，収縮期に左室から大動脈への血液の駆出が障害される．	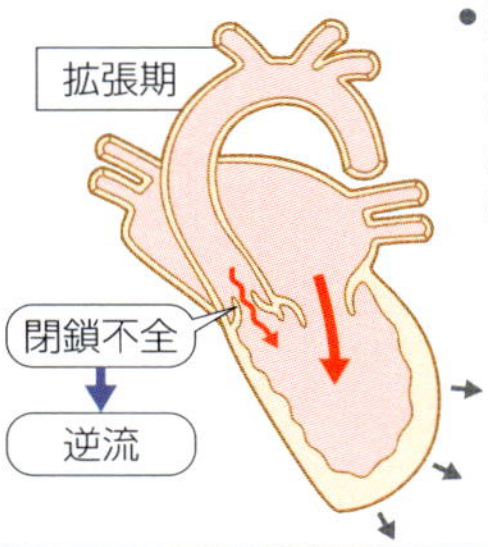 拡張期／閉鎖不全／逆流 ・拡張期に大動脈弁が完全に閉鎖しないために，大動脈から左室内へ血液が逆流する．
非薬物治療	・大動脈弁置換術（AVR） ・経皮的バルーン大動脈弁切開術（BAV） ・経カテーテル的大動脈弁置換術（TAVI）	・大動脈弁置換術（AVR） ・大動脈弁形成術（AVP）

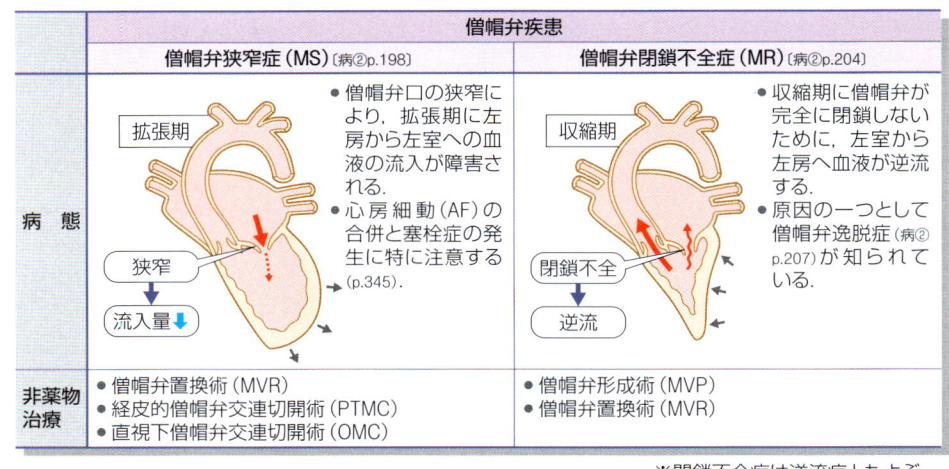

	僧帽弁疾患	
	僧帽弁狭窄症（MS）〔病②p.198〕	僧帽弁閉鎖不全症（MR）〔病②p.204〕
病態	拡張期／狭窄／流入量↓ ・僧帽弁口の狭窄により，拡張期に左房から左室への血液の流入が障害される． ・心房細動（AF）の合併と塞栓症の発生に特に注意する（p.345）．	収縮期／閉鎖不全／逆流 ・収縮期に僧帽弁が完全に閉鎖しないために，左室から左房へ血液が逆流する． ・原因の一つとして僧帽弁逸脱症〔病②p.207〕が知られている．
非薬物治療	・僧帽弁置換術（MVR） ・経皮的僧帽弁交連切開術（PTMC） ・直視下僧帽弁交連切開術（OMC）	・僧帽弁形成術（MVP） ・僧帽弁置換術（MVR）

※閉鎖不全症は逆流症ともよぶ．

- 合併症（併発する病態・疾患）に，心不全，心房細動，塞栓症，感染性心内膜炎（p.391）がある．
- 表中のカテーテル治療または外科手術が根本治療となる．
- 薬物治療は，対症療法として心不全に対する利尿薬などの投与，血栓予防のための抗凝固療法が必要に応じて行われる．

略語 ●大動脈弁狭窄〔症〕（AS）：aortic〔valve〕stenosis ●大動脈弁閉鎖不全〔症〕（AR）：aortic〔valve〕regurgitation／aortic〔valve〕insufficiency ●僧帽弁狭窄〔症〕（MS）：mitral〔valve〕stenosis ●僧帽弁閉鎖不全〔症〕（MR）：mitral〔valve〕regurgitation／mitral〔valve〕insufficiency ●三尖弁狭窄〔症〕（TS）：tricuspid〔valve〕stenosis ●三尖弁閉鎖不全〔症〕（TR）：tricuspid〔valve〕regurgitation／tricuspid〔valve〕insufficiency ●肺動脈弁狭窄〔症〕（PS）：pulmonary〔valve〕stenosis／pulmonic〔valve〕stenosis

心血管系の構造異常
先天性心疾患

- 先天性心疾患は，発生過程での心血管系の構造異常や発達障害が原因で，出生後に循環異常をきたす様々な疾患の総称であり，全新生児の約1％でみられる（病②p.140）．
- 右心系と左心系に交通（シャント〔短絡〕）を生じる疾患が多い．
- 出生後すぐにチアノーゼや心不全の症状が出現して手術が必要となる例や，発育に支障がなく小児～成人以降に発見される例まで，程度は様々である．

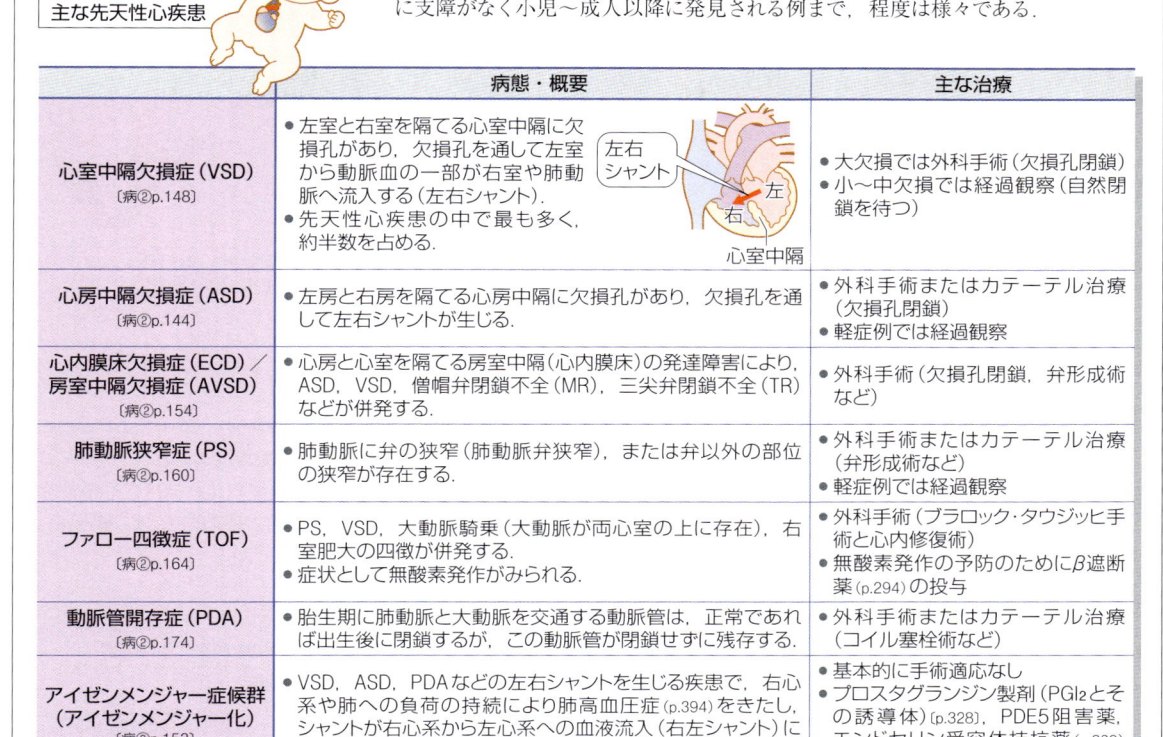

主な先天性心疾患

	病態・概要	主な治療
心室中隔欠損症（VSD）〔病②p.148〕	・左室と右室を隔てる心室中隔に欠損孔があり，欠損孔を通して左室から動脈血の一部が右室や肺動脈へ流入する（左右シャント）． ・先天性心疾患の中で最も多く，約半数を占める．	・大欠損では外科手術（欠損孔閉鎖） ・小～中欠損では経過観察（自然閉鎖を待つ）
心房中隔欠損症（ASD）〔病②p.144〕	・左房と右房を隔てる心房中隔に欠損孔があり，欠損孔を通して左右シャントが生じる．	・外科手術またはカテーテル治療（欠損孔閉鎖） ・軽症例では経過観察
心内膜床欠損症（ECD）／房室中隔欠損症（AVSD）〔病②p.154〕	・心房と心室を隔てる房室中隔（心内膜床）の発達障害により，ASD，VSD，僧帽弁閉鎖不全（MR），三尖弁閉鎖不全（TR）などが併発する．	・外科手術（欠損孔閉鎖，弁形成術など）
肺動脈狭窄症（PS）〔病②p.160〕	・肺動脈に弁の狭窄（肺動脈弁狭窄），または弁以外の部位の狭窄が存在する．	・外科手術またはカテーテル治療（弁形成術など） ・軽症例では経過観察
ファロー四徴症（TOF）〔病②p.164〕	・PS，VSD，大動脈騎乗（大動脈が両心室の上に存在），右室肥大の四徴が併発する． ・症状として無酸素発作がみられる．	・外科手術（ブラロック・タウジッヒ手術と心内修復術） ・無酸素発作の予防のためにβ遮断薬（p.294）の投与
動脈管開存症（PDA）〔病②p.174〕	・胎生期に肺動脈と大動脈を交通する動脈管は，正常であれば出生後に閉鎖するが，この動脈管が閉鎖せずに残存する．	・外科手術またはカテーテル治療（コイル塞栓術など）
アイゼンメンジャー症候群（アイゼンメンジャー化）〔病②p.153〕	・VSD，ASD，PDAなどの左右シャントを生じる疾患で，右心系や肺への負荷の持続により肺高血圧症（p.394）をきたし，シャントが右心系から左心系への血液流入（右左シャント）に変化した状態．	・基本的に手術適応なし ・プロスタグランジン製剤（PGI₂とその誘導体）（p.328），PDE5阻害薬，エンドセリン受容体拮抗薬（p.329）の投与

- 薬物治療は，対症療法として心不全に対する利尿薬の投与などが行われる．
- 疾患・病態によっては動脈管の開存を維持するためにプロスタグランジン製剤のPGE₁（p.328）を投与する場合があり，一方，PDAでは動脈管の閉鎖を促すためにインドメタシン（NSAIDsの一つで，PGE₁合成を阻害する）を投与する場合がある．
- 上記の他，バルサルバ洞動脈瘤（病②p.186），修正大血管転位，エプスタイン奇形（病②p.159），大動脈縮窄症（病②p.178），冠動脈瘻，大動脈弁二尖弁，右室二腔症などが内科診療で遭遇する頻度が高い疾患である．

SUPPLEMENT

感染性心内膜炎（IE）

- 感染性心内膜炎（IE）は，心内膜や弁膜，大血管膜に疣腫（感染を伴う血栓の塊）を形成し，敗血症をきたす疾患である（病②p.210）．
- 弁膜症や先天性心疾患，人工弁での弁置換術後（p.390）の患者に好発する．
- 発熱をはじめとする多彩な症状がみられ，弁膜の破壊（弁膜症の悪化）や心不全，疣腫の遊離（血流に乗って飛散）による塞栓症などの合併症を引き起こす．
- 治療は適切な抗菌薬の投与を行う．

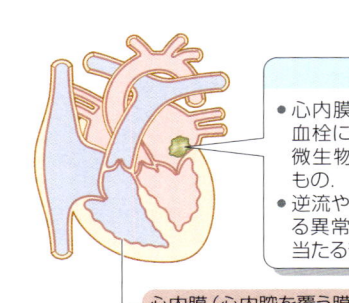

疣腫
- 心内膜の損傷部に生じた血栓に細菌などの病原性微生物が付着・増殖したもの．
- 逆流や狭窄，シャントによる異常な血流が心内膜に当たる部位で生じやすい．

→ ・肺動脈弁閉鎖不全〔症〕（PR）：pulmonary〔valve〕regurgitation／pulmonary〔valve〕insufficiency ・心室中隔欠損〔症〕（VSD）：ventricular septal defect ・心房中隔欠損〔症〕（ASD）：atrial septal defect ・心内膜床欠損〔症〕（ECD）：endocardial cushion defect ・房室中隔欠損〔症〕（AVSD）：atrioventricular septal defect ・肺動脈狭窄〔症〕（PS）：pulmonary artery stenosis ・ファロー四徴症（TOF）：tetralogy of Fallot ・動脈管開存〔症〕（PDA）：patent ductus arteriosus ・感染性心内膜炎（IE）：infective endocarditis

WORDS & TERMS

急性心筋炎 [p.331]
ウイルス，リケッチア，真菌などの感染症，化学物質・薬物等の原因により心筋の炎症を生じ，急性の経過で心筋壊死と心機能低下をきたす疾患．心不全や不整脈などを引き起こし，重症例では心肺停止に陥る．心電図のST変化や心筋壊死所見（心筋トロポニンT[p.369]など心筋傷害マーカーの上昇）等，心筋梗塞に類似した所見がみられる．特異的な治療法はないが，適切な対症療法を行って急性期を乗り越えれば予後は良好である（病②p.226）．

心膜液貯留 [p.392]
心膜腔には正常で15～50 mLの心膜液が存在し，心運動を円滑にしている．心膜腔への出血，心膜炎，悪性腫瘍などを原因として，正常量を超える心膜液が貯留した状態を心膜液貯留という．心膜液の貯留により心室の拡張障害をきたしたものを心タンポナーデとよぶ．緩徐な貯留であれば心膜の伸展が生じるため拡張障害を起こしにくい．一方，急速に貯留すると少量でも心タンポナーデを引き起こす（病②p.234）．

肺血栓塞栓症 [p.394]
深部静脈血栓症（DVT）で生じた血栓が飛散し，血流に乗って肺動脈を閉塞する疾患．突然の呼吸困難，胸痛を引き起こす．手術後や長期臥床などDVTが発生しやすい状況の後，運動を開始したときに好発する．飛行機などでの長時間坐位の後の発症は，旅行者血栓症（エコノミークラス症候群）として知られている．治療は発症時の呼吸循環管理が重要で，必要に応じて血栓溶解療法をあわせて行う（病②p.277, 病④p.266）．

拡張型，肥大型，拘束型など
心筋症

- 心筋症とは，心筋の変性によって心機能障害（心不全）をきたす疾患群の総称である．
- DCM, HCM, RCMは，明らかな原因がなく心筋の変性を生じるもの（特発性心筋症）として診断され，難病に指定されている．
- 近年は，心筋の遺伝子異常が多く発見されている．

	拡張型心筋症（DCM）	肥大型心筋症（HCM）	拘束型心筋症（RCM）
病態・概要	・左室内腔の拡張，心室の収縮障害が生じる． ・心不全に進行しやすい．	・心室の肥厚，拡張障害が生じる． ・収縮機能は正常． ・左室流出路閉塞を伴うものを閉塞性肥大型心筋症（HOCM）とよぶ．	・心室の肥厚を伴わず，心室の硬化により拡張障害を生じる． ・収縮機能は正常．
主な治療	・心不全の治療（p.336）を中心に，合併する不整脈の治療，塞栓症の予防（抗凝固療法）を行う． ・心不全の薬物療法として，β遮断薬（p.294），ACE阻害薬（p.311），ARB（p.314）などを投与する． ・進行例では，補助人工心臓や心臓移植を考慮する．		
	・外科手術（左室縮小術など）を行う場合もある．	・HOCMでは，シベンゾリンやジソピラミド（p.296）の投与も有効． ・外科手術（心室切除など）を行う場合もある．	

- 上記の他，不整脈原性右室心筋症（病②p.229），たこつぼ心筋症（病②p.228）などが知られている．
- 原因疾患から二次的に生じた心筋症は特定心筋症とよばれる．心疾患の程度以上に高度な心機能異常がみられた場合の虚血性心筋症，弁膜症性心筋症，高血圧心筋症の他，代謝性疾患，膠原病，中毒によるものなど様々な原因により生じる．
- 心筋疾患には心筋症の他に，心筋炎（病②p.226），心臓腫瘍（病②p.241）がある．

心膜炎，心タンポナーデなど
心膜疾患

- 心膜は漿膜性心膜と線維性心膜からなり，心臓と大血管の基部を包んでいる．
- 心膜腔には，心膜液（漿液）が正常で15～50 mL存在し，心臓の潤滑の拍動に役立っている．
- 心膜に異常をきたす主な心膜疾患に以下のものがある．

	病態・概要	主な治療
心タンポナーデ（病②p.234）	・心膜液貯留により心膜腔内圧が上昇し，心室の拡張障害を生じる． ・急性心不全，ショックを引き起こしうるため，早急な処置が必要である． ・大動脈解離，急性心筋梗塞，外傷による急性出血や，心膜炎などが原因となる．	・心膜穿刺による排液（心嚢ドレナージ）を早急に行う． ・心膜切開による排液（心膜開窓術）や，緊急手術による血腫除去が必要な場合もある． ・原因疾患の治療も同時に行う．
急性心膜炎（病②p.231）	・心膜に急性炎症を生じる． ・特発性（原因不明）がほとんどで，その中にはウイルス性が多く含まれると考えられる． ・悪性腫瘍や自己免疫疾患，放射線治療などによる続発性心膜炎もある．	・NSAIDs（p.132）の投与で多くは軽快する． ・難治例では，コルヒチン（薬②）やステロイド（薬②）を投与する場合もある．
収縮性心膜炎（病②p.238）	・心膜の慢性的な炎症により，心膜の線維性肥厚，癒着，ときに石灰化が生じ，心室の拡張障害をきたす． ・拡張障害により心拍出量の低下や右心不全を引き起こす． ・特発性やウイルス性，結核性の他，放射線術後や心臓手術後に続発することもある．	・心膜剥離術が根本的な治療である． ・心不全症状には，利尿薬投与や塩分制限などを行う．

略語 ● 拡張型心筋症（DCM）：dilated cardiomyopathy ● 肥大型心筋症（HCM）：hypertrophic cardiomyopathy ● 閉塞性肥大型心筋症（HOCM）：hypertrophic obstructive cardiomyopathy ● 拘束型心筋症（RCM）：restrictive cardiomyopathy ● アンジオテンシン変換酵素（ACE）阻害薬：angiotensin converting enzyme inhibitor ● アンジオテンシンII受容体拮抗薬（ARB）：angiotensin II receptor blocker ● 非ステロイド性抗炎症薬（NSAIDs）：non-steroidal anti-inflammatory drugs

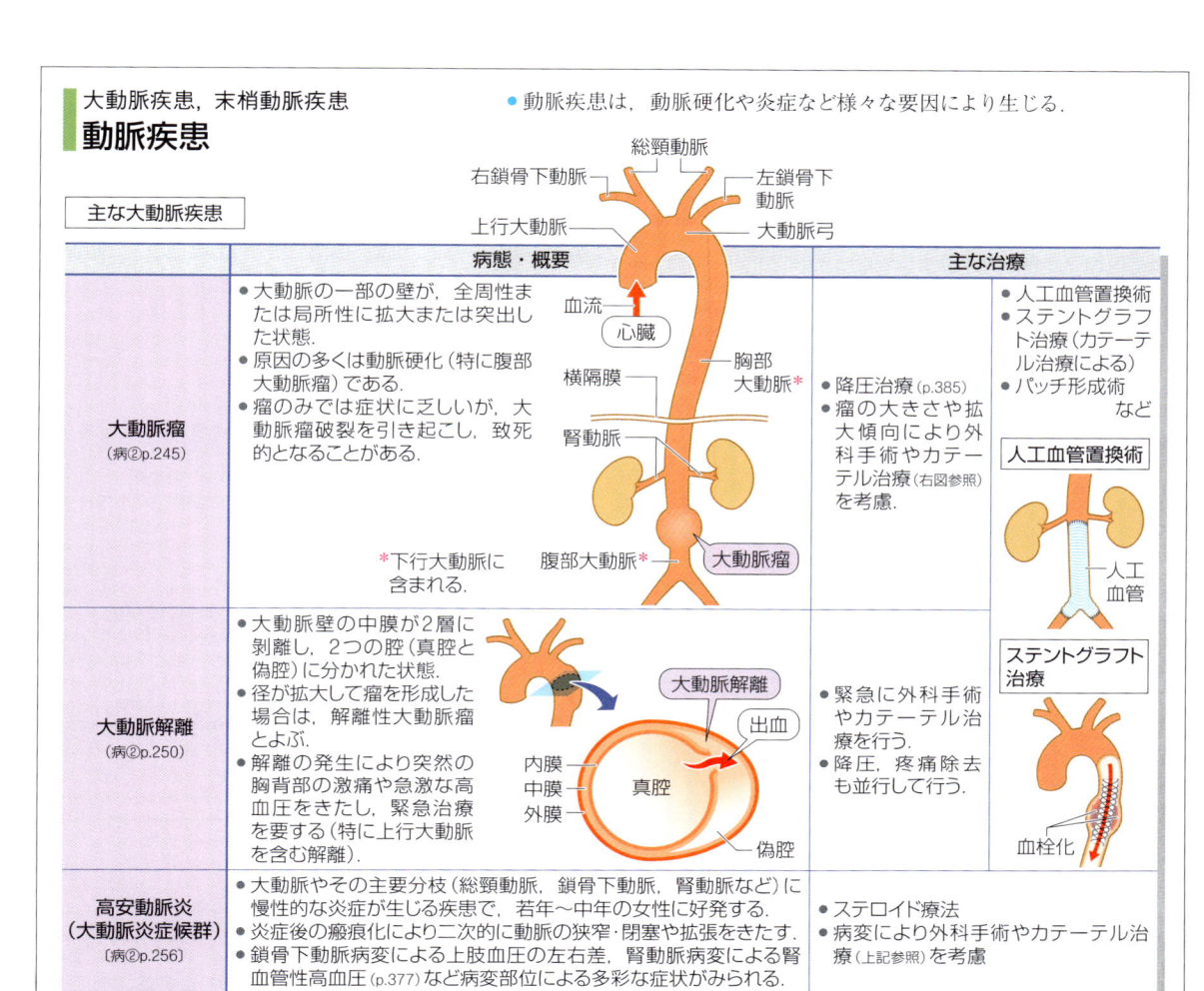

大動脈疾患, 末梢動脈疾患
動脈疾患

- 動脈疾患は, 動脈硬化や炎症など様々な要因により生じる.

主な大動脈疾患

		病態・概要	主な治療
大動脈瘤 〔病②p.245〕		・大動脈の一部の壁が, 全周性または局所性に拡大または突出した状態. ・原因の多くは動脈硬化(特に腹部大動脈瘤)である. ・瘤のみでは症状に乏しいが, 大動脈瘤破裂を引き起こし, 致死的となることがある. *下行大動脈に含まれる.	・降圧治療(p.385) ・瘤の大きさや拡大傾向により外科手術やカテーテル治療(右図参照)を考慮. ・人工血管置換術 ・ステントグラフト治療(カテーテル治療による) ・パッチ形成術 など
大動脈解離 〔病②p.250〕		・大動脈壁の中膜が2層に剥離し, 2つの腔(真腔と偽腔)に分かれた状態. ・径が拡大して瘤を形成した場合は, 解離性大動脈瘤とよぶ. ・解離の発生により突然の胸背部の激痛や急激な高血圧をきたし, 緊急治療を要する(特に上行大動脈を含む解離).	・緊急に外科手術やカテーテル治療を行う. ・降圧, 疼痛除去も並行して行う.
高安動脈炎 (大動脈炎症候群) 〔病②p.256〕		・大動脈やその主要分枝(総頸動脈, 鎖骨下動脈, 腎動脈など)に慢性的な炎症が生じる疾患で, 若年〜中年の女性に好発する. ・炎症後の瘢痕化により二次的に動脈の狭窄・閉塞や拡張をきたす. ・鎖骨下動脈病変による上肢血圧の左右差, 腎動脈病変による腎血管性高血圧(p.377)など病変部位による多彩な症状がみられる.	・ステロイド療法 ・病変により外科手術やカテーテル治療(上記参照)を考慮

主な末梢動脈疾患

		病態・概要	主な治療
急性動脈閉塞症 〔病②p.263〕		・上肢や下肢の末梢動脈で血栓や塞栓症(p.345)により血流が突然途絶した状態. ・患部の疼痛, 蒼白, 運動障害, 知覚障害をきたし, 放置すれば患部は壊死する.	・ヘパリン(p.326)静注 ・早急に血行再建術(カテーテルによる血栓除去術など)
慢性動脈閉塞症	閉塞性動脈硬化症(ASO) 〔病②p.266〕	・下肢の動脈硬化により慢性的な虚血に陥る. ・中年以降の男性に好発する. ・間欠跛行(歩行中に下肢の痛み・疲労感が増強, 休めば再び歩行可能)がみられ, 進行すると患肢の安静時疼痛や潰瘍, 壊死に至る. ・近年は, 末梢動脈疾患(PAD)のほとんどがASO患者であるため, PADとASOは同義に扱われることも多い.	・運動療法 ・動脈硬化の危険因子(糖尿病, 高血圧など)の是正 ・必要に応じてシロスタゾール(p.325), アスピリン(低用量)(p.325), ベラプロスト(p.328)などの投与 ・鎮痛薬(NSAIDsなど)による疼痛緩和 ・血行再建術も考慮
	閉塞性血栓血管炎(TAO) 〔バージャー病〕 〔病②p.268〕	・下肢や上肢の遠位部(主に膝下や肘下)の中小動脈に血栓性炎症を生じ, 動脈の狭窄・閉塞, 血栓形成により虚血に陥る. ・男性(30〜40歳代の発症), 喫煙者に多い. ・ASOと同様, 間欠跛行がみられ, 進行すると患肢の安静時疼痛や潰瘍, 壊死に至る.	・禁煙が重要

- 上記の他, 動静脈瘻(病②p.244), レイノー症候群(病②p.261), 末梢動脈瘤(病②p.261)などがある.

→ ・深部静脈血栓〔症〕(DVT):deep venous thrombosis ・閉塞性動脈硬化症(ASO):arteriosclerosis obliterans ・末梢動脈疾患(PAD):peripheral arterial disease ・閉塞性血栓血管炎(TAO)/バージャー病:thromboangiitis obliterans/Buerger's disease

■静脈瘤，血栓症，リンパ浮腫など
静脈・リンパ管疾患

- 静脈およびリンパ管の主な疾患を以下に示す．

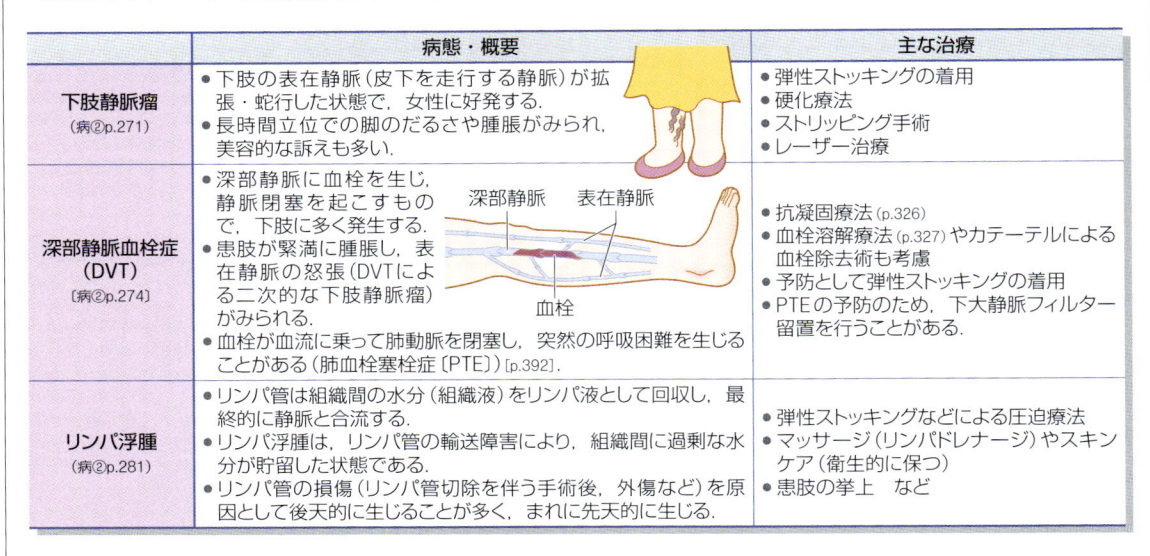

	病態・概要	主な治療
下肢静脈瘤 〔病②p.271〕	・下肢の表在静脈（皮下を走行する静脈）が拡張・蛇行した状態で，女性に好発する． ・長時間立位での脚のだるさや腫脹がみられ，美容的な訴えも多い．	・弾性ストッキングの着用 ・硬化療法 ・ストリッピング手術 ・レーザー治療
深部静脈血栓症 （DVT） 〔病②p.274〕	・深部静脈に血栓を生じ，静脈閉塞を起こすもので，下肢に多く発生する． ・患肢が緊満に腫脹し，表在静脈の怒張（DVTによる二次的な下肢静脈瘤）がみられる． ・血栓が血流に乗って肺動脈を閉塞し，突然の呼吸困難を生じることがある（肺血栓塞栓症〔PTE〕）[p.392]．	・抗凝固療法 (p.326) ・血栓溶解療法 (p.327) やカテーテルによる血栓除去術も考慮 ・予防として弾性ストッキングの着用 ・PTEの予防のため，下大静脈フィルター留置を行うことがある．
リンパ浮腫 〔病②p.281〕	・リンパ管は組織間の水分（組織液）をリンパ液として回収し，最終的に静脈と合流する． ・リンパ浮腫は，リンパ管の輸送障害により，組織間に過剰な水分が貯留した状態である． ・リンパ管の損傷（リンパ管切除を伴う手術後，外傷など）を原因として後天的に生じることが多く，まれに先天的に生じる．	・弾性ストッキングなどによる圧迫療法 ・マッサージ（リンパドレナージ）やスキンケア（衛生的に保つ） ・患肢の挙上　など

- 上記の他に，上大静脈症候群〔病②p.278〕，下大静脈症候群〔病②p.280〕，リンパ管炎，リンパ節炎などがある．

SUPPLEMENT

肺高血圧症

- 肺高血圧症とは，肺動脈圧の上昇を認める病態の総称であり，原因は心疾患や肺疾患など様々である〔病④p.253〕．

肺動脈性肺高血圧症（PAH）
- 特発性PAH（IPAH）〔原因不明のもの〕
- 遺伝性PAH（HPAH）
- 薬物・毒物誘発性PAH
- 各種疾患に伴うPAH*

左心性心疾患
- 左心不全
- 弁膜症　など

肺疾患and/or低酸素血症
- COPD
- 間質性肺疾患　など

慢性血栓塞栓性肺高血圧症（CTEPH）〔病④p.271〕

その他

↓
❶ 肺高血圧（肺動脈圧↑）
↓
❷ 右心負荷・右心不全

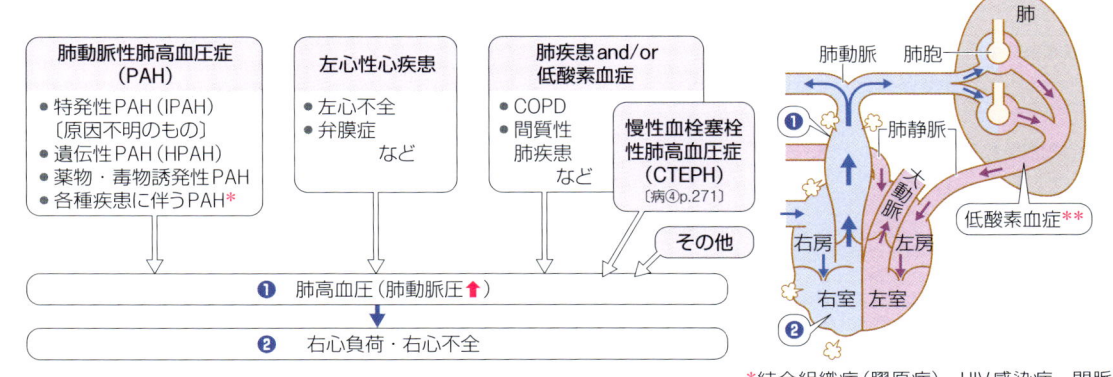

*結合組織病（膠原病），HIV感染症，門脈肺高血圧症，先天性心疾患，住血吸虫症
**原因疾患によるが，多くは低酸素血症を示す．

- 肺動脈性肺高血圧症（PAH）は，左心系の圧上昇を伴わない肺高血圧症の一群であり，特発性PAH（IPAH）と遺伝性PAH（HPAH）は，従来「原発性肺高血圧」とよばれた．
- PAH（特にIPAH，HPAH）の薬物治療として，プロスタグランジン製剤（PGI₂とその誘導体〔エポプロステノール，ベラプロスト〕）[p.328]，エンドセリン受容体拮抗薬（ボセンタン，アンブリセンタン）[p.329]，PDE5阻害薬（シルデナフィル，タダラフィル）[p.329] が有用である．

略語 ● 深部静脈血栓〔症〕（DVT）：deep venous thrombosis　● 肺血栓塞栓〔症〕（PTE）：pulmonary thromboembolism　● 肺動脈性肺高血圧〔症〕（PAH）：pulmonary arterial hypertension　● 特発性肺動脈性肺高血圧〔症〕（IPAH）：idiopathic pulmonary arterial hypertension　● 遺伝性肺動脈性肺高血圧症（HPAH）：heritable pulmonary arterial hypertension　● 慢性閉塞性肺疾患（COPD）：chronic obstructive pulmonary disease　● 慢性血栓塞栓性肺高血圧症（CTEPH）：chronic thromboembolic pulmonary hypertension

腎・泌尿器系の疾患と薬

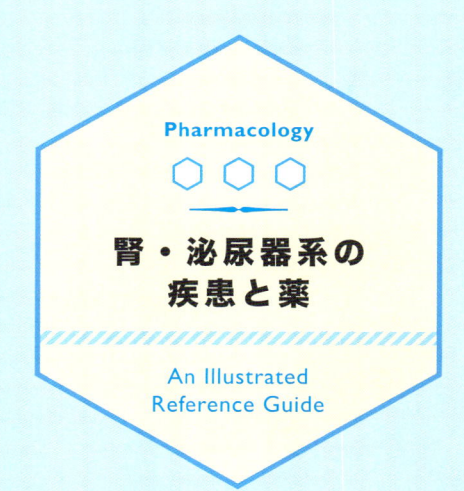

Pharmacology

An Illustrated Reference Guide

利尿薬

監修
和田健彦

尿生成

(病⑧p.51)

WORDS & TERMS

ATPase [p.397]
ATP（アデノシン三リン酸）を加水分解する酵素の総称．生体では，その際発生するエネルギーを用いて，物質の能動輸送などを行っている．

浸透圧 [p.397]
水は半透膜を介して溶質の濃度の低い方から高い方へと移動する．このとき水の移動を阻止するために溶液に加わる力を浸透圧という．

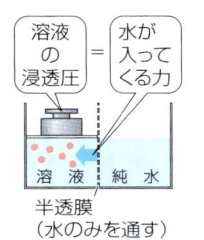

溶液の浸透圧 ＝ 水が入ってくる力

溶液　純水
半透膜
（水のみを通す）

尿生成の場となる 腎臓の構造

- 成人の腎臓は，長さ約10 cm，幅約5 cm，重さ約100 gのソラマメ型の器官で，左右一対（2個）存在する．
- 尿は腎臓で生成され，尿管を通過して膀胱に貯留され，尿道を経て体外へ排泄される．
- 腎臓における尿生成の機能単位をネフロンといい，原尿を生成する腎小体（糸球体，ボウマン嚢）と原尿の成分を調節する尿細管で構成されている．
- 尿細管は近位尿細管，ヘンレループ，遠位尿細管，集合管の4つの分節に分けられる．

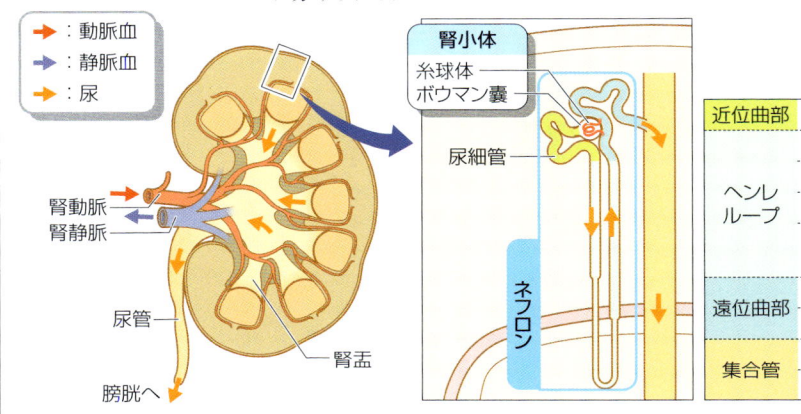

左腎・縦断面
→：動脈血
→：静脈血
→：尿

腎動脈
腎静脈
尿管
腎盂
膀胱へ

腎小体
糸球体
ボウマン嚢
尿細管

ネフロン

近位曲部	近位曲尿細管
ヘンレループ	近位直尿細管
	細い下行脚
	細い上行脚
	太い上行脚（遠位直尿細管）
遠位曲部	遠位曲尿細管
	結合尿細管
集合管	皮質集合管
	髄質集合管

濾過・再吸収・分泌により生成される 尿生成の概要

- 腎血流の約1/5は糸球体で濾過され原尿となる．
- 原尿は血漿とほぼ同じ組成のまま，ボウマン嚢を経て尿細管へと移動する．
- 尿細管において体内に必要な物質を尿中から血中に回収（再吸収）したり，逆に血中から尿中へ物質を排泄（分泌）したりすることで最終的な尿へとその組成を変化させていく．

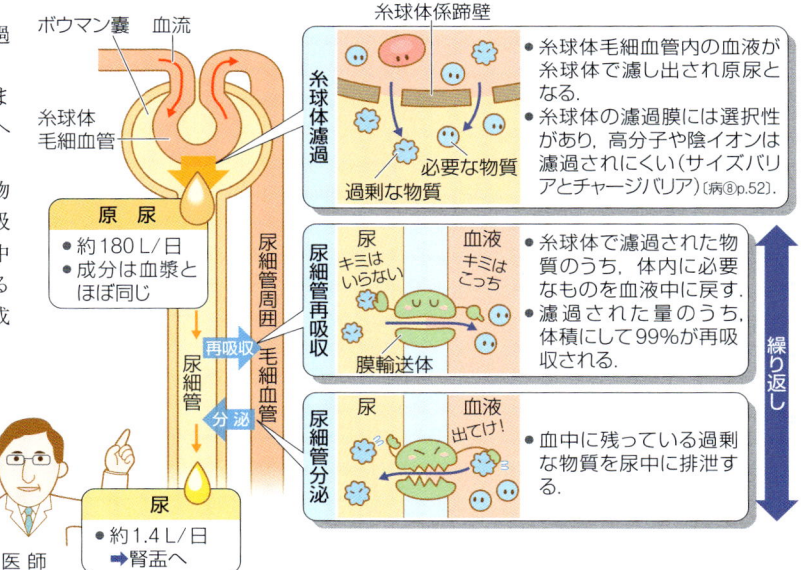

糸球体での濾過は大ざっぱなので，生体内の体液バランスを保つには尿細管での再吸収・分泌が不可欠です．最初にざっくり濾過した後，再吸収・分泌を繰り返して本当に不要な物質を吟味していくのです．
医師

ボウマン嚢　血流
糸球体毛細血管

原尿
- 約180 L/日
- 成分は血漿とほぼ同じ

尿細管周囲毛細血管
尿細管
再吸収
分泌

尿
- 約1.4 L/日
→腎盂へ

糸球体係蹄壁
糸球体濾過
必要な物質
過剰な物質
- 糸球体毛細血管内の血液が糸球体で濾し出され原尿となる．
- 糸球体の濾過膜には選択性があり，高分子や陰イオンは濾過されにくい（サイズバリアとチャージバリア）〔病⑧p.52〕．

尿細管再吸収
尿 キミはいらない
血液 キミはこっち
膜輸送体
- 糸球体で濾過された物質のうち，体内に必要なものを血液中に戻す．
- 濾過された量のうち，体積にして99％が再吸収される．

尿細管分泌
尿
血液 出てけ！
- 血中に残っている過剰な物質を尿中に排泄する．

繰り返し

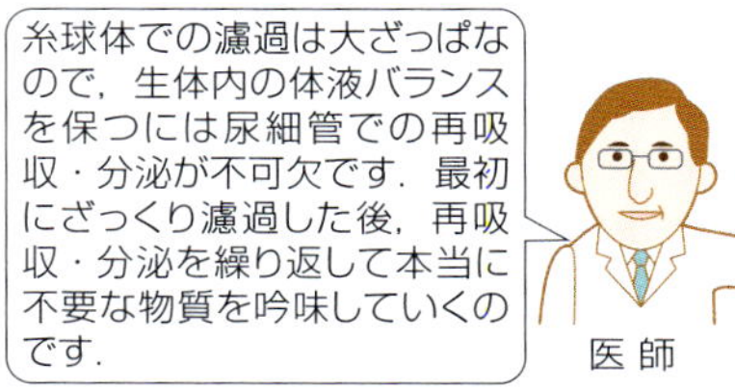

略語 ● アデノシン三リン酸（ATP）：adenosine triphosphate

部位によって機能が大きく異なる
尿細管各部位の働き・特徴

- 尿生成をするうえで，尿細管の部位ごとに機能が異なる．
- まず近位尿細管において，グルコースやアミノ酸をはじめ，体内に必要な物質の大半の再吸収を済ませる．
- その後ヘンレループの下行脚では水が再吸収され，上行脚〜遠位曲尿細管ではNa^+を中心とした物質が再吸収される．
- 最後に，集合管でホルモン（アルドステロン，バゾプレシン）による水・電解質の最終調整が行われる．

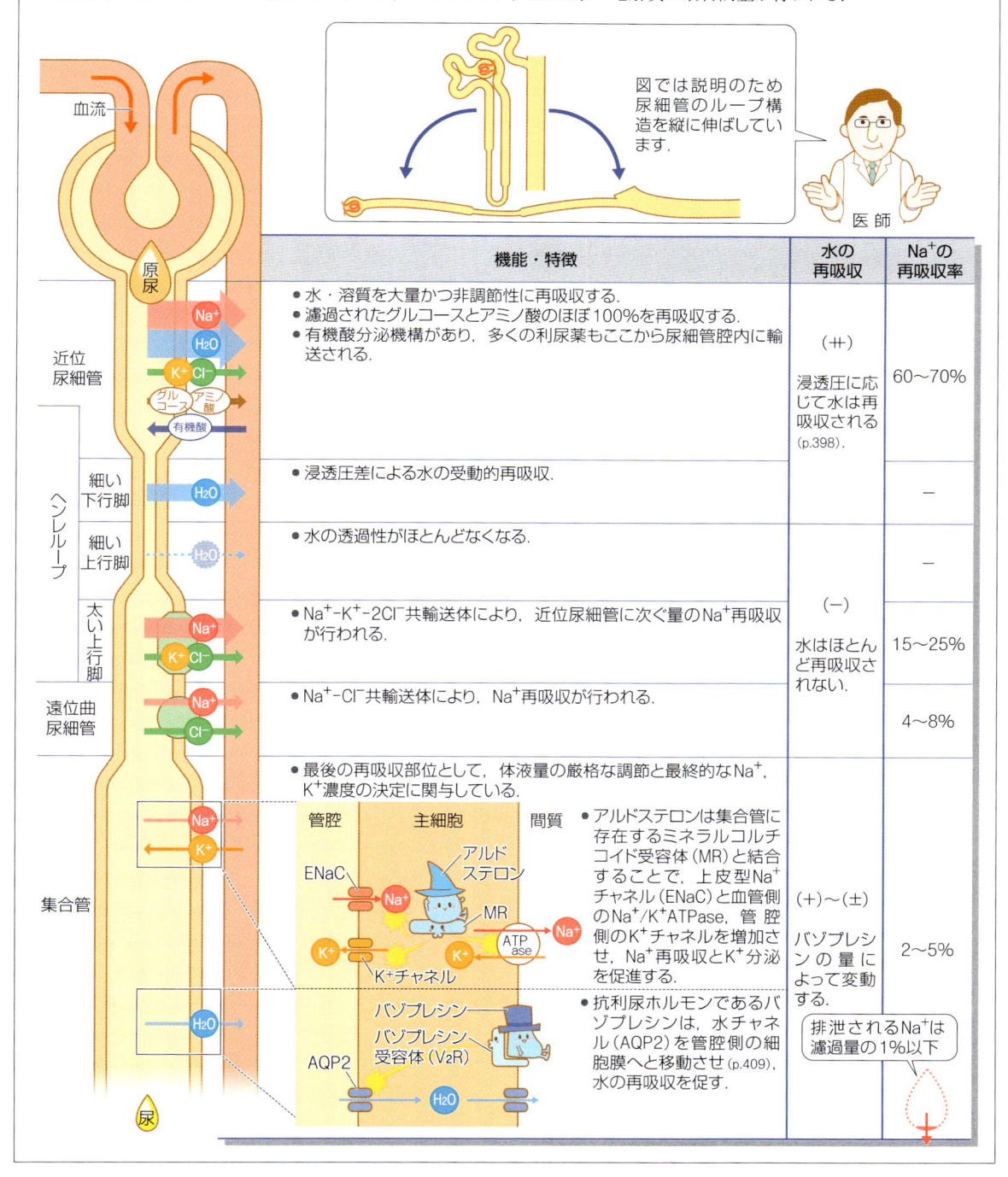

図では説明のため尿細管のループ構造を縦に伸ばしています．　—医師

部位	機能・特徴	水の再吸収	Na^+の再吸収率
近位尿細管	・水・溶質を大量かつ非調節性に再吸収する． ・濾過されたグルコースとアミノ酸のほぼ100%を再吸収する． ・有機酸分泌機構があり，多くの利尿薬もここから尿細管腔内に輸送される．	(＋＋) 浸透圧に応じて水は再吸収される (p.398)．	60〜70%
ヘンレループ 細い下行脚	・浸透圧差による水の受動的再吸収．		—
ヘンレループ 細い上行脚	・水の透過性がほとんどなくなる．	(−) 水はほとんど再吸収されない．	—
ヘンレループ 太い上行脚	・Na^+-K^+-2Cl^-共輸送体により，近位尿細管に次ぐ量のNa^+再吸収が行われる．		15〜25%
遠位曲尿細管	・Na^+-Cl^-共輸送体により，Na^+再吸収が行われる．		4〜8%
集合管	・最後の再吸収部位として，体液量の厳格な調節と最終的なNa^+, K^+濃度の決定に関与している． ・アルドステロンは集合管に存在するミネラルコルチコイド受容体（MR）と結合することで，上皮型Na^+チャネル（ENaC）と血管側のNa^+/K^+ATPase，管腔側のK^+チャネルを増加させ，Na^+再吸収とK^+分泌を促進する． ・抗利尿ホルモンであるバゾプレシンは，水チャネル（AQP2）を管腔側の細胞膜へと移動させ（p.409），水の再吸収を促す．	(＋)〜(±) バゾプレシンの量によって変動する．	2〜5%

排泄されるNa^+は濾過量の1%以下

【略語】●ミネラルコルチコイド受容体（MR）：mineralcorticoid receptor ●上皮型ナトリウムイオンチャネル（ENaC）：epithelial sodium channel ●バゾプレシンV_2受容体（V_2R）：vasopressin V_2 receptor ●水チャネル（AQP）：aquaporin

利尿薬

Naの動きに注目するのがポイント
利尿薬が効くしくみ

- 通常時，摂取したNaとともに，体内の過剰な水分が尿中に排泄されている．

水再吸収のしくみ

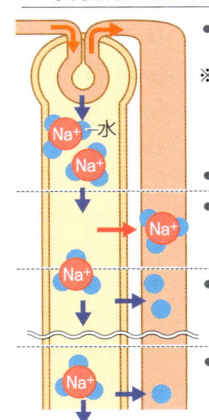

- 尿浸透圧を構成する最も大きな要素が尿中Na^+である．
  ※実際にはNa^+と水は結合していないが，「水はNa^+と連動して移動する」ことを理解するために，便宜上結合した形で示す．
- 糸球体で水やNa^+を含んだ原尿ができる．
- 近位尿細管でNa^+が再吸収されることで，周囲の間質の浸透圧が尿細管内の浸透圧より高くなり水も再吸収される．
- ヘンレの細い上行脚で浸透圧差による水の受動的再吸収が起こる．
- 集合管では浸透圧差に加えてバソプレシンによる水の再吸収が起こる．

腎臓の働き

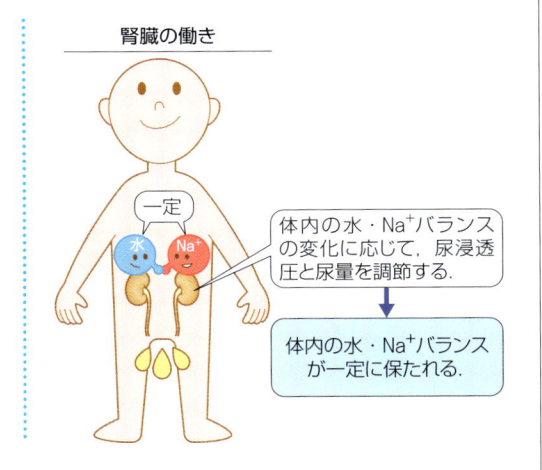

- 体内の水・Na^+バランスの変化に応じて，尿浸透圧と尿量を調節する．
- 体内の水・Na^+バランスが一定に保たれる．

- 尿の量は水の再吸収の量によって決まり，尿量を増加させる作用のことを利尿という．その機序として溶質利尿と水利尿があるが，ここでは利尿薬の主要な機序である溶質利尿について説明する．

溶質利尿

- 溶質利尿とは，尿の浸透圧を上げることで水の再吸収を抑え，尿量を増やすというものである．溶質利尿には，Na利尿と浸透圧利尿の2種類がある．
- 多くの利尿薬はNa利尿のしくみを利用しているため，各利尿薬がどのようにしてNa^+の再吸収を抑えているかを把握することが，利尿薬を理解するカギとなってくる．

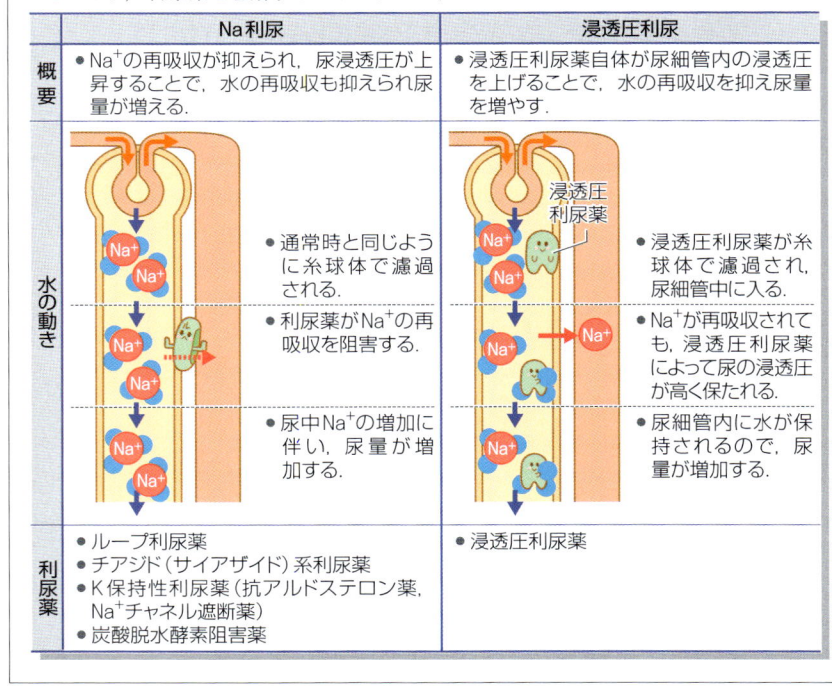

	Na利尿	浸透圧利尿
概要	Na^+の再吸収が抑えられ，尿浸透圧が上昇することで，水の再吸収も抑えられ尿量が増える．	浸透圧利尿薬自体が尿細管内の浸透圧を上げることで，水の再吸収を抑え尿量を増やす．
水の動き	・通常時と同じように糸球体で濾過される． ・利尿薬がNa^+の再吸収を阻害する． ・尿中Na^+の増加に伴い，尿量が増加する．	・浸透圧利尿薬が糸球体で濾過され，尿細管中に入る． ・Na^+が再吸収されても，浸透圧利尿薬によって尿の浸透圧が高く保たれる． ・尿細管内に水が保持されるので，尿量が増加する．
利尿薬	・ループ利尿薬 ・チアジド（サイアザイド）系利尿薬 ・K保持性利尿薬（抗アルドステロン薬，Na^+チャネル遮断薬） ・炭酸脱水酵素阻害薬	・浸透圧利尿薬

一方，水利尿は，集合管において水透過性を高めているバソプレシンの作用を低下させることで水の再吸収を抑え，尿量を増やすというものです (p.409)．

バソプレシンV_2受容体拮抗薬　バソプレシン　尿へ　医師

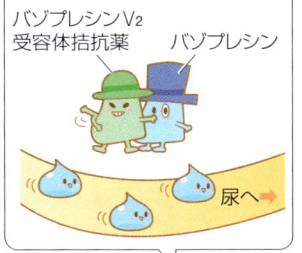

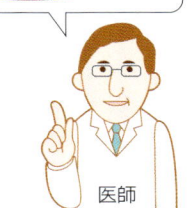

商品名【ループ利尿薬】●フロセミド：ラシックス（細，錠，注），オイテンシン（徐力）　●ブメタニド：ルネトロン（錠，注）　●トラセミド：ルプラック（錠）　●ピレタニド：アレリックス（錠，注）　●アゾセミド：ダイアート（錠）　**【チアジド系利尿薬】**●ヒドロクロロチアジド：ニュートライド（錠）　●トリクロルメチアジド：フルイトラン（錠）　●ベンチルヒドロクロロチアジド：ベハイド（錠）　●メフルシド：バイカロン（錠）　●インダパミド：ナトリックス（錠），テナキシル（錠）

作用部位は様々
利尿薬の分類と特徴

- 利尿薬は作用部位と機序により下表のように分類されている．
- 各利尿薬が阻害するNa^+再吸収の量を反映した利尿作用の強さ自体は，ループ利尿薬＞チアジド系利尿薬＞その他の利尿薬の順だが，利尿作用が強い方がより優れているというわけではなく，病態に応じた使い分けが必要となる (p.401)．

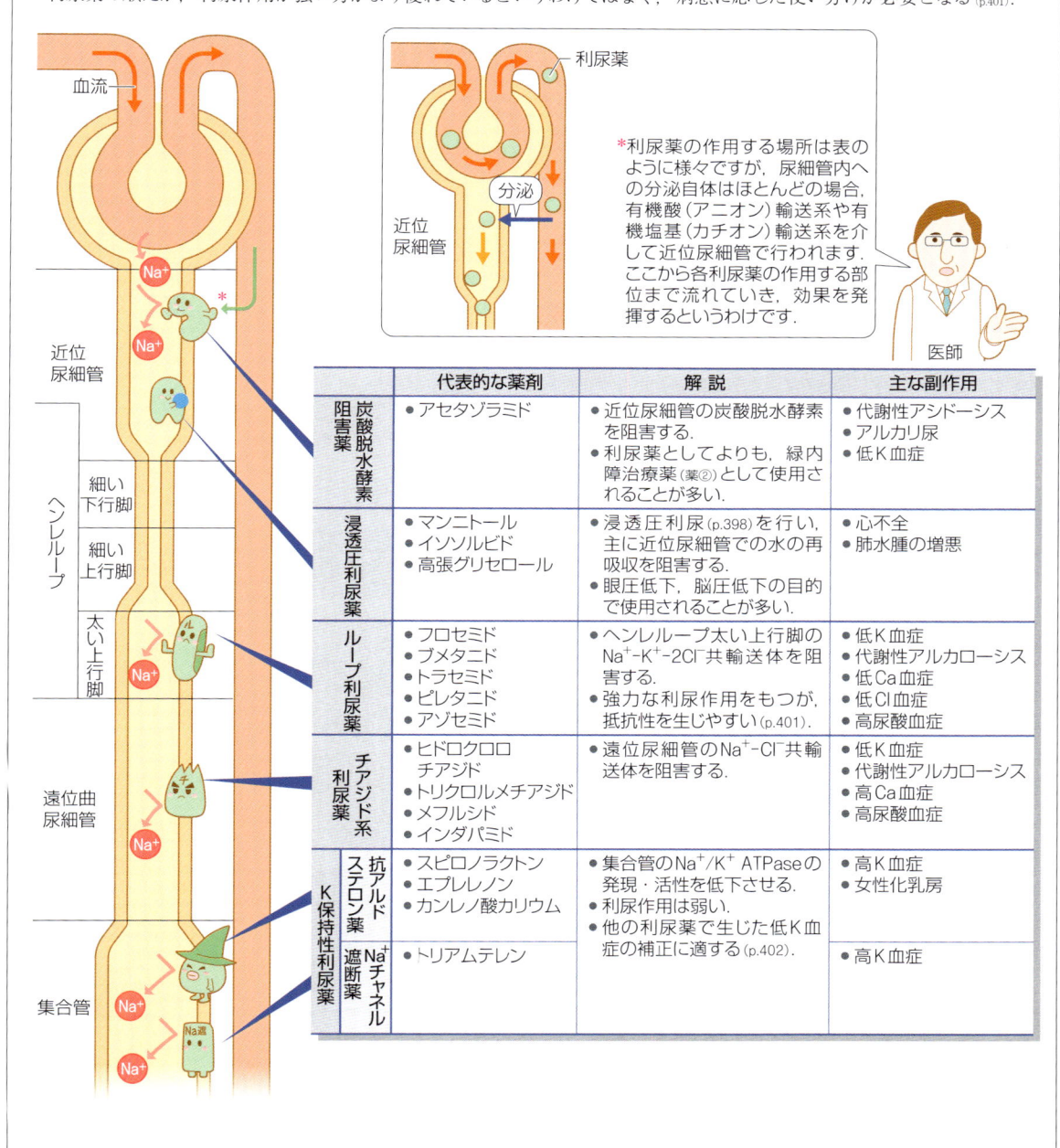

*利尿薬の作用する場所は表のように様々ですが，尿細管内への分泌自体はほとんどの場合，有機酸（アニオン）輸送系や有機塩基（カチオン）輸送系を介して近位尿細管で行われます．ここから各利尿薬の作用する部位まで流れていき，効果を発揮するというわけです．

医師

		代表的な薬剤	解説	主な副作用
	炭酸脱水酵素阻害薬	・アセタゾラミド	・近位尿細管の炭酸脱水酵素を阻害する． ・利尿薬としてよりも，緑内障治療薬（薬②）として使用されることが多い．	・代謝性アシドーシス ・アルカリ尿 ・低K血症
	浸透圧利尿薬	・マンニトール ・イソソルビド ・高張グリセロール	・浸透圧利尿 (p.398) を行い，主に近位尿細管での水の再吸収を阻害する． ・眼圧低下，脳圧低下の目的で使用されることが多い．	・心不全 ・肺水腫の増悪
	ループ利尿薬	・フロセミド ・ブメタニド ・トラセミド ・ピレタニド ・アゾセミド	・ヘンレループ太い上行脚のNa^+-K^+-$2Cl^-$共輸送体を阻害する． ・強力な利尿作用をもつが，抵抗性を生じやすい (p.401)．	・低K血症 ・代謝性アルカローシス ・低Ca血症 ・低Cl血症 ・高尿酸血症
	チアジド系利尿薬	・ヒドロクロロチアジド ・トリクロルメチアジド ・メフルシド ・インダパミド	・遠位尿細管のNa^+-Cl^-共輸送体を阻害する．	・低K血症 ・代謝性アルカローシス ・高Ca血症 ・高尿酸血症
K保持性利尿薬	抗アルドステロン薬	・スピロノラクトン ・エプレレノン ・カンレノ酸カリウム	・集合管のNa^+/K^+ ATPaseの発現・活性を低下させる． ・利尿作用は弱い． ・他の利尿薬で生じた低K血症の補正に適する (p.402)．	・高K血症 ・女性化乳房
	Na^+チャネル遮断薬	・トリアムテレン		・高K血症

腎・泌尿器系の疾患と薬

利尿薬

➡【抗アルドステロン薬】●スピロノラクトン：アルダクトンA（細，錠） ●エプレレノン：セララ（錠） ●カンレノ酸カリウム：ソルダクトン（注）
【Na^+チャネル遮断薬】●トリアムテレン：トリテレン（カ） 【炭酸脱水酵素阻害薬】●アセタゾラミド：ダイアモックス（末，錠，注） 【浸透圧利尿薬】●D-マンニトール：マンニットール（注），マンニットールS（注） ●イソソルビド：イソバイド（シ） ●濃グリセリン：グリセオール（注）

増えすぎた体液を減らす
利尿薬を必要とする病態

- 利尿薬は腎臓で生成される尿量を増加させる作用をもち，過剰な体液を体外に排泄するために使用する．
- 過剰な体液の貯留は，多くの場合血圧上昇や浮腫（組織間への水の滲み出し）として観察される．
- 浮腫をきたす背景として，心不全(p.330)や腎不全(p.418)，肝不全などの疾患がある．

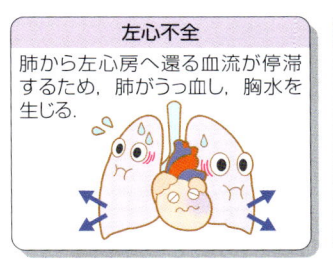

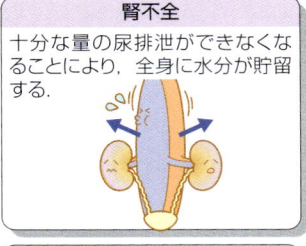

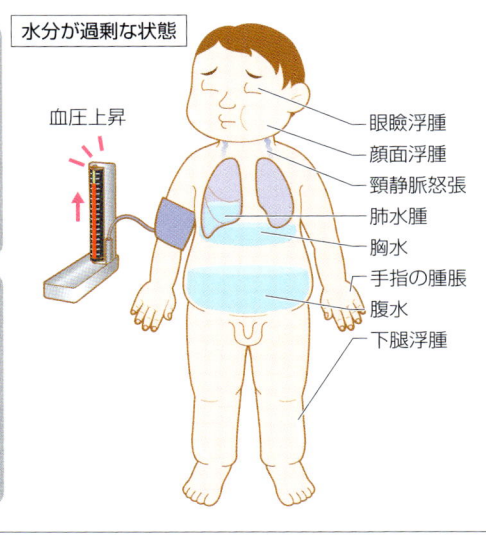

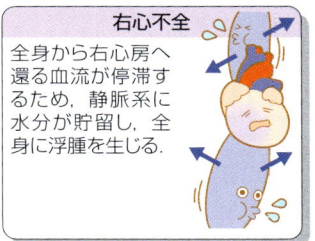

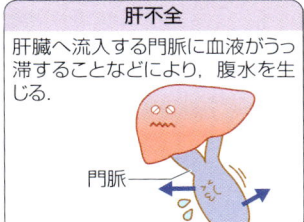

左心不全
肺から左心房へ還る血流が停滞するため，肺がうっ血し，胸水を生じる．

腎不全
十分な量の尿排泄ができなくなることにより，全身に水分が貯留する．

水分が過剰な状態
血圧上昇
- 眼瞼浮腫
- 顔面浮腫
- 頸静脈怒張
- 肺水腫
- 胸水
- 手指の腫脹
- 腹水
- 下腿浮腫

右心不全
全身から右心房へ還る血流が停滞するため，静脈系に水分が貯留し，全身に浮腫を生じる．

肝不全
肝臓へ流入する門脈に血液がうっ滞することなどにより，腹水を生じる．

門脈

SUPPLEMENT
血漿蛋白と薬物動態

- 血液中に入った薬物は，アルブミンなどの血漿蛋白と可逆的に結合した形（結合型）で存在するか，血漿蛋白と結合しない形（遊離型）で存在する．
- 遊離型は分子量が小さいので細胞膜を通過し，組織に分布することで薬効を発揮できるが，結合型は分子量が大きく細胞膜を通過できないので，薬効を発揮することができない．
- 薬を投与しても，血漿蛋白との結合率などによって薬効の発現に関与する薬の量が変化するため，投与量の全てが作用を発揮するわけではない．

通常時
血中の薬物には血漿蛋白と結合している結合型と，結合していない遊離型が存在し，遊離型が組織内で薬効を発現する．

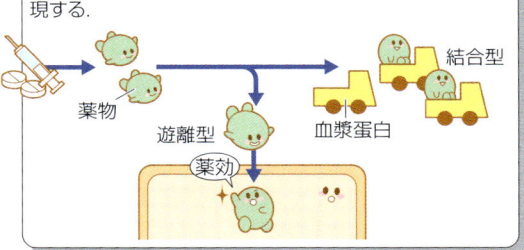

薬物　遊離型　薬効　結合型　血漿蛋白

併用時
薬の併用時など，血漿蛋白量に対して投与した薬物が多いと，血漿蛋白と結合できない薬物が増え，遊離型が増加する．

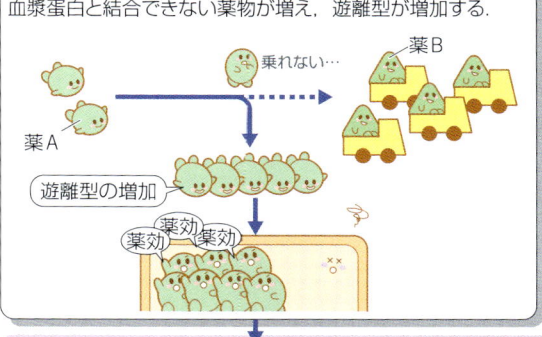

薬A　乗れない…　薬B　遊離型の増加　薬効

血漿蛋白が少ないとき
肝疾患，ネフローゼ，低栄養状態などによって血漿蛋白が減少すると，投与した薬物に対し相対的に血漿蛋白が不足し，遊離型の薬物が増加する．

薬物　乗れない…　遊離型の増加　薬効

意図したよりも過剰な薬効が発現する．

利尿作用の強さが絶対条件ではない
病態ごとの利尿薬の使い分け

- 利尿薬の使用には，浮腫軽減を目的とする場合と，降圧作用を目的とする場合があり，使い分けや併用を要する．
- その他，特殊な病態に対しては，それぞれに応じた利尿薬を使用する．

病態	適する利尿薬	説明
多くの浮腫（うっ血性心不全，肺水腫など）	ループ利尿薬	効果が強すぎる場合はチアジド系利尿薬を用いる．逆に効果が不十分な場合はチアジド系やK保持性利尿薬と併用する(次項)．
高血圧	チアジド系利尿薬（ループ利尿薬）	Na^+再吸収抑制による循環血漿量減少作用に加え，末梢血管拡張作用をもつため，利尿薬の中では高血圧に対する第一選択薬となる(p.386)．
脳浮腫	浸透圧利尿薬	細胞内や組織から水を引き出す効果が強いので，脳浮腫による頭蓋内圧亢進に対して用いられる(p.198)．
高アルドステロン状態による浮腫（肝硬変など*）	抗アルドステロン薬	高アルドステロン状態による体液貯留は，ループ利尿薬に抵抗性であり，抗アルドステロン薬が用いられる．
緑内障	炭酸脱水酵素阻害薬	炭酸脱水酵素阻害薬は，利尿薬としてよりもその眼圧降下作用を利用して緑内障治療に用いられる．

*肝硬変による浮腫・腹水は門脈圧亢進などが主な原因で起こり，有効循環血漿量低下に伴い高アルドステロン状態となる(病① p.206)．

- いずれの場合においても，就寝前の使用は，尿意で目覚めてしまう可能性があるので注意する．

複数の利尿薬の併用で対応する
利尿薬の相乗効果

- うっ血性心不全・肺水腫などの急性期の浮腫に対してはループ利尿薬が最も効果を発揮する．
- しかし，ループ利尿薬単剤では，ヘンレループでNa^+再吸収を抑えた分，それ以降の遠位曲尿細管や集合管でのNa^+再吸収が亢進し，次第に抵抗性を生じてしまう．
- チアジド系やK保持性利尿薬を併用することで，全尿細管でのNa^+再吸収を抑制し，利尿効果を増強することができる．

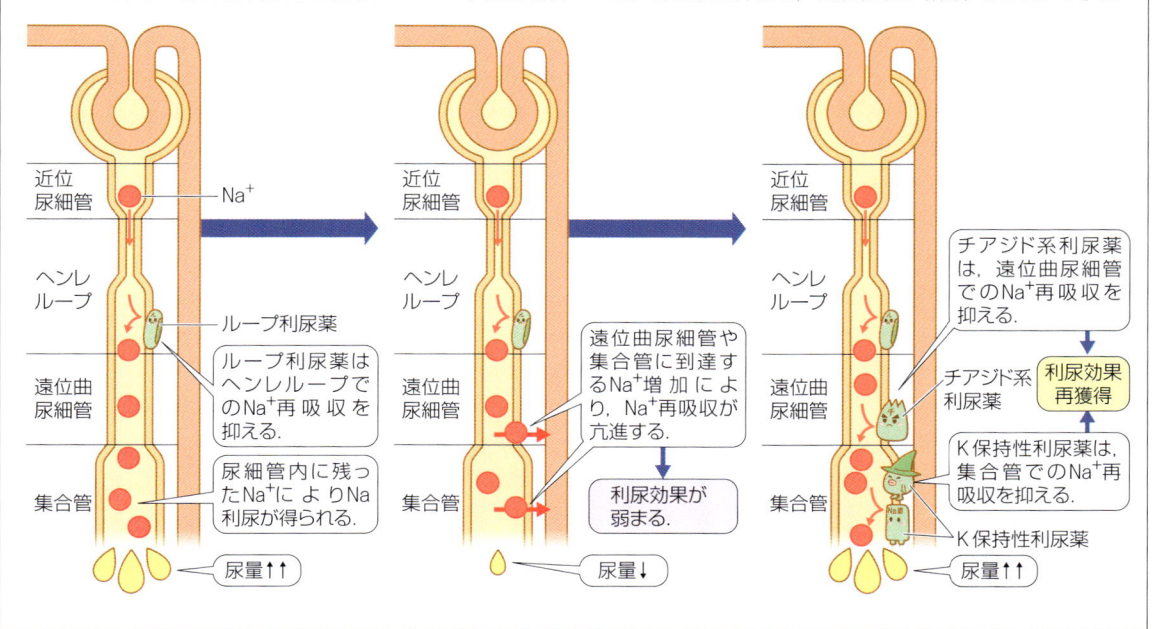

特に心不全治療において重要となる
利尿薬による低K血症とその予防

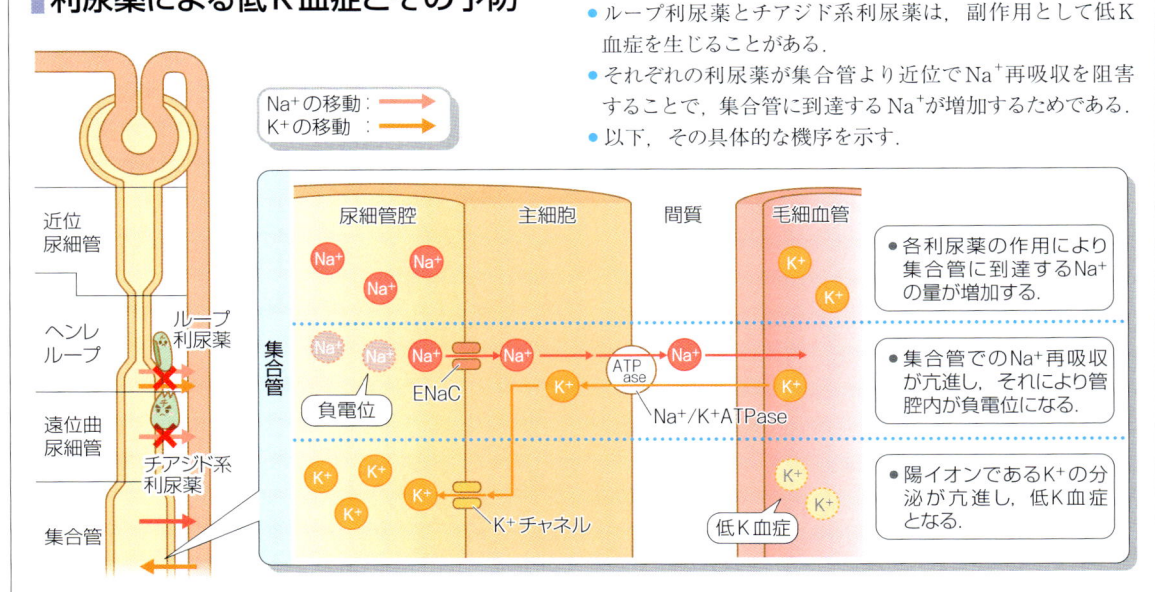

- ループ利尿薬とチアジド系利尿薬は，副作用として低K血症を生じることがある．
- それぞれの利尿薬が集合管より近位でNa$^+$再吸収を阻害することで，集合管に到達するNa$^+$が増加するためである．
- 以下，その具体的な機序を示す．

Na$^+$の移動：→
K$^+$の移動：→

近位尿細管
ヘンレループ — ループ利尿薬
遠位曲尿細管 — チアジド系利尿薬
集合管

尿細管腔 / 主細胞 / 間質 / 毛細血管

ENaC／負電位／ATPase／Na$^+$/K$^+$ATPase／K$^+$チャネル／低K血症

- 各利尿薬の作用により集合管に到達するNa$^+$の量が増加する．
- 集合管でのNa$^+$再吸収が亢進し，それにより管腔内が負電位になる．
- 陽イオンであるK$^+$の分泌が亢進し，低K血症となる．

- 臨床的には，K保持性利尿薬を併用することで，この低K血症を予防・補正する．
- 心不全治療では利尿薬と強心薬（ジギタリスなど）を併用することが多いが，低K血症は強心薬の毒性を強め不整脈の原因となるので，特にこの予防が重要となる(p.319)．

pH異常を理解する
細胞内・細胞外シフト

- 利尿薬を投与すると，副作用として高・低K血症が出現することがある (p.399)．
- その際，血中のK$^+$濃度を保つため，細胞内外でK$^+$の移動が起こる（細胞内・外シフト）．
- K$^+$の移動に伴ってH$^+$も移動し，アシドーシス（血液が酸性に傾く）になることや，アルカローシス（血液がアルカリ性に傾く）になることがある．

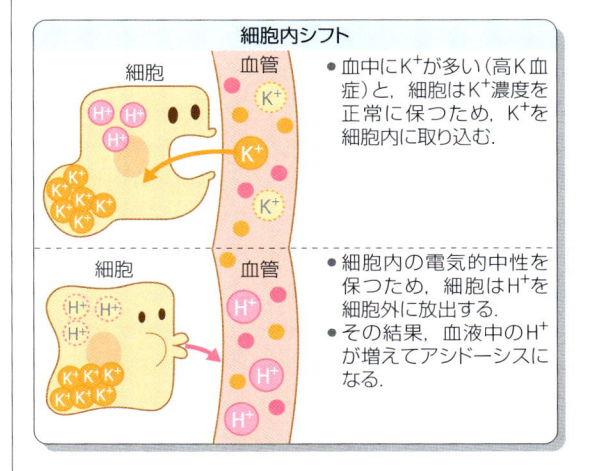

細胞内シフト
細胞／血管

- 血中にK$^+$が多い（高K血症）と，細胞はK$^+$濃度を正常に保つため，K$^+$を細胞内に取り込む．
- 細胞内の電気的中性を保つため，細胞はH$^+$を細胞外に放出する．
- その結果，血液中のH$^+$が増えてアシドーシスになる．

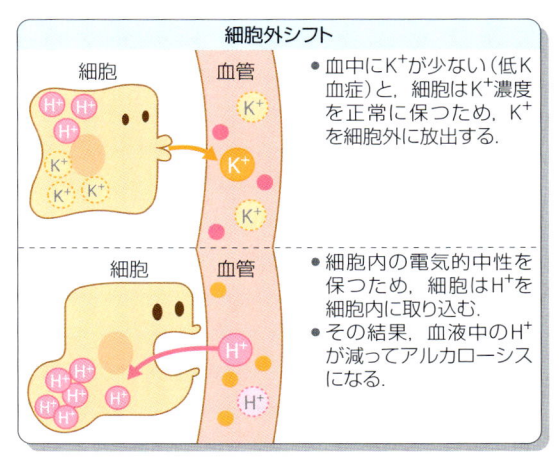

細胞外シフト
細胞／血管

- 血中にK$^+$が少ない（低K血症）と，細胞はK$^+$濃度を正常に保つため，K$^+$を細胞外に放出する．
- 細胞内の電気的中性を保つため，細胞はH$^+$を細胞内に取り込む．
- その結果，血液中のH$^+$が減ってアルカローシスになる．

略語 ●上皮型ナトリウムイオンチャネル（ENaC）：epithelial sodium channel　●アデノシン三リン酸（ATP）：adenosine triphosphate

ループ利尿薬

intro.：最も強力な利尿薬であるが，低K血症の副作用があり，特に心不全に対するジギタリス製剤との併用には注意を要する(p.402)．降圧作用は比較的弱い．

WORDS & TERMS

偽性バーター症候群 (p.403)
Na^+-K^+-$2Cl^-$共輸送体の機能障害を認めないにもかかわらず，二次性のRAA系(p.308)亢進と低K血症，代謝性アルカローシスを呈する病態．Na^+-K^+-$2Cl^-$共輸送体に作用部位をもつループ利尿薬を用いた不適切なダイエットなどで起こる．

MINIMUM ESSENCE

一般名	❶ フロセミド ……内，注　❷ ブメタニド ……内，注 ❸ トラセミド ……内
作用	● ヘンレループ上行脚のNa^+-K^+-$2Cl^-$共輸送体の作用を阻害することで尿の濃縮機構を抑制し，尿量を増加させる．
適応	● 浮腫(心疾患，腎疾患，肝疾患などによる)　● 高血圧　●〔❶〕尿路結石
禁忌	● 無尿　● 低Na血症，低K血症 ● 肝性昏睡(低K血症によるアルカローシスの増悪が肝性昏睡を悪化させる)
副作用	● 低K血症★，低Na血症，低Cl性アルカローシス　● 低血圧 ● 高尿酸血症，耐糖能低下　● 光過敏性皮膚炎　● 脱水　●〔❶〕難聴
相互作用	● 併用薬作用↑：アミノグリコシド系抗菌薬(耳毒性，腎毒性の増強)(薬③)， 　　　　　　　ジギタリス製剤(心収縮力増強，不整脈の危険性増加)(p.319) ● 本薬作用↓：NSAIDs(特にネフローゼ，肝硬変)
注意	● 低K血症は，手足のしびれや脱力感として現れる． ● 急な循環血漿量低下(脱水)による低血圧に注意する．

フロセミド構造式：H_2N-SO_2-ベンゼン環($-COOH$, $-Cl$, $-NH-CH_2-$フラン)

【補足事項】
- ループ利尿薬は高Ca血症の改善に有用である(尿中へのCa^{2+}排泄を増加させる)．
- トラセミドにはアルドステロン受容体拮抗作用(p.407)があり，抗アルドステロン作用により他のループ利尿薬に比べて低K血症を起こしにくい．
- 等張尿が排泄される(水利尿の場合は低張尿，浸透圧利尿薬の場合は高張尿となる)．
- ❶～❸全ての薬で低K血症は副作用としてあるが，重大な副作用としているのは❸のみである．
- ループ利尿薬の乱用(やせ目的など)で偽性バーター症候群を発症することがある．

名前の通りヘンレループに作用する
ループ利尿薬の作用機序

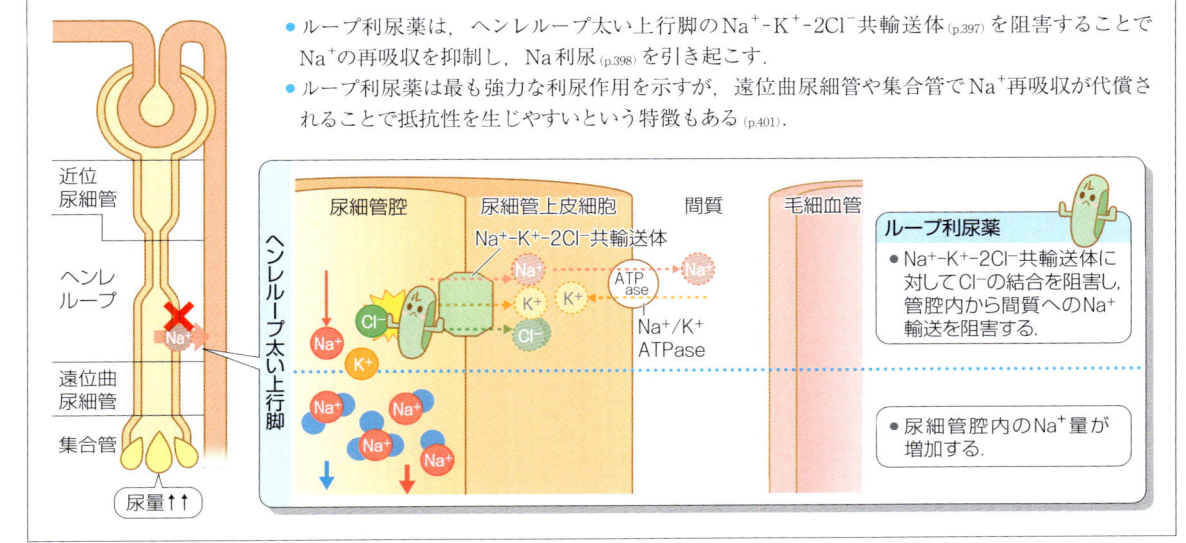

- ループ利尿薬は，ヘンレループ太い上行脚のNa^+-K^+-$2Cl^-$共輸送体(p.397)を阻害することでNa^+の再吸収を抑制し，Na利尿(p.398)を引き起こす．
- ループ利尿薬は最も強力な利尿作用を示すが，遠位曲尿細管や集合管でNa^+再吸収が代償されることで抵抗性を生じやすいという特徴もある(p.401)．

ループ利尿薬
- Na^+-K^+-$2Cl^-$共輸送体に対してCl^-の結合を阻害し，管腔内から間質へのNa^+輸送を阻害する．
- 尿細管腔内のNa^+量が増加する．

（図：近位尿細管／ヘンレループ／遠位曲尿細管／集合管、尿細管腔・尿細管上皮細胞・間質・毛細血管におけるNa^+-K^+-$2Cl^-$共輸送体とNa^+/K^+ ATPaseの模式図）

商品名 【ループ利尿薬】● フロセミド：ラシックス(細，錠，注)，オイテンシン(徐力)　● ブメタニド：ルネトロン(錠，注)　● トラセミド：ルプラック(錠)
略語 ● レニン-アンジオテンシン-アルドステロン(RAA)系：renin-angiotensin-aldosterone system　● 非ステロイド性抗炎症薬(NSAIDs)：non-steroidal anti-inflammatory drugs

チアジド（サイアザイド）系利尿薬

intro.：利尿効果ではループ利尿薬に劣るが，高血圧症に対する利尿薬としては第一選択となる．低K血症の副作用があり，特に心不全に対するジギタリス製剤との併用には注意を要する (p.402)．

MINIMUM ESSENCE

一般名	❶ トリクロルメチアジド … 内　❷ ヒドロクロロチアジド … 内 ❸ メフルシド ……………… 内　❹ インダパミド …………… 内 ※❸❹は非チアジド系利尿薬
作用	・遠位曲尿細管のNa^+-Cl^-共輸送系を阻害することでNa^+再吸収を抑制し，尿量を増加させる．弱い炭酸脱水酵素阻害作用もある．
適応	・〔❶❷❸〕浮腫（心疾患，腎疾患，肝疾患などによる）　・高血圧
禁忌	・無尿，急性腎不全　・低Na血症，低K血症　・〔❸〕肝性昏睡
副作用	・低K血症★，高Ca血症，低Na血症★　・〔❶❷〕再生不良性貧血★ 高尿酸血症，脂質異常症，耐糖能低下　・光過敏性皮膚炎　・〔❷〕間質性肺炎・肺水腫★
相互作用	・併用薬作用↑：ジギタリス製剤（心収縮力増強，不整脈の危険性増大）(p.319)

【補足事項】
- 末梢血管を拡張させる作用もあるので，高血圧に対する利尿薬として第一選択となる．
- 低K血症は，手足のしびれや脱力感として現れる．
- メフルシド，インダパミドは薬理作用はチアジド系利尿薬に似ているが，化学構造が異なっており，非チアジド系利尿薬とよばれる．臨床では同等のものとして用いられている．

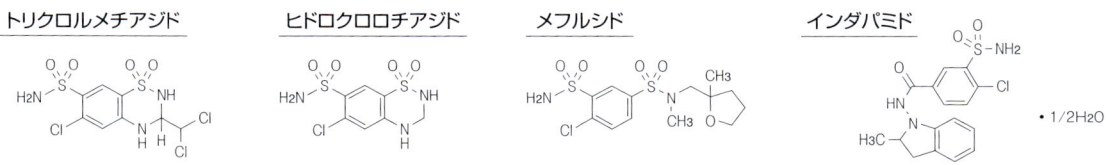

遠位曲尿細管のNa^+再吸収を阻害する
チアジド系利尿薬の作用機序

- チアジド系利尿薬は遠位曲尿細管のNa^+-Cl^-共輸送体 (p.397) に作用する利尿薬である．
- Na^+の再吸収を抑えることで，Na利尿 (p.398) を引き起こす．

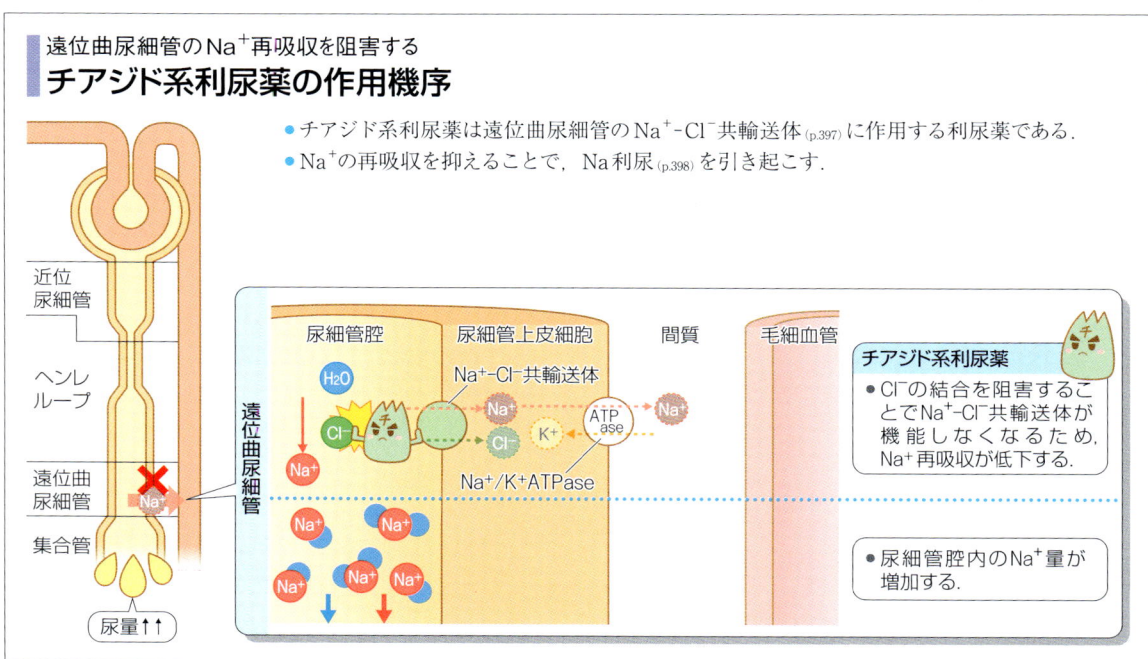

チアジド系利尿薬
- Cl^-の結合を阻害することでNa^+-Cl^-共輸送体が機能しなくなるため，Na^+再吸収が低下する．
- 尿細管腔内のNa^+量が増加する．

商品名【チアジド系利尿薬】・トリクロルメチアジド：フルイトラン（錠）・ヒドロクロロチアジド：ニュートライド（錠）・メフルシド：バイカロン（錠）・インダパミド：ナトリックス（錠），テナキシル（錠）　略語　アデノシン三リン酸（ATP）：adenosine triphosphate

炭酸脱水酵素阻害薬

intro.：弱い利尿作用をもつが，近年はもっぱら緑内障治療薬（眼圧降下薬）として使われる（薬②）．

MINIMUM ESSENCE

一般名	● アセタゾラミド…内，注
作用	● 近位尿細管の炭酸脱水酵素を阻害➡Na^+/H^+の交換輸送を抑制➡H^+の排泄およびNa^+の再吸収を減少➡利尿 ● 毛様体上皮の炭酸脱水酵素を阻害➡眼房水産生を抑制➡眼圧低下
適応	● 緑内障　● てんかん　● メニエール病・メニエール症候群　●〔内〕浮腫（心疾患・肝疾患による）
禁忌	● 無尿，急性腎不全　● 低Na血症，低K血症，高Cl血症性アシドーシス ● 副腎機能不全，アジソン病　● 肝硬変・高度肝機能障害　● 慢性閉塞隅角緑内障（長期投与）
副作用	● HCO_3^-排泄亢進による代謝性アシドーシス，低K血症，低Na血症 ● 尿路結石 ● 再生不良性貧血，無顆粒球症，溶血性貧血，血小板減少

【補足事項】● 緑内障治療薬として使う場合でも利尿作用はあるため，就寝前の使用は避ける．

近位尿細管に作用し，弱い利尿作用をもつ
炭酸脱水酵素阻害薬の作用機序

● 炭酸脱水酵素は炭酸（H_2CO_3）を生成したり，分解したりする触媒として作用する．

$$炭酸脱水酵素: CO_2+H_2O \rightleftarrows H_2CO_3 \rightleftarrows H^+ + HCO_3^-$$

アセタゾラミド

● 近位尿細管腔から尿細管上皮，間質へのNa^+の再吸収と，尿細管へのH^+の分泌は炭酸脱水酵素の働きによって行われている（Na^+/H^+交換輸送）．通常，この働きによってNa^+の濃度勾配により水の再吸収が行われる．

● 炭酸脱水酵素阻害薬は，炭酸脱水酵素を阻害することによって，Na^+/H^+交換輸送を停止させ，Na^+とHCO_3^-の尿中への排泄を増加させる結果，利尿効果を発揮する．

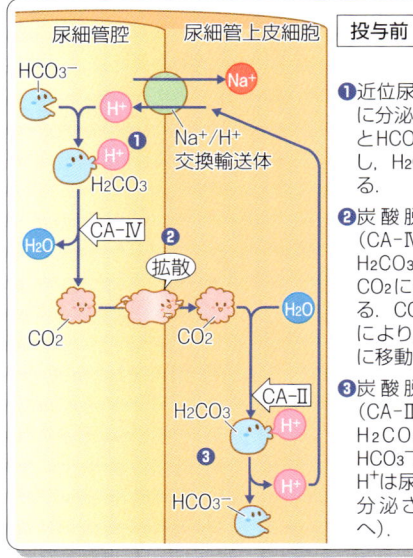

投与前

❶ 近位尿細管腔内に分泌されたH^+とHCO_3^-が結合し，H_2CO_3になる．
❷ 炭酸脱水酵素（CA-Ⅳ）により，H_2CO_3がH_2OとCO_2に分解される．CO_2は拡散により，細胞内に移動する．
❸ 炭酸脱水酵素（CA-Ⅱ）により，H_2CO_3はH^+とHCO_3^-に解離しH^+は尿細管腔に分泌される（❶へ）．

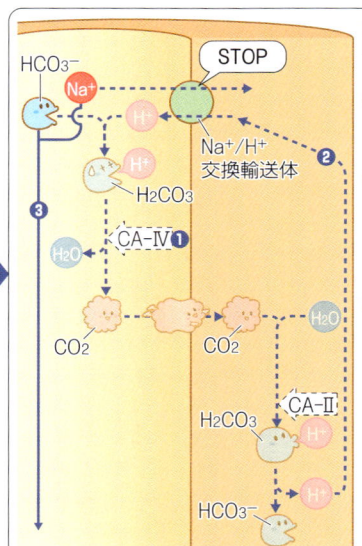

投与後

❶ 炭酸脱水酵素阻害薬によりCA-Ⅳ，CA-Ⅱが阻害される．
❷ H_2CO_3の尿細管上皮への移動が起こらず，Na^+/H^+交換輸送に必要なH^+の産生がなくなる．
❸ Na^+/H^+交換輸送体が停止し，尿中へのNa^+，HCO_3^-の排泄が増加する．

商品名【炭酸脱水酵素阻害薬】● アセタゾラミド：ダイアモックス（末，錠，注）　**略語** ● 炭酸脱水酵素（CA）：carbonic anhydrase

K保持性利尿薬

intro.：血中K$^+$を保持する代表的利尿薬として，抗アルドステロン薬とNa$^+$チャネル遮断薬の2つがある．ループ利尿薬やチアジド系利尿薬による低K血症を軽減させるために，補助薬として併用されることが多い．

抗アルドステロン薬

WORDS & TERMS

アジソン病 〔p.406〕
副腎皮質ホルモン（コルチゾール，アルドステロン，アンドロゲン）の分泌が低下する疾患（病③p.270）．アルドステロン分泌低下により，高K血症をきたすため，さらにアルドステロン作用に拮抗する抗アルドステロン薬の投与は禁忌である．

MINIMUM ESSENCE

一般名	❶ スピロノラクトン ……内 ❷ エプレレノン …………内 ❸ カンレノ酸カリウム …注
作用	・集合管および遠位尿細管のアルドステロン受容体を阻害➡Na$^+$再吸収を抑制➡利尿 ・（二次的に）Na$^+$/K$^+$ ATPaseを抑制➡血中K$^+$保持
適応	・〔❶❸〕浮腫（心疾患，腎疾患，肝疾患などによる），原発性アルドステロン症（p.377） ・〔❶❷〕高血圧
禁忌	・無尿または腎不全患者　・高K血症　・〔❶❸〕アジソン病
副作用	・高K血症★，女性化乳房

【補足事項】
・高アルドステロン症による浮腫（p.401）に対しては第一選択となる．
・アルドステロンと同じステロイドホルモンである男性ホルモン（アンドロゲン）受容体にも作用するため，女性化乳房をきたすことがある．しかし，アルドステロン受容体への選択性が高いエプレレノンでは，その頻度が低いとされる．
・近年，心血管系の線維化を抑制する作用が注目されている．
・腎不全患者などで高度の高K血症により致死的不整脈をきたすことがあり，注意が必要である．

スピロノラクトン　エプレレノン　カンレノ酸カリウム

Na$^+$チャネル遮断薬

MINIMUM ESSENCE

一般名	・トリアムテレン…内
作用	・遠位尿細管・皮質集合管のNa$^+$輸送を直接阻害➡利尿 ・（二次的に）Na$^+$/K$^+$ ATPaseを抑制➡血中K$^+$保持
適応	・浮腫（心疾患，腎疾患，肝疾患などによる）　・高血圧
禁忌	・無尿，急性腎不全　・高K血症　・腎結石
相互作用	・併用禁忌：インドメタシン，ジクロフェナク，テルフェナジン，アステミゾール
副作用	・急性腎不全★　・高K血症

トリアムテレン

【商品名】【抗アルドステロン薬】・スピロノラクトン：アルダクトンA（細，錠）　・エプレレノン：セララ（錠）　・カンレノ酸カリウム：ソルダクトン（注）　【Na$^+$チャネル遮断薬】・トリアムテレン：トリテレン（カ）

K保持性利尿薬の作用機序
■ Na⁺を排泄し，K⁺は保持される

- 集合管の輸送体に直接的または間接的に作用し，Na⁺と水の排泄を促す薬である．
- Na⁺/K⁺ATPaseの活性を低下させるため，Na⁺再吸収の低下とK⁺分泌の低下を生じる．そのためK保持性利尿薬とよばれる．

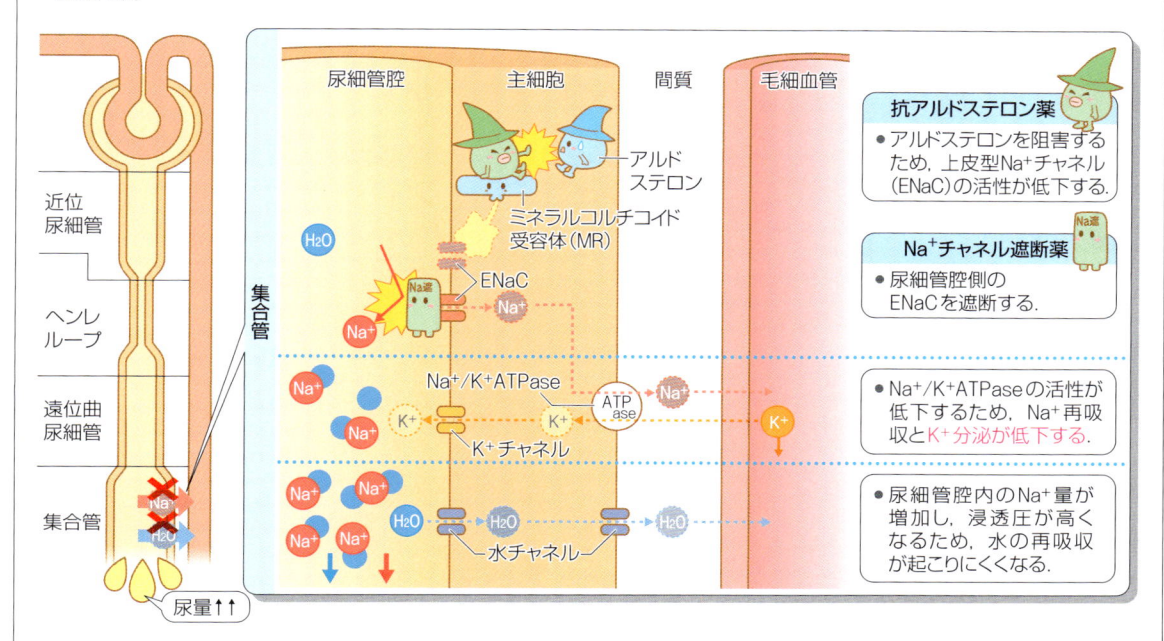

抗アルドステロン薬
- アルドステロンを阻害するため，上皮型Na⁺チャネル(ENaC)の活性が低下する．

Na⁺チャネル遮断薬
- 尿細管腔側のENaCを遮断する．

- Na⁺/K⁺ATPaseの活性が低下するため，Na⁺再吸収とK⁺分泌が低下する．

- 尿細管腔内のNa⁺量が増加し，浸透圧が高くなるため，水の再吸収が起こりにくくなる．

- アルドステロンは管腔側のK⁺チャネルと血管側のNa⁺/K⁺ ATPaseを活性化させる作用(p.397)をもっているため，抗アルドステロン薬はこれらの輸送体の活性も低下させる．

Advanced Study
低カリウム（K）血症の臨床像

- 血清K⁺濃度が3.5 mEq/L未満のときを低K血症といい，下痢や極端なK⁺摂取不足や利尿薬の作用などが原因で生じる (病⑧p.92)．
- K⁺は細胞膜の興奮しやすさを決める重要な因子であるため，K⁺が不足すると神経・筋を中心に図のような症状が現れる．
- 筋力低下や麻痺などの症状が現れてくるのは血清K⁺濃度が2.5 mEq/Lを下回ったときであり，そうでない場合は無症状の場合もある．
- K⁺の欠乏はアンモニアの産生促進，代謝性アルカローシスを誘発する (p.402)．

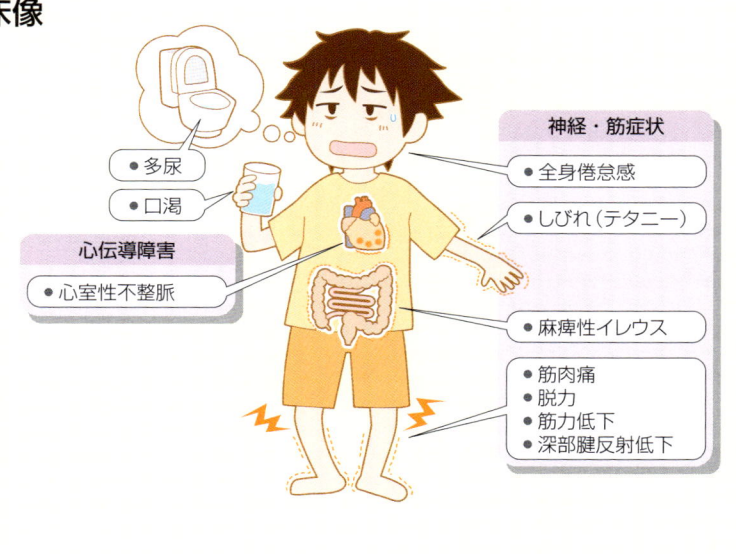

神経・筋症状
- 全身倦怠感
- しびれ（テタニー）
- 麻痺性イレウス
- 筋肉痛
- 脱力
- 筋力低下
- 深部腱反射低下

心伝導障害
- 心室性不整脈

- 多尿
- 口渇

略語 ● アデノシン三リン酸（ATP）：adenosine triphosphate ● ミネラルコルチコイド受容体（MR）：mineralcorticoid receptorr ● 上皮型ナトリウムイオンチャネル（ENaC）：epithelial sodium channel

浸透圧利尿薬

intro.：組織中や細胞内から水分を引き出す作用が強いので，脳浮腫(p.198)に対してよく用いられる．

MINIMUM ESSENCE

一般名	❶ マンニトール ……… 注
	❷ イソソルビド ……… 内
	❸ 高張グリセロール … 注

D-マンニトール
イソソルビド

作用
- 血漿浸透圧を上昇させる➡組織水分を血中に吸引➡腎血流量が増加➡糸球体濾過量が増大➡利尿
- 糸球体で濾過されやすく尿細管で再吸収されにくい➡尿細管腔内に留まる➡尿細管腔内の浸透圧を上昇させる➡利尿

適応
- 脳圧亢進　●緑内障
- 〔❷〕尿路結石

禁忌
- 〔❶❷〕急性頭蓋内血腫
- 〔❸〕先天性グリセリン・果糖代謝異常症，成人発症Ⅱ型シトルリン血症

副作用
- 〔❶〕急性腎不全★
- 〔❸〕乳酸アシドーシス★

注意
- 循環血液量を増加させるため，心不全に適さない．

【補足事項】●イソソルビドはメニエール病（薬②）の発作予防にも用いられる．

腎臓と全身に作用する
浸透圧利尿薬の作用機序

- 浸透圧利尿薬は，全身の血漿浸透圧を上げる作用と，腎臓での利尿作用をもつ．
- 浸透圧利尿薬が尿細管腔の浸透圧を上昇させることを介して，水再吸収の抑制と相対的排泄亢進が起こる．

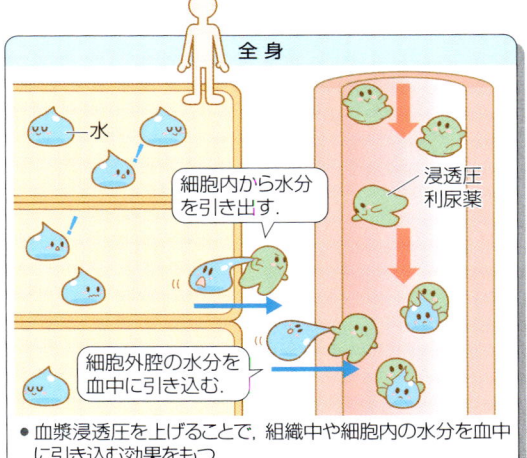

全身
- 細胞内から水分を引き出す．
- 細胞外腔の水分を血中に引き込む．
- 血漿浸透圧を上げることで，組織中や細胞内の水分を血中に引き込む効果をもつ．
- 特に脳浮腫（頭蓋内圧亢進）に対して有効な作用となる．
- 循環血漿量が増えるので，肺水腫や心不全は増悪する．

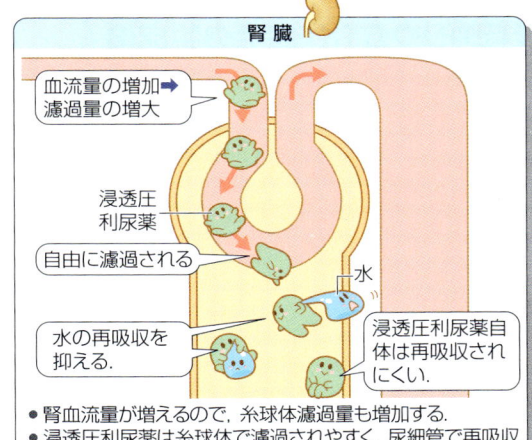

腎臓
- 血流量の増加➡濾過量の増大
- 浸透圧利尿薬
- 自由に濾過される
- 水の再吸収を抑える．
- 浸透圧利尿薬自体は再吸収されにくい．
- 腎血流量が増えるので，糸球体濾過量も増加する．
- 浸透圧利尿薬は糸球体で濾過されやすく，尿細管で再吸収されにくい．
- その結果，尿細管腔内の浸透圧を上げ，水の再吸収を抑える．

医師：浸透圧利尿薬以外の物質でも浸透圧利尿は起こります．糖尿病患者の尿中グルコースによる多尿もその例です．

商品名【浸透圧利尿薬】● D-マンニトール：マンニットール（注），マンニットールS（注）　●イソソルビド：イソバイド（シ）　●濃グリセリン：グリセオール（注）

バゾプレシン受容体拮抗薬

intro.：ループ利尿薬など他の利尿薬を使用しても利尿効果が不十分な心不全，肝硬変に対して使用され，他の利尿薬と併用する．常染色体優性多発性嚢胞腎(病⑧p.318)に対する適応も認められている．

MINIMUM ESSENCE

一般名	● トルバプタン…内
作用	● **バゾプレシン V_2 受容体拮抗作用**によりバゾプレシンによる**水の再吸収を阻害**➡利尿 〈水利尿作用〉 ● 水を選択的に排泄するため電解質の排泄は増加されない．
適応	● 他の利尿薬で効果不十分な心不全　● 肝硬変における体液貯留 ● 常染色体優性多発性嚢胞腎
禁忌	● 口渇を感じない，または水分摂取が困難な患者　● 高ナトリウム血症　● 妊婦 ● 無尿，適切な水分摂取の困難な肝性脳症の患者，肝機能障害，重篤な肝機能障害
副作用	● 口渇　● 頻尿　● 高Na血症★　● 血栓塞栓症★　● 腎不全★　● 心室細動，心室頻拍★ ● 肝機能障害★，肝性脳症

【補足事項】● うっ血性心不全や肝硬変では体液貯留傾向にもかかわらず，バゾプレシンの分泌が増えて水利尿不全状態となっていることが多い(p.333)．このような症例に対して特に効果が期待できる薬剤である．

トルバプタン

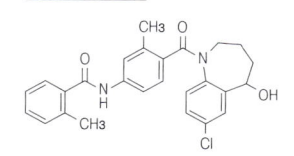

水利尿を起こす
バゾプレシン受容体拮抗薬の作用機序

● バゾプレシン V_2 受容体拮抗薬は，バゾプレシンと拮抗し，集合管の水透過性を低下させることで水利尿を起こす．
● 水利尿では水の排泄のみが亢進する．

バゾプレシン作用時
● バゾプレシンが腎臓の集合管主細胞にある V_2 受容体(V_2R)に結合すると，水チャネル(AQP2)が管腔側に開く．
● 浸透圧差に従って水分子が再吸収される．

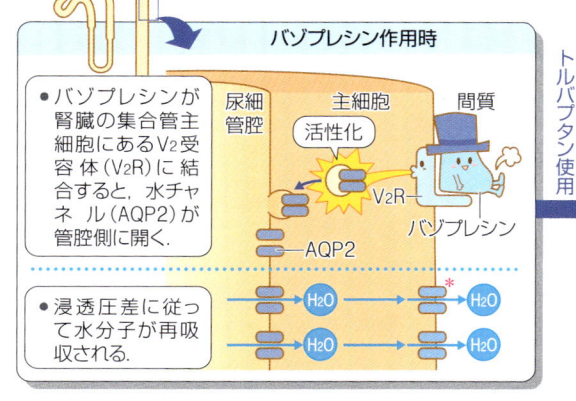

＊間質側の細胞膜には，AQP2とは異なる水チャネルが常時発現している．

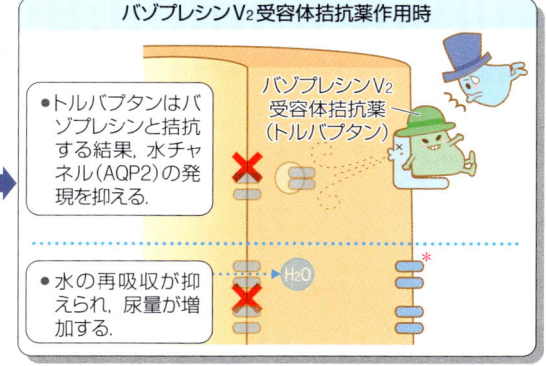

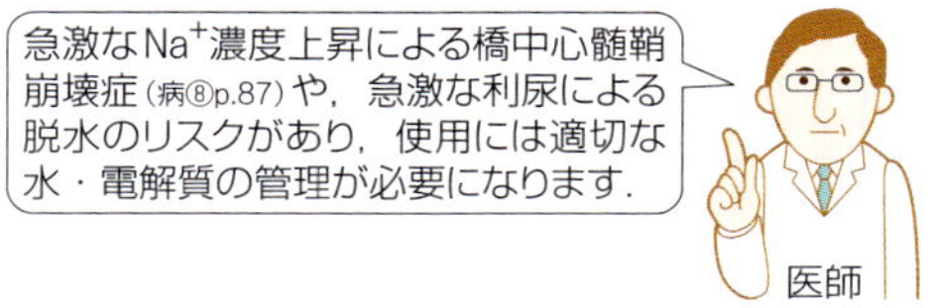

バゾプレシン V_2 受容体拮抗薬作用時
● トルバプタンはバゾプレシンと拮抗する結果，水チャネル(AQP2)の発現を抑える．
● 水の再吸収が抑えられ，尿量が増加する．

急激な Na^+ 濃度上昇による橋中心髄鞘崩壊症(病⑧p.87)や，急激な水利尿による脱水のリスクがあり，使用には適切な水・電解質の管理が必要になります．　医師

商品名【バゾプレシン受容体拮抗薬】● トルバプタン：サムスカ(錠)　**略語**● バゾプレシン V_2 受容体(V_2R)：vasopressin V_2 receptor　● 水チャネル(AQP)：aquaporin

腎・泌尿器系の疾患と薬　利尿薬

糸球体疾患

監修
門川 俊明

総論
(病⑧p.122)

毛細血管の集まり
糸球体とは

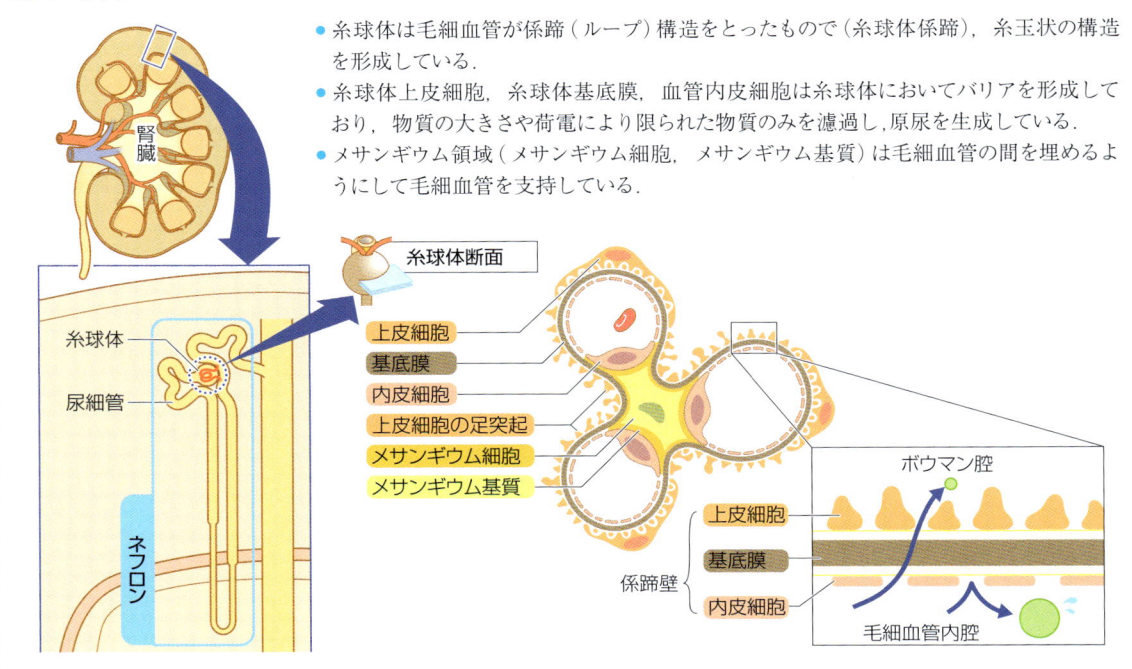

- 糸球体は毛細血管が係蹄（ループ）構造をとったもので（糸球体係蹄），糸玉状の構造を形成している．
- 糸球体上皮細胞，糸球体基底膜，血管内皮細胞は糸球体においてバリアを形成しており，物質の大きさや荷電により限られた物質のみを濾過し，原尿を生成している．
- メサンギウム領域（メサンギウム細胞，メサンギウム基質）は毛細血管の間を埋めるようにして毛細血管を支持している．

（図：腎臓／糸球体／尿細管／ネフロン／糸球体断面：上皮細胞，基底膜，内皮細胞，上皮細胞の足突起，メサンギウム細胞，メサンギウム基質／ボウマン腔，係蹄壁：上皮細胞・基底膜・内皮細胞，毛細血管内腔）

免疫学的機序が主
糸球体疾患の発症機序

- 糸球体疾患の成立には，免疫学的機序，血管障害による血行力学的機序や脂質代謝異常，糖代謝異常などが関与する．
- 多くは，免疫学的機序によるものであり，糸球体に免疫複合体（IC）や抗体（免疫グロブリン），補体の沈着がみられる．

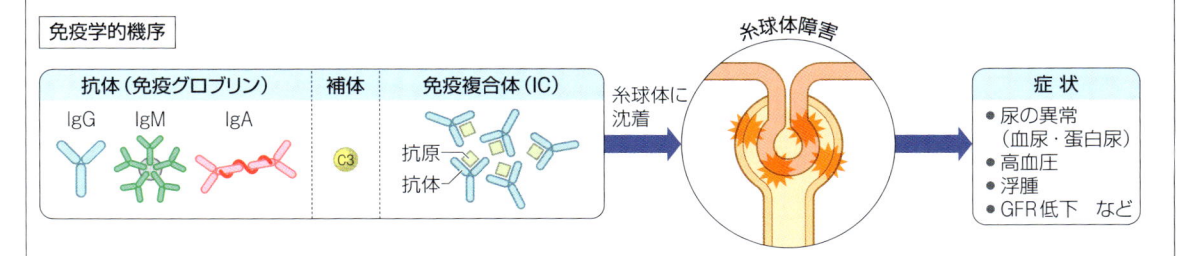

（図：免疫学的機序　抗体（免疫グロブリン）IgG, IgM, IgA｜補体 C3｜免疫複合体（IC）抗原・抗体　→糸球体に沈着→糸球体障害→症状：尿の異常（血尿・蛋白尿），高血圧，浮腫，GFR低下　など）

- 免疫学的機序では上記の他，抗好中球細胞質抗体（ANCA）[病⑧p.142]や細胞性免疫異常が関与する場合がある．
- 糸球体の障害により尿の異常（血尿・蛋白尿）や高血圧，浮腫，GFR低下（尿量減少）などを呈する．

略語 ● 免疫複合体（IC）：immune complex　● 免疫グロブリン（Ig）：immunoglobulin　● 抗好中球細胞質抗体（ANCA）：anti-neutrophil cytoplasmic antibody　● 糸球体濾過量（GFR）：glomerular filtration rate

複数の観点から
糸球体疾患の診断名

- 糸球体疾患では，臨床所見による症候診断名，病理所見による組織診断名，病因による診断名が用いられる．
- 1つの症例では，診察を進める中で各診断における診断名がつくことになる．

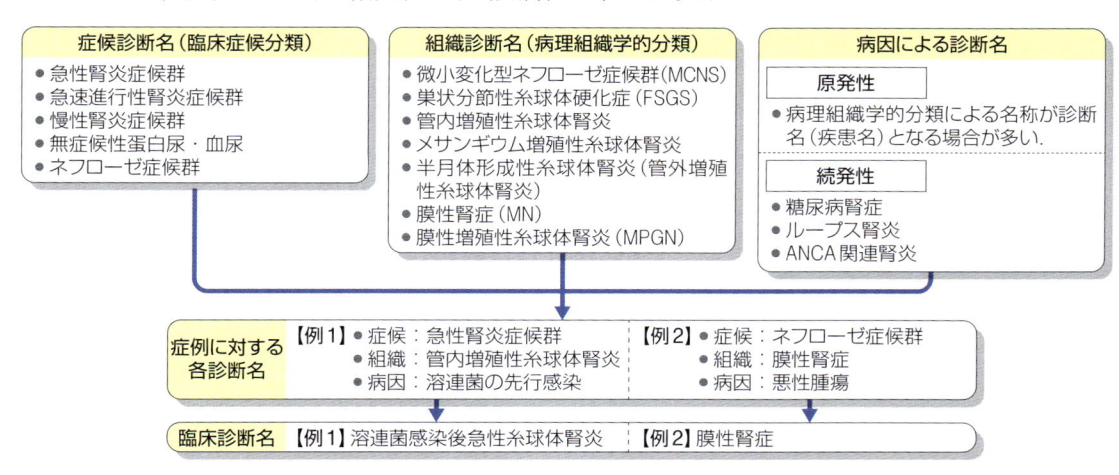

症候診断名（臨床症候分類）
- 急性腎炎症候群
- 急速進行性腎炎症候群
- 慢性腎炎症候群
- 無症候性蛋白尿・血尿
- ネフローゼ症候群

組織診断名（病理組織学的分類）
- 微小変化型ネフローゼ症候群（MCNS）
- 巣状分節性糸球体硬化症（FSGS）
- 管内増殖性糸球体腎炎
- メサンギウム増殖性糸球体腎炎
- 半月体形成性糸球体腎炎（管外増殖性糸球体腎炎）
- 膜性腎症（MN）
- 膜性増殖性糸球体腎炎（MPGN）

病因による診断名

原発性
- 病理組織学的分類による名称が診断名（疾患名）となる場合が多い．

続発性
- 糖尿病腎症
- ループス腎炎
- ANCA関連腎炎

症例に対する各診断名

【例1】
- 症候：急性腎炎症候群
- 組織：管内増殖性糸球体腎炎
- 病因：溶連菌の先行感染

【例2】
- 症候：ネフローゼ症候群
- 組織：膜性腎症
- 病因：悪性腫瘍

臨床診断名 【例1】溶連菌感染後急性糸球体腎炎　【例2】膜性腎症

- 1つの症候診断に対して，予想される（頻度の高い）組織診断はいくつか挙げられ，さらに組織診断からは病因が予想される．
- 微小変化型ネフローゼ症候群，巣状分節性糸球体硬化症，膜性腎症，膜性増殖性糸球体腎炎などはネフローゼ症候群をきたしやすい．
- 半月体形成性糸球体腎炎（ANCA関連腎炎（病⑧p.141）が多い）は急速進行性腎炎症候群をきたしやすい．

それぞれ異なる病態をきたす
糸球体疾患の障害部位

- 糸球体で異常をきたす部位により，それぞれ異なる病態をきたす．
- バリア（上皮細胞，基底膜，内皮細胞）の障害では，蛋白の漏出が起こるためネフローゼ症候群を呈することが多い．
- わが国における慢性腎炎症候群の代表であるIgA腎症は，メサンギウム細胞の増殖をきたし，糸球体における3つのバリアの障害ではないことから，ネフローゼ症候群をきたしにくい．

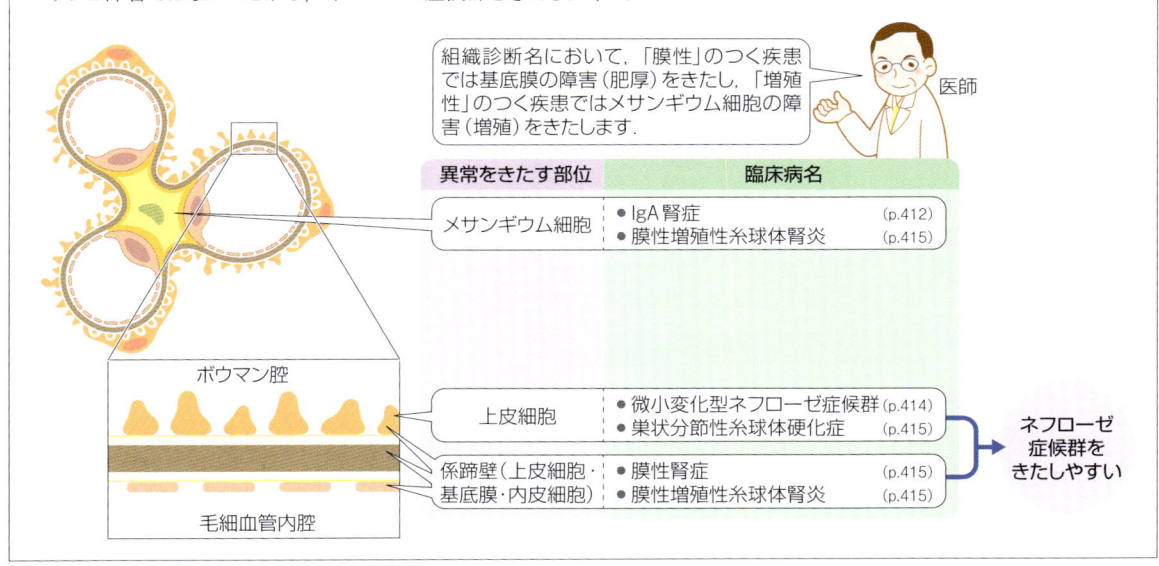

組織診断名において，「膜性」のつく疾患では基底膜の障害（肥厚）をきたし，「増殖性」のつく疾患ではメサンギウム細胞の障害（増殖）をきたします．　医師

異常をきたす部位	臨床病名
メサンギウム細胞	・IgA腎症 (p.412) ・膜性増殖性糸球体腎炎 (p.415)
上皮細胞	・微小変化型ネフローゼ症候群 (p.414) ・巣状分節性糸球体硬化症 (p.415)
係蹄壁（上皮細胞・基底膜・内皮細胞）	・膜性腎症 (p.415) ・膜性増殖性糸球体腎炎 (p.415)

→ ネフローゼ症候群をきたしやすい

ボウマン腔／毛細血管内腔

略語　● 微小変化型ネフローゼ症候群（MCNS）：minimal change nephrotic syndrome　● 巣状分節性糸球体硬化症（FSGS）：focal segmental glomerulosclerosis　● 膜性腎症（MN）：membranous nephropathy　● 膜性増殖性糸球体腎炎（MPGN）：membranoproliferative glomerulonephritis

溶連菌感染後急性糸球体腎炎
■ 溶連菌の先行感染が契機となる

- 溶連菌由来の抗原（腎炎惹起性抗原）が感染局所から血中に放出され、糸球体メサンギウム領域と循環血液中で形成された免疫複合体が糸球体に沈着することにより糸球体障害が引き起こされる（病⑧p.134）.
- 上気道感染（咽頭炎、扁桃炎など）を先行感染とすることが多く、2週間程度の潜伏期間を経て腎障害が出現する.
- 小児に好発し、ネフローゼ症候群ほどの高度な蛋白尿を呈するのは10％以下である.
- 治療は対症療法主体で、小児は2〜3ヵ月で治癒することが多い.

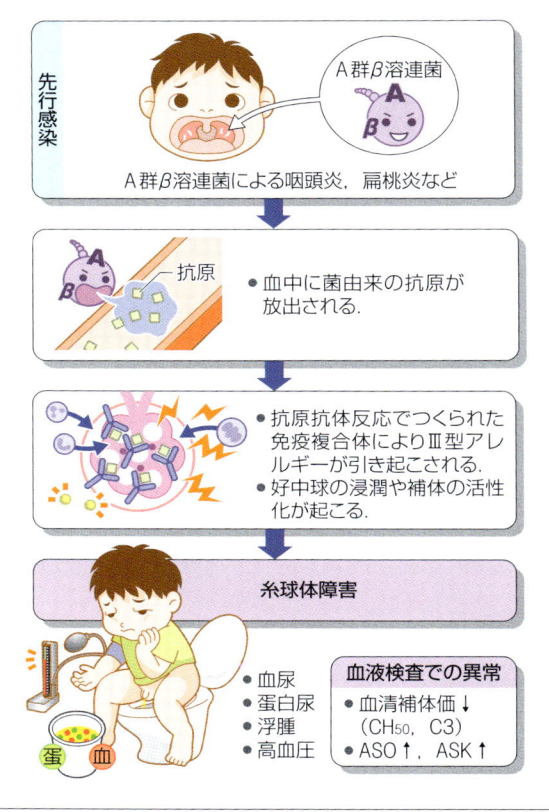

先行感染
A群β溶連菌による咽頭炎、扁桃炎など

- 血中に菌由来の抗原が放出される.
- 抗原抗体反応でつくられた免疫複合体によりⅢ型アレルギーが引き起こされる.
- 好中球の浸潤や補体の活性化が起こる.

糸球体障害
- 血尿
- 蛋白尿
- 浮腫
- 高血圧

血液検査での異常
- 血清補体価↓（CH₅₀、C3）
- ASO↑、ASK↑

IgA腎症
■ 免疫グロブリンが沈着する

- 原因の詳細は不明であるが、糸球体の主にメサンギウム領域にIgA沈着がみられるメサンギウム増殖性腎炎である. 長期的には腎不全の原因となりうる（病⑧p.144）.
- 大部分は長期にわたり無症状であり、健康診断などで尿異常を指摘されて偶然発見されることが多い.
- 急性上気道炎や急性消化管感染症の際に肉眼的血尿が生じることがある.
- ステロイド、免疫抑制薬に一定の効果があるとされる.

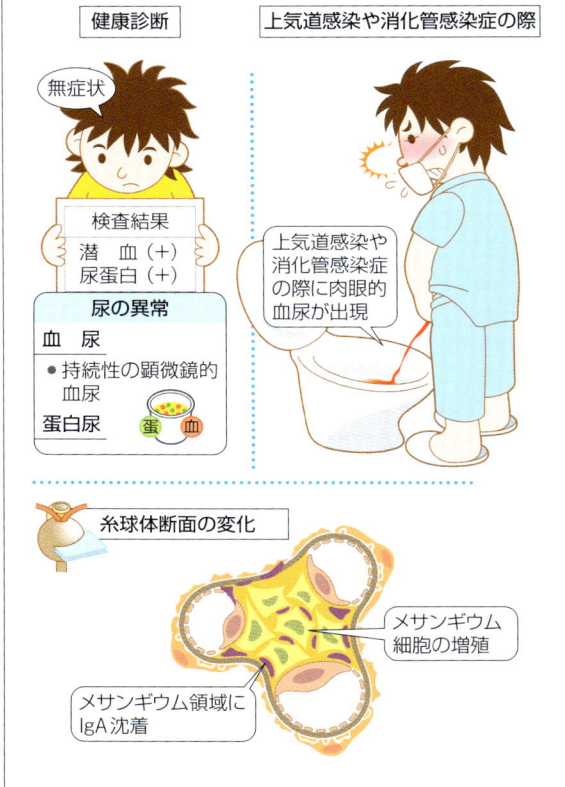

健康診断
無症状
検査結果：潜血（+）、尿蛋白（+）

尿の異常
- 血尿：持続性の顕微鏡的血尿
- 蛋白尿

上気道感染や消化管感染症の際
上気道感染や消化管感染症の際に肉眼的血尿が出現

糸球体断面の変化
- メサンギウム細胞の増殖
- メサンギウム領域にIgA沈着

ループス腎炎
■ SLEに伴う腎障害

- 全身性エリテマトーデス（SLE）（病⑥p.72）に伴う糸球体障害であり、SLE患者の50〜60％にみられる.
- 病理所見、症状ともに様々な所見がみられる（病⑧p.192）.

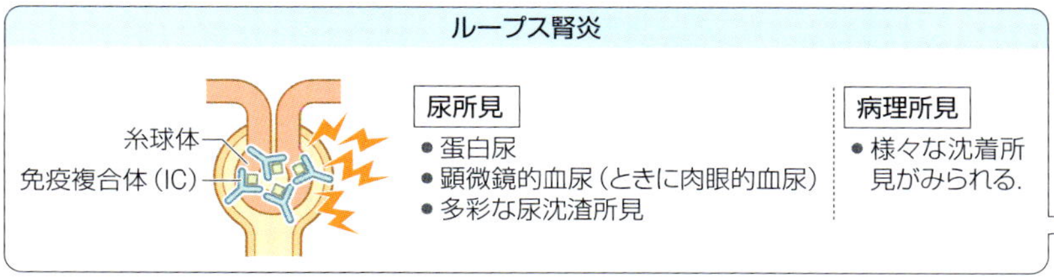

ループス腎炎
- 糸球体
- 免疫複合体（IC）

尿所見
- 蛋白尿
- 顕微鏡的血尿（ときに肉眼的血尿）
- 多彩な尿沈渣所見

病理所見
- 様々な沈着所見がみられる.

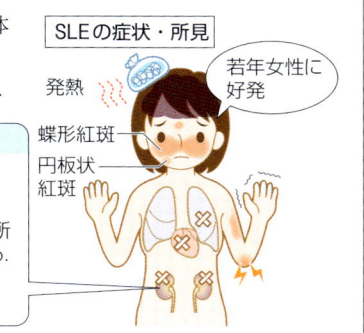

SLEの症状・所見
若年女性に好発
- 発熱
- 蝶形紅斑
- 円板状紅斑

略語
- 補体50％溶血単位（CH₅₀）：50% hemolytic unit of complement
- 抗ストレプトリジンO（ASO）〔抗体〕：antistreptolysin O〔antibody〕
- 抗ストレプトキナーゼ（ASK）〔抗体〕：antistreptokinase〔antibody〕
- IgA腎症：immunoglobulin A nephropathy
- 全身性エリテマトーデス（SLE）：systemic lupus erythematosus
- 免疫複合体（IC）：immune complex

ネフローゼ症候群

ネフローゼ症候群の概念
高度の蛋白尿を呈する病態の総称

- 糸球体の濾過機能の破綻（バリアの障害）[p.411]により，尿中に多量の蛋白質が排出されてしまい，血中の蛋白質の喪失（低アルブミン血症），乏尿，浮腫などをきたす病態の総称である．
- 蛋白尿を中心とした一定の診断基準を満たす病態の総称であり，具体的な1つの腎疾患を指すわけではない．
- 原因は，腎臓に限局した病変がみられる場合（原発性）と，全身疾患など腎臓以外の原因に伴って腎障害が生じる場合（続発性）に大別できる．
- 原因疾患によって治療薬への反応や必要投与量が異なってくる．

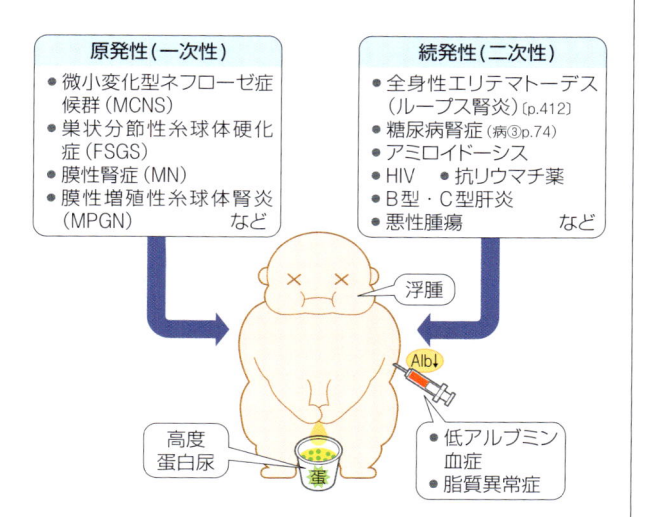

原発性（一次性）
- 微小変化型ネフローゼ症候群（MCNS）
- 巣状分節性糸球体硬化症（FSGS）
- 膜性腎症（MN）
- 膜性増殖性糸球体腎炎（MPGN）　など

続発性（二次性）
- 全身性エリテマトーデス（ループス腎炎）[p.412]
- 糖尿病腎症（病③p.74）
- アミロイドーシス
- HIV　・抗リウマチ薬
- B型・C型肝炎
- 悪性腫瘍　など

- 浮腫
- 高度蛋白尿
- 低アルブミン血症
- 脂質異常症

ネフローゼ症候群の病態生理
高度蛋白尿を引き金に種々の病態が連鎖する

- ネフローゼ症候群では，尿中に大量の蛋白質が排泄されることで血中の蛋白質が失われる結果，種々の病態が引き起こされる．
- 大きく分けて，低アルブミン血症による膠質浸透圧低下に伴う病態と，肝臓での蛋白質合成が亢進することによる病態がある．

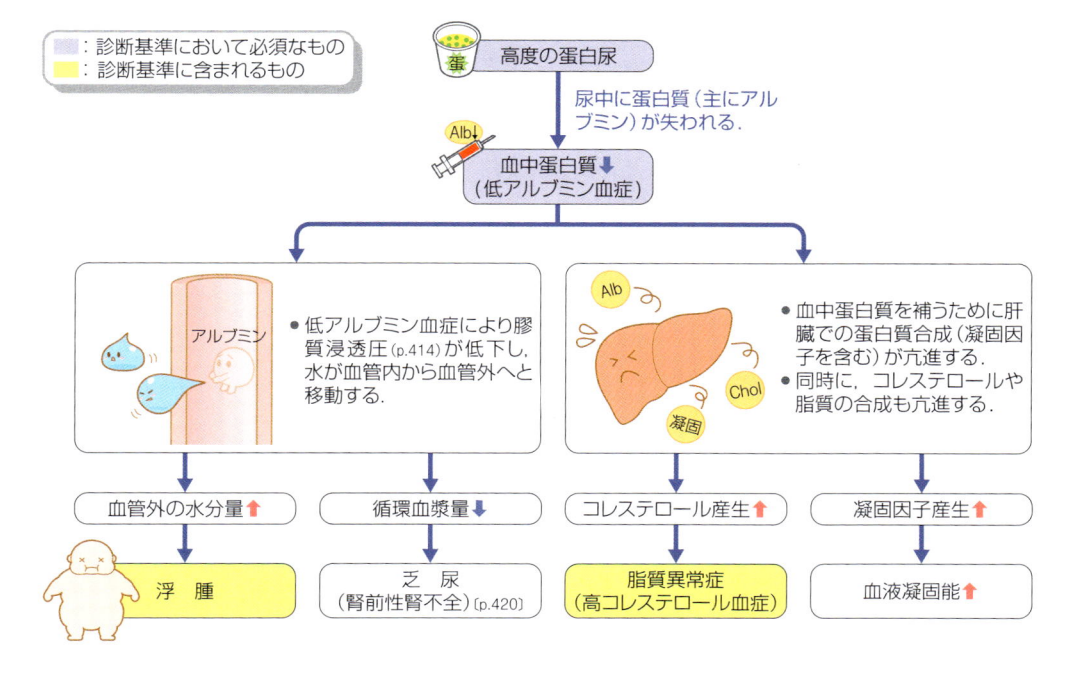

凡例:
- 診断基準において必須なもの
- 診断基準に含まれるもの

高度の蛋白尿 → 尿中に蛋白質（主にアルブミン）が失われる．→ 血中蛋白質↓（低アルブミン血症）

- 低アルブミン血症により膠質浸透圧（p.414）が低下し，水が血管内から血管外へと移動する．
  - 血管外の水分量↑ → 浮腫
  - 循環血漿量↓ → 乏尿（腎前性腎不全）[p.420]

- 血中蛋白質を補うために肝臓での蛋白質合成（凝固因子を含む）が亢進する．
- 同時に，コレステロールや脂質の合成も亢進する．
  - コレステロール産生↑ → 脂質異常症（高コレステロール血症）
  - 凝固因子産生↑ → 血液凝固能↑

略語
- 微小変化型ネフローゼ症候群（MCNS）: minimal change nephrotic syndrome
- 巣状分節性糸球体硬化症（FSGS）: focal segmental glomerulosclerosis
- 膜性腎症（MN）: membranous nephropathy
- 膜性増殖性糸球体腎炎（MPGN）: membranoproliferative glomerulonephritis
- ヒト免疫不全ウイルス（HIV）: human immunodeficiency virus

Advanced Study
膠質浸透圧

- 膠質浸透圧とは，アルブミンを主体とした血漿中の蛋白によってつくられる浸透圧のことである．
- アルブミンは血管壁を通過できず，血管内に留まる蛋白質であるため，水を血管内に保持する．
- 血中アルブミン量が低下すると，膠質浸透圧も低下し，血管内から血管外への水の移動が起きるため浮腫を生じる (p.413)．

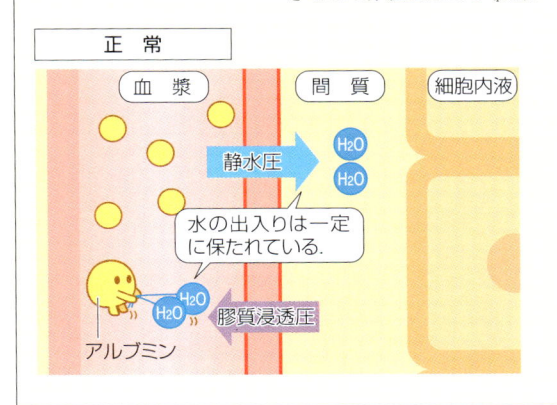

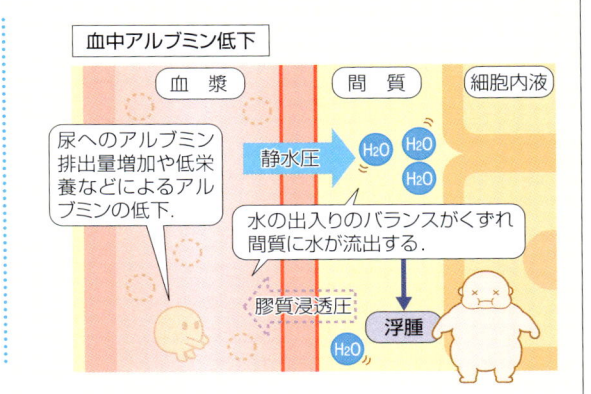

正常

血漿 | 間質 | 細胞内液
静水圧 → H₂O
水の出入りは一定に保たれている．
アルブミン ← 膠質浸透圧

血中アルブミン低下

血漿 | 間質 | 細胞内液
尿へのアルブミン排出量増加や低栄養などによるアルブミンの低下．
静水圧 → H₂O
水の出入りのバランスがくずれ間質に水が流出する．
膠質浸透圧 → 浮腫

蛋白尿と低アルブミン血症は必ずみられる
診断基準

- 原因疾患によらず，一定の血液・尿検査所見と症状のみで診断される．
- 診断基準の項目は，蛋白尿を筆頭に，それに続発する病態によって構成されている．
- 診断基準は成人と小児によって異なっている．

成人
❶ 蛋白尿：3.5 g／日以上が持続する．
　（随時尿において尿蛋白／尿クレアチニン比が3.5 g/gCr以上の場合もこれに準ずる．）
❷ 低アルブミン血症：血清アルブミン値3.0 g/dL以下．
　血清総蛋白量6.0 g/dL以下も参考になる．
❸ 浮腫
❹ 脂質異常症（高LDLコレステロール血症）
- ❶，❷の両所見を認めることが必須条件である．
- ❸は必須条件ではないが，重要な所見である．
- ❹は必須条件ではない．
- 卵円形脂肪体は診断の参考となる．

厚生労働省難治性疾患克服研究事業 進行性腎障害に関する調査研究班 難治性ネフローゼ症候群分科会 編：ネフローゼ症候群診療指針：日本腎臓学会誌：53（2）：80，2011

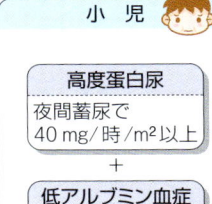

小児

高度蛋白尿
夜間蓄尿で40 mg／時／m²以上
＋
低アルブミン血症
血清アルブミン2.5 g/dL以下

日本小児腎臓学会および国際小児腎臓病学会による基準

光顕ではみえない病変
微小変化型ネフローゼ症候群（MCNS）

- 高度の蛋白尿を認めるが，糸球体は光学顕微鏡レベルではほぼ正常像を示し，電子顕微鏡でのみ微小な糸球体病変を確認できる疾患である (病⑧p.150)．
- 上皮細胞の障害により，アルブミンを中心とした比較的低分子の蛋白のみが尿中へ濾過される．
- 原因は明らかではなく，小児に好発し，高度蛋白尿と急激な浮腫の出現により発症することが多い．
- 上皮細胞の障害の程度はネフローゼ症候群をきたす糸球体病変の中では軽度であり，ステロイドが著効するが，再発も多い．

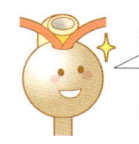

微小変化という名前にもあるように糸球体の断面はほぼ正常です．ただし，膜のバリアが障害されているので蛋白尿は高度になります (病⑧p.153)．

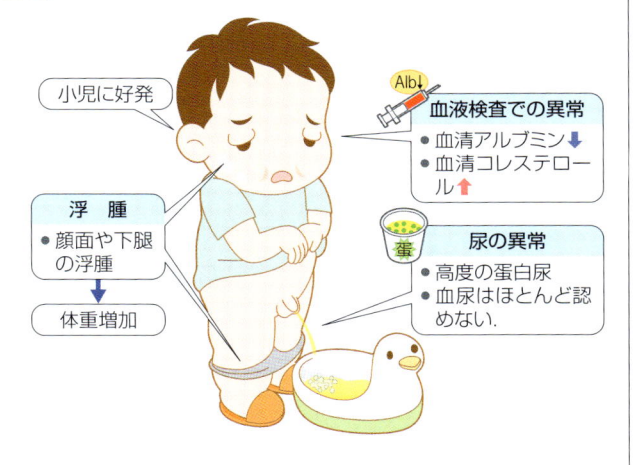

- 小児に好発
- 浮腫：顔面や下腿の浮腫
- 体重増加
- 血液検査での異常：血清アルブミン↓，血清コレステロール↑
- 尿の異常：高度の蛋白尿，血尿はほとんど認めない．

略語
- クレアチニン（Cr）：creatinine
- 低比重リポ蛋白（LDL）：low-density lipoprotein
- 微小変化型ネフローゼ症候群（MCNS）：minimal change nephrotic syndrome

糸球体の一部が硬くなる
巣状分節性糸球体硬化症（FSGS）

- 腎組織の光学顕微鏡所見において，一部の糸球体（巣状）で部分的な（分節性）硬化病変がみられる疾患．原因は様々である (病⑧p.154)．
- 微小変化型ネフローゼ症候群 (p.414) と同様に，上皮細胞の障害であるため，高度な蛋白尿と急激な浮腫が出現することが多い．
- 上皮細胞の障害が強く，ステロイド抵抗性の難治性ネフローゼ症候群を呈することが多い．

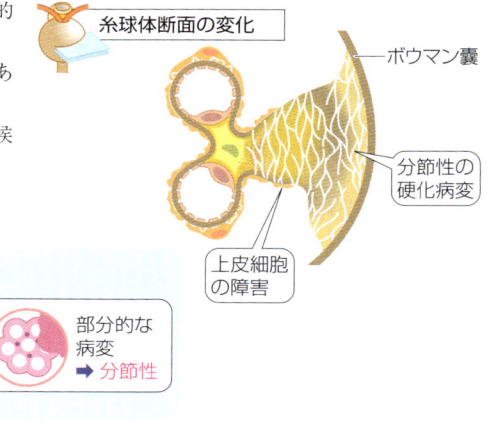

医師：巣状と分節性という病理学的用語の意味を確認しておきましょう．

糸球体断面の変化
- ボウマン嚢
- 分節性の硬化病変
- 上皮細胞の障害

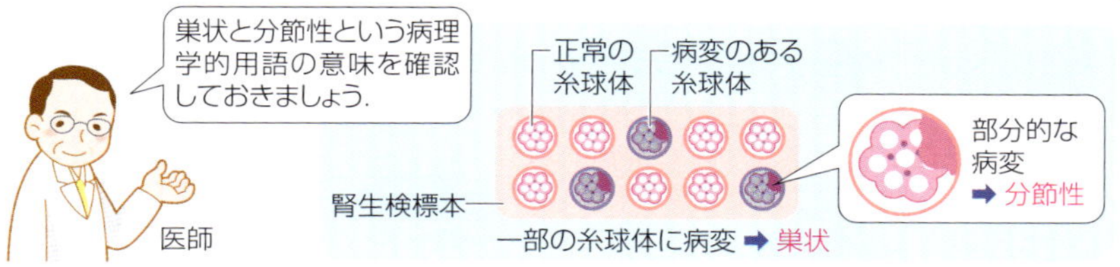

腎生検標本
- 正常の糸球体
- 病変のある糸球体
- 一部の糸球体に病変 → 巣状
- 部分的な病変 → 分節性

係蹄壁の肥厚がみられる
膜性腎症（MN）

- 腎組織の光学顕微鏡所見において，糸球体係蹄壁の肥厚がみられる疾患である (病⑧p.157)．
- 中高年男性のネフローゼ症候群の主要な原因であるが，進行は緩徐である．
- 悪性腫瘍や感染症が合併していることも多い．
- 近年では，膜性腎症の原因抗原として，上皮細胞に存在する膜型ホスホリパーゼA_2受容体が注目されている．
- ネフローゼ症候群を呈することが多く，一部は自然寛解するが，ステロイド抵抗性の場合は難治性のことが多い．

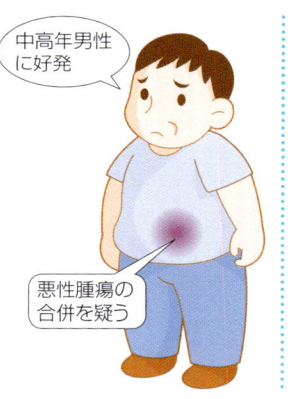

中高年男性に好発
悪性腫瘍の合併を疑う

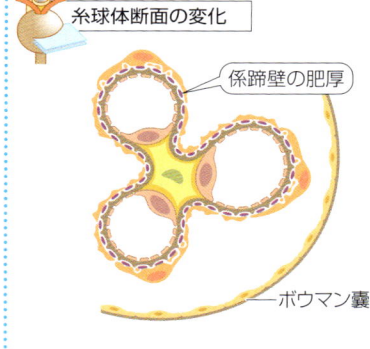

糸球体断面の変化
- 係蹄壁の肥厚
- ボウマン嚢

腎不全になりやすい
膜性増殖性糸球体腎炎（MPGN）

- 原因の詳細は不明であるが，腎組織の光学顕微鏡所見において，糸球体の分葉化・メサンギウム細胞の増殖，係蹄壁の二重化がみられる疾患である (病⑧p.160)．
- 約80%が全経過中のいずれかの時期にネフローゼ症候群を呈し，ステロイド抵抗性を示す例が多い．
- 予後不良で10年で約50%が腎不全に至る．

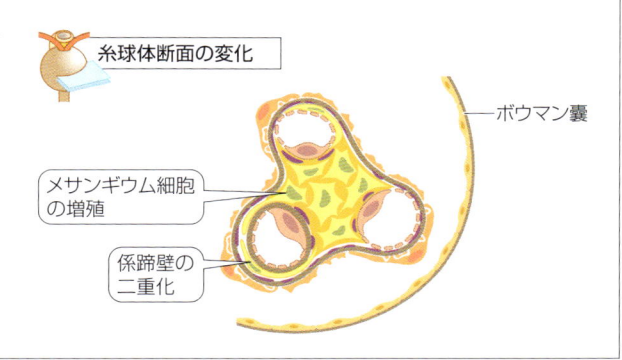

糸球体断面の変化
- ボウマン嚢
- メサンギウム細胞の増殖
- 係蹄壁の二重化

腎・泌尿器系の疾患と薬　糸球体疾患

略語
- 巣状分節性糸球体硬化症（FSGS）：focal segmental glomerulosclerosis
- 膜性腎症（MN）：membranous nephropathy
- 膜性増殖性糸球体腎炎（MPGN）：membranoproliferative glomerulonephritis

糸球体疾患の治療

ステロイド療法，対症療法，生活管理
治療の全体像

- 糸球体疾患の治療は，その臨床症候(p.411)により決定される．
- 溶連菌感染後急性糸球体腎炎による急性腎炎症候群では，通常は予後良好であるため2～3ヵ月で自然回復するが，明らかな溶連菌感染症状がみられる場合にはペニシリン系抗菌薬を用いることもある．
- 溶連菌感染後急性糸球体腎炎以外の急性腎炎症候群では，病期・病態により生活管理や対症療法を行う．
- 慢性腎炎症候群では，病期・病態により生活管理や対症療法を行うが，特に活動性の高いIgA腎症の場合はステロイド療法も行われる．
- ネフローゼ症候群ではステロイド療法と，病期・病態により生活管理や対症療法が行われる．

ステロイド療法

ネフローゼ症候群
- ステロイド（糖質コルチコイド）

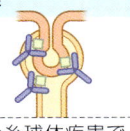

- ネフローゼ症候群をきたした糸球体疾患では，まずステロイドを使用する．
- ステロイドに抵抗性の場合などで免疫抑制薬を使用する．

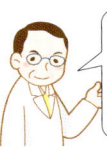

> 糸球体疾患を疑ったときは腎生検による組織診断を行い，治療薬を決定しますが，溶連菌感染後急性糸球体腎炎をのぞいて，まずはステロイドを使用することが多いです．

対症療法

浮腫（高血圧）
- 利尿薬
- ACE阻害薬
- ARB
- Ca拮抗薬

乏尿
- 利尿薬

血液凝固能↑
- 抗凝固薬
- 抗血小板薬

脂質異常症（高コレステロール血症）
- HMG-CoA還元酵素阻害薬(p.372)

蛋白尿
- ACE阻害薬*
- ARB*

*蛋白尿減少作用に加えて，腎保護作用をもつ(p.309)．

- 二次性の糸球体疾患の場合は，原疾患の治療も必要となる．

生活管理
- 食事療法
- 飲水制限
- 減塩
- 安静

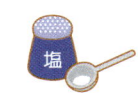

主にネフローゼ症候群に対して行われる
ステロイド療法

- 治療の基本方針は，まず十分量の経口ステロイドによる寛解導入療法に始まり，治療効果をみて投与量を漸減していく．
- 経口ステロイドに対して抵抗性の場合は，免疫抑制薬の追加や，ステロイドパルス療法の施行を検討する．

投与例

初期投与期	漸減期	維持期
プレドニゾロン(PSL) 30～60 mg/日（経口）	原則2週間ごとに 5～10 mg/日の割合で減量	5～10 mg/日
4～6週間	2週間　2週間	

治療開始 → 投与終了もしくは維持投与

治療効果が不十分（抵抗性）の場合 →
- **免疫抑制薬の追加**
- **ステロイドパルス療法**
  - ステロイドを短期間で大量に用いることによって作用を強め，治療全体でのステロイドの用量を減少させることを目的とした治療法．
  - メチルプレドニゾロン500 mg静注/日を3日連続で行うことを1クールとして，数回行う．大量点滴の後，プレドニゾロン20～40 mg/日を経口投与する．

> ネフローゼ症候群の代表的な原因疾患の中でも，微小変化型ネフローゼ症候群（MCNS）は特にステロイドへの反応性が良いです(p.414)．

略語 ●アンジオテンシン変換酵素（ACE）阻害薬:angiotensin converting enzyme inhibitor　●アンジオテンシンⅡ受容体拮抗薬（ARB）:angiotensin Ⅱ receptor blocker　●3-ヒドロキシ-3-メチルグルタリル・コエンザイムA（HMG-CoA）:3-hydroxy-3-methylglutaryl-coenzyme A　●プレドニゾロン（PSL）:prednisolone　●微小変化型ネフローゼ症候群（MCNS）:minimal change nephrotic syndrome

症状に応じて使い分ける
治療薬のまとめ

- 糸球体疾患の治療に用いる薬剤を以下に示す．

対象	治療薬	主な一般名	作用・目的	主な副作用	特徴・備考
糸球体障害の治療	ステロイド*（副腎皮質ステロイド）[薬②]	・プレドニゾロン ・メチルプレドニゾロン	糸球体障害を起こす免疫異常と，それに続く炎症作用を抑制する．	・易感染性 ・耐糖能低下 ・胃潰瘍 ・骨粗鬆症	急な服用中止や減量は急性副腎機能不全を招くので，漸減していく必要がある（病③p.273）．
	免疫抑制薬*	・シクロホスファミド ・ミゾリビン ・シクロスポリン	ステロイド抵抗性の疾患に対して，効果を補うために使用する．	・易感染性 ・消化器症状（悪心・嘔吐） ・催腫瘍性	ミゾリビンは腎排泄型の薬剤であるため腎障害時には慎重に投与する．
続発する病態に対する治療　浮腫・高血圧	ループ利尿薬 (p.403)	・フロセミド	過剰な体液を排出することで，浮腫や高血圧を改善する．	・低K血症	他の利尿薬に比べ，腎機能が低下しても利尿効果を得やすい．
	ACE阻害薬 (p.311)	・カプトプリル ・イミダプリル ・リシノプリル ・アラセプリル ・エナラプリル ・テモカプリル	・アンジオテンシンIIの生成を抑制することでRAA系を抑制し，降圧作用を示す． ・糸球体の輸出細動脈を拡張することで糸球体内圧を下げるため，尿蛋白量を減少させる効果がある．	・高K血症 ・空咳 ・血管性浮腫	腎保護作用をもつが，高度の腎障害では慎重に投与する．
	ARB (p.314)	・カンデサルタン シレキセチル ・ロサルタン ・バルサルタン ・テルミサルタン ・オルメサルタン メドキソミル ・イルベサルタン ・アジルサルタン	・アンジオテンシンIIの受容体を遮断することでRAA系を抑制し，降圧作用を示す． ・糸球体の輸出細動脈を拡張することで糸球体内圧を下げるため，尿蛋白量を減少させる効果がある．	・高K血症	腎保護作用をもつが，高度の腎障害では慎重に投与する．
	Ca拮抗薬（Ca^{2+}チャネル遮断薬）(p.290)	・ニフェジピン ・ニカルジピン ・ニトレンジピン ・マニジピン ・フェロジピン ・シルニジピン ・アムロジピン	細胞内へのCa^{2+}流入を抑制することで血管平滑筋を弛緩し，降圧作用を示す．	・頭痛 ・顔面紅潮	ACE阻害薬やARBで効果が不十分な場合に併用する．
脂質異常症	HMG-CoA還元酵素阻害薬 (p.372)	・プラバスタチン ・シンバスタチン ・フルバスタチン ・アトルバスタチン	肝臓におけるコレステロールの生合成を抑制することで，脂質異常症（高脂血症）を改善する．	・横紋筋融解症	シクロスポリン併用下では横紋筋融解症のリスクが上がるため，副作用モニタリングをする．
血液凝固能の亢進	抗凝固薬 (p.326)	・ワルファリン ・ヘパリン	凝固因子を阻害して血栓形成を予防する．	・出血傾向 ・催奇形性（ワルファリン）	静脈血栓症の既往がある場合，ワルファリンによる予防的抗凝固療法を行う．
	抗血小板薬 (p.325)	・ジピリダモール	血小板凝集を阻害して血栓形成を予防する．	・頭痛 ・動悸	高用量で尿蛋白減少作用がある．

*ネフローゼ症候群を呈していない特発性の膜性腎症，保存療法で寛解のみられるIgA腎症には用いない．

- 低蛋白血症に対してアルブミン製剤の投与が検討されることもあるが，投与されたアルブミンが尿細管障害を増悪させるとも考えられており，最近では使用されないことが多い．

略語 ・レニン・アンジオテンシン・アルドステロン（RAA）系：renin-angiotensin-aldosterone system

腎不全

監 修
藤垣 嘉秀

総 論

(病⑧p.202)

WORDS & TERMS

糸球体濾過量（GFR） [p.418]
単位時間当たりに両腎の糸球体からどのくらいの量の血漿が濾過されるかを表したもの．
糸球体で濾過され，尿細管で再吸収や分泌されない物質を利用することで推測することができる．体内にある物質では，不完全ではあるが，血清Cr（クレアチニン）[p.419]，血清シスタチンCが用いられる．
真のGFRは，イヌリンを点滴静注し，イヌリンクリアランスで測定する（病⑧p.27）．

エリスロポエチン（EPO） [p.418]
赤血球造血を促進する．主に腎臓で産生され，組織が低酸素状態になると増加する．

ビタミンD_3 [p.418]
腎臓で活性化されると腸管におけるCa，Pの吸収を促進し，血清Ca，Pを上昇させる働きをもつ．

血中尿素窒素（BUN） [p.420]
血液中の尿素の量を表す検査値．尿中への排泄障害（GFR低下や尿量低下）により上昇する．
また，尿素は，蛋白質がアミノ酸とアンモニアに分解された後，肝での尿素サイクルにより生成されるため，高蛋白食や消化管からの吸収増加（消化管出血，腸閉塞），蛋白異化亢進（甲状腺機能亢進，ステロイド使用）などで上昇する．逆に尿崩症，肝不全，低蛋白食などで低下する．

腎不全の概観 — 急性と慢性がある

- 腎不全とは，糸球体濾過量（GFR）の低下を中心とした腎機能障害がある状態をいう．
- 腎不全状態出現の経過により急性腎不全（ARF）と慢性腎不全（CRF）に大別される．
- 近年，慢性腎不全に至る前の，より早期の段階から腎障害を疾患としてとらえるために慢性腎臓病（CKD）という概念が広く知られるようになった．
- 同様に急性腎不全でも急性腎障害（AKI）という概念が登場している．

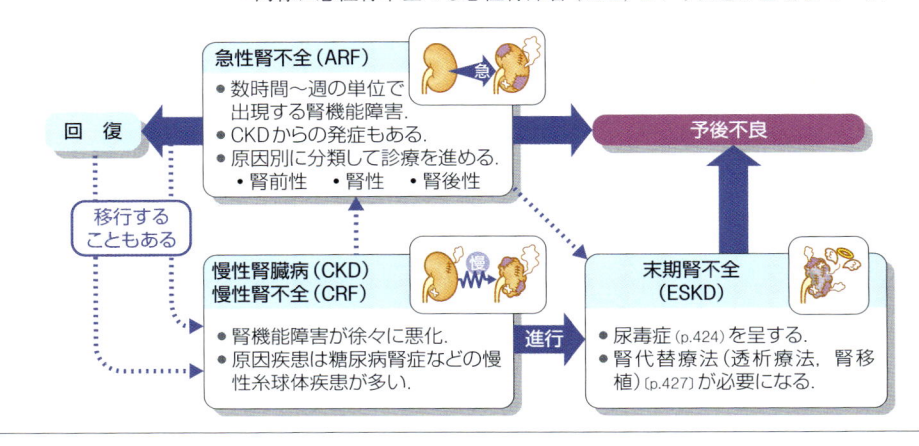

急性腎不全（ARF）
- 数時間〜週の単位で出現する腎機能障害．
- CKDからの発症もある．
- 原因別に分類して診療を進める．
  - 腎前性 ・腎性 ・腎後性

回復 ← → 予後不良

移行することもある

慢性腎臓病（CKD）／慢性腎不全（CRF）
- 腎機能障害が徐々に悪化．
- 原因疾患は糖尿病腎症などの慢性糸球体疾患が多い．

進行 →

末期腎不全（ESKD）
- 尿毒症（p.424）を呈する．
- 腎代替療法（透析療法，腎移植）[p.427]が必要になる．

症状 — 腎機能の低下が引き起こす

- 腎不全では，腎臓の主な機能である老廃物の排泄，水・電解質および酸塩基平衡の調節，内分泌器官としての役割が障害されることにより，様々な症状を引き起こす．

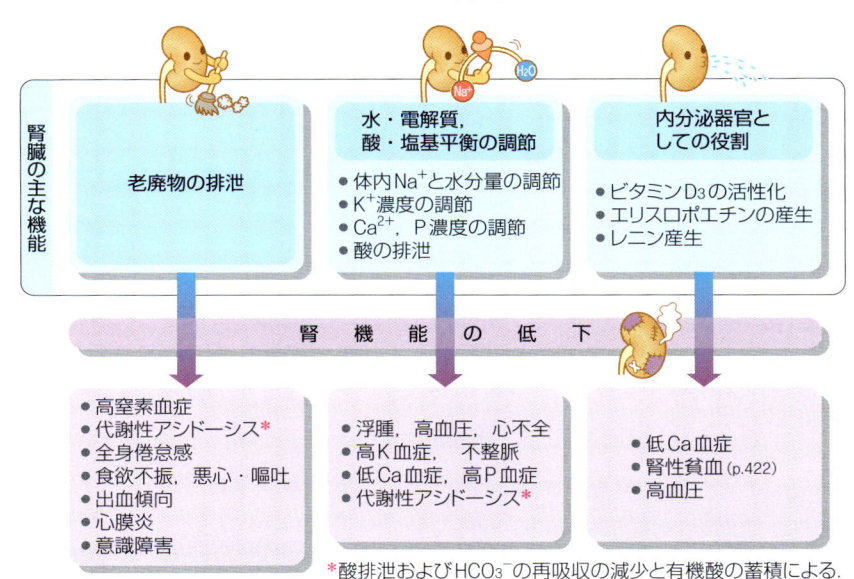

腎臓の主な機能

老廃物の排泄	水・電解質，酸・塩基平衡の調節	内分泌器官としての役割
	・体内Na^+と水分量の調節 ・K^+濃度の調節 ・Ca^{2+}，P濃度の調節 ・酸の排泄	・ビタミンD_3の活性化 ・エリスロポエチンの産生 ・レニン産生

↓ 腎機能の低下 ↓

- 高窒素血症
- 代謝性アシドーシス*
- 全身倦怠感
- 食欲不振，悪心・嘔吐
- 出血傾向
- 心膜炎
- 意識障害

- 浮腫，高血圧，心不全
- 高K血症，不整脈
- 低Ca血症，高P血症
- 代謝性アシドーシス*

- 低Ca血症
- 腎性貧血（p.422）
- 高血圧

*酸排泄およびHCO_3^-の再吸収の減少と有機酸の蓄積による．

略語 ●糸球体濾過量（GFR）：glomerular filtration rate ●クレアチニン（Cr）：creatinine ●急性腎不全（ARF）：acute renal failure ●慢性腎不全（CRF）：chronic renal failure ●慢性腎臓病（CKD）：chronic kidney disease ●急性腎障害（AKI）：acute kidney injury ●末期腎不全（ESKD）：end-stage kidney disease ●血中尿素窒素（BUN）：blood urea nitrogen

腎機能の最も重要な指標
CrクリアランスによるGFR推測

- Cr（クレアチニン）は，糸球体で濾過された後，尿細管では再吸収されないが，わずかに分泌されるという性質をもつ．
- つまり，糸球体で濾過されたCrが，ほとんど同じ量だけ尿中に出てくる．このことを式にすると下記のようになる．

（糸球体で濾過された血液中のCrの量）≒（尿中のCrの量）
⇔（糸球体で濾過された血液の量）×（血液中のCr濃度）
　　　≒（尿量）×（尿中のCr濃度）
⇔（糸球体で濾過された血液の量）≒ $\dfrac{（尿量）×（尿中のCr濃度）}{（血液中のCr濃度）}$ ★

- 上記のうち，尿量，尿中Cr濃度，血中Cr濃度の3つは実際に測定することができるため，GFR（糸球体で濾過された血漿の量）が算出できる．
- なお，★の式はCrクリアランス（C_{cr}）とよばれ，GFRの代表的な推測値として臨床現場で用いられている．
- Crは尿細管でわずかに分泌されるため，C_{cr}は真のGFRより大きい値になる．

C_{cr}基準値　男性：平均　78.1〜133.3 mL/分/1.73 m²
　　　　　　　女性：平均　64.9〜114.3 mL/分/1.73 m²

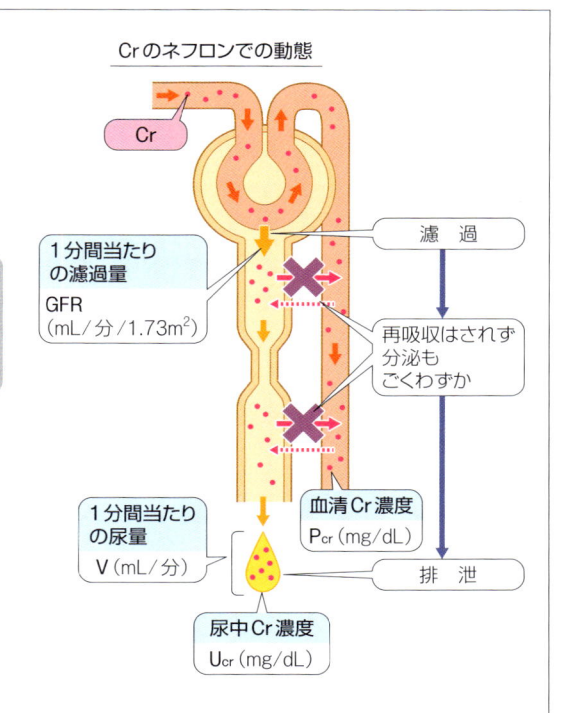

Crのネフロンでの動態

- 1分間当たりの濾過量　GFR（mL/分/1.73m²）
- 濾過
- 再吸収はされず分泌もごくわずか
- 1分間当たりの尿量　V（mL/分）
- 血清Cr濃度　P_{cr}（mg/dL）
- 尿中Cr濃度　U_{cr}（mg/dL）
- 排泄

採血だけでGFRを推定する
血清Cr値による腎機能評価

- 腎臓の濾過機能が低下すると，Crは血中に貯留し血清Cr値は上昇する．
- したがって，血清Cr値の上昇それ自体がおおよそ腎機能の悪化と相関する．
- ただし，血清Crの量は筋肉量によって個人差が大きいため，血清Cr値のみによる評価では正確さに欠ける．
- 近年では，血清Cr値に加え性別と年齢による筋肉量の差を考慮したGFRの推算式がつくられ，その式によって推定（estimate）されたGFRをeGFRとよぶ．

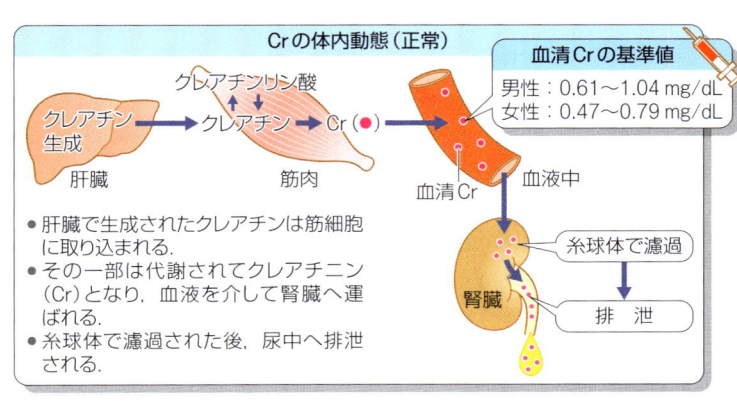

Crの体内動態（正常）

- クレアチン生成（肝臓）→ クレアチンリン酸 → クレアチン（筋肉）→ Cr（●）→ 血清Cr → 血液中 → 糸球体で濾過（腎臓）→ 排泄

血清Crの基準値
男性：0.61〜1.04 mg/dL
女性：0.47〜0.79 mg/dL

- 肝臓で生成されたクレアチンは筋細胞に取り込まれる．
- その一部は代謝されてクレアチニン（Cr）となり，血液を介して腎臓へ運ばれる．
- 糸球体で濾過された後，尿中へ排泄される．

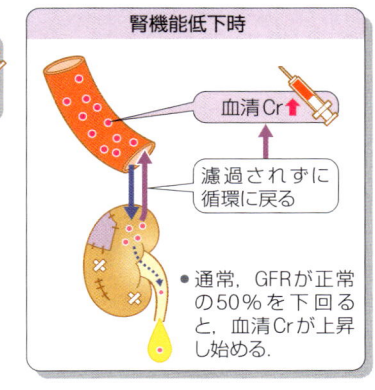

腎機能低下時

- 血清Cr↑
- 濾過されずに循環に戻る
- 通常，GFRが正常の50％を下回ると，血清Crが上昇し始める．

- eGFRでは性別や年齢は考慮されているものの，体型などの個人差（特に筋肉量）までは反映されていないので，より正確なGFRを知るにはCrクリアランスを算出する方がよい．
- しかし，採血だけでGFRを推定できる利便性から医療現場で汎用されている．

推算式によりeGFRを求める方法

日本人のGFR推算式（18歳以上に適用）
男性：eGFR（mL/分/1.73 m²）＝ 194 × Cr$^{-1.094}$ × 年齢$^{-0.287}$
女性：eGFR（mL/分/1.73 m²）＝ 194 × Cr$^{-1.094}$ × 年齢$^{-0.287}$ × 0.739
※酵素法で測定された血清Cr値を用いる．

略語 ● クレアチニン（Cr）：creatinine ● クレアチニンクリアランス（C_{cr}）：creatinine clearance ● 推算糸球体濾過量（eGFR）：estimated glomerular filtration rate

急性腎不全（ARF）

(病⑧p.204)

intro.：数時間～数週間単位の急激な腎機能低下（GFR低下）により，体液の恒常性維持機構が破綻した病態．原因により，腎前性・腎性・腎後性に分類される．

MINIMUM ESSENCE

原因・誘因
- 腎前性：循環血液量の減少，心拍出量の低下
- 腎　性：尿細管間質の障害，糸球体の障害，血管の障害
- 腎後性：両側尿管の閉塞，膀胱・尿道の閉塞

病態生理
- 数時間～数週間単位の急激な腎機能低下により，体液の恒常性維持機構が破綻する．

症状・所見
- 乏尿（約50%）
- 全身倦怠感，食思不振，悪心・嘔吐，中枢神経症状などの尿毒症症状 (p.424) 〈老廃物排泄障害〉

検査・診断
- 血液検査で，血清Cr↑，BUN↑，K^+↑，HCO_3^-↓，eGFR↓を認める．〈腎機能低下〉
- 腹部超音波検査で，腎臓のサイズは正常～やや腫大 〈慢性腎不全との鑑別〉
  - 腎前性：尿所見で，FE_{Na}＜1%，尿浸透圧↑，尿中Na濃度↓
  - 腎　性：尿所見で，FE_{Na}＞1%，尿浸透圧↓，尿中Na濃度↑
  - 腎後性：腹部超音波検査で，腎盂・尿管の拡大（水腎症）がみられる．

治療・管理
- 原因の除去と腎不全の管理を行う (p.425)．
  1. 原因疾患の治療
  2. 腎不全の管理として，栄養管理，水や電解質管理を中心とした保存的治療，必要に応じて血液浄化療法

経過・予後
- 原因の除去により腎機能が回復する可能性は高いが，重症患者での生存率は低い．

WORDS & TERMS

ナトリウム排泄分画（FE_{Na}） [p.420]
（尿中Na濃度／血清Na濃度）÷（尿中Cr濃度／血清Cr濃度）×100で算出される値．
糸球体で濾過されたNa量の何%が尿中に排泄されたかを示す．尿細管でのNa再吸収率の指標となり，健常者では99%以上再吸収できる．このため，尿細管障害のない腎前性急性腎不全では腎血流量の低下を反映してNa再吸収が亢進し，FE_{Na}は＜1%と低値を示す．

急性尿細管壊死（ATN） [p.420]
腎性急性腎不全の原因として最も多い病態であり，虚血，薬物，造影剤などが原因となる（病⑧p.207）．

急性腎不全の分類
腎前性・腎性・腎後性の3つに分かれる

- 急性腎不全はその原因により，腎前性（循環の問題），腎性（腎臓そのものの問題），腎後性（尿路の問題）に分類される．
- 頻度は病院内外で異なるが，腎前性が最も高く（50～80%），腎後性が最も低い（5%程度）．

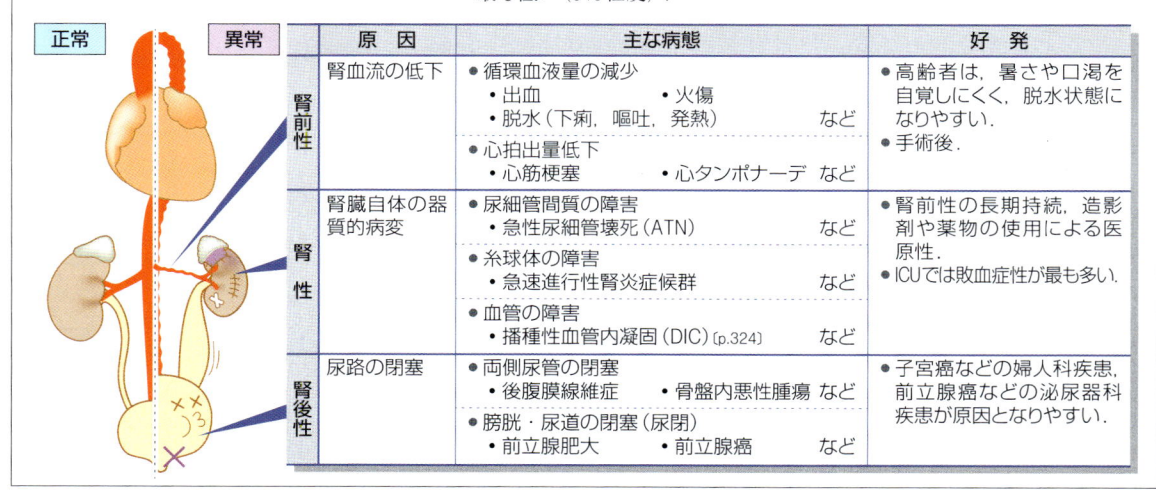

		原因	主な病態	好発
腎前性		腎血流の低下	循環血液量の減少 ・出血　　・火傷 ・脱水（下痢，嘔吐，発熱）　など	高齢者は，暑さや口渇を自覚しにくく，脱水状態になりやすい． ・手術後．
			心拍出量低下 ・心筋梗塞　・心タンポナーデ　など	
腎性		腎臓自体の器質的病変	尿細管間質の障害 ・急性尿細管壊死（ATN）　など	腎前性の長期持続，造影剤や薬物の使用による医原性． ・ICUでは敗血症性が最も多い．
			糸球体の障害 ・急速進行性腎炎症候群　など	
			血管の障害 ・播種性血管内凝固（DIC）(p.324)　など	
腎後性		尿路の閉塞	両側尿管の閉塞 ・後腹膜線維症　・骨盤内悪性腫瘍　など	子宮癌などの婦人科疾患，前立腺癌などの泌尿器科疾患が原因となりやすい．
			膀胱・尿道の閉塞（尿閉） ・前立腺肥大　・前立腺癌　など	

略語
- 急性腎不全（ARF）：acute renal failure
- ナトリウム排泄分画（FE_{Na}）：fractional excretion of sodium
- 急性尿細管壊死（ATN）：acute tubular necrosis
- 播種性血管内凝固（DIC）：disseminated intravascular coagulation
- クレアチニン（Cr）：creatinine
- 血中尿素窒素（BUN）：blood urea nitrogen
- 推算糸球体濾過量（eGFR）：estimated glomerular filtration rate
- 集中治療室（ICU）：intensive care unit

■ 4つの病期に分類される
臨床経過

- 一般的に，腎性急性腎不全，特にATNの場合の臨床経過は，発症期，乏尿期，利尿期，回復期に分けられる．
- 特に乏尿期には，種々の電解質異常により意識障害などの症状が現れやすい．
- 乏尿期がみられないこともある（非乏尿性急性腎不全）．

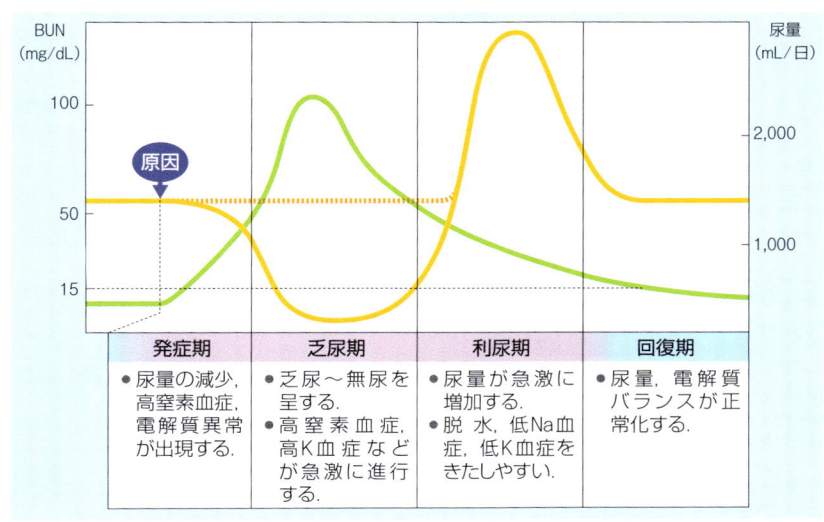

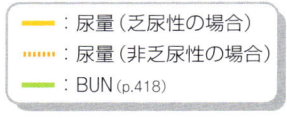

凡例:
- ——：尿量（乏尿性の場合）
- ……：尿量（非乏尿性の場合）
- ——：BUN (p.418)

グラフ：BUN (mg/dL) 縦軸左（15, 50, 100）、尿量 (mL/日) 縦軸右（1,000, 2,000）、原因の矢印

発症期	乏尿期	利尿期	回復期
●尿量の減少，高窒素血症，電解質異常が出現する．	●乏尿～無尿を呈する． ●高窒素血症，高K血症などが急激に進行する．	●尿量が急激に増加する． ●脱水，低Na血症，低K血症をきたしやすい．	●尿量，電解質バランスが正常化する．

- 急性腎不全は可逆的な腎機能障害であることが多いため，原因の除去により回復する可能性が高いが，回復しても徐々に腎機能が低下し，末期腎不全に至る例がある．

■ 腎前性・腎性・腎後性の鑑別
診療のながれ

- まず，超音波検査を行って腎後性を鑑別し，尿および血液所見により，腎前性と腎性を鑑別する．
- 腎性のうち腎炎が疑われる場合は，腎生検を考慮する．

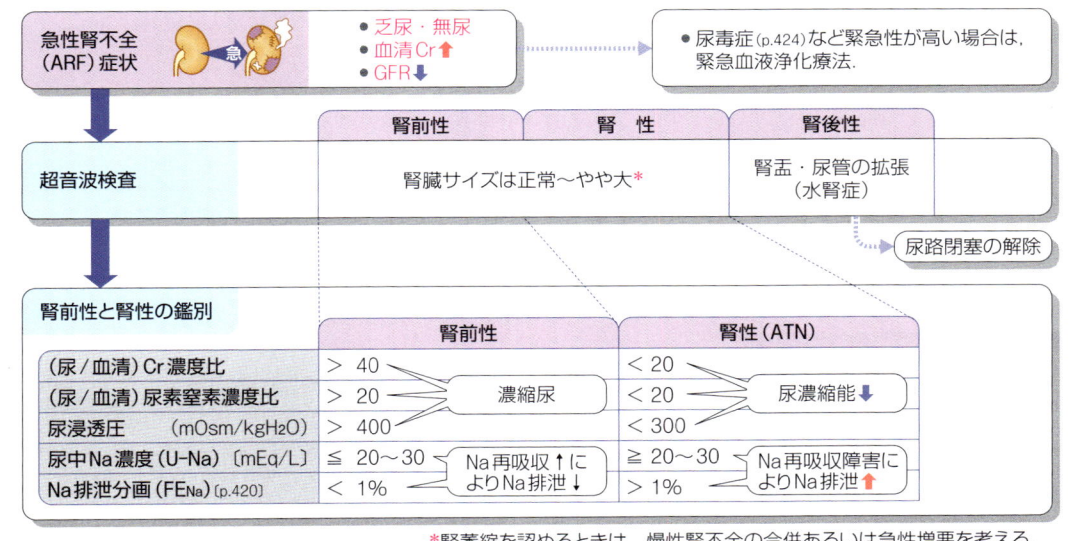

急性腎不全（ARF）症状
- 乏尿・無尿
- 血清Cr↑
- GFR↓

→ 尿毒症(p.424)など緊急性が高い場合は，緊急血液浄化療法．

超音波検査

	腎前性	腎性	腎後性
	腎臓サイズは正常～やや大*		腎盂・尿管の拡張（水腎症）

→ 尿路閉塞の解除

腎前性と腎性の鑑別

	腎前性	腎性 (ATN)
（尿/血清）Cr濃度比	> 40	< 20
（尿/血清）尿素窒素濃度比	> 20 （濃縮尿）	< 20 （尿濃縮能↓）
尿浸透圧 (mOsm/kgH$_2$O)	> 400	< 300
尿中Na濃度 (U-Na) [mEq/L]	≦ 20～30 （Na再吸収↑によりNa排泄↓）	≧ 20～30 （Na再吸収障害によりNa排泄↑）
Na排泄分画 (FE$_{Na}$) (p.420)	< 1%	> 1%

*腎萎縮を認めるときは，慢性腎不全の合併あるいは急性増悪を考える．

慢性腎臓病（CKD）/ 慢性腎不全

(病⑧p.210)

intro.： 何らかの腎疾患によって徐々に腎機能が低下し，末期腎不全（ESKD）に至る病態を慢性腎不全（CRF）とよぶ．腎臓のもつ各種機能（老廃物の排泄・水や電解質の調節・内分泌器官としての働き）が障害されることで，様々な症状が現れる．近年では，より早期の段階の腎障害を発見し，ESKDへの進展抑制や心血管疾患（CVD）発症抑制への対策をとることを目的とした慢性腎臓病（CKD）という概念が提唱されている．

MINIMUM ESSENCE

原因・誘因
- 既往歴：急性腎不全などの**腎疾患**，**糖尿病**，高血圧，尿路結石，膠原病など
- 家族歴：多発性嚢胞腎，アルポート症候群などの遺伝性の腎疾患
- 健診歴：蛋白尿，血尿，腎機能障害，腎形態異常など
- 服薬歴：**NSAIDs**，**抗菌薬**などの腎毒性薬剤
- その他：低出生体重児，高齢，喫煙，肥満，脂質異常症，高尿酸血症など

病態生理
- 上記のような危険因子や原因疾患を背景に，**数ヵ月～数年**で腎障害が徐々に進行する．

症状・所見
- 高血圧，浮腫，貧血，心不全徴候（心雑音，肺水腫，胸水）などがみられる．

〈腎障害を示唆する症状〉

検査・診断
- 下記❶または❷のいずれかあるいは両方が3ヵ月以上持続する場合，慢性腎臓病（CKD）と診断する．
  - ❶ 尿所見で，**蛋白尿**，または蛋白尿＋血尿（特に蛋白尿の存在が重要）
    画像診断で，腎形態学的な異常（腎臓の萎縮，腎実質のエコーレベルの増強）
    血液検査で，**血清Cr↑**，BUN↑，K⁺↑，Ca²⁺↓，P↑，貧血
    腎生検による病理所見で，腎組織障害所見
    など腎障害の存在を確認．
  - ❷ 糸球体濾過量（GFR）＜60 mL/分/1.73 m² を確認
- 原因，腎機能（GFR），蛋白尿を組み合わせた重症度（ステージ）を評価する．

治療・管理
- CKD重症度（ステージ）に応じた治療を行い，**ESKDへの進展**，**CVD発症**を抑制する．(p.426)
  1. 生活習慣の改善：肥満の是正，禁煙，適度な運動
  2. 食事療法：食塩摂取制限，蛋白制限，K摂取制限など
  3. 降圧療法：ACE阻害薬(p.311)，ARB(p.314)，Ca拮抗薬(p.290)，利尿薬など
  4. CKDの原因疾患（糖尿病など）に対する治療
  5. 合併症（脂質異常症，高尿酸血症，腎性貧血，骨ミネラル代謝異常など）に対する治療
  6. 尿毒症症状を認めれば，腎代替療法（透析療法，腎移植）を考慮

経過・予後
- ほぼ不可逆的な腎障害なので，悪化を防ぐことが治療の目的となる．
- 腎代替療法の適応は，コントロールできない体液過剰，高K血症，代謝性アシドーシスや尿毒症症状の出現であるが，症状の重さ，腎機能，日常生活への支障なども参考にして決定する．

【補足事項】
- GFRが10～15 mL/分/1.73 m²程度まで低下したら，腎代替療法を考慮する．

WORDS & TERMS

尿アルブミン（尿蛋白）クレアチニン比 (p.423)
尿所見の評価において，アルブミン，尿蛋白単独で評価する場合は，1日蓄尿で調べる必要があるが（食事，飲水，採尿時間の影響を受けてしまうため），尿中クレアチニンとの比を取ることで補正すれば，簡便に随時尿で24時間値を推定することが可能である．

CKDに伴う骨・ミネラル代謝異常（CKD-MBD） (p.424)
CKDの進行とともに必発する骨代謝・ミネラル異常であり，骨変化や血管石灰化など全身の広範な異常を生じて生命予後に影響する (病⑧p.219)．

腎性貧血 (p.418)
腎疾患によって起こる貧血のことであり，慢性腎不全や透析などで赤血球の産生が低下することで引き起こされる (病⑧p.217)．

略語 ● 慢性腎臓病（CKD）：chronic kidney disease ● CKDに伴う骨・ミネラル代謝異常（CKD-MBD）：chronic kidney disease-mineral and bone disorder ● 末期腎不全（ESKD）：end-stage kidney disease ● 慢性腎不全（CRF）：chronic renal failure ● 心血管疾患（CVD）：cardiovascular disease ● 非ステロイド性抗炎症薬（NSAIDs）：non-steroidal anti-inflammatory drugs

CKDの概念
CKDはCRFを包含する

- 従来，「腎不全」という状態に明確な定義はなく，一般的には血清Cr≧2.0 mg/dL程度の腎機能低下とされていた．
- 近年では，より早期の腎障害を含めた慢性腎臓病（CKD）という概念が確立され，従来の「慢性腎不全（CRF）」の概念もその中に含まれるようになった．
- 腎臓病としてとらえられていなかったハイリスク群を含む早期のステージ群に対して治療・介入を行うことで，より効果的に腎障害の進行を防ぐことが目的である．

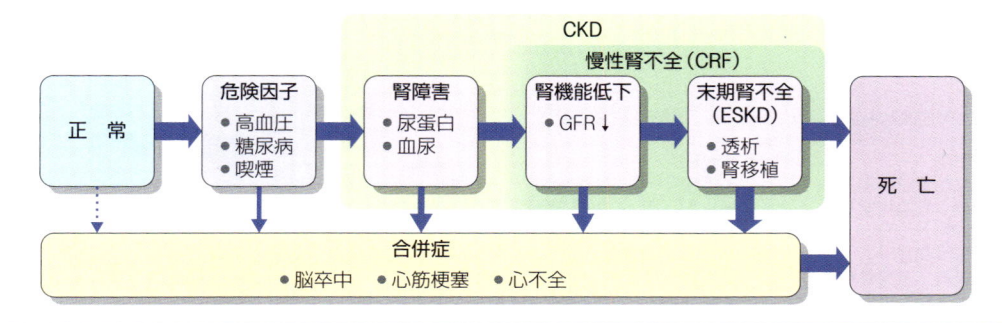

```
正常 → 危険因子 → 腎障害 → 腎機能低下 → 末期腎不全（ESKD） → 死亡
       ・高血圧    ・尿蛋白   ・GFR↓      ・透析
       ・糖尿病    ・血尿                ・腎移植
       ・喫煙
                            CKD
                         慢性腎不全（CRF）

合併症：脳卒中　心筋梗塞　心不全
```

CKDの重症度分類
CKD診療ガイド2012による新しい分類

- 日本腎臓学会によるCKD診療ガイド（2012年）では，CKDの重症度は原因（C），腎機能（GFR：G），蛋白尿（アルブミン尿：A）による分類で評価する．
- 以前のCKD診療ガイド（2007年および2009年）では，GFR区分のみによる分類が行われていたが，原因疾患により予後が異なること，蛋白尿（アルブミン尿）がGFRとは独立したCKDの進行因子であることが明らかになったため改訂された．

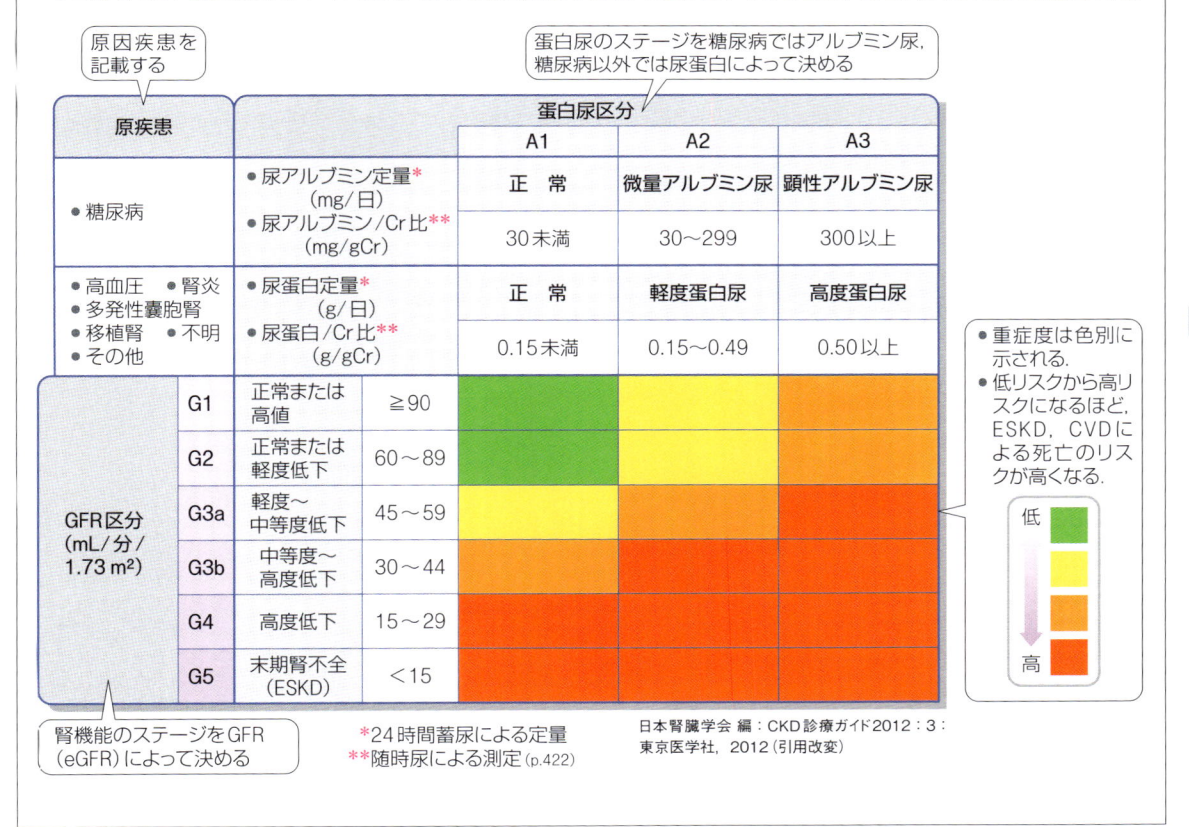

原因疾患を記載する

蛋白尿のステージを糖尿病ではアルブミン尿，糖尿病以外では尿蛋白によって決める

原疾患		蛋白尿区分	A1	A2	A3
・糖尿病	・尿アルブミン定量* (mg/日) ・尿アルブミン/Cr比** (mg/gCr)		正常　30未満	微量アルブミン尿　30〜299	顕性アルブミン尿　300以上
・高血圧　・腎炎 ・多発性嚢胞腎 ・移植腎　・不明 ・その他	・尿蛋白定量* (g/日) ・尿蛋白/Cr比** (g/gCr)		正常　0.15未満	軽度蛋白尿　0.15〜0.49	高度蛋白尿　0.50以上
GFR区分 (mL/分/1.73 m²)	G1	正常または高値	≧90		
	G2	正常または軽度低下	60〜89		
	G3a	軽度〜中等度低下	45〜59		
	G3b	中等度〜高度低下	30〜44		
	G4	高度低下	15〜29		
	G5	末期腎不全（ESKD）	<15		

腎機能のステージをGFR（eGFR）によって決める

*24時間蓄尿による定量
**随時尿による測定（p.422）

- 重症度は色別に示される．
- 低リスクから高リスクになるほど，ESKD，CVDによる死亡のリスクが高くなる．

低 → 高

日本腎臓学会 編：CKD診療ガイド2012：3；東京医学社，2012（引用改変）

腎・泌尿器系の疾患と薬　腎不全

略語　● クレアチニン（Cr）：creatinine　● 血中尿素窒素（BUN）：blood urea nitrogen　● 糸球体濾過量（GFR）：glomerular filtration rate　● アンジオテンシン変換酵素（ACE）阻害薬：angiotensin converting enzyme inhibitor　● アンジオテンシンII受容体拮抗薬（ARB）：angiotensin II receptor blocker　● 推算糸球体濾過量（eGFR）：estimated glomerular filtration rate

様々な疾患の"なれの果て"の姿
危険因子

- CKDは，その発症や進行に多くの危険因子，原因疾患が存在する．
- 高血圧・糖尿病など可逆的な危険因子と，年齢・性別など非可逆的な危険因子がある．
- CKDは原因疾患によらず，一定の腎障害が起きると，共通のメカニズムによって末期腎不全（ESKD）まで進行するため，ESKDは様々な疾患の「なれの果て」の姿だといえる．

危険因子

可逆的なもの
- 高血圧
- 耐糖能異常，糖尿病
- 肥満，脂質異常症
- メタボリックシンドローム
- 高尿酸血症
- 膠原病，全身性感染症
- 尿路結石 (p.430)，尿路感染症 (病⑧p.245)，前立腺肥大症 (p.436)
- 喫煙
- 常用薬（特にNSAIDs），サプリメントなどの服用
など

不可逆的なもの
- 高齢
- 男性
- 片腎，腎形態異常（萎縮した小さい腎臓など）
- CKDの家族歴
- 低出生体重
- 急性腎不全の既往
など

（図：メタボリックシンドローム／膠原病／高血圧／糖尿病／医師 → 慢性腎臓病（CKD）→ 末期腎不全（ESKD）⇔ 心血管疾患（CVD））

- CKDはESKDに移行するのみならず，虚血性心疾患や脳血管障害などの心血管疾患（CVD）のリスクでもあり，また相互の発症や進行に影響を及ぼす（心腎相関）[病⑧p.214]．

末期腎不全の症状
尿毒症

- 末期腎不全（ESKD）に至ると，尿中への排泄低下によって体内に過剰に蓄積した物質（尿毒素）により全身の臓器障害をきたす．これを尿毒症とよぶ．
- 代表的な尿毒素として，インドキシル硫酸や，各種蛋白代謝産物などが挙げられる．
- 尿毒症は多様な症状を呈し，放置すると数日で死に至る．
- 尿毒症症状が出現した場合は，腎代替療法（血液透析，腹膜透析，腎移植）[p.427]を開始する必要がある．

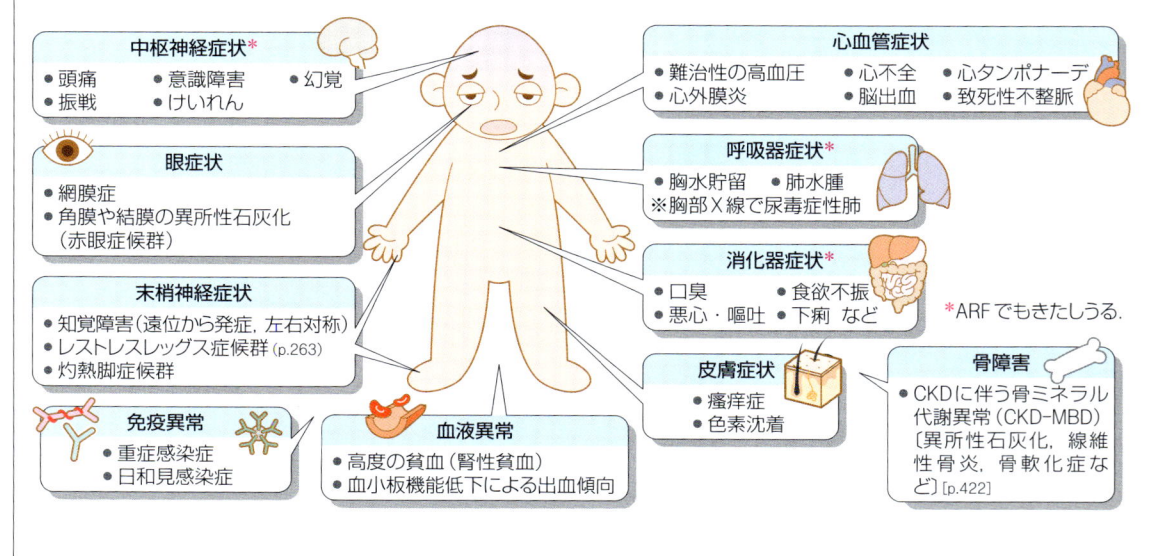

中枢神経症状*
- 頭痛
- 意識障害
- 幻覚
- 振戦
- けいれん

眼症状
- 網膜症
- 角膜や結膜の異所性石灰化（赤眼症候群）

末梢神経症状
- 知覚障害（遠位から発症，左右対称）
- レストレスレッグス症候群 (p.263)
- 灼熱脚症候群

免疫異常
- 重症感染症
- 日和見感染症

血液異常
- 高度の貧血（腎性貧血）
- 血小板機能低下による出血傾向

心血管症状
- 難治性の高血圧
- 心不全
- 心タンポナーデ
- 心外膜炎
- 脳出血
- 致死性不整脈

呼吸器症状*
- 胸水貯留
- 肺水腫
※胸部X線で尿毒症性肺

消化器症状*
- 口臭
- 食欲不振
- 悪心・嘔吐
- 下痢 など

*ARFでもきたしうる．

皮膚症状
- 瘙痒症
- 色素沈着

骨障害
- CKDに伴う骨ミネラル代謝異常（CKD-MBD）〔異所性石灰化，線維性骨炎，骨軟化症など〕[p.422]

略語 ●慢性腎臓病（CKD）：chronic kidney disease ●末期腎不全（ESKD）：end-stage kidney disease ●非ステロイド性抗炎症薬（NSAIDs）：non-steroidal anti-inflammatory drugs ●心血管疾患（CVD）：cardiovascular disease ●CKDに伴う骨・ミネラル代謝異常（CKD-MBD）：chronic kidney disease-mineral and bone disorder

腎不全の治療

急性腎不全と慢性腎不全の治療の違い
回復を目指すか，悪化を防ぐか

- 急性腎不全の腎機能障害は可逆的であることが期待されるのに対して，慢性腎不全では不可逆的である．
- このため，急性腎不全では腎機能の回復を目指した治療を行うが，慢性腎不全では，腎機能障害の進行抑制が治療の目的となる．
- 一方，腎機能の低下により生じる症候（浮腫・高血圧，電解質・酸塩基平衡異常）は，経過の急性・慢性に関わらず共通している．このため，腎不全に対して対症療法的に使用される薬は，急性腎不全と慢性腎不全で共通しているものが多い．
- ただし，長期経過に伴う異常（貧血，骨代謝異常など）を改善するための薬は，慢性腎不全においてのみ必要となるものである．

	急 性	慢 性
目的	原因の除去による腎機能回復の期待	原因（危険因子）の管理により腎機能悪化を防止
薬物療法	・原因を除去する薬物療法 ・腎機能が回復するまでの対症療法	・危険因子を管理する薬物療法 ・QOL維持のための対症療法 ・長期経過に伴う異常に対する対症療法
血液浄化 (p.427)	・栄養，薬物療法でコントロール不能な場合に，体液異常の管理などを目的に一時的な治療として行う．	・QOL維持，延命のために継続的に行う（基本的に導入すると生涯継続）． ・腹膜透析や腎移植を行うこともある．

急性腎不全の管理
血圧，尿量，体液バランスを維持

- 急性腎不全では，原因疾患の治療と血圧の維持や体液異常の管理などの保存的治療が基本となる．
- 血圧，尿量，電解質・酸塩基バランスなどをモニタリングし，適切に維持するよう努める．

体液量の維持・管理
- 血圧，尿量，体重変化などから体液量の過不足を推定し，輸液量の調整や利尿薬投与を行う．

電解質・酸塩基平衡の管理
- 高K血症，代謝性アシドーシスなどに注意し，適宜補正を行う．

血圧（腎灌流圧）の維持
- 体液量が適切に維持されているにもかかわらず血圧が保てない場合は，昇圧薬を使用する．

栄養管理
- エネルギーは25〜30 kcal/kg標準体重*/日程度．
- 蛋白質は0.8 g/kg標準体重/日程度**．

薬剤の調節
- 腎毒性のある薬剤の使用を中止する．
- 腎機能に応じて，使用する薬剤を調節する．

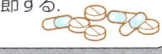

＋ 必要に応じて **血液浄化療法**

*標準体重(kg)＝〔身長(m)〕^{2}×22
**透析療法開始後は栄養素が透析により失われるため，蛋白質量を1.0〜1.5 g/kg標準体重/日に増やす必要がある．

- 調節が必要である具体的な薬剤についてはp.429を参照のこと．

略語 ● 生活の質（QOL）：quality of life

回復よりも進行を遅らせることを目的とする
慢性腎不全の管理

- CKD（早期を除く）や，慢性腎不全では，完全な腎機能回復を目指すことは難しい．
- 治療の目的は，QOLが著しく低下する末期腎不全（ESKD）や，死亡率が高まる心血管疾患（CVD）への進展を抑制することであり，そのために集学的治療を行う．
- ESKDに至った場合，透析療法などの腎代替療法(p.427)の対象となる．

食事療法
- 食塩制限により高血圧治療を容易にする．
- CKDのステージに応じた蛋白質制限を行う．

生活習慣改善
- 肥満の是正（BMI<25）．
- 禁煙．
- 病状に合わせた適度な運動を行う．

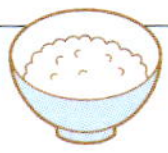

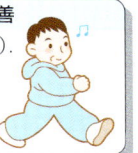

薬物療法 (p.429)
- 血圧，血糖値，血清脂質値，貧血など全身状態の管理を目的に薬物治療を行う．
- ただし，腎機能に応じて調節する．

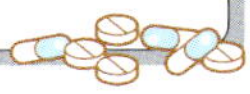

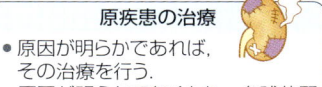

原疾患の治療
- 原因が明らかであれば，その治療を行う．
- 原因が明らかでなくとも，糸球体腎炎などではステロイドや免疫抑制薬の適応となることもある．

末期腎不全（ESKD）に至ったら

腎代替療法
- ESKDによってコントロールできない体液過剰，高K血症，代謝性アシドーシスや尿毒症をきたした場合，透析療法を導入するか腎移植を行う．

- 具体的な薬剤についてはp.429を参照のこと．

食塩摂取制限，蛋白制限が中心
慢性腎不全の食事療法

- 食事療法は食塩摂取制限，蛋白制限を中心とし，高カリウム血症があればカリウムの摂取を制限する．
- 摂取エネルギーは，標準体重を維持できる必要エネルギー量を年齢，性別，身体活動レベルをもとに算出し（健常者と同程度），肥満解消を目指す場合はこれより少なくする．

	ステージ	G1	G2	G3a	G3b	G4	G5
減量↓	食塩　（g/日）	3.0以上，6.0未満					
減量↓	蛋白質（g/kg標準体重*/日）	過剰な摂取をしない		0.8～1.0		0.6～0.8	
減量↓	カリウム（K）（mg/日）	制限なし			2,000以下	1,500以下	
増量↑	エネルギー（kcal/kg標準体重*/日）	25～35					

*標準体重(kg) = 〔身長(m)〕² × 22

慢性腎臓病に対する食事療法基準2014年版（日本腎臓学会）を参考に作成

減らす
- 蛋白質全体としては制限するため，必須アミノ酸をバランスよく摂取するようにする．
- 食塩制限は，高血圧や体液過剰の有無にも左右される．
- 蛋白質制限により肉・魚からのK摂取量が減ると，野菜・果物からのK制限は緩和できる．

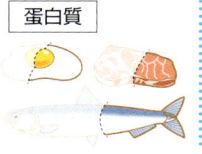

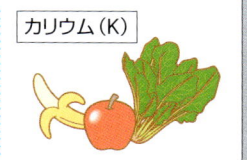

食塩　3.0 g/日以上 6.0 g/日未満！
蛋白質
カリウム（K）

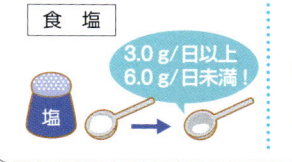

維持～増やす
- 蛋白制限を強化するほど，体蛋白質異化防止のために摂取エネルギーを増加させる必要がある．

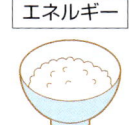

エネルギー

略語
- 慢性腎臓病（CKD）：chronic kidney disease
- 生活の質（QOL）：quality of life
- 心血管疾患（CVD）：cardiovascular disease
- 末期腎不全（ESKD）：end-stage kidney disease
- 体容量指数（BMI）：body mass index

血液浄化療法の代表的な治療法

末期腎不全の透析療法

- 尿毒症症状をきたすほど腎不全が進行した場合，透析療法(病⑧p.224)などの腎代替療法を行う(p.424)．
- 透析療法は，半透膜を介して患者の血液と透析液を接触させることで血液から水分やNa$^+$，K$^+$，BUN，Crなどの過剰な物質を除去し，体内に不足している物質（HCO$_3^-$など）を補充して，体液の恒常性を維持する治療法である．
- 透析療法には大きく分けて血液透析と腹膜透析の2つがある．それぞれ長所と短所があるため，患者の病態やライフスタイルを考慮して選択する必要がある．

血液透析と腹膜透析の比較

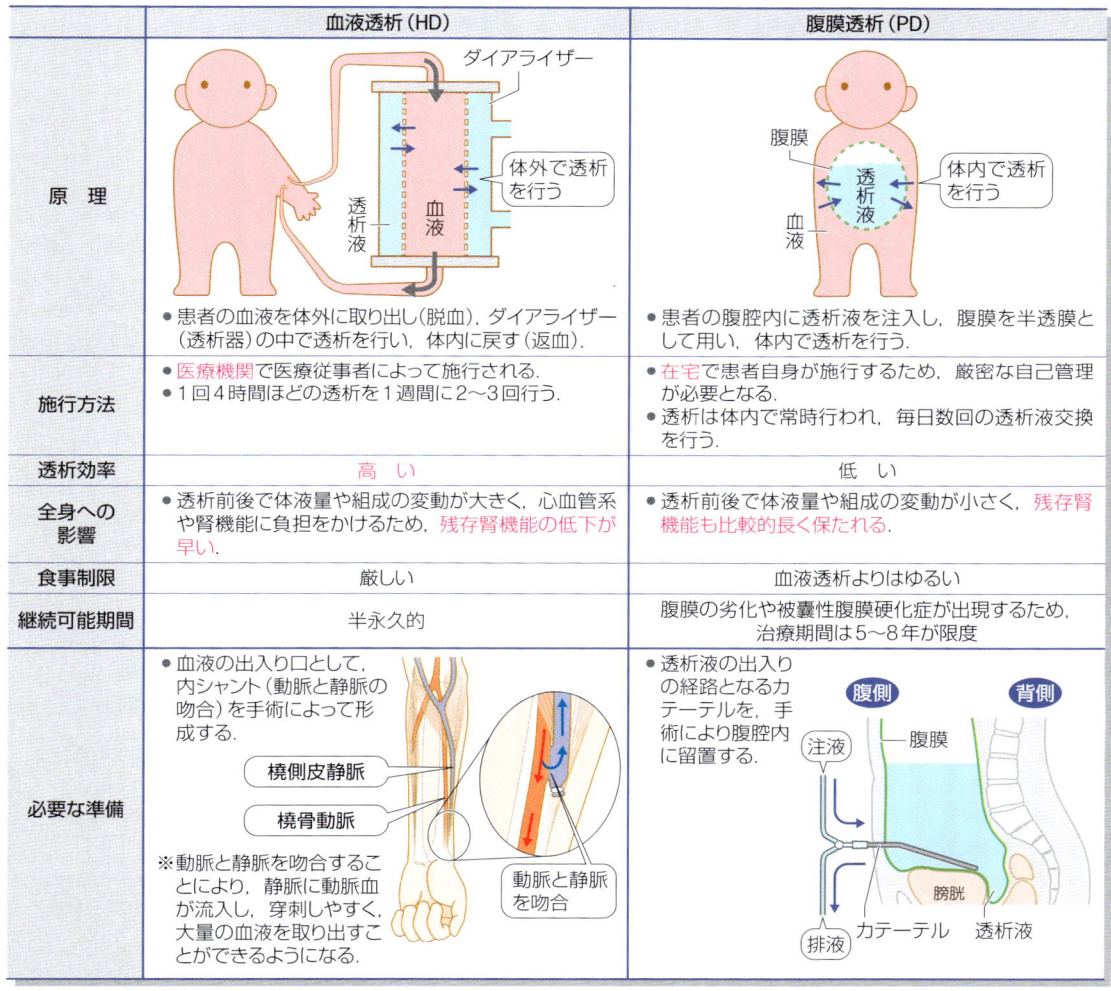

	血液透析（HD）	腹膜透析（PD）
原理	・患者の血液を体外に取り出し（脱血），ダイアライザー（透析器）の中で透析を行い，体内に戻す（返血）．	・患者の腹腔内に透析液を注入し，腹膜を半透膜として用い，体内で透析を行う．
施行方法	・医療機関で医療従事者によって施行される． ・1回4時間ほどの透析を1週間に2～3回行う．	・在宅で患者自身が施行するため，厳密な自己管理が必要となる． ・透析は体内で常時行われ，毎日数回の透析液交換を行う．
透析効率	高い	低い
全身への影響	・透析前後で体液量や組成の変動が大きく，心血管系や腎機能に負担をかけるため，残存腎機能の低下が早い．	・透析前後で体液量や組成の変動が小さく，残存腎機能も比較的長く保たれる．
食事制限	厳しい	血液透析よりはゆるい
継続可能期間	半永久的	腹膜の劣化や被嚢性腹膜硬化症が出現するため，治療期間は5～8年が限度
必要な準備	・血液の出入り口として，内シャント（動脈と静脈の吻合）を手術によって形成する． ※動脈と静脈を吻合することにより，静脈に動脈血が流入し，穿刺しやすく，大量の血液を取り出すことができるようになる．	・透析液の出入りの経路となるカテーテルを，手術により腹腔内に留置する．

血液透析は大きな治療を数日に一度行う方法で，一度の束縛時間が長く身体に負担もかかります．一方，腹膜透析は，一度の束縛時間は短く身体への負担も少ないのですが，頻回に行わなければなりません．まとめてゴミを捨てるか，まめに少しずつ捨てるかの違いですね．患者さんの病状やライフスタイルも考慮して選択することが大切です．

- 腎不全が進行した際の腎代替療法として他に，腎移植がある(病⑧p.232)．

略語 ●血中尿素窒素（BUN）：blood urea nitrogen ●クレアチニン（Cr）：creatinine ●血液透析（HD）：hemodialysis ●腹膜透析（PD）：peritoneal dialysis

腎不全治療薬

腎不全治療薬の全体像
病態ごとに分けて整理する

- 腎臓の機能を直接改善する薬は，ほとんどない．
- 原因によらず，CKDや慢性腎不全の悪化に尿蛋白の増加や高血圧が深く関わるため，これらを是正する薬が治療の中心になる．
- また，合併症への対応が必要であり，使用する治療薬は多岐にわたる．
- これらの治療薬の他，原因疾患が明らかな場合はその治療を並行して行なっていく．

CKDや慢性腎不全による病態と対応する薬剤

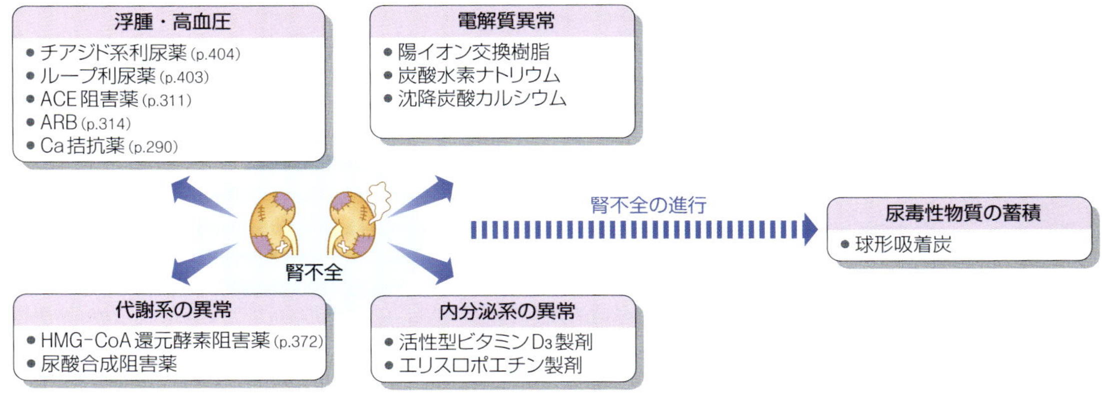

浮腫・高血圧
- チアジド系利尿薬 (p.404)
- ループ利尿薬 (p.403)
- ACE阻害薬 (p.311)
- ARB (p.314)
- Ca拮抗薬 (p.290)

電解質異常
- 陽イオン交換樹脂
- 炭酸水素ナトリウム
- 沈降炭酸カルシウム

代謝系の異常
- HMG-CoA還元酵素阻害薬 (p.372)
- 尿酸合成阻害薬

内分泌系の異常
- 活性型ビタミンD₃製剤
- エリスロポエチン製剤

腎不全の進行 → **尿毒性物質の蓄積**
- 球形吸着炭

腎機能に注意が必要な薬剤
腎機能に応じた投与設計が重要

- 腎機能との関係で使用を注意しなければならない薬剤として，大きく分けて以下の2つがある．
  ❶ 使用により腎障害を生じる可能性のある，**腎毒性のある薬剤**（中毒性腎障害）
  ❷ 腎機能正常時の使用は問題ないが，腎機能低下時は腎障害を助長したり副作用のリスクが上昇する薬剤
- ❷の薬剤は腎機能低下時も使用は可能だが，腎機能に応じて投与量を減らしたり投与間隔を延ばす必要がある．

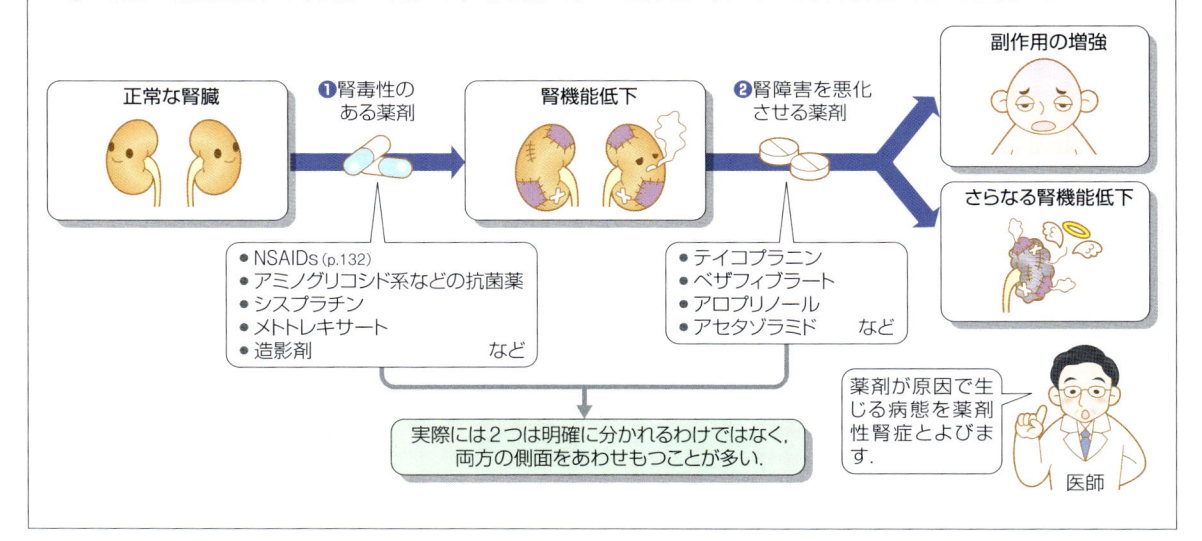

正常な腎臓 → ❶腎毒性のある薬剤 → 腎機能低下 → ❷腎障害を悪化させる薬剤 → 副作用の増強／さらなる腎機能低下

❶腎毒性のある薬剤
- NSAIDs (p.132)
- アミノグリコシド系などの抗菌薬
- シスプラチン
- メトトレキサート
- 造影剤　　など

❷腎障害を悪化させる薬剤
- テイコプラニン
- ベザフィブラート
- アロプリノール
- アセタゾラミド　など

実際には2つは明確に分かれるわけではなく，両方の側面をあわせもつことが多い．

医師：薬剤が原因で生じる病態を薬剤性腎症とよびます．

略語 ● アンジオテンシン変換酵素（ACE）阻害薬：angiotensin converting enzyme inhibitor　● アンジオテンシンⅡ受容体拮抗薬（ARB）：angiotensin Ⅱ receptor blocker　● 3-ヒドロキシ-3-メチルグルタリル・コエンザイムA（HMG-CoA）：3-hydroxy-3-methylglutaryl-coenzyme A　● 非ステロイド性抗炎症薬（NSAIDs）：non-steroidal anti-inflammatory drug

病態・症状に合わせて使用する 腎不全治療薬のまとめ

- CKDや慢性腎不全治療に用いる主な薬剤を以下に示す．
- いずれも対症的に用いる薬剤であり，一部は急性腎不全でも使用することがある．

	治療薬	主な一般名	作用・目的	主な副作用	特徴・備考
浮腫・高血圧	❶チアジド系利尿薬(p.404)	・トリクロルメチアジド	・Na^+再吸収の阻害と末梢血管抵抗低下により降圧作用を示す．	・低K血症	・食塩感受性高血圧や体液過剰でよい適応である．
	❷ループ利尿薬(p.403)	・フロセミド	・過剰な体液を排出することで，浮腫や高血圧を改善する．	・低K血症	・他の利尿薬に比べ，腎機能が低下しても利尿効果を得やすい．
	❸ACE阻害薬(p.311)	・エナラプリル ・テモカプリル ・イミダプリル	・アンジオテンシンⅡの生成を抑制することでRAA系を抑制し，降圧作用を示す．	・高K血症 ・空咳 ・血管浮腫	・尿蛋白陽性の場合は，糸球体内圧を下げるため腎保護作用が期待できる． ・腎障害がすでに進行している場合は糸球体濾過量が減りすぎて逆に腎不全を進行させてしまうので注意が必要．
	❹ARB(p.314)	・カンデサルタンシレキセチル ・オルメサルタンメドキソミル ・テルミサルタン ・バルサルタン ・ロサルタン	・アンジオテンシンⅡの受容体を遮断することでRAA系を抑制し，降圧作用を示す．	・高K血症	
	❺Ca拮抗薬(p.290)	・ニフェジピン ・アムロジピン ・シルニジピン ・アゼルニジピン	・細胞内へのCa^{2+}流入を抑制することで血管平滑筋を弛緩し，降圧作用を示す．	・頭痛 ・顔面紅潮	・ACE阻害薬やARBで効果が不十分な場合に併用する．
代謝系の異常	❻HMG-CoA還元酵素阻害薬（スタチン）(p.372)	・プラバスタチン ・シンバスタチン ・フルバスタチン ・アトルバスタチン	・肝臓におけるコレステロールの生合成を抑制することで，脂質異常症（高脂血症）を改善する．	・横紋筋融解症	・血中LDLコレステロール低下作用による動脈硬化抑制や腎保護効果が期待されている．
	❼尿酸合成阻害薬	・アロプリノール ・フェブキソスタット*	・キサンチンオキシダーゼを阻害し尿酸合成を抑制するため，高尿酸血症の治療に用いられる．	・薬剤性過敏症症候群 ・皮膚粘膜眼症候群	・腎排泄性であるため，腎機能に応じた投与量調節が必要． *肝代謝の比率が高く，中等度までの腎機能低下では用量調節なく使用できる．
内分泌系の異常	❽エリスロポエチン製剤	・エポエチンアルファ ・エポエチンベータ	・腎機能低下により産生が低下したエリスロポエチンを補うことで腎性貧血(p.422)を改善する．	・血圧上昇 ・血栓症	・活性型ビタミンD_3の低下や腎性貧血などの内分泌系の症状は，他の合併症よりやや遅れて現れるので，急性腎不全よりも慢性腎不全で問題となりやすい．
	❾活性型ビタミンD_3製剤	・アルファカルシドール ・カルシトリオール	・腎機能低下により産生が低下した活性型ビタミンD_3を補うことで，CKD-MBD(p.422)の改善や骨粗鬆症の予防を行う．	・高Ca血症	
	❿Ca受容体作動薬	・シナカルセト	・Ca受容体に直接作用することでPTH産生・分泌を抑制する．	・低Ca血症	
尿毒症	⓫活性炭製剤（球形吸着炭）	・炭素	・腸内で産生される尿毒症物質を吸着し，糞便中に排泄する．	・便秘 ・腹部膨満感	・使用により，透析導入の遅延および尿毒症症状の改善効果を期待する．
電解質代謝異常	⓬代謝性アシドーシス治療薬	・炭酸水素ナトリウム	・HCO_3^-の補充を行うことで代謝性アシドーシスの是正を行う．	・代謝性アルカローシス	・Na^+を含むので，浮腫に注意する． ・CKDの進行抑制を期待する．
	⓭K吸着薬	・ポリスチレンスルホン酸ナトリウム ・ポリスチレンスルホン酸カルシウム	・消化管内でK^+を吸着することで糞便中にK^+を排泄し，高K血症を改善する．	・便秘 ・腸管穿孔	・適宜下剤を併用する．
	⓮高P血症治療薬	・沈降炭酸カルシウム ・クエン酸第二鉄水和物	・腸管内のリン酸と結合しリンを吸着することで，高P血症を改善する．		・食直後に内服する．
		・セベラマー塩酸塩 ・ビキサロマー			・食直前に内服する．
		・炭酸ランタン水和物			・食直後口中で十分噛み砕く．

略語 ・レニン-アンジオテンシン-アルドステロン（RAA）系：renin-angiotensin-aldosterone system ・低比重リポ蛋白（LDL）：low-density lipoprotein ・CKDに伴う骨・ミネラル代謝異常（CKD-MBD）：chronic kidney disease-mineral and bone disorder ・副甲状腺ホルモン（PTH）：parathyroid hormone／parathormone ・慢性腎臓病（CKD）：chronic kidney disease

尿路結石

(病❽ p.238)

監修　後藤 百万

尿成分が結晶化
尿路結石

- 腎・尿管・膀胱・尿道といった尿路に石ができることを尿路結石という．
- 尿路結石は尿成分の一部が析出・結晶化し，これらが集合・沈着・増大して形成される．
- 男性では40歳代，女性では50歳代に好発し，男女比は2.4：1と男性に多い．比較的頻度の高い疾患で，生涯罹患率は男性で15.1％，女性で6.8％になる．
- 結石成分の尿への排泄増加，尿のうっ滞などが原因となる．
- 発生部位により，右の4つに分類される．

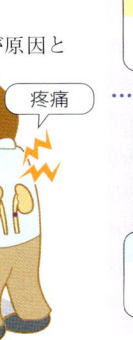

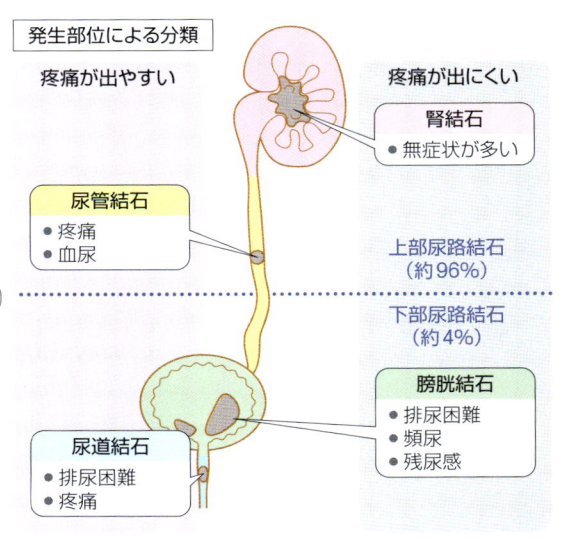

発生部位による分類

疼痛が出やすい／疼痛が出にくい

- 腎結石
  - 無症状が多い
- 尿管結石
  - 疼痛
  - 血尿
- 膀胱結石
  - 排尿困難
  - 頻尿
  - 残尿感
- 尿道結石
  - 排尿困難
  - 疼痛

上部尿路結石（約96％）
下部尿路結石（約4％）

治療薬決定の参考に
主な結石成分とその特徴

- 結石成分には以下のようなものがある．
- 成分から尿路結石の原因を推定でき，治療薬決定の参考にもなる．
- 他疾患の治療のために使用している薬剤が尿路結石の原因となることもあるため，既往歴，薬歴の確認も重要となる．

成分	カルシウム含有結石		尿酸	シスチン	リン酸マグネシウムアンモニウム
	シュウ酸カルシウム	リン酸カルシウム			
析出しやすい尿の性状	酸性	アルカリ性	酸性*	酸性*	アルカリ性
原因となりうるもの：病態・疾患	・高Ca尿症 ・高尿酸尿症 ・高シュウ酸尿症	・低クエン酸尿症 ・尿細管性アシドーシス ・副甲状腺機能亢進症	・高尿酸血症 ・高尿酸尿症 ・痛風	・シスチン尿症	・尿路感染症
原因となりうるもの：薬剤	尿をアルカリ化する薬：・アセタゾラミド（p.405）／尿中Caを増加させる薬：・糖質コルチコイド　・活性型ビタミンD₃　・カルシウム製剤／尿中尿酸を増加させる薬：・尿酸排泄促進薬（プロベネシドなど）				
特徴	上部尿路結石の約90％を占める．		尿のpHの低下（酸性尿）で形成されやすい．		女性の下部尿路結石に多い．

*尿酸，シスチンは酸性尿で明らかに析出しやすくなるが，他の結石成分と尿の性状の関係はそれほど強くない．

- 上記の他，HIV治療薬のインジナビルはインジナビル結石，健胃薬に含まれるケイ酸アルミン酸マグネシウムはケイ酸結石の原因となり，副作用として尿路結石に注意が必要な薬剤である．

商品名【NSAIDs】●インドメタシン：インテバン（坐）　●ジクロフェナクナトリウム：ボルタレン（錠，坐）【非麻薬性鎮痛薬】●ペンタゾシン：ソセゴン（注），ペンタジン（注）【鎮痙薬】●ブチルスコポラミン臭化物：ブスコパン（錠，注）【クエン酸製剤】●クエン酸K・クエン酸Na配合：ウラリット-U（散），ウラリット（錠）【尿酸合成阻害薬】●アロプリノール：ザイロリック（錠）【キレート剤】●チオプロニン：チオラ（錠）【チアジド系利尿薬】●ヒドロクロロチアジド：ニュートライド（錠）　●トリクロルメチアジド：フルイトラン（錠）　●ベンチルヒドロクロロチアジド：ベハイド（錠）➡

疼痛緩和と結石溶解・再発予防がメイン
尿路結石の薬物療法

- 結石が小さく緊急でない場合は自然排石することが多いため、保存的治療を行う。
- 薬物療法は疼痛緩和と排石促進，結石溶解，再発予防のために行われる。

疼痛緩和 ●疼痛を訴える患者には迅速に鎮痛薬を投与する。

疼痛緩和
- NSAIDs(p.132) ：インドメタシン，ジクロフェナク …第一選択
- 非麻薬性鎮痛薬(p.128) ：ペンタゾシン ………………第二選択
- 鎮痙薬(p.72) ：ブチルスコポラミン …………補助的に使用

> NSAIDsは，腎機能が低下している場合には腎機能をさらに悪化させる可能性があることに注意しましょう(p.428)。また，アスピリン喘息の患者では，重篤な発作を起こす可能性があるため，禁忌です。 —医師

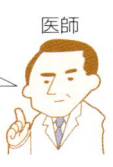

結石溶解・再発予防 ●尿路結石の再発率は高い（特にカルシウム含有結石は再発が多く5年再発率は45％）。このため，結石治療後の再発予防は重要である。尿路結石の成分分析に基づいて薬剤を使い分ける。

薬剤	効果・目的	対象結石 シュウ酸Ca	リン酸Ca	尿酸	シスチン
クエン酸製剤	・尿中Caのキレート作用によるCa含有結石の再発予防 ・尿中pHの上昇（酸性尿改善）による尿酸結石，シスチン結石の再発予防	●	●	●	●
尿酸合成阻害薬（アロプリノール）	・高尿酸血症・高尿酸尿症を伴う例で，尿酸合成抑制による結石の再発予防	●	×	●	×
キレート剤（チオプロニン）	・尿中システインのキレート作用によるシスチン結石の溶解・再発予防	×	×	×	●
チアジド系利尿薬	・尿中Ca排泄量の減少によるCa含有結石の再発予防	●	●	×	×
マグネシウム製剤（酸化Mg）	・腸管内でシュウ酸と結合しシュウ酸の吸収を抑制 ・尿中でシュウ酸と結合しシュウ酸Caよりも可溶性のシュウ酸Mgを形成し，排泄を促進	●	×	×	×

- 上記の再発予防目的で使用される薬剤の他，結石の自然排石を促進する薬として，ウラジロガシエキスや漢方薬（猪苓湯）が使用されることがある（有効性は確立されていない）。
- リン酸マグネシウムアンモニウム結石は感染が原因であるため，十分に尿路感染症を制御し，結石も感染した異物として除去する。
- 再発防止には水分摂取，食事の指導や原疾患の治療も重要である。
- 保存的治療の効果が不良の場合や結石が大きい場合などは，手術などによる積極的な結石除去が考慮される（次項）。

SUPPLEMENT
尿路結石の積極的治療

- 自然排石が期待できない結石に対しては，積極的な結石の破砕・摘出を行う。
- 体外衝撃波結石破砕術（ESWL），経尿道的結石破砕術（TUL），経皮的結石破砕術（PNL）などの方法がある。

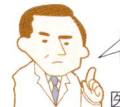

> 結石の位置，大きさ，成分，数などにより，破砕術の方法を選択します（病⑧p.243）。 —医師

腎瘻／経皮的結石破砕術（PNL）／体外衝撃波結石破砕術（ESWL）／経尿道的結石破砕術（TUL）

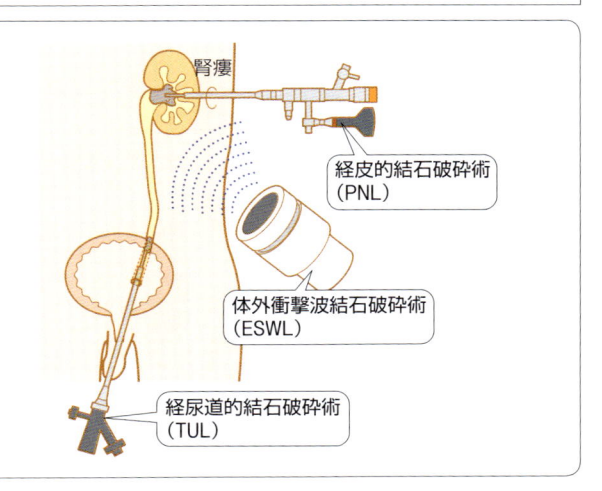

➡【マグネシウム製剤】●酸化マグネシウム：マグラックス（細，錠） 【結石排出促進薬】●ウラジロガシエキス：ウロカルン（錠） **略語** ●ヒト免疫不全ウイルス（HIV）：human immunodeficiency virus ●非ステロイド性抗炎症薬（NSAIDs）：non-steroidal anti-inflammatory drugs ●体外衝撃波結石破砕術（ESWL）：extracorporeal shock wave lithotripsy ●経尿道的結石破砕術（TUL）：transurethral ureterolithotripsy ●経皮的結石破砕術（PNL）：percutaneous nephrolithotripsy

過活動・低活動膀胱

監修
後藤 百万

下部尿路機能（排尿と蓄尿）

(病⑧p.292)

自律神経系によるコントロール
下部尿路機能の神経支配

- 尿を溜める機能（蓄尿機能）と尿を排出する機能（排尿機能）を下部尿路機能という．
- 下部尿路機能の中枢（排尿調節系）は，大脳皮質，橋の排尿中枢（PMC），仙髄排尿中枢（仙髄オヌフ核）である．PMCは蓄尿と排尿の切り換えスイッチとして働き，大脳によりコントロールされる．仙髄排尿中枢は，蓄尿・排尿反射の中枢であり，PMCによりコントロールされる．
- 下部尿路（膀胱と尿道）の平滑筋（排尿筋と内尿道括約筋）は自律神経支配(p.20, 22)，骨格筋（外尿道括約筋）は体性神経支配である．

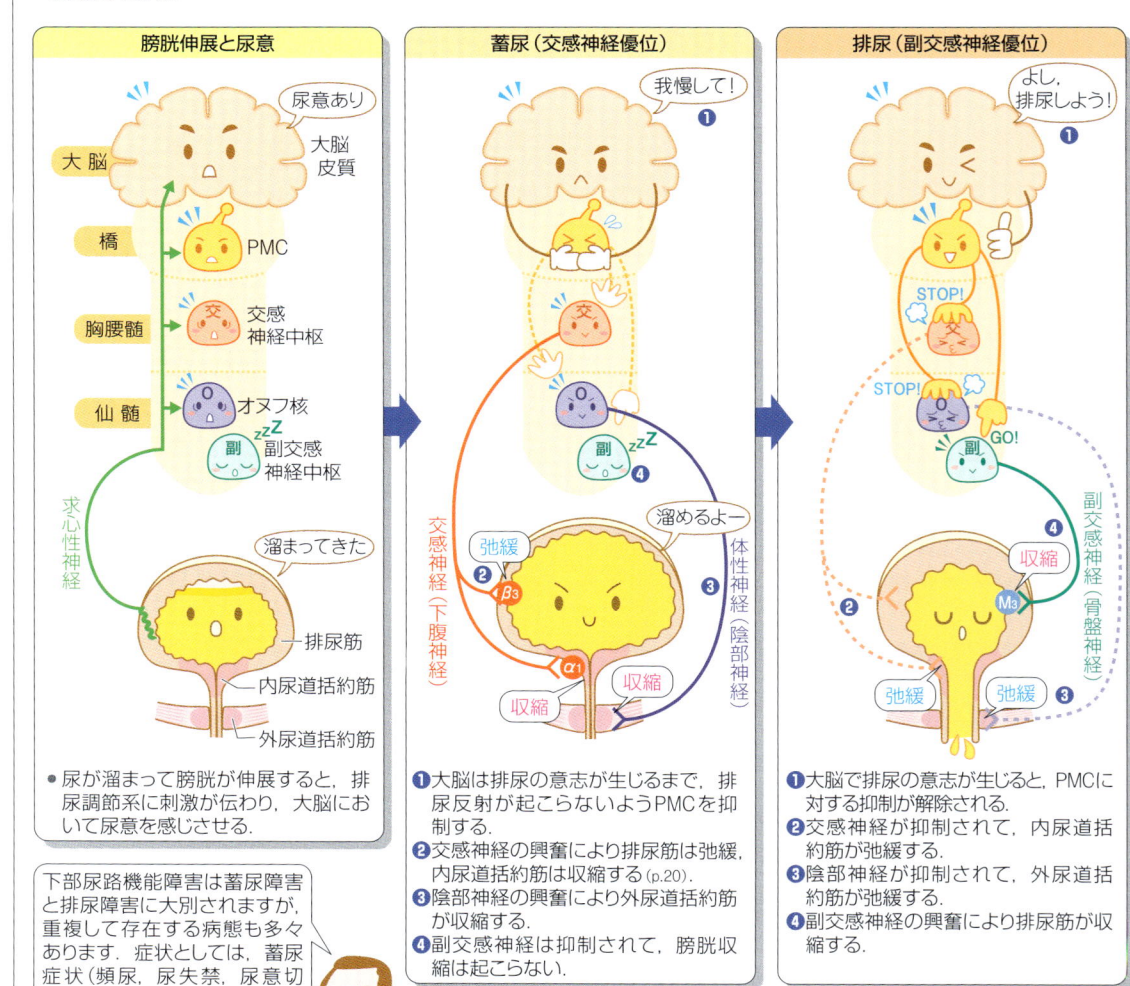

膀胱伸展と尿意

- 尿が溜まって膀胱が伸展すると，排尿調節系に刺激が伝わり，大脳において尿意を感じさせる．

下部尿路機能障害は蓄尿障害と排尿障害に大別されますが，重複して存在する病態も多々あります．症状としては，蓄尿症状（頻尿，尿失禁，尿意切迫感など），排尿症状（排尿困難，尿勢低下など），排尿後症状（残尿感など）があります．— 医師

蓄尿（交感神経優位）

1. 大脳は排尿の意志が生じるまで，排尿反射が起こらないようPMCを抑制する．
2. 交感神経の興奮により排尿筋は弛緩，内尿道括約筋は収縮する(p.20)．
3. 陰部神経の興奮により外尿道括約筋が収縮する．
4. 副交感神経は抑制されて，膀胱収縮は起こらない．

排尿（副交感神経優位）

1. 大脳で排尿の意志が生じると，PMCに対する抑制が解除される．
2. 交感神経が抑制されて，内尿道括約筋が弛緩する．
3. 陰部神経が抑制されて，外尿道括約筋が弛緩する．
4. 副交感神経の興奮により排尿筋が収縮する．

- 本章で扱う薬の標的は，下部尿路の平滑筋，神経，膀胱上皮などに存在する神経伝達物質受容体，あるいは平滑筋そのものである．

略語 ● 橋排尿中枢（PMC）：pontine micturition center

過活動膀胱

(病❷p.302)

intro.： 尿意切迫感を必須症状とし，通常は頻尿を伴う症状症候群である．切迫性尿失禁を伴うこともある．高齢になるほど有病率が高い．治療の主体は抗コリン薬，β₃受容体刺激薬などの薬物療法である．

MINIMUM ESSENCE

疫学・好発
- 高齢者，中枢神経疾患や下部尿路閉塞疾患のある患者

原因・誘因
- 神経因性：脳血管障害，パーキンソン病，多発性硬化症など
- 非神経因性：下部尿路閉塞（前立腺肥大症(p.436)など），加齢，骨盤底筋群の脆弱化など

症状・所見
- **尿意切迫感**（診断に必須）．
- 頻尿・夜間頻尿，切迫性尿失禁(p.435)

検査・診断
- 上記症状から診断する．
- 過活動膀胱症状質問票（OABSS）が診断，症状の把握に有用である．

治療・管理
- 薬物療法
  1. 抗コリン薬（プロピベリン，ソリフェナシン，フェソテロジンなど）(p.68)
  2. β₃受容体刺激薬（ミラベグロン）
- 膀胱訓練，生活指導（飲水制限，排尿習慣改善），理学療法（骨盤底筋訓練）

【補足事項】
- 診断のためには，膀胱腫瘍，膀胱結石，尿路感染（膀胱炎など）などの局所的な病態を除外する必要がある．
- 同じように尿意切迫感や頻尿を呈する疾患として間質性膀胱炎があり，病態も治療も異なるため鑑別が問題となる．

WORDS & TERMS

骨盤底筋群 [p.433]
骨盤底に位置する筋の総称．骨盤隔膜を構成する筋（肛門挙筋，尾骨筋など），尿生殖隔膜を構成する筋，筋膜などが含まれる．骨盤内臓器（膀胱，直腸，子宮など）が骨盤口から脱出しないように支えている．加齢などにより骨盤底筋群の機能低下（脆弱化）は，尿失禁や膀胱脱，子宮脱などの原因となる．

神経性頻尿 [p.434]
ストレスや精神的緊張により出現する頻尿．心因性頻尿ともよばれる．過活動膀胱の診断において除外すべき疾患の1つ．膀胱に器質的な異常は認めない．治療薬としてはプロピベリンやフラボキサートが使用され，精神的な要因が強い場合は，抗不安薬や抗うつ薬を使用することもある．

過活動膀胱症状質問票（OABSS）
過活動膀胱の診断に用いられる．昼間頻尿，夜間頻尿，尿意切迫感，切迫性尿失禁についての4つの質問をすることで症状を点数化する．尿意切迫感のスコアが2点以上かつ全体の合計が3点以上の場合は過活動膀胱と診断する．

膀胱訓練 [p.433]
尿意を感じてから排尿を我慢し，排尿間隔を延長させることで膀胱容量を増やしていく訓練法．

間質性膀胱炎 [p.433]
頻尿，尿意切迫感，膀胱充満時の痛み（膀胱痛，下腹部痛，腰痛など）などを呈するが，感染などの原因を伴わない疾患である．麻酔下膀胱水圧拡張が，確定診断のために必須で，治療効果もある．

がまんできないような強い尿意を急に感じる
過活動膀胱の症状

- 尿意切迫感を必須症状とし，通常は頻尿・夜間頻尿を伴う．ときに切迫性尿失禁(p.435)を起こすこともある．
- 過活動膀胱は症状から診断される症候群であり，原因・原疾患は中枢神経疾患，加齢，前立腺肥大症など，単一とは限らない．

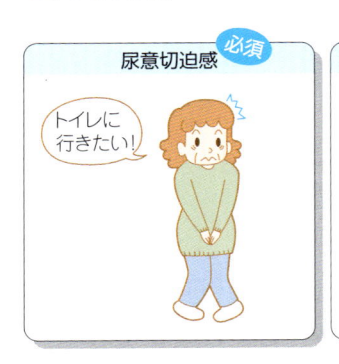

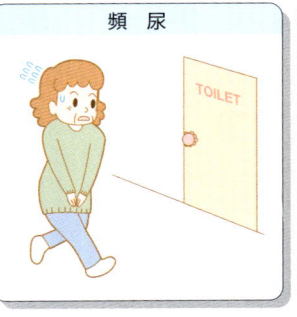

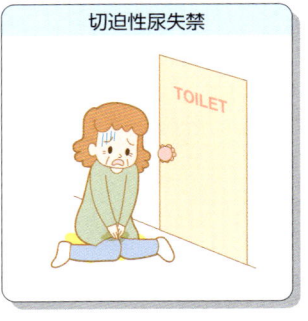

略語 ● 過活動膀胱症状質問票（OABSS）：overactive bladder symptom score

副交感神経を抑制，交感神経を刺激
過活動膀胱の治療薬

- 過活動膀胱の治療薬としては，蓄尿期における膀胱平滑筋（排尿筋）の不随意な収縮を抑制する薬が使用される．

> β₃受容体刺激薬が開発される以前は，抗コリン薬が第一選択とされていましたが，現在ではどちらも同様に第一選択として使用することができます．

	抗コリン薬	β₃受容体刺激薬
一般名	・プロピベリン　・オキシブチニン　・ソリフェナシン ・フェソテロジン　・イミダフェナシン　・トルテロジン	・ミラベグロン
作用機序	・ムスカリン性アセチルコリン受容体（M₃）遮断による膀胱平滑筋収縮抑制 ・加えて，Ca拮抗作用による直接的な膀胱平滑筋弛緩（プロピベリン，オキシブチニン）	・β₃受容体刺激による膀胱平滑筋弛緩促進
副作用	口渇，便秘，腹痛，緑内障発作，眼圧上昇，尿閉など	便秘，口渇など（抗コリン薬よりも発現率は低い）
禁忌	尿閉，腸閉塞，重篤な心疾患，閉塞隅角緑内障，重症筋無力症など	抗不整脈薬との併用，妊婦，授乳婦，重篤な心疾患
備考	・排尿期の膀胱収縮も抑制するため，排尿障害を有する患者では，排尿困難や尿閉の発生に注意する． ・特に高齢者では副作用に注意する．	・排尿期の膀胱収縮は抑制しないことが示唆されている． ・抗コリン薬投与患者で，口渇や便秘などの副作用のため，内服継続困難な場合に用いることができる．

- ミラベグロンは，動物実験で生殖機能に影響のある可能性が指摘されているため，生殖可能な年齢の患者への投与は注意する．
- オキシブチニン経皮吸収剤（貼付剤）は口渇や便秘の副作用発現率が低く，嚥下困難例に対しても投与できる．
- 前立腺肥大症などによる下部尿路閉塞を伴う場合は，まずα₁受容体遮断薬を使用する (p.436)．
- 多尿・夜間多尿，睡眠障害など，過活動膀胱以外の頻尿の原因疾患があれば，その治療も行う．

SUPPLEMENT
その他の蓄尿障害治療薬

- 蓄尿機能を改善する薬として，これまで解説した過活動膀胱治療薬の他に以下のものがある．

	β₂受容体刺激薬	平滑筋弛緩薬
一般名	クレンブテロール (p.37)	フラボキサート
適応	・腹圧性尿失禁 (p.435)	・神経性頻尿，慢性膀胱炎，慢性前立腺炎に伴う頻尿，残尿感
作用機序	・β₂受容体刺激による外尿道括約筋収縮（骨格筋への直接作用）	・Ca拮抗作用とホスホジエステラーゼ（PDE）阻害による膀胱平滑筋弛緩
副作用	動悸，頭痛，悪心，発疹など	口渇，胃腸障害など
禁忌	下部尿路閉塞	下部尿路閉塞，消化管閉塞
備考	・気管支拡張薬としても使用される (p.37)．	・抗コリン薬よりも副作用が少ない（ただし作用も強くない）．

商品名 【抗コリン薬】●プロピベリン塩酸塩：バップフォー（細，錠）　●オキシブチニン塩酸塩：ポラキス（錠），ネオキシ（テ）　●コハク酸ソリフェナシン：ベシケア（錠，OD）　●フェソテロジンフマル酸塩：トビエース（錠）　●イミダフェナシン：ウリトス（錠，OD），ステーブラ（錠，OD）　●酒石酸トルテロジン：デトルシトール（徐カ）　【β₃受容体刺激薬】●ミラベグロン：ベタニス（錠）　【β₂受容体刺激薬】●クレンブテロール塩酸塩：スピロペント（顆，錠）　【平滑筋弛緩薬】●フラボキサート塩酸塩：ブラダロン（顆，錠）

低活動膀胱

(病⑧p.298)

intro.： 排尿筋低活動によって定義される病態で，排出障害による排尿症状を主症状とする．ただし，過活動膀胱とは違って明確な診断基準が存在せず，詳しい病態生理も明らかになっていない．治療薬に関するエビデンスに乏しく，薬物療法は強くは推奨されないのが現状である．

MINIMUM ESSENCE

疫学・好発
- 仙髄以下の末梢神経障害による神経因性膀胱
- 高齢者，前立腺肥大による下部尿路閉塞患者

症状・所見
- 排尿困難，尿勢低下などの排尿症状
- 残尿増加

検査・診断
- 尿流動態検査による排尿筋低活動の証明

治療・管理
- 生活習慣改善，行動療法
- 薬物療法
  1. コリンエステラーゼ阻害薬（ジスチグミン）(p.63)
  2. 直接型コリン作動薬（ベタネコール）(p.60)
  3. 選択的α₁受容体遮断薬（ウラピジル）(p.44)
- 清潔間欠的（自己）導尿

【補足事項】
- 薬物療法においては，副交感神経を介した排尿筋収縮が保たれている必要があるため，重度の排尿筋低活動に対する効果は期待できない．
- ウラピジルは選択的α₁受容体遮断薬の中で唯一"神経因性膀胱に伴う排尿困難"に適応があり，神経因性膀胱による低活動膀胱に投与可能である．ただし，有効性に関する根拠は十分ではない．

WORDS & TERMS

切迫性尿失禁 [p.433]
排尿を抑制する機構が十分に働かず，尿意切迫感と同時あるいは直後に，意思に反して尿が流出してしまうこと．

腹圧性尿失禁 [p.434]
尿道閉鎖機能の低下により，労作時，運動時，咳・くしゃみなどで腹圧が上昇（膀胱内圧も上昇）したときに，意図せず尿が流出してしまうこと (病⑧p.305)．

神経因性膀胱 [p.435]
下部尿路機能に関与する脳，脊髄，末梢神経の障害によって，膀胱の蓄尿・排尿機能に異常が生じた状態のこと．障害される部位によって，蓄尿障害，排出障害のどちらか，あるいは両者が出現する (病⑧p.303)．

導尿 [p.435]
自然排尿が困難な場合に，尿道口から膀胱へカテーテルを挿入し，尿を体外に排出すること．残尿量の測定，無菌尿の採取などの検査目的で行われることもある．

筋収縮の残存が条件
低活動膀胱の薬物治療

- 低活動膀胱に対して使われる薬物にはコリンエステラーゼ阻害薬(p.63)と直接型コリン作動薬(p.60)などのコリン作動薬があり，ともに副交感神経を刺激する薬物である（過活動膀胱とは逆）．
- ただし，使用にあたっては副交感神経を介した排尿筋収縮がある程度機能していなければならない．排尿筋が収縮できない状態や，コリン分泌刺激を受容できない状態で，コリン濃度を増やしても効果を得ることはできない．
- 薬物治療を行う場合，コリン作動性クリーゼ(p.64)に注意する．

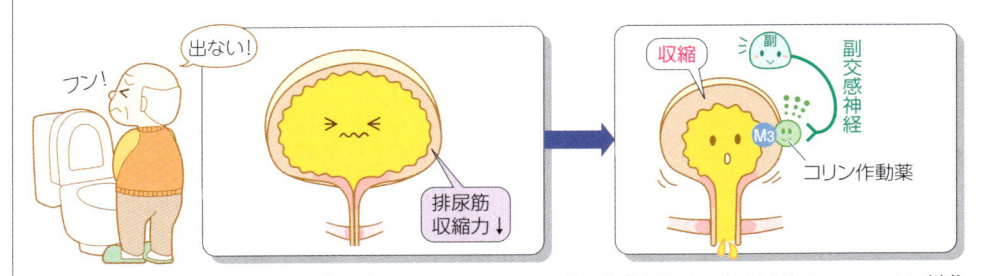

- コリン作動薬は，ムスカリン受容体だけでなくニコチン受容体も刺激する作用がある．ニコチン様作用は神経節を刺激しノルアドレナリンの放出を促進するため，尿道平滑筋，膀胱頸部の平滑筋を収縮させ，男性では下部尿路閉塞を増強させる可能性もある(p.56)．このため，前立腺肥大症などの下部尿路閉塞例では使用すべきでない．

商品名 【コリンエステラーゼ阻害薬】●ジスチグミン臭化物：ウブレチド（錠）　【直接型コリン作動薬】●ベタネコール塩化物：ベサコリン（散）　【α₁受容体遮断薬】●ウラピジル：エブランチル（カ）

前立腺肥大症

前立腺肥大症（BPH）

(病⑧p.282)

intro.：前立腺の肥大によって下部尿路閉塞が生じた状態．病因として男性ホルモンが強く関与する．

MINIMUM ESSENCE

疫学・好発
- 高齢男性
- 有病率：60歳代で6％，70歳代で12％程度

病態生理
- α_1受容体機能が亢進して前立腺・尿道の平滑筋緊張が増し，尿路が狭くなる．〈機能的閉塞〉
- 前立腺が肥大し，腫大した前立腺が尿道を圧迫して，尿路が狭くなる．〈機械的閉塞〉

症状・所見
- 排尿症状：排尿困難，腹圧排尿，尿線途絶　●排尿後症状：残尿感
- 蓄尿症状：頻尿，夜間頻尿，尿意切迫感，切迫性尿失禁

検査・診断
- 直腸診：表面平滑，弾性硬の腫大した前立腺を触れる（前立腺癌では，石様硬の結節を触知）
- 超音波検査：前立腺体積の増加（＞20 mL）
- 血液検査：PSA基準値内（＜4.0 ng/mL，ときに軽度上昇）

治療・管理
- 基本的には生活指導と薬物療法を行い，重症例，難治例では手術を考える．
1. 生活指導：過度の水分，コーヒー，アルコールの摂取の制限など
2. 薬物療法：選択的α_1受容体遮断薬（第一選択），5α還元酵素阻害薬，抗アンドロゲン薬
3. 外科的治療：TURP（経尿道的前立腺切除術）

【補足事項】
- 前立腺肥大症の病態は，①前立腺腫大，②下部尿路閉塞，③下部尿路症状の3要素をあわせもつものである．②の診断は専門的検査（尿流動態検査）を必要とするため，実地臨床では①と③に基づいて診断されることが多い．

WORDS & TERMS

国際前立腺症状スコア（I-PSS）
前立腺肥大症における下部尿路症状の把握に用いられるスコア．残尿感，頻尿，尿線途絶，尿意切迫感，尿勢，腹圧排尿，夜間頻尿の7つの指標について，それぞれ0～5点で評価する．その合計が0～7点では軽症，8～19点では中等症，20～35点では重症と分類される（病⑧p.284）．

PSA（前立腺特異抗原）（p.436）
前立腺腺細胞から分泌される物質．前立腺癌ではPSA産生が促進され，血清中のPSAが基準値（4 ng/mL）を超えて上昇することから，前立腺癌のスクリーニング検査に用いられている．ただし，前立腺肥大症や前立腺炎などの良性疾患においても軽度上昇することがある．

前立腺肥大症の症状
多彩な下部尿路症状

- 前立腺肥大症の基本病態は下部尿路閉塞であり，これに伴い排尿障害をきたす．
- また，下部尿路閉塞は二次的に膀胱機能の変化を誘発するため，過活動膀胱（蓄尿障害）(p.433)を合併することが多く，長期的には低活動膀胱(p.435)となることもある．
- このため前立腺肥大症では，排尿症状だけでなく，蓄尿症状を含めた多彩な下部尿路症状が現れる．

前立腺肥大症の症状	
下部尿路閉塞	過活動膀胱
●排尿困難 ●腹圧排尿 ●尿線途絶 ●残尿感	●頻尿・夜間頻尿 ●尿意切迫感 ●切迫性尿失禁
排尿障害	蓄尿障害
下部尿路閉塞 → 二次的な膀胱機能の変化	長期的には排尿筋低活動*

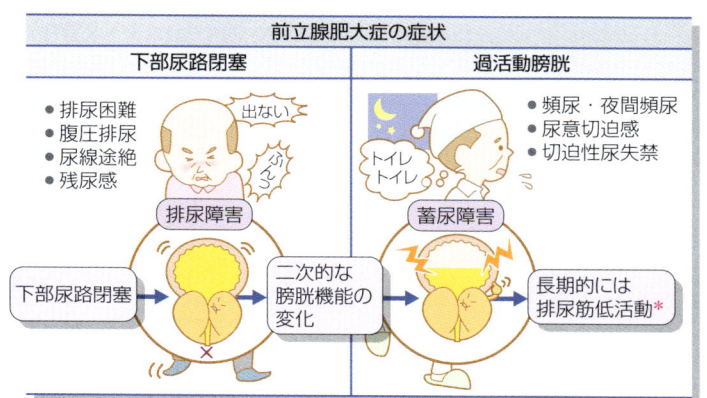

*排尿筋（膀胱平滑筋）の収縮障害と加齢変化が重なり，尿道閉塞を解除しても排尿障害が解除されなくなる．

- 抗コリン作用を有する薬剤（総合感冒薬，抗不整脈薬，抗うつ薬など）の内服，飲酒，膀胱過伸展（排尿のがまん）などにより，尿閉をきたすことがある．
- 残尿が増加すると，尿路感染，膀胱結石，溢流性尿失禁，水腎症，腎機能障害などの重症合併症をきたすことがある．

略語　●前立腺肥大症（BPH）：benign prostatic hyperplasia　●前立腺特異抗原（PSA）：prostate-specific antigen　●経尿道的前立腺切除術（TURP）：transurethral resection of the prostate　●国際前立腺症状スコア（I-PSS）：International Prostate Symptom Score　**商品名**【α_1受容体遮断薬】●タムスロシン塩酸塩：ハルナール（OD）　●ナフトピジル：フリバス（錠，OD）　●シロドシン：ユリーフ（錠）

前立腺肥大症の治療

下部尿路閉塞の解消を目指す
薬物治療の全体像

- 前立腺肥大症に対しては薬物治療が第一選択である．
- 前立腺肥大症による重篤な合併症（反復性の肉眼的血尿・尿路感染・尿閉，膀胱結石，腎機能障害）を有する患者は外科的治療が適応となる．

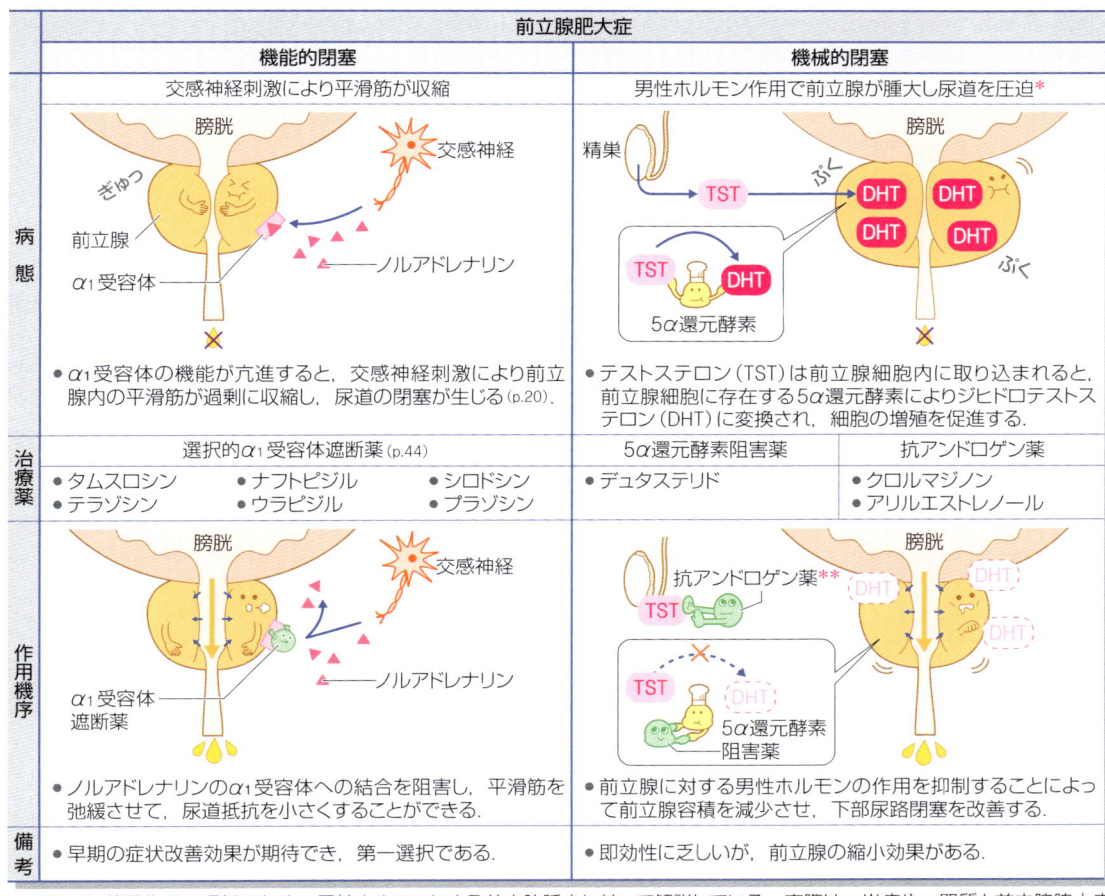

	前立腺肥大症	
	機能的閉塞	機械的閉塞
病態	交感神経刺激により平滑筋が収縮	男性ホルモン作用で前立腺が腫大し尿道を圧迫*
	・α₁受容体の機能が亢進すると，交感神経刺激により前立腺内の平滑筋が過剰に収縮し，尿道の閉塞が生じる(p.20).	・テストステロン（TST）は前立腺細胞内に取り込まれると，前立腺細胞に存在する5α還元酵素によりジヒドロテストステロン（DHT）に変換され，細胞の増殖を促進する．
治療薬	選択的α₁受容体遮断薬(p.44)	5α還元酵素阻害薬 / 抗アンドロゲン薬
	・タムスロシン ・ナフトピジル ・シロドシン ・テラゾシン ・ウラピジル ・プラゾシン	・デュタステリド / ・クロルマジノン ・アリルエストレノール
作用機序	・ノルアドレナリンのα₁受容体への結合を阻害し，平滑筋を弛緩させて，尿道抵抗を小さくすることができる．	・前立腺に対する男性ホルモンの作用を抑制することによって前立腺容積を減少させ，下部尿路閉塞を改善する．
備考	・早期の症状改善効果が期待でき，第一選択である．	・即効性に乏しいが，前立腺の縮小効果がある．

*ここでは薬理作用の理解のため，男性ホルモンによる前立腺腫大に絞って解説している．実際は，炎症や，間質と前立腺腺上皮の相互作用，様々な増殖因子の影響，男性ホルモンと女性ホルモンのバランスの異常などの複数の要因が関与する．
**抗アンドロゲン薬は，視床下部へのネガティブ・フィードバックによる精巣からのTST分泌抑制作用，前立腺細胞へのTST取り込み阻害作用，DHTのアンドロゲン受容体への結合阻害作用により前立腺への男性ホルモン作用を抑制する．

- α₁受容体にはα₁A，α₁B，α₁Dのサブタイプがあり(p.45)，その選択性によって副作用（特に起立性低血圧）の発現頻度が異なる．
- 過活動膀胱症状をきたすこともあり，その場合は初期治療としては選択的α₁受容体遮断薬を投与するが，効果不良の場合には，抗コリン薬やβ₃受容体刺激薬の併用を考慮する(p.434)．

> 薬物療法で効果が不十分な場合，症状が重い場合，尿閉などの合併症がある場合には手術療法を考えます．術式は様々ですが，標準的にはTURP（経尿道的前立腺切除術）[病⑧p.286]を行います．　医師

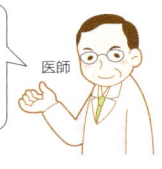

→ ●テラゾシン塩酸塩水和物：ハイトラシン（錠），バソメット（錠）　●ウラピジル：エブランチル（カ）　●プラゾシン塩酸塩：ミニプレス（錠）　【5α還元酵素阻害薬】●デュタステリド：アボルブ（カ）　【抗アンドロゲン薬】●クロルマジノン酢酸エステル：プロスタール（錠，徐錠）　●アリルエストレノール：パーセリン（錠）　略語　●テストステロン（TST）：testosterone　●ジヒドロテストステロン（DHT）：dihydrotestosterone

前立腺肥大症治療薬

5α還元酵素阻害薬

intro.：前立腺を縮小させて，前立腺肥大症を改善する薬．即効性には乏しいが，長期的な有効性は$α_1$受容体遮断薬に比べて優れていると報告されている．

MINIMUM ESSENCE

一般名	● デュタステリド…内
作用	● 5α還元酵素阻害➡テストステロンからジヒドロテストステロンへの変換抑制➡前立腺縮小➡排尿障害の改善
適応	● 前立腺肥大症
禁忌	● 女性，小児　● 重度の肝障害
副作用	● 勃起不全，性欲減退，女性化乳房など（いずれもまれ）
相互作用	● 本薬濃度↑：CYP3Aを阻害する薬剤（リトナビルなど）

デュタステリド

【補足事項】
- 大きな前立腺を有する患者では，初回治療としての$α_1$受容体遮断薬と5α還元酵素阻害薬の併用療法が推奨されている．
- 血清PSA値を低下させるため，投与前と投与中はPSA値測定による前立腺癌の評価を定期的に行うことが必要である．

前立腺縮小により尿路閉塞解消
5α還元酵素阻害薬の作用機序

前立腺細胞の増殖

- テストステロン（TST）は，前立腺細胞内で5α還元酵素によってジヒドロテストステロン（DHT）に変換される．DHTはアンドロゲン受容体に結合して，前立腺細胞の増殖促進に働く．
- なお，男性ホルモン（アンドロゲン）とは，身体を男性化させるなどの作用をもつステロイドホルモンの総称であり，TST，DHTの他，デヒドロエピアンドロステロン（DHEA）が含まれる．

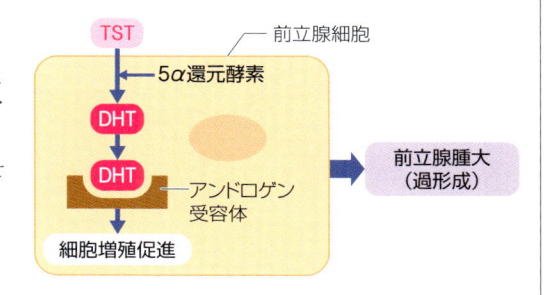

5α還元酵素阻害薬（デュタステリド）

- 5α還元酵素阻害薬であるデュタステリドは，TSTからDHTへの変換をほぼ完全に抑制することにより，前立腺増殖を抑制し，前立腺を縮小させ，機械的閉塞を改善する．

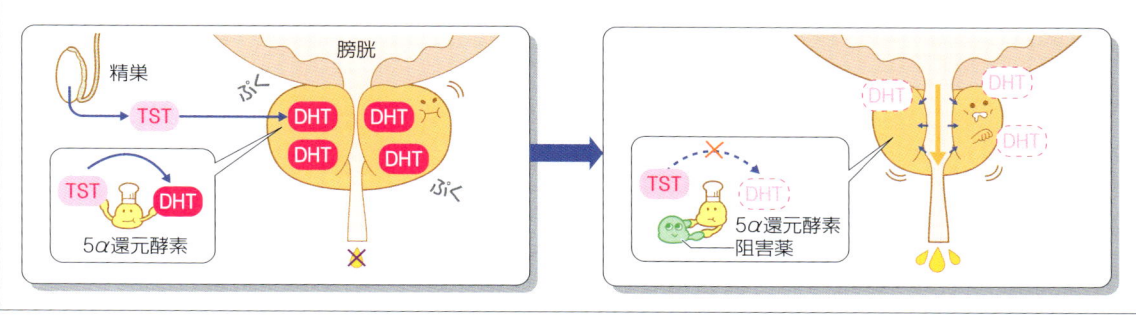

商品名【5α還元酵素阻害薬】● デュタステリド：アボルブ（カ）　**略語**　● 前立腺特異抗原（PSA）：prostate-specific antigen　● テストステロン（TST）：testosterone　● ジヒドロテストステロン（DHT）：dihydrotestosterone　● デヒドロエピアンドロステロン（DHEA）：dehydroepiandrosterone

勃起不全（ED）

(病⑧p.331)

監修
後藤百万

勃起不全（ED）の概要
心因的要因と器質的要因がある

- 勃起不全（ED）とは，満足な性行為を行うのに十分な勃起が得られないか，または維持できない状態である．
- わが国の勃起不全患者は1,130万人と推定されている（1988年）．
- その要因は様々であるが，血管性，神経性，内分泌性などの勃起機能障害による器質性EDと，勃起機能そのものは正常であるが心因的要因により勃起障害を示す心因性ED，その両者を伴う混合性EDに分類される．
- 治療の第一選択はPDE5阻害薬であり，効果が不良であれば局所治療や外科的治療も考慮する．

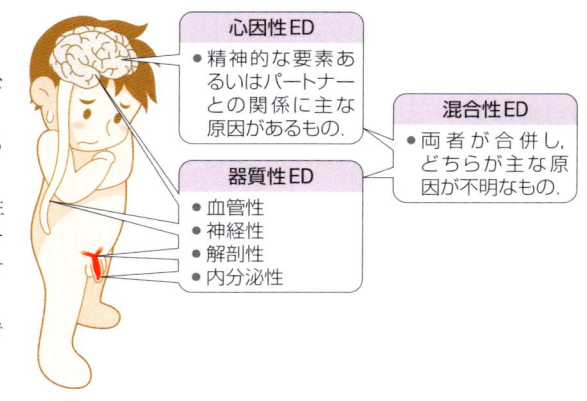

心因性ED
- 精神的な要素あるいはパートナーとの関係に主な原因があるもの．

器質性ED
- 血管性
- 神経性
- 解剖性
- 内分泌性

混合性ED
- 両者が合併し，どちらが主な原因か不明なもの．

正常な勃起の機序
海綿体の充血による

- 勃起とは，海綿体が充血し陰茎が硬くなる現象のことをいう．
- 大脳皮質の性的興奮が，神経，伝達物質を介してcGMPを増加させ，陰茎海綿体が多量の血液で満たせることで勃起が起こる．

勃起時
NOの放出 → cGMP増加 → 平滑筋弛緩 → 海綿体洞拡張 → 血液流入（充血）

陰茎／陰茎海綿体／海綿体洞／海綿体小柱／cGMP／ラセン動脈

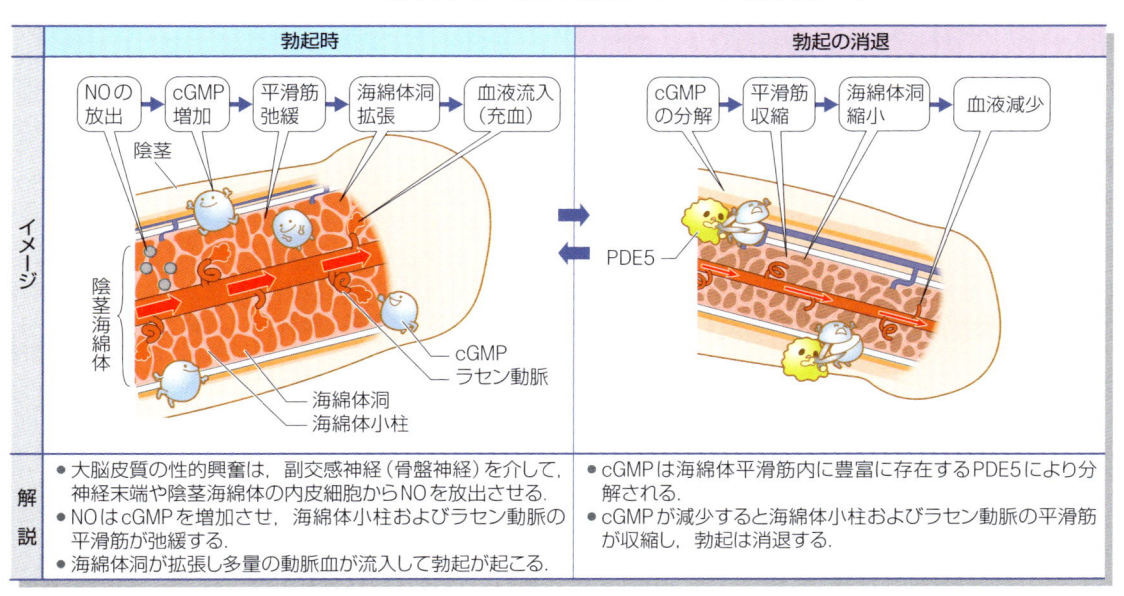

勃起の消退
cGMPの分解 → 平滑筋収縮 → 海綿体洞縮小 → 血液減少

PDE5

解説
- 大脳皮質の性的興奮は，副交感神経（骨盤神経）を介して，神経末端や陰茎海綿体の内皮細胞からNOを放出させる．
- NOはcGMPを増加させ，海綿体小柱およびラセン動脈の平滑筋が弛緩する．
- 海綿体洞が拡張し多量の動脈血が流入して勃起が起こる．

- cGMPは海綿体平滑筋内に豊富に存在するPDE5により分解される．
- cGMPが減少すると海綿体小柱およびラセン動脈の平滑筋が収縮し，勃起は消退する．

治療のながれ
まずPDE5阻害薬を投与する

- EDの治療は基本的にPDE5阻害薬を用いるが，それが無効・禁忌である場合には以下のようなながれで治療法を選択する．
- 原疾患が分かっていて治療可能ならばその治療も行う．喫煙などの危険因子も排除する．
- 心因性EDに対しては，カウンセリングや精神療法も行う．

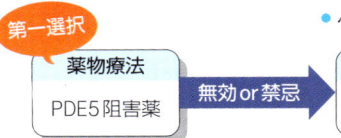

第一選択
薬物療法：PDE5阻害薬 → 無効or禁忌 → 局所療法（病⑧p.332）
- プロスタグランジンE₁海綿体注射
- 陰圧式勃起補助具

→ 無効 → 外科的治療
- 陰茎プロステーシス挿入術

略語
- 勃起不全（ED）：erectile dysfunction
- 一酸化窒素（NO）：nitric oxide
- ホスホジエステラーゼ5（PDE5）：phosphodiesterase 5
- 環状グアノシン一リン酸（cGMP）：cyclic guanosine monophosphate

PDE5阻害薬

intro.：勃起不全治療の第一選択となる薬物であり，様々な原因の勃起不全に対して用いられる．

MINIMUM ESSENCE

一般名	❶ シルデナフィル…内 ❷ バルデナフィル…内 ❸ タダラフィル……内
作用機序	● PDE5のcGMP分解作用を阻害➡陰茎海綿体平滑筋細胞内cGMP濃度上昇 ➡陰茎海綿体洞の拡張・血流の増加➡性的刺激による勃起の促進
適応	● 勃起不全（ED）
相互作用	● 併用薬作用↑：α受容体遮断薬などの降圧薬 ● 併用禁忌：硝酸薬・NO供与薬（過度の血圧低下）
副作用	● 頭痛，ほてり　● 消化不良　● 鼻閉　● 背部痛　など
禁忌	● 6ヵ月以内の心筋梗塞・脳梗塞・脳出血の既往　● 網膜色素変性症
注意	● 医療保険適用外

【補足事項】
- いずれの薬剤も有効性と安全性が示されており，第一選択の薬剤である．いずれの薬剤も，内服後30〜60分で効果を発揮する．タダラフィルは作用持続時間が36時間と長いうえに食事の影響を受けないという特徴がある．
- シルデナフィルとタダラフィルは，肺高血圧にも用いられるが，商品名（それぞれレバチオ®，アドシルカ®）と用量が異なるので注意する(p.329)．
- 死亡例を含む心血管系の重篤な有害事象が報告されているので，投与前に心血管系の障害の有無を十分に確認する．
- 最適な使用法に関する患者教育が重要である．

指導 pick up
- □「性行為の1時間程度前に一回飲むようにして，次に飲むのは必ず24時間以上経ってからにしてください」
- □「勃起が4時間以上持続した場合は医師の診察を受けてください」
- □「血圧を下げる薬と一緒に飲むと血圧が下がりすぎることがあります」

PDE5阻害薬の作用機序
陰茎海綿体平滑筋の弛緩を補助

- PDE5は陰茎海綿体に豊富に存在し，cGMPを分解して陰茎海綿体平滑筋を収縮させる（勃起を阻害・消退させる方向に働く）(p.439)．
- PDE5阻害薬は，PDE5の作用を競合的に阻害し，陰茎海綿体平滑筋細胞内のcGMP濃度を高める．その結果，海綿体小柱およびラセン動脈の平滑筋の弛緩が促進され，動脈血の流入が起こる（勃起機能，勃起の維持を促進しEDを改善する）．

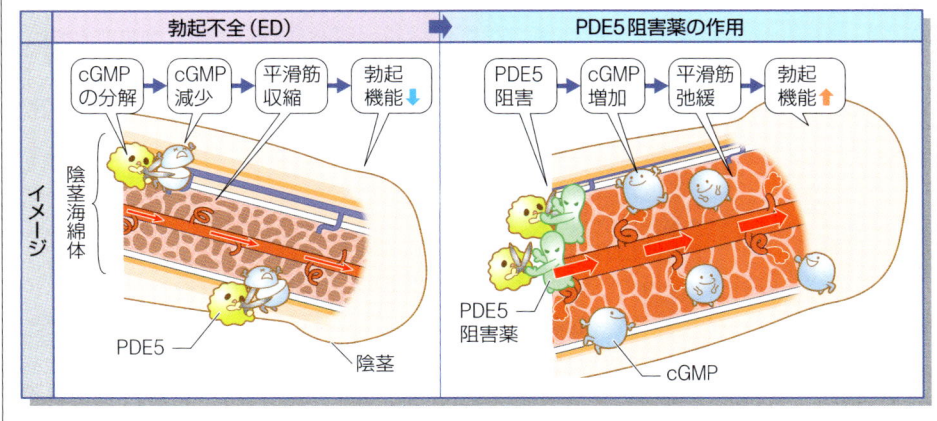

医師：硝酸薬はNOを遊離してcGMPを増加させる作用があります．PDE5阻害薬を併用すると，cGMPが増加しすぎ，硝酸薬の作用である血圧低下が過度に現れてしまいます（併用禁忌）(p.305)．

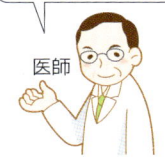

商品名【PDE5阻害薬】● シルデナフィルクエン酸塩：バイアグラ（錠）　● バルデナフィル塩酸塩水和物：レビトラ（錠）　● タダラフィル：シアリス（錠）　**略語**　● 勃起不全（ED）：erectile dysfunction　● 一酸化窒素（NO）：nitric oxide　● ホスホジエステラーゼ5（PDE5）：phosphodiesterase 5　● 環状グアノシン一リン酸（cGMP）：cyclic guanosine monophosphate

和文索引

あ

アイゼンメンジャー化 391
アイゼンメンジャー症候群 302, 305, **391**
アカシジア 223
アカンプロサートカルシウム 276
アキレス腱反射 94
アクアポリン4（AQP4） 186
悪性高血圧 385
悪性高熱症 79, 89, 90, 109, **155**
悪性症候群 90, 160, 161, **163**, 164, 165, 166, 171, 225
アクチベーションシンドローム 242
アクチン 14, 282, 286
アクチンフィラメント 87, 282
アクラトニウム 58, 59, **60**
アクリロニトリルメタリルスルホン酸Na膜（AN69） 311
アコチアミド 62, **63**
アザチオプリン 187
亜酸化窒素 **110**, 111
アジソン病 112, 405, **406**
アシドーシス 402
アジルサルタン **314**, 417
アストロサイト **5**, 139
アスピリン **132**, 192, 193, 196, 200, 202, 203, 289, 324, 325, 367, 368, 371, 372
アスピリンジレンマ 325
アスピリン喘息 325
アセタゾラミド 399, **405**, 428, 430
アセチルCoA 55
アセチル化 62
アセチルコリン（ACh） 10, 11, 15, 19, 26, **54**, 55, 56, 57, 58, 59, 60, 61, 62, 64, 74, 87, 88, 91, 92, 157, 159, 168, 173, 178, 304, 364
アセチルコリンエステラーゼ（AChE） **56**, 66, 83, 87, 93, 178, 179, 183
アセチルコリン作動性ニューロン 157
アセチルコリン受容体（AChR） 15, **56**, 102
　——のサブタイプ 23
　——の情報伝達系 23
アセチルシステイン 135
アセトアミノフェン 119, 127, 132, **135**, 211
アセトアルデヒド 275
アセブトロール 28, 46, **295**
アセメタシン 132
アゼルニジピン 429
アゾール系抗真菌薬 327
アゾセミド 289, **399**
アダムス・ストークス症候群 35, 42, **341**
圧受容器 287, 375

圧負荷 333
アップストリーム治療 344
アデニル酸シクラーゼ（AC） 16, 295, 316, 322, 328
アデノシン（A₂ₐ）受容体拮抗薬 138, 156, 159, 170, **171**
アデノシン一リン酸（AMP） 321
アデノシン三リン酸（ATP） 282, 342, 349, 355, 396, 407
アデノシン三リン酸（ATP）製剤 354
アデノシン神経系 261
アデノシン二リン酸（ADP） 283, 325
アデノシン二リン酸（ADP）受容体遮断薬 325
アテノロール 28, **46**, 51, 53, 289, 295
アテローム 193, 360, **365**, 366, 376
アテローム血栓性脳梗塞 **193**, 196, 197, 200, 204
アドヒアランス 131, 177
アトモキセチン 273
アドルシカ® 329
アトルバスタチン 417, 429
アドレナリン（AD） 10, 16, 22, 26, 27, 28, 29, 30, **31**, 32, 33, 42, 43, 51, 52, 82, 107, 109, 224, 277, 287, 295
アドレナリン作動性神経 19
アドレナリン作動性神経遮断薬 28, **48**, 53
アドレナリン作動薬 20, 21, 28, **30**, 52, 355
アドレナリン受容体 15, 16, **19**, 26, 43, 82
　——のサブタイプ 22
　——の情報伝達系 22
アドレナリン受容体遮断薬 28, **43**, 51, 53
アドレナリン反転 43
アトロピン 34, 58, 65, 67, 68, **69**, 70, 93, 108, 139, 352, 354, 355
アトロピン代用薬 58, 68, 71, 72
アナフィラキシー 31, 79, 325, 326, 327, 328
アナフィラキシーショック **33**, 42
アピキサバン 192, 200, 203, 289, 324, **326**, 327, 344, 345
アビリット® 158
アフェレーシス 311
アプリンジン 289, **297**, 299, 354, 355, 356
アフロクアロン **96**, 97
アヘン（アルカロイド） **120**, 123
アポプロン® 158
アポモルヒネ **165**, 171
アマガサヘビ毒 92
アマンタジン 12, 138, 156, 159, **169**, 171, 192, 201, 263, 351

アミオダロン 289, 296, **300**, 301, 329, 344, 348, 349, 350, 354, 355, 357
アミド型局所麻酔薬 76, **79**, 82, 83, 297
アミド結合 **76**, 79, 82
アミトリプチリン 119, 136, **211**, 243, 249
アミノ安息香酸エチル 76, **78**, 81, 83, 85
アミノ基 78, 79, 82
アミノグリコシド系（薬） 103, 403
アミノ酸 10, 181
アミロイドβ（Aβ） 174, **175**
アミロイドβ（Aβ）40蛋白 175
アミロイドβ（Aβ）42蛋白 174, 175
アミロイドβ（Aβ）産生阻害薬 175
アミロイドアンギオパチー 205
アミロイドイメージング 174
アミロイド仮説 175
アミロイド前駆体蛋白（APP） 175
アミン 27
アミントランスポーター 29
アムロジピン 289, **290**, 293, 417, 429
アメジニウム 28, 30, **40**, 41, 52, 389
アモキサピン **244**, 249
アモスラロール 28, 47, **295**
アラキドン酸 133, 197, 325, 328
アラキドン酸カスケード 197
アラセプリン **311**, 417
アリスキレン 289, **310**, 311, 314
アリピプラゾール 222, **233**, 235, 253
アリルエストレノール 437
アルガトロバン 192, 193, 196, 202, 324, 326
アルカロイド 56, 58, 59, 60, **78**
アルカローシス 402
アルコール 13, 113, 278
アルコール依存症 123, 154, **276**
アルコール脱水素酵素（ADH） 275
アルツハイマー型認知症／アルツハイマー病（AD） 138, 172, 173, **174**, 178, 181, 184, 185
アルツハイマー型認知症治療薬 57, 58, 173, **178**, 182
アルデヒド脱水素酵素（ALDH） 275
アルテプラーゼ（rt-PA） 192, **195**, 202, 289, 324, 327, 373
アルテプラーゼ静注療法 193, 195
アルドステロン 287, **309**, 310, 312, 315, 375, 386, 397
　——拮抗薬 386
　——受容体 375
アルドメット® 158
アルファカルシドール 429
アルブミン 414
アルブミン製剤 100
アルプラゾラム 269

アルプレノロール 46
アルプロスタジル 328
アルプロスタジルアルファデクス 289, 328
あれこれ症候群 176
アレルギー 78, 83, **84**
アレルギー性疾患 139
アレルゲン 84
アロステリック活性化リガンド（APL） 183
アロステリック部位 183
アロチノロール 28, **47**, 51, 53, 295
アロプリノール 428, 429, **431**
アンジオテンシノゲン **308**, 312, 315
アンジオテンシンⅠ 312, 315
アンジオテンシンⅡ（ATⅡ） 15, 287, **308**, 312, 315, 375, 386
アンジオテンシンⅡ受容体 315
アンジオテンシンⅡ受容体拮抗薬（ARB） 200, 289, 308, 309, 310, **314**, 330, 336, 337, 368, 371, 381, 386, 387, 392, 417, 428, 429
アンジオテンシン変換酵素（ACE） 200, **308**, 312, 315, 375, 386
アンジオテンシン変換酵素（ACE）阻害薬 289, 308, 309, 310, **311**, 312, 330, 336, 337, 368, 371, 381, 386, 387, 392, 417, 428, 429
安静時狭心症 **361**, 367
安静時振戦 156
アンチトロンビン（AT） **324**, 326
アンチトロンビンⅢ（ATⅢ） 200, **324**
アンチトロンビンⅢ製剤 326
アンスレックス® 103
安定狭心症 361
アンドロゲン 438
アンピロキシカム 132
アンフェタミン 28, **40**, 41, 278
アンブリセンタン 289, **329**, 394
アンベノニウム 58, 62, **63**, 102

い

イオフルパン 156
イオン型［局所麻酔薬］ 80, **81**
イオン化領域 82
イオンチャネル 7
イオンチャネル型受容体 **12**, 23
イオンポンプ **7**, 201
閾膜電位 6, 8
イグラチモド 326
異型狭心症 46, 361, **364**, 365
イコサペント酸エチル（EPA-E） 200, 325, 328
胃酸分泌 79
意識障害 140, 189, **192**, 193, 207, 327
意識消失 **106**, 181, 314, 328

異種生体弁	390	陰性変時作用	61, **280**	**え**	
異常Q波	366, 368, **369**	陰性変力作用	280		
異常感覚	79, 140	インターフェロン（IFN）	239, 263	エイコサノイド	328
異常自動能	341	インターフェロンβ（IFN-β）	186, 187	永続性心房細動	344
異常タウ蛋白	174	インダカテロール	28, **37**	鋭波（sharp wave）	142
異食	174, 176	インダパミド	399, **404**	エーテル	107, **109**, 110, 111
異所性P波	342	咽頭反射	94	液性調節	287
イストラデフィリン	**170**, 171	インドールアミン	10	液性免疫	100
イソキノリン	122, 123	インドメタシン	**132**, 391	エコノミークラス症候群	392
イソクスプリン	28, **35**, 328	インドメタシン ファルネシル	132	エスシタロプラム	**246**, 249, 268
イソソルビド	399, 408	陰部神経	432	エスゾピクロン	265
イソニアジド	263	インフルエンザ菌	100	エスタゾラム	264
イソフルラン	**109**, 110, 111, 155			エステル型局所麻酔薬	
イソプレナリン（Iso）／		**う**			56, 76, **78**, 82, 83
イソプロテレノール	22, 27, 28, 30,			エステル結合	**76**, 78, 82
	35, 42, 51, 52, 350, 352, 354, 355	ウィリス動脈輪	190	エスモロール	28, **46**
イソプロピルフェノール系全身麻酔薬		ウイルス感染	187	エタノール	275
	114	ウインタミン®	158	エダラボン	192, 193, **199**, 202
依存性	40, **112**	植込み型除細動器（ICD）		エチゾラム	
依存性薬物	29, **278**		349, 350, 351, 354, **358**		96, 97, 113, **255**, 268, 269
痛み	118	植込み式ペースメーカー	359	エチレフリン	28, **31**, 389
一次救命処置（BLS）	358	ウェスト症候群	141	エテンザミド	132
一次血栓	325	ウェルニッケ脳症	172, **276**	エドキサバン	
一次止血	324	ウェンケバッハ型2度房室ブロック			289, 324, **326**, 327, 345
一次性頭痛	210		353	エトスクシミド	
一時ペーシング	351, 352, 354	ヴォーン・ウイリアムズ分類			138, 140, 143, 144, 145, **151**
一時ペースメーカー	359		299, 354, 355, 356	エトドラク	**132**, 134
一硝酸イソソルビド	289, **302**	右脚	281, 340	エドロホニウム	58, 62, **63**, 103
胃腸障害	134	右脚ブロック（RBBB）	349	エドロホニウム試験	101, **103**
胃腸薬	69	右軸偏位（RAD）	349	エナラプリル	289, **311**, 417, 429
一過性外向き電流（Ito）	284	右室	280	エナンチオマー	**78**, 85
一過性脳虚血発作（TIA）		右室梗塞	302, 305, 323, 370	エノキサパリン	324
	188, **204**, 325, 376, 382	右心系	280	エピソード記憶	**174**, 176
一酸化炭素中毒	158	右心不全	328, 330, 331, **332**, 370,	エフェドリン	28, 30, 35, **38**, 52
一酸化窒素（NO）			386, 394, 400	エプスタイン・バー・ウイルス（EBV）	
	16, 59, 286, 302, **304**	内向きCa²⁺電流（I_{Ca}）	**284**, 356		100
――による血管拡張	304	内向きNa⁺電流（I_{Na}）	**284**, 356	エプレレノン	289, 337, 399, **406**
一酸化窒素（NO）供与薬	329	内向き整流K⁺電流（I_{K1}）	284	エペリゾン	**96**, 97
遺伝性高血圧	381	うっ血性心不全	291, 293, 296, 297,	エポエチンアルファ	429
遺伝性肺動脈性肺高血圧症	394		301, 317, 325, 386, 401	エポエチンベータ	429
易怒性	152	うつ症状	156	エポプロステノール	289, **328**, 394
イトラコナゾール	296, 310, 327, 329	うつ状態	49, 176, 189	エマベリンL®	290
胃粘膜表面麻酔	81, 85	うつ病		エリーテン®	158
イノシトール仮説	250		29, 49, 154, 173, 236, **238**, 251	エリスロポエチン	418
イノシトール三リン酸（IP₃）	15, 329	うつ病相	237	エリスロポエチン製剤	428, 429
イノダイレーター	316, 320, 321, 322	右房	280	エリスロマイシン	300, 351
イフェンプロジル	192, 200, **201**, 203	ウラピジル	28, 44, 53, **435**, 437	エルゴタミン	28, 44, 211, **213**
イブジラスト	192, 200, **201**, 203	ウロキナーゼ（u-PA）		エルゴタミン・カフェイン合剤	213
イブプロフェン	132		192, 195, 202, 289, 324, **327**, 373	エルゴノビン	364
イプラトロピウム	58, **72**	ウロキナーゼ局所動注療法	193	エルゴメーター	362
イミダフェナシン	58, 72, **434**	運動失調	145, 189	エルゴメトリン	28, **44**, 364
イミダプリル	289, **311**, 417, 429	運動障害	189	エレトリプタン	213
イミプラミン	**243**, 249	運動神経	2, 14, 77, 80, 87, 98	遠位曲尿細管	404
イルベサルタン	**314**, 417	運動ニューロン	4	遠位尿細管	**396**, 406
陰イオン	12	運動負荷心電図法	362	塩化カルシウム水和物	317
インジナビル	300, 329	運動麻痺	80, **98**, 100	遠隔記憶	174
陰性症状	177, **219**	運動療法	200	遠近調節障害	72

嚥下障害	**99**, 101, 189		
エンケファリン	10		
遠心路	2		
延髄	2, 3		
エンタカポン	159, **166**, 171		
エンドサイトーシス	90, 91		
エンドセリン（ET）	15, 209, **329**		
エンドセリン-1（ET-1）	286, 329		
エンドセリン受容体拮抗薬			
	289, **329**, 391, 394		
エンドルフィン	10		

お

黄疸	302, 305, 314, 320, 325, 326, 327, 328, 386
嘔吐反射	76
横紋筋	**14**, 282
横紋筋融解症	
	88, 89, 109, 114, 163, 166, 314
オキサゾラム	113, **255**, 268, 269
オキシコドン	119, 122, **124**, 125
オキシトロピウム	58, **72**
オキシブチニン	58, 72, **434**
オキシブプロカイン	76, **78**, 83, 85
オキシペルチン	228
オキセサゼイン	76, **79**, 81, 83, 85
オクスプレノロール	46
オザグレル	325
オザグレルナトリウム	192, 193, 196,
	197, 200, 202, 206, 208, 324
悪心・嘔吐	31, **121**, 189
遅いEPSP	12
遅いIPSP	13
オピオイド	10, 119, **120**, 131
オピオイド受容体	120
オピオイド受容体拮抗薬	123, **130**
オランザピン	222, 225, **231**, 235, 253
オリゴクローナルバンド	186
オリゴデンドログリア	**5**, 187
オリゴマー	175
オルプリノン	289, 316, **320**, 337
オルメサルタンメドキソミル	
	289, 314, 417, 429
オレキシン	265, 273
オレキシン受容体拮抗薬	265
温覚	80

か

カーリーBライン	330
下位運動ニューロン	87, 98, **99**
介護保険	177
介在ニューロン	94, **95**, 96, 97
概日リズム	261
外傷後ストレス障害（PTSD）	271
咳嗽	38

改訂長谷川式簡易知能評価スケール（HDS-R）	172, 173, 174	活性型ビタミンD₃	430
開頭外減圧療法	194, 198, **205**	活性型ビタミンD₃製剤	428, 429
外尿道括約筋	37	活性化部分トロンボプラスチン時間（APTT）	203, 326, 327
カイニン酸受容体	12	活性炭製剤	429
海馬	174, 175, 176, 181	活動電位	6, **8**, 9, 10, 15, 88, 89, 284
灰白脊髄炎	79	活動電位持続時間（APD）	296, 301, 351, 354, **356**
開放隅角緑内障	160	活動電流	**6**, 8
潰瘍性大腸炎	49	家庭血圧	**378**, 379, 381
解離性大動脈瘤	386	──の測定	379
解離性麻酔	115	家庭麻薬	**122**, 126
解離速度	299	カテーテルアブレーション	342, 344, 347, 348, 349, 354, **359**
化学受容器	**287**, 375	カテコール-O-メチルトランスフェラーゼ（COMT）	26, **29**, 30, 34, 38, 159, 166, 171
化学受容器引き金帯（CTZ）	121, 161	カテコールアミン	10, 22, 26, **27**, 29, 30, 35, 39, 109, 282, 287, 295, 375
下顎反射	94	──の受容体選択性	42
過活動膀胱	71, **433**	カテコール環	27
──の治療薬	434	ガバペンチン	136, 138, 143, 144, 145, 147, 151, **153**, 186, 187
過活動膀胱症状質問票（OABSS）	433	ガバペンチン エナカルビル	262, **263**
過換気症候群	83	過敏性腸症候群治療薬	72
可逆的コリンエステラーゼ（ChE）阻害薬	58, 62, **63**, 64, 65	下腹神経	432
学習障害	181	カプトプリル	289, **311**, 417
覚醒	**108**, 111	下部尿路機能	432
覚醒剤	40, **277**	下部尿路結石	430
覚醒剤原料	167	下部尿路症状	436
覚醒時大発作てんかん	141	下部尿路閉塞	433, 434, **436**
覚醒波	115	過分極	10, **11**, 12, 13
拡張型心筋症（DCM）	392	カベルゴリン	**164**, 171
拡張期	281	仮面うつ病（MD）	238
拡張期血圧	32, 42, **374**	仮面高血圧	379, **380**
拡張不全	**330**, 331, 386	空咳	310, **313**
角膜障害	78	ガランタミン	58, 138, 177, **178**, 179, 182
下行性痛覚抑制系	118, **247**	カリウム（K⁺）チャネル遮断薬	289, **300**, 348, 351, 354, 355, 357
下行大動脈	190, **280**, 393	カリクレイン	312
下肢静脈瘤	394	カリクレイン・キニン系	**311**, 312
下肢静止不能症候群	**165**, 263	顆粒球減少	199
加重型妊娠高血圧腎症	384	カルシウムイオン（Ca²⁺）	**283**, 286, 292, 295, 316, 325, 329
下垂体腺腫	377	カルシウム（Ca²⁺）チャネル遮断薬（カルシウム拮抗薬）	200, 208, 289, **290**, 292, 342, 344, 354, 355, 357, 362, 364, 367, 368, 371, 372, 381, 384, 386, 387, 417, 428, 429
ガス性吸入麻酔薬	110		
ガストリン	79		
かすみ目	**72**, 186		
仮性肥大	104		
風邪薬	69	カルシウム仮説	250
加速型-悪性高血圧	384, **385**	カルシウム含有結石	430
加速型高血圧	385	カルシウム製剤	430
家族性アミロイドポリニューロパチー	98, 170	カルシトニン遺伝子関連ペプチド（CGRP）	214
家族性アルツハイマー病	**174**, 175	カルシトリオール	429
下大静脈	280	カルシニューリン阻害薬	102
下大静脈症候群	394		
肩関節周囲炎	86		
過鎮静	224		
褐色細胞腫	34, 39, 44, **377**		
褐色細胞腫クリーゼ	384		
活性化ゲート	299		

カルディオバージョン	342, 344, **358**	がん性疼痛	118, 119, 124, 128, 131
カルテオロール	28, **46**, 51, 53, 295	肝性脳症	409
カルバコール	58, 59, 60	間接型アドレナリン作動薬	28, 30, **40**, 41, 52
カルバペネム系抗菌薬	149	間接型コリン作動薬	57, 58, **62**
カルバマゼピン	138, 140, 143, 144, 145, 146, 147, **148**, 151, 152, 186, 187, 253, 329	間接作用	38
		完全脚ブロック	349
カルバモイル化	62	感染性心内膜炎（IE）	391
カルビドパ	156, 160, 161	完全房室ブロック	353
カルピプラミン	228	カンゾウ（甘草）	377
カルプロニウム	58, 59, 60	間代発作	142
カルベジロール	28, **47**, 51, 53, 289, 295, 337	眼底検査	34, **71**
カルペリチド	289, **323**, 337	カンデサルタンシレキセチル	289, **314**, 417, 429
カルモジュリン	15, 16, 286, 304	冠動脈	280, 360
川崎病	325, **360**, 361	冠動脈拡張	291, 302
眼圧降下薬	405	冠動脈疾患	34
眼圧上昇	**34**, 73, 296, 298	冠動脈ステント留置	325
簡易精神症状評価尺度（BPRS）	216, 218	冠動脈造影（CAG）	362, **363**, 364
肝炎	178, 314, 386	冠動脈バイパス術（CABG）	325, 362, 367, 368, 371, **373**
感覚障害	98, 99, 100, 142, 186, 189, 192, 193	カンナビノイド	278
感覚神経（知覚神経）	2, 77, 79, 80, 98	間脳	3
感覚ニューロン	2, 4, 94, 95	カンピロバクター	100
感覚麻痺	80	肝不全	400
冠危険因子	**360**, 362, 364, 368, 371	貫壁性虚血	366
肝機能障害	148, 225, 296, 300, 302, 305, 314, 320, 325, 326, 327, 328, 329, 386, 409	感冒	38
		眼房水	**64**, 73
		──流出	44
眼球運動障害	101, **186**	肝ミクロソームエタノール酸化系（MEOS）	275
眼筋型［重症筋無力症］	**101**, 102	顔面紅潮	290, **293**, 302
眼筋麻痺	99	丸薬まるめ運動	156
冠血管拡張	290	眼瞼天疱瘡	60
間欠跛行	393	カンレノ酸カリウム	399, 406
冠血流	372	冠攣縮	360, **365**, 366
眼瞼下垂	101	冠攣縮性狭心症	361, **364**, 371
眼瞼けいれん	91	冠攣縮薬物負荷試験	364
肝硬変	**401**, 405	関連痛	362
間質液	285		
肝疾患	327, 328, 403	**き**	
間質性肺炎	293, **300**, 327, 328		
間質性肺疾患	394	記憶	179, 181
間質性膀胱炎	433	記憶障害	**172**, 173, 174, 176, 189
環状アデノシン一リン酸（cAMP）	16, 22, 282, 321, 322, 325, 328	期外収縮	36
		機械受容チャネル	15
肝障害	109, 135, 145, 297, 300, 314, 325, 326, 327, 329, 438	機械的合併症	368, **370**
		機械弁	390
環状グアノシン一リン酸（cGMP）	16, 286, 304, 323	気管支炎	35, 38
		気管支拡張作用	**42**, 115
感情鈍麻	173, **219**	気管支拡張薬	37, 58, 68, 71, 72
肝初回通過効果	302	気管支けいれん	31, 33, 35, 42, 301
緩徐導入［全身麻酔］	108	気管支喘息	31, 37, 38, 46, 47, 60, 63, 71, 73, 112, 139, 301
冠性T波	369	──発作	35
乾性咳嗽	313	気管支攣縮	64
肝性昏睡	403, 404	気管内挿管	86, 88, 89, 108
		気胸	110

偽腔	393
奇形	147
危険因子	188, 360
起坐呼吸	330, **334**
キサンチン系薬	109
キサンチン誘導体	316
キサントクロミー	207
器質性ED	439
キシレン	278
偽性コリンエステラーゼ（偽性ChE）	
	56, 83
偽性心室頻拍	344, **346**
偽性バーター症候群	403
規則的下行性麻痺	107
喫煙	192, 193
拮抗支配	18
拮抗性鎮痛薬	128
気道刺激性	109
気道分泌亢進	145
キニジン	
	289, **296**, 299, 354, 355, 356
キニナーゼII	312
キニノーゲン	312
キニン	311
キヌプリスチン・ダルホプリスチン配合	
	296
機能性ディスペプシア	63
揮発性吸入麻酔薬	13, 109, 155
気分安定神経系仮説	250
気分安定薬	217, **252**
気分障害	236
記銘力障害	176
逆耐性現象	274
脚ブロック	296
逆行性P波	343
逆行性射精	44
ギャップジャンクション	**4**, 15
球形吸着炭	428, **429**
球後視神経炎	186
求心路	2
急性アルコール中毒	113, **275**
急性肝炎	314
急性間欠性ポルフィリン症	
	112, 145, 150
急性冠症候群（ACS）	
	361, 365, **366**, 371
急性狭隅角緑内障	
	97, 113, 145, 154
急性細菌性心内膜炎	327
急性ジストニア	223
急性心筋炎	392
急性心筋梗塞（AMI）	
	290, 291, 327, 332, 361, 365, 366,
	368, 371, 384, 389
――の合併症	370

急性心不全	
	35, 36, 290, 302, 305, 306, 320,
	322, 323, 330, 331, **332**, 389
――の薬物療法	337
急性腎不全（ARF）	199, 314,
	404, 405, 406, 408, 418, **420**
――の管理	425
急性心膜炎	392
急性膵炎	327
急性ストレス障害（ASD）	271
急性大動脈解離	332
急性低血圧	31, 34
急性頭蓋内血腫	408
急性動脈閉塞症	328, **393**
急性尿細管壊死（ATN）	420
急性肺塞栓	327
急速解離仮説	230
急速交代化	251
急速進行性腎炎症候群	420
急速導入[全身麻酔]	108
吸入麻酔薬	108, **109**
旧皮質	3
球麻痺	99
橋	2, 3
強オピオイド	131
狂犬病ワクチン	100
凝固異常	327
凝固因子	326
競合性筋弛緩薬	
	63, 65, 86, **88**, 92, 93, 109
競合性神経筋接合部遮断薬	88
凝固系	324
凝固阻害因子	324
胸骨圧迫	358
凝固能亢進	196
凝固反応	324, **326**
橋出血	205
胸神経	2
強心作用	316, **318**, 320, 321, 322
狭心症	
	46, 47, 82, 290, 291, 293, 295,
	302, 305, 306, 325, 345, **361**, 362,
	364, 371, 372, 376, 382, 386, 387
――の発作寛解	306
――の発作予防	307
狭心痛	362, 364
強心配糖体	317
強心薬	289, **316**, 330, 336, 337
胸水	328, 330
胸髄	2
胸腺	102
胸腺過形成	101
胸腺腫	101, 102
胸腺摘除術	101, **102**
鏡像異性体	85
強直間代発作	
	142, 143, 150, 152, 155

強直発作	**142**, 143, 155
共同偏視	205
胸内苦悶	31
強迫性障害（OCD）	266
胸部大動脈	393
胸膜線維症	164
局在関連性てんかん	141
局所止血	31
局所神経症状	**189**, 192
局所性筋緊張	96
局所性脳機能障害	188
局所動注療法[脳梗塞]	195
棘徐波	140
局所麻酔	76
局所麻酔薬	29, **76**, 77, 82, 114
――の作用機序	80
――の作用時間延長	31
――の鎮痛作用	79
――中毒	78, **83**
棘波（spike）	140, **142**
虚血性心疾患	
	288, 324, 325, 331, **360**, 386
――の治療	371
――の薬物治療	371
虚血性脳血管障害	325, 327
虚血性脳卒中	370
虚血プレコンディショニング	305
キラーT細胞	187
ギラン・バレー症候群（GBS）	
	98, **100**
起立性低血圧	34, 40, 44, 50, 156,
	160, 161, 170, **388**, 437
キリップ分類	338
筋萎縮	98, **99**
筋萎縮性側索硬化症（ALS）98, **99**
近位尿細管	**396**, 405
禁煙治療	277
筋強剛	**156**, 163, 176
筋原線維	282
筋硬直	155
筋細胞	98
筋弛緩	86, **106**, 258
筋弛緩薬	58, 74, **86**, 98, 103, 114
近時記憶	**174**, 176
筋ジストロフィー	98, **104**
筋収縮	87
筋収縮性頭痛	97
筋小胞体	15, 16, 90, **282**
筋線維	282
筋線維鞘	282
筋組織	14
緊張型頭痛	86, **210**
筋肉	14
筋疲労現象	101
筋フィラメント	**282**, 286, 304
筋紡錘	**95**, 96, 97
筋無力症	91

筋無力症候群	88
筋無力症性クリーゼ	102, **103**
筋力低下	98, **99**, 101, 186

く

クアゼパム	257, **264**
グアナベンズ	28, 48, **50**, 51, 53, 386
グアニル酸シクラーゼ（GC）	
	16, 286, 304
グアネチジン	28, 48
クインケ浮腫	311
空間的多発[多発性硬化症]	187
クエチアピン	225, **231**, 235, 253
クエン酸製剤	431
屈曲反射	**94**, 95
クッシング症候群	377
クマリン系抗凝固薬	112, 326
くも膜	191
――下腔	77, **191**, 206
――顆粒	191
――小柱	191
くも膜下出血（SAH）	
	184, 188, 189, 197, **206**, 209
クラーレ	88
グラチラマー	187
グリア細胞	4, 5
クリーゼ[重症筋無力症]	101, **103**
グリコサミノグリカン	326
グリコピロニウム	58, 72
グリシン	**10**, 11
グリチルリチン	377
グリベンクラミド	329
グルクロン酸	124
グルクロン酸抱合	152, 256
グルココルチコイド（糖質コルチコイド）	
	198, 272, 377, 430
グルコン酸カルシウム水和物	317
グルタチオン	135
グルタミン酸	**10**, 11, 12, 99, 118, 181
グルタミン酸NMDA受容体	
	12, 107, 115
グルタミン酸受容体	**12**, 99, 169
グルタミン酸受容体阻害	144
グルタミン酸神経系	141, 144
グルタミン酸遊離阻害	144
クレアチニン（Cr）	419
クレアチニンクリアランス（C_{cr}）	
	152, **419**
クレアチンキナーゼ（CK）	368, 369
クレアチンキナーゼMB（CK-MB）	
	369
グレープフルーツジュース	290, 293
クレンブテロール	28, **37**, 434
クロイツフェルト・ヤコブ病	172
クロカプラミン	228
クロキサゾラム	269
クロザピン	225, **231**, 232, 235

クロザリル患者モニタリングサービス（CPMS）	**216**, 231, 232	
クロチアゼパム	269	
クロナゼパム	113, 138, 140, 143, 145, **151**, 263	
クロニジン	28, 48, **50**, 51, 53, 165, 386	
クロバザム	138, 143, 145, **151**	
クロピドグレル	192, 193, 196, 200, 202, 203, 289, 324, **325**, 368, 372	
クロミプラミン	**243**, 249	
クロラゼプ酸二カリウム	269	
クロルギリン	29	
クロルジアゼポキシド	269	
クロルフェネシンカルバミン酸エステル	**96**, 97	
クロルプロマジン	108, 121, 158, **226**, 235, 351	
クロルマジノン	437	
群発頭痛	210	

け

経カテーテル的大動脈弁置換術（TAVI）	390
経管栄養	99
頸肩腕症候群	97
痙縮	86, 91, 96, 186, 187, 189
頸静脈怒張	330
頸神経	2
頸髄	2
痙性斜頸	91
痙性麻痺	86, 90, 96, 97, **98**, 99, 186, 187
頸椎症	97
係蹄壁	415
頸動脈狭窄症	204
頸動脈小体	287
頸動脈ステント留置術（CAS）	200, **204**
頸動脈洞	48, **287**
頸動脈内膜剝離術（CEA）	200, **204**
軽度認知障害（MCI）	173, **174**, 185
経尿道的結石破砕術（TUL）	431
経尿道的前立腺切除術（TURP）	436
経皮的冠動脈インターベンション（PCI）	325, 362, 367, 368, 371, **373**
経皮的結石破砕術（PNL）	431
経皮的心肺補助法（PCPS）	330, **339**
経皮的僧帽弁交連切開術（PTMC）	390
経皮的バルーン大動脈弁切開術（BAV）	390
経皮内視鏡的胃瘻造設術（PEG）	99
頸部脊椎症	97
けいれん	78, 79, 84, 91, **140**, 169, 206, 225, 297
劇症肝炎	149, 386
撃発活動	340, **341**
ケシ	**120**, 123
ケタミン	12, **115**, 117, 122
血圧（BP）	281, 287, 333, **374**
——値の分類	378
——の調節機構	375
血圧異常	374
血圧コントロール	184, 185
血圧測定	378
——法の比較	378
血圧低下	84, 112, 290, 302, 320, 322, 323, 328, 386
血液/ガス分配係数	109, **111**
血液障害	145, 148
血液浄化療法	**100**, 101, 102
血液神経関門	**101**, 102
血液透析（HD）	427
血液脳関門（BBB）	5, 30, 38, 58, 63, 67, 84, 97, **139**, 160, 161, 191, 198, 201
血液脳脊髄液関門（BCSFB）	191
血液分布不均衡性ショック	388
血管	280
——の構造	285
血管運動中枢	48, 50, 107
血管拡張	33, **286**, 290, 291, 292, 304, 311, 328, 329
血管拡張因子	16
血管拡張作用	320, 321, 322, 323
血管拡張薬	**328**, 384
血管カテーテル挿入	326
血管収縮	33, **286**
血管収縮作用	78, 85
血管収縮薬	**82**, 84
——の併用禁忌	82
血管神経性浮腫	311
血管性高血圧	377
血管性認知症	172, 173, **184**, 185, 188, 193
血管性脳浮腫	201
血管痛	328
血管内治療	208
血管内皮	196
血管内皮細胞	59, 197, 199, **285**, 286, 304, 410
血管内皮傷害	196
血管浮腫	305, 310, **311**, 314
血管平滑筋	33, 45, 209, **286**
——の収縮・弛緩	286
——細胞	**285**, 286, 304
血管閉塞性ショック	388
血管攣縮	197
血球減少	145, 150
血行再建術	371
血行性アンジオテンシン産生系	309
血腫除去術	205
血漿交換療法	187
血漿蛋白	400
血小板	196, 197, 324, 325
血小板活性化	196
血小板凝集	197, **324**, 325
血小板凝集抑制	328
血小板減少	149, 199, 305, 325, 326
血漿レニン活性（PRA）	310
血漿レニン濃度（PRC）	310
欠神発作	**142**, 143, 148, 152
血栓	**324**, 345
血栓回収療法	194
血栓性血小板減少性紫斑病（TTP）	325
血栓塞栓症	326, 409
血栓溶解薬	202, 289, 324, **327**, 373
血栓溶解法	192, 193, 194, **195**, 199, 200, 368, 373, 394
血中尿素窒素（BUN）	418
血中濃度モニタリング（TDM）	253, 317, 319
血尿	327
血流うっ滞	196
解熱	132, 135
解熱・鎮痛薬	132
下痢	126
ケルニッヒ徴候	207
減塩	385
幻覚	72, 140, 160, 161, 164, 165, 168, 169, **219**
健康づくりのための睡眠指針	262
嫌酒薬	275
幻聴	140
見当識障害	160, 161, 172, 173, 174, 176
ケント束	343, 346, **347**
原尿	396
原発性アルドステロン症	**377**, 406
原発性肺高血圧〔症〕	302, 305, 394
腱反射	**94**, 95, 98
腱反射亢進	**99**, 186
健忘失語	176

こ

抗AChR抗体	101, **102**
高LDLコレステロール血症	414
抗MuSK抗体	101
降圧作用	290, 291, 292, 294, 311, 314, 386
降圧目標	383
降圧薬	44, 158, **386**, 440
——治療	381, 385, **386**
——の併用療法	387
降圧療法	205, 206
抗アドレナリン薬	20, 21, 28, **43**, 53, 74, 294
抗アルドステロン薬	289, 309, 337, 398, 399, 401, **406**
抗アンドロゲン薬	436, **437**
高アンモニア血症	145, 149
抗ウイルス薬	351
抗うつ薬	200, 217, **240**, 249
抗炎症	132, 133
構音障害	99, 101, 189, 192, 193
抗潰瘍薬	158
効果器	10, 55
後角［脊髄］	94
口渇	72, 168, 296, 298
高カリウム血症	89, 296, 310, 313, 314, 406
高カルシウム血症	403
抗ガングリオシド抗体	100
交感神経	15, **18**, 19, 22, 48, 54, 74, 97, 287, 337, 375, 386, 432
——に作用する薬	21
交感神経系	**26**, 333
交感神経興奮様作用	78
交感神経刺激薬	355, **389**
交感神経節	26
交感神経節後ニューロン	**26**, 27
交感神経節前ニューロン	26
交感神経抑制薬	289, **294**, 384
高感度心筋トロポニン	369
後期高齢者	383
恒久ペースメーカー	359
抗凝固薬	200, 202, 203, 289, 324, **326**, 372, 383, 417
抗凝固療法	192, 193, 194, 196, 200, 344, 345, 392, 394
抗狭心作用	292, 294, 303
抗狭心症薬	362, 364, 368, **372**
抗菌薬	103, 351, 428
抗けいれん作用	112, 113
高血圧	44, 46, 47, 49, 50, 74, 82, 115, 139, 188, 192, 193, 196, 200, 204, 205, 288, 290, 291, 295, 310, 311, 314, 327, 331, 345, **376**, 378, 401, 403, 404, 406, 424
——による臓器障害	376
——の治療	385
——の薬物治療	386
——のリスク層別化	382
高血圧緊急症	377, **384**, 386
高血圧性左心不全	384
高血圧性心疾患	376
高血圧性脳出血	205
高血圧性脳症	188, 377, 384, **385**

高血圧性網膜症 376, 382	高拍出性心不全 330	骨粗鬆症 145, 149, 150, 387	細動脈硬化 360
高血圧切迫症 384	広範囲挫滅性外傷 89	骨粗鬆症治療用ビタミン K₂ 326	サイトメガロウイルス（CMV） 100
抗血小板薬 184, 200, 202, 203, 289, 324, **325**, 328, 362, 368, 371, 372, 383, 417	広汎性高振幅不規則徐波 142	骨盤神経 432	催不整脈作用 291, 293, 296, 297, 298, 300, 301, **354**
	高比重［局所麻酔薬］ 77	骨盤底筋群 433	
	抗ヒスタミン薬 108, 139	骨盤内悪性腫瘍 420	再分極 **8**, 284, 356
抗血小板療法 192, 193, 194, 196, 200, 204	高頻度ペーシング 340, 342	コデイン 119, 122, **126**, 278	細胞外シフト 402
	抗不安薬 103, 108, 113, 217, **268**	コミュニケーションエイド 99	細胞骨格 175
抗血栓薬 289, **324**, 372, 383	後負荷 36, **333**, 372	固有心筋 281	細胞性免疫 100
抗血栓療法 200	後腹膜線維症 420	孤立性収縮期高血圧 378	細胞体 4
膠原病 424	項部硬直 206, **207**	コリン 55	細胞毒性脳浮腫 201
抗好中球細胞質抗体（ANCA） 410	口部ジスキネジア 161	コリンアセチルトランスフェラーゼ（CAT） **55**, 179	細胞内シフト 402
	抗不整脈作用 291, 292, 296, 297, 298, 300, 301		催眠 112, 113
抗コリン作用 57, 68, 72, 298		コリンエステラーゼ（ChE） 15, **55**, 56, 62, 64, 66, 82, 83, 89, 93	催眠作用 150
抗コリン薬 20, 21, 57, 58, **68**, 71, 73, 93, 103, 108, 138, 139, 156, 159, 168, 171, 179, 187, 433, 434	抗不整脈薬 85, 351, **356**, 434		催眠薬 103, 112, 113, 217, 264
	抗プラスミン薬 327	――の分類 56	サキナビル 296, 300
	高プロラクチン血症（高 PRL 血症） 164, **224**	コリンエステラーゼ阻害薬（ChE 阻害薬）57, 58, **62**, 63, 67, 88, 93, 101, 102, 103, 173, 174, 177, 178, 179, 180, 181, 182, 183, 184, 185, 435	左脚 **281**, 340
			左脚ブロック（LBBB） 349, 353
	興奮 **6**, 72		作業せん妄 276
高コレステロール血症 413	興奮収縮連関 87, **90**, 283		酢酸 55
後根 77	興奮性介在ニューロン 95	コリンエステル類 58, 59, 60	サクシニルコリン 56, 58, 63, 66, 87, **89**, 92, 155
虹彩炎 60	興奮性シナプス後電位（EPSP） **11**, 12	コリン作動性クリーゼ **63**, 64, 102, 103, 435	
交差耐性 **260**, 270, 276			錯乱 72, 168
膠質浸透圧 414	興奮性シナプス伝達 **11**, 12	コリン作動性作用 178	鎖骨下動脈 **190**, 393
口周囲しびれ感 84	興奮性神経伝達物質 **10**, 12	コリン作動性神経 19	左軸偏位（LAD） 349
拘縮 189	硬膜 **191**, 199	コリン作動薬 20, 21, **57**, 58, 59, 70, 73	左室 280
恒常性 18	硬膜外腔 77		左室駆出率が低下した心不全（HFrEF） 330
甲状腺機能異常 300	硬膜外血腫 197	コリントランスポーター 55	
甲状腺機能亢進症 34, 82, 377	硬膜外麻酔 **77**, 85, 114	コルサコフ症候群 276	左室駆出率が保持された心不全（HFpEF） 330
甲状腺機能障害 300	抗ムスカリン作用 57, 68, **70**	コルチゾール 272	
甲状腺機能低下症 172	抗ムスカリン薬 57, 58, **68**, 69, 70, 72, 73, 74, 355	コルヒチン 392	左室自由壁破裂 368
甲状腺製剤 31		コルホルシンダロパート 289, 316, 322, 336, 337	左室肥大 345, 376, 382, 387
口唇口蓋裂 147	抗リウマチ薬 103		左心瘤 368
高心拍出性心不全 386	抗利尿ホルモン（ADH） **280**, 375	コロトコフ音 374	左心機能障害 328
合成 Xa 因子阻害薬 326, **327**, 345	誤嚥性肺炎 387	ゴワーズ徴候 104	左心系 280
合成カテコールアミン 36	コカ 78, 122	混合型アドレナリン作動薬 28, 30, **38**, 52	左心不全 330, 331, **332**, 370, 394, 400
合成抗ムスカリン薬 71, 72	コカイン 29, 76, **78**, 82, 83, 85, 122, 278	混合型認知症 172, **185**	サブスタンス P（SP） **10**, 118, 214
抗精神病薬 158, 163, 168, 217, **221**, 235		混合性 ED 439	左房 280
向精神薬 **127**, 128, 168	小刻み歩行 **156**, 184	昏睡 84, 113	サリチルアミド 132
光線過敏症 300	呼吸管理 84	コントミン® **158**, 226	サリチル酸製剤 325
拘束型心筋症（RCM） 392	呼吸筋麻痺 101		サリン 58, 62, **67**
後大脳動脈 190	呼吸困難 31, 64, 91	**さ**	サルブタモール 28, **37**, 51, 52
後脱分極 340	呼吸障害 101		サルポグレラート 325
高張グリセロール 192, 193, 198, 202, 205, 206, 208, 399, 408	呼吸中枢 **48**, 107	サーカディアンリズム 261	サルメテロール 28, **37**
	呼吸停止 88, 89, 107	サージタイプ 380	酸解離定数（pKa） 81
抗てんかん薬 112, 113, **143**, 144	呼吸不全 104, 300, 328	サイアザイド系利尿薬 289, 336, 386, 387, 399, **404**, 429, 431	酸化マグネシウム 121, 431
行動・心理症状（BPSD） 174	呼吸抑制 77, 84, 112, 113, 117, 121, 130, 154, **259**		三環系抗うつ薬 29, 31, 72, **243**, 351
行動異常 173		再灌流療法 366, 368, **371**	三環系抗うつ薬過敏症 148
喉頭けいれん 89	国際前立腺症状スコア（I-PSS） 436	催奇形性 145, **147**	三叉神経 214
行動障害 145, 150, 154	黒質 156, **157**	最高血圧 374	三叉神経痛 148
後頭葉てんかん 141	黒質神経細胞 27	再出血［くも膜下出血］ 206, **208**	三叉神経ブロック 77
高度徐脈 148	黒質網様部 157	最小肺胞内濃度（MAC） 109, **110**	三尖弁 280
高度房室ブロック 353	黒内障 204	細静脈 285	三尖弁狭窄症（TS） 390
高ナトリウム血症 409	固縮 156, 163, 176	再髄鞘化 187	三尖弁閉鎖不全症（TR） 390
抗ニコチン作用 68	骨格筋 **14**, 87, 101	再生不良性貧血 148	酸素欠乏 110
抗ニコチン薬 57, 58, 68, **74**	骨格筋攣縮 64	最低血圧 374	三段脈 **316**, 317, 319
抗脳浮腫薬 202	骨折 258	催吐 124	散瞳 34
抗脳浮腫療法 192, 193, 194, **198**, 205, 206	骨折整復 77, 86, 89	細動脈 285, 374	

散瞳薬	58, 68, 71, **72**	四肢塞栓	345
残尿感	436	脂質異常症	
残尿増加	435		188, 192, 193, 200, 204, 413, 414
		支持的精神療法	238
し		四肢麻痺	89
		視床出血	205
ジアシルグリセロール (DG)	329	視神経	187
ジアセチルモルヒネ (ヘロイン)		視神経脊髄炎 (NMO)	186
	122, 123, 278	ジスキネジア	
ジアゼパム 84, 96, 97, 108, 113, 117,			160, **161**, 162, 166, 169, 171, 201
138, 140, 143, 151, **154**, 208, 269		ジスチグミン	58, 62, **63**, 435
シアナミド	**275**, 317	シスチン結石	430
シアリス®	**329**, 440	ジストロフィン	104
シェーグレン症候群	60	シスプラチン	428
ジエチルエーテル	109	ジスルフィラム	112, **275**, 317
子癇	384	姿勢反射障害	156
弛緩性麻痺	98	持続高血圧	379
時間的多発 [多発性硬化症]	187	持続性心室頻拍	**348**, 349
耳管閉塞	110	持続性心房細動	293, **344**
ジギタリス	344	持続勃起症	225
ジギタリス効果	319	持続陽圧呼吸 (CPAP)	259, 263
ジギタリス製剤 289, 316, **317**, 318,		ジソピラミド 289, **296**, 299, 342,	
336, 337, 354, 403, 404		354, 355, 356, 392	
ジギタリス中毒	35, 89, 317, **319**	膝蓋腱反射	**94**, 95
ジギトキシン	317	失禁	193
子宮収縮抑制作用	72	失語	172, 174, 176, 189, 192, 204
子宮収縮抑制薬	37	失行	**172**, 174, 176, 189
子宮出血	37	失算	176
糸球体	**396**, 410	失神	181, 314, 328, **341**
——基底膜	410	失認	**172**, 174, 176, 189, 192
——係蹄	410	至適血圧	378
——上皮細胞	410	自動症	140, **142**
糸球体疾患	410	自動体外式除細動器 (AED)	358
——の診断名	411	自動能	**281**, 340, 341
——の治療	416	シトクロム P450 (CYP)	
糸球体濾過	396		83, 140, 148, 150, 178, **215**
糸球体濾過量 (GFR)	410, **418**	シナカルセト	429
子宮内感染	37	シナプス	**4**, 6, 10, 87, 98
軸索	**4**, 10, 80, 98, 100, 187	——間隙 **10**, 40, 41, 55, 62, 78	
軸索輸送	175	——後膜	10
シクロオキシゲナーゼ (COX)		——小胞 **10**, 26, 49, 55, 87, 91	
	132, **133**, 200, 325	——前膜	**10**, 87, 91
シクロオキシゲナーゼ (COX) 阻害薬		——伝達	9, 11, 12
	325	——反射	86
シクロスポリン	102, 310, 329, 417	シナプス小胞蛋白 (SV2A)	152
ジクロフェナク	132	シナプス前抑制	96
シクロプロパン	301	歯肉増殖	145, 150, 290, 293
シクロペントラート	58, 72, 73	ジヒドロエルゴタミン	213
シクロホスファミド	187, 417	ジヒドロコデイン	119, 123, **126**
ジクロルボス	67	ジヒドロテストステロン (DHT)	
刺激伝導系	**281**, 340		437, 438
止血機構	324	ジヒドロピリジン系 Ca 拮抗薬	
止血効果	82		289, 290, 293, 386
ジゴキシン		ジヒドロピリジン受容体	90
	289, **317**, 318, 337, 342, 354, 355	ジピリダモール	325, **372**, 417
自己抗体	102	しびれ	140, 189
自己生体弁	390		
自己免疫 98, 100, 101, 102, 186, 187			

ジフェンヒドラミン	121	受容体	**10**, 12
ジブカイン	76, **79**, 83, 85	受容体選択性	30
シプロフロキサシン	97	シュワン細胞	5
シベンゾリン 289, **296**, 299, 342,		循環器	280
344, 354, 355, 356, 392		循環気質	250, **260**
シメチジン	108	循環器疾患治療薬	288
ジャーベル・ランゲ・ニールセン症候群		循環虚脱	107
	350, 351	循環血液量	287, 374
シャイ・ドレーガー症候群	170	循環血液量減少性ショック	388
弱オピオイド	131	循環障害	328
若年欠神てんかん	141	循環中枢	287
若年ミオクロニーてんかん	141	循環調節機構	287
社交不安障害 (SAD)	267	昇圧	31
視野障害	189	昇圧作用	115
射精障害	44	昇圧反射	45
シャント	391	昇圧薬	337, 389
臭化物過敏症	88	上位運動ニューロン	87, 98
周期性四肢運動障害	**262**, 263	消化管出血 209, 325, 326, 327, 328	
充血	34	消化管閉塞	434
集合管	**396**, 406	消化器症状	145
重合体	175	消化性潰瘍	
自由行動下血圧 (ABPM)	**378**, 381		49, 60, 71, 73, 132, 139, 178, 325
シュウ酸カルシウム結石	430	——治療薬	58, 68, 71, **72**
収縮期	281	——の疼痛	128
収縮期血圧	32, 42, **374**	笑気	**110**, 111
収縮性心膜炎	392	小膠細胞	5
収縮不全	**330**, 331, 338	上行性痛覚伝導路	118
重症筋無力症 (MG)		症候性てんかん	140
	63, 64, 65, 88, 97, 98, **101**, 113,	上行性網様体賦活系	260
145, 154, 168, 296, 434		上行大動脈	190, **280**, 393
——の初期増悪	101	硝酸イソソルビド	289, **302**, 337
——クリーゼ	103	硝酸系薬過敏症	302, 305
重症熱傷	89	硝酸薬	16, 289, **302**, 329, 330,
重症薬疹	145, 152	336, 337, 361, 362, 364, 367, 368,	
執着性格	238, **260**	369, 371, 372, 384, 440	
集中力低下	145	——の使い分け	306
シュード VT	346	上矢状静脈洞	191
終板	88	上室性頻脈性不整脈	
終板電位	89		291, 317, **340**, 352, 354
周皮細胞	139, 285	脂溶性	80
周辺症状 (BPSD)		脂溶性領域	82
	174, 176, 177, 180, 182, 183	常染色体優性遺伝	99
羞明	31	常染色体優性多発性嚢胞腎	409
従来型抗精神病薬	226	状態依存性チャネル遮断	299
粥腫	**360**, 365	上大静脈	280
粥状硬化	**360**, 365, 376	上大静脈症候群	394
縮瞳	60, 121, 124	常同行動	173
熟眠困難	262	情動失禁	184
手術期	**107**, 109, 112	小動脈	285
樹状突起	4	小動脈硬化	**360**, 376
出血	325, 326, 327, 328	小児欠神てんかん	141
出血傾向	325, 328	小児後頭葉てんかん	141
出血性梗塞	195, 197	小脳	2, 3
出血性ショック	39, 42	小脳萎縮	145, 150
出血性素因	327	小脳出血	205
術後疼痛	124, 128	小脳症状	150
授乳婦	434	小脳テント	191

上皮型ナトリウムイオンチャネル（ENaC）	**397**, 407
上部尿路結石	430
漿膜性心膜	392
静脈	285
——の拡張	302
静脈還流量	303
静脈血	281
静脈血栓症	324
静脈疾患	394
静脈塞栓症	327
静脈洞	191
静脈麻酔薬	108, **112**, 113, 114
上腕動脈	280
初回通過効果	**302**, 306
食塩制限	385
食事性低血圧	388
食事療法	200
褥瘡	99
食欲不振	145
触覚	80
ショック	31, 34, 78, 79, 113, 209, 302, 314, 325, 326, 327, 328, **388**
——の5P	389
徐波	115
初発心房細動	344
徐脈	31, 35, 61, 69, 70, 178, 291, 300, 301, 323, 328, **340**
徐脈性心房細動	**346**, 352
徐脈性不整脈	291, 317, 319, 325, 332, **340**, 351, 359
——の治療	352
——の薬物治療	355
徐脈頻脈症候群	352
自律神経	2, 14, 15, **18**, 48, 54, 77, 80, 88, 287
——系の作用	20
自律神経終末	93
自律神経障害	99, 100, 186
自律神経症状	142, 156, 163, **224**
自律神経節	74
自律神経反射	106
自律性支配	18
視力消失	204
視力低下	186
ジルチアゼム	205, 206, 208, 289, **291**, 293, 344, 354, 355, 357, 384, 386
シルデナフィル	289, 300, 305, 329, 394, **440**
シルニジピン	**290**, 417, 429
脂漏性皮膚炎	156
シロシビン	278
シロスタゾール	184, 192, 193, 196, 200, 202, 203, 289, 324, **325**, 355, 393
シロドシン	28, **44**, 45, 51, 437
心陰影の拡大	330, 335
心因性ED	439
心因性疼痛	119
侵害受容器	118
侵害受容性疼痛	119
心拡大	357
人格変化	173
心奇形	145, 147
新規経口抗凝固薬（NOAC）	192, 202, 289, 324, **327**, 345
心悸亢進	31, 160
新規抗精神病薬	229
新規抗てんかん薬	152, **153**
心機能亢進	45
腎機能障害	296, 305, 310, 320, 329
腎機能低下	420
心筋	14, 56, 80, **282**
——の活動電位	**284**, 356
——の収縮と弛緩	283
心筋壊死	361, 368, 369
心筋炎	225, 232, **392**
心筋虚血	35, 361, 362
心筋血流シンチグラフィ	362
心筋梗塞	193, 302, 306, 324, 325, 328, 345, **361**, 372, 376, 382, 387, 420, 440
——の疼痛	124, 128
心筋細胞	282
心筋酸素需要	36, **372**
心筋酸素消費量	303, **372**
心筋収縮性	372
心筋収縮力	32, 42, 280, 287, 374
——の増強	**316**, 318, 321, 322
——の低下	292, 295, 298
——抑制	291
心筋症	225, 232, 291, 331, **392**
心筋傷害マーカー	361, 366, 367, 368, **369**
心筋トロポニンI	369
心筋トロポニンT	368, **369**
心筋リモデリング	**330**, 333, 337
真腔	393
神経因性膀胱	60, 186, **435**
神経幹	77
神経管欠損症	147
神経筋接合部	56, 66, 80, **87**, 88, 92, 93, 98, 101, 102
神経筋接合部遮断薬［筋弛緩薬］	58, 74, **86**
神経原性炎症	214
神経原性ショック	83, 84
神経原性肺水腫	207
神経原線維変化	174, **175**
神経膠細胞	4, 5
神経細胞	**4**, 6, 10, 87
神経細胞新生仮説	239
神経遮断性麻酔（NLA）	116
神経遮断薬	116
——による欠陥症候群（NIDS）	225
神経終末	**4**, 10
神経循環無力症	302, 305
神経症	154
神経障害性疼痛	119, **136**, 186, 187
神経障害性疼痛治療薬	119, **136**
神経症性障害	254, **266**
神経性調節	287
神経性頻尿	433
神経節	54, 56, 74
神経節遮断作用	71
神経節遮断薬	58, **74**
神経叢	77
神経伝達物質	6, **10**, 12, 19, 54
神経伝導障害	186
神経ブロック	76, **77**, 106
神経ペプチド	10
心血管疾患（CVD）	**422**, 424
腎血管性高血圧	376, **377**, 393
腎結石	145, 406, **430**
腎血流増加	39
腎血流量	42
心原性ショック	39, 42, 290, 291, 301, 302, 305, 323, 370, **389**
心原性塞栓	204
心原性脳塞栓症	**193**, 196, 200
心原性肺水腫	334
腎硬化症	376, 377
人工血管置換術	393
人工呼吸	86
進行性核上性麻痺	158
進行性ミオクローヌスてんかん	141
人工ペースメーカー	359
人工弁	390
腎後性急性腎不全	420
心雑音	330
診察室外血圧	**378**, 379, 381
診察室血圧	**378**, 379, 381
心刺激伝導障害	145, 150
心疾患	73, 403, 434
腎疾患	328, 403
心室期外収縮（VPC/PVC）	39, 297, 340, **348**, 370
心室筋	281
——の活動電位	**284**, 356
心室細動（VF）	31, 293, 296, 297, 300, 301, 302, 320, 322, 340, 348, **350**, 358, 370, 409
腎実質性高血圧	377
心室性頻脈性不整脈	293, 317, 319, **340**, 354
心室性不整脈	323, 407
心室中隔	280
心室中隔欠損症（VSD）	391
心室中隔穿孔	**368**, 370
心室内伝導障害	349
心室内変行伝導	349
心室頻拍（VT）	36, 293, 296, 297, 300, 301, 302, 320, 322, 325, 340, 341, **348**, 370, 409
心室ペーシング	350
心室壁張力	372
心室補助装置（VAS）	330, **339**
心室リモデリング	309, **330**
心室瘤	368
浸潤麻酔	**77**, 85
腎障害	132, 301, 326, 327
腎神経焼灼術	381
心身症	154, **272**
腎性急性腎不全	420
腎性高血圧	377
真性コリンエステラーゼ（真性ChE）	56, 83
心静止	358
新生児	113, 325
腎性貧血	422
振戦	35, 37, 78, 79, 154, 163, 169, 297
腎前性急性腎不全	420
新鮮凍結血漿（FFP）	100
心臓	280
腎臓	396
心臓型脂肪酸結合蛋白（H-FABP）	369
心臓再同期療法（CRT）	330, **339**
心臓腫瘍	392
心臓弁膜症	164, 171
心臓リハビリテーション	368, **370**
身体依存	**274**, 276
腎代替療法	427
心タンポナーデ	332, **392**, 420
シンチグラフィ	362
伸張反射	**94**, 95
心停止	31, 358
心電図	**285**, 340, 341
浸透圧	201, **396**
浸透圧受容器	287
浸透圧利尿	398
浸透圧利尿薬	198, 398, 399, 401, **408**
——の反跳現象	206
腎動脈	**280**, 393
心毒性	83, **84**, 85, 109
腎毒性	428
シンドシン	53
心内膜	391, **392**
心内膜下虚血	366
心内膜床欠損症（ECD）	391
心嚢ドレナージ	392
心肺蘇生	31, 33, 42

心拍出量（CO） 32, 42, **281**, 333, 374	錘外筋線維 95
心拍出量低下 302, 334	水銀血圧計 374
心拍数 32, 42, 280, **281**, 287, 372	遂行機能障害 174
心拍数増加 72	推算糸球体濾過量（eGFR） 419
心拍数調節 318, 344	髄鞘 **5**, 80, 98, 100, 187
心拍数抑制作用 318	髄鞘塩基性蛋白（MBP） 186
シンバスタチン 417, 429	錐体外路症状（EPS） 156, 157, 163, **223**
心破裂 327, **368**, 370	錘内筋線維 95
新皮質 3	随伴症状 189
深部静脈 394	髄膜 191
深部静脈血栓症（DVT） 394	髄膜炎 78, 79
心不全 36, 104, 288, 291, 293, 295, 296, 297, 300, 328, **330**, 345, 357, 370, 376, 382, 387, 409	髄膜刺激症状 191, 206, **207**
——治療薬 294, 303, 323, **336**	睡眠 260
——の症状・所見 334	睡眠恒常性維持機構 261
——の治療 336	睡眠時無呼吸症候群（SAS） 188, 259, **263**
——の病態生理 333	睡眠障害 156
腎不全 314, 327, 400, 409, **418**	睡眠波 115
——の危険因子 424	睡眠薬 103, 112, 113, 217, **264**
——の治療 425	水溶性 80
心ブロック 178	頭蓋内圧亢進 192, 198, 205, 206, 290, 377
心房期外収縮（APC/PAC） 340, **342**	頭蓋内圧亢進症状 207
心房筋 281	頭蓋内出血 195, **205**, 209, 290, 325, 326, 327, 386
心房細動（AF） 39, 46, 188, 192, 193, 196, 204, 291, 317, 318, 324, 326, 327, 340, **344**, 358, 370, 376	頭蓋内腫瘍 327
——の抗凝固療法 345	スガマデクス 88, 93
心房細動波 344, **346**	スキサメトニウム 58, 63, 66, 87, **89**, 92, 155, 317
心房性ナトリウム利尿ペプチド（ANP） 16, 287, **323**, 335	すくみ足 **156**, 170
心房性ナトリウム利尿ペプチド（ANP）製剤 289, **323**, 330, 336, 337	スコポラミン 58, 68, **69**, 108
心房性頻脈性不整脈 340	スタチン 200, 362, 367, 368, 371, **372**, 417, 428, 429
心房粗動（AFL） 317, 340, 341, **347**, 358, 359	スチール現象 302
心房粗動波 347	頭痛 31, 35, 189, 193, 290, 293, 302, 305
心房中隔 280	スティーブンス・ジョンソン症候群 145, 148, 152
心房中隔欠損症（ASD） 391	ステロイド 377, 389, 392, 393
心房内リエントリー頻拍 342	ステロイド骨格 88
心房頻拍 317, 319	ステロイドパルス療法 186, 187, **416**
心保護作用 **309**, 311, 314, 323	ステロイド薬 417
腎保護作用 **309**, 311, 314	ステロイド療法 416
心膜 392	ステントグラフト治療 393
心膜液 392	ストラウブの挙尾反応 124
心膜液貯留 392	ストレス関連障害 271
心膜炎 370	スパルフロキサシン 296, 300
心膜疾患 392	スピペロン **227**, 235
	スピーリバ® 73
	スピロノラクトン 289, 337, 399, **406**
す	スプレー剤［硝酸薬］ 306
随意運動 **87**, 98	スマトリプタン 213
随意筋 14	ずり応力 302, 304
髄液 191	スリンダク 132
髄液検査 207	スルトプリド **228**, 235
	スルピリド 158, **228**, 235

スルピリン 132	セレコキシブ **132**, 134
	セレネース® 158
せ	セロトニン **10**, 29, 209, 214, 240, 278, 325
整形外科手術 327	セロトニン・ドパミン仮説 230
静止膜電位 6, **7**, 8, 9, 81, 284	セロトニン・ドパミン拮抗薬（SDA） 229
正常圧水頭症 172, **206**	セロトニン・ノルアドレナリン再取り込み阻害薬（SNRI） 29, 31, 167, **247**
正常域血圧 378	セロトニン 5-HT$_{1B/1D}$ 受容体 213
正常血圧 378	セロトニン 5-HT$_3$ 受容体 165
星状膠細胞 **5**, 139	セロトニン症候群 127, **242**
正常高値血圧 378	線維筋性異形成 377
精神依存 78, 85, **274**, 276	線維筋痛症に伴う疼痛 136
精神刺激薬 217, **273**	線維性心膜 392
精神疾患 139	線維束性収縮 67, 99
精神疾患治療薬 **216**, 351	前角〔脊髄〕 94
精神症状 145, 181	前角細胞 98, 99
成人発症II型シトルリン血症 408	閃輝暗点 211
精神発達遅滞 150, 154	前期高齢者 383
精神病性うつ病 244	前駆症状 204
精神病発症危険状態（ARMS） 218	先行感染 100
精巣挙筋反射 94	前向性健忘 258
生体弁 390	前交通動脈（Acom） 207
成長ホルモン産生腫瘍（GH産生腫瘍） 164	仙骨神経 2
制吐作用 116	仙骨麻酔 79
青斑核 170	前根 77
脊髄 **2**, 3	腺細胞 56
——後角 94, 115	線条体 156, **157**
——神経 2	全静脈麻酔（TIVA） 112, **114**
——前角 94	全身型［重症筋無力症］ **101**, 102
脊髄くも膜下麻酔 77, 80, 85, 114	全身こむら返り病 90
脊髄癆 79	全身性エリテマトーデス（SLE） 412
脊柱変形 104	全身性強直発作 142
脊椎・硬膜外カテーテル留置 327	全身性ジストニア 161
脊椎麻酔（脊髄くも膜下麻酔） 77, 80, 85, 114	全身麻酔 76, 86, **106**, 109, 110, 112, 124
咳反射 76	——の3大要素 106
セチプチリン **245**, 249	全身麻酔薬 **106**, 107, 108
舌咽神経 99, **287**	仙髄 2
舌下錠［硝酸薬］ 306	漸増律動 142
舌下神経 99	尖足 104
舌下投与［硝酸薬］ 362, 364	喘息 35
節後ニューロン（節後線維） 19, 74, 80	喘息発作の誘発 325
舌根沈下 113	前大脳動脈 190
節前ニューロン（節前線維） 19, 74, 80	選択的COX-2阻害薬 134
絶対性不整脈 346	選択的α$_1$受容体遮断薬 28, **44**, 45, 51, 53
絶対不応期 280	選択的β$_1$受容体遮断薬 28, **46**, 51, 53, 295
切迫性尿失禁 433, **435**	選択的抗トロンビン薬 196
切迫流・早産 37, 72	選択的セロトニン再取り込み阻害薬（SSRI） 29, 167, 200, **246**, 270
セビメリン 58, **60**	選択的ノルアドレナリン再取り込み阻害薬 167
セベラマー塩酸塩 429	先端巨大症 377
セボフルラン **109**, 110, 111, 155	
セリプロロール 28, 46, **295**	
セルトラリン **246**, 249, 268	
セレギリン 29, 159, **167**, 171	

穿通枝［脳血管］ 193, 205	塞栓症 344, 345, 370	大腿動脈 280	タダラフィル
先天性QT延長症候群 **350**, 351	速伝導路 343	耐糖能低下 404	148, 150, 289, 305, 329, 394, **440**
先天性グリセリン・果糖代謝異常症 408	側頭葉 173, 174, 176	大動脈炎症候群 377, **393**	脱感作 89
	側頭葉てんかん 141	大動脈解離 376, **393**	脱臼整復 86, 89
先天性心疾患 391	側副血行路 190	大動脈騎乗 391	脱水 302
前頭側頭型認知症（FTD）	速律動 142	大動脈弓 48, 190, **280**, 393	──症状 305, 323
172, **173**	組織アンギオテンシン産生系 309	大動脈縮窄症 377	脱髄 187
前投薬［全身麻酔］ 108	組織液 285	大動脈小体 287	脱髄性病変 186
前頭葉てんかん 141	組織型プラスミノゲンアクチベーター	大動脈洞 287	ダットスキャン® 156
前脳基底部 179	（t-PA）製剤	大動脈内バルーンパンピング（IABP）	脱分極 **8**, 10, 11, 12, 15, 78, 284, 356
センノシド 121	289, 324, **327**, 368, 373	330, **339**	脱分極期（第Ⅰ相） 89
全般性棘徐波複合 142	組織浸透 78	大動脈弁 280	脱分極性筋弛緩薬
全般性多棘波 142	組織浸透性 85	大動脈弁狭窄 290, 322, 386	63, 66, 86, **89**, 92, 155
全般性不安障害（GAD） 266	咀嚼障害 101	大動脈弁狭窄症（AS） 390	脱分極性神経筋接合部遮断薬 89
全般性不規則棘徐波複合 142	ソタロール	大動脈弁形成術 390	脱分極相 8
全般てんかん 141	289, **301**, 344, 354, 355, 357	大動脈弁疾患 390	脱毛 149
全般発作 140, **142**, 143, 149	ゾテピン 228	大動脈弁置換術（AVR） 390	脱抑制 173
前負荷 303, **333**, 372	外向きK⁺電流（I_K） **284**, 356	大動脈弁閉鎖不全症（AR） 390	脱力発作 142
全末梢血管抵抗（TPR）	ゾニサミド 138, 140, 143, 144, 145,	大動脈瘤 376, **393**	多動 145, 150, 154
281, 287, 333, **374**	151, 156, 159, **169**, 171	タイトジャンクション 139	ダナパロイド 324
せん妄 **121**, 154, 161, 168, 169,	ゾピクロン 265	体内蓄積 114	多発性硬化症（MS） **186**, 433
173, 184, 227	ソリフェナシン 58, 72, 433, **434**	体内時計機構 261	多発性小梗塞 158
線溶系 324	ゾルピデム 257, **265**	体内閉鎖腔 110	ダビガトラン 192, 200, 202, 203,
前立腺癌 420	ゾルミトリプタン 213	第二世代抗うつ薬 244	289, 324, **326**, 327, 344, 345
前立腺腫大 436		大脳 2, 3	タペンタドール 119, **124**
前立腺特異抗原（PSA） 436	**た**	大脳鎌 191	タムスロシン 28, 44, 45, 51, 53, 437
前立腺肥大 69, 420		大脳基底核 157	多毛 145, 150
前立腺肥大症（BPH）	第Ⅰ相（脱分極期） 89	大脳半球 3	タラモナール® 116
44, 73, 433, **436**, 438	第Ⅱ相（非脱分極期） 89	大脳皮質 87, 115	タリペキソール **165**, 171
	第Ⅹa因子 200	大脳皮質基底核変性症 158	ダルテパリン 324
そ	第一世代抗うつ薬 243	ダイノルフィン 10	ダルナビル 329
	大うつ病性障害 236, **238**, 251	大麻 278	段階的悪化 184
躁うつ病 148, 149	体液貯留 409	退薬症候（離脱症状） 112, **129**	段階的曝露療法 267
造影剤 428	体温上昇 72	体容量指数（BMI） 385	短期リスク評価 367
早期後脱分極（EAD） **340**, 357	体外衝撃波結石破砕術（ESWL）	第四級アンモニウム化合物	単形性心室頻拍 **348**, 358
早期興奮波 347	431	58, 63, 71, 88	単形性非持続性心室頻拍 348
臓器保護作用 309	対光反射 94	第4頸髄（C4） 77	炭酸水素ナトリウム（$NaHCO_3$）
双極性障害 152, 236, **250**	第五世代抗うつ薬 248	第四世代抗うつ薬 247	112, 428, 429
総頸動脈 393	第三級アミン 58, 63, 71	タウイメージング 174	炭酸脱水酵素 144
巣状分節性糸球体硬化症（FSGS）	第三世代抗うつ薬 246	タウ蛋白 174, **175**	──阻害薬 398, 399, 401, **405**
411, **415**	代謝型受容体 12	タウ蛋白リン酸化阻害薬 175	炭酸ランタン水和物 429
臓側心膜 392	代謝性アシドーシス 114, 145	唾液分泌減少 72	炭酸リチウム **252**, 253
相対不応期 280	代謝性アルカローシス 407	高安動脈炎 377, **393**	単シナプス反射 94, **95**, 97
早朝覚醒 262	体重減少 145	タキキニン 10	単純型熱性けいれん 155
早朝高血圧 380	体重減少作用 153	タキフィラキシー 38	単純血漿交換療法（PE） 100
総腸骨動脈 280	体重増加 145, 149, **225**, 330	多棘徐波複合（polyspike&wave	単純部分発作 140, **142**, 143
躁病 148, 149	体重増加作用 153	complex) 142	男性ホルモン 438
躁病相 237	体循環 281	タクロリムス 102, 329	淡蒼球内節 157
僧帽弁 280	代償機構 **333**, 337	多形性心室頻拍	タンドスピロン 268, **270**
僧帽弁狭窄 290, 322, 386	帯状疱疹後神経痛 137	116, 348, 350, 351, 358	ダントロレン
僧帽弁狭窄症（MS） 345, **390**	体静脈うっ血 331, **332**, 334	多系統萎縮症（MSA） 158	86, 87, **90**, 92, 103, 155, 161, 163
僧帽弁形成術（MVP） 390	対人関係・社会リズム療法（IPSRT）	多元受容体作用抗精神病薬	蛋白尿 387, **413**, 414
僧帽弁疾患 390	250	（MARTA） 231	タンポナーデガス 110
僧帽弁置換術（MVR） 390	耐性 112, 124, **274**, 276, 302	多幸〔感〕 78, 176	短絡 391
僧帽弁閉鎖不全症（MR） 390	体性神経 98, 432	たこつぼ心筋症 207, 392	
瘙痒感 121	体性痛 119	多シナプス反射 94, **95**, 96, 97, 107	
即時記憶 174	体性反射 94		
塞栓子 193	滞続言語 173		

ち

チアジド（サイアザイド）系利尿薬
　　289, 336, 386, 387, 399, **404**, 429, 431
チアノーゼ　　78
チアプリド　　192, **201**, 228, 235
チアミラール　　112, 117
遅延後脱分極（DAD）
　　319, **340**, 357
遅延整流K^+電流の速い成分（I_{Kr}）
　　301
チオトロピウム　　58, 68, **72**, 73
チオプロニン　　431
チオペンタール　　**112**, 117, 154
知覚　　76
知覚・運動障害　　79
知覚神経（感覚神経）
　　2, 77, 79, 80, 98
蓄尿　　432
蓄尿症状　　436
チクロピジン　　289, 324, **325**, 368, 372
チザニジン　　**96**, 97, 246
致死性不整脈　　348, 351
　　——の治療　　350
遅伝導路　　343
遅発性ジスキネジア　　223
チミペロン　　227, **235**
チメピジウム　　58, **72**
チモロール　　28, **46**, 51, 53
着色尿　　166
チャドック徴候　　94
チャネル　　284
チャネル内蔵型受容体　　12, 13
注意欠如・多動症（ADHD）　　273
中核症状　　**174**, 176, 177, 183
昼間血圧　　**378**, 379
昼間高血圧　　380
中心・側頭部に棘波をもつ良性小児
　　てんかん　　141
中心暗点　　186
中枢興奮作用　　38, 78, 85
中枢神経　　80
中枢神経系（CNS）　　2, 3
中枢神経作用　　67
中枢神経疾患治療薬　　138
中枢神経毒性　　83, **84**
中枢神経抑制薬
　　109, 112, 114, 115, 116
中枢性筋弛緩薬
　　86, 94, **96**, 97, 98, 113, 186, 187
中枢性交感神経抑制薬
　　28, **50**, 53, 386
中枢性鎮咳作用　　38
中大脳動脈（MCA）　　**190**, 207
中途覚醒　　262
中毒期　　107

中毒症状　　78, 79
中毒性パーキンソニズム　　158
中毒性表皮壊死症　　325
中脳　　2, 3
腸管痙縮　　73
腸肝循環　　124, 132
腸管麻痺　　60, 61, 63, 64, 73
蝶形像　　330, **335**
腸閉塞　　434
跳躍伝導　　9
直視下僧帽弁交連切開術（OMC）
　　390
直接型アドレナリン作動薬
　　28, 30, **31**, 51, 52
直接型コリン作動薬
　　57, 58, 59, 61, **435**
直接作用　　38
直接的レニン阻害薬　　310
直接トロンビン阻害薬　　345
チラミン　　28, **41**
チリソロール　　46
治療薬物〔血中濃度〕モニタリング
　　（TDM）　　253, 317, 319
チロシン　　26, 27
チロシン水酸化酵素　　27
鎮咳　　121, 124, **126**
鎮咳薬　　126
陳旧性心筋梗塞　　357, 368
鎮痙　　126
鎮痙薬　　58, 68, 71, 72, **431**
沈降炭酸カルシウム　　428, 429
鎮静　　**106**, 112, 113, 145
鎮静薬　　108
鎮痛　　76, 106, 110, 121, 124, 126, 132, 135
鎮痛作用　　117
鎮痛補助薬　　**119**, 136
鎮痛薬　　108, 114, **118**, 119, 393

つ

椎間板ヘルニア　　97
椎骨動脈　　190
痛覚　　76, 80
痛覚伝導路　　118
ツボクラリン　　58, 87, 88, 92
ツロブテロール　　28, 37, 51, 52

て

低アルブミン血症　　413, 414
低活動膀胱　　435
低カリウム血症　　35, **37**, 38, 317, 319, 351, 402, 403, 404, 405, 407
低カルシウム血症　　351
定型抗精神病薬　　226
低血圧　　290, 291, 300, 302, 305, 323, 328, **388**

低血圧性ショック　　323
低血糖　　47, 296, 314, 327
抵抗血管　　285, **374**
テイコプラニン　　428
低酸素血症　　394
低出生体重児　　113, 325
低心拍出量症候群　　35
低ナトリウム血症　　145, 403, 404, 405
低分子伝達物質　　10
低分子ヘパリン　　**324**, 326
低マグネシウム血症　　351
低用量アスピリン　　325
テオフィリン　　354, 355
適応障害　　271
デキストラン硫酸固定化セルロース
　　311
適正体重　　385
テストステロン（TST）　　437, 438
デスフルラン　　**109**, 110, 111
デスラノシド　　**317**, 318
テトラカイン　　76, **78**, 83, 85
テトラサイクリン系薬　　103
テトラヒドロカンナビノール　　278
テトロドトキシン　　87, 92
デノパミン　　28, **36**, 316
デヒドロエピアンドロステロン（DHEA）
　　438
テモカプリル　　**311**, 417, 429
デュシェンヌ型筋ジストロフィー　　104
デュタステリド　　437, **438**
デュロキセチン　　119, **247**, 249
テラゾシン　　28, **44**, 51, 53, 437
テラプレビル　　297, 300, 329
テルグリド　　224
デルタ波　　347
テルミサルタン　　289, 314, 417, 429
電位依存性Ca^{2+}チャネル（VSCC）
　　15, 144
電位依存性K^+チャネル　　8, 301
電位依存性Na^+チャネル
　　7, 8, 298, 299
電位依存性イオンチャネル　　4, 81
電解質異常　　323
てんかん　　138, **140**, 148, 149, 150, 152, 155, 169, 405
　　——の分類　　141
てんかん重積状態
　　140, **143**, 150, 154
てんかん発作　　140, 142
　　——の分類　　142
電気けいれん療法（ECT）
　　49, 112, **238**, 244
電気生理学的検査　　341, **359**
電気的除細動　　344, 350, 354, **358**
電気的リモデリング　　341, 357
テンシロン®　　63, 103
伝達　　6, **10**

伝達麻酔　　**77**, 85
転倒　　258
伝導　　6, **8**, 79, 100
伝導ブロック　　341

と

動悸　　72, 290, 293, 302, 341
洞結節　　281, 340
　　——の活動電位　　**284**, 356
洞結節リエントリー頻拍（SNRT）
　　341, 342
統合失調症　　49, 148, 218
橈骨動脈　　280
糖質コルチコイド（グルココルチコイド）
　　198, 272, 377, 430
同種生体弁　　390
動静脈奇形　　327
洞徐脈　　150, 293, 300, 301, **352**, 370
透析　　296, 311, 327
透析施行時の血圧低下　　40
糖代謝異常　　225
頭頂葉　　173, 176
頭頂葉てんかん　　141
洞調律　　340
洞調律化　　344
疼痛　　79
洞停止　　293, 296, 297, **352**
導入　　108, 111, 112, 113
導入期〔全身麻酔〕　　107, 108, 112
導尿　　435
糖尿病　　47, 82, 176, 188, 192, 193, 200, 204, 310, 311, 382, 387, 424
糖尿病ケトアシドーシス　　225, 232
糖尿病神経障害　　98, 297
糖尿病腎症　　311, 314, 377
糖尿病性ニューロパチー　　137
洞頻脈　　46, 340
頭部外傷　　115, 302
洞不全症候群（SSS）
　　193, 291, 300, 340, 351, **352**
洞（房）結節　　281, 340
洞房ブロック
　　291, 293, 296, 297, 300, 317, **352**
動脈　　280, 285
　　——の拡張　　302
動脈管依存性先天性心疾患　　328
動脈管開存症（PDA）　　391
動脈血　　281
動脈硬化
　　193, 196, **360**, 365, 382, 393
動脈硬化症　　328
動脈疾患　　393
動脈塞栓症　　327
動脈閉塞症　　324
動脈瘤　　327
動脈瘤頸部クリッピング術　　206, **208**
動脈瘤コイル塞栓術　　206, **208**

動揺性歩行	104	トリアムテレン	289, 399, **406**	ナトリウム（Na⁺）チャネル遮断薬		ニフェカラント	289, **300**, 301, 348, 349, 350, 354, 355, 357
ドーピング検査	38	トリガードアクティビティ	340, 341	289, **296**, 298, 342, 344, 348, 349, 351, 354, 356, 398, 399, 406			
ドカルパミン	28, **39**	トリクロルメチアジド				ニフェジピン	
ドキサゾシン	28, **44**, 53, 289		289, 399, **404**, 429	ナトリウム排泄分画（FE_Na）	420		289, **290**, 293, 384, 417, 429
特異的ChE	56	トリプタン製剤	211, 213	ナトリウム利尿	**398**, 403, 404	ニプラジロール	28, **46**, **295**
特殊感覚	2	トリプトファン固定化ポリビニル		ナトリウム利尿ペプチド	287, 323	二分脊椎	145, 147
特殊心筋	281	アルコール	311	ナドロール	46, **295**, 355	乳酸アシドーシス	408
読書てんかん	141	トリフロペラジン	226, **235**	ナファゾリン	28, **34**, 52	乳児重症ミオクロニーてんかん	141
特発性心室頻拍	348	トリヘキシフェニジル		ナフトピジル	28, **44**, 51, 53, 437	乳頭筋断裂	368, 370
特発性てんかん	140		58, 68, 72, **168**, 171	ナブメトン	132	入眠障害	262
特発性肺動脈性肺高血圧症	394	トリミプラミン	243, **249**	ナプロキセン	132	ニューロレプト麻酔	116
ドグマチール®	**158**, 228	トリメタファン	58, 74	生ワクチン	103	ニューロン	**4**, 6, 10, 87
ドスレピン	243, **249**	トルエン	278	ナラトリプタン	213	尿アルブミン（尿蛋白）クレアチニン比	
突進現象	156	トルサード・ド・ポアンツ（TdP）		ナルコレプシー	40, 273		422
突発的睡眠	160, **164**, 165, 171		296, 300, 301, 351	ナルトレキソン	123	尿意切迫感	433
ドネペジル		トルテロジン	58, 68, 72, **434**	ナルフラフィン	121	尿管結石	145, **430**
	58, 138, 177, **178**, 179, 182	トルバプタン	409	ナロキソン	119, 123, 124, **130**	尿細管再吸収	396
ドパ脱炭酸素（DDC）		トルペリゾン	**96**, 97	難治てんかん	140, 147	尿細管分泌	396
	27, 158, 159, 160, **161**, 166, 170	ドレスラー症候群	370	軟膜	191	尿酸結石	430
ドパ脱炭酸素阻害薬（DCI）		トレッドミル	362			尿酸合成阻害薬	428, 429, **431**
	156, 159, 160, 161, 166, 171	トレミフェン	296, 300, 301	**に**		尿酸排泄促進薬	430
ドパミン	10, 26, 27, 28, 29, 30, **39**, 42, 49, 52, 156, 157, 159, 160, 161, 316, 337	ドロキシドパ				尿失禁	173, 184, 206
			138, 156, 159, **170**, 171, 389	ニカルジピン		尿生成	396
		トロピカミド	58, 68, **72**, 73		205, 206, 208, **290**, 384, 417	尿素サイクル異常症	149
ドパミンD₂受容体	116	ドロペリドール	108, **116**, 117	ニコチン	**56**, 58, 278	尿貯留	296
ドパミンD₂受容体遮断薬	108	トロポニン	282	ニコチン依存症	277	尿道下裂	147
ドパミン-β-水酸化酵素	27	トロポミオシン	282	ニコチン酸系薬	328	尿道結石	430
ドパミンアゴニスト		トロンビン	196, 200, **326**	ニコチン受容体刺激薬	57, 58	尿毒症	89, **424**
	138, 156, 159, 162, 163, **171**	トロンビン直接阻害薬	327	ニコチン受容体遮断薬	57, 68, **74**	尿毒症症状	420
ドパミン仮説	220	トロンボキサン	328	ニコチン性アセチルコリン受容体（ニコチン受容体，N受容体，nACh受容体）		尿閉	80, 296, 298, **434**
ドパミン経路	220	トロンボキサンA₂（TXA₂）				尿路結石	403, 405, 408, **430**
ドパミン作動性ニューロン	10		15, 197, 200, 286, 325			妊娠高血圧	384
ドパミンシステムスタビライザー（DSS）		トロンボキサン合成酵素	197, 200	19, 23, 54, 56, 59, 65, 68, 74, 88, 93, 101, 179, 183, 435		妊娠高血圧症候群	377, **384**, 386
	233	ドンペリドン	**121**, 161, 165			妊娠高血圧腎症	384
ドパミン受容体	158, 159			ニコチン様作用		認知機能	**172**, 174
ドパミン受容体作動薬（アゴニスト）―麦角系	164	**な**			56, 59, 60, 61, 63, 65, 67, 74	認知機能検査	173, 174
				ニコランジル	**305**, 337	認知〔機能〕障害	
ドパミン受容体作動薬（アゴニスト）―非麦角系	165	内因系	326	二次救命処置（ALS）	350, **358**		99, 145, 150, 154, 172, 174, **219**
		内因性カテコールアミン	27, 39	二次血栓	326	認知機能低下	176, 180, 183
ドパミン受容体遮断薬	39, 163	内因性交感神経刺激作用（ISA）		二次止血	324	認知症	
ドパミン受容体部分作動薬（DPA）			47, 295	二次性QT延長症候群	351		139, 156, **172**, 173, 184, 189, 206
	233	内因性ノルアドレナリン		二次性高血圧	**377**, 381, 383	妊婦	409, 434
ドパミン前駆物質	159, 160, 171		41, 43, 45, 48, 50	二次性頭痛	210	忍容性	140
ドパミントランスポーターシンチグラフィ		内頸動脈	190	二次性全般化発作	143, **148**		
	156	内頸動脈狭窄症	200	二次性低血圧	388	**ね**	
ドパミン遊離促進薬	159, **169**, 171	内頸動脈-後交通動脈（IC-PC）		二重支配	18, 74		
トピラマート			207	二重伝導路	343	ネオスチグミン	58, 62, **63**, 102
	138, 143, 144, 145, 147, 151, **153**	内視鏡検査	113	二重膜濾過法（DFPP）	100	ネオドパストン®	**161**, 171
ドブタミン		内臓感覚	2	ニセルゴリン	192, 200, **201**, 203	熱傷	115
	27, 28, 30, **36**, 42, 51, 52, 316, 337	内臓痛	119	二段脈	**316**, 317, 319	熱性けいれん	154, 155
トラスツズマブ	139	内臓反射	94	日常生活動作（ADL）	176, **184**	熱中症	169
トラセミド	399, **403**	内側縦束（MLF）症候群	186	日内変動〔重症筋無力症〕	101	ネフローゼ症候群	411, **413**
トラゾドン	**245**, 249	内皮型一酸化窒素合成酵素（eNOS）		ニトラゼパム	108, 113, **255**, 264	――の診断基準	414
トラゾリン	28		304	ニトレンジピン	**290**, 417	ネフロン	396, **410**
トラマドール	119, **127**, 167	内皮細胞	56	ニトログリセリン		眠気	121, 136, 145, 149, 150, 152, 154, 224
トランサミン	327	内分泌性高血圧	377		289, **302**, 337, 362, 364, 384		
トリアゾラム	113, **255**, 264	ナタリズマブ	**186**, 187	ニトロプルシド	302, 337, 384	ネモナプリド	**228**, 235
						ネルフィナビル	296, 300

の

脳 2
脳萎縮 175
脳炎後パーキンソニズム 158
脳幹 3
脳幹出血 205
脳機能障害 305
脳血管 188, 190
脳血管障害 96, 97, 115, 141, 184, 185, **188**, 384, 387, 433
　——の分類 188
　——を伴うATD 185
脳血管性パーキンソニズム 158
脳血管攣縮 **206**, 208, 209
脳血栓症 327
脳梗塞 86, 115, 184, 188, 189, **192**, 324, 325, 345, 376, 382, 440
脳室 191
脳室ドレナージ 205
脳出血 184, 188, 189, **205**, 302, 328, 376, 382, 440
脳腫瘍 115, 141, 198
脳循環改善作用 201
脳循環代謝改善薬 200, **201**, 203
脳神経 2
脳深部刺激療法（DBS） 156
脳性ナトリウム利尿ペプチド（BNP） 287, 323, 330, **335**
脳性麻痺 86, 97
脳脊髄液 191
脳脊髄液圧 191
濃染顆粒 325
脳塞栓 327, 345, 370, 376
脳卒中 184, **188**
脳卒中後うつ状態（PSD） 200, **201**
脳代謝改善作用 201
脳底動脈 190
脳動静脈奇形（AVM） 188, 205, **206**
脳動脈 190
脳動脈瘤 206, **207**
能動輸送 7
脳内出血 197
脳波 115, 140, **142**
脳浮腫 194, **198**, 201, 401, 408
脳部分切除術 140, 147
脳ヘルニア 194, 198, **199**, 205
脳保護薬 **199**, 202
脳保護療法 192, 193, 194, 199
ノリア・スティーブンソン分類 336, 338
ノルアドレナリン（NA） 10, 15, 19, 22, 26, 27, 28, 29, 30, **31**, 32, 33, 40, 41, 42, 43, 49, 51, 52, 78, 97, 109, 170, 240, 287, 295, 337
ノルアドレナリン枯渇薬 28, 48, **49**, 53

ノルアドレナリン再取り込み阻害 78
ノルアドレナリン作動性・特異的セロトニン作動性抗うつ薬（NaSSA） 167, **248**
ノルアドレナリン前駆物質 138, 156, 159, **170**, 171
ノルアドレナリン分泌阻害 48
ノルアドレナリン遊離阻害薬 28
ノルトリプチリン 119, 136, **243**, 249
ノルメタネフリン 27
ノンレム（non-REM）睡眠 260

は

パーキンソニズム 158, 168, 173, 184, 223
パーキンソン症候群 71, 73, 116, **158**, 160, 169, 193
パーキンソン病 29, 116, 138, 139, **156**, 160, 166, 168, 170, 433
パーキンソン病治療薬 57, 58, 68, 71, 72, 103, **159**
パーキンソン病認知症 178
バージャー病 328, **393**
バイアグラ® 329
肺うっ血 331, 332, **334**, 370
徘徊 174, 176
敗血症 78, 79
敗血症性ショック 33, 39, 42
肺血栓塞栓症（PTE） 392, 394
肺高血圧症 329, 386, **394**
肺出血 209
肺循環 281
肺静脈 280
肺水腫 31, 328, 401
肺線維症 300
肺塞栓 280
肺動脈狭窄症（PS） 391
肺動脈性肺高血圧症（PAH） 328, 329, **394**
肺動脈弁 280
肺動脈弁狭窄症（PS） 390
肺動脈弁閉鎖不全症（PR） 390
排尿 432
排尿後症状 436
排尿困難 60, 61, 63, 64, 73, 435, 436
排尿障害 44, 44, 69, 72, 73, 156, 168, 186, 187, 296, 298
排尿障害治療薬 **45**, 103
排尿症状 436
排尿中枢（PMC） 48, **432**
廃用症候群 200
白衣高血圧 379
パクリタキセル 113

バクロフェン 13, **96**, 97, 98, 99, 186, 187
バクロフェン髄腔内投与治療（ITB） 97
ハシッシュ 278
播種性血管内凝固（DIC） 163, **324**, 326, 420
ハシリドコロ（*Scopolia japonica*） 69
バゼットの補正 351
バゾプレシン 280, 287, 375, 397
バゾプレシンV₂受容体（V₂R） 397, 409
バゾプレシンV₂受容体拮抗薬 398
バゾプレシン受容体拮抗薬 409
バタフライシャドウ 330, **335**
麦角アルカロイド 44
麦角系 164
麦角製剤 164
発汗 140
　——減少（低下） 72, 145, 153, 169
白血球減少 328
白血球減少症 325
発語障害 145
抜歯後の疼痛 127
発揚期 **107**, 108, 112
パニック障害（PD） 267
バニリルマンデル酸 27
馬尾 2, 77
バビンスキー徴候（反射） **94**, 186
ハミルトンうつ病評価尺度（HAM-D） 250
速いEPSP 12
速いIPSP 13
パラアミノ安息香酸（PABA） 78, 83, 84
パラガングリオーマ 377
パラチオン 58, 62, 67
バランス麻酔 76, 106, 114
パリペリドン 222, **229**, 230, 235
バルサルタン **314**, 417, 429
バルデナフィル 296, 300, 301, 305, **440**
バルビツール酸系 108, 112
バルビツール酸系全身麻酔薬 112
バルビツール酸系薬 13, 150
バルビツール酸系薬過敏症 150
バルビツール酸誘導体 278
バルプロ酸 138, 140, 143, 144, 145, 147, **149**, 151, 152, 155, 211, 253
パレイドリア 276
バレニクリン 58, **277**
ハロキサゾラム 264
パロキセチン 246, 249, 268
ハロゲン化エーテル系麻酔薬 109
ハロゲン含有吸入麻酔剤 31
ハロタン **109**, 110, 111, 155

ハロタン肝炎 109
ハロペリドール 121, 158, 222, **227**, 235
ハロペリドールデカン酸エステル 222, 227
パンクロニウム 87, 88, 92
反射 86, **94**
反射弓 94
反射抑制 76
半側空間無視 189
反跳現象 **146**, 150
パンペロン 227
半盲 189

ひ

非DHP系Ca拮抗薬（非ジヒドロピリジン系Ca拮抗薬） **290**, 293
非ST上昇型心筋梗塞（NSTEMI） 361, **366**, 367, 368, 371
非イオン型［局所麻酔薬］ 80, 81
非オピオイド鎮痛薬 119, **132**, 135
被害妄想 176
非可逆的コリンエステラーゼ阻害薬 58, 62, **67**
非可逆的コリンエステラーゼ阻害薬中毒 64
被殻出血 205
皮下出血 209
光刺激 142
非がん性慢性疼痛 118, 119, 127, **131**
非けいれん性てんかん重積 154
ピコスルファートナトリウム 121
尾骨神経 2
非持続性心室頻拍 297, 348
皮質下出血 205
皮質集合管 406
非ジヒドロピリジン系Ca拮抗薬 **290**, 293
鼻出血 31, 209
微小管 175
微小変化型ネフローゼ症候群（MCNS） 411, **414**
非侵襲的陽圧換気療法（NPPV） 99
尾髄 2
ヒス束 281, 340
ヒスタミン 10, 16, 29
ヒスタミンH₂受容体拮抗薬 134
ヒスタミン受容体拮抗薬 72
ヒスタミン神経系 261
ヒスタミン遊離作用 88, 112
非ステロイド性抗炎症薬（NSAIDs） 119, **132**, 377, 392, 393, 403, 428, 431
非選択的MAO阻害薬 160, **167**

非選択的α受容体遮断薬（非選択的β遮断薬） 28, **44**, 45, 51, 53	ピルシカイニド 289, **297**, 299, 344, 354, 355, 356	フェブキソスタット 429	ブチルスコポラミン 58, 68, **72**, 73, 139
非選択的β受容体刺激薬（非選択的α遮断薬） 28, **35**, 51, 52	ピルメノール **296**, 299, 354, 355, 356	フェロジピン **290**, 417	ブチロフェノン系 31, 39
非選択的β受容体遮断薬 28, **46**, 51, 53, 295	ピル・ローリング・トレマー 156	フェンシクリジン系全身麻酔薬 115	ブチロフェノン系抗精神病薬 227
非選択的ホスホジエステラーゼ（PDE）阻害薬 316	ピレタニド 399	フェンタニル 114, 116, 119, 122, **124**, 125, 278	ブチロフェノン系全身麻酔薬 116
ビソプロロール 28, **46**, 51, 53, 289, 295, 337	ピレンゼピン 58, 68, **72**	フェントラミン 28, 43, **44**, 53, 384	舞踏運動 161
肥大型心筋症（HCM） 392	ピロカルピン 57, 58, 59, **60**, 61	不応期 9, 280, **284**, 301, 357	ブトロピウム 58, **72**
非脱分極期（第II相） 89	ピロキシカム 132	フォレスター分類 338	ブナゾシン 28, **44**, 53
非脱分極性筋弛緩薬 **88**, 92	ピロヘプチン 168	不穏 72, 84	負のフィードバック 22, 50
ビタミンD$_3$ 418	ピロリドン誘導体 152	フォン・エコノモ脳炎 158	ブピバカイン 76, **79**, 83, 84, 85
ビタミンK 200, 326	ピロリドン誘導体過敏症 145	フォンダパリヌクス 326	ブフェトロール 46
ビタミンK$_1$ 326	ピンク色泡沫状痰 330	不活化ワクチン 103	ブプレノルフィン 119, **128**, 129
ビタミンK依存性凝固因子 326	貧血 302, 328, 329	賦活症候群 242	部分発作 140, **142**, 143, 148, 150, 152
ビタミンB$_6$ 160	ピンドロール 28, 46, **295**	不活性化ゲート 299	不眠 154
左回旋枝（LCX） **360**, 363	頻尿 71, 73, 433	不活性化チャネル遮断 299, 355	不眠症 139, 150, **254**, 262
左冠動脈（LCA） 280, **360**, 363	頻尿治療薬 58, 68, 71, **72**	不活性複合体 93	ブメタニド 399, **403**
左前下行枝（LAD） **360**, 363	頻脈 31, 35, 140, 290, 293, 302, **340**, 386, 387	不完全脚ブロック 349	プラーク 196, 361, 365
左右シャント 391	頻脈性心房細動 346	不規則性下行性麻痺 107	ブラジキニン 118, 132, 133, 310, 311, 312, **313**
ヒダントイン系薬過敏症 150	頻脈性不整脈 35, 296, 297, **340**, 359	腹圧性尿失禁 37, 435	プラスグレル 325
非チアジド系利尿薬 404	――の薬物治療 354	複合型熱性けいれん 155	プラスミノゲン 195, 324
ピック病 172		副交感神経 15, **18**, 19, 48, 54, 74, 287, 375, 432	プラスミノゲンアクチベーター（PA） 195, 324, 327
非定型抗精神病薬 229	**ふ**	――に作用する薬 21	プラスミン 195, 324
非特異的ChE 56		――の効果器 56	プラゾシン 28, **44**, 51, 53, 289, 437
ヒト免疫不全ウイルス（HIV） 97, 113	ファスジル 16, 206, 208, **209**, 328	副交感神経系の情報伝達 54	フラッシュバック 274
ヒドララジン 384, 386	ファモチジン 108	副交感神経遮断薬 355	フラッシング反応 275
ヒドロキシジン 108, 268, **270**	ファロー四徴症（TOF） 391	副交感神経節 54	プラトー相 284
ヒドロクロロチアジド 399, **404**	不安 72, 154	副交感神経節後ニューロン 54, 55	プラバスタチン 417, 429
ビノレルビン 113	不安障害 266	副交感神経節前ニューロン 54	フラボキサート 434
ピパンペロン 227	不安障害群 254	複雑部分発作 140, **142**, 143	プラミペキソール **165**, 171, 263
皮膚壊死 326	不安症群 254	複視 101, 145, 186	プラリドキシム（PAM） 67
皮膚潰瘍 328	不安定狭心症 306, 361, 365, 366, **367**, 371, 384	副腎機能不全 405	フランク・スターリングの法則 **280**, 287
皮膚症状 225	不安定プラーク **365**, 366	副腎腫瘍 377	フリーラジカル 194, 199
ビペリデン 58, 72, **168**, 171	フィゾスチグミン 58, 62, 63	副腎髄質 26, 27, 54, 56, 74	プリフィニウム 58, 72
ピペリドレート 72	フィトナジオン 326	副腎皮質ステロイド 101, 102, 104, 239, 417	プリミドン 150
非ベンゾジアゼピン系睡眠薬 265	フィブリノイド壊死 376	副伝導路 343, 346, 347	振り向き徴候 176
非ベンゾジアゼピン系薬 103	フィブリノゲン 324, 326	フグ毒 92	プリンペラン® 158
非弁膜症性心房細動 327, **344**, 345	フィブリン 195, 196, 324, 326	腹部大動脈 393	ブルガダ症候群 340, **350**
非麻薬 122, 126	フィラメント 87	腹壁反射 94	プルキンエ線維 281, 340
非麻薬性鎮痛薬 431	フィンゴリモド 186, **187**, 296, 300, 301	腹膜透析（PD） 427	フルコナゾール 296
肥満細胞 10	フェソテロジン 433, **434**	服薬アドヒアランス 131, 177	フルジアゼパム 269
ピモジド **228**, 246	フェナントレン 122, 123	ブクラデシン 289, 316, **322**, 336	フルタゾラム 269
ピモベンダン 289, 316, **320**, 336	フェニトイン 138, 140, 143, 143, 144, 145, 147, **150**, 151, 152, 154, 329	浮腫 330, 401, 403, 404, 406, 413, 414	フルトプラゼパム 269
百日咳 31	フェニトラミン 51	不随意運動 160, 161	フルドロコルチゾン 389
表在感覚 2	フェニルアルキルアミン系Ca拮抗薬 291	不随意筋 14	フルニトラゼパム 264
表在静脈 394	フェニルエチルアミンN-メチルトランスフェラーゼ（PNMT） 27	ブスコパン® 73	フルバスタチン 417, 429
表在反射 94	フェニレフリン 28, **34**, 51, 52, 82	不整脈 31, 36, 39, 46, 47, 84, 109, 116, 178, 288, 293, 295, **340**, 370, 406	フルフェナジン 222, **226**, 235
表情皺 91	フェノチアジン系 31, 39, 72, 108, 351	――の非薬物治療 358	フルボキサミン 97, **246**, 249, 268
病前性格 238, 250, **260**	フェノチアジン系抗精神病薬 226	――の分類 340	フルマゼニル 113, 255, 259
病的反射 **94**, 99	フェノテロール 28, **37**	――の薬物治療 354	フルラゼパム **255**, 264
表面麻酔 77, 85	フェノバルビタール 112, 138, 140, 143, 144, 145, 146, **150**, 151, 152, 154, 155, 329	不整脈原性右室心筋症 392	フレカイニド 289, **297**, 299, 354, 355, 356
ヒヨス（Hyoscyamus niger） 69		ブチリルコリンエステラーゼ（BuChE/BChE） **56**, 66, 83, 179, 183	プレガバリン 119, **136**, 137, 186, 187
ピリドキシン 160			プレセニリン 174
ピリドスチグミン 58, 62, **63**, 102			

プレセニリン1	175	ペロスピロン	**229**, 235	ホスフェニトイン	**150**, 154
プレセニリン2	175	辺縁系	115	ホスフルコナゾール	296
プレドニゾロン	101, 102, 417	変時作用	280	ホスホジエステラーゼ（PDE）	325
プロカイン	76, **78**, 83, 85	ベンズアミド系抗精神病薬	228	ホスホジエステラーゼ $_5$（PDE $_5$）	305
プロカインアミド	289, **296**, 299, 348, 349, 354, 355, 356	片頭痛	46, 149, **210**	ホスホジエステラーゼ $_5$（PDE $_5$）阻害薬	44, 289, 302, 305, **329**, 391, 394, 439, 440
プロカテロール	28, **37**, 51, 52	片頭痛治療薬	211	ホスホジエステラーゼⅢ（PDEⅢ）	200
プロクロルペラジン	121, 226, **235**	変性性認知症	172	ホスホジエステラーゼⅢ（PDEⅢ）阻害薬	289, 316, **320**, 336
プロスタグランジン（PG）	132, 133, 328	ベンセラジド	160, 161		
プロスタグランジンD $_2$（PGD $_2$）	261	ベンゾジアゼピン拮抗薬	113	ホスホリパーゼC（PLC）	15, 329
プロスタグランジンE $_1$（PGE $_1$）	328, 391	ベンゾジアゼピン系〔薬〕	13, 96, 97, 98, 103, 108, 113, 144, 146, 186, 187, **255**, 278	補正QT時間（QTc）	351
プロスタグランジンF $_{2α}$製剤	61, 64	ベンゾジアゼピン系抗不安薬	269	ボセンタン	289, **329**, 394
プロスタグランジンI $_2$（PGI $_2$）	16, 286, 328, 391	ベンゾジアゼピン系睡眠薬	264	補体	102, 410
プロスタグランジン製剤	289, **328**, 391, 394	ベンゾジアゼピン系全身麻酔薬	113	勃起不全（ED）	328, 329, **439**, 440
プロスタサイクリン	16, 197, 328	ベンゾチアゼピン系Ca拮抗薬	291	発作性上室頻拍（PSVT）	34, 291, 340, **342**, 357, 358
プロスタサイクリン合成酵素	197	ヘンダーソン・ハッセルバルヒの式	81	発作性心房細動	344
フロセミド	289, 337, 399, **403**, 417, 429	ペンタゾシン	108, 116, 119, **128**, 129, 130, 208	発作性心房頻拍	317
プロタミン	203, **326**	ペンタミジン	300	発作性夜間呼吸困難	330, **334**
プロチゾラム	**255**, 264	弁置換術	390	発疹	31, 145, 152
プロテインC	324	ペントバルビタール	108, 112	ボツリヌス毒素	86, 87, 91
プロテインC製剤	326	便秘	72, 121, 156, 293, 296, 298	ボトックスビスタ®	91
プロテインS	324	弁膜症	331, **390**, 394	ホフマン反射	94
プロテインキナーゼA（PKA）	295	弁膜症性心房細動	**344**, 345	ホメオスタシス	18
プロドラッグ	132, 150	片麻痺	189, 192, 193	ホモバニリン酸	27
プロトロンビン	326	変力作用	280	ポリエチレンテレフタレート	311
プロトロンビン時間（PT）	203	ヘンレループ	396, 403	ボリコナゾール	148, 150, 296
プロトロンビン時間国際標準比（PT-INR）	327	**ほ**		ポリスチレンスルホン酸ナトリウム	429
プロトンポンプ阻害薬	134	芳香環	78, 79, 82	ポリニューロパチー	100
プロナンセリン	**229**, 235	膀胱訓練	433	ホルター〔長時間〕心電図検査	341
プロパフェノン	289, **297**, 299, 354, 355, 356	膀胱結石	430	ポルフィリン症	148
プロパンテリン	58, 72	芳香族L-アミノ酸デカルボキシラーゼ（AADC）	160	ホルモテロール	28, **37**
プロピベリン	58, 72, 433, **434**	膀胱直腸障害	99	盆状型ST下降	319
プロフェナミン	58, 72, **168**, 171	放散痛	362	本態性高血圧	377, **381**
プロプラノロール	28, 43, **46**, 51, 53, 211, 263, 289, 295, 354, 355, 357, 384	房室回帰頻拍（AVRT）	341, 342, **343**	本態性振戦	47
プロベネシド	430	房室結節	281, 318, 340	本態性低血圧	34, 40, **388**
プロペリシアジン	222, **226**, 235	房室結節の活動電位	356	**ま**	
プロポフォール	108, 110, 113, **114**, 117, 154	房室結節回帰頻拍（AVNRT）	341, 342, **343**	マイコプラズマ	100
ブロマゼパム	269	房室中隔欠損症（AVSD）	391	マイネルト基底核	179
ブロムペリドール	**227**, 235	房室ブロック	69, 70, 148, 291, 293, 296, 297, 300, 317, 340, 351, **353**, 370	膜安定化作用（MSA）	47
ブロモクリプチン	**164**, 171	包接体	93	膜性腎症（MN）	411, **415**
分子相同性	100	乏突起膠細胞	5, 187	膜性増殖性糸球体腎炎（MPGN）	411, **415**
分子標的治療薬	139	乏尿	413	膜電位	**6**, 11
分節麻酔	77	ボウマン嚢	396	マグネシウム塩	92
分泌性流涙症	85	歩行困難	104	マグネシウム製剤〔酸化マグネシウム〕	431
		歩行障害	156, 173, 184, 189, 206	マグネシウム製剤〔硫酸マグネシウム〕	351, 354
		補充収縮	352, **354**	マクロファージ	100, 187
		補充調律	353, **354**	マクロライド系薬	103
		補助循環法	330, **339**	マザチコール	168
		ホスファチジルイノシトール（PI）	252	麻酔深度	108, 112, 117
				麻酔前投薬	69, 70, **108**, 113, 116

へ	
ベアメタルステント（BMS）	373
平滑筋	**14**, 15, 16, 56
平滑筋弛緩薬	434
平均血圧	32, 42, **374**
平均動脈圧	374
閉塞隅角緑内障	31, 34, 73, 160, 170, 302, 305, 434
閉塞性血栓血管炎（TAO）	328, **393**
閉塞性睡眠時無呼吸症候群（OSAS）	377
閉塞性動脈硬化症（ASO）	34, 328, 376, **393**
閉塞性肥大型心筋症	35, 36, 290, 317, 320, 322
ペインクリニック	76
ペーシング	359
ペースメーカー	351, 352, 354, **359**
ペースメーカー電流（I $_f$）	284, 356
ヘキサメトニウム	58, 74
ヘキサン	278
壁側心膜	392
ベクロニウム	58, 87, **88**, 92, 93
ベザフィブラート	428
ベタキソロール	28, 46, **295**
ベタネコール	57, 58, 59, **60**, 61, 435
ペチジン	108, 119, 122, **126**, 167
ベッカー型筋ジストロフィー	104
ベックのうつ病自己評価尺度	250
ペナンブラ	194, 195, 199
ペニシラミン	103
ヘパリノイド	326
ヘパリン	192, 193, 196, 200, 202, 203, 289, **326**, 344, 367, 368, 371, 372, 393, 417
ヘパリンカルシウム	324, **326**
ヘパリン起因性血小板減少症（HIT）	203, **324**, 326
ヘパリンナトリウム	324, **326**
ペパントロール	47
ベプリジル	289, **293**, 300, 344, 354, 355, 357
ヘミコリニウム	87, 92
ヘモグロビン	78
ペラグラ	276
ベラドンナ（Atropa belladonna）	69
ベラドンナアルカロイド	58, 68, **69**
ベラパミル	289, **291**, 293, 342, 344, 349, 354, 355, 357
ベラプロスト	289, 325, **328**, 393, 394
ペリサイト	139, 285
ペリンドプリル	289, **311**
ペルゴリド	**164**, 171
ペルフェナジン	226, **235**
ヘロイン	122, 123, 278

麻酔補助	128	ミオクロニー発作	140, **142**, 143, 148, 152, 153	無脈性電気活動（PEA）	358	免疫調整療法	100
麻酔補助薬	108	ミオグロビン	369			免疫複合体（IC）	410
マスター二階段試験	362	ミオグロビン尿	155, 161, 163	**め**		免疫抑制薬	101, 102, 417
マスト細胞	10	ミオシン	14, 87, 282, 286	迷走神経	**29**, 99, 287, 375	**も**	
まだら認知症	184	ミオシン軽鎖	14, 15, 16, 209, 286, 369	迷走神経刺激術（法）	140, 147, **340**, 342	毛細血管	285
末期腎不全（ESKD）	418, 422, **424**	ミオシン軽鎖キナーゼ（MLCK）	14, 209, 286	迷走神経反射	**29**, 32, 34	妄想	154, 160, 219
——の透析療法	427	ミオシン軽鎖ホスファターゼ（MLCP）	14, 209, 286, 364	メキサゾラム	269	妄想性うつ病	244
末梢血管拡張薬	289, **328**	ミオシン重鎖	209	メキシレチン	289, **297**, 299, 354, 355, 356	網膜色素変性症	440
末梢血管抵抗（PR）	32, 36, 42, 287, 333, **374**	右冠動脈（RCA）	360, 363	メサドン	119, 122, **124**, 125	毛様体筋	64
末梢神経	77, 79, 82, 98, 100	右左シャント	391	メサンギウム基質	410	モーニングサージ	380
末梢神経系（PNS）	2	ミクログリア	5	メサンギウム細胞	410	モキシフロキサシン	296, 300, 301
末梢神経障害	100	ミコナゾール	296	メサンギウム領域	410	モザイク説［高血圧］	381
末梢神経障害性疼痛	136	水再吸収	398	メスカリン	278	モサプラミン	228
末梢性筋弛緩薬	86, **87**, 92	水チャネル（AQP）	397, 409	メタコリン	58, 59	持越し効果［睡眠薬］	258
末梢動脈疾患（PAD）	328, 382, **393**	水中毒	225	メダゼパム	269	モノアミン	29
マドパー®	**161**, 171	水利尿	409	メタネフリン	27	モノアミン酸化酵素（MAO）	26, 29, 30, 38, 48
マニジピン	**290**, 417	ミソプロストール	134	メタボリックシンドローム（MetS）	188, 200, 382, 387, 424	モノアミン仮説	239
麻痺	98	ミゾリビン	417	メタンフェタミン	28, 30, **40**, 41, 52, 277, 278	モノアミン系	10
麻痺性イレウス	39, 69, 73, 209, 386, 407	ミダゾラム	108, **113**, 117, 154	メチキセン	168	モノアミン酸化酵素B（MAO-B）	159, 167, 171
マプロチリン	**245**, 249	ミトキサントロン	187	メチルエフェドリン	28, **38**	モノアミントランスポーター	29, 41, 49, 78, 85
麻薬	108, 115, 122, 165	ミトコンドリア	282	メチルジゴキシン	289, **317**, 318	物盗られ妄想	173, 174, 176
麻薬及び向精神薬取締法	78, 115, **122**	ミドドリン	28, **34**, 51, 52, 389	メチルドパ	28, 48, **50**, 51, 53, 158, 263, 384, 386	モビッツⅡ型2度房室ブロック	353
麻薬管理者	122	ミネラルコルチコイド受容体（MR）	397, 407	メチルパラベン	84	もやもや病	188, **192**, 206
麻薬処方せん	122	未分画ヘパリン	326	メチルフェニデート	273	モルヒネ	107, 108, 119, 122, 123, **124**, 125, 278, 337, 368, 371
麻薬性鎮痛薬	337	脈圧	374	メチルプレドニゾロン	102, 417	モンケベルグ型動脈硬化	360
麻薬施用者	122	脈絡叢	191	メトクロプラミド	121, **158**, 165	モンテプラーゼ	289, 324, **327**, 373
マラチオン	58, 62, 67	脈絡叢上皮細胞	191	メトトレキサート	428		
マリファナ	278	脈管性高血圧	377	メトプロロール	28, **46**, 51, 53, 289, 295	**や**	
マンガン中毒	158	ミラベグロン	22, 28, 52, 297, 433, **434**	メトヘモグロビン	78	夜間血圧	378, 379
慢性血栓塞栓性肺高血圧症（CTEPH）	394	ミルタザピン	**248**, 249	メトヘモグロビン血症	**78**, 83	夜間高血圧	380
慢性硬膜下血腫	172	ミルナシプラン	**247**, 249	メナテトレノン	326	夜間せん妄	184
慢性糸球体腎炎	377	ミルリノン	289, 316, **320**, 337	メニエール病	35	夜間頻尿	433, 436
慢性腎臓病（CKD）	188, 376, 382, 387, 418, **422**, 423	**む**		メネシット®	**161**, 171	薬学的除細動	344
慢性心不全	36, 311, 314, 320, 330, 331, **332**	無顆粒球症	225, **232**, 293, 325, 328	メピバカイン	76, **79**, 83, 85	薬原性錐体外路症状評価尺度（DIEPSS）	**216**, 223
——の薬物療法	338	無菌性髄膜炎	148	メフェナム酸	132	薬剤惹起性うつ病	239
慢性腎不全（CRF）	418, **422**, 423	無言	176	メフルシド	399, **404**	薬剤性腎障	428
——の管理	426	無症候性心筋虚血	360, 361	メフロキン	296	薬剤性パーキンソニズム	158, 168
——の食事療法	426	無症候性脳動脈瘤	206	メペリジン類似物質	165	薬剤誘発性QT延長症候群	**351**, 357
慢性疼痛	127	無髄神経	80	メペンゾラート	58, **72**	薬剤誘発性高血圧	377
慢性動脈閉塞症	325, 328, **393**	ムスカリン	56, 58, 59, 60	めまい	31, 136, 145, 152, 154, 189	薬剤溶出性ステント（DES）	373
慢性閉塞隅角緑内障	405	ムスカリン性アセチルコリン受容体（ムスカリン受容体，M受容体，mACh受容体）	19, **23**, 54, 56, 57, 59, 61, 68, 69, 70, 72, 93, 159, 168, 318, 434	メマンチン	12, 138, 177, **181**, 182	薬物依存	154
慢性閉塞性肺疾患（COPD）	37, 71, 73, 259, 394			メラトニン	260, 261	薬物依存症	274
マンニトール	192, 198, 205, 206, 208, 399, **408**	ムスカリン様作用	56, 59, 60, 63, 64, 67, 68, 93	メラトニン受容体作動薬	265	薬物代謝酵素	112
み		むずむず脚症候群	165, **263**	メラニン含有細胞	157	薬物中毒	274
ミアンセリン	**245**, 249	無動	156, 176	メランコリー親和型性格	238, **260**	薬物乱用頭痛	212
ミオクローヌス	145	無尿	403, 404, 406	メロキシカム	**132**, 134		
ミオクロニー欠神てんかん	141	無脈性心室頻拍	348, 350, 358	免疫吸着療法（IAPP）	100		
				免疫グロブリン（Ig）	410		
				免疫グロブリン静注（IVIg）療法	**100**, 101, 102		
				免疫細胞	187		

ゆ

優位半球	3
有害反射の抑制	106
有機リン中毒	64, **67**, 70
疣腫	391
有髄神経	80
有痛性強直性けいれん	186, 187
有痛性痙縮	86

よ

陽イオン	12
陽イオン交換樹脂	428, 429
陽イオンチャネル	144
要介護	192
葉酸	147
溶質利尿	398
腰神経	2
腰髄	2
陽性・陰性症状評価尺度（PANSS）	**216**, 218
陽性症状	177, 182, **219**
陽性変時作用	280
陽性変力作用	280
ヨウ素	300
腰痛	86, 96
腰痛症	97
用量依存性	39, 42
容量血管	285, 303
容量負荷	**303**, 333
溶連菌感染後急性糸球体腎炎	411, 412
ヨード性造影剤	103
抑うつ	46, 145, 154, 160
抑うつ気分	236
抑肝散	174, 177, 185
抑制性介在ニューロン	95
抑制性シナプス後電位（IPSP）	11
抑制性シナプス伝達	**11**, 13
抑制性神経伝達物質	**10**, 12
四環系抗うつ薬	245

ら

ライエル症候群	325
ライ症候群	132
ラクナ梗塞	**193**, 196, 197, 200, 376
ラニチジン	108
ラパチニブ	139
ラピッドサイクル化	251
ラベタロール	28, **47**, 51, 53, 289, 295, 384
ラメルテオン	246, **265**
ラモトリギン	138, 143, 144, 145, 147, 151, 152, **153**, 253
ランジオロール	28, **46**, 53
ランバート・イートン症候群	88
乱用薬物	40

り

リアノジン受容体（RYR）	90, 155
リープマン現象	276
リウマチ性心疾患	390
リウマチ性弁膜症	390
リエントリー	341
リガンド	4
リガンド依存性イオンチャネル	4
リザトリプタン	213
リシノプリル	**311**, 417
リスペリドン	222, **229**, 230, 235, 253
リズムコントロール	344
リゼルギン酸ジエチルアミド（LSD）	122, 278
離脱症候群	242
離脱症状	112, 129
リチウム中毒	253
リドカイン	76, **79**, 83, 84, 85, 289, **297**, 299, 348, 354, 355, 356
リトドリン	28, **37**, 51, 52
リトナビル	97, 154, 296, 297, 300, 329
リドル症候群	381
利尿作用	39, 323
利尿薬	31, 44, 289, **323**, 330, 336, 337, 381, 386, 392, 396, 398, 400
——の相乗効果	401
——の使い分け	401
——の分類と特徴	399
リバーロキサバン	192, 200, 203, 289, 324, **326**, 327, 344, 345
リバスチグミン	58, 138, 177, **178**, 179, 180, 182
リファンピシン	329
リマプロストアルファデクス	289, 328
硫酸マグネシウム［マグネシウム製剤］	351, 354
流出路狭窄	36
両心不全	332
緑内障	44, 46, 60, 61, 63, **64**, 69, 73, 78, 89, 160, 168, 296, 401, 405, 408
旅行者血栓症	392
リルゾール	99
リルマザホン	264
リン酸化	62
リン酸カルシウム結石	430
リン酸マグネシウムアンモニウム結石	430
リンパ液	285
リンパ管	**285**, 394
リンパ管炎	394
リンパ管疾患	394
リンパ節炎	394
リンパ浮腫	394

る

ループス腎炎	411, 412
ループ利尿薬	200, 289, 336, 337, 386, 399, 401, **403**, 417, 428, 429

れ

レートコントロール	**344**, 347
レスキュー	131
レストレスレッグス症候群	**165**, 263
レセルピン	28, 48, **49**, 53, 158, 239
レニン	308, 312, 315, 375, 386
レニン・アンジオテンシン（RA）系	308, 375
レニン・アンジオテンシン（RA）系阻害薬	289, 308, 310
レニン・アンジオテンシン・アルドステロン（RAA）系	287, **308**, 333, 337, 375, 386
レニン阻害薬	289, 308, 309, **310**, 311, 314, 386
レノックス・ガストー症候群	141
レバチオ®	329, **440**
レバロルファン	119, **130**
レビー小体	156, **157**, 172
レビー小体型認知症（DLB）	158, **172**, 173, 178
レビトラ®	329
レベチラセタム	138, 143, 144, 145, 147, 151, **152**, 153
レボドパ（L-dopa）	26, 27, 29, 138, 139, 156, 159, **160**, 161, 162, 163, 166, 167, 171, 263
レボドパ・カルビドパ合剤	171
レボドパ・ベンセラジド合剤	171
レボドパ賦活薬	159, **169**, 171
レボブピバカイン	76, **79**, 83, 85
レボメプロマジン	226, **235**
レミフェンタニル	114, 119, **124**, 125
レム（REM）睡眠	112, 260

ろ

ロイコトリエン（LT）	328
労作性狭心症	361, **362**, 365, 371
老人斑	174, 175
弄便	176
ロートエキス	69
ロキサピン	244
ロキソプロフェン	132
ロクロニウム	58, 87, **88**, 92, 93, 114
ロサルタン	289, **314**, 417, 429
ロチゴチン	**165**, 171, 263
ロピニロール	**165**, 171
ロピバカイン	76, **79**, 83, 85
ロフェプラミン	243, **249**
ロフラゼプ酸エチル	**255**, 269
ロマノ・ワード症候群	**350**, 351
ロメリジン	211
ロラゼパム	**255**, 268, 269
ロルノキシカム	132
ロルメタゼパム	264

わ

和温療法	336
ワクシニアウイルス接種家兎炎症皮膚抽出液	137
ワルファリン	150, 192, 193, 200, 203, 289, **326**, 344, 345, 372, 417
ワルファリンカリウム	324, **326**
腕頭動脈	190

数字・欧文索引

記号・数字

1回拍出量	281, 287
1度房室ブロック	353
24時間血圧	378, **379**
3Hz棘徐波複合（spike&wave complex）	142
3-O-メチルドパ	27, 166
3度房室ブロック	353
3-メトキシチラミン	27
5'AMP（5'-アデノシン一リン酸）	325
5'-アデノシン一リン酸（5'AMP）	325
50%有効量（ED_{50}）	**109**, 110
5-HT_{1A}受容体	248, **270**
5-HT_2受容体	248
5-HT_3受容体	248
5α還元酵素	437
5α還元酵素阻害薬	436, 437, **438**
Ia線維	94, 95
Ia群薬	289, 296, 299, 344, 356
Ib群薬	79, 289, 297, 299, 356
Ic群薬	289, 297, 299, 300, 344, 356
Ⅰ群薬	351, 354, 356
Ⅱ群薬	354, 357
Ⅱ誘導	285, 341
Ⅲ群薬	300, 351, 354, 357
Ⅳ群薬	293, 354, 357

ギリシャ文字

α_{1A}受容体	44, 45
α_{1B}受容体	44, 45
α_{1D}受容体	44, 45
α_1受容体	15, **22**, 248, 375, 437
——のサブタイプ	45
α_1受容体刺激薬	28, **34**, 51, 52
α_1受容体遮断薬	44, 187, 435, 436, 437
α_2受容体	**22**, 48, 50, 248
α_2受容体刺激薬	**50**, 51, 53
α_4インテグリン	186
$\alpha\beta$受容体刺激薬	28, **31**, 32, 51, 52
$\alpha\beta$受容体遮断薬（$\alpha\beta$遮断薬）	28, 46, **47**, 51, 53, 289, 294, 295, 386
α運動ニューロン	94, **95**, 96
α受容体	22
α受容体遮断薬（α遮断薬）	31, 43, **44**, 45, 289, 294, 386
αセクレターゼ	175
α-ブンガロトキシン	87, 92
α-メチルドパ	158
β_1作用［心臓］	295
β_1受容体	**22**, 282, 295, 316, 375
β_1受容体刺激薬	28, **36**, 51, 52, 316, 336
β_2受容体	16, **22**
β_2受容体刺激薬 28, **37**, 51, 52, 434
β_3受容体	22
β_3受容体刺激薬	28, 52, 433, **434**
β受容体遮断薬（β遮断薬）	43, **46**, 64, 116, 289, 291, 294, 295, 330, 337, 342, 344, 348, 350, 351, 354, 355, 357, 362, 364, 367, 368, 371, 372, 381, 384, 386, 387, 391, 392
β遮断薬の作用［心臓］	295
β受容体	22
βセクレターゼ	175
γ-アミノ酪酸（GABA）	107, 159, 256
γ運動ニューロン	**95**, 97
γ-グロブリン	186
γセクレターゼ	175
δ受容体（DOP）	120
Δ波	346, **347**
Δ波の消失	343
κ受容体（KOP）	120
μ受容体（MOP）	120
ω_1受容体	257
ω_2受容体	257

A

A_{2A}受容体	170
Aα線維［神経線維］	80
Aβ（アミロイドβ）	174, **175**
Aβ線維［神経線維］	80
Aδ線維［神経線維］	80
AADC（芳香族L-アミノ酸デカルボキシラーゼ）	160
ABPM（自由行動下血圧）	378, 381
AC（アデニル酸シクラーゼ）	16, 295, 316, 322, 328
ACE（アンジオテンシン変換酵素）	200, 308, **312**, 315, 375, 386
ACE阻害薬（アンジオテンシン変換酵素阻害薬）	289, 308, 309, 310, **311**, 312, 330, 336, 337, 368, 371, 381, 386, 387, 392, 417, 428, 429
ACh（アセチルコリン）	10, 11, 15, 19, 26, **54**, 55, 56, 57, 58, 59, 60, 61, 62, 64, 74, 87, 88, 91, 92, 157, 159, 168, 173, 178, 304, 364
AChE（アセチルコリンエステラーゼ）	**56**, 66, 83, 87, 93, 178, 179, 183
AChR（アセチルコリン受容体）	15, **56**, 98, 102
Acom（前交通動脈）	207
ACS（急性冠症候群）	361, 365, **366**, 371
AD（アドレナリン）	10, 16, 22, 26, 27, 28, 29, 30, **31**, 32, 33, 42, 43, 51, 52, 82, 107, 109, 224, 277, 287, 295
AD（アルツハイマー型認知症／アルツハイマー病）	138, 172, 173, **174**, 178, 181, 184, 185
ADH（アルコール脱水素酵素）	275
ADH（抗利尿ホルモン）	**280**, 375
ADHD（注意欠如・多動症）	273
ADL（日常生活動作）	176, **184**
ADP（アデノシン二リン酸）	283, 325
ADP受容体	200
AED（自動体外式除細動器）	358
AF（心房細動）	39, 46, 188, 192, 193, 196, 204, 291, 317, 318, 324, 326, 327, 340, **344**, 358, 370, 376
AFL（心房粗動）	317, 340, 341, **347**, 358, 359
AHA/ACC Stage分類	338
ALDH（アルデヒド脱水素酵素）	275
ALS（筋萎縮性側索硬化症）98, **99**
ALS（二次救命処置）	350, **358**
AMI（急性心筋梗塞）	290, 291, 327, 332, 361, 365, 366, **368**, 371, 384, 389
AMP（アデノシン一リン酸）	321
AMPA／カイニン酸型	144
AMPA受容体	12
AN69（アクリロニトリルメタリルスルホン酸Na膜）	311
ANCA（抗好中球細胞質抗体）	410
ANP（心房性ナトリウム利尿ペプチド）	16, 287, **323**, 335
APC/PAC（心房期外収縮）	340, **342**
APL（アロステリック活性化リガンド）	183
APP（アミロイド前駆体蛋白質）	175
APTT（活性化部分トロンボプラスチン時間）	203, 326, 327
AQP（水チャネル）	**397**, 409
AQP4（アクアポリン4）	186
AR（大動脈弁閉鎖不全症）	390
ARB（アンジオテンシンⅡ受容体拮抗薬）	200, 289, 308, 309, 310, **314**, 330, 336, 337, 368, 371, 381, 386, 387, 392, 417, 428, 429
ARF（急性腎不全）	199, 314, 404, 405, 406, 408, 418, **420**
ARMS（精神病発症危険状態）	218
AS（大動脈弁狭窄症）	390
ASD（急性ストレス障害）	271
ASD（心房中隔欠損症）	391
ASO（閉塞性動脈硬化症）	34, 328, 376, **393**
AT（アンチトロンビン）	**324**, 326
AT_1受容体	**315**, 375
AT_2受容体	315
ATⅡ（アンジオテンシンⅡ）	15, 287, **308**, 312, 315, 375, 386
ATⅢ（アンチトロンビンⅢ）	200, 324
ATN（急性尿細管壊死）	420
ATP（アデノシン三リン酸）	**7**, 282, 342, 349, 355, 396, 407
ATP感受性K^+チャネル	305
Atropa belladonna（ベラドンナ）	69
AUDIT	276
AVM（脳動静脈奇形）	188, **205**, 206
AVNRT（房室結節回帰頻拍）	341, 342, **343**
AVR（大動脈弁置換術）	390
AVRT（房室回帰頻拍）	341, 342, **343**
AVSD（房室中隔欠損症）	391
A型インフルエンザ	169
A型ボツリヌス毒素	**91**, 92
A帯	282

B

B_2受容体	313
BAV（経皮的バルーン大動脈弁切開術）	390
Bazettの補正	351
BBB（血液脳関門）	5, 30, 38, 58, 63, 67, 84, 97, **139**, 160, 161, 191, 198, 201
BCSFB（血液脳脊髄液関門）	191
Beckのうつ病自己評価尺度	250
BLS（一次救命処置）	358
BMI（体容量指数）	385
BMS（ベアメタルステント）	373
BNP（脳性ナトリウム利尿ペプチド）	287, 323, 330, **335**
BP（血圧）	281, 287, 333, **374**
BPH（前立腺肥大症）	44, 73, 433, **436**, 438
BPRS（簡易精神症状評価尺度）	**216**, 218
BPSD（行動・心理症状，周辺症状）	**174**, 176, 177, 180, 182, 183
BuChE/BChE（ブチリルコリンエステラーゼ）	56, 66, 83, 179, 183
BUN（血中尿素窒素）	418
B型ボツリヌス毒素	**91**, 92
B細胞	187
B線維［神経線維］	80

C

C4(第4頸髄) 77
Ca²⁺(カルシウムイオン)
　　283, 286, 292, 295, 316, 325, 329
Ca²⁺チャネル
　　15, 136, **282**, 284, 286, 292, 356, 375
Ca²⁺チャネル遮断 144
Ca²⁺チャネル遮断薬(Ca拮抗薬)
　　200, 208, 289, **290**, 292, 342, 344,
　　354, 355, 357, 362, 364, 367, 368,
　　371, 372, 381, 384, 386, 387, 417,
　　428, 429
Ca²⁺放出チャネル 282
Ca²⁺ポンプ 16, 282
CABG(冠動脈バイパス術)
　　325, 362, 367, 368, 371, **373**
CAG(冠動脈造影) 362, **363**, 364
CAGE質問票 276
cAMP(環状アデノシン一リン酸)
　　16, 22, 200, 282, 321, 322, 325, 328
CARTOマップ 359
CAS(頸動脈ステント留置術)
　　200, **204**
CAT(コリンアセチルトランスフェラーゼ) 55, 179
Ca拮抗薬(Ca²⁺チャネル遮断薬)
　　200, 208, 212, 289, **290**, 292, 342,
　　344, 354, 355, 357, 362, 364, 367,
　　368, 371, 372, 381, 384, 386, 387,
　　417, 428, 429
Ca受容体作動薬 429
Ca注射剤 317
Ca誘発性Ca放出(CICR) 283
C_{cr}(クレアチニンクリアランス)
　　152, **419**
CCSの狭心症重症度分類 364
CEA(頸動脈内膜剥離術)
　　200, **204**
cGMP(環状グアノシン一リン酸)
　　16, 286, 304, 323
CGRP(カルシトニン遺伝子関連ペプチド) 214
CHADS₂スコア 345
ChE(コリンエステラーゼ)
　　15, 55, **56**, 62, 64, 66, 82, 83, 89, 93
ChE阻害薬(コリンエステラーゼ阻害薬)
　　57, 58, **62**, 63, 67, 88, 93, 101,
　　102, 103, 173, 174, 177, 178, 179,
　　180, 181, 182, 183, 184, 185, 435
CICR(Ca誘発性Ca放出) 283
CK(クレアチンキナーゼ) 368, 369
CKD(慢性腎臓病)
　　188, 376, 382, 387, 418, **422**, 423
　──の重症度分類 423

CKD-MBD(CKDに伴う骨・ミネラル代謝異常) 422
CK-MB(クレアチンキナーゼMB) 368, 369
Cl⁻チャネル 112, 113
CMV(サイトメガロウイルス) 100
CNP(C型ナトリウム利尿ペプチド) 323
CNS(中枢神経系) 2, 3
CO(心拍出量) 32, 42, **281**, 333, 374
COMT(カテコール-O-メチルトランスフェラーゼ)
　　26, **29**, 30, 34, 38, 159, 166, 171
COMT阻害薬
　　138, 156, 159, **166**, 171
COPD(慢性閉塞性肺疾患)
　　37, 71, 73, 259, 394
COX(シクロオキシゲナーゼ)
　　132, 133, 200, 325
COX-1 134
COX-2 134
CPAP(持続陽圧呼吸) 259, 263
Cr(クレアチニン) 419
CPMS(クロザリル患者モニタリングサービス) 216, 231, 232
CRF(慢性腎不全) 418, **422**, 423
CRT(心臓再同期療法) 330, **339**
CRT-D 339
CTEPH(慢性血栓塞栓性肺高血圧症) 394
CTZ(化学受容器引き金帯) 121, 161
CVD(心血管疾患) 422, 424
CYP(シトクロムP450)
　　83, 140, 148, 150, 178, **215**
CYP1A2 246
CYP2D6 126, 127, 178, 230, 246
CYP2E1 275
CYP3A4
　　113, 140, 148, 178, 256, 329
C型ナトリウム利尿ペプチド(CNP) 323
C線維[神経線維] 80

D

DAD(遅延後脱分極)
　　319, **340**, 357
DBS(脳深部刺激療法) **156**, 159
DCI(ドパ脱炭酸酵素阻害薬)
　　156, 159, 160, **161**, 166, 171
DCM(拡張型心筋症) 392
DDC(ドパ脱炭酸酵素)
　　27, 158, 159, 160, 161, 166, 170
DES(薬剤溶出性ステント) 373
DFPP(二重膜濾過法) 100
DG(ジアシルグリセロール) 329

DHEA(デヒドロエピアンドロステロン) 438
DHP受容体 90
DHT(ジヒドロテストステロン) 437, 438
DIC(播種性血管内凝固)
　　163, **324**, 326, 420
DIEPSS(薬原性錐体外路症状評価尺度) **216**, 223
DLB(レビー小体型認知症)
　　158, **172**, 173, 178
DOA(ドパミン) 39
DOB(ドブタミン) 39
DOP(δ受容体) 120
DPA(ドパミン受容体部分作動薬) 233
DSM-5 **216**, 218, 236, 238, 250
DSS(ドパミンシステムスタビライザー) 233
DVT(深部静脈血栓症) 394

E

EAD(早期後脱分極) **340**, 357
EBV(エプスタイン・バー・ウイルス) 100
ECD(心内膜床欠損症) 391
ECT(電気けいれん療法) 112, **238**
ED(勃起不全) 328, 329, **439**, 440
ED₅₀(50%有効量) **109**, 110
eGFR(推算糸球体濾過量) 419
ENaC(上皮型ナトリウムイオンチャネル) 397, 407
eNOS(内皮型一酸化窒素合成酵素) 304
EPA-E(イコサペント酸エチル)
　　200, 325, 328
EPS(錐体外路症状)
　　156, 157, 163, **223**
EPSP(興奮性シナプス後電位) 11, 12
ESKD(末期腎不全) 418, 422, 424
ESWL(体外衝撃波結石破砕術) 431
ET(エンドセリン) 15, 209, **329**
ET-1(エンドセリン-1) 286, **329**
ET_A受容体 329
ET_B受容体 329

F

FE_{Na}(ナトリウム排泄分画) 420
FFP(新鮮凍結血症) 100
Fridericiaの補正 351
FSGS(巣状分節性糸球体硬化症)
　　411, **415**
FTD(前頭側頭型認知症)
　　172, **173**

G

GABA(γ-アミノ酪酸)
　　10, 11, 12, 107, 159, 256
$GABA_A$受容体　　**13**, 96, 97, 107,
　　112, 113, 144, 150, 154, 256
$GABA_B$受容体 13
$GABA_C$受容体 13
GABA作動性ニューロン 157
GABA受容体 12, **13**
GABA神経系 141, 144, 261
GABAトランスアミナーゼ阻害 149
GABA濃度上昇 144
GAD(全般性不安障害) 266
GBS(ギラン・バレー症候群)
　　98, 100
GC(グアニル酸シクラーゼ)
　　16, 286, 304
GC-A受容体 323
GCS(Glasgow Coma Scale) 192
GFR(糸球体濾過量) 410, **418**
GH産生腫瘍
　　(成長ホルモン産生腫瘍) 164
Gi[G蛋白質] 22, 23, **316**
Glasgow Coma Scale(GCS) 192
Gq[G蛋白質] 22, 23, **316**, 329
Gs[G蛋白質] 22, 295, **316**
G蛋白質(GTP結合蛋白質)
　　295, **316**
G蛋白質共役型受容体 12, **13**

H

H_1受容体 270
H_2受容体拮抗薬 108
HAM-D(ハミルトンうつ病評価尺度) 250
hANP 337, 338
HAV型 144
HCM(肥大型心筋症) 392
HD(血液透析) 427
HDS-R(改訂長谷川式簡易知能評価スケール) **172**, 173, 174
Henderson-Hasselbalchの式 81
H-FABP(心臓型脂肪酸結合蛋白) 369
HFpEF(左室駆出率が保持された心不全) 330
HFrEF(左室駆出率が低下した心不全) 330
HIT(ヘパリン起因性血小板減少症)
　　203, **324**, 326
HIV(ヒト免疫不全ウイルス) 97, 113
HIV逆転写酵素阻害薬 113
HIV脳症 172
HIVプロテアーゼ阻害薬
　　113, 293, 327

HMG-CoA 還元酵素阻害薬（スタチン） 368, **372**, 417, 428, 429
Hoffmann 反射 94
Hyoscyamus niger（ヒヨス） 69
H 帯 282

I

IABP（大動脈内バルーンパンピング） 330, **339**
IAPP（免疫吸着療法） 100
IC（免疫複合体） 410
I_{Ca}（内向きCa^{2+}電流） **284**, 356
ICD（植込み型除細動器） 349, 350, 351, 354, **358**
ICD-10 **216**, 218, 238, 250
IC-PC（内頸動脈-後交通動脈） 207
IE（感染性心内膜炎） 391
I_f（ペースメーカー電流） 284, 356
IFN（インターフェロン） 239, 263
IFN-β（インターフェロンβ） 186, 187
Ig（免疫グロブリン） 410
IgA 腎症 411, **412**
I_K（外向きK^+電流） **284**, 356
I_{K1}（内向き整流K^+電流） 284
I_{Kr}（遅延整流K^+電流の速い成分） 301
I_{Na}（内向きNa^+電流） **284**, 356
IP3（イノシトール三リン酸） 15, 329
IPSP（抑制性シナプス後電位） 11
IPSRT（対人関係・社会リズム療法） 250
I-PSS（国際前立腺症状スコア） 436
IP 受容体 328
irregular tachycardia 344
ISA（内因性交感神経刺激作用） **47**, 295
Iso（イソプレナリン） 22, 27, 28, 30, **35**, 42, 51, 52, 350, 352, 354, 355
ITB（バクロフェン髄腔内投与治療） 97
I_{to}（一過性外向き電流） 284
I 帯 282

J

JCS（Japan Coma Scale） 192

K

K^+チャネル 9, 282, 284, 356
K^+チャネル遮断薬 289, **300**, 348, 351, 354, 355, 357
K^+漏出チャネル 7, 8
KAST 276
KOP（κ受容体） 120

K 保持性利尿薬 289, 336, 386, 398, 399, 402, **406**, 407

L

LAD（左軸偏位） 349
LAD（左前下行枝） 360, 363
LAV 型 144
LBBB（左脚ブロック） **349**, 353
LCA（左冠動脈） 280, 360, 363
LCX（左回旋枝） 360, 363
L-dopa（レボドパ） 26, 27, 29, 138, 139, 156, 159, **160**, 161, 162, 163, 166, 167, 171, 263
LQTS（QT 延長症候群） 116, 300, 301, 340, **351**
LSD（リゼルギン酸ジエチルアミド） 122, **278**
LT（ロイコトリエン） 328
L 型電位依存性Ca^{2+}チャネル 90, 150, 292

M

M_1受容体 23
M_2受容体 23
M_3受容体 **23**, 59, 64
MAC（最小肺胞内濃度） 109, **110**
mAch 受容体（ムスカリン性アセチルコリン受容体） 19, **23**, 54, 56, 57, 59, 61, 68, 69, 70, 72, 93, 159, 168, 318, 434
MAO（モノアミン酸化酵素） 26, **29**, 30, 38, 41, 48
MAO-A（モノアミン酸化酵素 A） **29**, 167
MAO-B（モノアミン酸化酵素 B） **29**, 129, 165, 167, 169, 171
MAO-B 阻害薬 138, 156, 159, **167**, 171
MAO 阻害薬 31, 34, 39, 113, 116
MARTA（多元受容体作用抗精神病薬） 231
MBP（髄鞘塩基性蛋白） 186
MCA（中大脳動脈） 190, 207
MCI（軽度認知障害） 173, **174**, 185
MCNS（微小変化型ネフローゼ症候群） 411, **414**
MD（仮面うつ病） 238
MDMA 122
MDR1（P 糖蛋白） 139
MEOS（肝ミクロソームエタノール酸化系） 275
MetS（メタボリックシンドローム） 188, 200, 382, 387, 424
MG（重症筋無力症） 63, 64, 65, 88, 97, 98, **101**, 113, 145, 154, 168, 296, 434

Mg^{2+} 87, 92
MIBG 心筋シンチグラフィ 156
Mini Mental State Examination（MMSE） **172**, 173, 174
MLCK（ミオシン軽鎖キナーゼ） 14, 15, 16, 209, 286
MLCP（ミオシン軽鎖ホスファターゼ） 14, 15, 16, 209, 286, 364
MLF（内側縦束）症候群 186
MN（膜性腎症） 411, **415**
MOP（μ受容体） 120
MPGN（膜性増殖性糸球体腎炎） 411, **415**
MPP^+ 165
MPTP 165
MR（僧帽弁閉鎖不全症） 390
MR（ミネラルコルチコイド受容体） 397, 407
MRI 拡散強調像 192
MRP4 139
MS（僧帽弁狭窄症） 345, **390**
MS（多発性硬化症） **186**, 433
MSA（膜安定化作用） 47
MSA-P 158
MVP（僧帽弁形成術） 390
MVR（僧帽弁置換術） 390
M 受容体（ムスカリン性アセチルコリン受容体） 19, **23**, 54, 56, 57, 59, 61, 68, 69, 70, 72, 93, 159, 168, 318, 434

N

NA（ノルアドレナリン） 10, 15, 19, 22, **26**, 27, 28, 29, 30, 31, 32, 33, 40, 41, 42, 43, 49, 51, 52, 78, 97, 109, 170, 240, 287, 295, 337
Na^+/K^+ ATPase（Na^+-K^+ポンプ） 7, 9, 282, 284, **318**
Na^+-Ca^{2+}交換系 16, **282**, 284
Na^+チャネル 8, 9, 23, 78, 81, 84, 85, 148, 150, 152, 282, 284, 298, 299, 355, 356
——の不活性化 89
Na^+チャネル遮断 80, 144
Na^+チャネル遮断薬 289, **296**, 298, 342, 344, 348, 349, 351, 354, 356, 398, 399, 406
Na^+チャネル遮断薬／Ia 群 296
Na^+チャネル遮断薬／Ib 群 297
Na^+チャネル遮断薬／Ic 群 297
nAch 受容体（ニコチン性アセチルコリン受容体） 19, 23, 54, 56, 59, 65, 68, 74, 88, 93, 101, 179, 183, 435
$NaHCO_3$（炭酸水素ナトリウム） 112, 428, 429

narrow QRS 343, 344
NaSSA（ノルアドレナリン作動性・特異的セロトニン作動性抗うつ薬） 167, **248**
Na 利尿 **398**, 403, 404
NIDS（神経遮断薬による欠陥症候群） 225
NLA（神経遮断性麻酔） 116
NMDA（N-メチル-D-アスパラギン酸） 99, 173, 181
NMDA 受容体 **12**, 99, 115, 169, 181
NMDA 受容体拮抗薬 173, 174, 177, **181**, 182, 185
N_M受容体 23, 65, 66, 74, 88, 92
N_N受容体 **23**, 74
NO（一酸化窒素） 16, 59, 286, 302, 304
NO 供与薬 440
NOAC（新規経口抗凝固薬） 192, 193, 200, 202, 289, 324, **327**, 345
non-NMDA 受容体 12
non-REM（ノンレム）睡眠 260
NPPV（非侵襲的陽圧換気療法） 99
NSAIDs（非ステロイド性抗炎症薬） 119, **132**, 211, 325, 377, 392, 393, 403, 428, 431
NSTEMI（非 ST 上昇型心筋梗塞） 361, 366, 367, 368, 371
NT-proBNP 334, 335
NYHA 分類 338
N 受容体（ニコチン性アセチルコリン受容体） 19, 23, 54, 56, 59, 65, 68, 74, 88, 93, 101, 179, 183, 435
N-メチル-D-アスパラギン酸（NMDA） 99, 173, 181

O

OABSS（過活動膀胱症状質問票） 433
OCD（強迫性障害） 266
OMC（直視下僧帽弁交連切開術） 390
on-off 現象 160, 161
OSAS（閉塞性睡眠時無呼吸症候群） 377
OTC 医薬品 69

P

PA（プラスミノゲンアクチベーター） 195, 324, 327
PABA（パラアミノ安息香酸） 78, 83, 84
PAD（末梢動脈疾患） **328**, 382, 393

PAH（肺動脈性肺高血圧症） 328, 329, **394**
PAM（プラリドキシム） 67
PANSS（陽性・陰性症状評価尺度） **216**, 218
PCI（経皮的冠動脈インターベンション） 325, 362, 367, 368, 371, **373**
PCPS（経皮的心肺補助法） 330, **339**
PD（パニック障害） 267
PD（腹膜透析） 427
PDA（動脈管開存症） 391
PDE（ホスホジエステラーゼ） 325
PDE5（ホスホジエステラーゼ5） 305
PDE5阻害薬（ホスホジエステラーゼ5阻害薬） 44, 289, 302, 305, 329, 391, 394, 439, **440**
PDE Ⅲ（ホスホジエステラーゼⅢ） 200
PE（単純血漿交換療法） 100
PEA（無脈性電気活動） 358
PEG（経皮内視鏡的胃瘻造設術） 99
PG（プロスタグランジン） 132, 133, 328
PGD_2（プロスタグランジンD_2） 261
PGE_1（プロスタグランジンE_1） 328, 391
PGI_2（プロスタグランジンI_2） 16, 286, 328, 391
pH 81
PI（ホスファチジルイノシトール） 252
PIE症候群 90
pKa（酸解離定数） 81
PKA（プロテインキナーゼA） 295
PLC（ホスホリパーゼC） 15, 329
PMC（排尿中枢） 48, **432**
PNL（経皮的結石破砕術） 431
PNMT（フェニルエチルアミンN-メチルトランスフェラーゼ） 27
PNS（末梢神経系） 2
polyspike&wave complex（多棘徐波複合） 142
PQ間隔 285
PQ間隔延長 84, 319
PQ間隔短縮 347
PR（肺動脈弁閉鎖不全症） 390
PR（末梢血管抵抗） 32, 36, 42, 287, 333, 374
PRA（血漿レニン活性） 310
PRC（血漿レニン濃度） 310
PS（肺動脈狭窄症） 391
PS（肺動脈弁狭窄症） 390
PSA（前立腺特異抗原） 436
PSD（脳卒中後うつ状態） 200, 201
pseudo VT 346

PSVT（発作性上室頻拍） 34, 291, 340, **342**, 357, 358
PT（プロトロンビン時間） 203
PTE（肺血栓塞栓症） 392, 394
PT-INR（プロトロンビン時間国際標準比） 327
PTMC（経皮的僧帽弁交連切開術） 390
PTSD（外傷後ストレス障害） 271
pulseless VT 348, 358
P糖蛋白（MDR1） 139
P波 285, 340

Q

QRS波 285, 340
QRS幅 285
QRS幅の増大 84
QTc（補正QT時間） 351
QT延長 225, 293, 296, 300, 301, 351, 357
QT延長症候群（LQTS） 116, 300, 301, 340, **351**
QT間隔 285
QT間隔短縮 319
QT短縮症候群 350

R

RA系阻害薬（レニン・アンジオテンシン系阻害薬） 289, **308**, 310
RBBB（右脚ブロック） 349
RCA（右冠動脈） 360, 363
RCM（拘束型心筋症） 392
REM（レム）睡眠 260
Rhoキナーゼ 16, 209
Rhoキナーゼ阻害薬 **209**, 364
RR間隔 285
RR間隔延長 319
RR間隔の不整 346
rt-PA 192, 195, 202, 289, 324, **327**, 373
RYR（リアノジン受容体） 90, 155

S

SAD（社交不安障害） 267
SAH（くも膜下出血） 184, 188, 189, 197, **206**, 209
SAS（睡眠時無呼吸症候群） 188, 259, **263**
Scopolia japonica（ハシリドコロ） 69
SDA（セロトニン・ドパミン拮抗薬） 229
sharp wave（鋭波） 142
SIADH（バゾプレシン分泌過剰症） 145, 148, 225
SLE（全身性エリテマトーデス） 412

SLE様症状 150, 386
SNAP-25 91
SNRI（セロトニン・ノルアドレナリン再取り込み阻害薬） 29, 31, 167, 200, **247**
SNRT（洞結節リエントリー頻拍） 341, 342
SOD1 99
SP（サブスタンスP） 10, 118, 214
spike&wave complex（3Hz棘徐波複合） 142
spike（棘波） 140, 142
SSRI（選択的セロトニン再取り込み阻害薬） 29, 167, 200, **246**, 270
SSS（洞不全症候群） 193, 291, 300, 340, 351, **352**
ST 285
STEMI（ST上昇型心筋梗塞） 368
straubの挙尾反応 124
ST下降 362, 364, 365, 366
ST上昇 364, 365, **366**, 368, 369
ST上昇型急性冠症候群 366
ST上昇型急性心筋梗塞 361, **366**, 371
ST上昇型心筋梗塞（STEMI） 368
ST変化 361
SV2A（シナプス小胞蛋白） 152

T

TAO（閉塞性血栓血管炎） 328, **393**
TAVI（経カテーテル的大動脈弁置換術） 390
TDM（治療薬物〔血中濃度〕モニタリング） **253**, 317, 319
TdP（トルサードドポアンツ） 296, 300, 301, **351**
TdP誘発 293
TIA（一過性脳虚血発作） 188, **204**, 325, 376, 382
TIVA（全静脈麻酔） 112, **114**
TOF（ファロー四徴症） 391
TPR（全末梢血管抵抗） 281, 287, 333, 374
TR（三尖弁閉鎖不全症） 390
TS（三尖弁狭窄症） 390
TST（テストステロン） 437, 438
TTP（血栓性血小板減少性紫斑病） 325
TUL（経尿道的結石破砕術） 431
TURP（経尿道的前立腺切除術） 436
TXA_2（トロンボキサンA_2） 15, **197**, 200, 286, 325
T型Ca^{2+}チャネル 149
T管 90
T波 285, 340

T波逆転 369
T波増高 369

U

UGT1A4 152, 153
u-PA（ウロキナーゼ） 192, 195, 202, 289, 324, **327**, 373
U波 285

V

V_2R（バゾプレシンV_2受容体） 397, 409
VAS（心室補助装置） 330, **339**
vascular cognitive disorder 185
VF（心室細動） 31, 293, 296, 297, 300, 301, 302, 320, 322, 340, 348, **350**, 358, 370, 409
Vit.K 200, 326
VPC/PVC（心室期外収縮） 340, 348, 370
VSCC（電位依存性Ca^{2+}チャネル） 15, 144
VSD（心室中隔欠損症） 391
VT（心室頻拍） 36, 293, 296, 297, 300, 301, 302, 320, 322, 325, 340, 341, **348**, 370, 409

W

waning現象 101
wearing off現象 160, 161, **162**, 163, 166, 169, 171
WHO方式3段階除痛ラダー 131
wide QRS 347, 349
WPW症候群 340, 343, 344, 346, **347**
WPW症候群に伴う心房細動（AF） 346

X

X連鎖劣性遺伝 104

Z

Z帯 282

薬剤索引

あ

アーチスト® ➡ カルベジロール	47, 295
アーテン® ➡ トリヘキシフェニジル	72, 168
アイトロール® ➡ 一硝酸イソソルビド	302
アイロミール® ➡ サルブタモール	37
アカルディ ➡ ピモベンダン	320
アカンプロサートカルシウム	276
アキネトン ➡ ビペリデン	72, 168
アクチバシン® ➡ アルテプラーゼ	195, 327
アクトシン® ➡ ブクラデシン	322
アコチアミド	63
アコファイド® ➡ アコチアミド	63
亜酸化窒素	110
アジルサルタン	314
アジルバ® ➡ アジルサルタン	314
アスピリン® ➡ アスピリン	132, 325
アスピリン・ダイアルミネート配合	132, 325
アスプール® ➡ イソプレナリン	35
アスペノン® ➡ アプリンジン	297
アセタゾラミド	405
アセタノール® ➡ アセブトロール	46, 295
アセチルコリン	60
アセトアミノフェン	135
アセブトロール	46, 295
アセメタシン	132
アセリオ ➡ アセトアミノフェン	135
アゾセミド	399
アダラート® ➡ ニフェジピン	290
アダラートL® ➡ ニフェジピン	290
アダラートCR® ➡ ニフェジピン	290
アタラックス-P® ➡ ヒドロキシジン	270
アタラックス® ➡ ヒドロキシジン	270
アデール® ➡ コルホルシンダロパート	322
アデノシン三リン酸（ATP）製剤	354
アデノシン（A₂ₐ）受容体拮抗薬	170
アデノシン二リン酸（ADP）受容体遮断薬	325
アテノロール	46, 295
アテレック® ➡ シルニジピン	290
アドシルカ® ➡ タダラフィル	329, 440
アトモキセチン	273
アトルバスタチン	417, 429
アドレナリン	31
アトロピン	69
アトロピン硫酸塩 ➡ アトロピン	69
アトロベント® ➡ イプラトロピウム	72
アナフラニール® ➡ クロミプラミン	243
アナペイン® ➡ ロピバカイン	79
アニリン系解熱鎮痛薬	135
アバプロ® ➡ イルベサルタン	314
アピキサバン	327
アビリット® ➡ スルピリド	228
アプリンジン	297
アプレゾリン® ➡ ヒドララジン	386
アフロクアロン	96
アポカイン® ➡ アポモルヒネ	165
アボネックス® ➡ インターフェロンベータ	187
アポプロン® ➡ レセルピン	49
アポモルヒネ	165
アボルブ® ➡ デュタステリド	438
アマージ® ➡ ナラトリプタン	213
アマンタジン	169
アミオダロン	300
アミサリン® ➡ プロカインアミド	296
アミド型局所麻酔薬	79
アミトリプチリン	211, 243
アミノ安息香酸エチル® ➡ アミノ安息香酸エチル	78
アムロジピン	290
アムロジン® ➡ アムロジピン	290
アメジニウムメチル	40
アモキサピン	244
アモキサン® ➡ アモキサピン	244
アモスラロール	47, 295
アモバン® ➡ ゾピクロン	265
アラセプリル	311
アリクストラ® ➡ フォンダパリヌクス	326
アリスキレン	310
アリセプト® ➡ ドネペジル	58, 178
アリピプラゾール	233
アリルエストレノール	437
アルガトロバン	196
アルコール依存症治療薬	276
アルダクトンA® ➡ スピロノラクトン	406
アルチバ® ➡ レミフェンタニル	124
アルテプラーゼ	195, 327
アルドメット® ➡ メチルドパ	158
アルピニー® ➡ アセトアミノフェン	135
アルプラゾラム	269
アルプロスタジル	328
アルプロスタジル アルファデクス	328
アレビアチン® ➡ フェニトイン	150
アレリックス® ➡ ピレタニド	399
アロチノロール	47, 295
アロチノロール塩酸塩® ➡ アロチノロール	47, 295
アロフト® ➡ アフロクアロン	96
アロプリノール	431
アンカロン® ➡ アミオダロン	300
アンジオテンシンⅡ受容体拮抗薬（ARB）	314
アンジオテンシン変換酵素（ACE）阻害薬	311
アンチレクス® ➡ エドロホニウム	63
アンヒバ® ➡ アセトアミノフェン	135
アンピロキシカム	132
アンプラーグ® ➡ サルポグレラート	325
アンブリセンタン	329
アンプリット® ➡ ロフェプラミン	243
アンペック® ➡ モルヒネ	124
アンベノニウム	63

い

イーケプラ® ➡ レベチラセタム	152
イーシー・ドパール® ➡ レボドパ・ベンセラジド合剤	171
イグザレルト® ➡ リバーロキサバン	327
イクセロン® ➡ リバスチグミン	58, 178
イコサペント酸エチル	200
イストラデフィリン	170
イソクスプリン	35
イソゾール® ➡ チアミラール	112
イソソルビド	408
イソバイド® ➡ イソソルビド	408
イソフルラン	109
イソプレナリン	35
イソプロピルフェノール系全身麻酔薬	114
一硝酸イソソルビド	302
イノバン® ➡ ドパミン	39
イフェンプロジル	201
イブジラスト	201
イブプロフェン	132
イプラトロピウム	72
イミグラン® ➡ スマトリプタン	213
イミダフェナシン	72, 434
イミダプリル	311
イミプラミン	243
イムセラ® ➡ フィンゴリモド	187
イルベサルタン	314
イルベタン® ➡ イルベサルタン	314
インヴェガ® ➡ パリペリドン	229
インターフェロンベータ	187
インダカテロール	37
インダシン® ➡ インドメタシン	132
インダパミド	404
インテバン® ➡ インドメタシン	132
インデラル® ➡ プロプラノロール	46, 211, 295
インドメタシン	132
インドメタシン ファルネシル	132
インフリー® ➡ インドメタシン ファルネシル	132
インプロメン® ➡ ブロムペリドール	227

う

ウインタミン® ➡ クロルプロマジン	226
ヴォリブリス® ➡ アンブリセンタン	329
ウテメリン® ➡ リトドリン	37
ウブレチド® ➡ ジスチグミン	63, 435
ウラジロガシエキス	431
ウラピジル	44, 435, 437
ウラリット® ➡ クエン酸製剤	431
ウラリット-U® ➡ クエン酸製剤	431
ウリトス® ➡ イミダフェナシン	72, 434
ウロカルン® ➡ ウラジロガシエキス	431
ウロキナーゼ（u-PA）	195, 327
ウロキナーゼ「フジ」➡ ウロキナーゼ	195, 327
ウロナーゼ® ➡ ウロキナーゼ	195, 327

え

エースコール® ➡ テモカプリル	311
液化亜酸化窒素® ➡ 亜酸化窒素	110
エクセグラン® ➡ ゾニサミド	140, 151, 169
エスシタロプラム	246
エスゾピクロン	265

エスタゾラム		264	オステラック® ⇒ エトドラク	132	揮発性吸入麻酔薬		109
エステル型局所麻酔薬		78	オノアクト® ⇒ ランジオロール	46	ギャバロン® ⇒ バクロフェン		96
エスモロール		46	オパルモン® ⇒ リマプロスト アルファデクス	328	競合性筋弛緩薬		88
エスラックス® ⇒ ロクロニウム		88	オピオイドκ受容体作動薬	121	強心配糖体		317
エダラボン		199	オピオイド拮抗薬	130	強心薬		316
エチゾラム		97, 255	オピオイド鎮痛薬	124, 126, 127			
エチレフリン		31	オピスタン® ⇒ ペチジン	126	**く**		
エテンザミド		132	オビソート® ⇒ アセチルコリン	60			
エテンザミド「ヨシダ」® ⇒ エテンザミド		132	オプソ® ⇒ モルヒネ	124	クアゼパム		264
エドキサバン		327	オランザピン	231	グアナベンズ		50
エトスクシミド		151	オリベス® ⇒ リドカイン	79, 297	クエチアピン		231
エトドラク		132	オルガラン® ⇒ ダナパロイド	324	クエン酸製剤		431
エドロホニウム		63	オルプリノン	320	クエン酸製剤		431
エナラプリル		311	オルメサルタン メドキソミル	314	クマリン系薬		326
エノキサパリン		324	オルメテック® ⇒ オルメサルタン メドキソミル	314	グラマリール® ⇒ チアプリド		201
エパデール® ⇒ イコサペント酸エチル		200	オンブレス® ⇒ インダカテロール	37	クリアクター® ⇒ モンテプラーゼ		327
エパデールS® ⇒ イコサペント酸エチル		200			クリアミン® ⇒ エルゴタミン		213
エバミール® ⇒ ロルメタゼパム		264	**か**		グリコピロニウム		72
エピペン® ⇒ アドレナリン		31			グリセオール® ⇒ 高張グリセロール（濃グリセリン）		
エビリファイ® ⇒ アリピプラゾール		233	可逆的コリンエステラーゼ阻害薬	58, 63, 178			198, 408
エピレオプチマル® ⇒ エトスクシミド		151	ガス性吸入麻酔薬	110	クリノリル® ⇒ スリンダク		132
エフィエント® ⇒ プラスグレル		325	ガストロゼピン® ⇒ ピレンゼピン	72	グルトパ® ⇒ アルテプラーゼ		195, 327
エフェドリン		38	カタクロット® ⇒ オザグレルナトリウム	197	クレキサン® ⇒ エノキサパリン		324
エフェドリン「ナガヰ」® ⇒ エフェドリン		38	カタプレス® ⇒ クロニジン	50	クレミン® ⇒ モサプラミン		228
エフェドリン塩酸塩® ⇒ エフェドリン		38	カチーフN® ⇒ フィトナジオン	326	クレンブテロール		37, 434
エフピー® ⇒ セレギリン		167	カディアン® ⇒ モルヒネ	124	クロカプラミン		228
エブランチル® ⇒ ウラピジル		44, 435, 437	カバサール® ⇒ カベルゴリン	164	クロキサゾラム		269
エプレレノン		406	ガバペン® ⇒ ガバペンチン	153	クロザピン		231
エペリゾン		96	ガバペンチン	153	クロザリル® ⇒ クロザピン		231
エボザック® ⇒ セビメリン		60	ガバペンチン エナカルビル	263	クロチアゼパム		269
エホチール® ⇒ エチレフリン		31	カプトリル® ⇒ カプトプリル	311	クロナゼパム		151, 263
エポプロステノール		328	カプロシン® ⇒ ヘパリンカルシウム	326	クロニジン		50
エミレース® ⇒ ネモナプリド		228	カベルゴリン	164	クロバザム		151
エリキュース® ⇒ アピキサバン		327	ガランタミン	58, 178	クロピドグレル		325
エリスパン® ⇒ フルジアゼパム		269	カルグート® ⇒ デノパミン	36	クロフェクトン® ⇒ クロカプラミン		228
エリル® ⇒ ファスジル		209	カルスロット® ⇒ マニジピン	290	クロミプラミン		243
エルゴタミン		44, 213	カルテオロール	46, 295	クロラゼプ酸二カリウム		269
エレトリプタン		213	カルデナリン® ⇒ ドキサゾシン	44	クロルジアゼポキシド		269
塩酸プロカイン® ⇒ プロカイン		78	カルバマゼピン	148	クロルフェネシンカルバミン酸エステル		96
エンタカポン		166	カルビスケン® ⇒ ピンドロール	46, 295	クロルプロマジン		226
エンドセリン受容体拮抗薬		329	カルピプラミン	228	クロルマジノン		437
			カルベジロール	47, 295			
お			カルペリチド	323	**け**		
			カルボカイン® ⇒ メピバカイン	79			
オイテンシン® ⇒ フロセミド		403	カロナール® ⇒ アセトアミノフェン	135	ケアロードLA® ⇒ ベラプロスト		328
オーキシス® ⇒ ホルモテロール		37	緩下剤	121	経口強心薬		336
オーラップ® ⇒ ピモジド		228	間接型アドレナリン作動薬	40, 41	ケイツー® ⇒ メナテトレノン		326
オキサゾラム		255	カンデサルタン シレキセチル	314	ケーワン® ⇒ フィトナジオン		326
オキシコドン		124	冠動注用ミリスロール® ⇒ ニトログリセリン	302	ケタス® ⇒ イブジラスト		201
オキシコンチン® ⇒ オキシコドン		124	カンレノ酸カリウム	406	ケタミン		115
オキシトロピウム		72			ケタラール® ⇒ ケタミン		115
オキシブチニン		72, 434	**き**		結石排出促進薬		431
オキシブプロカイン		78			血栓溶解薬		327
オキシペルチン		228	気管支拡張薬	37	ケルロング® ⇒ ベタキソロール		46, 295
オキセサゼイン		79	キサンボン® ⇒ オザグレルナトリウム	197	献血トロンビン「ベネシス」® ⇒ トロンビン		196, 326
オキノーム® ⇒ オキシコドン		124	キシロカイン® ⇒ リドカイン	79, 297	嫌酒薬		275
オキファスト® ⇒ オキシコドン		124	拮抗性鎮痛薬	128			
オザグレルナトリウム		197, 324	キニジン	296			

こ

コアテック® ⇒オルプリノン	320
コアテックSB® ⇒オルプリノン	320
コアベータ® ⇒ランジオロール	46
降圧薬	386
抗アルドステロン薬	406
抗アンドロゲン薬	437
抗凝固薬	326
抗血小板薬	325
抗血栓薬	324
抗コリン薬	168, 434
合成Xa因子阻害薬	327
高張グリセロール（濃グリセリン）	198, 408
抗てんかん薬	143
抗リウマチ薬	103
コカイン	78
コカイン塩酸塩® ⇒コカイン	78
コデイン	126
コデインリン酸塩® ⇒コデイン	126
コバシル® ⇒ペリンドプリル	311
コムタン® ⇒エンタカポン	166
コリオパン® ⇒ブトロピウム	72
コリンエステラーゼ阻害薬（ChE阻害薬）	178, 435
コルホルシンダロパート	322
コレミナール® ⇒フルタゾラム	269
混合型アドレナリン作動薬	38
コンサータ® ⇒メチルフェニデート	273
コンスタン® ⇒アルプラゾラム	269
コントール® ⇒クロルジアゼポキシド	269
コントミン® ⇒クロルプロマジン	226

さ

サアミオン® ⇒ニセルゴリン	201
サイアザイド系利尿薬（チアジド系利尿薬）	404, 431
サイレース® ⇒フルニトラゼパム	264
ザイロリック® ⇒アロプリノール	431
サインバルタ® ⇒デュロキセチン	247
サクシニルコリン（スキサメトニウム）	66, 89
サムスカ® ⇒トルバプタン	409
サラジェン® ⇒ピロカルピン	60
サリグレン® ⇒セビメリン	60
サリチゾン® ⇒アスピリン	132, 325
サリチルアミド	132
サルタノール® ⇒サルブタモール	37
サルブタモール	37
サルポグレラート	325
サルメテロール	37
ザロンチン® ⇒エトスクシミド	151
酸化マグネシウム	121, 431
三環系抗うつ薬	243
散瞳薬	72
サンピロ® ⇒ピロカルピン	60
サンリズム® ⇒ピルシカイニド	297

し

ジアゼパム	97, 151, 269
シアナマイド® ⇒シアナミド	275
シアナミド	275
シアリス® ⇒タダラフィル	329, 440
シーブリ® ⇒グリコピロニウム	72
ジェイゾロフト® ⇒セルトラリン	246
四環系うつ薬	245
ジギタリス製剤	317
ジギラノゲン® ⇒デスラノシド	317
シグマート® ⇒ニコランジル	305
シクロオキシゲナーゼ（COX）阻害薬	325
ジクロフェナクナトリウム	132, 431
ジゴキシン	317
ジゴキシン「AFP」® ⇒ジゴキシン	317
ジゴキシンKY® ⇒ジゴキシン	317
ジゴシン® ⇒ジゴキシン	317
ジスチグミン	63, 435
ジスルフィラム	275
ジソピラミド	296
ジヒデルゴット® ⇒ジヒドロエルゴタミン	213
ジヒドロエルゴタミン	213
ジヒドロコデイン	126
ジヒドロコデインリン酸塩® ⇒ジヒドロコデイン	126
ジヒドロピリジン（DHP）系Ca拮抗薬	290
ジピリダモール	372
ジフェンヒドラミン	121
ジブカイン	79
ジプレキサ® ⇒オランザピン	231
シベノール® ⇒シベンゾリン	296
シベンゾリン	296
弱ペチロルファン® ⇒ペチジン	126
従来型抗精神病薬	226
消化性潰瘍治療薬	72
笑気® ⇒亜酸化窒素	110
硝酸イソソルビド	302
硝酸薬	302
ジルチアゼム	291
シルデナフィル	329, 440
シルニジピン	290
ジレニア® ⇒フィンゴリモド	187
シロスタゾール	325
シロドシン	44, 437
新規経口抗凝固薬（NOAC）	327
新規抗精神病薬	229
新規抗てんかん薬	152, 153
神経障害性疼痛治療薬	136
浸透圧利尿薬	408
シンバスタチン	417, 429
シンビット® ⇒ニフェカラント	300
心房性ナトリウム利尿ペプチド（ANP）製剤	323
シンメトレル® ⇒アマンタジン	169

す

スープレン® ⇒デスフルラン	109
スガマデクス	93
スキサメトニウム（サクシニルコリン）	66, 89
スキサメトニウム® ⇒スキサメトニウム（サクシニルコリン）	66, 89
スコポラミン	69
スタチン（HMG-CoA還元酵素阻害薬）	372
ステーブラ® ⇒イミダフェナシン	72, 434
ストラテラ® ⇒アトモキセチン	273
ストロカイン® ⇒オキセサゼイン	79
スピペロン	227
スピリーバ® ⇒チオトロピウム	72
スピロノラクトン	406
スピロピタン® ⇒スピペロン	227
スピロペント® ⇒クレンブテロール	37, 434
ズファジラン® ⇒イソクスプリン	35
スプレンジール® ⇒フェロジピン	290
スマトリプタン	213
スリンダク	132
スルトプリド	228
スルピリド	228
スルピリン® ⇒スルピリン	132
スルモンチール® ⇒トリミプラミン	249
スロンノンHI® ⇒アルガトロバン	196

せ

精神刺激薬	273
制吐薬	121, 158, 235
セスデン® ⇒チメピジウム	72
ゼストリル® ⇒リシノプリル	311
セタプリル® ⇒アラセプリル	311
セチプチリン	245
セディール® ⇒タンドスピロン	270
セニラン® ⇒ブロマゼパム	269
セパゾン® ⇒クロキサゾラム	269
セパミット® ⇒ニフェジピン	290
セビメリン	60
ゼプリオン® ⇒パリペリドンパルミチン酸エステル	229
セボフルラン	109
セボフレン® ⇒セボフルラン	109
セララ® ⇒エプレレノン	406
セリプロロール	46, 295
セルシン® ⇒ジアゼパム	97, 151, 269
セルトラリン	246
セレギリン	167
セレクトール® ⇒セリプロロール	46, 295
セレコキシブ	132
セレコックス® ⇒セレコキシブ	132
セレナール® ⇒オキサゾラム	255
セレニカR® ⇒バルプロ酸	149
セレネース® ⇒ハロペリドール	227
セレベント® ⇒サルメテロール	37
セロクエル® ⇒クエチアピン	231
セロクラール® ⇒イフェンプロジル	201
セロケン® ⇒メトプロロール	46, 295
セロトニン・ドパミン遮断薬（SDA）	229

セロトニン・ノルアドレナリン再取り込み阻害薬（SNRI） 247	チオプロニン 431	ドネペジル 58, 178
選択的α₁受容体遮断薬 44	チオペンタール 112	ドパストン®→レボドパ 160
選択的COX-2阻害薬 134	チオラ®→チオプロニン 431	ドパゾール®→レボドパ 160
選択的セロトニン再取り込み阻害薬（SSRI） 246	チクロピジン 325	ドパミン 39
選択的β₁受容体遮断薬 46, 295	チザニジン 96	ドパミン受容体作動薬（麦角系） 164
センノシド 121	チトゾール®→チアミラール 112	ドパミン受容体作動薬（非麦角系） 165, 263
	チミペロン 235	ドパミン受容体部分作動薬 233
そ	チメピジウム 72	ドパミン遊離促進薬 169
	チモプトール®→チモロール 46	トビエース®→フェソテロジン 434
ゾーミッグ®→ゾルミトリプタン 213	チモロール 46	トピナ®→トピラマート 153
ソセゴン®→ペンタゾシン 128	中枢性筋弛緩薬 96, 97	トピラマート 153
ソタコール®→ソタロール 301	中枢性交感神経抑制薬 50	ドプス®→ドロキシドパ 170
ソタロール 301	直接型コリン作動薬 435	ドブタミン 36
ゾテピン 228	鎮痙薬 431	ドブトレックス®→ドブタミン 36
ゾニサミド 140, 151, 169		トフラニール®→イミプラミン 243
ゾピクロン 265	**つ**	ドミン®→タリペキソール 165
ソメリン®→ハロキサゾラム 264		ドラール®→クアゼパム 264
ソラナックス®→アルプラゾラム 269	ツロブテロール 37	トラクリア®→ボセンタン 329
ソリフェナシン 72, 434		トラセミド 403
ソルダクトン®→カンレノ酸カリウム 406	**て**	トラゾドン 245
ゾルピデム 265		トラベルミン®→ジフェンヒドラミン 121
ゾルミトリプタン 213	ディオバン®→バルサルタン 314	トラマール®→トラマドール 127
	ディプリバン®→プロポフォール 114	トラマドール 127
た	低分子ヘパリン 324	トラムセット®→トラマドール 127
	テオフィリン 354	トランコロン®→メペンゾラート 72
ダイアート®→アゾセミド 399	テグレトール®→カルバマゼピン 148	トランデート®→ラベタロール 47, 295
ダイアップ®→ジアゼパム 97, 151, 154, 269	テシプール®→セチプチリン 245	トリアゾラム 255
ダイアモックス®→アセタゾラミド 405	デジレル®→トラゾドン 245	トリアムテレン 406
タイサブリ®→ナタリズマブ 186	デスフルラン 109	トリクロルメチアジド 404, 429
多元受容体作用抗精神病薬（MARTA） 231	デスラノシド 317	トリテレン®→トリアムテレン 406
タダラフィル 329, 440	デタントール®→ブナゾシン 44	トリプタノール®→アミトリプチリン 211, 243
脱分極性筋弛緩薬 89	テトカイン®→テトラカイン 78	トリプタン製剤 213
タナドーパ®→ドカルパミン 39	テトラカイン 78	トリフロペラジン®→トリフロペラジン 235
タナトリル®→イミダプリル 311	テトラミド®→ミアンセリン 245	トリヘキシフェニジル 72, 168
ダナパロイド 324	デトルシトール®→トルテロジン 72, 434	トリミプラミン 249
多発性硬化症再発予防薬 187	テナキシル®→インダパミド 404	トリラホン®→ペルフェナジン 226, 235
ダビガトラン 327	テノーミン®→アテノロール 46, 295	トルテロジン 72, 434
タペンタ®→タペンタドール 124	デノパミン 36	ドルナー®→ベラプロスト 328
タペンタドール 124	デパケン®→バルプロ酸 149	トルバプタン 409
タムスロシン 44, 437	デパス®→エチゾラム 97, 255	トルペリゾン 96
タリペキソール 165	デフェクトン®→カルピプラミン 228	ドルミカム®→ミダゾラム 113
ダルテパリン 324	デプロメール®→フルボキサミン 246	トレドミン®→ミルナシプラン 247
ダルメート®→フルラゼパム 255	テモカプリル 311	トレミン®→トリヘキシフェニジル 72, 168
炭酸脱水酵素阻害薬 405	デュタステリド 438	トレリーフ®→ゾニサミド 140, 151, 169
炭酸リチウム 252	デュロキセチン 247	ドロキシドパ 170
タンドスピロン 270	デュロテップ®→フェンタニル 124	トロピカミド 72
ダントリウム®→ダントロレン 90	テラゾシン 44, 437	ドロペリドール 116
ダントロレン 90	テラナス®→ロメリジン 211	トロペロン®→チミペロン 235
タンボコール®→フレカイニド 297	テルシガン®→オキシトロピウム 72	ドロレプタン®→ドロペリドール 116
	テルネリン®→チザニジン 96	トロンビン®→トロンビン 200, 326
ち	テルミサルタン 314	トロンビン直接阻害薬 327
		ドンペリドン 121
チアジド系利尿薬（サイアザイド系利尿薬） 404, 431	**と**	
チアプリド 201		**な**
チアミラール 112	ドカルパミン 39	
チオトロピウム 72	ドキサゾシン 44	ナーブロック®→B型ボツリヌス毒素 91
	ドグマチール®→スルピリド 228	ナイキサン®→ナプロキセン 132
	ドスレピン 249	ナウゼリン®→ドンペリドン 121

ナタリズマブ		186
ナディック® ➡ ナドロール		46, 295
ナトリックス® ➡ インダパミド		404
ナドロール		46, 295
ナファゾリン		34
ナフトピジル		44, 437
ナブメトン		132
ナプロキセン		132
ナボール® ➡ ジクロフェナク		132
ナラトリプタン		213
ナルフラフィン		121
ナロキソン		130
ナロキソン塩酸塩 ➡ ナロキソン		130

に

ニカルジピン		290
ニコランジル		305, 337
ニセルゴリン		201
ニトプロ® ➡ ニトロプルシド		302
ニトラゼパム		255
ニトレンジピン		290
ニトロール® ➡ 硝酸イソソルビド		302
ニトログリセリン ➡ ニトログリセリン		302
ニトロダームTTS® ➡ ニトログリセリン		302
ニトロプルシド		302
ニフェカラント		300
ニフェジピン		290
ニプラジロール		46, 295
ニュートライド® ➡ ヒドロクロロチアジド		404
ニュープロ® ➡ ロチゴチン		165, 263
ニューレプチル® ➡ プロペリシアジン		226
ニューロタン® ➡ ロサルタン		314
尿酸合成阻害薬		431

ね

ネオキシ® ➡ オキシブチニン		72, 434
ネオシネジン® ➡ フェニレフリン		34
ネオスチグミン		63
ネオドパストン® ➡ レボドパ・カルビドパ合剤		171
ネオドパゾール® ➡ レボドパ・ベンセラジド合剤		171
ネオペリドール® ➡ ハロペリドールデカン酸エステル		227
ネモナプリド		228
ネルボン® ➡ ニトラゼパム		255

の

ノイロトロピン®		
➡ ワクシニアウイルス接種家兎炎症皮膚抽出液		137
濃グリセリン（高張グリセロール）		198, 408
脳循環代謝改善薬		201
脳浮腫治療薬		198
脳保護薬		199
ノウリアスト® ➡ イストラデフィリン		170

ノックビン® ➡ ジスルフィラム		275
ノバスタンHI® ➡ アルガトロバン		196
ノバミン® ➡ プロクロルペラジン		235
ノボ・ヘパリン® ➡ ヘパリンナトリウム		326
ノボ・硫酸プロタミン® ➡ プロタミン		326
ノリトレン® ➡ ノルトリプチリン		243
ノルアドレナリン		31
ノルアドレナリン枯渇薬		49
ノルアドレナリン作動性・特異的セロトニン作動性抗うつ薬（NaSSA）		248
ノルアドレナリン前駆物質		170
ノルスパン® ➡ ブプレノルフィン		128
ノルトリプチリン		243
ノルバスク® ➡ アムロジピン		290

は

パーキン® ➡ プロフェナミン		72, 168
パーセリン® ➡ アリルエストレノール		437
ハーフジゴキシンKY® ➡ ジゴキシン		317
パーロデル® ➡ ブロモクリプチン		164
バイアグラ® ➡ シルデナフィル		329, 440
バイアスピリン® ➡ アスピリン		132, 325
バイカロン® ➡ メフルシド		404
ハイスコ® ➡ スコポラミン		69
ハイトラシン® ➡ テラゾシン		44, 437
ハイパジール® ➡ ニプラジロール		46, 295
ハイペン® ➡ エトドラク		132
バイロテンシン® ➡ ニトレンジピン		290
パキシル® ➡ パロキセチン		246
バキソ® ➡ ピロキシカム		132
バクロフェン		96
パシーフ® ➡ モルヒネ		124
バゾプレシン受容体拮抗薬		409
バソメット® ➡ テラゾシン		44, 437
バソレーター® ➡ ニトログリセリン		302
バップフォー® ➡ プロピベリン		72, 434
パナルジン® ➡ チクロピジン		325
バファリン® ➡ アスピリン・ダイアルミネート配合		132, 325
バランス® ➡ クロルジアゼポキシド		269
パリペリドン		229
パルクス® ➡ アルプロスタジル		328
バルサルタン		314
ハルシオン® ➡ トリアゾラム		255
バルデナフィル		440
ハルナール® ➡ タムスロシン		44, 437
バルネチール® ➡ スルトプリド		228
バルビツール酸系抗てんかん薬		150
バルビツール酸系全身麻酔薬		112
バルプロ酸		149
ハロキサゾラム		264
パロキセチン		246
ハロゲン化エーテル系吸入麻酔薬		109
ハロタン		109
ハロペリドール		227
ハロマンス® ➡ ハロペリドールデカン酸エステル		222, 227

パンエルゴット® ➡ ジヒドロエルゴタミン		213
ハンプ® ➡ カルペリチド		323

ひ

ピーガード® ➡ モルヒネ		124
ピーゼットシー® ➡ ペルフェナジン		235
ピコスルファートナトリウム		121
ビ・シフロール® ➡ プラミペキソール		165, 263
非選択的α受容体遮断薬		44
非選択的β受容体刺激薬		35
非選択的β受容体遮断薬		46
ビソノ® ➡ ビソプロロール		46, 295
ビソプロロール		46, 295
ビタミンK		326
ヒダントイン系薬		150
ヒダントール® ➡ フェニトイン		150
ヒドララジン		386
ヒドロキシジン		270
ヒドロクロロチアジド		404
ピパンペロン		227
ビペリデン		72, 168
非ベンゾジアゼピン系睡眠薬		265
ヒポラール® ➡ ジヒドロエルゴタミン		213
ピメノール® ➡ ピルメノール		296
ピモジド		228
ピモベンダン		320
ピリドスチグミン		63
ピリナジン® ➡ アセトアミノフェン		135
ピリン系解熱鎮痛薬		132
ピルシカイニド		297
ヒルナミン® ➡ レボメプロマジン		235
ピルメノール		296
ピレタニド		399
ピレンゼピン		72
ピロカルピン		60
ピロキシカム		132
ヒロポン® ➡ メタンフェタミン		40
ピンドロール		46, 295
頻尿治療薬		72

ふ

ファスジル		209
フィトナジオン		326
フィンゴリモド		187
フェソテロジン		434
フェニトイン		150
フェニレフリン		34
フェノチアジン系抗精神病薬		226
フェノテロール		37
フェノバール® ➡ フェノバルビタール		150
フェノバルビタール		150
フェルデン® ➡ ピロキシカム		132
フェロジピン		290
フェンシクリジン系全身麻酔薬		115
フェンタニル® ➡ フェンタニル		124
フェントス® ➡ フェンタニル		124

フェントラミン	44	
フォーレン® ➡ イソフルラン	109	
フォンダパリヌクス	326	
ブクラデシン	322	
ブスコパン ➡ ブチルスコポラミン	72	
ブチルスコポラミン	72	
ブチロフェノン系抗精神病薬	227	
ブチロフェノン系全身麻酔薬	116	
ブトロピウム	72	
ブナゾシン	44	
ブピバカイン	79	
ブプレノルフィン	128	
ブメタニド	403	
フラグミン® ➡ ダルテパリン	324	
プラザキサ® ➡ ダビガトラン	327	
プラスグレル	325	
プラゾシン	44, 437	
プラドロン® ➡ フラボキサート	434	
プラバスタチン	417, 429	
プラビックス® ➡ クロピドグレル	325	
フラボキサート	434	
プラミペキソール	165, 263	
フランドル® ➡ 硝酸イソソルビド	302	
ブリディオン® ➡ スガマデクス	93	
フリバス® ➡ ナフトピジル	44, 437	
プリビナ® ➡ ナファゾリン	34	
プリミドン	150	
プリンペラン® ➡ メトクロプラミド	158	
フルイトラン® ➡ トリクロルメチアジド	404, 429	
フルカム® ➡ アンピロキシカム	132	
フルジアゼパム	269	
ブルゼニド® ➡ センノシド	121	
フルタゾラム	269	
フルデカシン® ➡ フルフェナジン	226	
フルトプラゼパム	269	
フルニトラゼパム	264	
フルバスタチン	417, 429	
フルフェナジン	226	
ブルフェン® ➡ イブプロフェン	132	
フルボキサミン	246	
フルメジン® ➡ フルフェナジン	226	
フルラゼパム	255	
フレカイニド	297	
プレガバリン	136	
プレタール® ➡ シロスタゾール	325	
プレビブロック® ➡ エスモロール	46	
フローセン® ➡ ハロタン	109	
フローラン® ➡ エポプロステノール	328	
プロカイン	78	
プロカインアミド	296	
プロカテロール	37	
プロクロルペラジン	235	
プロサイリン® ➡ ベラプロスト	328	
プロスタール® ➡ クロルマジノン	437	
プロスタサイクリン（PGI₂）	328	
プロスタグランジン製剤	328	
プロスタンディン® ➡ アルプロスタジル アルファデクス	328
フロセミド	403
プロタノール® ➡ イソプレナリン	35
プロタミン	326
プロチアデン® ➡ ドスレピン	249
プロチゾラム	255
ブロナンセリン	229
プロノン® ➡ プロパフェノン	297
プロパフェノン	297
プロピタン® ➡ ピパンペロン	227
プロピベリン	72, 434
プロフェナミン	72, 168
プロプラノロール	46, 211, 295
プロプレス® ➡ カンデサルタン シレキセチル	314
プロペリシアジン	226
プロポフォール	114
ブロマゼパム	269
ブロムペリドール	227
ブロモクリプチン	164
プロレナール® ➡ リマプロスト アルファデクス	328
分子脂肪酸系薬	149

へ

平滑筋弛緩薬	434
ベクロニウム	88
ベサコリン® ➡ ベタネコール	60, 435
ベザトール SR® ➡ ベザフィブラート	428
ベザフィブラート	428
ベザリップ® ➡ ベザフィブラート	428
ベシケア® ➡ ソリフェナシン	72, 434
ベタキソロール	46, 295
ベタナミン® ➡ ペモリン	273
ベタニス® ➡ ミラベグロン	52, 434
ベタネコール	60, 435
ベタフェロン® ➡ インターフェロンベータ	187
ペチジン	126
ペチロルファン® ➡ ペチジン	126
ペニシラミン	103
ベネトリン® ➡ サルブタモール	37
ベノキシール® ➡ オキシブプロカイン	78
ベノジール® ➡ フルラゼパム	255
ベハイド® ➡ ベンチルヒドロクロロチアジド	431
ヘパフラッシュ® ➡ ヘパリンナトリウム	326
ヘパリノイド	326
ヘパリン	326
ヘパリン Na ロック用® ➡ ヘパリンナトリウム	326
ヘパリンカルシウム	326
ヘパリンナトリウム® ➡ ヘパリンナトリウム	326
ペプリコール® ➡ ベプリジル	293
ベプリジル	293
ペモリン	273
ベラサス LA® ➡ ベラプロスト	328
ベラチン® ➡ ツロブテロール	37
ベラドンナアルカロイド	69
ベラパミル	291
ベラプロスト	328
ペリンドプリル	311
ペルカミン® ➡ ジブカイン	79
ペルゴリド	164
ペルサンチン® ➡ ジピリダモール	325
ペルジピン® ➡ ニカルジピン	290
ペルタゾン® ➡ ペンタゾシン	128
ペルフェナジン	235
ヘルベッサー® ➡ ジルチアゼム	291
ペルマックス® ➡ ペルゴリド	164
ペロスピロン	229
ベロテック® ➡ フェノテロール	37
ベンザリン® ➡ ニトラゼパム	255
ベンズアミド系抗精神病薬	228
ベンゾジアゼピン系抗不安薬	269
ベンゾジアゼピン系睡眠薬	264
ベンゾジアゼピン系全身麻酔薬	113
ペンタジン® ➡ ペンタゾシン	128
ペンタゾシン	128
ベンチルヒドロクロロチアジド	431
ペンレス® ➡ リドカイン	79, 297

ほ

ホーリット® ➡ オキシペルチン	228
ホクナリン® ➡ ツロブテロール	37
ホストイン® ➡ ホスフェニトイン	150
ホスフェニトイン	150
ホスホジエステラーゼ 5（PDE5）阻害薬	329, 440
ホスホジエステラーゼ Ⅲ（PDE Ⅲ）阻害薬	320
ボスミン® ➡ アドレナリン	31
ボセンタン	329
ボトックス® ➡ A 型ボツリヌス毒素	91
ボトックスビスタ® ➡ A 型ボツリヌス毒素	91
ポプスカイン® ➡ レボブピバカイン	79
ポラキス® ➡ オキシブチニン	72, 434
ホリゾン® ➡ ジアゼパム	97, 151, 154, 269
ボルタレン® ➡ ジクロフェナク	132
ホルモテロール	37
ポンタール® ➡ メフェナム酸	132

ま

マーカイン® ➡ ブピバカイン	79
マイスタン® ➡ クロバザム	151
マイスリー® ➡ ゾルピデム	265
マイテラーゼ® ➡ アンベノニウム	63
マクサルト® ➡ リザトリプタン	213
マグネシウム（Mg）製剤	354, 413
マグラックス® ➡ 酸化マグネシウム	121, 431
マスキュラックス® ➡ ベクロニウム	88
末梢血管拡張薬	328
マドパー® ➡ レボドパ・ベンセラジド合剤	171
マニジピン	290
マプロチリン	245
マンニゲン® ➡ マンニトール	198, 408
マンニットール® ➡ マンニトール	198, 408
マンニットール S® ➡ マンニトール	198, 408
マンニトール	198, 408

み

ミアンセリン		245
ミオコール® ➡ ニトログリセリン		302
ミオナール® ➡ エペリゾン		96
ミカルディス® ➡ テルミサルタン		314
ミグシス® ➡ ロメリジン		211
ミケラン® ➡ カルテオロール		46, 295
ミケランLA® ➡ カルテオロール		46, 295
ミダゾラム		113
ミドリン		34
ミドリンM® ➡ トロピカミド		72
ミニトロテープ® ➡ ニトログリセリン		302
ミニプレス® ➡ プラゾシン		44, 437
ミラドール® ➡ スルピリド		228
ミラベグロン		52, 434
ミラペックス® ➡ プラミペキソール		165, 263
ミリステープ® ➡ ニトログリセリン		302
ミリスロール® ➡ ニトログリセリン		302
ミルタザピン		248
ミルナシプラン		247
ミルリーラ® ➡ ミルリノン		320
ミルリノン		320

む

ムスカルム® ➡ トルペリゾン		96
ムノバール® ➡ フェロジピン		290

め

メイラックス® ➡ ロフラゼプ酸エチル		255
メインテート® ➡ ビソプロロール		46, 295
メキサゾラム		269
メキシチール® ➡ メキシレチン		297
メキシレチン		297
メサドン		124
メサペイン® ➡ メサドン		124
メスチノン® ➡ ピリドスチグミン		63
メダゼパム		269
メタルカプターゼ® ➡ ペニシラミン		103
メタンフェタミン		40
メチエフ® ➡ メチルエフェドリン		38
メチルエフェドリン		38
メチルジゴキシン		317
メチルドパ		50
メチルフェニデート		273
メチロン® ➡ スルピリン		132
メディトランステープ® ➡ ニトログリセリン		302
メトクロプラミド		158
メトプロロール		46, 295
メトリジン® ➡ ミドリン		34
メナテトレノン		326
メネシット® ➡ レボドパ・カルビドパ合剤		171
メバロチン® ➡ プラバスタチン		417, 429
メピバカイン		79
メフェナム酸		132
メプチン® ➡ プロカテロール		37
メフルシド		404
メペンゾラート		72
メマリー® ➡ メマンチン		181
メマンチン		181
メラトニン受容体作動薬		265
メレックス® ➡ メキサゾラム		269
メロキシカム		132
メンドン® ➡ クロラゼプ酸二カリウム		269

も

モービック® ➡ メロキシカム		132
モサプラミン		228
モダフィニル		273
モディオダール® ➡ モダフィニル		273
モルヒネ		124
モルヒネ塩酸塩® ➡ モルヒネ		124
モンテプラーゼ		327

ゆ

ユーロジン® ➡ エスタゾラム		264
ユニプロン® ➡ イブプロフェン		132
ユリーフ® ➡ シロドシン		44, 437

ら

ラキソベロン® ➡ ピコスルファートナトリウム		121
ラクリミン® ➡ オキシブプロカイン		78
ラジカット® ➡ エダラボン		199
ラシックス® ➡ フロセミド		403
ラジレス® ➡ アリスキレン		310
ラニラピッド® ➡ メチルジゴキシン		317
ラベタロール		47, 295
ラボナール® ➡ チオペンタール		112
ラミクタール® ➡ ラモトリギン		152
ラメルテオン		265
ラモトリギン		152
ランジオロール		46
ランツジール® ➡ アセメタシン		132
ランドセン® ➡ クロナゼパム		151, 263

り

リーゼ® ➡ クロチアゼパム		269
リーマス® ➡ 炭酸リチウム		252
リオレサール® ➡ バクロフェン		96
リクシアナ® ➡ エドキサバン		327
リザトリプタン		213
リシノプリル		311
リスパダール® ➡ リスペリドン		229
リスパダールコンスタ® ➡ リスペリドン		229
リスペリドン		229
リスミー® ➡ リルマザホン		264
リズミック® ➡ アメジニウム		40
リスモダン® ➡ ジソピラミド		296
リスモダンR® ➡ ジソピラミド		296
リスモダンP® ➡ ジソピラミド		296
リタリン® ➡ メチルフェニデート		273
リドカイン		79, 297
リトドリン		37
利尿薬		323, 396
リバーロキサバン		327
リバスタッチ® ➡ リバスチグミン		58, 178
リバスチグミン		58, 178
リピトール® ➡ アトルバスタチン		417, 429
リプル® ➡ アルプロスタジル		328
リフレックス® ➡ ミルタザピン		248
リボトリール® ➡ クロナゼパム		151, 263
リポバス® ➡ シンバスタチン		417, 429
リマプロスト アルファデクス		328
硫酸アトロピン® ➡ アトロピン		69
硫酸キニジン® ➡ キニジン		296
リリカ® ➡ プレガバリン		136
リルゾール		99
リルテック® ➡ リルゾール		99
リルマザホン		264
リンラキサー® ➡ クロルフェネシンカルバミン酸エステル		96

る

ループ利尿薬		403
ルーラン® ➡ ペロスピロン		229
ルジオミール® ➡ マプロチリン		245
ルネスタ® ➡ エスゾピクロン		265
ルネトロン® ➡ ブメタニド		403
ルプラック® ➡ トラセミド		403
ルボックス® ➡ フルボキサミン		246

れ

レキソタン® ➡ ブロマゼパム		269
レギチーン® ➡ フェントラミン		44
レキップ® ➡ ロピニロール		165
レクサプロ® ➡ エスシタロプラム		246
レグテクト® ➡ アカンプロサートカルシウム		276
レグナイト® ➡ ガバペンチン エナカルビル		263
レスタス® ➡ フルトプラゼパム		269
レスミット® ➡ メダゼパム		269
レスリン® ➡ トラゾドン		245
レセルピン		49
レニベース® ➡ エナラプリル		311
レニン・アンジオテンシン (RA) 系阻害薬		308
レニン阻害薬		310
レバチオ® ➡ シルデナフィル		329, 440
レバロルファン		130
レビトラ® ➡ バルデナフィル		440
レペタン® ➡ ブプレノルフィン		128
レベチラセタム		152
レボドパ		160
レボドパ・ベンセラジド合剤		171
レボドパ・カルビドパ合剤		171
レボドパ含有製剤		160
レボドパ賦活薬		169
レボトミン® ➡ レボメプロマジン		235

レボブピバカイン	79
レボメプロマジン	226, 235
レミッチ® →ナルフラフィン	121
レミニール® →ガランタミン	58, 178
レミフェンタニル	124
レメロン® →ミルタザピン	248
レラキシン® →スキサメトニウム（サクシニルコリン）	66, 89
レリフェン® →ナブメトン	132
レルパックス® →エレトリプタン	213
レンドルミン® →ブロチゾラム	255

ろ

ローガン® →アモスラロール	47, 295
ローコール® →フルバスタチン	417, 429
ロカイン® →プロカイン	78
ロキソニン® →ロキソプロフェン	132
ロキソプロフェン	132
ロクロニウム	88
ロサルタン	314
ロゼレム® →ラメルテオン	265
ロチゴチン	165, 263
ロドピン® →ゾテピン	228
ロナセン® →ブロナンセリン	229
ロピニロール	165
ロピバカイン	79
ロヒプノール® →フルニトラゼパム	264
ロフェプラミン	249
ロフラゼプ酸エチル	255
ロプレソール® →メトプロロール	46, 295
ロメリジン	211
ロラゼパム	255
ロラメット® →ロルメタゼパム	264
ロルカム® →ロルノキシカム	132
ロルノキシカム	132
ロルファン® →レバロルファン	130
ロルメタゼパム	264
ロンゲス® →リシノプリル	311

わ

ワーファリン® →ワルファリンカリウム	326
ワイテンス® →グアナベンズ	50
ワイパックス® →ロラゼパム	255
ワクシニアウイルス接種家兎炎症皮膚抽出液	137
ワゴスチグミン® →ネオスチグミン	63
ワソラン® →ベラパミル	291
ワルファリンカリウム	326
ワルファリンカリウム「HD」® →ワルファリンカリウム	326
ワンデュロ® →フェンタニル	124

記号・数字

5-HT$_{1A}$受容体作動薬	270
5α還元酵素阻害薬	438
α$_1$受容体刺激薬	34
αβ受容体刺激薬	31
α受容体遮断薬	47, 294
β$_1$受容体刺激薬	36
β$_2$受容体刺激薬	37, 434
β$_3$受容体刺激薬	52, 434
β受容体遮断薬	46, 294

A

ACE（アンジオテンシン変換酵素）阻害薬	311
ADP（アデノシン二リン酸）受容体遮断薬	325
ALS治療薬	99
ANP（心房性ナトリウム利尿ペプチド）製剤	323
ARB（アンジオテンシンII受容体拮抗薬）	314
ATP（アデノシン三リン酸）製剤	354
A型ボツリヌス毒素	91

B

B型ボツリヌス毒素	91

C

Ca拮抗薬（Ca^{2+}チャネル遮断薬）	212, 290, 291
ChE阻害薬（コリンエステラーゼ阻害薬）	58, 63, 67, 178
COMT阻害薬	166
COX（シクロオキシゲナーゼ）阻害薬	325

E

ET（エンドセリン）受容体拮抗薬	329

G

GABA誘導体	263

H

H$_1$受容体拮抗薬	270
HMG-CoA還元酵素阻害薬（スタチン）	372

K

K$^+$チャネル遮断薬	300

M

MAO-B阻害薬	167
MARTA（多元受容体作用抗精神病薬）	231
Mg（マグネシウム）製剤	354, 413
MSコンチン® →モルヒネ	124

N

Na$^+$チャネル遮断薬／Ia群	296
Na$^+$チャネル遮断薬／Ib群	297
Na$^+$チャネル遮断薬／Ic群	297
NaSSA（ノルアドレナリン作動性・特異的セロトニン作動性抗うつ薬）	248
NMDA受容体拮抗薬	181
NOAC（新規経口抗凝固薬）	327
NSAIDs	132, 431

P

PDE5（ホスホジエステラーゼ5）阻害薬	329, 440
PDE III（ホスホジエステラーゼIII）阻害薬	320
PG（プロスタグランジン）製剤	328
PGI$_2$（プロスタサイクリン）	328
PL® →サリチルアミド	132

R

RA（レニン・アンジオテンシン）系阻害薬	308
Rhoキナーゼ阻害薬	209
rt-PA（t-PA製剤）	327

S

SDA（セロトニン・ドパミン遮断薬）	229
SNRI（セロトニン・ノルアドレナリン再取り込み阻害薬）	247
SSRI（選択的セロトニン再取り込み阻害薬）	246

T

t-PA製剤（rt-PA）	327

U

u-PA（ウロキナーゼ）	195, 327

病気がみえる

解剖・生理から

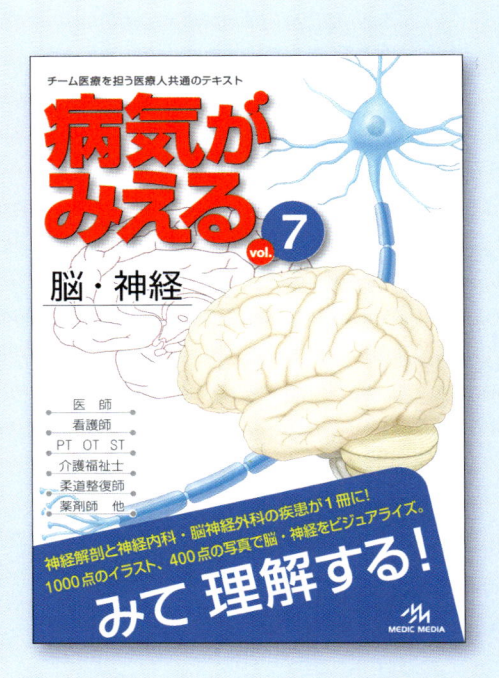

チーム医療を担う医療人共通のテキスト
病気がみえる

- B5判　フルカラー
- vol.1〜11 各定価（本体 3,000〜3,800円＋税）

臓器別に，解剖生理から各疾患の病態・症状・検査・治療までを，イラスト・写真・図表・グラフなど多彩な表現でビジュアライズした"みて，わかる"教科書です．

"医療人共通のテキスト"として薬剤師だけでなく，医学生・看護師・リハビリ系職種・MRなど現場に関わる多様なスタッフの方々にご愛用いただいております．

薬学教育における「病態・薬物治療」の教科書として，薬局に常備するテキストとして，お勧めいたします．

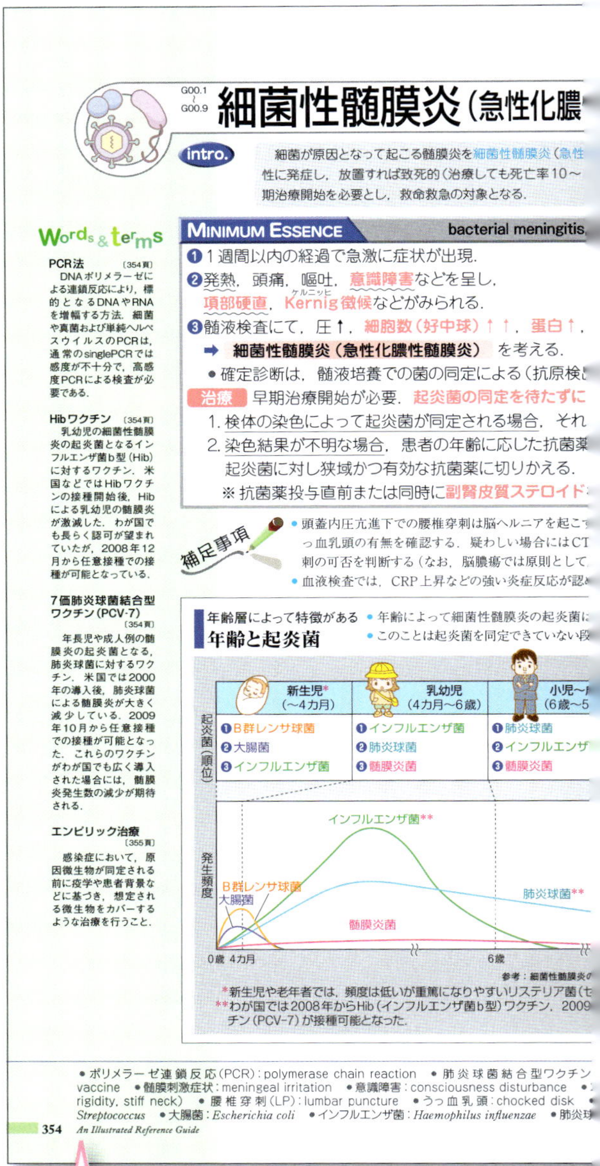

▲ 読者の声（薬学部教授）

実務実習に出た学生は，その疾患の病態や治療についてしっかり理解できていないと，医師や看護師，患者さんと内容のあるやり取りができません．そのために本書は必須のアイテムです．しかも将来，現場に出る時まで長く使えて無駄にならない．だから，本学では毎年教科書として『病気がみえる』を採用しております．自信をもって実習できたと学生に好評です．

（東京都　G.Aさん）

病態・症状・検査・治療まで "みて、理解する"！

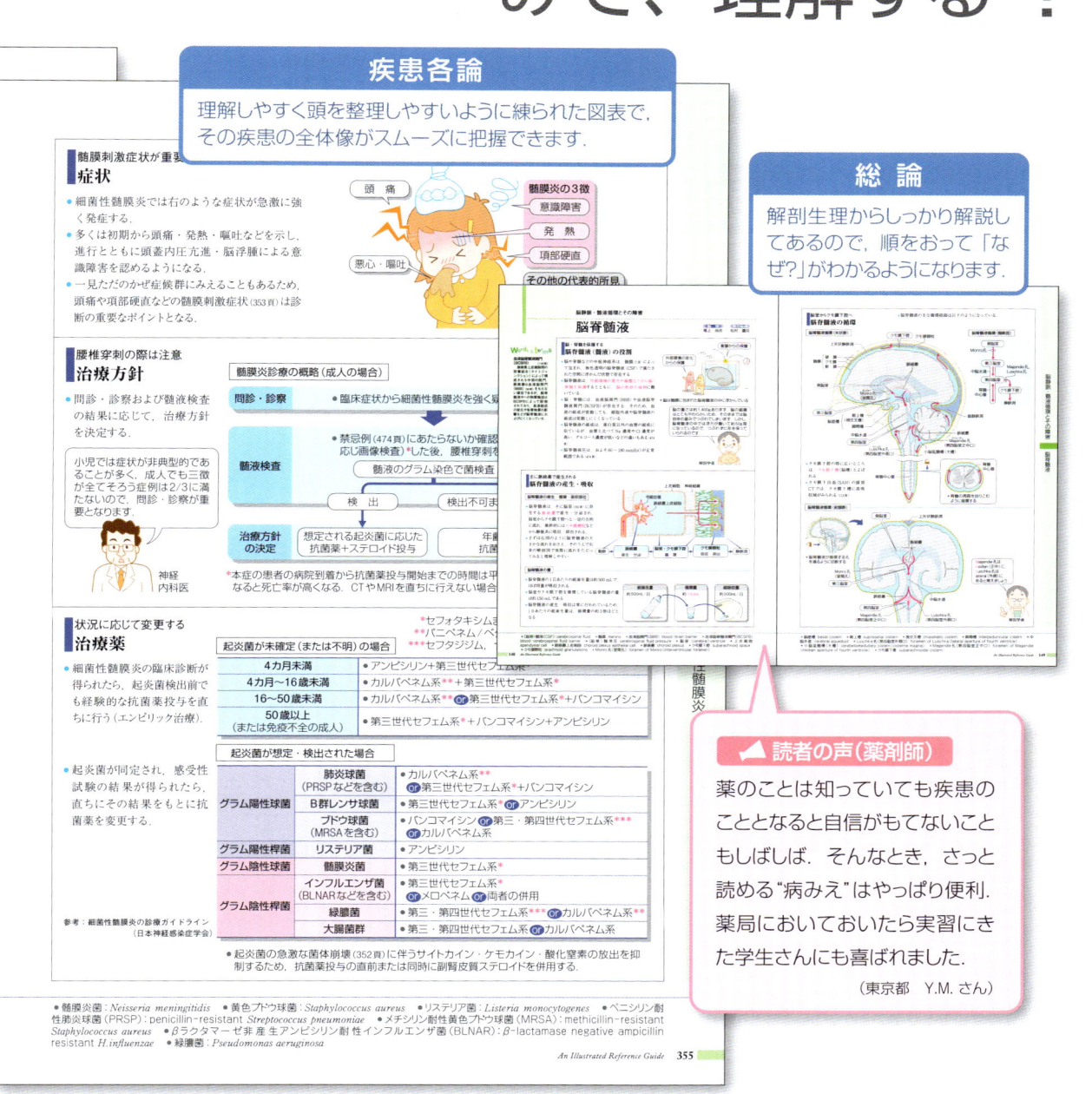

疾患各論
理解しやすく頭を整理しやすいように練られた図表で、その疾患の全体像がスムーズに把握できます。

総論
解剖生理からしっかり解説してあるので、順をおって「なぜ？」がわかるようになります。

読者の声（薬剤師）
薬のことは知っていても疾患のこととなると自信がもてないこともしばしば．そんなとき，さっと読める "病みえ" はやっぱり便利．薬局においておいたら実習にきた学生さんにも喜ばれました．
（東京都　Y.M. さん）

シリーズ・ラインナップ

- vol.1 消化器（第5版）
  定価（本体3,600円＋税）
- vol.2 循環器（第4版）
  定価（本体3,600円＋税）2017年3月発行予定
- vol.3 糖尿病・代謝・内分泌（第4版）
  定価（本体3,300円＋税）
- vol.4 呼吸器（第2版）
  定価（本体3,500円＋税）
- vol.5 血液（第2版）
  定価（本体3,200円＋税）2017年3月発行予定
- vol.6 免疫・膠原病・感染症（第1版）
  定価（本体3,000円＋税）
- vol.7 脳・神経（第1版）
  定価（本体3,800円＋税）
- vol.8 腎・泌尿器（第2版）
  定価（本体3,300円＋税）
- vol.9 婦人科・乳腺外科（第3版）
  定価（本体3,200円＋税）
- vol.10 産科（第3版）
  定価（本体3,500円＋税）
- vol.11 運動器・整形外科（第1版）
  予価（本体3,800円＋税）2017年春頃発行予定

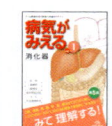

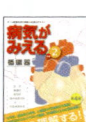

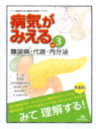

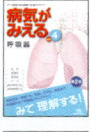

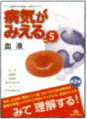

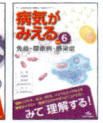

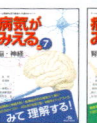

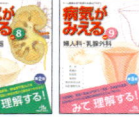

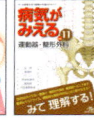

診察と手技がみえる vol.1 第2版

好評発売中

■本誌の内容

入門編
- 医療面接
- バイタルサインの測定

身体診察編
- 頭頸部診察
- 胸部診察（肺）
- 胸部診察（心臓）
- 胸部診察（乳房）
- 腹部診察
- 神経診察

基本手技編
- 手洗い・ガウンテクニック
- 外科基本手技（縫合〜抜糸）
- 心肺蘇生法

OSCEから臨床までずっと役立つ。

診察 やり方はもちろん，正常・異常などの評価も充実！

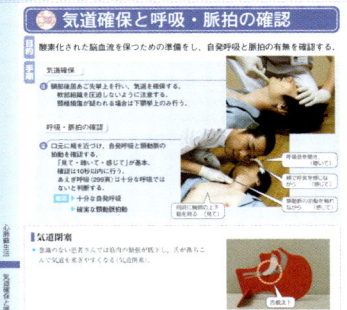

薬剤師のフィジカルアセスメントにも使える！

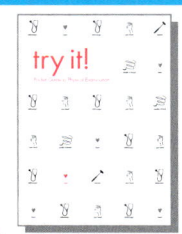

編集：古谷 伸之
第2版　B5判　336頁
2007年12月発行
定価（本体6,000円＋税）

手技 手洗いをはじめ，縫合法，心肺蘇生法を注意点を交えて解説！

2大付録

診察ポケットガイド『try it!』
- 試験や実習で使えるポケットサイズの小冊子！
- 会話例文形式だから見てすぐ実践できる！

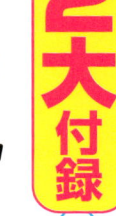

心臓聴診CD『heart sounds』
- レベル別の解説で正常心音から病態別の聴きわけまで完全マスター！
- 心音は擬音で覚える！

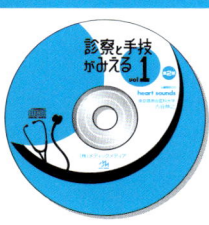

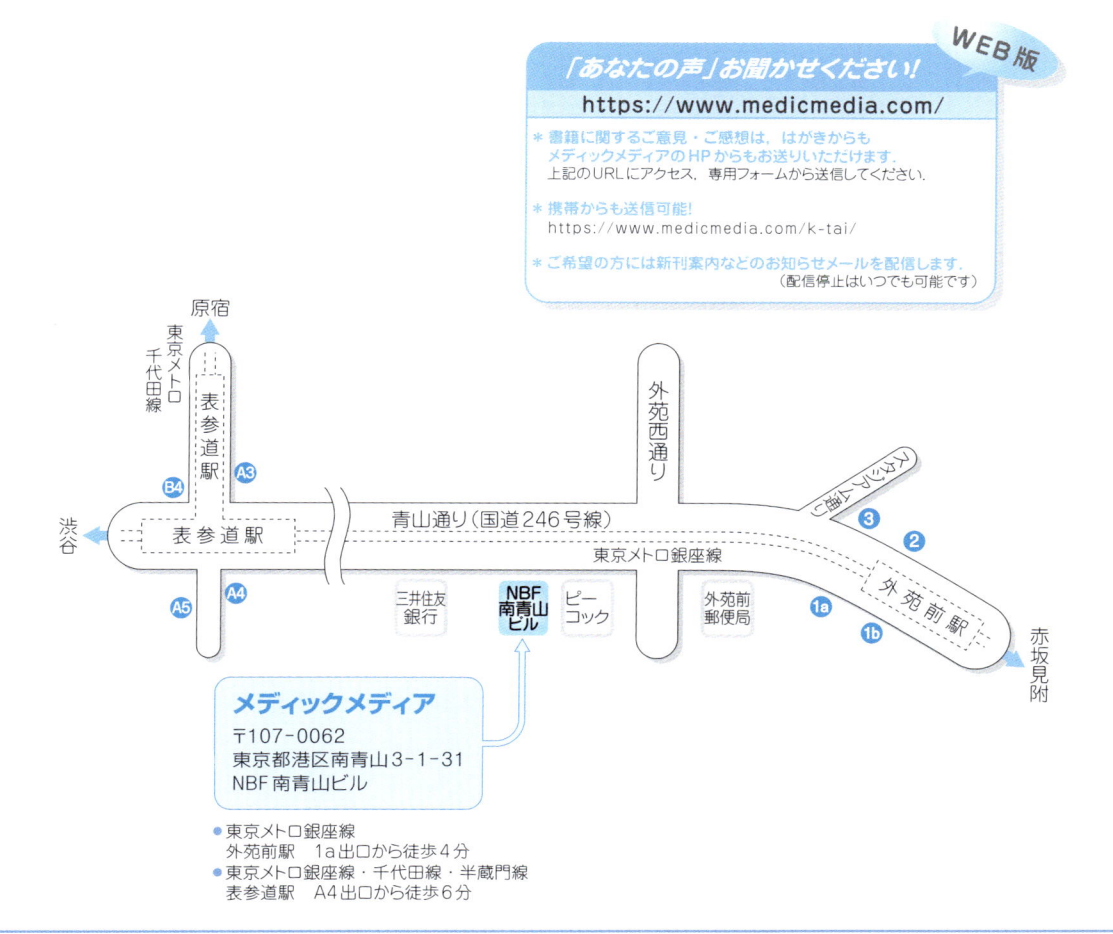

「あなたの声」お聞かせください！
WEB版
https://www.medicmedia.com/

＊書籍に関するご意見・ご感想は、はがきからもメディックメディアのHPからもお送りいただけます．
上記のURLにアクセス、専用フォームから送信してください．

＊携帯からも送信可能！
https://www.medicmedia.com/k-tai/

＊ご希望の方には新刊案内などのお知らせメールを配信します．
（配信停止はいつでも可能です）

- 東京メトロ銀座線
  外苑前駅　1a出口から徒歩4分
- 東京メトロ銀座線・千代田線・半蔵門線
  表参道駅　A4出口から徒歩6分

メディックメディア
〒107-0062
東京都港区南青山3-1-31
NBF南青山ビル

薬がみえる vol.1
第1版

平成26年　10月31日　第1版　第1刷　発行
平成29年　 2月20日　第1版　第5刷　発行

編　　集　　医療情報科学研究所
発行者　　岡庭　豊
発行所　　株式会社 メディックメディア
　　　　　〒107-0062　東京都港区南青山3-1-31
　　　　　　　　　　　NBF南青山ビル
　　　　　（営業）TEL　03-3746-0284
　　　　　　　　　FAX　03-5772-8875
　　　　　（編集）TEL　03-3746-0282
　　　　　　　　　FAX　03-5772-8873
　　　　　https://www.medicmedia.com/
印　　刷　　大日本印刷株式会社

- 落丁・乱丁はお取替えいたしますので、小社営業部までご連絡ください．
  eigyo@medicmedia.com
- 書籍の内容に関するお問い合わせは、「書籍名」「版数」「該当ページ」を明記のうえ，下記からご連絡ください．
  https://www.medicmedia.com/contact/
- 本書の一部あるいは全部を、無断で複製，転載すること，インターネットで掲載することは、著作者および出版社の権利の侵害となります．あらかじめ小社に許諾をお求めください．
- 本書を無断で複写する行為（コピー，スキャンなど）は、「私的使用のための複製」など著作権法上の限られた例外を除き，禁じられています．また，複写物やスキャンデータを他者へ譲渡・販売することも違法となります．

Printed in Japan　©2014 MEDIC MEDIA
ISBN978-4-89632-549-2

STAFF

企画

岡庭　豊

編集・原案制作

上田　森生
矢内　良太
鈴木　洋宣
木村　美紀
山中　快子
守山　彩加
佐藤　愛実
椛沢　幸絵
日比野　倫子

原案制作

落合　かおる
田口　怜奈
児玉　詠美
高橋　秀侑

イラスト・組版

石﨑　留美
日比野　倫子
水谷　晃子
椛沢　幸絵
多田　昭彦
富安　亜樹
菊地　賢太郎
竹内　久普

『薬がみえる』スタッフ募集中！

- 『薬がみえる』制作チームでは，監修者（医師・薬学研究者）・編集者だけでなく，数名の医師・医学生，薬剤師・薬学生がチームの一員として参加し，校正や原稿のビジュアル化案の作成などを行っております．
あなたも自分のキャリアと才能を活かしてみませんか？

医学・薬学の勉強が得意な方を募集しています！

メディックメディア本社（東京都港区）に通勤可能な方で…

- 医学生・薬学生で，緻密に勉強することが得意な方，イラストを描くことが好きな方（地方の大学であっても，実家が首都圏で休暇中のみ通勤可能な方は登録可能です）
- 医学部・薬学部出身で，編集者やイラストレーターになりたい方
- 医師で，卒後臨床研修終了後に，臨床業務を一定期間休まれる方
- 医師で，妊娠・育児により一時的に臨床業務を休まれる方

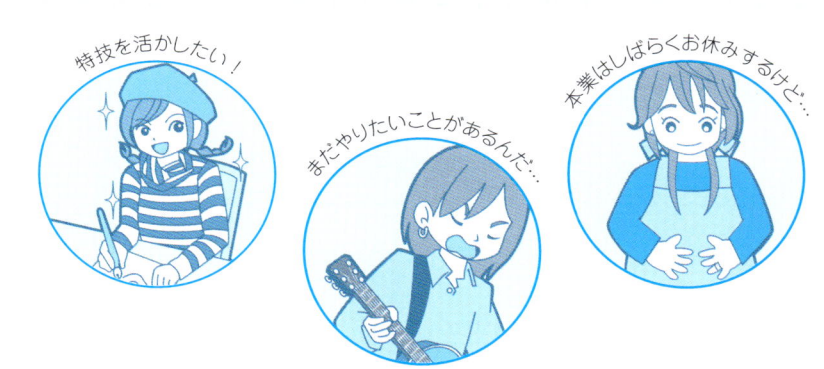

こんな勤務形態です！

- アルバイト
- 社員（編集・イラストレーター）
- 契約社員

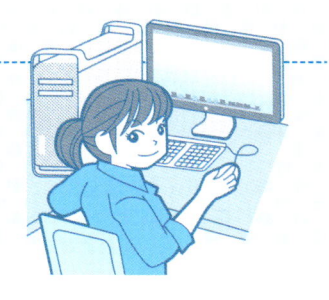

まずはお気軽にご連絡・ご相談ください！

株式会社メディックメディア　『薬がみえる』スタッフ採用係
e-mail：job@medicmedia.com

＊件名を"薬がみえるスタッフ志望"とした上で，
本文にご氏名，ご所属，ご希望内容などをお書きください．

＊応募者多数の場合，ご要望にお応えできない場合がございますこと，予めご了承ください．

くわしくは小社HPをご覧ください　https://www.medicmedia.com/

基準値一覧

監修 水谷 隆史

分類		検査項目	目安となる基準範囲
血球検査（血算）		赤血球数（RBC）	男性：410～530万/mm³ 女性：380～480万/mm³
		ヘモグロビン（Hb）	男性：14～18 g/dL 女性：12～16 g/dL
		ヘマトクリット（Ht）	男性：40～48% 女性：36～42%
		白血球数（WBC）	5000～8500/mm³
		血小板数（Plt）	15～40万/mm³
	赤血球指数	平均赤血球容積（MCV）	80～100 μm³
		平均赤血球ヘモグロビン量（MCH）	28～32 pg
		平均赤血球ヘモグロビン濃度（MCHC）	31～35%
		網赤血球（Ret）	6～20‰（0.6～2.0%）
生化学検査	蛋白	総蛋白（TP）	6.5～8.0 g/dL
		アルブミン（Alb）	3.7～4.9 g/dL
	酵素	AST（GOT）	35 IU/L 以下
		ALT（GPT）	45 IU/L 以下
		乳酸脱水素酵素（LDH）	250 IU/L 以下
		アルカリフォスファターゼ（ALP）	250 IU/L 以下
		γ-グルタミルトランスペプチダーゼ（γ-GTP）	成人男性：50 IU/L 以下 成人女性：35 IU/L 以下
		アミラーゼ	60～200 IU/L
		クレアチンキナーゼ（CK）	男性：200 IU/L 以下 女性：180 IU/L 以下
		クレアチンキナーゼ-MB（CK-MB）	25 IU/L 以下
	生体色素	直接ビリルビン（D.Bil）	0.2 mg/dL 以下
		間接ビリルビン	0.8 mg/dL 以下
	含窒素成分	尿素窒素（BUN）	8～20 mg/dL
		クレアチニン（Cr）	男性：0.68～1.14 mg/dL 女性：0.65～1.07 mg/dL
		尿酸（UA）	男性：3.0～7.0 mg/dL 女性：2.5～6.5 mg/dL
	糖代謝関連	空腹時血糖（FBS）	70～110 mg/dL
		HbA1c	4.6～6.2%
	脂質代謝関連	総コレステロール（T.chol）	120～220 mg/dL
		HDLコレステロール	男性：35 mg/dL 以上 女性：40 mg/dL 以上
		LDLコレステロール	60～140 mg/dL
		トリグリセリド（TG）	50～150 mg/dL
	電解質	Na	135～145 mEq/L
		K	3.7～4.8 mEq/L
		Cl	99～106 mEq/L
		Ca	8.6～10.2 mEq/L
		P	2.5～4.5 mEq/L
	重金属	Fe	70～160 μg/dL
感染・炎症マーカー		C反応性蛋白（CRP）	0.3 mg/dL 以下
		赤血球沈降速度（ESR, 赤沈）	男性：2～10 mm/時 女性：3～15 mm/時
		β-D-グルカン	20 pg/mL 以下（発色合成基質法）
心臓ホルモン		脳性ナトリウム利尿ペプチド（BNP）	20 pg/mL 以下
線維化マーカー		シアル糖鎖抗原KL-6（KL-6）	500 U/mL 以下
凝固・線溶検査		出血時間	1～3分（Duke法）
		プロトロンビン時間国際標準比（PT-INR）	0.9～1.1
		活性化部分トロンボプラスチン時間（APTT）	25～40秒
		フィブリノゲン	200～400 mg/dL
		フィブリン/フィブリノゲン分解産物（FDP）	10 μg/mL 未満（total-FDP）（血清）
		Dダイマー	1.0 μg/mL 以下（LPIA）
動脈血ガス分析		pH	7.40±0.05
		P_aCO_2	40±5 Torr
		P_aO_2	80～100 Torr
		HCO_3^-	24±2 mEq/L
尿検査		尿量	800～1600 mL/日
		尿比重	1.005～1.030
		尿蛋白	－（試験紙法）
		尿潜血	－（試験紙法）
		尿糖	－（試験紙法）
		尿ウロビリノゲン	±～+（試験紙法）
		尿ケトン体	－（試験紙法）